DOENÇAS INFECCIOSAS NA EMERGÊNCIA

diagnóstico e tratamento

DOENÇAS INFECCIOSAS NA EMERGÊNCIA

diagnóstico e tratamento

ORGANIZADORES
Alberto dos Santos de Lemos
Rodrigo Schrage Lins

manole
editora

Produção editorial: lara editorial
Capa: Ricardo Yoshiaki
Imagem da capa: istock.com
Projeto gráfico: Departamento Editorial da Editora Manole
Ilustrações: Liniker Eduardo Moreira e Eduardo Borges
Editoração eletrônica: lara editorial

CIP-BRASIL. CATALOGAÇÃO NA PUBLICAÇÃO
SINDICATO NACIONAL DOS EDITORES DE LIVROS, RJ

D672

Doenças infecciosas na emergência : diagnóstico e tratamento / organizadores Alberto dos Santos de Lemos, Rodrigo Schrage Lins. - 1. ed. - Barueri
[SP] : Manole, 2023.
560 p.; 24 cm.

Inclui bibliografia e índice
ISBN: 978-65-5576-322-5

1. Infectologia. 2. Doenças transmissíveis - Diagnóstico. 3. Doenças transmissíveis - Tratamento. I. Lemos, Alberto dos Santos. II. Lins, Rodrigo Schrage.

CDD-616.9
22-79399 CDU-616.022.1

Meri Gleice Rodrigues de Souza - Bibliotecária - CRB-7/6439

1ª edição – 2023

Editora Manole Ltda.
Alameda América, 876 - Tamboré
Santana de Parnaíba
06543-315 - SP - Brasil
Tel.: (11) 4196-6000
www.manole.com.br
https://atendimento.manole.com.br

Impresso no Brasil | *Printed in Brazil*

Agradeço:

Ao Prof. Dr. Rafael Winter Ribeiro, por ser um exemplo no que diz respeito a autoria e organização de livros e por muito mais.

A todos os demais bons professores com quem convivi e pude tomar como modelos de excelência acadêmica e científica, em especial na UFRJ e na Fiocruz.

Aos amigos do LIVS, que me apoiaram em um dos momentos mais difíceis, ocorrido durante a confecção deste livro.

A todos os familiares que, de diferentes formas, sempre desejaram o bem para mim.

A todos os médicos residentes, motivo da existência deste livro e bem mais precioso que um hospital de ensino pode ter.

Alberto dos Santos de Lemos

Agradeço a todos os grandes médicos infectologistas que foram e são tão importantes na minha formação profissional e vivência clínica.

Agradeço muito ao incentivo de minha família e amigos para perseguir ideais acadêmicos no meio científico e na área da educação médica.

Deixo, ainda, os maiores agradecimentos à minha esposa Lessandra, grande incentivadora de todos os projetos, sonhos e voos que ousamos fazer juntos.

Rodrigo Schrage Lins

Organizadores

Alberto dos Santos de Lemos
Médico infectologista. Membro do Laboratório de Pesquisa em Imunização e Vigilância em Saúde do Instituto Nacional de Infectologia Evandro Chagas da Fundação Oswaldo Cruz (INI-Fiocruz). Preceptor do Serviço de Doenças Infecciosas e Parasitárias do Hospital Universitário Clementino Fraga Filho (HUCFF) da Universidade Federal do Rio de Janeiro (UFRJ). Membro da Câmara Técnica de Doenças Infecciosas e Controle de Infecção Hospitalar do Conselho Regional de Medicina do Rio de Janeiro (Cremerj). Secretário da Sociedade de Infectologia do Estado do Rio de Janeiro (SIERJ).

Rodrigo Schrage Lins
Médico infectologista. Mestre em Ciências pelo Instituto Nacional de Infectologia Evandro Chagas da Fundação Oswaldo Cruz (INI-Fiocruz). Doutorando em Ciências da Saúde pela Universidade de Caxias do Sul (UCS), Rio Grande do Sul. Presidente da Sociedade de Infectologia do Estado do Rio de Janeiro (SIERJ).

Colaboradores

Alberto dos Santos de Lemos
Médico infectologista. Membro do Laboratório de Pesquisa em Imunização e Vigilância em Saúde do Instituto Nacional de Infectologia Evandro Chagas da Fundação Oswaldo Cruz (INI-Fiocruz). Preceptor do Serviço de Doenças Infecciosas e Parasitárias do Hospital Universitário Clementino Fraga Filho (HUCFF) da Universidade Federal do Rio de Janeiro (UFRJ). Membro da Câmara Técnica de Doenças Infecciosas e Controle de Infecção Hospitalar do Conselho Regional de Medicina do Rio de Janeiro (Cremerj). Secretário da Sociedade de Infectologia do Estado do Rio de Janeiro (SIERJ).

Alex Lima Sobreiro
Fellow do American College of Surgeons. Membro Titular do Colégio Brasileiro de Cirurgiões. Pós-graduado em Nutrologia pela Associação Brasileira de Nutrologia (Abran). Coordenador da Comissão de Residência Médica do Hospital Estadual Getúlio Vargas, Rio de Janeiro. Cirurgião Geral da Ordem dos Médicos de Portugal e do Hospital HEMORIO.

Alexandro Guterres
Membro do Laboratório de Hantaviroses e Rickettsioses do Instituto Oswaldo Cruz da Fundação Oswaldo Cruz (IOC-Fiocruz).

Amanda Carvalho de Oliveira
Residência em Neurologia no Instituto de Neurologia Deolindo Couto da Universidade Federal do Rio de Janeiro (UFRJ).

Ana Elisa Vieira Fernandes Silva
Médica geriatra afiliada ao Ambulatório de Transição de Cuidados da Disciplina de Geriatria e Gerontologia da Escola Paulista de Medicina da Universidade Federal de São Paulo (EPM-Unifesp). Residência Médica em Geriatria na EPM-Unifesp. Residência Médica em Clínica Médica na Casa de Saúde Santa Marcelina de São Paulo.

Ana Luiza Biancardi Barreto
Pesquisadora do Laboratório de Oftalmologia Infecciosa do Instituto Nacional de Infectologia Evandro Chagas da Fundação Oswaldo Cruz (INI-Fiocruz).

André Luiz Land Curi
Pesquisador Titular do Laboratório de Pesquisa Clínica em Oftalmologia Infecciosa do Instituto Nacional de Infectologia Evandro Chagas da Fundação Oswaldo Cruz (INI-Fiocruz).

André Machado de Siqueira
Mestre em Epidemiologia pela London School of Hygiene & Tropical Medicine. Doutor em Medicina Tropical pela Universidade do Estado do Amazonas (UEAM). Residência Médica em Infectologia na Universidade de São Paulo (USP). Pesquisador do Laboratório de Pesquisa Clínica em Doenças Febris Agudas do Instituto Nacional de Infectologia Evandro Chagas da Fundação Oswaldo Cruz (INI-Fiocruz).

André Miguel Japiassú
Doutor em Ciências pela Fundação Oswaldo Cruz (Fiocruz). Especialista em Medicina Intensiva pela Associação de Medicina Intensiva Brasileira (Amib). Médico do Centro Hospitalar do Instituto Nacional de Infectologia Evandro Chagas (INI) da Fiocruz.

Antonio Carlos de Albuquerque Bandeira
Professor de Infectologia da UniFTC, *campus* Salvador. Médico infectologista do Instituto Couto Maia (ICOM). Coordenador do Serviço de Controle de Infecção e de Infectologia do Hospital Aeroporto, Lauro de Freitas, Bahia.

Antonio Carlos Francesconi do Valle
Médico dermatologista. Doutor em Dermatologia pela Universidade Federal do Rio de Janeiro (UFRJ). Membro do Laboratório de Pesquisa Clínica em Dermatologia Infecciosa do Instituto Nacional de Infectologia Evandro Chagas da Fundação Oswaldo Cruz (INI-Fiocruz).

Beatriz Grinsztejn
Doutora em Doenças Infecciosas e Parasitárias pela Universidade Federal do Rio de Janeiro (UFRJ). Chefe do Laboratório de Pesquisa Clínica em DST e AIDS do Instituto Nacional de Infectologia Evandro Chagas da Fundação Oswaldo Cruz (INI-Fiocruz). Líder do Grupo de Pesquisa Clínica e Epidemiológica em HIV/AIDS do Conselho Nacional de Desenvolvimento Científico e Tecnológico (CNPq).

Brenno do Amaral Veloso Silvano Penedo
Graduado em Medicina pela Universidade Federal do Rio de Janeiro (UFRJ).

Bruno Cordeiro Zappa
Residência Médica em Infectologia na Universidade Federal do Rio de Janeiro (UFRJ). Membro do Serviço de Controle de Infecção do Instituto Nacional de Cardiologia (INC). Coordenador do Serviço de Controle de Infecção do Hospital Adventista Silvestre, Rio de Janeiro.

Carolina Arana Stanis Schmaltz
Residência Médica em Doenças Infecciosas e Parasitárias na Universidade Federal do Rio de Janeiro (UFRJ). Doutora em Doenças Infecciosas e Parasitárias pela UFRJ. Médica do Serviço de Controle de Infecção Hospitalar do Instituto Nacional de Traumatologia e Ortopedia (Into). Médica infectologista do Instituto Nacional de Infectologia Evandro Chagas da Fundação Oswaldo Cruz (INI-Fiocruz).

Clarisse Bressan
Residência Médica em Infectologia na Universidade Federal do Rio de Janeiro (UFRJ). Pesquisadora em Saúde Pública do Instituto Nacional de Infectologia Evandro Chagas da Fundação Oswaldo Cruz (INI-Fiocruz). Doutora em Ciências pelo Instituto Nacional de INI-Fiocruz. Médica Infectologista Co-investigadora no Centro de Pesquisa Clínica em HIV do Serviço de Doenças Infecciosas e Parasitárias do Hospital Federal dos Servidores do Estado do Rio de Janeiro.

Cristiane da Cruz Lamas
Residência Médica em Doenças Infecciosas e Parasitárias na Universidade do Estado do Rio de Janeiro (UERJ). Mestre e Doutora em Medicina Tropical pela Fundação Oswaldo Cruz (Fiocruz). Chefe da Divisão de Ensino, Coordenação de Ensino e Pes-

quisa, do Instituto Nacional de Cardiologia (INC). Médica da Rotina e Preceptora do Centro Hospitalar do Instituto Nacional de Infectologia Evandro Chagas da Fundação Oswaldo Cruz (INI-Fiocruz).

Danusa Ferreira Correa
Médica infectologista do Centro de Referência para Imunobiológicos Especiais do Rio de Janeiro. Médica do Ambulatório de Medicina de Viagem do Instituto Nacional de Infectologia Evandro Chagas da Fundação Oswaldo Cruz (INI-Fiocruz).

Debora Otero Britto Passos Pinheiro
Residência Médica em Doenças Infecto-Parasitárias no Hospital Universitário Clementino Fraga Filho (HUCFF) da Universidade Federal do Rio de Janeiro (UFRJ). Membro do Serviço de Controle de Infecção Hospitalar do Hospital Universitário Gafrée e Guinle (HUGG) da Universidade Federal do Estado do Rio de Janeiro (UNIRIO). Membro da Coordenadoria de Controle de Infecção Hospitalar do Hospital Universitário Pedro Ernesto (HUPE) da Universidade do Estado do Rio de Janeiro (UERJ).

Eduardo Scarlatelli Pimenta
Residência Médica em Infectologia na Universidade Federal do Rio de Janeiro (UFRJ). Mestre em Doenças Infecciosas e Parasitárias pela Faculdade de Medicina da UFRJ. Médico infectologista do Serviço de Doenças Infecciosas e Contagiosas do Hospital Universitário Clementino Fraga Filho (HUCFF) da UFRJ. Médico infectologista da Secretaria Municipal de Saúde do Município do Rio de Janeiro. Professor da Disciplina de Emergências Médicas da Faculdade de Medicina da Universidade Estácio de Sá, Rio de Janeiro.

Elba Regina Sampaio de Lemos
Membro do Laboratório de Hantaviroses e Rickettsioses do Instituto Oswaldo Cruz da Fundação Oswaldo Cruz (IOC-Fiocruz).

Fabio Francesconi do Valle
Médico dermatologista. Doutor em Dermatologia pela Universidade de São Paulo (USP). Professor Adjunto da Faculdade de Medicina da Universidade Federal do Estado do Amazonas (FM-UFAM). Médico dermatologista da Fundação de Medicina Tropical Doutor Heitor Vieira Dourado, Manaus.

Felipe Moreira Ridolfi
Médico infectologista do Laboratório de Pesquisa Clínica em Micobacterioses (LapClin-TB) do Instituto Nacional de Infectologia Evandro Chagas da Fundação Oswaldo Cruz (INI-Fiocruz).

Gabriela Oliveira Leopoldo
Residência Médica em Geriatria pela Escola Paulista de Medicina da Universidade Federal de São Paulo (EPM-Unifesp). Residência Médica em Clínica Médica pela Universidade Estadual de Campinas (Unicamp).

Gabriela Ricordi Bazin
Médica infectologista pediátrica do Instituto de Puericultura e Pediatria Martagão Gesteira (IPPMG) da Universidade Federal do Rio de Janeiro (UFRJ). Mestre em Saúde Materno-Infantil pela Universidade Federal Fluminense (UFF). Médica infectologista pediátrica dos Ambulatórios de Assistência a Pacientes Portadores de HIV da Fundação Municipal de Saúde de Niterói, da Secretaria de Saúde de São Gonçalo e do Serviço Especializado (SAE) de Itaboraí, Rio de Janeiro.

Guilherme Santoro-Lopes
Doutor em Doenças Infecciosas e Parasitárias pela Universidade Federal do Rio de Janeiro (UFRJ). Professor Titular de Doenças Infecciosas e Parasitárias da UFRJ. Consultor de Infecção em Transplantes de Órgãos do Hospital Universitário Clementino Fraga Filho (HUCFF) da UFRJ.

Hugo Boechat Andrade
Médico infectologista do Setor de Doenças Sexualmente Transmissíveis do Instituto Biomédico da Universidade Federal Fluminense (UFF) e do Instituto Nacional de Infectologia Evandro Chagas da Fundação Oswaldo Cruz (INI-Fiocruz).

Isabel Cristina Melo Mendes
Residência Médica em Infectologia na Universidade Federal do Rio de Janeiro (UFRJ). Pesquisadora do Laboratório de Pesquisa Clínica em DST e Aids (LapClin-Aids) do Instituto Nacional de Infectologia Evandro Chagas da Fundação Oswaldo Cruz (INI-Fiocruz). Médica infectologista do Instituto Estadual de Infectologia São Sebastião (IEISS), Rio de Janeiro. Editora de Infectologia do Portal PEBMED.

Isabella Ballalai
Médica pediatra. Vice-Presidente da Sociedade Brasileira de Imunizações (SBIm). Membro do Grupo Consultivo da Vaccine Safety Net da Organização Mundial da Saúde. Membro Coordenador do Projeto Confianza en las Vacunas (ConfíaLA). Membro do Câmara Técnica de Assessoramento em Imunização do Programa Nacional de Imunizações (CTAI-PNI). Membro da Comissão de Vacinas da Sociedade Brasileira de Infectologia (SBI).

Jarbas de Sá Roriz Filho
Professor Associado da Faculdade de Medicina da Universidade Federal do Ceará (Famed-UFC). Presidente do Instituto de Geriatria e Gerontologia do Ceará (INGGÁ). Doutor em Ciências Médicas pela Faculdade de Medicina de Ribeirão Preto da Universidade de São Paulo (FMRP-USP). Especialista em Geriatria pela Sociedade Brasileira de Geriatria e Gerontologia (SBGG). Residência Médica em Clínica Médica e em Geriatria na FMRP-USP.

Jonathan Gonçalves de Oliveira
Mestre em Biodiversidade e Saúde pelo Instituto Oswaldo Cruz da Fundação Oswaldo Cruz (IOC--Fiocruz). Doutor em Genética pela Universidade Federal do Estado do Rio de Janeiro (UNIRIO). Pós-doutorando no Laboratório de Doenças Zoonóticas e Transmitidas por Vetores da Hebrew University of Jerusalem, Israel. Membro do Laboratório de Hantaviroses e Rickettsioses do IOC-Fiocruz.

Jorlan Fernandes de Jesus
Membro do Laboratório de Hantaviroses e Rickettsioses do Instituto Oswaldo Cruz da Fundação Oswaldo Cruz (IOC-Fiocruz).

José Mauro Madi
Mestre, Doutor e Pós-Doutor em Obstetrícia. Professor Titular de Ginecologia e Obstetrícia no Curso de Medicina da Universidade de Caxias do Sul (UCS), Rio Grande do Sul. Coordenador e Professor do Programa de Pós-Graduação em Ciências da Saúde da UCS.

José Moreira
Membro do Laboratório de Pesquisa Clínica em Doenças Febris Agudas do Instituto Nacional de Infectologia Evandro Chagas da Fundação Oswaldo Cruz (INI-Fiocruz). Médico do do Instituto Nacional de Cardiologia (INC).

Júlia Herkenhoff Carijó
Residência Médica em Infectologia no Instituto de Infectologia Emílio Ribas. Coordenadora da Comissão de Controle de Infecção Hospitalar do Hospital Glória D'or, Rio de Janeiro. Médica da Área de Infecção Hospitalar do Instituto Nacional de Traumatologia e Ortopedia (Into).

Juliana Arruda de Matos
Residência em Doenças Infecciosas e Parasitárias na Universidade Federal do Rio de Janeiro (UFRJ). Doutora em Doenças Infecciosas e Parasitárias pela UFRJ. Médica do Serviço de Controle de Infecção Hospitalar do Instituto Nacional de Traumatologia e Ortopedia (Into). Pesquisadora em Saúde Pública do Instituto Nacional de Infectologia Evandro Chagas da Fundação Oswaldo Cruz (INI-Fiocruz).

Káris Maria de Pinho Rodrigues
Doutora em Biologia Parasitária pela Fundação Oswaldo Cruz (Fiocruz). Professora Adjunta de Doenças Infecciosas e Parasitárias na Universidade Federal do Rio de Janeiro (UFRJ). Professora Titular de Doenças Infecciosas e Parasitárias, Mi-

crobiologia e Medicina de Viagem do Instituto de Educação Médica (Idomed)/Universidade Estácio de Sá (Unesa).

Leonardo Flavio Nunes dos Santos
Médico infectologista. Especialista em Imunizações e Medicina de Viagem pelo Instituto Nacional de Infectologia Evandro Chagas da Fundação Oswaldo Cruz (INI-Fiocruz). Professor de Semiologia na Faculdade de Medicina de Petrópolis do Centro Universitário Arthur Sá Earp Neto (UNIFASE). Membro da Comissão de Controle de Infecção Hospitalar e do Centro Médico do Hospital Norte D'or, Rio de Janeiro. Sub-investigador no Projeto Praça Onze Pesquisa em Saúde.

Lessandra Michelin
Médica infectologista. Doutora em Biotecnologia/Microbiologia na Universidade de Caxias do Sul (UCS), Rio Grande do Sul. Professora de Infectologia, Pediatria e Pós-Graduação da UCS. Gerente Médica de Vacinas da GSK Brasil.

Luciana Gomes Pedro Brandão
Médica infectologista. Doutora em Doenças Infecciosas e Parasitárias pela Universidade Federal do Rio de Janeiro (UFRJ). Tecnologista em Saúde Pública do Laboratório de Pesquisa em Imunização e Vigilância em Saúde do Instituto Nacional de Infectologia Evandro Chagas da Fundação Oswaldo Cruz (INI-Fiocruz).

Luiz Antonio Alves de Lima
Professor Associado do Departamento de Doenças Infecciosas e Parasitárias da Faculdade de Medicina da Universidade Federal do Rio de Janeiro (UFRJ). Médico Infectologista do Serviço de Doenças Infecciosas e Parasitárias do Hospital Universitário Clementino Fraga Filho (HUCFF) da UFRJ. Mestre em Doenças Infecciosas e Parasitárias pela UFRJ. Doutor em Doenças Infecciosas pela Johns Hopkins Bloomberg School of Public Health. Residência Médica em Infectologia no Instituto de Infectologia Emílio Ribas.

Luiz Henrique Conde Sangenis
Médico infectologista do Laboratório de Pesquisa Clínica em Doença de Chagas do Instituto Nacional de Infectologia Evandro Chagas da Fundação Oswaldo Cruz (INI-Fiocruz). Professor Titular da Faculdade de Medicina de Valença, Rio de Janeiro. Professor Coordenador da Faculdade de Medicina de Volta Redonda, Rio de Janeiro. Doutor em Medicina Tropical pela Fiocruz.

Maisa Kairalla
Coordenadora do Ambulatório de Transição de Cuidados da Disciplina de Geriatria e Gerontologia da Universidade Federal de São Paulo (Unifesp). Presidente da Comissão de Imunização da Sociedade Brasileira de Geriatria e Gerontologia (SBGG). Membro da Câmara Técnica de Geriatria do Conselho Regional de Medicina do Estado de São Paulo (Cremesp). Colunista da revisa *Abril Saúde*. Editora clínica da revista *Aptare*.

Marcela de Faria Ferreira
Médica infectologista do Instituto Nacional de Infectologia Evandro Chagas da Fundação Oswaldo Cruz (INI-Fiocruz). Mestre e Doutora em Doenças Infecciosas e Parasitárias pela Fiocruz.

Marcellus Dias da Costa
Mestre em Doenças Infecciosas e Parasitárias pela Universidade Federal do Rio de Janeiro (UFRJ). Médico do Laboratório de Imunização e Vigilância em Saúde (LIVS) do Instituto Nacional de Infectologia Evandro Chagas da Fundação Oswaldo Cruz (INI-Fiocruz).

Márcia Garnica
Professora Adjunta da Faculdade de Medicina da Universidade Federal do Rio de Janeiro (UFRJ). Doutora em Doenças Infecciosas e Parasitárias pela UFRJ. Médica Infectologista da Unidade de Transplante de Medula Óssea do Complexo Hospitalar de Niterói, Rio de Janeiro.

Márcia Halpern
Mestre em Doenças Infecciosas e Parasitárias pela Universidade Federal do Rio de Janeiro (UFRJ). Médica do Serviço de Doenças Infecciosas e Parasitárias do Hospital Universitário Clementino Fraga Filho (HUCFF) da UFRJ. Consultora de Infecção em Transplantes de Órgãos do HUCFF da UFRJ e do Programa de Transplante Hepático do Hospital Quinta D'or, Rio de Janeiro. Médica Infectologista do Hospital Federal de Bonsucesso, Rio de Janeiro.

Marco Antonio Lima
Professor de Neurologia da Faculdade de Medicina da Universidade Federal do Rio de Janeiro (UFRJ). Pesquisador do Laboratório de Pesquisa Clínica em Neuroinfecções do Instituto Nacional de Infectologia Evandro Chagas da Fundação Oswaldo Cruz (INI-Fiocruz).

Mari Tuyama
Doutora em Doenças Infecciosas e Parasitárias pela Universidade Federal do Rio de Janeiro (UFRJ). Médica infectologista do Centro de Referência para Imunobiológicos Especiais do Rio de Janeiro e do Ambulatório de Medicina de Viagem do Instituto Nacional de Infectologia Evandro Chagas da Fundação Oswaldo Cruz (INI-Fiocruz).

Maria Clara Gutierrez Galhardo
Médica dermatologista. Pós-Doutora pelo Instituto de Salud Carlos III, Espanha. Médica do Laboratório de Pesquisa Clínica em Dermatologia Infecciosa do Instituto Nacional de Infectologia Evandro Chagas da Fundação Oswaldo Cruz (INI-Fiocruz).

Marianne Monteiro Garrido
Residência Médica em Infectologia na Universidade Federal do Rio de Janeiro (UFRJ). Mestre em Oncologia. Coordenadora do Serviço de Controle de Infecção do Instituto Nacional do Câncer (INCA) e do Hospital Federal de Ipanema (HFI), Rio de Janeiro.

Marzia Puccioni-Sohler
Residência Médica em Neurologia na Universidade Federal do Rio de Janeiro (UFRJ). Doutorado em Neurologia pela Georg August Universitaet, Alemanha. Professora Associada da Escola de Medicina e Cirurgia da Universidade Federal do Estado do Rio de Janeiro (UNIRIO). Docente do Programa de Pós-Graduação em Doenças Infecciosas e Parasitárias da UFRJ.

Mauro Romero Leal Passos
Professor Titular do Setor de Doenças Sexualmente Transmissíveis do Instituto Biomédico da Universidade Federal Fluminense (UFF).

Natalia Chilinque Zambão da Silva
Professora Assistente da Faculdade de Medicina da Universidade Federal Fluminense (UFF). Mestre em Ciências da Saúde pela UFF.

Patricia Yvonne Maciel Pinheiro
Chefe do Serviço de Infectologia do Hospital Universitário Antônio Pedro (HUAP) da Universidade Federal Fluminense (UFF). Mestre em Ciências da Saúde pela UFF.

Priscila Marques de Macedo
Médica dermatologista. Mestre em Medicina pela Faculdade de Ciências Médicas da Universidade do Estado do Rio de Janeiro (UERJ). Doutora em Ciências pelo Instituto Nacional de Infectologia Evandro Chagas da Fundação Oswaldo Cruz (INI-Fiocruz). Pesquisadora em Saúde Pública do Laboratório de Pesquisa Clínica em Dermatologia Infecciosa do INI-Fiocruz.

Rafael Quaresma Garrido
Residência Médica em Infectologia na Universidade Federal do Rio de Janeiro (UFRJ). Mestre em Ciências Cardiovasculares. Coordenador do Serviço de Controle de Infecção do Instituto Nacional de Cardiologia (INC). Professor Auxiliar da Universidade Estácio de Sá (Unesa).

Renata Carvalho de Oliveira
Membro do Laboratório de Hantaviroses e Rickettsioses do Instituto Oswaldo Cruz da Fundação Oswaldo Cruz (IOC-Fiocruz).

Renato Luís Rombaldi
Mestre e Doutor em Biotecnologia pela Universidade de Caxias do Sul (UCS), Rio Grande do Sul. Professor Adjunto no Curso de Medicina da UCS.

Ricardo Sobhie Diaz
Pós-Doutor em Medicina Laboratorial pela University of California, EUA. Professor Associado da Escola Paulista de Medicina da Universidade Federal de São Paulo (EPM-Unifesp). Diretor do Laboratório de Retrovirologia da EPM-Unifesp.

Rodrigo Schrage Lins
Médico infectologista. Mestre em Ciências pelo Instituto Nacional de Infectologia Evandro Chagas da Fundação Oswaldo Cruz (INI-Fiocruz). Doutorando em Ciências da Saúde pela Universidade de Caxias do Sul (UCS), Rio Grande do Sul. Presidente da Sociedade de Infectologia do Estado do Rio de Janeiro (SIERJ).

Rogerio Valls
Doutor em Doenças Infecciosas pela Fundação Oswaldo Cruz (Fiocruz). Médico e Pesquisador da Fiocruz.

Rosana Maria Rangel dos Santos
Médica infectologista pediátrica do Instituto de Puericultura e Pediatria Martagão Gesteira (IPPMG) da Universidade Federal do Rio de Janeiro (UFRJ). Mestre em Doenças Infecciosas e Parasitárias pela UFRJ. Membro da Comissão Nacional de Controle de Infecções Relacionadas à Assistência à Saúde da Agência Nacional de Vigilância Sanitária (Anvisa). Coordenadora da Comissão de Controle de Infecção Hospitalar do Hospital Federal da Lagoa, Rio de Janeiro.

Sandra Wagner Cardoso
Doutora em Doenças Infecciosas pela Fundação Oswaldo Cruz (Fiocruz). Especialista em Infectologia pela Sociedade Brasileira de Infectologia (SBI). Pesquisadora do Laboratório de Pesquisa Clínica do Instituto Nacional de Infectologia Evandro Chagas (INI) da Fiocruz. Docente do Programa de Mestrado Profissional e Acadêmico em Pesquisa Clínica do INI-Fiocruz. Membro da Câmara Técnica de Aids do Conselho Regional de Medicina do Estado do Rio de Janeiro (Cremerj).

Sonia Regina Cabral Madi
Coordenadora do Ambulatório de Atendimento à Gestante de Alto Risco do Hospital Geral de Caxias do Sul da Universidade de Caxias do Sul (UCS), Rio Grande do Sul. Coordenadora do Programa de Atendimento à Vítima de Violência Sexual da UCS.

Tânia Regina Constant Vergara
Mestre em Doenças Infecciosas e Parasitárias pela Universidade Federal do Rio de Janeiro (UFRJ). Doutora em Medicina pela Escola Paulista de Medicina da Universidade Federal de São Paulo (EPM-Unifesp). Diretora da Oncohiv Serviços Médicos Especializados, Rio de Janeiro. Pesquisadora associada do Laboratório de Retrovirologia da Unifesp. Coordenadora do Subcomitê de Terapêutica do Comitê em HIV/AIDS da Sociedade Brasileira de Infectologia (SBI). Membro Colaborador do *Protocolo Clínico e Diretrizes Terapêuticas para Manejo da Infecção pelo HIV em Adultos* do Ministério da Saúde.

Valdiléa Gonçalves Veloso
Doutora em Saúde Pública pela Fundação Oswaldo Cruz (Fiocruz). Diretora do Instituto Nacional de Infectologia Evandro Chagas (INI) da Fiocruz. Docente do Programa de Pós-Graduação *stricto sensu* e do Mestrado Profissional e Acadêmico em Pesquisa Clínica do INI-Fiocruz.

Valeria Cavalcanti Rolla
Médica infectologista. Chefe do Laboratório de Pesquisa Clínica em Micobacterioses (LapClin--TB) do Instituto Nacional de Infectologia Evandro Chagas da Fundação Oswaldo Cruz (INI-Fiocruz).

Verônica de França Diniz Rocha
Residência Médica em Infectologia pela Universidade Federal do Rio de Janeiro (UFRJ). Mestre em Biotecnologia e Medicina Investigativa pela Fundação Oswaldo Cruz Bahia (Fiocruz-Bahia). Coordenadora do Controle de Infecção Hospitalar do Instituto Couto Maia (ICOM).

Sumário

Prefácio

O início da infectologia como especialidade médica formal aconteceu em 1981, mas as doenças infecciosas já tinham papel importante na medicina muito antes do surgimento da especialidade, por acometer grande parcela dos pacientes, representando um dos principais campos de pesquisa na história médica. De grande impacto para o início e o ganho de importância da infectologia, o HIV provocou a maior pandemia da história. Por conta da complexidade da doença, com muitas nuances e repercussões no tratamento de pacientes de diferentes especialidades médicas, a infecção ganhou espaço desde então na grande mídia e também grande interesse da população em geral.

Em muitos aspectos, esse ciclo se repete continuamente na infectologia. O surgimento de diferentes epidemias tem grande repercussão no dia a dia de todos os médicos, a exemplo de dengue, zika, chikungunya, influenza H1N1, febre amarela e, mais recentemente, da Covid-19 – que mudou a vida de todo o planeta desde o início de 2020. Nesses grandes eventos, a especialidade se torna cada vez mais reconhecida, bem como sua importância, despertando interesse de toda a população, de tal modo que é difícil pensar em outra especialidade que tenha tido tanta visibilidade e publicidade nos últimos 15 anos. Também estão no campo de atuação da infectologia doenças endêmicas tão diversas quanto o nosso país, como tuberculose, hanseníase, doença de Chagas, esquistossomose e muitas outras – algumas consideradas negligenciadas, que atingem principalmente a parcela mais pobre da população –, com impacto na saúde do povo e na história do Brasil. Há, ainda, uma epidemia silenciosa de resistência antimicrobiana que ameaça a saúde de pacientes de todas as especialidades com infecções de difícil tratamento e significativo acréscimo de mortalidade.

As interfaces da infectologia com o estudo e a história da epidemiologia e da saúde coletiva, a medicina tropical, as doenças bacterianas, o controle de infecções hospitalares, as infecções em imunodeprimidos, a virologia, a medicina de viagem e as imunizações são alguns exemplos de como a especialidade se desenvolveu e se expandiu na sua atuação.

É nesse contexto que apresentamos *Doenças infecciosas na emergência: diagnóstico e tratamento,* destinado não apenas a infectologistas, mas também – e principalmente – a colegas que atuam em outras especialidades, como clínicos, emergencistas e intensivistas.

Este livro tem o objetivo de ser um material de consulta para o profissional durante sua atuação. Temos certeza de que estreitar os laços entre a prática diária e a infectologia agregará muito valor aos profissionais de outras especialidades; de forma semelhante, acessar os assuntos mais familiares de maneira concisa trará grande prazer aos infectologistas. Mais do que isso, no entanto, esperamos que o conteúdo oferecido seja de grande ajuda para os médicos e que possa beneficiar a tomada de decisão para que nossos pacientes tenham sempre o melhor benefício e desfecho possível.

Em nome de todos os envolvidos na elaboração e edição deste livro, desejo uma agradável e útil leitura!

Rodrigo Schrage Lins

Apresentação

Não há no horizonte – nem mesmo em longo prazo – alguma perspectiva de que as doenças infecciosas venham a perder importância. Com características muito particulares, essas doenças não devem ser estudadas inteiramente pelo mesmo prisma das enfermidades crônico-degenerativas; no entanto, por questões da persistente subestimação da maioria dos médicos, há especificidades que são frequentemente negligenciadas.

Denomina-se infecção todo processo de alteração da homeostase decorrente da propagação de patógenos em tecidos corporais de um hospedeiro, nos momentos de invasão, multiplicação ou por ação direta de toxinas por eles produzidas. Quando os processos patológicos desencadeados pelas infecções atingem expressão clínica, aguda ou cronicamente, diz-se que há uma doença infecciosa.

O termo "doença infecciosa", portanto, não é aplicável a um grupo homogêneo de condições, mas sim a um grupo vasto e heterogêneo com relação a nível de complexidade, dinâmica epidemiológica, representação social e apresentações clínicas. Assim, enquanto algumas doenças infecciosas são muito cosmopolitas, outras são restritas a um espaço geográfico bem delimitado. Em conjunto, todas ainda respondem por grande parcela da morbidade, da mortalidade e da ocorrência de sequelas em todo o mundo.

A história do século XXI vem nos mostrando a relevância do contínuo estudo dessas doenças para a humanidade, tendo em vista os alertas de influenza, febre amarela, zika, chikungunya, Covid-19, monkeypox e outras, além da manutenção da ocorrência de doenças como malária, tuberculose e infecção pelo HIV. Foi uma falácia a crença, que predominou em certa fase do século passado, de que estaríamos livres das doenças infecciosas em um futuro próximo. Uma complexa rede de fenômenos ecológicos, sociais, genéticos e bioquímicos faz com que os organismos infecciosos evoluam ou se perpetuem de modo que estejam sempre antecipados a todas as medidas tentadas pelos humanos para sua eliminação, com raríssimas exceções. Na atualidade, parece estar bem claro que nosso modo de vida e a estruturação de nossas sociedades colocam nossa espécie sob risco de graves ameaças de natureza infecciosa de forma contínua. Também parece inequívoco que a luta contra essas ameaças é infrutífera quando se limita ao cuidado individual dos acometidos.

No Brasil, a discussão envolvendo as doenças infecciosas deve transcender a tradicional associação com parâmetros climáticos, biológicos e demográficos e contemplar fenômenos recentes sob o olhar global da saúde única, como o avanço da fronteira agrícola, a urbanização desorganizada, o desmatamento, o aumento do trânsito mundial de pessoas e mercadorias, o alargamento das desigualdades socioeconômicas, a literacia em saúde da população, as assimilações e transformações culturais, a cobertura vacinal geral, o aumento da população de imunossuprimidos e do acesso a procedimentos de alta complexidade e o desenvolvimento de novos tratamentos antimicrobianos. Todos esses fenômenos implicaram transformações significativas da epidemiologia, da clínica e até do próprio entendimento das doenças infecciosas neste milênio.

Os desafios enfrentados pelos profissionais que atuam nos serviços de urgência e emergência, por sua vez, também são inúmeros. Entre eles, é muito frequente que precisem lidar com doenças infecciosas, por isso devem estar atualizados a respeito da situação epidemiológica dessas doenças e dos riscos que eventualmente implicarão a necessidade de rápida resposta e adaptação. Mais do que isso, por representarem uma das entradas dos usuários no sistema de saúde, os serviços de emergência são fundamentais, inclusive, na detecção de mudanças no perfil epidemiológico de doenças infecciosas.

Esta obra reúne, com abordagem prática, conhecimentos acerca das doenças infecciosas de importância para profissionais que atuam nesses serviços, destacando seu manejo clínico, mas de forma a integrar as especificidades dessas doenças, com vista não apenas a prestar a assistência que cada paciente precisa e merece, mas também a trazer impactos benéficos coletivos – fundamentais para a proteção de toda a sociedade.

Os capítulos abordam síndromes clínicas com diferentes etiologias que causam quadros clínicos semelhantes, diferentes patógenos capazes de causar amplo espectro de manifestações e algumas doenças que são "ímpares" e, por isso, devem ter detalhada toda sua complexidade. Pelo potencial contínuo de emergência e reemergência de doenças infecciosas, mesmo aquelas que são raras não podem ser esquecidas, portanto, nenhum capítulo deve ser menosprezado.

Para cada doença ou síndrome, foi descrita a epidemiologia, de forma acessível, destacando-se os pontos importantes para a compreensão da afecção e as diferenças regionais que podem ocorrer, contemplando realidades dos profissionais de todo o país. As ações componentes do sistema de vigilância em saúde que cabem aos emergencistas estão salientadas. Métodos diagnósticos de ponta estão apresentados, ainda que não sejam amplamente acessíveis. A pandemia de Covid-19 evidenciou a enorme necessidade de métodos diagnósticos rápidos no atendimento inicial da emergência. Também os métodos moleculares deverão se tornar cada vez mais disponíveis, conforme forem demonstrando sua custo-efetividade. Emergencistas devem estar familiarizados com esses exames e, eventualmente, solicitar a implementação em seu serviço, tendo como base literatura especializada. Os protocolos de diagnóstico mais tradicionais e acessíveis, por sua vez, sempre foram considerados.

As indicações de internação e admissão em terapia intensiva, os critérios de alta e para solicitação de consultoria de infectologistas, e os meios de prevenção de complicações estão justificados a cada assunto exposto. As medidas de proteção individual dos profissionais, muito importantes, bem como as medidas de precaução a serem tomadas para que se evitem surtos de doenças contagiosas nosocomiais também mereceram destaque.

Por fim, a linguagem técnica e direta, sem nunca se desprender dos domínios científicos, permite a transposição do mero fornecimento de informação, tornando possível a aproximação do público médico em geral com o modo de pensar inerente à infectologia.

Alberto dos Santos de Lemos

Parte I

Infecções classificadas por sistemas

1

Manejo clínico do paciente febril

Isabel Cristina Melo Mendes

DESTAQUES

- Febre é um sinal frequente em pacientes que se apresentam no setor de emergência, mas é inespecífico.
- A avaliação inicial do paciente com febre deve ser focada em parâmetros de estabilidade clínica, com avaliação do nível de consciência e aferição de sinais vitais.
- O atendimento do paciente febril na emergência deve contemplar anamnese e exame físico completos, incluindo histórico de viagens e do uso de medicamentos.
- É importante procurar aplicar uma abordagem sindrômica, avaliando a presença de outros sinais e sintomas para delimitar possíveis síndromes e direcionar a definição do diagnóstico.

INTRODUÇÃO

Embora seja frequente na prática clínica, a febre é um sintoma inespecífico que pode estar associado a diversas condições infecciosas e não infecciosas. Diante de um paciente com febre que se apresenta na emergência, o manejo clínico deve focar inicialmente a avaliação do *status* hemodinâmico e neurológico, a estabilização do paciente, se necessário, e o direcionamento dos exames diagnósticos por meio de abordagem sindrômica.

DEFINIÇÃO E FISIOPATOLOGIA

Febre é um estado de aumento regulado da temperatura corporal que é frequentemente, mas não necessariamente, parte de uma resposta defensiva à invasão por matéria viva ou inanimada reconhecida como um insulto ou como não pertencente ao organismo. Mais do que um simples aumento de temperatura, trata-se de um processo multissistêmico que envolve mecanismos endócrinos, neurológicos, imunológicos e comportamentais, com alterações no metabolismo, no comportamento e na resposta imune do hospedeiro.

É o processo regulado de alteração da temperatura que diferencia a febre de outras situações em que há aumento de temperatura, como a intermação. Esta última é uma condição caracterizada pela elevação sustentada da temperatura central sem as flutuações fisiológicas que ocorrem naturalmente e que permanecem no estado de febre. Além disso, a hipertermia associada à intermação classicamente não responde ao uso de antipiréticos.

Por conta da variabilidade da temperatura corporal normal por diversos motivos, como sexo, idade, horário e local de aferição, não há consenso na literatura médica com relação ao valor acima do qual se deve considerar que há febre.

A maioria dos autores, no entanto, define febre como temperatura oral maior do que 37,2°C pela manhã ou maior do que 37,7°C em qualquer momento do dia. Em suas diretrizes, organizações como a OMS e a Infectious Diseases Society of America (IDSA) consideram como episódio febril temperatura axilar maior ou igual a 37,5°C. Essa definição também pode variar conforme a situação clínica: para doentes críticos, p. ex., a IDSA considera como sugestivas de febre temperaturas maiores ou iguais a 38,3°C, enquanto para pacientes neutropênicos consideram-se temperaturas orais maiores ou iguais a 38,3°C em qualquer momento ou maiores ou iguais a 38°C de forma sustentada por um período de pelo menos 1 hora (Tabela 1).

É importante lembrar, ainda, que o método de aferição pode influenciar a determinação da temperatura corporal e sua interpretação. Temperaturas esofágicas e retais são as mais próximas da temperatura central, porém são impraticáveis no contexto do atendimento de emergência. As aferições da temperatura na membrana timpânica e na região temporal ou axilar são consideradas menos precisas, mas mais factíveis e de mais fácil execução.

ABORDAGEM INICIAL

Diante de um indivíduo com febre na emergência, o primeiro passo deve ser a determinação da estabilidade do paciente a partir da aferição de sinais vitais e da avaliação de seu *status* neurológico. Se necessário, medidas de estabilização devem ser administradas de imediato. Uma vez que o paciente se encontre estável, deve ser feita uma revisão minuciosa da história e dos sinais e sintomas associados, visando restringir as hipóteses diagnósticas e direcionar a investigação.

A anamnese deve conter aspectos que permitam tentar caracterizar um padrão de febre e sua classificação (Tabela 2). Didaticamente, a febre pode ser classificada com relação à sua duração em aguda (menos do que 7 dias), subaguda (7 a 14 dias) ou crônica (mais do que 14 dias). Pode também ser classificada de acordo com a amplitude de elevação da temperatura corporal.

Tabela 1 Definições de febre

População	Definições e comentários
População geral (temperatura oral)	Temperatura > 37,2°C pela manhã ou > 37,7°C em qualquer momento do dia
População geral (temperatura axilar)	Temperatura ≥ 37,5°C
Pacientes críticos	Temperatura ≥ 38,3°C
Pacientes neutropênicos	Temperatura ≥ 38°C por mais de 1 hora ou ≥ 38,3°C em qualquer momento do dia

Embora possam ocorrer variações, a caracterização do tipo de febre pode sugerir alguns diagnósticos, conforme segue:

- Febres agudas: são mais características de doenças infecciosas, como doenças virais ou infecções bacterianas comunitárias.
- Febres subagudas: podem indicar a presença de abscessos ou infecções mais indolentes, como febre tifoide.
- Febres crônicas: estão mais frequentemente associadas à tuberculose e a causas não infecciosas, como neoplasias e doenças do tecido conjuntivo.

Da mesma forma, são descritos na literatura três padrões clássicos de febre, que podem ser associados a diagnósticos específicos:

- Febres contínuas: caracterizam-se por flutuações menores do que 1ºC ao longo do dia, sem retorno à temperatura normal. Podem estar presentes em casos de pneumonia lobar, meningite bacteriana, infecções do trato urinário, entre outros.
- Febre intermitente: é definida como febre que está presente somente durante algumas horas do dia. É característica de malária, tuberculose, leptospirose e linfomas.
- Febre remitente: é a que se apresenta com flutuações diárias maiores do que 2ºC sem retorno à temperatura normal. Estão associadas a condições como endocardite infecciosa, rickettsioses e outras infecções.

A ausência de determinado padrão de febre, no entanto, não é suficiente para excluir uma hipótese diagnóstica, devendo-se sempre avaliar outros fatores associados para determinar a probabilidade clínica de determinado diagnóstico.

A anamnese deve abordar a presença de sinais ou sintomas associados, como neurológicos, respiratórios, gastrointestinais ou urinários. Sintomas sistêmicos, como anorexia e emagrecimento, também devem ser pesquisados ativamente, já que podem indicar a presença de neoplasias, doenças reumáticas ou tuberculose.

Tabela 2 Classificações de febre

Classificação	Parâmetro
Com relação à duração	
▪ Aguda	< 7 dias
▪ Subaguda	7-14 dias
▪ Crônica	> 14 dias
Com relação à amplitude de elevação da temperatura	
▪ Baixa	38,1-39ºC
▪ Moderada	39,1-40ºC
▪ Alta	40,1-41,1ºC
▪ Hiperpirexia	> 41,1ºC
Com relação ao padrão de febre	
▪ Contínua	Flutuações diárias < 1ºC e sem retorno à temperatura normal durante 24 horas
▪ Remitente	Flutuações diárias > 2ºC e sem retorno à temperatura normal durante 24 horas
▪ Intermitente	Febre presente somente durante um período do dia, com retorno à temperatura normal durantes as horas restantes

Além disso, um histórico completo de viagens recentes, exposições ocupacionais ou lazer, contato com ambientes de assistência à saúde e uso de medicamentos deve ser obtido. Histórias de viagens podem apontar para doenças endêmicas, como malária ou febre tifoide. Algumas profissões ou atividades de lazer podem estar associadas a maior risco de determinadas infecções, p. ex., leptospirose em profissionais que entram em contato com coleções de água ou em indivíduos que praticam atividades como canoagem. A realização de procedimentos cirúrgicos, internações hospitalares recentes ou contato com ambientes de assistência à saúde, como clínicas de diálise, devem levantar a suspeita de complicações cirúrgicas, atelectasia ou infecções relacionadas à assistência à saúde (IRAS). Contato com pessoas com sintomas semelhantes sugere a presença de uma etiologia transmissível, como dengue, hepatite A, infecções virais, entre outras.

Por fim, diversos medicamentos estão associados à ocorrência de febre, como antibióticos, quimioterápicos, anticonvulsivantes, anti-inflamatórios, anti-hipertensivos, entre outros. A chamada "febre por drogas", no entanto, é um diagnóstico de exclusão, devendo ser estabelecido somente após investigação completa de outras condições.

Da mesma forma, um exame físico minucioso deve ser realizado, com especial atenção a alterações nas auscultas cardíaca e respiratória, à presença de sinais neurológicos focais e a alterações cutâneas. A presença de sopros cardíacos, nódulos de Osler, manchas de Janeway e petéquias subungueais sugere endocardite infecciosa. Icterícia, sufusões hemorrágicas, linfonodomegalias e *rash* cutâneo também podem sugerir algumas outras hipóteses diagnósticas, abordadas em capítulos da Parte I, "Infecções classificadas por sistemas" e da Parte II, "Etiologias de importância específica".

Preferencialmente, os dados de anamnese e exame físico devem ser agrupados para caracterizar uma síndrome, o que determinará as etiologias mais prováveis e direcionará a investigação complementar. Exemplos de condições associadas a síndromes febris podem ser encontrados na Tabela 3. Na presença de condições especiais, como imunossu-

Tabela 3 Síndromes febris e exemplos de etiologias

Síndrome febril ictérica	Colecistite, colangite, hepatites, malária, hemólise, sepse bacteriana
Síndrome febril ictérica hemorrágica	Febre amarela, leptospirose, hepatites fulminantes, dengue grave, hantavirose, sepse bacteriana
Síndrome febril exantemática	Sarampo, varicela, dengue, zika, chikungunya, meningococcemia, outras doenças exantemáticas da infância
Síndrome febril com alterações respiratórias	Pneumonia bacteriana, Covid-19, influenza, sinusites virais e bacterianas, resfriado comum, tuberculose, tromboembolismo pulmonar, atelectasia
Síndrome febril com alterações neurológicas	Meningite, encefalite, tuberculose de SNC, sepse bacteriana, hemorragias de SNC, púrpura trombocitopênica trombótica
Síndrome febril com alterações gastrointestinais	Gastroenterites virais ou bacterianas, abscesso hepático, colecistite, apendicite, diverticulite, febre tifoide
Síndrome febril com alterações urinárias	Pielonefrite, prostatite, abscesso renal

SNC: sistema nervoso central.

pressão, outras etiologias menos frequentes devem ser consideradas.

MANEJO E INVESTIGAÇÃO

Na presença de sinais de instabilidade, medidas de estabilização inicial devem ser realizadas, incluindo reanimação volêmica, oxigenação e proteção de vias aéreas quando necessário. O uso de antipiréticos, como dipirona e paracetamol, e de anti-inflamatórios está indicado e não influencia o resultado de exames complementares, podendo melhorar parâmetros clínicos como taquicardia e taquipneia.

Hemograma e marcadores inflamatórios, como proteína C reativa, são exames complementares básicos que usualmente se aplicam à maioria das situações, podendo sugerir etiologias infecciosas ou inflamatórias, além de evidenciar condições especiais de risco, como neutropenia. Exames de imagem, p. ex., RX ou TC de tórax, USG ou TC de abdome e TC de crânio, devem ser solicitados conforme a presença de sinais e sintomas associados, direcionando para o possível foco de febre. A solicitação de exames diagnósticos específicos, como exames de cultura, testes rápidos e sorologias, deve ser realizada conforme a suspeita clínica.

Algumas condições clínicas, como sepse bacteriana, neutropenia febril e meningococcemia, são consideradas emergências infecciosas. Nesses casos, além das medidas iniciais de estabilização, indica-se antibioticoterapia. A realização de exames complementares não deve adiar seu início. Exemplos de condições especiais e consideradas de risco para doença grave são apresentados na Tabela 4.

Tabela 4 Condições especiais e de risco para doença grave

Condições
Sinais e sintomas de sepse
Extremos de idade
Condições imunossupressoras (HIV, receptores de transplante de órgãos sólidos ou de células hematopoiéticas, doenças autoimunes)
Presença de *rash* petequial ou purpúrico
Sinais neurológicos
Anesplenia
Hipogamaglobulinemia
Neoplasia em atividade

HIV: vírus da imunodeficiência humana.

BIBLIOGRAFIA

1. Gregson AL, Mackowiak PA. Pathogenesis of fever. In: Cohen J, Powderly WG, Opal SM (orgs.). Infectious diseases. 3.ed. Edimburgo: Mosby/Elsevier; 2010. p. 673-8.
2. Infectious Diseases Society of America. Clinical practice guideline for the use of antimicrobial agents in neutropenic patients with cancer: 2010 update by the Infectious Diseases Society of America. Clin Infect Dis. 2011; 2(4):e56-93.
3. Lambert H. Clinical approach to acute fever. In: Cohen J, Powderly WG, Opal SM (orgs.). Infectious diseases. 3.ed. Edimburgo: Mosby/Elsevier; 2010. p. 679-87.
4. Ogoina D. Fever, fever patterns and diseases called 'fever': a review. J Infect Public Health. 2011; 4:108-24.
5. O'Grady NP, Barie PS, Bartlett JG, Bleck T, Carroll K, Kalil AC, et al. Guidelines for evaluation of new fever in critically ill adult patients: 2008 update from the American College of Critical Care Medicine and the Infectious Diseases Society of America. Crit Care Med. 2008; 36(4).

2

Sepse

André Miguel Japiassú

DESTAQUES

- A sepse é definida como disfunção(ões) orgânica(s) com risco à vida, causada por resposta desregulada a uma infecção presumida ou confirmada; tem pontuação ≥ 2 pontos no escore SOFA.
- A identificação do sítio de infecção é primordial para a confirmação do diagnóstico, embora esteja oculta em cerca de 10% dos pacientes em choque séptico.
- Existe um pacote de medidas e condutas que precisa ser realizado em 1 hora após o diagnóstico presuntivo de sepse, entre as quais a antibioticoterapia é o principal componente.
- Medidas importantes de tratamento da sepse são: reposição de líquidos em casos com hipotensão e/ou hiperlactatemia, controle do foco infeccioso, manutenção da pressão arterial e suporte para outras funções orgânicas (p. ex., respiratória e renal), além de prevenção de complicações como trombose venosa profunda e sangramento gastrointestinal.
- O prognóstico do paciente séptico depende diretamente da eficiência do processo de atendimento a partir da emergência e de outros setores do hospital, caracterizando um protocolo a ser seguido.

INTRODUÇÃO

A sepse é uma síndrome causada por infecções das mais variadas etiologias que cursa com disfunções orgânicas de aparecimento precoce ou tardio. Essas disfunções podem persistir por semanas ou meses, ou levar a óbito em cerca de 20 a 50% dos casos. Por ser uma síndrome que depende de reconhecimento precoce para tratamento eficiente, a sepse é uma emergência médica, comparável ao infarto agudo do miocárdio ou ao acidente vascular cerebral; ou seja, é uma condição na qual a velocidade de tratamento está ligada diretamente ao prognóstico em curto e médio prazo (tempo-dependente).

A epidemiologia da sepse ficou mais clara após a primeira reunião de consenso em 1991: a cada 100 pacientes internados por infecções, 20 a 30 podem desenvolver sepse e 4 a 5 desenvolvem quadro grave de choque séptico. Estima-se que ocorrem entre 750 e 900 mil casos de sepse por ano nos EUA e cerca de 500 a 670 mil casos no Brasil. A mortalidade por sepse nos EUA reduziu de 40 a 50% na década de 1990 para cerca de 20% na década de 2010, ao passo que também era próxima de 50% no Brasil na década de 1990, mas se manteve nesse patamar até a década atual, com taxa de 98 mortes por 100 mil habitantes. Quando se analisam somente os pacientes que tiveram acesso ao manuseio em UTI, a mortalidade sobe para cerca de 50 a 60%. As explicações potenciais para essa diferença são a dificuldade do acesso dos pacientes a hospitais, a uniformização de protocolos nos sistemas de saúde públicos ou privados e o desconhecimento do conceito de sepse por profissionais de saúde e pelo público leigo.

FISIOPATOLOGIA

O mecanismo inicial deflagrador da sepse é a invasão de microrganismos em tecidos e o reconhecimento de moléculas de padrão por células hospedeiras apresentadoras de antígeno (p. ex., lipopolissacarídeo proveniente de membranas de bactérias Gram-negativas e peptideoglicano de Gram-positivas). Neutrófilos e macrófagos estimulam a produção de citocinas via sinalização intracelular. O excesso de citocinas sinaliza alterações na função de tecidos locais e eventualmente à distância do tecido original da infecção.

Paralelamente, ocorre regulação da produção de óxido nítrico em vasos pequenos, com vasodilatação desregulada e generalizada, gerando hipovolemia relativa. O endotélio exerce regulação da vasomotricidade e também a sinalização para migração de mais células da imunidade inata (neutrófilos e macrófagos) e adaptativa (linfócitos), criando uma alça de autorregulação positiva. Ocorre também um balanço a favor da coagulação, induzido pelo endotélio e pelas células inflamatórias que liberam citocinas. Esse estado pró-trombótico leva a microtromboses na periferia de tecidos, gerando disfunções orgânicas.

Por último, a extração e o aproveitamento de oxigênio estão reduzidos em vários tipos celulares, principalmente por mau funcionamento da atividade mitocondrial (hipóxia citopática) e agrava as disfunções orgânicas.

SINAIS E SINTOMAS

Os sítios de infecção mais comuns são: pulmões (35 a 50%), trato urinário (20 a 25%), pele e partes moles ou abdome (10%). Outras infecções potencialmente associadas com sepse são endocardite, meningite, bacteremia associada a acessos vasculares e as chamadas doenças tropicais (malária, leptospirose, dengue, entre outras).

As manifestações clínicas iniciais mais comuns da sepse são:

- Mal-estar geral, astenia.
- Confusão mental, sonolência.
- Febre, calafrios, piloereção.
- Moteamento cutâneo, principalmente em extremidades.
- Taquipneia e/ou dispneia.
- Taquicardia.
- Aumento de leucócitos e bastões na periferia e do lactato sérico ou da glicemia, sem causa aparente.

Nos casos leves, ocorre progressiva resolução dos sinais e sintomas após o início do tratamento, com antibiótico(s) e reposição de líquidos.

Nos pacientes mais graves, as disfunções orgânicas se manifestam por:

- Torpor, coma.
- Insuficiência respiratória aguda, com queda da saturação de oxigênio.

- Hipotensão arterial.
- Oligúria.
- Icterícia.
- Trombose venosa ou arterial, ou sangramentos em mucosas.

Alguns desses sintomas podem estar ausentes em certas populações, como ausência de febre ou mesmo hipotermia em pacientes idosos ou desnutridos e frequência cardíaca normal/baixa em pacientes cardiopatas ou que usam betabloqueadores. Idosos podem manifestar simplesmente alteração do estado mental, arritmias ou oligúria na ausência de síndrome de resposta inflamatória sistêmica (SIRS).

Existem populações de maior risco para desenvolver ou falecer de sepse (Tabela 1), assim o rastreamento deve ser realizado conforme o grau de suspeição.

DIAGNÓSTICO E DEFINIÇÕES

As definições de sepse foram estabelecidas no início da década de 1990, com o intuito de aumentar a sensibilidade para o seu diagnóstico, e recentemente, em 2016, foram aperfeiçoadas para aumentar também sua especificidade. O diagnóstico era pautado na presença de infecção e sinais de inflamação, como alteração de sinais vitais e do leucograma, e a presença de disfunções orgânicas era acrescida como um degrau na gravidade da sepse. Em 2016, o diagnóstico de sepse passou a ser confirmado em paciente com infecção presumida ou confirmada associada aos sinais e sintomas citados, habitualmente com pontuação igual ou maior que 2 pontos no escore SOFA (representa a presença de pelo menos uma disfunção orgânica, condição obrigatória para a confirmação do diagnóstico). Surgiu também a regra do *quick* SOFA (qSOFA), a partir dos critérios PAS igual ou menor que 100 mmHg, FR igual ou maior que 22 irpm e/ou alteração da consciência (escala de coma de Glasgow menor que 15 pontos). A presença de dois ou três desses critérios em um paciente denota maior risco de mortalidade. A aplicação do qSOFA, no entanto, tem moderada a baixa discriminação para o diagnóstico de sepse, comparável à SIRS ou a escores de alarme de sinais vitais usados em emergências (conhecidos como EWS). A Tabela 2 resume as alterações nas definições de sepse.

A escolha de um escore para triagem de sepse depende do objetivo do hospital (ou

Tabela 1 Fatores de risco para sepse

Fator de risco para sepse	Grau de risco
Neoplasia hematológica ou transplante de medula óssea	++++
Neoplasia de órgão sólido, principalmente em quimioterapia	++++
Transplante de órgão sólido, principalmente nos 90 dias pós-transplante	++++
Aids, outras imunodeficiências humorais ou celulares	+++
Infecções por organismos multidroga-resistentes	+++
Cirrose hepática	++
Insuficiência renal crônica, principalmente em diálise	++
Uso de próteses valvulares cardíacas	++
Idade > 80 anos	+
Diabete melito	+
Gravidez	+

Tabela 2 Definições de sepse: comparação entre os conceitos de 1991 (Sepsis-1) e 2016 (Sepsis-3)

Conceito	Sepsis-1	Sepsis-3
Sepse	Infecção presumida ou confirmada + SIRS ≥ 2 critérios*	Disfunção(ões) orgânica(s) ameaçadora(s) da vida, resultante(s) da resposta desregulada do organismo a uma infecção (incluindo escore SOFA ≥ 2 pontos#)
Sepse grave	Sepse associada à presença de uma ou mais disfunções orgânicas	Termo foi abandonado
Choque séptico	PAS < 90 mmHg, redução > 40 mmHg da linha de base ou PAM < 60 mmHg, a despeito de adequada reposição volêmica, com necessidade de vasopressores	Hipotensão com necessidade de vasopressores para manter PAM ≥ 65 mmHg e lactato ≥ 2 mmol/L após adequada ressuscitação volêmica
Hipotensão ligada à sepse	PAS < 90 mmHg ou PAM < 60 mmHg, que responde à reposição de líquidos	Refere-se à disfunção hemodinâmica inserida no escore qSOFA ou SOFA
Escore para realizar diagnóstico	SIRS	SOFA

PAM: pressão arterial média; PAS: pressão arterial sistólica; SIRS: síndrome de resposta inflamatória sistêmica; SOFA: escore *sequential organ failure assessment*; qSOFA: escore *quick* SOFA.

* Pelo menos dois dos quatro critérios: temperatura corporal > 38,3ºC ou < 36ºC; frequência cardíaca (FC) > 90 bpm; frequência respiratória (FR) > 20 irpm, $PaCO_2$ < 32 mmHg ou necessidade de ventilação mecânica; leucócitos totais > 12.000/mm³, < 4.000/mm³ ou presença > 10% de formas jovens.

\# Seis disfunções orgânicas recebem 0 a 4 pontos cada, a partir da avaliação dos parâmetros: pressão arterial/uso de vasopressor, relação PaO_2/FiO_2, escala de coma de Glasgow, nível sérico de creatinina, plaquetometria e nível sérico de bilirrubinas totais.

do setor de emergência): a SIRS aumenta o número de casos e reduz a perda de diagnósticos, com maior abertura de protocolos (principalmente exames complementares e uso de antibióticos); o qSOFA reduz o número de casos, mas seleciona os pacientes de maior risco de mortalidade; os escores EWS ficam provavelmente a meio caminho entre as duas estratégias anteriores. Se a opção for triar casos com qSOFA, reduz-se em cerca de 20% os casos suspeitos de sepse. Algoritmos computadorizados baseados em sistemas eletrônicos têm sido desenvolvidos para auxiliar nesse diagnóstico e indicar o gatilho para início do protocolo de manuseio (Tabela 3). Na prática, o diagnóstico inicial deve ser firmado somente em paciente com clínica de infecção e escore SOFA aumentado, o que demanda ter em mãos os resultados dos exames complementares (Tabela 4).

Outra atualização nos critérios da sepse foi o aperfeiçoamento da definição de choque séptico. Uma metanálise demonstrou que a acurácia aumenta quando se acrescenta a medida de lactato sérico à hipotensão que não respondeu ao tratamento com solução cristaloide e demandou o uso de vasopressor. O choque séptico é, portanto, a presença da disfunção hemodinâmica com distúrbio metabólico e apresenta taxas de mortalidade em torno de 50%.

As relações entre os termos usados para definição da sepse são apresentadas de maneira resumida na Figura 1.

De todos os pacientes com infecção internados em hospital, 30 a 40% desenvolvem

Tabela 3 Comparação entre escores de distinção do risco de sepse

Escore	Acurácia	Praticidade	Comentários
SIRS	+	+++	Sensibilidade alta, especificidade baixa; serve para avaliar risco de sepse, mas gera falso-positivos
qSOFA	++	+++	Simples e fácil de memorizar; tem especificidade melhor que o SIRS, mas com queda da sensibilidade; é incerto se há contribuição para o diagnóstico; aponta maior risco de morte para pacientes com sepse
EWS	++	++	Escores amplamente usados em emergências e times de resposta rápida em hospitais; contêm sinais e sintomas associados à sepse e podem ser usados na triagem; há necessidade de uso de escore de pontuação
Algoritmos computadorizados	+++	+	Podem usar vários parâmetros de identificação do paciente, fatores de risco e sinais fisiológicos e laboratoriais, criando inteligência artificial para identificar casos suspeitos de sepse; sua implementação requer sistemas eletrônicos de prontuário e *expertise* na área de tecnologia da informação

EWS: *early warning scores*; SIRS: síndrome da resposta inflamatória sistêmica; qSOFA: escore *quick sequential organ failure assessment*.
Adaptada de Society of Critical Care Medicine, 2019.

Tabela 4 Escore SOFA

Sistema	0 ponto	1 ponto	2 pontos	3 pontos	4 pontos
Respiratório (relação PaO_2/FiO_2)	> 400	301-400	201-300	101-200	< 100
Cardiovascular	PAM > 70 mmHg	PAM < 70 mmHg	Uso de dobutamina (inotrópico)	Dopamina < 15 mcg/kg/min OU Noradrenalina < 0,1 mcg/kg/min	Dopamina > 15 mcg/kg/min OU Noradrenalina > 0,1 mcg/kg/min
Renal	Creatinina < 1,2 mg/dL	Creatinina 1,2-1,9 mg/dL	Creatinina 2,0-3,4 mg/dL	Creatinina 3,5-4,9 mg/dL OU diurese < 500 mL/dia	Creatinina > 5,0 mg/dL OU diurese < 200 mL/dia
Hematológico (plaquetometria, $1.000/mm^3$)	> 150	100-150	50-100	20-50	< 20
Hepático (bilirrubinas totais séricas, mg/dL)	< 1,2	1,2-1,9	2,0-5,9	6,0-11,9	> 12,0
Neurológico (escala de coma de Glasgow, pontos)	15	13-14	10-12	6-9	< 6

PAM: pressão arterial média; PaO_2/FiO_2: índice de capacidade pulmonar de oxigenação; SOFA: escore *sequential organ failure assessment*.

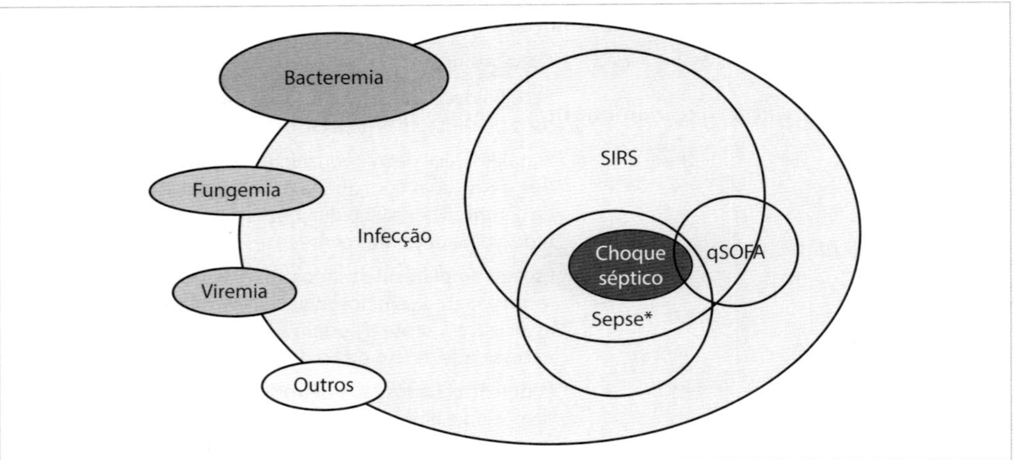

Figura 1 Definições da sepse.
SIRS: síndrome de resposta inflamatória sistêmica; qSOFA: escore *quick sequential organ failure assessment*.
* Disfunção orgânica.

SIRS e 20 a 30% apresentam qSOFA positivo e sepse. A SIRS envolve a presença de febre ou hipotermia, taquicardia, taquipneia e leucocitose ou leucopenia, e pode estar associada a doenças sem a presença de infecção. Dependendo do manuseio precoce do diagnóstico e do tratamento na emergência, 20 a 50% dos pacientes desenvolvem choque séptico (quanto mais precoce for a intervenção, menor é a chance de choque). É importante notar que nem todos os pacientes com SIRS desenvolvem sepse, ou mesmo apresentam escores qSOFA ou SOFA positivos; cerca de um em cada oito pacientes com sepse não tem SIRS no início do quadro clínico; e, finalmente, nem todos os pacientes com qSOFA positivo são definidos como sépticos.

Há críticas relacionadas às novas definições, já que a acurácia do qSOFA é menor ou semelhante à da SIRS. A definição antiga com SIRS apresenta alta sensibilidade, embora seja pouco específica; por outro lado, o qSOFA mostra boa especificidade, mas reduz a sensibilidade em torno de 20%. Outro aspecto controverso diz respeito à precocidade de identificação até o diagnóstico da sepse: a SIRS pode estar presente entre 12 e 18 horas antes da definição, enquanto o qSOFA é positivo cerca de 5 horas antes. Por outro lado, o diagnóstico baseado em SIRS pode levar ao excesso de internações, principalmente em UTI. O National Health Service britânico propôs, então, que a definição de sepse seja uma mistura de critérios entre SIRS, EWS e qSOFA, com sete critérios a serem avaliados: frequência cardíaca e respiratória, saturação de oxigênio (oximetria de pulso), PA, temperatura corporal, nível de consciência e moteamento da pele.

As definições, sejam antigas ou novas, servem primordialmente para guiar o início do tratamento, já que somente a evolução clínica e os resultados de exames laboratoriais e microbiológicos confirmam a presença de sepse.

A identificação do sítio de infecção é primordial para a confirmação do diagnóstico também, embora esteja oculta em cerca de 10% dos pacientes com choque séptico (principalmente quando a origem da infecção é hospitalar). Hemoculturas mostram bactéria(s) responsável(is) em 10 a 20% dos pacientes com sepse e em 30 a 40% daqueles com choque séptico, mas a positividade varia muito com o sítio de infecção (é maior na origem abdominal e menor nas pneumonias); por isso estão indicadas também as culturas de materiais ou líquidos biológicos advindos de possíveis sítios de infecção (p. ex., aspirado traqueal, lavado broncoalveolar, urina, líquido peritoneal, liquor, abscesso cutâneo, entre outros). Atualmente, há indicação da realização de testes com detecção rápida de antígenos ou PCR em diferentes líquidos corporais para identificação rápida de vírus, bactérias e fungos.

Biomarcadores são utilizados para auxiliar na suspeita de infecção, como leucograma, proteína C reativa e procalcitonina, ambos no soro. Todos se elevam em infecções graves com sepse, principalmente bacterianas. Ao contrário do que se supunha, infecções virais, como influenza e Covid-19, e fúngicas, como candidíase e outras micoses invasivas, também aumentam os níveis desses biomarcadores em intensidade variável. É possível se intuir que alguns desses biomarcadores em níveis séricos elevados podem ajudar na decisão de iniciar antibióticos contra infecções bacterianas, mas eles não são usados como exames confirmatórios da presença de infecção. A velocidade de elevação e a meia-vida dos biomarcadores diferem em cada condição, sendo mais rápidos para leucograma (início em 1 a 4 horas e meia-vida de 12 horas), moderados para procalcitonina (início em 4 a 6 horas e meia-vida de 12 horas) e mais lentos para proteína C reativa (início em 8 a 12 horas e meia-vida de 24 a 36 horas). Em geral, procalcitonina e proteína C reativa são mais específicas que o leucograma, mas todos são extremamente sensíveis para o uso em pacientes sépticos. A procalcitonina e a proteína C reativa têm sido usadas para decisões de início de antibioticoterapia em pacientes com possível coinfecção viral e bacteriana, como a Covid-19, com sensibilidades em torno de 90 e 80%, respectivamente, em pacientes graves na UTI.

TRATAMENTO

Em virtude do risco de evolução para sepse ou choque séptico, os casos suspeitos deverão ser mantidos no setor de emergência ou internados no hospital. A internação hospitalar é mandatória se existe comprovação de disfunção orgânica aguda ou em pacientes com comorbidades que possam ser descompensadas pelo manuseio da sepse. Exemplos de doenças associadas potencialmente descompensadas pela sepse são: insuficiência cardíaca, pneumopatias crônicas (principalmente com pneumonia concomitante), cirrose hepática, neoplasias ativas (principalmente em tratamento quimioterápico), Aids, diabete insulinodependente e insuficiência renal crônica (principalmente em tratamento dialítico).

Desde 2003, realiza-se uma reunião periódica de consenso para rever as evidências científicas e organizar as medidas de diagnóstico e tratamento da sepse, chamada Surviving Sepsis Campaign, cujos principais pontos atualizados serão abordados adiante. O tratamento consiste nos seguintes aspectos:

- Início de antibioticoterapia imediata.
- Reposição de líquidos em casos com hipotensão e/ou hiperlactatemia.
- Controle do foco infeccioso (possível drenagem de abscessos ou necrose).
- Manutenção da pressão arterial, com eventual uso de vasopressores e corticosteroides.
- Suporte para outras funções orgânicas (respiratória e renal).

- Profilaxias contra trombose venosa profunda e infecções secundárias.
- Controle da glicemia.
- Manutenção de níveis de hemoglobina acima de 7 g/L.
- Terapias imunológicas.

A antibioticoterapia é o principal componente do tratamento inicial. O esquema antibiótico deve ser administrado na primeira hora após o diagnóstico presuntivo da sepse, sempre após a coleta de hemoculturas (20 a 40 mL de sangue, em veias de dois sítios periféricos, sem necessidade de intervalo de tempo entre as coletas). Em geral, a escolha de antimicrobianos é direcionada ao(s) sítio(s) provável(is) de infecção, conforme orientação dos serviços de controle de infecção hospitalar, que pesquisam e auditam a sensibilidade dos microrganismos aos antimicrobianos. Dois aspectos dessa abordagem reduzem a mortalidade do paciente séptico: uso de antibiótico(s) eficiente(s) contra os microrganismos causadores da infecção e instituição do tratamento no menor tempo possível. A chance de progressão para choque séptico de um paciente que se apresenta sem hipotensão aumenta 8% a cada hora de atraso do início de antibióticos. Outros pontos de atenção em relação à antibioticoterapia são:

- Direcionar ao provável foco de infecção.
- Usar a dose máxima.
- Fazer a administração IV.
- Administrar na primeira hora após diagnóstico.
- Usar antibiótico de amplo espectro de acordo com epidemiologia local.
- Fazer terapia combinada, principalmente quando houver foco polimicrobiano, neutropenia, transplantes.
- Usar antimicrobianos contra germes resistentes se houve internação prévia há 3 a 6 meses.
- Providenciar controle do foco se houver abscesso em local fechado, retirada de acessos vasculares associados a bacteremia e desbridamento de tecido necrótico.

O tratamento também inclui ressuscitação hemodinâmica, principalmente no paciente com hipotensão ou hiperlactatemia acima de duas vezes o valor normal (4 mmol/L). O uso do lactato sérico serve tanto para ratificar a necessidade de reposição volêmica como para auxiliar no prognóstico do caso. A hiperlactatemia ocorre inicialmente por déficit de perfusão tecidual grave, por conta da inibição da enzima piruvato desidrogenase; isso pode ocorrer inclusive na ausência de hipotensão e significa um estado pré-choque, chamado antigamente de choque oculto. Pacientes tratados precocemente, seja com antibióticos ou com reposição de líquidos e/ou vasopressores, tendem a normalizar o lactato sérico em período que varia de 3 a 24 horas, a depender do patamar inicial. A falha em reduzir seus níveis em pelo menos 10% em 3 a 6 horas ou normalizar em 24 horas indica mau prognóstico do paciente. Por essa razão, o lactato sérico deve ser medido inicialmente na primeira hora de abordagem ao paciente e novamente pelo menos até 6 horas após o momento inicial. Como consequência, é frequente que o lactato seja medido múltiplas vezes no primeiro dia para monitorar a resposta hemodinâmica ao tratamento da sepse. A persistência da hiperlactatemia pode indicar um déficit de reposição de líquidos, associado ou não ao uso de doses excessivas de vasopressor(es), ou, alternativamente, pode ocorrer em pacientes com disfunção hepática aguda ou crônica por deficiência na conversão de lactato a piruvato no fígado, ou mesmo por falta de resposta ao tratamento, ainda que otimizado.

A medida inicial de tratamento hemodinâmico é repor fluidos, sendo igualmente eficaz repor soluções cristaloides ou coloides. Os cristaloides são preferíveis inicialmente porque têm poucos efeitos colaterais e menor custo. As soluções coloides podem ser usadas em pacientes hepatopatas ou após infusão maciça de cristaloides, devendo-se dar preferência à albumina humana (soluções de amido podem precipitar ou agravar disfunção renal, e gelatinas podem causar reações alérgicas). Não há benefício clínico maior, no entanto, quando se comparam soluções cristaloides ou albumina humana. Entre os cristaloides, há benefício relativamente pequeno, mas significativo, para soluções balanceadas, com menor conteúdo de cloreto de sódio e osmolaridade semelhante ao plasma. A dose inicial é de 30 mL/kg de cristaloides (ou metade da dose para coloides). Se necessário, pode-se repor até 60 mL/kg em 6 horas, com vistas a se manter bom débito urinário (0,5 a 1 mL/kg/h), de preferência com o uso de cateter vesical de demora. Essa reposição de líquidos deve ser feita preferencialmente nas primeiras 6 horas da abordagem ao paciente séptico. Destaca-se, no entanto, que reposições de grandes volumes de líquidos após esse período estão associadas à falta de benefício hemodinâmico ou mesmo a piora do edema pulmonar e da função renal.

Há uma tendência, na prática, de se iniciar amina vasopressora mais precocemente se houver hipotensão (pressão arterial média menor que 65 mmHg) persistente após 1 hora do início do diagnóstico. O racional é evitar um tempo maior de hipoperfusão, que pode ser irresponsiva à reposição volêmica. Por outro lado, o uso de vasopressor em pacientes hipovolêmicos pode causar vasoconstrição excessiva e piora da hipoperfusão em órgãos sem autorregulação própria, como intestino, fígado e rins. A medicação vasopressora de primeira escolha é a noradrenalina, na dose de 0,03 a 3 mcg/kg/min. Outros vasopressores utilizados são a dopamina e a fenilefrina. A noradrenalina está menos associada ao surgimento de arritmias cardíacas quando comparada à dopamina (principalmente fibrilação atrial). A dobutamina deve ser usada somente em casos de disfunção cardíaca comprovada, com o intuito de regularizar o débito cardíaco, na dose de 2,5 a 20 mcg/kg/min. A antiga estratégia de *early goal directed therapy*, na qual a reposição de líquidos e concentrado de hemácias aliados ao uso de dobutamina era usada, não é mais indicada, em razão do perigo de hipervolemia e de aparecimento de arritmias cardíacas e sobrecarga de volume.

A estratégia inicial de tratamento da sepse está resumida na Figura 2.

O suporte clínico do paciente séptico também inclui:

- Vigilância respiratória: manter oximetria de pulso acima de 92% com suplementação de oxigênio ou ventilação mecânica (não invasiva ou invasiva) e adotar estratégia ventilatória protetora nos pacientes intubados, ou seja, controle do volume corrente entre 4 e 7 mL/kg de peso ideal.
- Uso de sedativos para pacientes em ventilação mecânica: utilizar alvo de sedação leve e realizar interrupção diária para avaliar desmame ventilatório (exceto na síndrome respiratória aguda grave com relação PaO_2/FiO_2 abaixo de 100).
- Monitoração hemodinâmica: uso de sistema de pressão venosa central, USG ou métodos de monitorização minimamente invasivos ajuda a decidir quando repor líquidos nos pacientes sépticos.

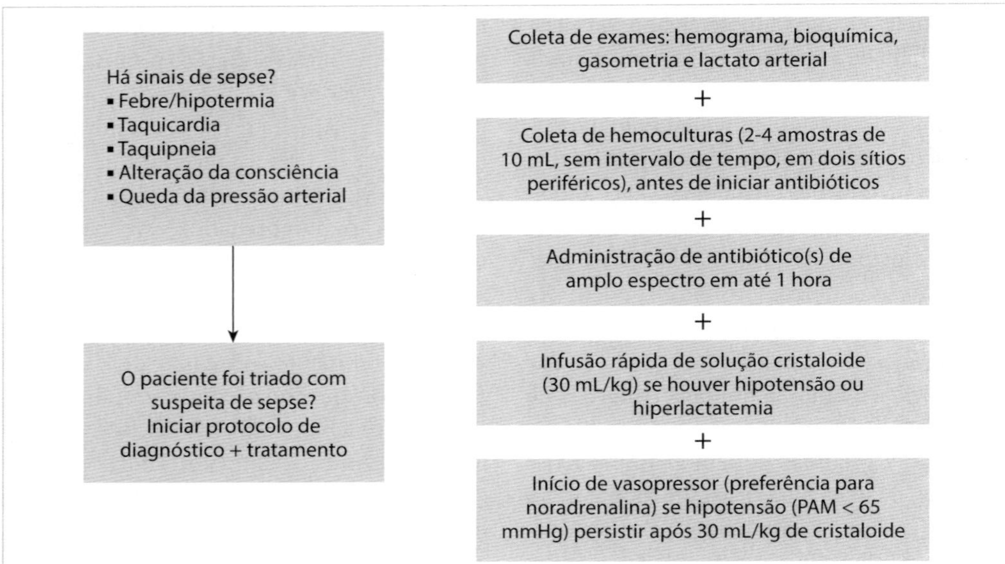

Figura 2 Manuseio inicial da sepse.

PAM: pressão arterial média.

- Monitoração da função renal: cateterismo vesical de demora, visando atingir diurese acima de 0,5 mL/kg/h.
- Prevenção contra trombose venosa profunda: uso de heparina em doses profiláticas.
- Profilaxia contra úlceras/erosões gástricas de estresse: administração de inibidores de bomba de prótons em pacientes em uso de ventilação mecânica e/ou com discrasia sanguínea.
- Manutenção dos níveis de hemoglobina entre 7 e 9 g/L, salvo em pacientes com coronariopatia ativa.
- Reposição de hemocomponentes no caso de discrasia grave com sangramentos: plaquetopenia abaixo de 20.000/mm^3 ou INR acima de 2.
- Medicações glicocorticoides: podem ser usadas em casos de choque séptico, após 24 horas de evolução ou a partir do uso de doses elevadas de vasopressores (p. ex., noradrenalina acima de 0,5 mcg/kg/min), e mantidas até a reversão do choque ou até 7 dias.

BIBLIOGRAFIA

1. Angus DC, Barnato AE, Bell D, Bellomo R, Chong CR, Coats TJ, et al. A systematic review and meta-analysis of early goal-directed therapy for septic shock: the ARISE, ProCESS and ProMISe Investigators. Intensive Care Med. 2015; 41(9):1549-60.
2. Bone RC, Balk RA, Cerra FB, Dellinger RP, Fein AM, Knaus WA, et al. Definitions for sepsis and organ failure and guidelines for the use of innovative therapies in sepsis. The ACCP/SCCM Consensus Conference Committee. American College of Chest Physicians/Society of Critical Care Medicine. Chest. 1992; 101(6):1644-55.
3. Churpek MM, Snyder A, Han X, Sokol S, Pettit N, Howell MD, et al. Quick sepsis-related organ failure assessment, systemic inflammatory response syndrome, and early warning scores for detecting clinical deterioration in infected patients outside the intensive care unit. Am J Respir Crit Care Med. 2017; 195(7):906-11.
4. De Backer D, Biston P, Devriendt J, Madl C, Chochrad D, Aldecoa C, et al. Comparison of dopami-

ne and norepinephrine in the treatment of shock. New Engl J Med. 2010; 362:779-89.
5. Gotts JE, Matthay MA. Sepsis: pathophysiology and clinical management. BMJ. 2016; 353:i1585.
6. Kaukonen KM, Bailey M, Pilcher D, Cooper DJ, Bellomo R. Systemic inflammatory response syndrome criteria in defining severe sepsis. N Engl J Med. 2015; 372(17):1629-38.
7. Kelm DJ, Perrin JT, Cartin-Ceba R, Gajic O, Schenck L, Kennedy CC. Fluid overload in patients with severe sepsis and septic shock treated with early goal-directed therapy is associated with increased acute need for fluid-related medical interventions and hospital death. Shock. 2015; 43:68-73.
8. Machado FR, Assunção MS, Cavalcanti AB, Japiassú AM, Azevedo LC, Oliveira MC. Getting a consensus: advantages and disadvantages of Sepsis-3 in the context of middle-income settings. Rev Bras Ter Intensiva. 2016; 28(4):361-5.
9. Machado FR, Cavalcanti AB, Bozza FA, Ferreira EM, Angotti Carrara FS, Sousa JL, et al. The epidemiology of sepsis in Brazilian intensive care units (the Sepsis PREvalence Assessment Database, SPREAD): an observational study. Lancet Infect Dis. 2017; 17(11):1180-9.
10. Machado FR, Cavalcanti AB, Monteiro MB, Sousa JL, Bossa A, Bafi AT, et al. Predictive accuracy of the quick sepsis-related organ failure assessment score in Brazil: a prospective multicenter study. Am J Respir Crit Care Med. 2020; 201(7):789-98.
11. NICE guideline (NG 51) Sepsis: recognition, diagnosis and early management. 2017.
12. Pink I, Raupach D, Fuge J, Vonberg RF, Hoeper MM, Welte T, et al. C-reactive protein and procalcitonin for antimicrobial stewardship in COVID-19. Infection. 2021; 1-9.
13. Quintano Neira RA, Hamacher S, Japiassú AM. Epidemiology of sepsis in Brazil: incidence, lethality, costs, and other indicators for Brazilian Unified Health System hospitalizations from 2006 to 2015. PLoS One. 2018; 13(4):e0195873.
14. Rangel-Frausto MS, Pittet D, Costigan M, Hwang T, Davis CS, Wenzel RP. The natural history of the systemic inflammatory response syndrome (SIRS): a prospective study. JAMA. 1995; 273(2):117-23.
15. Rhodes A, Evans LE, Alhazzani W, Levy MM, Antonelli M, Ferrer R, et al. Surviving Sepsis Campaign: international guidelines for management of sepsis and septic shock: 2016. Intensive Care Med. 2016; 43(3):304-77.
16. Shankar-Hari M, Phillips GS, Levy ML, Seymour CW, Liu VX, Deutschman CS, et al; Sepsis Definitions Task Force. Developing a new definition and assessing new clinical criteria for septic shock: for the Third International Consensus Definitions for Sepsis and Septic Shock (Sepsis-3). JAMA. 2016; 315(8):775-87.
17. Singer M, Deutschman CS, Seymour CW, Shankar-Hari M, Annane D, Bauer M, et al. The Third International Consensus Definitions for Sepsis and Septic Shock (Sepsis-3). JAMA. 2016; 315(8):801-10.
18. Society of Critical Care Medicine. Early identification of sepsis on the hospital floors: insights for implementation of the hour-1 bundle. Surviving Sepsis Campaign. 2019.
19. Taniguchi LU, Bierrenbach AL, Toscano CM, Schettino GP, Azevedo LC. Sepsis-related deaths in Brazil: an analysis of the national mortality registry from 2002 to 2010. Crit Care. 2014; 18(6):608.
20. Torjesen I. Will new sepsis guidance prompt a surge in unnecessary use of antibiotics? BMJ. 2016; 354:i4209.
21. Whiles BB, Deis AS, Simpson SQ. Increased time to initial antimicrobial administration is associated with progression to septic shock in severe sepsis patients. Crit Care Med. 2017; 45(4):623-9.

3

Diagnóstico diferencial de doenças exantemáticas

Lessandra Michelin

DESTAQUES

- A abordagem sistemática ajuda a direcionar o diagnóstico diferencial das doenças exantemáticas.
- Exames sorológicos podem auxiliar no diagnóstico, principalmente em quadros virais.
- Diversas doenças exantemáticas podem ser prevenidas com vacinas.

INTRODUÇÃO

Doenças exantemáticas são motivos comuns de consulta em setores de emergência. Em 65% dos casos, a etiologia é infecciosa. Por apresentar quadros muitas vezes inespecíficos, é necessária uma abordagem sistemática desses pacientes, a fim de tentar obter sinais e sintomas que possam direcionar o diagnóstico.

O exantema é uma erupção cutânea que se apresenta como máculas, pápulas ou vesículas que podem acometer um local específico ou estar dispostas de forma disseminada. Algumas vezes, está associado a prurido, eritema, lesões bolhosas ou crostosas e descamação. Costumam ser autolimitados, principalmente nos quadros virais (72% dos casos).

CLÍNICA

As diferenças clínicas dos principais quadros exantemáticos, bem como o direcionamento das variáveis a serem observadas na anamnese e no exame físico, podem auxiliar no diagnóstico.

Na abordagem sistemática, é importante observar idade do paciente, situação vacinal, características epidemiológicas, histórico de viagens e exposição ocupacional. Durante a anamnese, questiona-se sobre início de manifestações clínicas, duração, quadros clínicos associados (respiratório, gastrointestinal, neurológico), presença de febre e/ou adenopatia, uso recente de medicamentos ou atopia. Ao exame físico, são importantes o tipo de exantema e sua evolução, bem como os sinais sistêmicos.

A Tabela 1 foi desenvolvida para auxiliar na abordagem direcionada durante a consulta, enquanto a Tabela 2 descreve as doenças exantemáticas mais frequentes em consultas de emergência.

Período prodrômico

Os pródromos são os primeiros sinais e sintomas que ocorrem antes de o exantema aparecer. A evolução da febre, p. ex., é um sintoma que apresenta padrões definidos em algumas doenças e pode sinalizar o diagnóstico. No exantema súbito, o paciente apresenta febre alta com duração de 3 a 5 dias (média: 39°C) que desaparece com o surgimento do exantema. De forma semelhante, na doença de Kawasaki, a febre inicia de forma alta (39 a 40°C) e abrupta, durando em média 7 a 8 dias, sem resposta a tratamentos com antitérmicos e antibióticos, e o exantema surge após 3 dias do início da febre, sendo frequentemente escarlatiniforme.

Além das causas infecciosas, reações medicamentosas e doenças reumáticas também podem apresentar quadro febril no período prodrômico. Outras manifestações clínicas são alterações respiratórias (sarampo) ou neurológicas (paralisia flácida aguda, meningite asséptica, encefalite de tronco cerebral ou encefalite focal/romboencefalite em casos de enteroviroses). Em algumas doenças, como varicela e rubéola, o exantema é o primeiro sinal clínico.

Tabela 1 Características a serem observadas durante a abordagem sistemática na anamnese e no exame físico

Dados prévios
Idade Situação vacinal Atopia Exposição ocupacional Uso de medicamentos Relatos epidemiológicos Viagens
Anamnese (período prodômico)
Presença de febre Manifestações respiratórias Manifestações gastrointestinais Manifestações neurológicas Presença de linfonodos Relato de exantema prévio
Exame físico
Características das lesões cutâneas: ▪ Tipo de lesão (mácula, pápula, vesícula, crosta) ▪ Localização e duração das lesões Sinais associados: ▪ Conjuntivite ▪ Hepatoesplenomegalia ▪ Faringite ▪ Lesões orais ▪ Meningismo

Exantema

Há questionamentos importantes a serem feitos mediante o aparecimento do exantema, como tipo de exantema, outras lesões dermatológicas associadas, local de início, evolução, duração da lesão, modificação da lesão, presença de dor ou desconforto nas lesões, descamação ou prurido.

É importante avaliar com cuidado a lesão cutânea elementar e descrever da melhor forma para também poder acompanhar a evolução e a presença de lesões associadas. A lesão elementar pode ser descrita como:

- Mácula: lesão plana, não palpável e circunscrita.
- Pápula: lesão firme e elevada, palpável, com bordas nítidas e diâmetro menor que 1 cm.

Tabela 2 Descrição de doenças e características do exantema

Doença	Agente	Exantema	Duração	Quadro clínico	Epidemiologia
Doenças virais					
▪ Eritema infeccioso (face esbofetada)	Parvovírus B19	Exantema facial maculopapular em regiões malares, lesões maculopapulares em membros de aspecto rendilhado Pode haver recorrência induzida por alérgenos cutâneos	6-14 dias	▪ Incubação: 14 dias ▪ Pródomos: febre, coriza, cefaleia ▪ Complicações: miocardite, anemia, hidropsia, crise aplástica transitória	Crianças de 5-15 anos (pico aos 7 anos)
▪ Síndrome mão-pé-boca	Coxsackie A16	Máculas em membros superiores e inferiores, com lesões vesiculares em boca, mãos e pés	3-6 dias	▪ Incubação: 3-7 dias ▪ Pródomos: febre, odinofagia e mal-estar ▪ Complicação: perda de unhas das mãos e dos pés, meningite	Qualquer idade (pico em lactentes)
▪ Exantema súbito	Herpesvírus humano 6 (HHV-6)	Roséola infantil inicia com lesões similares às da rubéola, não pruriginosas e não confluentes em tronco, com curta duração	3-4 dias	▪ Incubação: 10 dias ▪ Pródomos: febre alta e irritabilidade; manchas de Nagayama (manchas avermelhadas em úvula e palato) ▪ Complicações: convulsões febris	Lactentes (6 meses-2 anos)
▪ Exantema de Boston	Echovírus 16	Maculopapular ou vesicular envolvendo face e tronco	3-6 dias	▪ Incubação: 2-14 dias ▪ Pródomos: febre e irritabilidade ▪ Complicações: meningite	Lactentes
▪ Exantema por Echovírus 9	Echovírus 9	Petéquias (simula doença meningocócica)	3-6 dias	▪ Incubação: 2-14 dias ▪ Pródromos: febre e mal-estar, tosse ▪ Complicações: meningite, pneumonia	Lactentes
▪ Exantema por adenovírus	Adenovírus humano	Maculopapular ou vesicular iniciando em face e evoluindo para tronco e extremidades	3-5 dias	▪ Incubação: 2-14 dias ▪ Pródromos: febre, tosse, dispneia, coriza ▪ Complicações: pneumonia, meningoencefalite	Qualquer idade (pico em lactentes)

(continua)

Tabela 2 Descrição de doenças e características do exantema *(continuação)*

Doença	Agente	Exantema	Duração	Quadro clínico	Epidemiologia
▪ Sarampo	Vírus do sarampo	Maculopapular que inicia na cabeça, atrás das orelhas, com progressão craniocaudal de máxima intensidade no 3º dia, desaparecendo em 4-6 dias com descamação furfurácea Manchas de Koplik	10-12 dias	▪ Incubação: 6-19 dias (média: 13 dias) ▪ Pródomos: coriza e tosse seca, febre, odinofagia, fotofobia, conjuntivite ▪ Complicações: panencefalite, pneumonia	Pessoas não vacinadas (pico aos 2-9 anos e adultos > 20 anos, durante inverno e primavera)
▪ Rubéola	Vírus da rubéola	Máculas róseas que se desenvolvem na face, pouco confluentes; início na cabeça com rápida generalização para tronco e membros, sem descamação Associação com linfadenopatia cervical	14-21 dias	▪ Incubação: 10-15 dias ▪ Pródromos: febre e linfadenopatia cervical posterior ▪ Complicações: artrite, púrpura trombocitopênica, meningoencefalite	Pessoas não vacinadas (durante inverno e primavera)
▪ Mononucleose	Vírus Epstein-Barr	Lesões maculopapulares discretas em tronco, sem descamação Pode ser petequial e urticariforme Exantema piora após uso de penicilinas Frequentemente apresenta esplenomegalia observada na palpação abdominal em exame físico	10-15 dias	▪ Incubação: 30-45 dias ▪ Pródromos: febre baixa, cefaleia, mal-estar, adenomegalia generalizada, faringite/amigdalite ▪ Complicações: meningite, mielite transversa, neurite óptica, hepatite, pancreatite, linfoma	Adolescentes e adultos jovens
▪ Varicela	Vírus Varicella-zoster	Evolução rápida de exantema maculopapular para vesícula e desta para crosta Início em tronco e progressão rápida para a face e as extremidades, poupando região palmoplantar Presença de polimorfismo regional	10-21 dias	▪ Incubação: 4-16 dias ▪ Pródromos: febre e mal-estar ▪ Complicações: síndrome de Reye, sepse de foco cutâneo, hepatite, meningite	Pessoas não vacinadas (durante inverno e primavera)

(continua)

Tabela 2 Descrição de doenças e características do exantema *(continuação)*

Doença	Agente	Exantema	Duração	Quadro clínico	Epidemiologia
▪ Zóster	Vírus Varicella-zoster	Evolui de exantema maculopapular para vesícula, depois para pústula e, finalmente, para crosta, acompanhando um ou mais dermátomos Pode ter apresentação facial com comprometimento ocular	10-21 dias	Sensação de prurido, ardência ou queimação que precedem as lesões	Pessoas não vacinadas
▪ Monkeypox	Monkeypox (família *Poxviridae*)	Lesões evoluem de exantema maculopapular para vesículas, pústulas densas e umbilicadas a crostas, todas na mesma fase de evolução As lesões são disseminadas, porém, na pandemia de 2022, têm acometido principalmente região de face, área genital e mãos	10-28 dias (enquanto houver crosta)	▪ Incubação: 3-17 dias ▪ Clínica: febre e adenopatias são os principais sintomas que acompanham o quadro; também podem ocorrer concomitantemente cefaleia, mialgia e sintomas gripais ▪ Complicações ocorrem em imunodeprimidos, gestantes e crianças com menos de 8 anos de idade ▪ Quadro de meningoencefalite e complicações com infecção secundária das lesões são descritos	Pessoas não vacinadas
▪ Zika	Vírus zika	Exantema maculopapular pruriginoso disseminado, que não poupa palmas e plantas	3-7 dias	▪ Incubação: 3-12 dias ▪ Pródromos: febre, diarreia, conjuntivite ▪ Complicações: meningoencefalite, Guillain-Barré, mielite	Adultos e crianças

(continua)

Tabela 2 Descrição de doenças e características do exantema *(continuação)*

Doença	Agente	Exantema	Duração	Quadro clínico	Epidemiologia
▪ Covid-19	SARS-CoV-2	Erupção cutânea com petéquias/púrpura Normalmente, poupa a região mucosa e palmoplantar Ainda pode se manifestar com vesículas semelhantes às da varicela, lesões urticariformes, eritema multiforme, eritema palmar e alopecia androgênica	7-21 dias	▪ Incubação: 1-14 dias ▪ Pródromos: tosse, febre, coriza, diarreia ▪ Complicações: sepse, pneumonia, miocardite, acidente vascular cerebral, insuficiência renal, tromboembolismo, pericardite, anemia hemolítica autoimune	Adultos e crianças
Doença bacteriana					
▪ Escarlatina	*Streptococcus pyogenes*	Exantema puntiforme confluente, áspero ao tato, de rápida evolução craniocaudal Palidez perioral (sinal de Filatov)' lesões acentuadas nas dobras cutâneas (sinal de Pastia) e descamação em placas Associação com "língua em framboesa"	2-4 dias	▪ Incubação: 2-7 dias ▪ Pródromos: febre alta (12-48 horas) associada a cefaleia, amigdalite e dor abdominal ▪ Complicações: febre reumática, glomerulonefrite	Crianças de 5-15 anos (pico no inverno e na primavera)
▪ Meningo-coccemia	*Neisseria meningitidis*	Lesões petequiais e purpúricas sem distribuição precisa, precedidas por um exantema maculopapular	7-10 dias	▪ Incubação: 2-10 dias ▪ Pródromos: febre (24 horas), mal-estar, coriza, irritabilidade, vômitos e cefaleia ▪ Complicações: sepse, meningite, pneumonia, amputações, perda auditiva, convulsões, danos cognitivos	Qualquer idade não vacinados (pico em lactentes e adultos jovens)
▪ Impetigo	*Staphylococcus aureus* ou *Staphylococcus pyogenes*	Lesões eritematopapulosas com rápida evolução para formação de vesícula e crosta	2-4 dias	▪ Incubação: 1-10 dias ▪ Pródromos: ausentes ▪ Complicações: sepse de foco cutâneo	Pré-escolares

(continua)

Tabela 2 Descrição de doenças e características do exantema *(continuação)*

Doença	Agente	Exantema	Duração	Quadro clínico	Epidemiologia
▪ Sífilis secundária	*Treponema pallidum*	Exantema maculopapular (roséolas) acometendo a região palmoplantar ou grandes placas eritematosas branco-acinzentadas denominadas *condiloma lata*, que podem aparecer em regiões úmidas do corpo	30-90 dias	▪ Incubação: 6-8 semanas após a fase primária ▪ Pródromos: poliadenopatia generalizada, cefaleia, febrícula, artralgias, adinamia ▪ Complicações: alopecia, reação de Jarish-Herxheimer	Pessoas sexualmente ativas
Outros					
▪ Doença de Kawasaki	–	Início após 3 dias de febre, podendo ser variante Frequentemente escarlatiniforme no tronco e eritematoso em palmas e plantas, com descamação de extremidades ao final Pode estar associado a envolvimento de mucosas, conjuntivite e "língua em framboesa"	7-14 dias	▪ Incubação: ausente ▪ Pródromos: febre alta de início abrupto que não responde aos antitérmicos, adenopatia cervical, conjuntivite, edema de mãos e pés ▪ Complicações: pericardite, mucosite, manifestações neurológicas	Incomum em crianças maiores de 12 anos (50% em menores de 8 anos)
▪ Eritema solar	–	Exantema maculopapular, confluente em regiões fotoexpostas com descamação	3-4 dias	▪ Incubação: ausente ▪ Pródomos: exposição solar ▪ Complicações: infecção bacteriana secundária	Qualquer idade (pico no verão)
▪ Farmacodermia	–	Maculopapular evanescente, pruriginoso Lesões papulovesiculares com acometimento de mucosa na síndrome de Stevens-Johnson	3-5 dias	▪ Geralmente ausente ▪ Se presente: febre, linfadenopatia e hepatomegalia	Qualquer idade
▪ Estrófulo	Reação a alérgenos presentes na saliva de insetos	Lesões maculopapulares, geralmente com pequena vesícula central; prurido intenso Relato de picada de inseto	30-45 dias	▪ Incubação e pródromos: ausentes ▪ Complicações: celulite e infecção cutânea secundária	Lactentes e pré-escolares

SARS-CoV-2: coronavírus 2 da síndrome respiratória aguda grave.

- Placa: lesão achatada, palpável, com diâmetro maior que 1 cm.
- Vesícula: lesão papular preenchida por líquido claro, com menos de 1 cm de diâmetro.
- Pústula: elevação papular semelhante à vesícula com conteúdo purulento de até 1 cm de diâmetro.
- Petéquia: lesão hemorrágica que não desaparece à pressão, não maior que poucos milímetros.
- Púrpura: lesão hemorrágica que não desaparece à pressão, maior que 1 cm.

EXAMES LABORATORIAIS

Exames laboratoriais complementares podem ser úteis para auxiliar em diagnósticos diferenciais, principalmente em crianças pequenas, que apresentam maior frequência na apresentação de quadros clínicos virais. A Tabela 3 descreve alguns exames sugeridos para auxiliar no diagnóstico.

TRATAMENTO

Os quadros virais são manejados com tratamento sintomático e suporte clínico.

Na parvovirose, imunoglobulinas podem ser usadas para infecções crônicas com ane-

Tabela 3 Exames laboratoriais para doenças exantemáticas

Doença	Exame laboratorial
Eritema infeccioso	ELISA: IgM positivo no terceiro dia de sintomas, tipicamente desaparecendo em 30-60 dias e IgG aparecendo após 7 dias e persistindo positivo por muitos anos (sensibilidade de 94% e especificidade de 86%) – presente em 50% da população adulta PCR para detecção de DNA é o diagnóstico em imunossuprimidos e infecção persistente
Síndrome mão-pé-boca	ELISA: IgM estão elevados tanto na infecção aguda como na crônica; possuem utilidade diagnóstica limitada em virtude da grande diversidade de sorotipos e da falta de um antígeno comum PCR: torna possível um diagnóstico rápido do RNA viral com sensibilidade maior que o isolamento viral e especificidade próxima a 100%
Exantema súbito	ELISA: IgM e IgG PCR: identificação de DNA viral
Exantema de Boston	ELISA: IgM estão elevados tanto na infecção aguda como na crônica PCR: sensibilidade maior que o isolamento viral e especificidade próxima a 100%
Echovírus	ELISA: IgM e IgG PCR
Adenovírus	ELISA: IgM e IgG PCR IFI
Sarampo	Fixação do complemento Hemaglutinação ELISA: IgM positivo (sensibilidade de 89% e especificidade de 99%) encontrado em mais de 80% dos pacientes 6 dias após o início das erupções) PCR: detecta o vírus antes do IgM

(continua)

Tabela 3 Exames laboratoriais para doenças exantemáticas *(continuação)*

Doença	Exame laboratorial
Rubéola	Inibição da hemaglutinação (sensibilidade de 95-100% e especificidade de 98%) Não detecta fração IgM IFI: IgM e IgG (98% de concordância com inibição da hemaglutinação) ELISA: método mais empregado, permite detecção de IgM e IgG
Mononucleose	Monotestes: Paul-Bunnell Davidsohn e Holf-Bauer Anti-VCA: IgM positivo (títulos acima de 5 são demonstráveis em 90% dos pacientes no início do quadro clínico) – pode ser positivo em infecções por CMV, quando a confirmação com IgG e antiEBNA se faz necessária; e IgG positivo (altos títulos presentes no início do quadro clínico, sendo que após a recuperação os títulos detectáveis permanecem por toda a vida) Anti-EBNA: surgem em 3-4 semanas em todos os casos de mononucleose; na doença aguda um título positivo afasta o diagnóstico, pois indica infecção prévia PCR: pode ser realizado
Varicela	ELISA: titulações de IgM e IgG surgem 5 dias após a erupção cutânea; IgM desaparece em semanas a meses, com IgG presente por tempo indeterminado Teste de Tzanck: sensibilidade apenas de 60%; não diferencia herpes simples de varicela
Monkeypox	RT-PCR: *swab* da lesão para coleta de secreção da vesícula – pode ser realizado também em raspado ou fragmento da crosta de lesão
Zika	Isolamento viral até o quinto dia da infecção IgM: positivo do 4º ao 7º dias IgG: positivo após o 12º dia da infecção RT-PCR: sanguíneo – pode ser realizado do 4º ao 5º dias da infecção; na urina – até o 15º dia da infecção
Covid-19	RT-PCR: em *swab* nasal – pode ser realizado do 4º ao 10º dias da infecção IgM: pode ser solicitada do 10º ao 15º dias IgG: após o 14º dia da infecção
Escarlatina	ASLO: valores são normais entre 12-166 UI/mL; possui valor diagnóstico direto em escarlatina, erisipela e faringite ou tonsilite estreptocócica
Meningococcemia	Exame direto e cultura, aglutinação pelo látex ou PCR (liquor ou sangue)
Sífilis secundária	FTA-Abs, anticorpos totais, teste rápido treponêmico (sensibilidade: 94%; especificidade: 93%) e VDRL

AntiEBNA: anticorpo IgM antiantígeno nuclear do Epstein-Barr; anti-VCA: anticorpo IgM anticapsídeo viral do Epstein-Barr; ASLO: anticorpo antiestreptolisina O; CMV: citomegalovírus; ELISA: ensaio de imunoabsorção enzimática; FTA-Abs: teste de anticorpos treponêmicos fluorescentes com absorção; IFI: imunofluorescência indireta; PCR: reação em cadeia da polimerase; RT-PCR: reação da transcriptase reversa seguida pela reação em cadeia da polimerase; VDRL: estudo laboratorial de doenças venéreas.

mia persistente. A administração de uma dose de imunoglobulina de 0,4 g/kg se associa a um rápido declínio do DNA viral sérico e a um aumento dos níveis de hemoglobina, mas podem precipitar o exantema e a artralgia.

Na varicela, pode-se utilizar aciclovir nos casos graves. Em crianças, recomenda-se o uso de 20 mg/kg/dose, três vezes ao dia (máximo: 800 mg/dia), durante 7 a 14 dias. Em adultos, são utilizadas altas doses (800 mg), VO, cinco vezes ao dia, ou 10 a 12 mg/kg, a cada 8 horas, durante 7 dias.

Para as infecções por bactérias (escarlatina, meningococcemia e até mesmo sífilis), o tratamento é baseado no uso de penicilinas (G cristalina/benzatina para quadros leves) ou cefalosporinas (ceftriaxona), a depender do perfil de resistência bacteriana local.

Na doença de Kawasaki, a administração de imunoglobulina IV em dose única nos primeiros 10 dias da doença é a principal medida terapêutica. Ácido acetilsalicílico em doses elevadas costuma ser utilizado na fase aguda, pois além de ter efeito anti-inflamatório e antipirético também inibe a ação das plaquetas, diminuindo o risco de trombose.

Eritema solar pode ser manejado com tratamento tópico e analgésicos.

Nos casos de farmacodermia e estrófulo, utilizam-se anti-histamínicos e corticosteroides no manejo do quadro agudo, dependendo da gravidade.

PREVENÇÃO

Algumas doenças exantemáticas podem ser prevenidas com a imunização, como sarampo, rubéola, varicela e meningococcemia.

Para as doenças virais descritas, a imunização pode ser realizada em rede pública por meio da aplicação da vacina tríplice viral (sarampo-caxumba-rubéola) ou tetraviral (sarampo-caxumba-rubéola-varicela). A vacina contra a meningococcemia pode ser realizada para o sorogrupo C em rede pública para crianças entre 2 meses e 5 anos de idade e sorogrupos ACWY para adolescentes de 11 e 12 anos.

Na rede privada, tanto a vacina tríplice viral como a tetraviral podem ser realizadas, bem como as vacinas meningocócicas B e ACWY a partir de 2 meses de idade.

Além de vacinas profiláticas e de bloqueio, medidas de isolamento domiciliar podem ser úteis no período de maior viremia para controle de transmissão de doenças virais.

BIBLIOGRAFIA

1. Drago F, Ciccarese G, Gasparini G, Cogorno L, Javor S, Toniolo A, et al. Contemporary infectious exanthems: an update. Future Microbiol. 2017; 12:171-93.
2. Muzumdar S, Rothe MJ, Grant-Kels JM. The rash with maculopapules and fever in children. Clin Dermatol. 2019; 37(2):119-28.
3. Silva JA, Ferreira R, Hamidah AM, Pinto Junior VL. Doenças exantemáticas: abordagem diagnóstica. Rev Med Saude Brasilia. 2012; 1(1):10-9.
4. Thomas AE, Baird SF, Anderson J. Purpuric and petechial rashes in adults and children: initial assessment. BMJ. 2016; 352:i1285.
5. Wollina U, Karadağ AS, Rowland-Payne C, Chiriac A, Lotti T. Cutaneous signs in COVID-19 patients: a review. Dermatol Ther. 2020; 33(5):e13549.

4

Infecções de pele e partes moles

Debora Otero Britto Passos Pinheiro

DESTAQUES

- Os fatores de risco relacionados ao paciente que podem predispor a uma infecção de pele e partes moles e influenciar o prognóstico e a gravidade da doença são: doença de base; idade avançada; imunodepressão; insuficiência renal, hepática ou vascular (principalmente linfática e venosa); e neuropatias.
- Certas exposições e a presença ou não de trauma ou outros fatores associados aumentam o risco de agentes etiológicos específicos.
- Os esquemas de antibioticoterapia empírica são propostos conforme localização, gravidade e etiologia das infecções de pele e partes moles.
- A escolha da antibioticoterapia empírica é feita conforme os patógenos esperados para situações especiais, como hospitalização prolongada, infecções rapidamente progressivas, mordeduras, usuários de drogas e pessoas vivendo com HIV.

INTRODUÇÃO

As infecções de pele e partes moles possuem diversas etiologias, formas de apresentação clínica e gravidade. Por conta disso, é desafiador fazer seu diagnóstico diferencial e o diagnóstico etiológico, bem como identificar aqueles casos que necessitam de maiores intervenções (p. ex., internação hospitalar e abordagem cirúrgica) dos casos mais brandos (podem ser tratados ambulatorialmente com medicação VO).

Essas infecções envolvem as seguintes etapas: invasão de tecidos por microrganismos patogênicos, evasão pelos microrganismos das defesas do hospedeiro, virulência desses patógenos e produção de toxinas. Assim, seus principais sinais clínicos consistem na resposta inflamatória do organismo a esse processo, traduzida por sinais flogísticos (rubor, calor, dor e edema) que podem estar associados a outras manifestações, como febre e progressão de lesões locais (aumento da área acometida, formação de flictenas, aparecimento de úlceras, tecido desvitalizado etc.).

Aproximadamente 7 a 10% dos pacientes hospitalizados são acometidos por infecções de pele e partes moles. Elas também são causa frequente da procura por atendimento de emergência, chegando à terceira queixa mais comum nesse cenário.

A escolha da terapia antimicrobiana nos casos de infecções de pele e partes moles depende do reconhecimento dos patógenos implicados, sua porta de entrada e potencial de resistência microbiana, da gravidade da doença e das complicações clínicas do paciente. Infecções leves a moderadas (p. ex., piodermites) podem ser tratadas com antimicrobianos orais ambulatorialmente, enquanto infecções graves ou complicadas devem ser tratadas em ambiente hospitalar com antimicrobianos IV e, nos casos mais sérios (p. ex., infecções necrotizantes de partes moles) com abordagem cirúrgica.

Além dos aspectos inerentes aos patógenos implicados nesse tipo de infecção (p. ex., inóculo e virulência), algumas características do hospedeiro podem aumentar a gravidade da doença, como a presença de diabete melito e imunodeficiências.

Como há maior prevalência de infecções bacterianas, este capítulo não inclui discussão sobre infecções causadas por vírus, fungos ou parasitas.

EPIDEMIOLOGIA

Em virtude das diversas entidades clínicas relacionadas a infecções de pele e partes moles, é difícil avaliar sua incidência e prevalência. Sabe-se, no entanto, que há uma prevalência maior em homens (60 a 70% dos casos) na faixa etária dos 45 aos 64 anos. Cerca de 70 a 75% dos casos são manejados ambulatorialmente, com taxa de complicações baixa.

Casos hospitalares são frequentemente associados a procedimentos invasivos (infecções de sítio cirúrgico), idade avançada, presença de comorbidades (p. ex., diabete, insuficiência vascular), lesões por pressão e dispositivos invasivos (p. ex., cateteres e próteses).

Alguns fatores relacionados ao paciente podem predispor a essas infecções e influenciar o prognóstico e a gravidade da doença. São eles: doença de base; idade avançada; imunodepressão; insuficiência renal, hepática ou vascular (principalmente linfática e venosa); e neuropatias. Múltiplos fatores de risco associados em um mesmo paciente podem se correlacionar a um prognóstico pior, progressão de doença mais rápida, dificuldade de melhora e cicatrização, e maior prevalência de patógenos multidroga-resistentes (MDR).

MICROBIOLOGIA

A pele é colonizada por uma microbiota residente em sua maioria composta por bactérias. A interação dessa microbiota com o ambiente pode torná-la mais diversa.

Para fins didáticos, é possível organizar a distribuição dessa microbiota dividindo-a conforme sua localização com relação à cintura:

- Os microrganismos que tipicamente colonizam a pele acima da cintura são os Gram-positivos, como *Staphylococcus epidermidis*, *Corynebacterium* spp., *Staphylococcus aureus* e *Streptococcus pyogenes*.
- Na microbiota abaixo da cintura, encontram-se, além dos Gram-positivos citados, *Enterococcus* spp. e microrganismos Gram-negativos, como os enterobacteriales.

Há maior quantidade de microrganismos colonizantes nas áreas de dobra com maior umidade, como as axilas e a região genital.

Quando se revisa a literatura científica, é possível notar que microrganismos Gram-negativos são agentes etiológicos de infecções de pele e partes moles com menor frequência do que os agentes Gram-positivos, principalmente em infecções comunitárias. Um estudo retrospectivo nos EUA com mais de 100 mil isolados de material clínico avaliados descreve *S. aureus* como o patógeno mais prevalente, chegando a cerca de 80%, com os Gram-negativos em segundo lugar, representando entre 12 e 14%. Enquanto isso, casuísticas que incorporam um número maior de pacientes idosos, com comorbidades (p. ex., diabete melito), exposição prévia a antibióticos, infecção nosocomial e internações hospitalares prévias, aumentam a probabilidade de infecção por Gram-negativos, podendo chegar à prevalência de 20,4 a 28,4% de *E. coli*, em torno de 17,6% de *Klebsiella pneumoniae* e de 19,3 a 24,3% de *Pseudomonas aeruginosa*, enquanto a prevalência de Gram-positivos chega apenas a 29,7%, conforme descrito em coortes europeias.

Infecções crônicas e em pacientes diabéticos têm maior associação com etiologias polimicrobianas (66%), bem como maior frequência de Gram-negativos e anaeróbios. Em infecções mais graves, como as infecções necrotizantes de tecidos moles, a maioria das infecções é polimicrobiana (70 a 90%).

A composição da microbiota pode variar drasticamente a depender de clima, genética, idade, sexo, estresse, nível de higiene, nutrição e hospitalização. Embora até recentemente sempre se associasse a presença de microrganismos multidroga-resistentes com microbiota hospitalar, ou seja, presente em pacientes internados, com histórico de internação recente ou algum tipo de cuidado em saúde (p. ex., hemodiálise, *homecare*, instituições de longa permanência, asilos), novas evidências sugerem um aumento na frequência de *S. aureus* resistente à meticilina na comunidade (CA-MRSA) no Brasil e no mundo. Esse patógeno é caracterizado pela presença do elemento genético móvel SCCmec tipo IV e costuma estar associado ao fator de virulência leucocidina de Panton Valentine (PVL), além de manter a sensibilidade a certos antimicrobianos, como sulfametoxazol+trimetoprima e clindamicina, entre outros. Alguns fatores de risco para o CA-MRSA incluem: crianças com idade inferior a 2 anos, negros, atletas de esportes com contato entre os participantes, veterinários, donos de animais de estimação, usuários de drogas IV, uso recente ou recorrente de antimicrobianos (principalmente fluoroquinolonas e macrolídeos no último ano), histórico de infecções de pele e partes moles recorrentes, passado de colonização ou infecção por CA-MRSA, diabete melito, doenças dermatológicas crônicas (p. ex., eczema), infecção respiratória após quadro de influenza, contato próximo a paciente com infecção de pele e partes moles, militares, presidiários, moradores de asilo ou outras situações de superlotação.

Certas exposições e a presença ou não de trauma ou outros fatores associados à infecção aumentam o risco de certos agentes etiológicos. Uma lista deles pode ser encontrada na Tabela 1, mais adiante.

QUADRO CLÍNICO E DIAGNÓSTICO

O diagnóstico das infecções de pele e partes moles costuma se basear nos achados clínicos, começando por uma lesão de pele com os sinais flogísticos característicos. A depender da extensão e da área atingida, pode também haver disfunção (p. ex., quando pés ou mãos estão acometidos). O sintoma que aumenta a suspeita é a presença de febre, embora esta possa estar ausente. Sinais e sintomas como flictenas, crepitação, hipoestesia ou anestesia e hemorragia podem aumentar a suspeita, ajudar no diagnóstico e indicar maior gravidade.

Outras ferramentas diagnósticas, a depender dos achados clínicos e da gravidade do caso, podem compreender exames como: hemocultura, cultura de coleções fechadas por aspirado com agulha e métodos de imagem (RX, USG, TC e RNM). Na presença de sintomas sistêmicos, como febre e hipotensão, a hemocultura é muito importante para detectar bacteremia secundária à infecção, mesmo que o rendimento de hemoculturas seja baixo. Um estudo de coorte retrospectiva recentemente publicado evidenciou que cerca de metade dos pacientes com infecções de pele e partes moles teve hemoculturas coletadas (n = 132), sendo que apenas 10,6% (n = 14) tinham critérios para coleta de hemoculturas segundo a Infectious Disease Society of America (IDSA) e 38% (n = 51) tinham critério de sepse, com um rendimento de apenas 3% (n = 2), similar a dados previamente publicados (rendimento de cerca de 5% ou menos) e uma taxa de contaminação também de 3% (n = 2).

Coleta de *swabs* de feridas não é recomendada de forma rotineira em virtude da dificuldade de se diferenciar o que representa microrganismo patogênico e o que representa apenas colonização. Na ausência de uma coleção fechada passível de coleta de material para cultura após antissepsia de pele, pode-se considerar a coleta de material de úlcera, porém esta deverá ser desbridada e lavada com SF estéril antes da coleta e seu resultado deverá ser criteriosamente avaliado.

Exames laboratoriais complementares inespecíficos, como leucograma e marcadores inflamatórios (VHS e proteína C reativa), não ajudam muito no diagnóstico. Em pacientes com celulite, p. ex., a leucocitose pode estar presente em 35 a 50% dos casos e os marcadores inflamatórios em 60 a 95%, mas sua ausência não permite descartar o diagnóstico.

Exames de imagem ajudam a avaliar a presença de ar e/ou coleções nos tecidos, envolvimento ósseo (osteomielite) e acometimento de fáscias e outras estruturas. São particularmente importantes na detecção e no estadiamento de infecções mais graves e extensas, como as infecções necrotizantes de tecidos moles (incluindo a síndrome de Fournier), que podem apresentar acometimento subcutâneo extenso com poucos sinais ou manifestações superficiais, e a abordagem cirúrgica precoce é de extrema importância no desfecho do paciente.

Pacientes com lesões na cabeça ou próximas à coluna vertebral e sintomas neurológicos, como déficit neurológico, deterioração da acuidade visual, proptose, edema ocular bilateral ou oftalmoplegia, e manutenção da febre por mais de 36 a 48 horas, também podem necessitar de exames de imagem para afastar a hipótese de complicações.

DIAGNÓSTICO DIFERENCIAL

Algumas doenças que devem entrar na lista de diagnóstico diferencial das infecções de pele e partes moles são: artrite gotosa ou pseudogota, carcinoma erisipeloide, dermatite de contato, dermatite de estase venosa, eritema nodoso, dermatite por estase venosa, herpes-zóster, linfedema, pioderma gangrenoso, poliarterite nodosa, policondrite, psoríase, reação a corpo estranho, reações de hipersensibilidade a medicamentos ou picada de insetos, síndrome de Sweet, tromboflebite superficial, trombose venosa profunda, vasculite, entre outras.

FATORES DE RISCO

A presença de fatores de risco específicos não apenas aumenta o risco e a frequência de infecções de pele e partes moles, mas também influencia sua etiologia, a evolução da doença e sua resposta a tratamentos específicos, apesar de tais fatores não terem necessariamente correlação com a gravidade da doença.

Os fatores relacionados ao paciente que podem predispor a uma infecção de pele e partes moles e influenciar o prognóstico e a gravidade da doença são: doença de base; idade avançada; imunodepressão; insuficiência renal, hepática ou vascular (principalmente linfática e venosa); e neuropatias. Múltiplos fatores de risco associados em um mesmo paciente podem se correlacionar a um prognóstico pior, progressão de doença mais rápida, dificuldade de melhora e cicatrização; e maior prevalência de patógenos multidroga-resistentes.

Além disso, certas exposições e a presença ou não de trauma ou outros fatores associados aumentam o risco de certos agentes etiológicos. Uma lista deles pode ser encontrada na Tabela 1.

SITUAÇÕES ESPECIAIS

Pé diabético

Os pacientes diabéticos, em especial com insuficiências vasculares e neuropatias associadas, têm um risco maior de desenvolvimento de úlceras em membros inferiores e de infecção secundária dessas lesões. A classificação de úlceras do Consenso Internacional do Pé Diabético, conhecida como PEDIS (P: perfusão; E: extensão; D: dimensão e profundidade; I: infecção; S: sensibilidade), não avalia a presença de isquemia ou neuropatia, porém categoriza como grave aquele paciente

Tabela 1 Fatores de risco e etiologias relacionadas em infecções de pele e partes moles

Fator de risco	Patógeno etiológico associado
Diabete melito	*Staphylococcus aureus*, estreptococos do grupo B, anaeróbios, bacilos Gram-negativos
Cirrose	*Campylobacter* sp., *Klebsiella pneumoniae*, *Escherichia coli*, *Capnocytophaga canimorsus*, outros bacilos Gram-negativos, *Vibrio vulnificus*
Neutropenia	*Pseudomonas aeruginosa*
Mordedura humana	Microbiota oral (*Eikenella corrodens*)
Mordedura de gatos	*Pasteurella multocida*
Mordedura de cães	*Capnocytophaga canimorsus*, *Pasteurella multocida*
Mordedura de ratos	*Streptobacillus moniliformis*
Contato animal	*Campylobacter* sp.
Contato com répteis	*Salmonella* sp.
Exposição a banho de banheira com água quente e uso de bucha do gênero *Luffa*	*P. aeruginosa*
Exposição a fontes de água doce	*Aeromonas hydrophila*
Exposição à água do mar	*Vibrio vulnificus*, *Mycobacterium marinum*
Usuário de drogas IV	*S. aureus* resistente à meticilina (MRSA), *P. aeruginosa*
Usuário de drogas SC	Anaeróbios, especialmente *Eikenella corrodens*

IV: via intravenosa; SC: via subcutânea.
Adaptada de Ki e Rotstein, 2008.

no qual existe a presença de síndrome de resposta inflamatória sistêmica (SIRS).

Embora não exista um consenso universal, baseado em evidências, sobre qual sistema dos diversos descritos na literatura para classificação de pé diabético deva ser utilizado na avaliação de úlcera em pé diabético, o PEDIS é o sistema recomendado pelas *Diretrizes brasileiras para o tratamento das infecções em úlceras neuropáticas dos membros inferiores*. Esse sistema foi selecionado pela sua facilidade de aplicação e reprodutibilidade, e pela capacidade de auxiliar no planejamento estratégico da abordagem terapêutica desses pacientes, além de prever o aparecimento de complicações. O sistema PEDIS está resumido na Tabela 2.

Infecção necrotizante de tecidos moles

A infecção necrotizante de tecidos moles inclui celulite necrotizante, fasciíte necrotizante, miosite necrotizante e síndrome de Fournier, sendo muito grave e difícil de diferenciar da infecção não necrotizante. A síndrome de Fournier acomete especificamente tecidos perineais e genitais.

A infecção necrotizante de tecidos moles pode ser dividida em dois tipos:

- Tipo I: infecção polimicrobiana que envolve microrganismos aeróbios e anaeróbios e costuma ser associada a uma quebra da integridade cutânea e/ou mucosa.
- Tipo II: de etiologia monomicrobiana, tem como patógeno mais frequente os *Streptococcus* do grupo A, mas também pode envolver infecções por *Aeromonas hydrophila*, *Vibrio vulnificus* ou *S. aureus*. O tipo II pode acometer qualquer faixa etária e costuma ser observada em pessoas sem comorbidades, diferente do tipo I.

Atrasos em seu diagnóstico levam a retardo no desbridamento cirúrgico adequado, aumentando a mortalidade, que pode atingir 20 a 50% dos pacientes.

Algumas condições comumente associadas à infecção necrotizante de tecidos moles são: uso de drogas IV, doença vascular peri-

Tabela 2 Classificação atualizada do Consenso Internacional do Pé Diabético (PEDIS)

Grau	Características
1	Sem infecção: sem sinais locais ou sistêmicos de infecção; ferida não purulenta e sem sinais inflamatórios
Com infecção: paciente apresenta dois ou mais dos critérios edema local, eritema > 0,5 cm ao redor da úlcera, dor local, calor local, secreção purulenta e ausência de outra causa inflamatória	
2	Infecção leve: sem manifestação sistêmica, envolve apenas pele ou tecido subcutâneo, e o eritema não se estende por > 2 cm da ferida
3	Infecção moderada: sem manifestação sistêmica, o eritema se estende por > 2 cm da ferida e/ou apresenta envolvimento mais profundo do que pele e subcutâneo (envolve tendão, músculo, articulação e/ou osso)
4	Infecção grave: qualquer infecção no pé com sinais de SIRS, ou seja, duas das condições – temperatura axilar < 36ºC ou > 38ºC, frequência cardíaca (FC) > 90 bpm, frequência respiratória (FR) > 20 irpm, $PaCO_2$ < 32 mmHg, leucócitos > 12.000/mm³ ou < 4.000/mm³ ou mais de 10% de formas imaturas

$PaCO_2$: pressão parcial de dióxido de carbono; SIRS: síndrome de resposta inflamatória sistêmica.
Adaptada de Lipsky et al., 2020; e das *Diretrizes brasileiras para o tratamento das infecções em úlceras neuropáticas dos membros inferiores*.

férica, hipertensão arterial, diabete melito, obesidade, idade avançada, insuficiência vascular (venosa ou arterial), insuficiência renal, desnutrição, tabagismo e imunodepressão.

A apresentação clínica pode se iniciar com edema, eritema, dor e taquicardia. Progride rapidamente com edema tenso fora da área de eritema, dor desproporcional, presença de bolhas, equimoses, crepitação, febre, taquicardia, desorientação, hipotensão, sepse e choque.

Alguns fatores predisponentes associados a esse tipo de infecção são: lesões penetrantes, furúnculo, varicela, sítio de injeção de droga IV, abscesso de glândula de Bartolini ou vulvar, abscesso perineal, úlcera de decúbito, grandes queimados, procedimentos cirúrgicos urológicos ou proctológicos e trauma fechado. Alguns casos, no entanto, não apresentam nenhuma lesão detectável ao diagnóstico.

A etiologia das infecções necrotizantes de tecidos moles caracteriza-se geralmente por infecção polimicrobiana, com a presença de enterobactérias (*Escherichia coli*, *Proteus* sp. etc.), *Streptococcus* sp., *Staphylococcus* sp. e anaeróbios (*Bacteroides* sp., *Clostridioides* sp. etc.).

Seu tratamento depende de uma combinação de medidas: cirurgia com ressecção ampla da fasciíte necrotizante, oxigenoterapia hiperbárica (em média, cinco a dez sessões) e antibioticoterapia empírica de amplo espectro. A taxa de mortalidade é elevada, podendo atingir até 33% dos casos.

TRATAMENTO

Os esquemas de antibioticoterapia empírica propostos para infecções de pele e partes moles conforme sua localização e gravidade se encontram na Tabela 3.

Há situações especiais a serem consideradas no momento da escolha da antibioticoterapia empírica, a exemplo de infecções de membros inferiores em pacientes diabéticos, de aquisição nosocomial, secundárias a determinadas exposições (Tabela 1), infecções necrotizantes de tecidos moles e colonização prévia por germes multidroga-resistentes (como MRSA ou enterobactérias produtoras de ESBL). A Tabela 4 detalha algumas dessas condições e a indicação de antibioticoterapia para cada caso.

Além disso, a indicação de internação e antibioticoterapia IV pode ser revista conforme evolução, resposta clínica satisfatória, estabilidade do paciente e resultado de culturas, inclusive com possibilidade de alta precoce com instituição de antibioticoterapia VO.

Vale destacar, ainda, alguns pontos referentes a pés diabéticos:

- Nas úlceras infectadas crônicas, deve-se considerar a presença de enterobactérias. Se houver necrose extensa, também se deve considerar que essa infecção é polimicrobiana e inclui organismos aeróbicos e anaeróbios.
- Exposição recente a múltiplos antimicrobianos e hospitalização prolongada aumentam os riscos de infecção de pele e partes moles por determinados microrganismos, assim como o surgimento de multirresistência, incluindo infecções por MRSA, *Staphylococcus* coagulase-negativo (SCN), *P. aeruginosa*, enterobactérias (como *E. coli*) resistentes e *Enterococcus* sp.

Tabela 3 Proposta de antibioticoterapia empírica conforme localização e gravidade da infecção de pele e partes moles

Entidade clínica e/ou fator de risco	Etiologia mais comum	Antibioticoterapia empírica	Antibioticoterapia empírica em alérgicos
Infecção leve (acima da cintura)	*S. aureus* *S. pyogenes**	Cefalexina OU cefadroxila OU sulfametoxazol+trimetoprima OU oxacilina OU cefazolina	Clindamicina
Infecção da cabeça e/ou pescoço	*S. aureus* *S. pyogenes** *H. influenzae* (crianças)	Oxacilina OU cefazolina OU ceftriaxona OU ceftarolina (*H. influenzae*)	Clindamicina OU vancomicina E/OU fluoroquinolonas (*H. influenzae*)
Infecção grave (acima da cintura) sem fatores de risco	*S. aureus*	Oxacilina OU cefazolina OU ceftarolina	Vancomicina OU linezolida OU daptomicina
Infecção leve (abaixo da cintura)	*S. aureus* *S. pyogenes** Possibilidade de enterobactérias	Cefalexina OU cefadroxila OU cefazolina OU oxacilina ▪ Se houver risco de Gram-negativos: considerar ceftriaxona OU ceftarolina OU fluoroquinolonas ▪ Se houver risco de anaeróbios: adicionar clindamicina OU metronidazol	Clindamicina OU vancomicina E/OU fluoroquinolonas (ciprofloxacino ou levofloxacino ou moxifloxacino)
Infecção grave (abaixo da cintura)	*E. coli* *Enterococcus* sp. Outras enterobactérias *S. aureus* *S. pyogenes**	Ceftarolina OU ceftriaxona OU cefepima OU fluoroquinolonas OU piperacilina+tazobactam ▪ Considerar cobertura para Gram-positivos multidroga-resistentes (associando vancomicina OU linezolida OU daptomicina)	Fluoroquinolonas E/OU vancomicina OU linezolida OU daptomicina

* Quando houver suspeita de infecção por *S. pyogenes*, considerar associação de clindamicina.

Tratamento da infecção necrotizante de tecidos moles

A antibioticoterapia utilizada nas infecções necrotizantes de tecidos moles, em especial na síndrome de Fournier, deve ser escolhida conforme as seguintes situações:

- Infecção adquirida na comunidade: ampicilina+sulbactam; amoxicilina-clavulanato; ciprofloxacino, aminoglicosídeos (amicacina ou gentamicina) ou uma cefalosporina de terceira ou quarta geração (ceftriaxona, ceftazidima ou cefepima) associada com metronidazol ou clindamicina; piperacilina+tazobactam.
- Infecção relacionada a procedimentos invasivos no ambiente hospitalar: carbapenêmicos (meropeném ou imipeném) associados à vancomicina.

Com os resultados microbiológicos, a terapia antimicrobiana pode ser ajustada e sua duração dependerá da evolução clínica do paciente (geralmente em 3 a 4 semanas).

Tabela 4 Antibioticoterapia empírica em situações especiais conforme patógenos esperados

Situação	Patógenos	Antibiótico
Hospitalização prolongada ou exposição a antibioticoterapia recente	*S. aureus*, *P. aeruginosa*, enterobactérias, *Enterococcus* sp.	Ceftazidima OU cefepima OU piperacilina+tazobactam A depender do perfil epidemiológico da instituição e do antibiótico usado anteriormente, preferir carbapenemas Se suspeitar de MRSA: adicionar vancomicina OU linezolida OU daptomicina
Infecções rapidamente progressivas ou infecções necrotizantes de tecidos moles	*Streptococcus* sp. do grupo A, *S. aureus*, anaeróbios, *Clostridioides* sp.	Penicilina G (com ou sem clindamicina) OU cefazolina OU vancomicina OU linezolida
Mordedura	Animal: *Streptococcus* sp., *Staphylococcus* sp., *Capnocytophaga* sp., *Pasteurella* sp., *Bacteroides* sp., *Fusobacterium* sp., *Prevotella* sp., *Propionibacterium* sp., *Peptostreptococcus* sp. Humana: *S. viridans*, *Staphylococcus* sp., *Haemophilus* sp., *Eikenella corrodens*, *Corynebacterium* sp., *Bacteroides* sp., *Peptostreptococcus* sp.	Amoxicilina+clavulanato OU ceftriaxona + metronidazol OU sulfametoxazol+trimetoprima + clindamicina OU moxifloxacino* OU levofloxacino + clindamicina OU ciprofloxacino + clindamicina
Usuários de drogas	*S. aureus*, *S. pyogenes*, Gram-negativos e anaeróbios (comumente são infecções polimicrobianas)	Cefalexina OU cefazolina OU ceftriaxona OU sulfametoxazol+trimetoprima Se houver necrose: associar metronidazol ou clindamicina
HIV	Infecções polimicrobianas por Gram-positivos, Gram-negativos e anaeróbios	Cefalexina OU cefazolina OU ceftriaxona (com ou sem clindamicina) OU sulfametoxazol+trimetoprima OU levofloxacino + clindamicina OU ciprofloxacino + clindamicina

HIV: vírus da imunodeficiência humana; MRSA: *Staphylococcus aureus* resistente à meticilina.
* No caso da moxifloxacino, não há necessidade de associar clindamicina ou metronidazol para anaeróbios.

Nas infecções de pele e partes moles rapidamente progressivas ou nas infecções necrotizantes de tecidos moles, a intervenção tem caráter urgente. Muitas vezes, essas infecções requerem, além de antibioticoterapia empírica, terapia de suporte intensivo, reposição hídrica, necessidade de vasopressores e intervenção cirúrgica com desbridamento extenso. Um atraso no diagnóstico pode levar a complicações graves e aumentar o risco de morte.

Diante de uma infecção de pele e partes moles provavelmente causada por *Staphylococcus aureus* e quando o paciente tiver algum fator de risco para CA-MRSA, ou caso o paciente esteja em uso de betalactâmicos para tratamento de infecção por *S. aureus* com falha terapêutica, deve-se considerar o tratamento empírico de CA-MRSA. A droga de escolha para tratamento desse patógeno é a associação sulfametoxazol-trimetoprima, com a clindamicina como segunda opção. Em pacientes graves, em choque séptico e/ou com risco de bacteremia por CA-MRSA, a droga de escolha é a vancomicina, tendo como segunda opção a daptomicina.

Duração do tratamento

Não há consenso com relação ao tempo de tratamento de infecções de pele e partes moles, sendo que a resposta clínica e laboratorial do paciente deve ser utilizada como guia. Em média, recomendam-se 10 a 14 dias. Caso o paciente não apresente resposta clínica satisfatória após 5 dias de tratamento, deve-se rever o esquema antimicrobiano e realizar nova investigação diagnóstica, principalmente visando a um diagnóstico diferencial e de complicações. Pacientes internados inicialmente para tratamento IV que apresentem melhora clínica podem receber alta com antimicrobiano VO para completar seu tratamento. Além do tratamento medicamentoso, devem-se incluir técnicas de cuidado de feridas como parte do manejo dessas infecções.

Nos casos com complicações como osteomielite, o manejo será diferenciado e o tempo de tratamento será maior, podendo durar de semanas até meses, sendo sua suspensão guiada por resposta clínica e laboratorial de marcadores inflamatórios (p. ex., VHS e PCR) satisfatórios.

Nas infecções necrotizantes de tecidos moles, a terapia antimicrobiana deverá ser associada a outras medidas, como cirurgia e oxigenoterapia hiperbárica, e a duração do tratamento dependerá da evolução clínica do paciente, podendo se estender por várias semanas.

PREVENÇÃO

A prevenção de infecções de pele e partes moles depende do tipo de patógeno envolvido e do perfil do paciente que apresenta de maneira recorrente a infecção, entre outros fatores.

Em se tratando de *S. aureus*, sabe-se que até 70% dos pacientes com infecção de pele e partes moles por CA-MRSA, p. ex., podem ter recorrência de infecção por esse patógeno em até 1 ano, o que irá determinar cursos repetidos de antibióticos e pressão seletiva de resistência.

Uma estratégia tradicionalmente utilizada para controle de *S. aureus*, além da orientação de higiene pessoal do paciente e de seu ambiente domiciliar, é a descolonização daqueles pacientes com infecção recorrente com o uso de antissépticos e antimicrobianos, podendo incluir seus contactantes domiciliares. A eficácia dessa estratégia varia conforme a população estudada.

Um dos regimes de descolonização estudados consiste em associar banhos diários com clorexidina a 4% e aplicação de mupirocina a 2% por via intranasal e em regiões de dobra duas vezes ao dia, durante 5 dias ou mais.

Por outro lado, quando se trata da prevenção de infecções de pele e partes moles em pacientes diabéticos, além do controle glicêmico e de outras doenças de base (como hipertensão arterial, insuficiências vasculares etc.), vários estudos têm demonstrado que programas abrangentes para cuidados com os pés podem reduzir a ocorrência das lesões nos pés em até 50% dos pacientes. A prevenção dessas infecções em pacientes diabéticos deve incluir: identificação do paciente de alto risco para desenvolvimento de úlceras, inspeção regular dos pés e dos calçados, uso de calçados apropriados e educação do paciente, da família e dos profissionais de saúde, além do tratamento das doenças de base.

BIBLIOGRAFIA

1. Creech C, Al-Zubeidi D, Fritz S. Prevention of recurrent staphylococcal skin infections. Infect Dis Clin North Am. 2015; 29(3):429-64.
2. Diretrizes brasileiras para o tratamento das infecções em úlceras neuropáticas dos membros inferiores. Braz J Infect Dis. 2010; 14(1 Suppl):S1-S81.
3. Esposito S, Bassetti M, Concia E, De Simone G, De Rosa F, Grossi P. Diagnosis and management of skin and soft-tissue infections (SSTI): a literature review and consensus statement – an update. J Chemother. 2017; 29(4):197-214.
4. Garcia BM, Cruz-Diaz C, Agnihothri R, Shinkai K. Distinguishing cellulitis from its noninfectious mimics: approach to the red leg. Infect Dis Clin N Am. 2021; 35(1):61-79.
5. Jabbour JF, Kanj SS. Gram-negative skin and soft tissue infections. Infect Dis Clin N Am. 2021; 35(1):157-67.
6. Ki V, Rotstein C. Bacterial skin and soft tissue infections in adults: a review of their epidemiology, pathogenesis, diagnosis, treatment and site of care. Can J Infect Dis Med Microbiol. 2008; 19(2):173-84.
7. Lipsky BA, Senneville É, Abbas ZG, Aragón-Sánchez J, Diggle M, Embil JM, et al. Guidelines on the diagnosis and treatment of foot infection in persons with diabetes (IWGDF 2019 update). Diab Metab Res Rev. 2020; 36(S1):e3280.
8. Liu C, Bayer A, Cosgrove S, Daum R, Fridkin S, Gorwitz R. Clinical practice guidelines by the Infectious Diseases Society of America for the treatment of methicillin-resistant Staphylococcus aureus infections in adults and children: executive summary. Clin Infect Dis. 2011; 52(3):285-92.
9. Moran G, Krishnadasan A, Gorwitz R, Fosheim G, McDougal L, Carey R, et al.; EMERGEncy ID Net Study Group. Methicillin-resistant S. aureus infections among patients in the emergency department. N Engl J Med. 2006; 355(7):666-74.
10. Ribeiro A, Coronado A, Silva-Carvalho M, Ferreira-Carvalho B, Dias C, Rozenbaum R. Detection and characterization of international community-acquired infections by methicillin-resistant Staphylococcus aureus clones in Rio de Janeiro and Porto Alegre cities causing both community- and hospital-associated diseases. Diagn Microbiol Infect Dis. 2007; 59(3):339-45.
11. Sartelli M, Guirao X, Hardcastle T. 2018 WSES/SIS-E consensus conference: recommendations for the management of skin and soft-tissue infections. World J Emerg Surg. 2018; 13(58).
12. Stevens D, Bisno A, Chambers H, Dellinger E, Goldstein E, Gorbach S. Practice guidelines for the diagnosis and management of skin and soft tissue infections: 2014 update by the Infectious Diseases Society of America. Clin Infect Dis. 2014; 59(2):147-59.
13. Stevens DL, Bryant AE, Goldstein EJ. Necrotizing soft tissue infections. Infect Dis Clin North Am. 2021; 35(1):135-55.
14. Sturkie EK, Moore CR, Caulfield CA, Schmid E, Lachiewicz AM, Stephens JR. Frequency and yield of blood cultures for observation patients with skin and soft tissue infections. Am J Emerg Med. 2021; 44:161-5.

5

Manifestações cutâneas comuns em doenças infecciosas e seu diagnóstico diferencial

Maria Clara Gutierrez Galhardo
Luciana Gomes Pedro Brandão
Antonio Carlos Francesconi do Valle

DESTAQUES

- Manifestações cutâneas associadas a doenças infecciosas podem ser sinais de doenças graves.
- A avaliação do tipo de erupção cutânea ajuda no diagnóstico.
- É importante considerar a necessidade de início imediato de tratamento, adoção de medidas de precaução, de medidas de prevenção para contactantes próximos e de notificação ao serviço de vigilância em saúde.

INTRODUÇÃO

Manifestações cutâneas associadas a doenças infecciosas constituem muitas vezes os primeiros sinais de uma doença grave. Sua identificação pode ajudar a estabelecer o diagnóstico e o tratamento mais precocemente. A erupção cutânea (em inglês, *rash*) é uma manifestação clínica que costuma ser repentina e afetar um segmento importante da pele. Erupção cutânea e febre compõem uma síndrome comum que se apresenta nas unidades de emergência, podendo se manifestar como diversas morfologias. Na sua patogênese pode haver diferentes mecanismos, muitas vezes superpostos, como a multiplicação do agente infeccioso na pele, ação de toxinas, resposta inflamatória no tegumento ou efeito na parede dos vasos sanguíneos em resposta a infecção sistêmica (oclusão com necrose ou vasodilatação com edema e hiperemia).

Algumas doenças infecciosas que cursam com erupções cutâneas podem gerar casos graves no adulto. Síndromes inflamatórias cutâneas associadas a doenças infecciosas são causas frequentes de visitas ao serviço de emergência.

ABORDAGEM INICIAL DO PACIENTE COM FEBRE E ERUPÇÃO CUTÂNEA

Na história clínica, deve-se perguntar sobre a presença de erupção cutânea ou febre em contactantes próximos, contato sexual desprotegido, uso de absorventes internos, história de viagens recentes, potenciais exposições ocupacionais, atividades com potencial de contato com carrapato, exposição a fontes de água (como lagos, rios e oceanos), história vacinal, uso recente de medicamentos, exposição a alérgenos e animais.

Alguns fatores do hospedeiro e comorbidades podem aumentar o risco de infecção por agentes específicos ou determinar evolução mais rápida da doença, como extremos de idade, anesplenia anatômica ou funcional, cirrose, uso de drogas IV ilícitas, infecção pelo HIV, transplante de órgãos e uso de imunossupressores. É preciso identificar essas três últimas condições, pois existem protocolos específicos para esses casos.

Na avaliação inicial de um paciente com febre e erupção cutânea, é essencial a identificação de sinais de alerta, com especial atenção para o estado geral do paciente, *status* hemodinâmico e respiratório, e nível de consciência, a fim de identificar os pacientes com necessidade de intervenção médica imediata. Além da identificação dos casos graves, é imprescindível detectar a necessidade de medidas de precaução específicas (aérea, gotícula ou contato) e de notificação à vigilância epidemiológica em casos de risco à saúde pública. É necessário também investigar a presença de outros sinais, como linfadenomegalias, alterações pulmonares e/ou cardíacas, hepatoesplenomegalia, sinais neurológicos e presença de artrite.

ABORDAGEM DERMATOLÓGICA

É importante avaliar:

- Tipo de lesão(ões) primária(s):
  - Máculas: lesões planas de qualquer tamanho caracterizadas por alterações da cor da pele.
  - Pápulas: lesões com relevo de até 1 cm de diâmetro.
  - Placas: lesões maiores com maior extensão horizontal que na altura.
- Localização e distribuição da erupção.
- Número e tamanho das lesões.
- Padrão de progressão da erupção.
- Momento do início da erupção em relação ao início da febre e outros sinais de doença sistêmica: a presença de prurido fala a favor de processos de hipersensibilidade.

As principais erupções cutâneas, com base na morfologia das lesões primárias, serão abordadas adiante e resumidas na Tabela 1, ao final do capítulo.

Erupção maculopapular

Sarampo

Nos últimos anos, surtos de sarampo têm ocorrido em crianças e adultos jovens em decorrência da baixa cobertura vacinal. Manchas de Koplik (lesões brancas ou azuladas de 1 a 2 mm com um halo eritematoso localizadas na mucosa oral) antecedem em 1 a 2 dias a erupção e são patognomônicas. A erupção é morbiliforme e cefalocaudal.

Além disso, a síndrome do sarampo atípico foi descrita em indivíduos previamente imunizados e reexpostos ao vírus selvagem. A erupção cutânea nesses casos começa perifericamente e pode se manifestar com diferentes aspectos morfológicos, como maculapapular, urticariforme, vesicular e hemorrágico.

Dengue

As manifestações dermatológicas da dengue surgem em 50% dos casos na síndrome clássica. Iniciam-se com rubor, evoluindo para uma erupção eritematopapulosa, no tronco e posteriormente no rosto, pescoço e extremidades. Prurido e descamação, especialmente nas palmas das mãos e nas plantas dos pés, podem ocorrer após o término da erupção.

Nos casos que evoluem para a forma hemorrágica da dengue/síndrome do choque da dengue, os achados dermatológicos passam a ser mais pronunciados, como petéquias, púrpura, equimoses, epistaxe e sangramento gengival (Figura 1).

Figura 1 Detalhe de erupção em tronco em caso de dengue: eritema com ilhotas de pele sã.

A versão colorida desta imagem está disponível no caderno de imagens do livro.
Imagem cedida por Patrícia Brasil.

Febre tifoide

No Brasil, a febre tifoide ocorre de forma endêmica, especialmente nas regiões Norte e Nordeste. Apresenta-se como um quadro febril agudo associado a alteração do trânsito intestinal, seguidos de hepatoesplenomegalia e erupção tênue (roséolas tíficas) que acomete principalmente o tronco e o abdome. As principais complicações são enterorragia (3 a 10%) e perfuração intestinal (3%).

Sífilis

Além de ser uma causa frequente de procura de serviços de emergência, a erupção cutânea do secundarismo é grande mimetizadora de outras doenças.

Os casos de sífilis vêm aumentando em todo o Brasil e tornaram-se um problema de saúde pública pelo elevado número de casos da sífilis congênita. Suas lesões geralmente são disseminadas e distribuídas simetricamente. O envolvimento das palmas das mãos e das plantas dos pés, seja como parte da erupção generalizada ou como um achado isolado, é uma característica da infecção. Sintomas sistêmicos e linfadenopatia generalizada podem acompanhar o quadro.

Erupção purpúrica

A erupção purpúrica ocorre por extravasamento de sangue para a pele, sendo caracterizada por manchas hemorrágicas que não desaparecem com vitropressão ou digitopressão. Pode ser constituída por petéquias (lesões menores de 1 cm) e/ou equimoses ou púrpuras (lesões maiores). A presença de erupções hemorrágicas palpáveis sugere comprometimento vascular.

Meningococcemia

Diante de um quadro clínico de febre de início abrupto associada a múltiplas lesões cutâneas hemorrágicas, é imprescindível considerar a possibilidade de doença invasiva por *Neisseria meningitidis*.

O diagnóstico inicial de doença meningocócica é fundamentalmente clínico, sendo a febre associada a sinais clínicos precoces de gravidade, seguida de evolução rápida (em poucas horas) com púrpura *fulminans* e choque, que são seus principais indicativos. A erupção na meningococcemia em geral tem início precoce, cerca de 6 a 12 horas após o início dos sintomas, com comprometimento acral e evolução centrípeta (Figura 2).

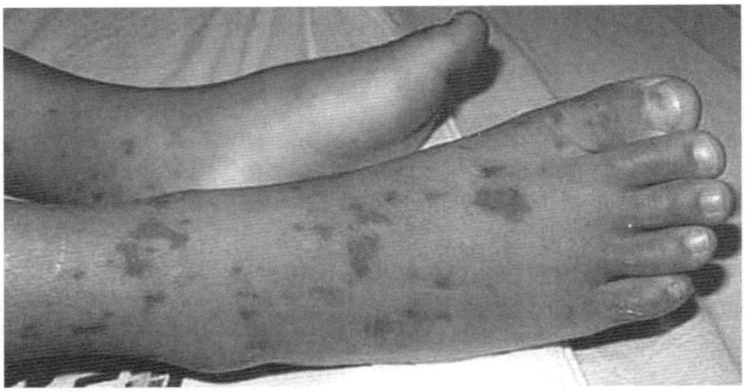

Figura 2 Erupção purpúrica disseminada em caso de meningococcemia.
A versão colorida desta imagem está disponível no caderno de imagens do livro.
Imagem cedida por Luciana Gomes Pedro Brandão.

Febre maculosa brasileira

O agente da febre maculosa brasileira é a *Rickettsia rickettsii*, e o quadro clínico é uma síndrome febril com acometimento multissistêmico. O sinal clínico mais importante é a erupção maculopapular, de evolução centrípeta e predomínio nos membros inferiores, presente na maioria dos pacientes. Quando ausente, pode dificultar e/ou retardar o diagnóstico e o tratamento, proporcionando uma maior letalidade da doença.

Nos casos graves, a erupção vai adquirindo aspecto hemorrágico, com presença de petéquias, equimoses e evolução para necrose nos membros.

Estafilococcia

Em geral, é possível determinar a fonte provável de infecção estafilocócica por meio da história clínica e do exame físico. A endocardite infecciosa é uma complicação frequente da estafilococcia e deve ser excluída em todos os pacientes com bacteremia por *Staphylococcus*.

Pontos importantes no diagnóstico diferencial são a presença de vasculite subungueal e púrpura pustulosa, incomuns na doença meningocócica. Nódulos de Osler (microembolização do microrganismo) em dedos das mãos e dos pés e lesões de Janeway (manchas maculares nas palmas das mãos e nas plantas dos pés) são manifestações sugestivas de endocardite, geralmente aguda por *S. aureus*. Outras infecções bacterianas que também podem evoluir com sepse e erupção hemorrágica são: *Streptococcus pneumoniae*, *Haemophilus influenzae*, *Listeria monocytogenes* e *Capnocytophaga canimorsus*.

Gonococcemia

Os sintomas da gonococcemia resultam da disseminação de *N. gonorrhoeae* e de uma resposta imune do hospedeiro com a participação de imunocomplexos.

A doença se caracteriza por artrite não simétrica comprometendo joelhos, cotovelos e outras articulações distais, acompanhada de tenossinovite. Pápulas, pústulas, bolhas com componente hemorrágico ou lesões necróticas (5 a 40 lesões) com predomínio das extremidades estão presentes em 75% dos casos. Os pacientes podem se apresentar com sinais de toxemia.

Febres hemorrágicas virais

As febres hemorrágicas virais são síndromes febris graves de evolução aguda nas quais os fenômenos hemorrágicos constituem as manifestações mais proeminentes. São doenças zoonóticas causadas por vírus que residem em reservatórios de animais ou vetores de artrópodes. Quatro grandes grupos de vírus causam essas doenças: *Arenaviridae*, *Bunyaviridae*, *Filoviridae* e *Flaviviridae*. No grupo do *Flaviviridae* estão a febre amarela e a dengue, que podem apresentar formas hemorrágicas graves.

Outras

Muitas doenças endêmicas no Brasil têm nas suas formas graves quadros de hemorragias disseminadas por diferentes mecanismos, que poderão se manifestar também na pele. Destacam-se nesse grupo a malária por *Plasmodium falciparum* e a leptospirose (*Leptospira* spp.) na sua forma íctero-hemorrágica, que ocorre na fase tardia da doença.

A Covid-19, causada pelo SARS-CoV-2, manifesta-se mais usualmente com manifestações respiratórias, mas pode envolver vários órgãos, com manifestações cutâneas variadas. Entre os achados que têm sido observados em pacientes críticos estão erupção purpúrica, livedo reticular e lesões isquêmicas distais. Erupção cutânea com componente papular, uticariforme e vesicular tem sido observada em pacientes com doença moderada, bem como eritema pérnio.

Eritrodermia

Eritrodermia é um eritema envolvendo grande extensão da superfície corporal e que evolui com descamação. A aparência da pele é de uma extensa queimadura solar.

Síndrome do choque tóxico

Nos casos de síndrome do choque tóxico, a eritrodermia é causada por toxinas bacterianas produzidas por *S. aureus* e, mais raramente, por *Streptococcus pyogenes*. Trata-se de uma emergência médica. Há febre, hipotensão e envolvimento multissistêmico.

Na síndrome do choque tóxico estafilocócico, são fatores de risco relevantes uso de absorventes internos, cirurgia recente e infecção recente (envolvendo pele, partes moles ou outros sítios).

O quadro causado por *S. pyogenes* tipicamente se apresenta com dor que precede o aparecimento de sinais de infecção, que pode ser adquirida por diversas vias, assim como estar associada a traumas e cirurgias. Em áreas de pequenos traumas (equimose, contratura muscular ou torção articular), podem surgir sinais de infecção como fasciíte necrotizante ou mionecrose. O diagnóstico consiste na presença de hipotensão arterial e isolamento de *Streptococcus* de sítio estéril, associado a pelo menos dois dos seguintes achados: disfunção renal, coagulopatia, disfunção hepática, síndrome de insuficiência respiratória aguda, erupção cutânea ou necrose de partes moles.

Erupções vesicobolhosas

Vesículas são lesões com conteúdo líquido, claro, com relevo, medindo até 1 cm. São denominadas bolhas quando são maiores e pústulas quando o conteúdo é amarelado.

Varicela

A infecção pelo vírus Varicella-zoster se caracteriza por lesões em diferentes estágios evolutivos (pápulas, vesículas, pústulas e crostas). Em adultos, a varicela costuma ser mais grave, com maior número de lesões e uma frequência maior de complicações pulmonares e neurológicas (Figura 3).

Infecção por *Vibrio vulnificus*

A infecção por *Vibrio vulnificus* ocorre após exposição de feridas a água de mar ou

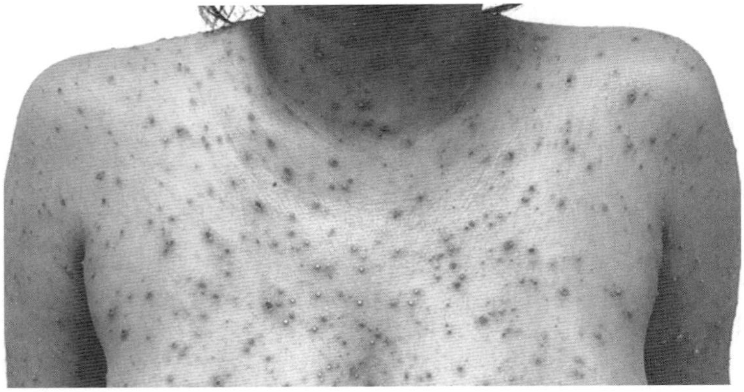

Figura 3 Lesões em diferentes estágios evolutivos em caso de varicela: vesículas, pústulas e crosta.
A versão colorida desta imagem está disponível no caderno de imagens do livro.
Imagem cedida por Ana Carolina Carvalho de Araújo Porto.

após a ingestão de frutos do mar contaminados. Manifesta-se por bolhas hemorrágicas que evoluem para necrose acompanhada de sinais de toxemia. Pacientes com doença hepática, com ou sem cirrose, são os mais suscetíveis e sujeitos a maior letalidade.

Outras

Lesões cutâneas bolhosas localizadas com sepse são sugestivas das seguintes infecções: erisipela estreptocócica do grupo A, ectima gangrenoso (*Pseudomonas aeruginosa* ou *Aeromonas* spp.), celulite (*Staphylococcus* sp., *Streptococcus* spp.) e fasciíte necrotizante (*Staphylococcus* sp., *Streptococcus* spp., *Bacteroides* spp. e *Escherichia coli* ou polimicrobiana) – esta última condição geralmente é composta pela tríade clínica de dor, edema e eritema.

Erupções cutâneas de hipersensibilidade envolvidas nas doenças infecciosas

Há diversas etiologias associadas a erupções cutâneas de hipersensibilidade em doenças infecciosas. A origem medicamentosa deve ser o principal diagnóstico diferencial.

Eritema polimorfo

O herpes simples é o principal agente infeccioso associado ao eritema polimorfo, mas outros vírus (Epstein-Barr, HIV, hepatite B), fungos (*Sporothix brasiliensis*, *Histoplasma capsulatum* e *Coccidioides* sp.), bactérias (*Mycoplasma pneumoniae*, *Mycobacterium leprae*), entre outros agentes, podem estar associados. O eritema pode ser classificado como *minor* (lesões se restringem à pele) e *major* (acomete pele e mucosas – síndrome de Stevens-Johnson).

A erupção costuma ser simétrica, com distribuição acral na superfície extensora. Surge de forma aguda, geralmente sem pródromos, com quase todas as lesões aparecendo dentro de 24 horas e, completamente, em 72 horas.

A lesão em alvo é característica. Corresponde a uma pápula ou placa eritematosa circular que se expande perifericamente mostrando atividade inflamatória, com centro purpúrico e diversos formatos, daí seu nome.

Síndrome de eritema nodoso

As principais causas infecciosas da síndrome do eritema nodoso são esporotricose, histoplasmose, tuberculose e hanseníase. Caracteriza-se pelo aparecimento de nódulos dolorosos, predominantemente na face extensora das pernas, mas pode também estar presente nos braços e na face, como ocorre na hanseníase (principalmente a forma virchowiana).

As lesões são vermelhas, brilhantes e planas, mas nodulares à palpação. É característica a coloração quase equimótica, quando da involução dos nódulos (dermatite contusiforme). O surgimento de lesões é frequente e acompanhado de febre, adinamia e leucocitose (Figura 4).

Síndrome de Sweet

A síndrome de Sweet antecede processos infecciosos das vias aéreas superiores (*Streptococcus* sp.) e intestinais por *Yersinia*. Casos de esporotricose e histoplasmose também já foram descritos.

As lesões cutâneas características são pápulas ou nódulos eritematosos ou eritematovioláceos, que tendem a coalescer formando placas de bordas irregulares e abruptas. O acentuado edema inflamatório leva a uma aparência de vesícula das lesões, porém elas são sólidas (pseudovesiculação).

Os locais mais comumente acometidos são membros superiores, face e pescoço, mas também podem estar envolvidos tronco e membros inferiores. Compõem a síndrome febre, alterações no hemograma (leucocitose com neutrofilia) e infiltrado inflamatório neutrofílico na histopatologia das lesões.

DIAGNÓSTICO

Na maioria dos casos, a avaliação laboratorial inicial de um caso de erupção cutânea e febre não permite a conclusão diagnóstica.

O diagnóstico etiológico não é imprescindível para abordagem médica inicial adequada do caso; no entanto, exames específicos devem ser solicitados para os casos com sinais clínicos de gravidade e aqueles com potencial de deflagrar surtos. Podem ser solicitados: hemoculturas, testes sorológicos e pesquisa de antígenos adequados para a condição clínica e epidemiológica, aspirado de lesões cutâneas e biópsia de pele para avaliação histopatológica e microbiológica.

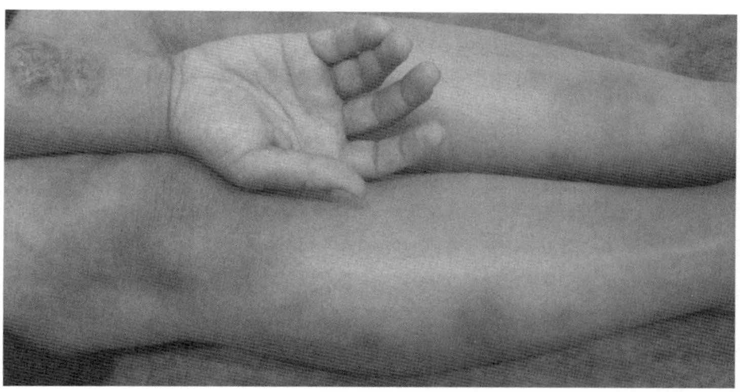

Figura 4 Eritema nodoso associado a esporotricose em punho direito: nódulos eritematosos em membros inferiores.

A versão colorida desta imagem está disponível no caderno de imagens do livro.
Imagem cedida por Antonio Carlos Francesconi do Valle.

MEDIDAS ESPECÍFICAS

Em todos os pacientes com erupção cutânea e febre, deve ser avaliada a necessidade de início imediato do tratamento, de adoção de medidas de precaução, de medidas de prevenção para contactantes próximos e de notificação ao serviço de vigilância em saúde.

Em pacientes com sinais clínicos de alerta, medidas de suporte e protocolos específicos devem ser iniciados imediatamente, conforme a hipótese diagnóstica:

- Nos casos de suspeita de sepse bacteriana ou rickettsiose, o início precoce do antibiótico é imprescindível para redução da letalidade.
- Nos casos suspeitos de malária grave, quando não houver possibilidade de confirmação diagnóstica confiável e imediata, é mais prudente iniciar o antimalárico.
- Nos casos de varicela ou zóster, é importante avaliar a indicação de tratamento antiviral, em especial em adultos, gestantes e imunodeficientes, que podem cursar com quadros mais graves.
- Nos casos suspeitos de dengue, a hidratação é a principal medida de suporte e deve ser iniciada sem atraso.
- Nas erupções cutâneas de hipersensibilidade, o uso de corticoterapia VO por curto tempo pode ser benéfico.

Tabela 1 Principais infecções sistêmicas com manifestações cutâneas proeminentes

Doença/agente	Máculas e pápulas	Petéquias e púrpuras	Eritrodermia	Vesículas e bolhas
Sarampo/vírus do sarampo	X	X*		
Dengue/vírus da dengue (1, 2, 3 e 4)	X	X		
Febre tifoide/*Salmonella enterica* sorotipo *Typhi*	X			
Sífilis secundária/*Treponema pallidum*	X			
Meningococcemia/*Neisseria meningitidis*		X		
Febre maculosa brasileira/*Rickettsia rickettsii*	X**	X		
Sepse bacteriana		X		X
Gonococcemia/*Neisseria gonorrhoeae*	X**	X		X
Febre amarela	X**			
Leptospirose/*Leptospira* spp.	X	X		
Malária/*Plasmodium falciparum*		X		
Covid-19/SARS-CoV-2		X		
Síndrome do choque tóxico/*S. aureus* e *S. pyogenes*			X	
Varicela/vírus Varicella-zoster		X		
Infecção pelo *Vibrio vulnificus*				X

SARS-CoV-2: coronavírus 2 da síndrome respiratória aguda grave.
* Sarampo atípico.
** Fases iniciais da doença.

BIBLIOGRAFIA

1. Genovese G, Moltrasio C, Berti E, Marzano AV. Skin manifestations associated with COVID-19: current knowledge and future perspectives. Dermatology. 2021; 237(1):1-12.
2. Juliano JJ, Cohen MS, Weber DJ. The acute ill patient with fever and rash. In: Bennett JE, Dolin R, Blaser ML (eds.). Mandell, Douglas, and Bennett's principles and practice of infectious diseases. 9.ed. Elsevier; 2019.
3. Kang JH. Febrile illness with skin rashes. Infect Chemother. 2015; 47(3):155-66.
4. Kaye KM, Kaye ET. Febre e exantema. In: Jameson J L, Fauci A, Kasper DL, Hauser S L, Longo D L, Loscalzo J (eds.). Medicina interna de Harrison. 20. Ed. Porto Alegre: AMGH; 2020.
5. Lopez FA, Sanders CV. Fever and rash in the immunocompetent patient. UpToDate, 2021. Disponível em: https://www.uptodate.com/contents/fever-and-rash-in-the-immunocompetent-patient.
6. McKinnon HD Jr, Howard T. Evaluating the febrile patient with a rash. Am Fam Physician. 2000; 62(4):804-16.
7. Brasil. Ministério da Saúde. Secretaria de Vigilância em Saúde. Guia de vigilância em saúde. 3. ed. Brasília: Ministério da Saúde; 2019.
8. Paes RA, Zancopé-Oliveira RM, Gutierrez-Galhardo MC. Esporotricose. In: Coura JR, Guimarães NP (eds.). Fundamentos das doenças infecciosas e parasitárias. Rio de Janeiro: Elsevier; 2019. p. 412-9.
9. Pedro LGF, Gutierrez-Galhardo MC. Erupção cutânea e febre. In: Gutierrez-Galhardo MC, Valle FF, Valle AC, Francesconi (eds.). Dermatologia e doenças infecciosas: fundamentos e condutas. Rio de Janeiro: Fiocruz [no prelo].
10. Sampaio SAP, Rivitti EA. Erupções Eritematopapulonodulares. In: Sampaio SAP, Rivitti EA (eds.). Dermatologia de Sampaio e Rivitti. 3. ed. São Paulo: Artes Médicas; 2007. p. 246-51.
11. Santistevan J, Long B, Koyfman A. Rash decisions: an approach to dangerous rashes based on morphology. J Emerg Med. 2017; 52(4):457-71.

6

Artrite séptica aguda de articulações nativas e protéticas

Juliana Arruda de Matos
Carolina Arana Stanis Schmaltz
Júlia Herkenhoff Carijó

DESTAQUES

- As artrites agudas, tanto de articulação nativa quanto protética, são emergências que requerem tratamento antimicrobiano prolongado. Para tanto, o diagnóstico microbiológico é decisivo para tratamento adequado.
- É fundamental iniciar antibióticos logo que possível quando há suspeita de artrite séptica, após a obtenção de material para cultura.
- O tratamento das infecções pós-artroplastia é complexo e consiste em abordagem cirúrgica associada a antibioticoterapia prolongada.

INTRODUÇÃO

As infecções articulares agudas (artrites sépticas agudas), tanto de articulações nativas quanto de articulações protéticas (próteses articulares), são consideradas emergências médicas em virtude do risco de perda de função articular nas articulações nativas e pela pequena janela de oportunidade para a preservação da prótese articular.

FISIOPATOGENIA E MICROBIOLOGIA

Artrite séptica nativa

A artrite séptica nativa pode ocorrer por três mecanismos: disseminação hematogênica, inoculação direta (por trauma ou iatrogenia) e, menos frequentemente, contiguidade da infecção para tecidos adjacentes. A via hematogênica é a mais comum, já que a sinóvia é altamente vascularizada e carece de membrana basal protetora. A migração de células e macromoléculas durante o período inflamatório leva ao extravasamento para o interstício e, consequentemente, a derrame articular. À medida que a resposta imune progride, as células sinoviais passam a secretar enzimas proteolíticas e a pressão intra-articular aumenta, contribuindo para a destruição da cartilagem. Toxinas bacterianas também podem levar a dano articular.

O agente etiológico mais comum, responsável por mais de metade dos casos, é o

Staphylococcus aureus, que está relacionado a lesões de pele e é mais incidente em pacientes com artrite reumatoide e diabete, mas também é o principal microrganismo identificado em pacientes saudáveis. Em seguida, os estreptococos são os agentes mais isolados, sendo especialmente frequentes em pacientes com disfunção esplênica. Bacilos Gram-negativos (BGN) como *Pseudomonas aeruginosa*, *Escherichia coli*, *Proteus* spp. e *Klebsiella* spp. causam 10 a 20% das infecções. Idade avançada, condição imunodepressora e uso de drogas IV são fatores de risco para infecções por bacilos Gram-negativos. *Neisseria gonorrhoeae* pode acometer indivíduos sexualmente ativos. Infecções polimicrobianas são raras.

Infecção pós-artroplastia

As próteses articulares são altamente suscetíveis a infecção. A interface implante-tecido apresenta uma imunodepressão local resultante dos micromovimentos que geram detritos e desgaste do material e do tecido. Além disso, a presença de implante dificulta o tratamento em razão da formação do biofilme, que protege os microrganismos da ação dos antimicrobianos e do sistema imune.

O principal mecanismo fisiopatogênico dessas infecções é a inoculação direta durante o procedimento cirúrgico. Nesse caso, os microrganismos podem ter como origem o instrumental cirúrgico, as mãos do cirurgião, a pele do próprio paciente após a incisão ou, ainda, a aerossolização de bactérias presentes na sala de cirurgia. A maioria dos casos que se manifestam dentro de 1 ano após o procedimento cirúrgico é causada por esse mecanismo.

Essas infecções podem ocorrer, ainda, por contiguidade, a partir da infecção de tecidos adjacentes, ou pela via hematogênica, uma vez que qualquer infecção à distância que gere bacteremia pode levar ao implante de microrganismos nos tecidos periprotéticos e na prótese.

Diversas classificações são propostas para as infecções pós-artroplastia. Uma classificação útil, voltada para direcionar o tratamento de infecções associadas a implantes ortopédicos em geral, leva em consideração a apresentação clínica e o tempo transcorrido entre a cirurgia e o início dos sintomas e divide as infecções em três categorias: pós-intervenção precoce, aguda hematogênica e crônica, conforme apresentado na Tabela 1. As infecções pós-intervenção precoces e as agudas hematogênicas geralmente são causadas por microrganismos virulentos (p. ex., *S. aureus* e bacilos Gram-negativos). Nas infecções crônicas, os microrganismos de menor virulência são mais frequentes (p. ex., *Staphylococcus* spp. coagulase-negativo e *Cutibacterium acnes*). Em cerca de 5 a 15% dos casos de infecção pós-artroplastia as culturas são negativas. Vale destacar, ainda, o papel cada vez mais reconhecido dos anaeróbios nessas infecções, cuja prevalência varia entre 3 e 6%, desde que se empreguem métodos de isolamento microbiológicos adequados.

Neste capítulo, serão abordadas as infecções pós-intervenção precoce e agudas hematogênicas.

QUADRO CLÍNICO

Artrite séptica nativa

A presença de dor e limitação de amplitude de movimento ativo e passivo em uma articulação sugere infecção intra-articular. Os pacientes com artrite séptica normalmente apresentam dor nas articulações (85%), sensibilidade à palpação (100%), edema (78%), eritema, calor e limitação de movimento.

Tabela 1 Classificação de infecção pós-artroplastia e características mais comumente associadas a cada tipo

Tipo de infecção	Definição	Mecanismo fisiopatogênico provável	Manifestações clínicas típicas	Microrganismos mais frequentes
Pós-intervenção precoce	Infecção que se manifesta no 1º mês após o procedimento invasivo (p. ex., cirurgia, artroscopia)	Exógeno (contaminação perioperatória)	Início abrupto de dor, calor, edema e eritema História de ferida secretiva ou deiscência é frequente	Bactérias virulentas (p. ex., *S. aureus*, bacilos Gram-negativos, *Streptococcus*)
Aguda hematogênica	Infecção com duração de sintomas de até 3 semanas e que surgiram após um período de pós-operatório sem intercorrências	Endógeno (disseminação hematogênica a partir de foco infeccioso à distância)	Início abrupto de dor, calor, edema e eritema, podendo ser precedida por sinais de infecção sistêmica (sepse, pneumonia, infecção de pele e partes moles) em um terço dos casos	Bactérias virulentas (p. ex., *S. aureus*, bacilos Gram-negativos, *Streptococcus*)
Crônica	Infecção cujos sintomas persistem por mais de 3 semanas e estão além do período pós-intervenção precoce	Exógeno/endógeno	Dor articular e limitação funcional, podendo haver fístula	Bactérias de baixa virulência (*Staphylococcus* spp. coagulase-negativo, *Cutibacterium acnes*)

Adaptada de Zimmerli, 2014.

Febre está presente em 90% dos casos, sendo alta em 58%. A dor nas articulações geralmente é de início súbito, entretanto, a artrite séptica pode ter uma evolução subaguda. Esse sintoma é atenuado nos imunossuprimidos, como o paciente com artrite reumatoide em uso de corticosteroides, o que dificulta o diagnóstico.

A artrite séptica geralmente é monoarticular, podendo ser oligoarticular em aproximadamente 10 a 20% dos casos. O joelho é o principal alvo da artrite séptica bacteriana, sendo a articulação acometida em 45 a 50% dos casos em adultos, seguido por quadril (15%), tornozelo (9%), cotovelo (8%), punho (6%) e ombro (5%). O quadril é a articulação mais comumente afetada em crianças. A articulação sacroilíaca e a sínfise púbica são menos afetadas e podem ter apresentações únicas.

Infecção pós-artroplastia

A apresentação clínica da infecção pós-artroplastia varia de acordo com o tempo do início dos sintomas em relação à implantação da prótese, o mecanismo da infecção, a virulência do microrganismo e a resposta imune do hospedeiro. Nas infecções pós-intervenção precoces e nas agudas hematogênicas, os sinais flogísticos locais costumam estar presentes. Nas infecções crônicas, a dor, a limitação funcional e a rigidez são as manifestações mais comuns, fazendo um diagnóstico diferencial importante com falha asséptica, conforme discutido na Tabela 2 mais adiante.

DIAGNÓSTICO

Artrite séptica nativa

Os exames de sangue são inadequados para confirmar ou descartar artrite séptica. Leucocitose está presente apenas em cerca de 50% dos pacientes. Outros marcadores inflamatórios séricos, como VHS e proteína C reativa, também têm valor limitado, pois também estão elevados em outras condições que podem simular artrite séptica. A sensibilidade desses marcadores depende, ainda, do valor de *cut-off* considerado. Esses exames são mais úteis para avaliar a resposta ao tratamento. Elevação no nível sérico de procalcitonina pode ter melhor acurácia no diagnóstico de artrite séptica, mas novos estudos precisam ser realizados para confirmar seu valor.

A análise do líquido sinovial deve ser realizada sempre que possível em pacientes com suspeita clínica de artrite séptica. Uma contagem de leucócitos no líquido sinovial > 50.000 células/mm^3 é muito sugestiva de artrite séptica, mas também pode ser encontrada em outras condições inflamatórias, como gota e pseudogota. Além disso, quase metade dos pacientes com artrite séptica comprovada por cultura pode ter contagens de leucócitos < 28.000 células/mm^3 no líquido articular. Também é importante considerar que pacientes imunocomprometidos podem apresentar baixas contagens de leucócitos.

A bioquímica do líquido sinovial, que inclui dosagem de glicose e proteína, não tem boa acurácia no diagnóstico de artrite séptica.

A identificação de microrganismos no líquido sinovial é o padrão-ouro para o diagnóstico de artrite séptica. A bacterioscopia (coloração pelo método de Gram) do líquido sinovial é útil quando positiva, mas não tem boa sensibilidade, sendo positiva em 29 a 65% das artrites sépticas causadas por microrganismos Gram-positivos, 40 a 50% das causadas por Gram-negativos e menos de 25% dos casos de artrite séptica gonocócica.

A cultura do líquido sinovial é o exame mais importante, sendo positiva em aproximadamente 80% de todos os casos de artrite séptica não gonocócica. Para os 20% de casos com cultura de líquido sinovial negativa, existem muitas explicações possíveis, p. ex., obtenção de líquido sinovial após início dos antibióticos, pequeno número de bactérias presente, quantidade de líquido sinovial inadequada, ou infecção causada por microrganismos fastidiosos, com requisitos exigentes de crescimento. Alguns desses problemas podem ser minimizados pela inoculação do líquido sinovial em frascos de hemocultura (ver Quadro 1, mais adiante).

Hemoculturas devem ser obtidas em todos os pacientes com suspeita de artrite séptica, pois pelo menos um terço deles apresenta bacteremia associada. Em até 14% dos pacientes, o diagnóstico bacteriológico é feito apenas com base em hemoculturas.

As alterações na RX da articulação incluem derrame, alargamento do espaço articular e edema dos tecidos moles. RX laterais do joelho também podem mostrar ar e/ou nível hidroaéreo. Osteoporose justa-articular, erosões e estreitamento do espaço articular com destruição cortical são achados tardios. TC e RNM podem confirmar a presença de derrame e inflamação nas articulações que são difíceis de avaliar clinicamente, como ombro, quadril, sacroilíaca e esternoclavicular, sendo que esses achados podem estar presentes em pacientes com artrite por outras causas que não séptica. Esses exames também podem ajudar a excluir osteomielite em ossos adjacentes. A USG pode auxiliar na identificação de derrame articular e ser usada para guiar a artrocentese, especialmente no quadril.

Infecção pós-artroplastia

Na avaliação de um caso suspeito de infecção pós-artroplastia, exames laboratoriais podem auxiliar no diagnóstico antes de uma cirurgia de revisão. Deve-se obter pelo menos PCR sérica e VHS e, sempre que possível, análise do líquido articular para celularidade (ou esterase leucocitária) e cultura. Outros exames como a dosagem de D-dímero no sangue, PCR e alfadefensina no líquido articular também podem auxiliar no diagnóstico, mas são menos disponíveis.

Até o momento, não existe um padrão-ouro aceito universalmente para o diagnóstico dessas infecções. Nos últimos anos, diferentes sociedades, instituições e autores propuseram critérios diagnósticos distintos, sendo o mais aceito o preconizado pelo 2º Consenso Internacional em Infecção Osteoarticular. A utilização desse escore permite o diagnóstico pré-operatório da infecção por meio da pontuação dos resultados de exames de sangue e do líquido sinovial (Tabela 2).

Tabela 2 Critérios para diagnóstico de infecção pós-artroplastia (quadril e joelho)

Critérios maiores (pelo menos UM dos seguintes critérios)				Decisão
Duas culturas positivas com o mesmo microrganismo				Infectado
Fístula comunicando com a articulação ou visualização da prótese				
Critérios menores	**Pontos de corte**		**Escore**	**Decisão**
	Agudo*	**Crônico**		
PCR sérico (mg/dL) ou D-dímero sérico (ng/mL)	10 NA	1 860	2	Escore combinado pré-operatório e pós-operatório: ■ ≥ 6: infectado ■ 3-5: inconclusivo# ■ 0-2: não infectado
VHS (mm/h)	NA	30	1	
Leucócitos no LS (células/mm^3) ou Esterase leucocitária no LS ou Alfadefensina positiva no LS (sinal/*cut-off*)	10.000 ++ 1,0	3.000 ++ 1,0	3	
Polimorfonucleares no líquido sinovial (%)	90	70	2	
Um único espécime com cultura positiva			2	
Purulência intraoperatória**			3	
Histopatológico positivo***			3	

LS: líquido sinovial; NA: não se aplica; PCR: reação em cadeira da polimerase.
* Esses critérios não foram validados para infecção aguda.
** Desconsiderar esse critério na suspeita de reação tissular local adversa.
*** Mais de 5 neutrófilos por campo de grande aumento (400×) em 5 campos observados a partir da análise histológica de membrana periprotética.
# Considerar análise molecular complementar, como sequenciamento genético de próxima geração (em inglês, *next-generation sequencing*).
Adaptada de Shohat et al., 2019.

Quadro 1 Orientações para diagnóstico das artrites sépticas

As artrites, tanto de articulação nativa quanto protética, requerem tratamento antimicrobiano prolongado. Por conta disso, o diagnóstico microbiológico é decisivo para tratamento adequado. O uso de antimicrobianos antes da coleta de espécimes para a cultura é a principal causa de resultados negativos e deve ser evitado.
Na presença de febre, devem ser coletados dois pares de hemocultura para bactérias comuns, de sítios diferentes, sendo cada par dividido entre uma amostra para aeróbios e outra para anaeróbios.
Nos indivíduos com derrame articular, deve-se proceder à artrocentese diagnóstica com contagem de celularidade global e específica (tubo com EDTA ou frasco com heparina), bacterioscopia e cultura para germes comuns aeróbios e anaeróbios (inocular 2-5 mL de líquido articular em cada frasco de hemocultura). Nas situações em que haja suspeita de infecções por fungos e micobactérias, o líquido articular também deve ser inoculado em frascos de hemocultura para fungos e micobactérias.
O resultado ++ no teste de esterase leucocitária (presente nas fitas de teste de elementos anormais e sedimentos (EAS) na urina, para pesquisa de leucocitúria) se correlaciona com contagem elevada de leucócitos no líquido sinovial e é especialmente útil em casos de suspeita de infecção pós-artroplastia em que haja volume pequeno de líquido sinovial disponível para exame de celularidade.
Na abordagem cirúrgica ou artroscópica, recomenda-se a coleta de 5-6 fragmentos de tecidos, escolhendo aqueles com aspecto infeccioso sempre que possível. Nas próteses articulares, o material com melhor rendimento para isolamento bacteriano e histopatológico é a membrana peri-implante. Cápsula articular, sinóvia (ou neossinóvia, no caso das próteses), osso e partes moles também se destinam às culturas, tanto nas articulações nativas quanto nas protéticas. Os fragmentos devem ser coletados cada um com um instrumental estéril diferente e acondicionados em frascos distintos, para evitar contaminação. Se culturas para micobactérias e fungos estiverem indicadas, ao menos uma amostra deve ser obtida para este fim.
O material para cultura para germes comuns deve ser preferencialmente inoculado em meio específico de cultura (tioglicolato), ainda no centro cirúrgico, o que aumenta o rendimento de culturas para aeróbios e anaeróbios. No caso das infecções pós-artroplastia, por conta do papel do biofilme na fisiopatogenia, o tempo de incubação deve ser estendido por 7-14 dias, de acordo com a maioria dos autores. Os fragmentos para culturas para micobactérias e fungos devem ser encaminhados em frasco estéril contendo solução salina.
O material de coleções deve ser aspirado e inoculado em frascos de hemocultura. A coleta de material intraoperatório para culturas com *swab* tem baixo rendimento e não é aconselhável. Já a cultura do material obtido de feridas abertas ou fístulas por *swab* é contraindicada porque os microrganismos isolados representam, na maioria das vezes, agentes colonizantes de pele, e não agentes etiológicos da infecção.
Para o diagnóstico de infecção pós-artroplastia, devem ser coletadas amostras de membrana periprotética para análise histopatológica, que devem ser encaminhados em formol a 10%.
As próteses removidas podem, ainda, ser submetidas à sonicação, metodologia que aplica ondas de ultrassom com o intuito de desfazer o biofilme aderido aos implantes. A cultura quantitativa do líquido de sonicação apresenta maior sensibilidade quando comparada às culturas convencionais, especialmente nos pacientes com infecção crônica ou com história de uso de antimicrobiano sistêmico nos 14 dias antes da cirurgia, com especificidade comparável. O ponto de corte mais recomendado na literatura é de 50 UFC/mL (considerando um volume inicial de fluido de sonicação de 400 mL).

TRATAMENTO

Artrite séptica nativa

O padrão-ouro para o manejo da artrite séptica aguda se inicia com o diagnóstico oportuno, dando-se início ao uso de antibióticos sistêmicos, descompressão cirúrgica e desbridamento precoces. Desbridamento rápido normalmente resulta na resolução eficaz da artrite, embora em alguns casos seja necessário mais de um procedimento para o controle da infecção. Por outro lado, embora as aspirações em série e sistemas de irrigação fechados tenham sido descritos, eles não são amplamente aceitos como tratamento definitivo. O desbridamento via artrotomia (cirurgia aberta) ou via artroscopia, com ou sem sinovectomia, é um tópico de debate na literatura ortopédica. Abordagens artroscópicas têm se mostrado tão eficazes quanto abordagens abertas tradicionais, com o benefício adicional de redução da permanência no hospital e melhora na recuperação pós-operatória. Vale ressaltar, no entanto, que esses achados são o resultado de revisões retrospectivas, mas ainda não foram validados com estudos randomizados e controlados. Na prática, a escolha de técnica depende da preferência/experiência do cirurgião, da condição clínica do paciente e da gravidade da doença.

É fundamental iniciar antibióticos logo que possível quando há suspeita de artrite séptica, após a obtenção de material para cultura. Deve-se considerar o resultado da coloração de Gram do líquido sinovial e fatores de risco do indivíduo (Tabela 3). O regime antimicrobiano deve ser ajustado após o resultado das culturas (Tabela 4). Em pacientes com alta suspeita de artrite séptica e com culturas negativas, deve-se completar todo o curso de tratamento com o esquema empírico, desde que haja resposta clínica favorável.

A duração da antibioticoterapia não é bem definida na literatura, mas a maioria dos autores recomenda tratamento por 4 semanas, e não menos que 3 semanas, sendo pelo menos 2 semanas de tratamento parenteral. Artrite séptica por *S. aureus* deve ser tratada por pelo menos 4 semanas, enquanto, para aquelas causadas por microrganismos de difícil erradicação, como *P. aeruginosa*, pode ser necessário tempo maior de terapia parenteral (4 a 6 semanas). Como a osteomielite é comum em infecções das articulações cartilaginosas, a exemplo das articulações esternoclavicular e sacroilíaca, cursos de antibióticos de 6 semanas são recomendados. Nas artrites sépticas pós-procedimentos, está indicado o uso de antimicrobianos com ação em biofilme quando há retenção de implantes e/ou enxertos (como nas reconstruções de ligamentos), a exemplo das infecções pós-artroplastia (apresentado nas Tabelas 4 e 5).

Tabela 3 Antibioticoterapia empírica para suspeita de artrite séptica de articulações nativas

Aspecto na coloração de Gram do líquido sinovial ou fator de risco	Esquema antimicrobiano
Cocos Gram-positivos	Vancomicina 15 mg/kg, IV, a cada 12 horas
Cocos Gram-negativos ou síndrome clínica sugestiva de infecção gonocócica disseminada	Ceftriaxona 1 g, IV, a cada 24 horas + Azitromicina 1 g, VO, em dose única
Bastonetes Gram-negativos	Cefepima 2 g, IV, a cada 8 horas ou Piperacilina+tazobactam 4,5 g, IV, a cada 6 horas
Nenhum organismo visto na coloração de Gram	Vancomicina 15 mg/kg, IV, a cada 12 horas Em idosos, imunocomprometidos, gravemente doentes ou usuários de drogas IV, associar cefepima ou piperacilina+tazobactam
Artrite séptica associada a mordedura humana ou animal	Ampicilina+sulbactam 3 g, IV, a cada 6 horas

IV: via intravenosa; VO: via oral.

Tabela 4 Antibióticos recomendados* para o tratamento dos microrganismos mais comumente envolvidos nas artrites sépticas

Agentes etiológicos	Antibióticos de escolha	Antibióticos alternativos	Comentários
Staphylococci sensíveis à meticilina	Oxacilina 2 g, IV, a cada 4 horas	Cefazolina 2 g, IV, a cada 8 horas	Associar rifampicina 300 mg, VO, a cada 12 horas na presença de implante/material de síntese a partir do 5º dia de tratamento
Staphylococci resistentes à meticilina	Vancomicina 15-20 mg/kg, IV, a cada 8 ou 12 horas ou Teicoplanina 12 mg/kg, IV, a cada 24 horas, após 3-4 doses de ataque de 12 mg/kg*, IV, a cada 12 horas (máximo: 1 g)	Daptomicina 8-10 mg/kg, IV, a cada 24 horas ou Linezolida 600 mg, IV, a cada 12 horas	Associar rifampicina 300 mg, VO, a cada 12 horas na presença de implante/material de síntese a partir do 5º dia de tratamento
Enterobactérias	Ciprofloxacino 400 mg, IV, a cada 8 horas ou Betalactâmico conforme perfil de sensibilidade		
Citrobacter spp. *Enterobacter* spp. *Serratia* spp. *Providencia* spp. *Morganella* spp.	Ciprofloxacino 400 mg, IV, a cada 8-12 horas	Ertapeném 1 g, IV, a cada 24 horas	
P. aeruginosa	Ciprofloxacino 400 mg, IV, a cada 8 horas	Cefepima 2 g, IV, a cada 8 horas ou Meropeném 1 g, IV, a cada 8 horas ou Ceftazidima 2 g, IV, a cada 8 horas	Considerar a associação de um betalactâmico e ciprofloxacino nas doses indicadas
Enterococos sensíveis à ampicilina	Penicilina G cristalina 4.000.000 UI, IV, a cada 4 horas ou Ampicilina 2 g, IV, a cada 4 horas +/- Ceftriaxona 2 g, IV, a cada 24 horas	Glicopeptídeo (vancomicina ou teicoplanina – doses indicadas para infecção por enterococos resistentes à ampicilina) ou Daptomicina 8-10 mg/kg, IV, a cada 24 horas ou Linezolida 600 mg, IV, a cada 12 horas	Um aminoglicosídeo pode ser associado conforme o perfil de sensibilidade (gentamicina 3 mg/kg/dia ou estreptomicina 10 mg/kg/dia) Em caso de (risco de) insuficiência renal, dar preferência à associação de ceftriaxona 2 g, IV, a cada 24 horas

(continua)

Tabela 4 Antibióticos recomendados* para o tratamento dos microrganismos mais comumente envolvidos nas artrites sépticas *(continuação)*

Agentes etiológicos	Antibióticos de escolha	Antibióticos alternativos	Comentários
Enterococos resistentes à ampicilina	Vancomicina 15-20 mg/kg, IV, a cada 8 ou 12 horas ou Teicoplanina 12 mg/kg, IV, a cada 24 horas, após 3-4 doses de ataque de 12 mg/kg*, IV, a cada 12 horas (dose máxima: 1 g)	Daptomicina 8-10 mg/kg, IV, a cada 24 horas ou Linezolida 600 mg, IV, a cada 12 horas	Um aminoglicosídeo pode ser associado conforme o perfil de sensibilidade (gentamicina 3 mg/kg/dia ou estreptomicina 10 mg/kg/dia)
Streptococcus spp.	Penicilina G cristalina 4.000.000 UI, IV, a cada 4 horas	Ceftriaxona 2 g, IV, a cada 24 horas	
C. acnes	Penicilina G cristalina 4.000.000 UI, IV, a cada 4 horas	Ceftriaxona 2 g, IV, a cada 24 horas ou Clindamicina 900 mg, IV, a cada 8 horas ou Vancomicina 15-20 mg/kg, IV, a cada 8 ou 12 horas	

IV: via intravenosa; VO: via oral.
* Assumindo sensibilidade comprovada por cultura e teste de sensibilidade aos antimicrobianos.

Tabela 5 Antibióticos recomendados* para o descalonamento para VO no tratamento das artrites sépticas

Agentes etiológicos	Antibióticos de escolha	Antibióticos alternativos	Comentários
Staphylococci sensíveis	Levofloxacino 750-1.000 mg, VO, 1×/dia	Linezolida** 600 mg, VO, a cada 12 horas ou Sulfametoxazol+trimetoprima** 10 mg/kg/dia de trimetoprima dividido em 3 ou 4 doses ou Doxiciclina 100 mg, a cada 12 horas ou Clindamicina** 600 mg, VO, a cada 6 ou 8 horas	Associar rifampicina 300 mg, VO, a cada 12 horas ou 600 mg, VO, 1×/dia na presença de implante/material de síntese
Bacilos Gram-negativos (p. ex., enterobactérias, *P. aeruginosa*)	Ciprofloxacino 750-1.000 mg, VO, a cada 12 horas	–	
Enterococos sensíveis à ampicilina	Amoxicilina 1 g, VO, a cada 8 horas	Linezolida 600 mg, VO, a cada 12 horas	Considerar a associação de rifampicina 300 mg, VO, a cada 12 horas ou 600 mg, VO, 1×/dia, na presença de implante/material de síntese
Enterococos resistentes à ampicilina	Linezolida 600 mg, VO, a cada 12 horas	–	–
Streptococcus spp.	Amoxicilina 1 g, VO, a cada 8 horas	Linezolida 600 mg, VO, a cada 12 horas	Considerar a associação de rifampicina 300 mg, VO, a cada 12 horas ou 600 mg, VO, 1×/dia na presença de implante/material de síntese
C. acnes	Clindamicina** 600 mg, VO, a cada 6 ou 8 horas	Levofloxacino 750-1.000 mg, VO, 1×/dia	Considerar a associação de rifampicina 300 mg, VO, a cada 12 horas ou 600 mg, VO, 1×/dia na presença de implante/material de síntese

VO: via oral.

* Assumindo sensibilidade comprovada por cultura e teste de sensibilidade aos antimicrobianos.

** Evidências sugerem interação medicamentosa significativa com rifampicina, levando a redução de eficácia terapêutica. Alguns autores recomendam evitar essa associação.

Adaptada de Ariza et al., 2017.

Infecção pós-artroplastia

O tratamento das infecções pós-artroplastia é complexo e consiste em abordagem cirúrgica associada a antibioticoterapia prolongada.

Em pacientes clinicamente estáveis, o tratamento antimicrobiano deve ser iniciado imediatamente após a coleta de espécimes para cultura, ainda no centro cirúrgico. Em pacientes em uso de antibiótico, sempre que possível, deve-se suspendê-lo por pelo menos 14 dias antes da cirurgia para coleta de material. Não está indicada, no entanto, a suspensão da antibioticoprofilaxia cirúrgica nos casos de suspeita de infecção, já que diversos estudos apontam não haver prejuízo do rendimento da cultura peroperatória.

A escolha do esquema antibiótico inicial deve considerar características do paciente (comorbidades, imunossupressão, interações medicamentosas, alergias, colonização prévia por MRSA, uso recente de antibióticos, internações recentes), a provável origem da infecção (comunitária ou hospitalar) e a epidemiologia local da resistência bacteriana. Idealmente, deve-se optar pelo antibiótico de menor espectro e menor toxicidade, com concentração adequada no osso e que possua ação em biofilme.

Não se deve generalizar recomendações de antibioticoterapia empírica, já que existe grande variação do perfil de resistência bacteriana entre uma instituição e outra. O esquema empírico deve ser indicado, portanto, pela Comissão de Controle de Infecção Hospitalar (CCIH) do hospital onde foi realizado o procedimento cirúrgico que originou a infecção. Esse esquema usualmente inclui cobertura para bactérias Gram-positivas e Gram-negativas de origem hospitalar, especialmente quando os sintomas se iniciam até 1 ou 2 anos após a cirurgia, quando é maior a probabilidade de que a infecção seja diretamente relacionada ao procedimento cirúrgico e/ou aos cuidados pré-operatórios imediatos. A antibioticoterapia deve ser direcionada tão logo estejam disponíveis os resultados de cultura e do perfil de sensibilidade dos microrganismos isolados (Tabela 4).

Nas primeiras semanas após a abordagem cirúrgica da infecção, a via IV é preferível por possuir biodisponibilidade mais previsível e porque a absorção enteral pode estar prejudicada. A duração da antibioticoterapia depende da classificação da infecção, da conduta cirúrgica, da extensão do desbridamento e da topografia acometida.

As modalidades cirúrgicas disponíveis para o tratamento são o desbridamento com retenção da prótese e a troca da prótese em um ou dois tempos. Para os casos de falha de tratamento, há, ainda, as opções chamadas de salvamento, que representam considerável perda de funcionalidade (artrodese, artroplastia de ressecção e amputação).

O desbridamento com retenção da prótese está indicado nos casos de infecções pós-intervenção precoces e agudas hematogênicas, desde que decorridos menos de 30 dias entre a cirurgia, no caso das precoces, ou menos de 21 dias desde o início dos sintomas, no caso das agudas hematogênicas. Essa estratégia terapêutica apresenta maior chance de sucesso quando estão presentes as seguintes características: agente causador sensível a drogas VO com boa biodisponibilidade e com boa ação no biofilme; boas condições de partes moles; implante estável; e ausência de fístula. Recomenda-se a administração de antimicrobianos IV por 2 a 4 semanas seguida de antibioticoterapia VO até completar 3 meses de tratamento. Alguns autores sugerem manter a antibioticoterapia VO supressiva por tempo indeterminado em casos de desbridamento com retenção da prótese.

Quando o paciente não é elegível para a abordagem de desbridamento com retenção da prótese, está indicada sua troca. As demais opções cirúrgicas e os esquemas de tratamento antimicrobiano associados estão fora do escopo deste capítulo, mas devem ser discutidos caso a caso com equipe multidisciplinar com experiência no manejo das infecções pós-artroplastia.

MEDIDAS PREVENTIVAS

As medidas de prevenção de infecção de sítio cirúrgico em outros tipos de procedimentos também se aplicam às artroplastias: otimização de fatores de risco modificáveis nas consultas pré-operatórias, como interrupção de tabagismo (pelo menos 4 semanas antes da cirurgia); controle glicêmico; suspensão temporária de drogas modificadoras do curso da artrite reumatoide (conforme as recomendações das sociedades de reumatologia); e tratamento de infecções a distância. Antibioticoprofilaxia perioperatória adequada é de especial importância, sendo o antimicrobiano de escolha a cefazolina ou outra cefalosporina de primeira ou segunda geração, administrada até 60 minutos antes da incisão. Nos casos de alergia à penicilina, as drogas de escolha são a clindamicina ou a vancomicina. Se o medicamento utilizado for a vancomicina, a infusão deve ser feita 60 a 120 minutos antes da realização da incisão. A antibioticoprofilaxia deve ser realizada apenas durante o procedimento cirúrgico, ou no máximo por até 24 horas após o término da cirurgia. A remoção de pelos, quando necessária, deve ser realizada com tricotomizadores e o mais próximo possível do momento da cirurgia. A antissepsia cirúrgica deve ser feita com uma preparação que associe álcool, que possui atividade microbicida rápida e imediata, a um agente com ação antimicrobiana duradoura, como a clorexidina. Por fim, a descolonização com uso de mupirocina tópica nasal e banho de clorexidina degermante por 5 dias está indicada em pacientes portadores nasais de *S. aureus*, tanto sensível quanto resistente à meticilina, por conta do risco aumentado de infecção pós-artroplastia.

BIBLIOGRAFIA

1. Ariza J, Cobo J, Baraia-Etxaburu J, Benito N, Bori G, Cabo J, et al. Executive summary of management of prosthetic joint infections. Clinical practice guidelines by the Spanish Society of Infectious Diseases and Clinical Microbiology (SEIMC). Enfermedades Infecc Microbiol Clínica. 2017; 35(3):189-95.
2. Berríos-Torres SI, Umscheid CA, Bratzler DW, Leas B, Stone EC, Kelz RR, et al. Centers for Disease Control and Prevention guideline for the prevention of surgical site infection, 2017. JAMA Surg. 2017; 152(8):784-91.
3. Elsissy JG, Liu JN, Wilton PJ, Nwachuku I, Gowd AK, Amin NH. Bacterial septic arthritis of the adult native knee joint. JBJS Rev. 2020; 8(1):e0059.
4. Ross JJ. Septic arthritis of native joints. Infect Dis Clin North Am. 2017; 31(2):203-18.
5. Shohat N, Bauer T, Buttaro M, Budhiparama N, Cashman J, Valle CJD, et al. Hip and knee section, what is the definition of a periprosthetic joint infection (PJI) of the knee and the hip? Can the same criteria be used for both joints?: proceedings of International Consensus on Orthopedic Infections. J Arthroplasty. 2019; 34(2S):S325-7.
6. Tande AJ, Patel R. Prosthetic joint infection. Clin Microbiol Rev. 2014; 27(2):302-45.
7. Wouthuyzen-Bakker M, Benito N, Soriano A. The effect of preoperative antimicrobial prophylaxis on intraoperative culture results in patients with a suspected or confirmed prosthetic joint infection: a systematic review. J Clin Microbiol. 2017; 55(9):2765-74.
8. Zimmerli W. Clinical presentation and treatment of orthopaedic implant-associated infection. J Intern Med. 2014; 276(2):111-9.

7

Paralisia flácida aguda/poliomielite

Brenno do Amaral Veloso Silvano Penedo
Marzia Puccioni-Sohler

DESTAQUES

- A poliomielite é uma condição não compreendida pela maioria dos profissionais como um problema ainda existente.
- O exame do líquido cefalorraquidiano e a ressonância nuclear magnética da medula apoiam o diagnóstico diferencial das paralisias flácidas agudas.

INTRODUÇÃO

A paralisia flácida aguda representa condição neurológica caracterizada pela súbita diminuição ou perda da força e do tônus muscular, com rápida evolução. Pode ser provocada por traumas, processos tumorais ou doenças infecciosas e autoimunes que promovam destruição de células do corno anterior da medula espinhal ou seus axônios nas raízes nervosas e nos nervos periféricos. Entre essas causas, destaca-se a poliomielite, doença causada pela infecção por poliovírus, um vírus de RNA pertencente a um grupo de enterovírus (EV) humano da família *Picornaviridae*. O poliovírus apresenta três sorotipos, sendo o sorotipo 1 o agente principal da paralisia flácida aguda/poliomielite.

EPIDEMIOLOGIA

A poliomielite, também denominada paralisia infantil, foi inicialmente descrita em 1789. Na atualidade, a doença está quase completamente erradicada, sendo o Afeganistão e o Paquistão os países remanescentes com casos de poliovírus selvagem. A ausência de uma erradicação global, no entanto, torna necessária a contabilização de dados provenientes das notificações obrigatórias em até 24 horas, possibilitando, assim, reações rápidas da vigilância sanitária caso seja identificada uma nova possível epidemia.

No mundo, no período de 2009 a 2019, foram notificados 1.122.970 casos de paralisia flácida aguda/poliomielite, com 4.946 casos confirmados por poliovírus selvagem.

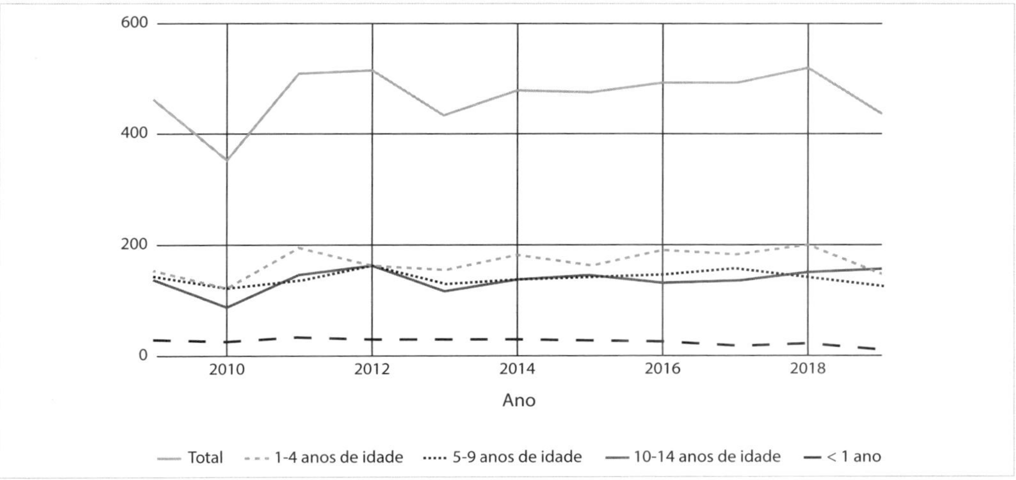

Figura 1 Notificações de paralisia flácida aguda/poliomielite de 2009 a 2019 por faixa etária no Brasil.
Adaptada de DataSUS/Sinan, 2020.

No Brasil, nesse mesmo intervalo de tempo, ocorreram 5.168 notificações, das quais 94,8% foram descartadas; 3,4% foram inconclusivas; e menos de 1%, compatíveis ou associadas à vacinação oral. O último caso confirmado da doença no país relacionada ao poliovírus selvagem ocorreu em 1989. A doença permanece erradicada em território nacional até os dias atuais (Figura 1).

A paralisia flácida aguda/poliomielite acomete predominantemente a população pediátrica, sendo quase metade dos casos relacionados às crianças lactentes e pré-escolares, na faixa etária de 1 a 4 anos. Em seguida, há um número próximo de casos notificados em crianças na fase escolar e adolescentes até os 14 anos, sendo os lactentes no primeiro ano de vida os menos atingidos, como demonstrado na Figura 1. As referências encontradas no Sistema de Informação de Agravos de Notificação (Sinan) só consideram os casos suspeitos em indivíduos com menos de 15 anos de idade.

A distribuição por região político-administrativa mostra um predomínio de casos nas regiões Nordeste e Sudeste, com mais de 70% das notificações em zonas urbanizadas. Homens e mulheres são acometidos de maneira equivalente, embora os dados encontrados registrados pelo Sinan revelem um discreto aumento numérico de casos em indivíduos do sexo masculino.

Utilizando a autodeclaração de raça como parâmetro, observa-se que mais de 50% dos casos notificados encontram-se na população preta e parda. Por ser a paralisia flácida aguda/poliomielite uma condição cuja transmissibilidade aumenta em regiões com aglomeração urbana e menor saneamento básico, há uma correlação entre a raça como determinante social da saúde e uma maior vulnerabilidade à doença.

A transmissão do vírus ocorre de pessoa a pessoa, sendo sua entrada no organismo por via oral. A principal via de contágio é fecal-oral, por intermédio do contato direto com as fezes ou objetos, água ou alimentos contaminados. Outra forma de transmissão consiste na via oral-oral, em que o indivíduo infectado, ao tossir, falar ou espirrar, elimina gotículas de secreção da orofaringe. A propagação do vírus ocorre com maior frequência em regiões com precárias condições de higiene e habitação.

PATOGÊNESE E FISIOPATOLOGIA

A patogênese da paralisia flácida aguda/poliomielite é decorrente da infecção viral dos neurônios motores no tronco cerebral e na medula espinhal. A incubação dura, em média, 7 a 12 dias, podendo chegar a até 30 dias. Nesse período, o vírus se aloja na orofaringe, penetrando a mucosa e se replicando nas placas de Peyer, aglomerados de tecido linfoide nas camadas submucosas do intestino. Com isso, o agente se dissemina de forma sistêmica e promove, na maioria dos casos, uma síndrome respiratória aguda. Em seguida, em uma parcela de aproximadamente menos de 5% dos pacientes afetados, o poliovírus invade o sistema nervoso central (SNC) por tropismo e infecta neurônios dos nervos cranianos e raízes nervosas da medula espinhal. O mecanismo de travessia da barreira hematoencefálica ainda não está esclarecido, mas estudos sugerem a possibilidade de replicação no tecido muscular precedendo o transporte do poliovírus para a medula espinhal por meio de nervos periféricos, o que é corroborado pelo comportamento de outros enterovírus e pelas manifestações clínicas de mialgia que antecedem o déficit motor (Figura 2).

Uma vez que esse processo foi concluído, a fisiopatologia da paralisia flácida aguda/poliomielite ocorre por morte celular dos neurônios motores infectados do corno anterior da medula, desencadeando a paralisia das fibras musculares inervadas por esses neurônios. Em casos graves, o vírus infecta pares

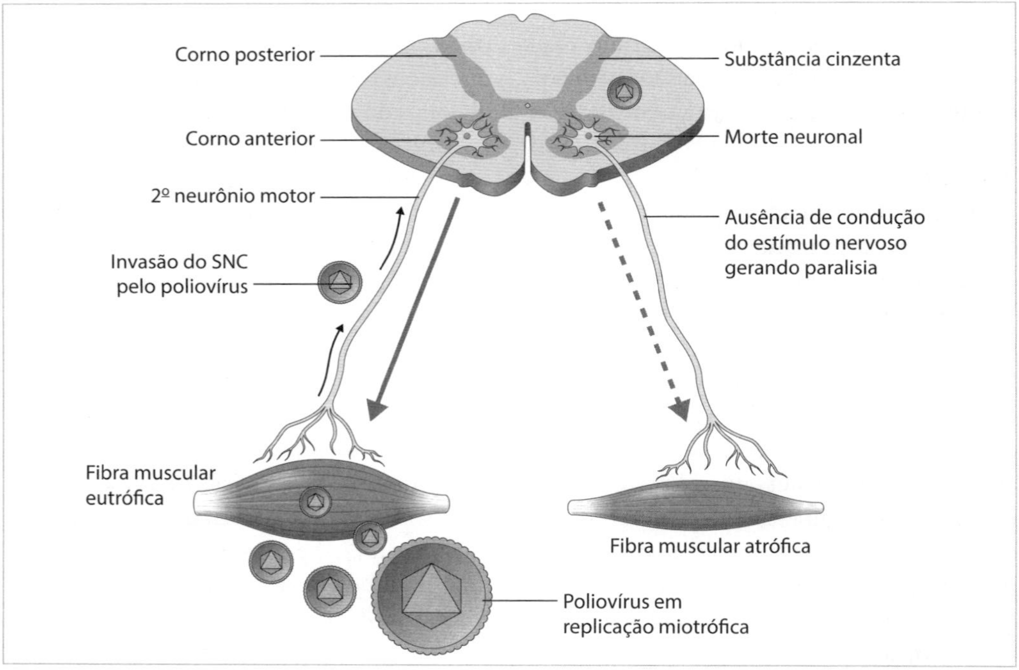

Figura 2 Fisiopatologia da infecção pelo poliovírus, promovendo paralisia flácida aguda/poliomielite.
SNC: sistema nervoso central.

de nervos cranianos envolvidos com a deglutição, ocasionando disfagia; o nervo frênico, promovendo paralisia do diafragma; e os neurônios motores do tronco encefálico, culminando em paralisia bulbar e consequente parada respiratória.

QUADRO CLÍNICO

A maioria dos indivíduos (90%) com infecção pelo poliovírus é assintomática. O quadro clínico da paralisia flácida aguda/poliomielite pode ser dividido em duas fases. A primeira fase é um período prodrômico de sinais e sintomas inespecíficos e comuns em infecções virais que acometem as vias aéreas. O paciente costuma ter febre alta, variando de 38 a 40°C, prostração, cefaleia, mialgia generalizada, odinofagia, náuseas e episódios de êmese. Em alguns casos, pode haver nucalgia e dorsalgia proeminentes. Quando os pródromos se manifestam isoladamente, eles são atenuados em torno de 3 a 4 dias, quando vão sendo substituídos por sinais de comprometimento neurológico. A segunda fase caracteriza a suspeição de paralisia flácida aguda/poliomielite, pode ocorrer concomitantemente com os sintomas iniciais e se expressa por súbita fraqueza, principalmente nos membros inferiores. Por vezes, também atinge os membros superiores, surgindo no máximo em 48 horas após o término da febre. O padrão de progressão da fraqueza no tempo e a distribuição pelo corpo são variáveis, mas cursam com o surgimento de miofasciculações temporárias e a gradativa perda dos reflexos tendinosos até paralisia completa de predomínio proximal e flacidez dos músculos atingidos. Pode haver retenção urinária não definitiva. Em estágios mais avançados, há sinais de lesão dos pares de nervos cranianos, com disfagia, e de paralisia bulbar, que pode acarretar respiração superficial com tendência à bradipneia e choque circulatório. Em cerca de um terço dos casos, ocorre apenas meningite transitória com resolução em 5 a 10 dias (poliomielite não paralítica). Complicações associadas à poliomielite incluem pneumonia de aspiração, edema pulmonar, miocardite, íleo paralítico e dilatação gástrica.

CONDUTA DIAGNÓSTICA

A conduta diagnóstica se inicia na anamnese, procurando-se identificar elementos na história da doença atual, como o quadro prodrômico seguido das queixas de fraqueza muscular em evolução. Em seguida, é necessário exame físico neurológico criterioso. A marcha do paciente, nesses casos, e a estática dificilmente poderão ser avaliadas. A avaliação da força é uma importante etapa, com foco nas mobilizações dos membros, principalmente os inferiores (contra a resistência do examinador e contra a gravidade), que devem evidenciar perda de força. O tônus muscular é um parâmetro útil para constatar a progressão da paralisia flácida aguda/poliomielite, que, com o passar do tempo, cursa com flacidez dos músculos inervados pelas regiões onde a infecção se instalou. A pesquisa por reflexos profundos é fundamental para perceber, em casos de paralisia flácida aguda/poliomielite, a hiporreflexia gradativa junto da flacidez e descartar uma possível doença do primeiro neurônio motor.

Com essas informações, pode-se dividir os casos suspeitos em dois grupos: pacientes de idade inferior a 15 anos com queixa compatível com paralisia flácida aguda e pacientes de qualquer idade com queixa de déficit motor súbito, com histórico de viagem para países com circulação do poliovírus selvagem (Afeganistão e Paquistão) pelo menos 30 dias antes do surgimento do quadro ou contato com pessoas que visitaram os mesmos países e se encontram sob suspeita de poliomielite.

Após constatar a suspeição clínica, são necessários exames complementares para a corroboração e a confirmação do diagnóstico. Primeiramente, deve ser feita a coleta de fezes do paciente e seu armazenamento em baixa temperatura para envio ao laboratório em até 14 dias depois do início do quadro, com o intuito de realizar o isolamento do poliovírus. Uma vez isolado, o vírus deve passar pelo processo de reação em cadeia da polimerase (PCR) para ser replicado e permitir a distinção entre poliovírus vacinal (poliovírus derivado da vacina – PVDV), responsável pelos poucos casos confirmados de paralisia flácida aguda/poliomielite no Brasil nos últimos anos; e poliovírus selvagem, com um número superior de mutações em comparação com o PVDV.

Um exame complementar pertinente é o exame do líquido cefalorraquidiano (LCR), ou liquor, obtido por punção lombar. Em caso de paralisia flácida aguda/poliomielite, pode haver elevação discreta da concentração de proteínas e da contagem de células, sendo a real utilidade o descarte de diagnósticos diferenciais com outras condições neurológicas de origem inflamatória (Tabela 1). A ressonância nuclear magnética (RNM) de coluna é igualmente importante para a consideração de outras hipóteses, como a exclusão de síndrome de compressão medular (tumores, abscessos etc.).

Considera-se caso confirmado de paralisia flácida aguda/poliomielite quando um paciente com queixa apresenta isolamento do poliovírus selvagem nas próprias fezes ou em amostra de contactante em até 60 dias após surgimento da doença, ou isolamento de poliovírus derivado vacinal até 60 dias após déficit motor, na presença mandatória de sequela neuromuscular. Um caso compatível é a situação em que ocorre suspeita de paralisia flácida aguda/poliomielite sem coleta de fezes com manifestação de sequelas, ou óbito ou conclusão desconhecida. Já um caso descartado é quando há suspeita, mas não há isolamento de poliovírus nas amostras de fezes corretamente armazenadas e avaliadas.

DIAGNÓSTICOS DIFERENCIAIS

No contexto de emergência e pronto atendimento de um paciente com quadro de paralisia flácida aguda, apesar da indispensável notificação, é fundamental incluir outras hipóteses de diagnóstico diferencial, por vezes causas muito mais comuns da síndrome quando comparadas à poliomielite (Tabela 1).

O principal diagnóstico diferencial é a síndrome de Guillain-Barré ou polirradiculoneuropatia desmielinizante inflamatória aguda. Esta é a doença neuropática paralítica aguda mais comum no mundo, sendo geralmente precedida por infecção viral, que desencadeia uma resposta autoimune sobre as proteínas da bainha de mielina e da membrana axonal dos nervos periféricos e suas raízes nervosas. Causas recentemente descritas como possíveis gatilhos da síndrome de Guillain-Barré são a Covid-19 e os arbovírus dengue, zika e chikungunya.

Outra causa muito comum de paralisia flácida aguda é a mielite flácida aguda, com apresentação clínica semelhante à paralisia flácida aguda/poliomielite e distinguida por acometimentos na substância cinzenta da medula espinhal e no tronco encefálico visualizados por exames de imagem. Os agentes das infecções virais que antecedem a mielite flácida aguda são, na maioria das vezes, outros enterovírus não poliovírus, sendo os mais associados o EV-A71 e o EV-D68.

Tabela 1 Características dos diagnósticos diferenciais da paralisia flácida aguda/poliomielite

Diagnóstico	Causas	Clínica	Início	Liquor	Neuroimagem (RNM)
Paralisia flácida aguda/ poliomielite	Poliovírus selvagem Poliovírus vacinal ou derivado vacinal	Pródromos virais, paralisia flácida de progressão variável, hiporreflexia, disfunção respiratória	7-12 dias após infecção	Elevação sutil de proteínas e leucócitos polimorfonucleares	–
Síndrome de Guillain-Barré	*Campylobacter jejuni* Outros vírus Covid-19	Pródromos virais, paralisia flácida de progressão simétrica e ascendente, hipo/ arreflexia, disfunção autonômica, dor, disfunção respiratória	Horas a 10 dias após infecção	Dissociação entre a elevação da proporção de proteínas (muito elevadas) e células (normal ou pouco elevadas)	–
Mielite flácida aguda	EV-A71 EV-D68 Outros vírus Covid-19	Pródromos virais, paralisia flácida de progressão assimétrica, hipo/ arreflexia, disfunção autonômica, perda de coordenação e equilíbrio, disfunção respiratória	Tempo variável de incubação a depender do agente etiológico	Igual à paralisia flácida aguda/ poliomielite	Lesão de medula espinhal com hiperintensidade na substância cinzenta central
Mielite transversa	Esclerose múltipla Encefalomielite disseminada aguda Neuromielite óptica Lúpus eritematoso sistêmico Síndrome do anticorpo antifosfolipídio Infecções virais Tumores primários Síndromes paraneoplásicas Sulfassalazina Abscesso epidural Quimioterápicos Idiopática	Paralisia flácida de progressão variável, hipo/ arreflexia, disfunção autonômica, parestesias e outras alterações sensitivas, dor (além dos sinais e sintomas da causa de base), disfunção respiratória	Horas a dias	Pleocitose variável, aumento na taxa de proteínas, síntese intratecal de IgG (bandas IgG oligoclonais), com predomínio na esclerose múltipla definida (95%) e encefalomielite disseminada aguda (60%) Detecção imune e molecular específicas (infecções virais) Marcadores tumorais	Lesão de medula espinhal presente, principalmente nos casos originados por encefalomielite disseminada aguda, esclerose múltipla e desordens do espectro da neuromielite óptica

(continua)

Tabela 1 Características dos diagnósticos diferenciais da paralisia flácida aguda/poliomielite *(continuação)*

Diagnóstico	Causas	Clínica	Início	Liquor	Neuroimagem (RNM)
Miastenia grave	Autoimune	Fraqueza muscular localizada ou generalizada, geralmente proximal, afetando músculos oculares (diplopia e ptose), disfunção respiratória	–	–	–
Hipopotassemia	Desidratação Diuréticos Distúrbio adrenal Paralisia periódica hipopotassêmica	Paralisia flácida em membros proximais, disfunção respiratória	Súbita pós-prandial	–	–
Abscesso	Infecção bacteriana	Paralisia flácida de progressão assimétrica, possivelmente unilateral	Dias após início da infecção com progressão em 2-3 dias	–	Imagem de coleção

RNM: ressonância magnética.

Outras viroses, no entanto, também podem gerar a paralisia flácida por mecanismos parecidos, como o vírus do Oeste do Nilo, HIV e citomegalovírus (CMV).

A mielite transversa é uma síndrome heterogênea que cursa com disfunção medular aguda ou subaguda e pode se apresentar com paralisia flácida, alteração de sensibilidade e alterações no sistema nervoso autônomo abaixo da lesão. Os mecanismos são pouco elucidados e também parecem ter caráter autoimune. Pode ser causada por diversas doenças de base reumáticas (doenças inflamatórias sistêmicas e autoimunes), infecciosas, desmielinizantes, paraneoplásicas e medicamentosas por intoxicação.

Outros diagnósticos diferenciais para paralisia flácida aguda/poliomielite são doenças neuromusculares, lesões de outras causas da medula espinhal e distúrbios metabólicos. As hipóteses principais estão dispostas na Tabela 1.

CONDUTA TERAPÊUTICA

Pacientes com suspeita de paralisia flácida aguda/poliomielite ou de um dos diagnósticos diferenciais devem ser cuidadosamente monitorizados nos momentos de progressão aguda da doença, com acompanhamento das funções de deglutição, sinais vitais e aferição constante da pressão arterial para antecipar um possível comprometimento respiratório ou complicações hemodinâmicas. A falha respiratória por paralisia dos músculos diafragmático e intercostais ou por depressão do SNC torna necessário o uso de ventilação mecânica com pressão positiva. Não existe, no entanto, tratamento específico comprovado para a poliomielite ou suas sequelas, por isso o acompanhamento e o tratamento fisioterapêutico são cruciais para a manutenção e a melhora da qualidade de vida de pacientes diagnosticados com a doença e com perda funcional posterior. As técnicas de mobilização articular e liberação miofascial são úteis na diminuição de dor e edema, e na recuperação de equilíbrio e capacidade funcional, sendo alternativas eficazes para favorecer a autonomia do paciente em suas atividades cotidianas.

SÍNDROME PÓS-POLIOMIELITE

A síndrome pós-poliomielite é caracterizada como um quadro de início agudo de fraqueza muscular, dor, fadiga e perda de função, iniciado na maioria das vezes entre 30 e 34 anos após o paciente ter sido acometido por paralisia flácida aguda/poliomielite e se recuperado. Os estudos divergem em termos de incidência dessa condição (variam de 20 a 64%). Sexo feminino e idade avançada são fatores de risco.

A causa ainda é incerta, mas provavelmente decorre da exaustão de unidades motoras que sofreram o estresse metabólico da recuperação dos danos nervosos durante o episódio original da doença. Outra hipótese é que ocorra um período de latência do poliovírus no SNC e posterior reativação por nova infecção viral. Os protocolos de fisioterapia diferem um pouco dos pacientes com sequelas da poliomielite, pois o excesso de exercícios pode contribuir com o aumento da fadiga da musculatura. Exercícios moderados e esforços para corrigir o padrão de desgaste são recomendados para reduzir a paresia.

PREVENÇÃO

A quase erradicação dos casos de paralisia flácida aguda/poliomielite no mundo se deve, primordialmente, aos esforços de vacinação em massa.

A vacina injetável da poliomielite (VIP), também conhecida como Salk (em homenagem a seu criador, Jonas Salk), foi testada em humanos pela primeira vez em 1954 e implementada na prática no ano seguinte. Trata-se de uma vacina de vírus inativado, de aplicação IM, que anula as chances de desenvolvimento da doença por imunização.

Por sua vez, a vacina oral da poliomielite (VOP), também chamada de Sabin (em homenagem a seu criador, Albert Sabin), foi licenciada nos EUA em 1960. Trata-se de uma vacina de vírus vivo atenuado, de aplicação VO, sendo extremamente eficaz no objetivo de desencadear imunidade pela proteção das mucosas, o que a fez ser amplamente utilizada após sua introdução e a tornou essencial no controle das epidemias. Possui, no entanto, um risco associado de promover reversão das cepas virais e gerar a paralisia flácida aguda/poliomielite por poliovírus derivado vacinal, sendo por isso desaconselhada em indivíduos que tenham algum grau de comprometimento do sistema imune.

No mundo, os países da América do Norte e da Europa ocidental foram os primeiros a cessarem a endemia de paralisia flácida aguda/poliomielite dentro de seus territórios, mas em 1988 ainda existiam mais de 125 países endêmicos, sendo a maioria nações da América Latina e a quase totalidade dos países africanos, asiáticos e do Oriente Médio. Isso foi crucial para a Assembleia Mundial da Saúde, realizada pela OMS no mesmo ano, estipular uma meta de erradicação para o ano de 2000, criando um programa global de organização de recursos e estratégias voltado para novas campanhas de vacinação. Países com uma boa infraestrutura do sistema de saúde foram capazes de seguir o programa (incluindo o Brasil), e em 2000 o número de casos de paralisia flácida aguda/poliomielite, quando comparado a 1988, foi reduzido em mais de 99%.

De 2000 a 2010, iniciou-se uma segunda fase desse programa, focando os países remanescentes e seus obstáculos: dificuldade de acesso em populações periféricas, problemas de segurança pública e campanhas de vacinação de qualidade e alcance insuficientes. Ao final dessa década, restaram apenas quatro países endêmicos, e em 2011 a Índia teve a doença erradicada. Após 4 anos sem novos casos, a Nigéria recebeu em 2020 a certificação da OMS e foi declarada livre do poliovírus selvagem. Os países remanescentes são Paquistão e Afeganistão. Ambos ainda enfrentam dificuldades maiores de acesso à margem da sociedade e insegurança (profissionais de saúde vinculados ao programa de erradicação têm sua ação impedida por organizações terroristas).

No Brasil, as vacinas injetáveis começaram a ser utilizadas em pequena escala a partir de 1955, por iniciativas de médicos das cidades do Rio de Janeiro e São Paulo, e, nos anos seguintes, com a falta de mudança nos casos de paralisia flácida aguda/poliomielite, junto das discussões na área da saúde comparando a eficácia e a efetividade das duas vacinas que ecoavam os debates de sociedades médicas internacionais, foi definida pelo Ministério da Saúde a adoção da vacina oral em 1961, sendo sucedida, poucos meses depois, pela primeira campanha de vacinação oral contra a poliomielite no país. As campanhas seguintes foram desorganizadas e boa parte das crianças vacinadas eram de classes socioeconômicas mais altas, recebendo as doses de seus médicos particulares, o que moldou, gradualmente, a epidemiologia como se encontra hoje.

Em 1971, foi criado o Plano Nacional de Controle da Poliomielite, que fomentou campanhas mais regulares. Posteriormente, esse plano foi incluído no Programa Nacional de Imunizações (PNI), instituído em 1973. Nos anos seguintes, a ideia de campanhas foi substituída pela vacinação contínua nas unidades de atenção primária, o que perdura até hoje. Em 1986, foi criado o grupo de trabalho para a erradicação da poliomielite, visando a aumentar a vigilância e as análises específicas sobre o comportamento da paralisia flácida aguda/poliomielite, além de impulsionar novas operações de vacinação em massa em cidades onde fossem identificados mais casos (a maioria delas no Nordeste). Em 1989, o poliovírus selvagem foi isolado pela última vez no país e em 1994 o Brasil recebeu a certificação da erradicação da poliomielite, permanecendo livre da endemia desde então.

Em 2016, houve uma atualização do calendário vacinal do Programa Nacional de Imunizações, a partir da qual as crianças devem receber três doses da vacina injetável e somente depois recebem as doses de reforço com a vacina oral. Essa mudança é corroborada pelas recomendações da OMS e se justifica como uma forma de manter os esforços pela erradicação mundial da doença por meio da proteção oferecida pela vacina oral ao mesmo tempo em que se diminui a chance de um caso de poliomielite pós-vacinal, visto que os indivíduos já estarão imunizados pela vacina injetável quando receberem as doses de reforço.

Tabela 2 Recomendações da vacinação para poliomielite

Idade	Vacina da poliomielite
2 meses	VIP (1ª dose)
4 meses	VIP (2ª dose)
6 meses	VIP (3ª dose)
15 meses	VOP (1ª dose)
4 anos	VOP (2ª dose)

VIP: vacina injetável da poliomielite; VOP: vacina oral da poliomielite.
Adaptada de Brasil, 2020.

A Campanha Nacional de Vacinação contra a Poliomielite estipula uma meta de pelo menos 95% de cobertura vacinal de todas as crianças com idade inferior a 5 anos, compreendendo as doses das duas vacinas. Os dados contabilizados pelo Sistema de Informação do Programa Nacional de Imunizações (SI-PNI), no entanto, mostram uma tendência de queda nas taxas de vacinação nos últimos anos. Desde 2016, em todos os anos, a porcentagem de cobertura almejada não tem sido atingida, com números piores na aplicação da vacina oral (Figura 3).

CONSIDERAÇÕES FINAIS

A paralisia flácida aguda/poliomielite é uma condição não compreendida pela maioria dos profissionais como um problema ainda existente, com grande impacto na qualidade de vida e relevância epidemiológica diretamente influenciada por estratégias públicas de prevenção. O avanço no combate à doença foi significativo até o momento, mas a incapacidade de erradicar a poliomielite pode se transformar em uma emergência global em termos de saúde pública, por conta da manutenção dos casos confirmados por poliovírus selvagem no Afeganistão e no Paquistão, ainda proporcionando casos endêmicos notificados no Oriente Médio.

É essencial propagar o conhecimento sobre a paralisia flácida aguda/poliomielite para a comunidade acadêmica e atuante na área da saúde, buscando fornecer ferramen-

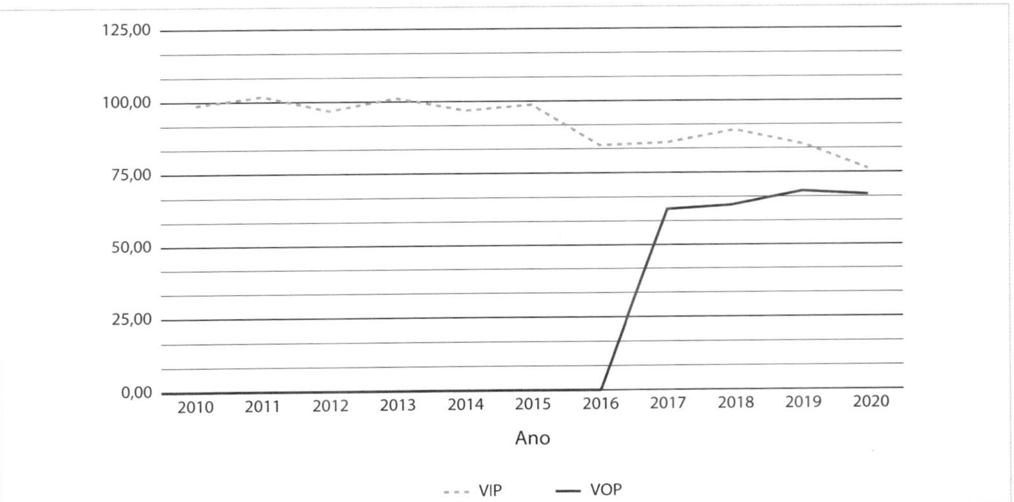

Figura 3 Taxas de cobertura vacinal das vacinas da poliomielite de 2010 a 2020 no Brasil. (DataSUS/SI-PNI, 2021).

VIP: vacina injetável da poliomielite; VOP: vacina oral da poliomielite.

tas para a adequada conduta nos pacientes com a síndrome de paralisia flácida aguda e diferenciação de suas hipóteses de diagnóstico diferencial, além do correto preenchimento da notificação compulsória. Soma-se a isso o contexto contemporâneo de deslegitimação das vacinas, visível nos dados que revelam diminuição da cobertura vacinal (para as vacinas da poliomielite e outras do Programa Nacional de Imunizações). Desse modo, torna-se evidente a validade do trabalho de conscientização sobre o compromisso coletivo de prevenção primária.

BIBLIOGRAFIA

1. Bahia. Secretaria de Saúde do Governo do Estado da Bahia. Paralisia flácida aguda. Atualização em: 2015. Disponível em: http://www.saude.ba.gov.br/suvisa/vigilancia-epidemiologica/doencas-imunopreveniveis/paralisia-flacida-aguda.
2. Bahl S, Bhatnagar P, Sutter RW, Roesel S, Zaffran M. Global polio eradication: way ahead. Indian J Pediatr. 2018; 85(2):124-31.
3. Brasil. Ministério da Saúde. Calendário Nacional de Vacinação. Atualização em: 2020. Disponível em: https://www.saude.go.gov.br/files/imunizacao/calendario/Calendario.Nacional.Vacinacao.2020.atualizado.pdf.
4. Brasil. Ministério da Saúde. Doenças infecciosas e parasitárias: guia de bolso. 8. ed. Brasília: Ministério da Saúde; 2010.
5. Brasil. Ministério da Saúde. Sistema de Informação de Agravos de Notificação (SINAN net). Paralisia flácida aguda. Atualização em: 2020. Disponível em: http://tabnet.datasus.gov.br/cgi/deftohtm.exe?sinannet/cnv/pfabr.def.
6. Brasil. Ministério da Saúde. Sistema de Informação do Programa Nacional de Imunizações (SI-PNI). Atualização em: 26 mar. 2021. Disponível em: http://tabnet.datasus.gov.br/cgi/dhdat.exe?bd_pni/cpnibr.def.
7. Campos ALV, Nascimento DR, Maranhão E. A história da poliomielite no Brasil e seu controle por imunização. História, Ciências, Saúde-Manguinhos. 2003; 10(suppl 2):573-600.
8. El País Internacional. África fica livre da pólio. Atualização em: 25 ago. 2020. Disponível em: https://brasil.elpais.com/internacional/2020-08-25/africa-fica-livre-da-polio.html.
9. Organização das Nações Unidas. Afeganistão e Paquistão retomam vacinação contra a pólio após pausa por COVID-19. Atualizado em: 11 ago. 2020. Disponível em: https://news.un.org/pt/story/2020/08/1722822.
10. Puccioni-Sohler M. Diagnóstico de neuroinfecção com abordagem dos exames do líquido cefalorraquidiano e neuroimagem. Rio de Janeiro: Rubio; 2008.
11. Rahimi K. Guillain-Barre syndrome during COVID-19 pandemic: an overview of the reports. Neurol Sci. 2020; 41(11):3149-56.
12. Ropper AH, Samuels MA, Klein JP Prasad S. Adams and Victor's principles of neurology. 11. ed. McGraw-Hill Education; 2019.
13. Scheld WM, Whitley RJ, Marra CM. Infections of the central nervous system. 4. ed. Wolters Kluwer Health; 2014.
14. Trajano ILO, Nichilatti LP, Ferreira RMP, Linhares MA, Cuzcano CAS, Marques Júnior DV, et al. Epidemiologia da paralisia flácida aguda no Brasil de 2014 a 2018. Brazilian J Heal Rev. 2020; 3(4):9522-32.
15. World Health Organization. AFP/polio data. Atualizado em: 25 mar. 2021. Disponível em: https://extranet.who.int/polis/public/CaseCount.aspx.

8

Meningoencefalites e suas complicações

Amanda Carvalho de Oliveira
Marco Antonio Lima

DESTAQUES

- A meningite é a inflamação das meninges que recobrem o cérebro. Já a encefalite se caracteriza pela inflamação do parênquima cerebral com disfunção neurológica associada.
- Nos países desenvolvidos, a incidência de meningite bacteriana reduziu desde a implementação do calendário vacinal contra os principais agentes, porém, por conta de sua alta letalidade, ainda é considerada uma enfermidade de grande importância epidemiológica.
- A investigação de meningoencefalites deve ser iniciada tão logo possível com hemoculturas e punção lombar, e seguida de início de tratamento empírico até que se isole o agente etiológico, quando se torna possível direcioná-lo à causa específica.
- Os exames de imagem são recomendados nas avaliações das meningites, porém não são obrigatórios, não devendo atrasar o início das condutas. Alteração do nível de consciência ou sinais focais neurológicos são achados que indicam avaliação radiológica antes da punção lombar.

INTRODUÇÃO

A meningite é uma síndrome caracterizada por febre, cefaleia e sinais de irritação meníngea decorrentes da inflamação no espaço subaracnóideo. O tempo de apresentação (aguda, subaguda ou crônica) e o curso da doença dependem da etiologia e das medidas iniciais tomadas para o tratamento apropriado. A meningite aguda geralmente se manifesta em um intervalo de horas a dias, sendo a infecção bacteriana e viral as causas mais comuns. Diagnósticos diferenciais mais raros podem ser causados por outros patógenos e causas não infecciosas, sendo essas denominadas meningites assépticas.

Ainda que atualmente exista ampla disponibilidade de terapias eficazes, a morbidade e a mortalidade, sobretudo das meningites bacterianas, permanecem substanciais, o que enfatiza a importância do reconhecimento e do manejo imediato de casos suspeitos.

Alguns pacientes ainda podem apresentar alteração de nível de consciência e sinais focais neurológicos, configurando casos de encefalite.

EPIDEMIOLOGIA

A meningite bacteriana aguda afeta todas as faixas etárias. Após o sucesso das terapias vacinais que reduziram a incidência de meningite, principalmente na infância, a incidência tornou-se maior em jovens e idosos.

Os organismos mais comuns são *Streptococcus pneumoniae* (responsável por mais da metade de todos os casos), *Neisseria meningitidis*, *Listeria monocytogenes*, estreptococos do grupo B e *Haemophilus influenzae*.

Ainda que a incidência de meningite bacteriana tenha diminuído nas últimas décadas como consequência do uso das vacinas, a mortalidade da doença permanece alta – em torno de 9,4% para crianças e cerca de 20% ou mais em adultos, a depender do organismo e do estado imunológico do paciente.

Estreptococos do grupo B (p. ex., *Streptococcus agalactiae*), assim como *L. monocytogenes*, podem representar casos de infecção por transmissão vertical (materno-fetal), em razão da colonização do trato urogenital feminino por essas bactérias. Além disso, *L. monocytogenes* representa um patógeno de grande importância epidemiológica em idosos e indivíduos imunocomprometidos com meningite. No contexto de infecções nosocomiais, o maior número ocorre por *Staphylococcus aureus*, principalmente relacionados a complicações pós-intervenções neurocirúrgicas ou disseminação hematogênica com foco primário fora do SNC.

Ainda que seja de importância epidemiológica falar sobre os principais patógenos envolvidos nos casos de meningite bacteriana, a maioria dos casos de meningite é viral. Predominam as infecções por grupos virais com maior neurotropismo, como: família dos enterovírus (cerca de 60% dos casos), herpesvírus, arbovírus e HIV – principalmente durante a infecção aguda ou em casos de interrupção de tratamento antirretroviral.

Em casos em que há infecção do parênquima cerebral, além das meninges, esses patógenos podem causar também quadros de encefalite ou meningoencefalite.

Até 12,6:100.000 indivíduos são afetados por encefalite anualmente, com maior incidência entre as crianças. As causas incluem principalmente os vírus, mas também há casos relacionados a bactérias (especialmente bactérias intracelulares, como *Mycoplasma pneumoniae*), parasitas, fungos e causas autoimunes. Tratam-se de diagnósticos diferenciais.

A encefalite por vírus herpes simples tipo 1 (HSV-1) é a encefalite viral mais prevalente. A idade de incidência é bimodal, com picos em jovens e idosos. A maioria dos quadros são causados pelo HSV-1, mas cerca de 10% são causados pelo HSV-2. Este último ocorre tipicamente em indivíduos imunocomprometidos e recém-nascidos, nos quais pode causar infecção disseminada.

Vírus Varicella-zoster (VZV) também representa importância epidemiológica, junto a alguns arbovírus (principalmente a família dos flavivírus, como o vírus da encefalite japonesa, o vírus do Nilo Ocidental e o vírus zika), em virtude da maior gravidade dos quadros de encefalite causados por esses grupos. Além disso, citomegalovírus (CMV) deve ser sempre pensado como diagnóstico diferencial em pacientes imunocomprometidos.

FISIOPATOLOGIA

A meningite é a inflamação das meninges que recobrem o cérebro e o espaço subaracnóideo, podendo se estender e envolver o córtex cerebral e a medula espinhal. Já a encefalite se caracteriza pela inflamação do parênquima cerebral com disfunção neurológica associada.

A propagação de patógenos e, portanto, do processo inflamatório pode ocorrer por meio do epitélio do plexo coroide ou do endotélio dos capilares e da bainha de nervos, como o nervo olfatório. Assim, ultrapassada a barreira hematoencefálica, uma cascata inflamatória é desencadeada no liquor.

Na encefalite aguda, inflamação e edema ocorrem nas áreas infectadas ao longo de ambos os hemisférios cerebrais, tronco encefálico, cerebelo e, ocasionalmente, medula.

SINAIS E SINTOMAS

A tríade clássica de meningite aguda inclui febre, cefaleia e rigidez de nuca. Cerca de 95% dos pacientes com meningite bacteriana apresentam pelo menos dois dos sintomas da tríade, logo, a ausência de um dos sintomas não deve excluir o diagnóstico. A tríade completa é observada em apenas 44% dos pacientes.

Pacientes com mais de 65 anos de idade podem ter uma apresentação atípica. Febre, cefaleia e rigidez de nuca podem não estar presentes, e um quadro de confusão mental inespecífico é comum. Além disso, muitos idosos já apresentam rigidez de nuca por processos osteoarticulares crônicos, podendo ser difícil avaliar esse sintoma como novo.

Meningites virais frequentemente são precedidas de quadros inespecíficos de febre, mialgias e desconforto gastrointestinal em alguns casos.

Crises convulsivas ocorrem em cerca de 20% dos pacientes com meningite bacteriana e estão associados a um pior prognóstico. Já alteração do nível de consciência, quando presente, sugere hipertensão intracraniana ou acometimento do parênquima cerebral.

A encefalite manifesta-se geralmente como um quadro de encefalopatia. Outras manifestações típicas são febre, convulsões e achados neurológicos focais. Alguns pacientes podem apresentar também alterações psiquiátricas e distúrbios do movimento (como discinesias), mais típicos das etiologias autoimunes.

A apresentação clínica de febre, alteração do estado mental e convulsões é típica da encefalite causada pelo vírus herpes simples. Alucinações olfativas e sensação de *déjà vu* também são comuns nas fases iniciais do quadro e refletem a predileção desse vírus pelo lobo temporal.

Erupções cutâneas são manifestações que também podem estar presentes e constituem importantes pistas etiológicas, como nas infecções por enterovírus e vírus Varicella-zoster. Além disso, um quadro de púrpura hemorrágica é sugestivo de meningococcemia (com ou sem meningite), porém não é um achado obrigatório.

EXAMES E INVESTIGAÇÃO

A investigação deve ser iniciada com exame físico detalhado e anamnese, a fim de identificar possíveis fatores associados ao início do quadro. A anamnese deve incluir histórico de doenças recentes e crônicas, incluindo possíveis condições de imunodepressão, contato com pessoas enfermas, viagens e histórico vacinal.

Um foco primário de infecção em outras partes do organismo pode influenciar no diagnóstico do provável patógeno e, portanto, no tratamento.

Antes da administração da primeira dose de antibióticos, é necessária a coleta de hemoculturas. A punção lombar para coleta de liquor deve ser realizada tão logo for possível. Esse exame é crucial na investigação, permitindo muitas vezes a rápida confirmação de um quadro de meningite e/ou encefalite, bem como seu agente etiológico. Os demais exames estão descritos na Tabela 1.

Existe preocupação quanto à realização de punção lombar antes que sejam afastadas contraindicações pela neuroimagem; no entanto, na maioria dos casos de síndromes meníngeas puras ou mesmo de meningoencefalites, a punção lombar não oferece risco. Recomenda-se que a imagem preceda a punção lombar nos seguintes casos: alteração do nível de consciência, presença de sinais focais ou papiledema, imunodepressão e crises epilépticas. Em pacientes anticoagulados, indica-se reversão adequada antes da punção lombar, enquanto em pacientes com distúrbios hemorrágicos a terapia de reposição é indicada.

O liquor de uma infecção bacteriana geralmente demonstra pressão de abertura elevada, pleocitose polimorfonuclear (predomínio de neutrófilos), hipoglicorraquia (proporção de glicose inferior a 0,36 em relação ao soro) e hiperproteinorraquia, que demonstra processo inflamatório presente (Tabela 2). Já em casos de infecções virais, apresenta alterações mais discretas de proteínas, níveis geralmente normais de glicose e pleocitose também mais discreta, com padrão mononuclear (principalmente linfócitos). Pode haver predomínio polimorfonuclear em períodos iniciais da infecção e nas encefalites por vírus herpes simples e vírus Varicella-zoster. Pela natureza hemorrágica, glóbulos vermelhos e xantocromia podem ser identificados como manifestações tardias do liquor.

Ausência de pleocitose torna o diagnóstico de meningite bacteriana menos provável, mas não o exclui. Crianças, imunocomprometidos ou pacientes em uso prévio de antibióticos, p. ex., podem ter contagem normal de leucócitos no liquor. Alguns casos podem, ainda, apresentar pleocitose mista, o que pode representar um desafio diagnóstico, como no caso das infecções por *L. monocytogenes*, que pode fazer com que o liquor apresente características mistas entre as observadas em infecções virais e bacterianas.

A PCR para vírus herpes simples dosada precocemente (menos de 48 horas após início dos sintomas) pode ser falsamente negativa, assim como as alterações de celularidade que podem não estar presentes na primeira punção. Nesse caso, recomenda-se repetir a punção lombar em 48 a 72 horas se houver grande suspeita e apenas em caso de nova PCR negativa suspender o antiviral.

A cultura do liquor é considerada padrão-ouro para o diagnóstico de meningite bacteriana. A sensibilidade é de 70 a 85% antes da exposição ao antibiótico, com queda de sensibilidade em 20% após a pré-administração de antibiótico. Já para o diagnóstico das meningites virais, o padrão-ouro passa a ser a PCR.

Marcadores inflamatórios séricos, como proteína C reativa e procalcitonina, costumam apresentar títulos mais elevados em infecções bacterianas, funcionando como um dado que diferencia dos quadros de meningite viral ou asséptica. Por fim, testagem para HIV deve ser considerada, em especial em pacientes com suspeita de imunodepressão ou síndromes infecciosas expressivas.

A RNM é a modalidade padrão de imagem e deve ser realizada o mais rápido possível (idealmente nas primeiras 24 a 48 horas após admissão) em todos os pacientes com suspeita de encefalite para os quais o diagnóstico é incerto. Na indisponibilidade de RNM, TC pode ser utilizada, principalmente para afastar alterações estruturais.

Nos casos de encefalite por vírus herpes simples, a RNM geralmente revela alterações nos lobos temporais com padrão característico (Figura 1), sendo uma evidência que auxilia muito no diagnóstico etiológico. Es-

Tabela 1 Exames para investigação de menigoencefalites

	População geral	Imunossuprimidos
Sangue	Hemoculturas, hemograma completo, glicemia, marcadores inflamatórios (proteína C reativa, procalcitonina, lactato), sorologias e/ou antígenos específicos	Anti-HIV 1 e 2, pesquisa para fungos (infecções oportunistas), cultura para *Mycobacterium tuberculosis* e *Listeria monocytogenes*
Liquor	Pressão de abertura, celularidade, concentração de glicose e proteínas, cultura e exame direto pelo Gram, teste de látex, pesquisa de anticorpos e PCR específicas, lactato	Cultura para *Listeria*, PCR para germes mais comuns em situação de imunossupressão (citomegalovírus, vírus Epstein-Barr), VDRL
Outros	RNM ou TC, EEG, *swab* de orofaringe e retal	BAAR, considerar rastreio neoplásico

BAAR: bacilo álcool-ácido resistente; EEG: eletroencefalograma; HIV: vírus da imunodeficiência humana; PCR: reação em cadeia da polimerase; RNM: ressonância magnética; TC: tomografia computadorizada; VDRL: estudo laboratorial de doenças venéreas.
Adaptada de Griffiths et al., 2018.

Tabela 2 Principais alterações do liquor nas meningoencefalites

Características	Normal	Bacteriano	Viral	Tuberculose/fungos
Pressão de abertura (cm)	10-20	Aumentada	Normal/levemente aumentada	Aumentada
Celularidade (células/mm^3)	< 5	Aumentada (> 100)	Aumentada (5-1.000)	Ligeiramente aumentada (< 500)
Diferencial	–	Neutrófilos	Linfócitos	Linfócitos
Proteínas (g/L)	< 0,45	Aumentadas (> 1)	Ligeiramente aumentadas (0,5-1)	Aumentadas (1-5)
Glicose (mmol)	2,6-4,5	Muito reduzida	Normal/levemente reduzida	Reduzida

Adaptada de Griffiths et al., 2018.

sas alterações geralmente são assimétricas e, quando simétricas, podem sugerir uma encefalite límbica autoimune.

O eletroencefalograma (EEG) não precisa ser realizado rotineiramente, mas pode mostrar alterações precoces nos casos de encefalite. Ademais, pode auxiliar em pacientes com quadros de alteração de comportamento ou crises convulsivas não típicas nas quais há dúvida entre condições psiquiátricas ou orgânicas.

Pacientes com histórico de viagens para áreas endêmicas de malária, dengue ou febre chikungunya devem ter esses agentes etiológicos considerados em sua investigação.

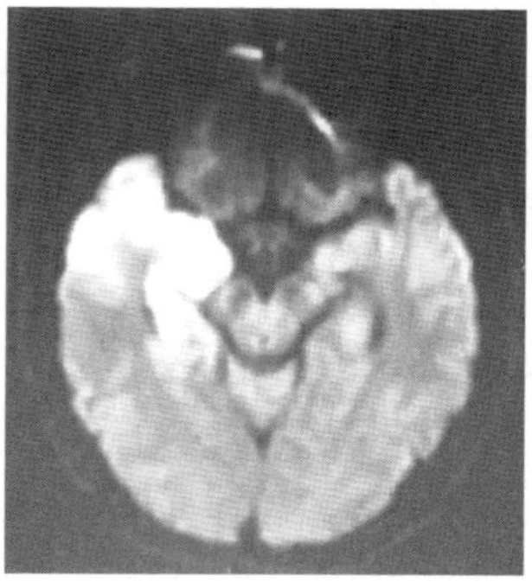

Figura 1 Sequência de difusão de RNM de crânio mostrando lesão temporal direita em paciente com encefalite por vírus herpes simples 1 (HSV-1).

RNM: ressonência nuclear magnética.
Imagem retirada do acervo pessoal das autoras.

DIAGNÓSTICO E DIAGNÓSTICO DIFERENCIAL

A investigação diagnóstica baseia-se sobretudo nos exames iniciais (culturas, liquor e imagem – quando indicada) e na história do paciente. Histórico de viagens recentes, sintomas associados e contato com outras pessoas com meningite são outras pistas diagnósticas úteis na elucidação do quadro.

As causas não infecciosas devem ser sempre pensadas como diagnósticos diferenciais. Encefalites autoimunes, p. ex., usualmente acometem múltiplas áreas, incluindo hemisférios cerebrais, cerebelo, tronco cerebral, medula espinhal e nervos cranianos. Além disso, costumam apresentar padrão subagudo e alterações mais sutis do liquor.

Outro importante diagnóstico a ser considerado é a encefalomielite disseminada aguda (ADEM), uma condição desmielinizante que costuma ser pós-infecciosa, como em casos de sarampo ou infecção pelo vírus zika.

Quadros de encefalite podem ser difíceis de diferenciar de uma encefalopatia séptica. Esta última condição, no entanto, geralmente está associada com sepse sistêmica com poucas alterações liquóricas e sinais neurológicos simétricos.

TRATAMENTO

Medidas iniciais

Depois da estabilização hemodinâmica, deve-se atentar para o controle de convulsões e da pressão intracraniana, quando necessário. Com essas condições estabilizadas, deve-se iniciar o mais rapidamente possível o tratamento empírico apropriado para as causas suspeitas, uma vez que a demora no início do tratamento pode significar a evolução para quadros mais graves.

A escolha do esquema antibiótico deve ser guiada por dados clínicos e epidemiológicos, conforme orientado na Tabela 3. Em casos suspeitos de meningite bacteriana comunitária, recomenda-se iniciar uma cefalosporina de terceira ou quarta geração associada à vancomicina.

L. monocytogenes é uma causa rara de meningite bacteriana, porém deve ser considerada em casos de meningite em imunodeprimidos, grávidas, alcoolistas e idosos (mais de 65 anos de idade). Uma vez que esse patógeno apresenta resistência inata às cefalosporinas, ampicilina deve ser acrescida ao esquema terapêutico.

Tabela 3 Tratamento empírico sugerido para meningite bacteriana

Condições	Agentes mais comuns	Tratamento empírico sugerido
2-50 anos, imunocompetentes	*Neisseria meningitidis* e *Streptococcus pneumoniae*	Ceftriaxona*
> 50 anos ou imunocomprometidos	*N. meningitidis*, *S. pneumoniae*, *Listeria monocytogenes* e bacilos Gram-negativos	Ceftriaxona* + Ampicilina
Trauma penetrante ou pós-neurocirurgia	*S. aureus*, bacilos Gram-negativos, estafilococos coagulase-negativos	Vancomicina + Cefepima, ceftazidima ou meropeném (seguir orientação do CCIH local)

CCIH: Centro de Controle de Infecção Hospitalar.
* Associar vancomicina se alta prevalência de pneumococo com resistência intermediária a ceftriaxona na comunidade.
Adaptada de Griffiths et al., 2018.

Com exceção de alguns herpesvírus, não há tratamentos específicos para outras meningites virais, mas a encefalite por vírus herpes simples 1 (HSV-1) costuma ser grave e atrasos no início do tratamento estão associados a um pior prognóstico. Por isso, em casos de meningoencefalites, até se provar o agente etiológico, recomenda-se o tratamento empírico com aciclovir IV. A dose recomendada é de 10 mg/kg a cada 8 horas, por 14 a 21 dias, em casos de diagnóstico confirmado por vírus herpes simples 1 ou 2 ou Varicella-zoster. Se, após esse tempo, ainda houver positividade na PCR no liquor, considera-se prolongar o tratamento, sobretudo em pacientes imunocomprometidos. Nas infecções do SNC por citomegalovírus ou herpesvírus humano 6 (HHV-6), recomenda-se o tratamento com ganciclovir ou foscarnet.

O uso de corticosteroides associado ao tratamento ainda divide opiniões, porém estudos demonstram bons resultados, com redução de morbidade e mortalidade, principalmente nos casos de meningite de etiologia bacteriana, quando usados precocemente.

A dose de dexametasona é de 10 mg, IV, devendo ser administrada antes da primeira dose de antibióticos (ou simultaneamente à primeira dose de antibiótico) e depois a cada 6 horas, por cerca de 4 dias. Caso a etiologia bacteriana seja afastada, a dexametasona deve ser descontinuada.

Após a confirmação etiológica, sendo isolada uma bactéria específica, o tempo de tratamento é determinado conforme consta na Tabela 4.

Tabela 4 Tratamento específico das meningoencefalites por etiologia

Microrganismo	Tratamento sugerido	Alternativa
*Streptococcus pneumoniae**	Ceftriaxona 2 g, IV, a cada 12 horas (ou penicilina G, se sensível) + Vancomicina 15-20 mg/kg, IV, a cada 12 horas, por 10-14 dias	Ampicilina, cefotaxima, cefepima, meropeném, cloranfenicol** Rifampicina 600 mg, IV, a cada 12 horas (se houver resistência à vancomicina ou insuficiência renal crônica*) Moxifloxacino
Neisseria meningitidis	Ceftriaxona 2 g, IV, a cada 12 horas (ou penicilina G, se sensível), por 7 dias	Ampicilina, cefotaxima, meropeném, cloranfenicol ou moxifloxacino
Haemophilus influenzae	Ceftriaxona 2 g, IV, a cada 12 horas ou Ampicilina 2 g, IV, a cada 4 horas, por 10 dias	Cefotaxima, cefepima, meropeném, cloranfenicol,** aztreonam
Listeria monocytogenes	Ampicilina 2 g, IV, a cada 4 horas, por 21 dias	Sulfametoxazol+trimetoprima,** meropeném
Staphylococcus aureus	Vancomicina 15-20 mg/kg, IV, a cada 12 horas (ou oxacilina), por 21 dias	Linezolida + Rifampicina
Herpes simples 1 ou 2, Varicella-zoster	Aciclovir 10 mg/kg, IV, a cada 8 horas, por 14-21 dias	–

IV: via intravenosa.
* Após isolamento e realização do antibiograma, manter monoterapia com ceftriaxona se possível.
** Pacientes com histórico de reação alérgica grave/anafilaxia a penicilinas e/ou cefalosporinas.
Adaptada de Griffiths et al., 2018.

Em alguns casos, preconiza-se repetir a punção lombar para avaliar se houve negativação da cultura.

Indicação de internação

As meningites e encefalites agudas, por conta de seu potencial de evolução rápida e complicações, exigem internação imediata e tratamento da fase aguda em regime hospitalar, preferencialmente em UTI, com vigilância neurológica.

PREVENÇÃO

Atualmente, o calendário vacinal oferecido pelo Ministério da Saúde confere proteção contra infecções bacterianas potencialmente graves. As vacinas disponíveis e que fazem parte do Programa Nacional de Imunizações (PNI) são: pentavalente (*H. influenzae*), pneumocócica 10, pneumocócica 23, meningocócica tipo C e vacina BCG (que protege contra formas graves da tuberculose, como a meningite tuberculosa). Além disso, as vacinas meningocócicas tipo B e tipo ACWY são disponibilizadas na rede privada e recomenda-se que sejam ministradas sempre que possível.

Uma vez que a doença pode desenvolver-se rapidamente, a partir de casos isolados de meningite por *N. meningitidis*, preconiza-se administrar tratamento profilático a todos os familiares e outros contatos próximos que tiveram contato íntimo com o paciente infectado, conforme apresentado na Tabela 5.

FATORES DE RISCO

O risco da doença e a mortalidade por meningite aumentam com condições de imunossupressão, anemia falciforme, alcoolismo, doenças crônicas, neoplasias e presença de fístula liquórica. Já no caso da meningite por *L. monocytogenes*, soma-se à lista de fatores de risco a idade avançada.

Condições que afetam o epitélio da nasofaringe contribuem para infecções e, consequentemente, aumentam o risco de doença invasiva, entre elas: tabagismo e danos à mucosa nasofaríngea.

COMPLICAÇÕES

As complicações da meningite bacteriana aguda incluem convulsões (17%), AVC isquêmico (14 a 25%), hidrocefalia (3 a 5%), empiema subdural (3%), abscesso cerebral (5%) e trombose do seio venoso (1%). A mortalidade é mais significativa nos quadros de meningite bacteriana, chegando a cerca de 57% na sepse meningocócica e 30% na infecção pneumocócica. A meningite pneumocócica pode deixar sequelas em até 30% dos

Tabela 5 Profilaxia recomendada para *Neisseria meningitidis*

Fármaco	Dosagem	Duração
Rifampicina	5 mg/kg, VO, a cada 12 horas (< 1 mês de vida) 10 mg/kg (máximo: 600 mg/dia), VO, a cada 12 horas (crianças > 1 mês e adultos)	2 dias
Ciprofloxacino	500 mg/dia (> 18 anos) Não utilizar na gestação	Dose única
Ceftriaxona	250 mg, IM (adultos ou gestantes)	Dose única

IM: via intramuscular; VO: via oral.
Adaptada de Davis, 2018.

indivíduos sobreviventes, incluindo perda de audição, síndromes epilépticas e déficits neurológicos focais, cognitivos e psicológicos.

Indivíduos idosos apresentam maior risco de infecção por *L. monocytogenes*, podem apresentar complicações renais e pulmonares e estão sujeitos a maiores taxas de mortalidade.

SITUAÇÕES DE DIFÍCIL RECONHECIMENTO

No contexto de pacientes imunodeprimidos, pode ser mais difícil reconhecer a etiologia dos sinais neurológicos. Nesses casos, patógenos mais raros devem ser considerados como diagnósticos diferenciais (Tabela 6).

Tabela 6 Causas incomuns de meningoencefalites

Infecções bacterianas
Mycobacterium tuberculosis
Outras micobactérias
Listeria monocytogenes
Bartonella spp.
Salmonella spp.
Klebisiella spp.
Infecções virais
Citomegalovírus
Herpesvírus humano 6 e 7
Vírus Epstein-Barr
Meningite asséptica pós-HIV
Vírus JC (LEMP)
Outras
Cryptococcus neoformans
Toxoplasma gondii
Aspergillus fumigatus

HIV: vírus da imunodeficiência humana; LEMP: leucoencefalopatia multifocal progressiva.
Adaptada de Toledano et al., 2019.

BIBLIOGRAFIA

1. Bartt R. Acute bacterial and viral meningitis. Continuum (Minneap Minn). 2012, 18(6):1255-70.
2. Davies N, Thwaites G. Infections of the nervous system. Pract Neurol. 2011; 11(2):121-31.
3. Davis LE. Acute bacterial meningitis. Continuum (Minneap Minn). 2018; 24(5):1264-83.
4. Fitch MT, Abrahamian FM, Moran GJ, Talan DA. Emergency department management of meningitis and encephalitis. Infect Dis Clin North Am. 2008; 22(1):33-52.
5. Griffiths MJ, Mcgill F, Solomon T. Management of acute meningitis. Clin Med. 2018;18(2):164.
6. Roos KL, Greenlee JE. Meningitis and encephalitis. Continuum (Minneap Minn). 2011; 17(5):1010-23.
7. Solomon T, Michael BD, Smith PE, Sanderson F, Davies NWS, Hart IJ, et al. Management of suspected viral encephalitis in adults: Association of British Neurologists and British Infection Association National Guidelines. J Infect. 2012; 64(4):347-73.
8. Steiner I, Budka H, Chaudhuri A, Koskiniemi M, Sainio K, Salonen O, et al. Viral meningoencephalitis: a review of diagnostic methods and guidelines for management. Eur J Neurol. 2010; 17(8):999-e57.
9. Toledano M, Davies NWS. Infectious encephalitis: mimics and chameleons. Pract Neurol. 2019; 19(3):225-37.
10. Venkatesan A, Michael BD, Probasco JC, Geocadin RG, Solomon T. Acute encephalitis in immunocompetent adults. Lancet. 2019; 393(10172):702-16.

9

Infecções oculares

Ana Luiza Biancardi Barreto
André Luiz Land Curi

DESTAQUES

- A etiologia mais comum da conjuntivite é viral.
- A celulite orbitária é uma condição grave, com indicação de internação e instituição de antibioticoterapia IV.
- O quadro clínico mais comum da toxoplasmose ocular é de olho vermelho, dor ocular variável, baixa de acuidade visual e moscas-volantes.
- A conjuntivite por esporotricose tem se tornado comum em áreas hiperendêmicas, como o Estado do Rio de Janeiro.

CONJUNTIVITE

A conjuntivite é uma das causas mais frequentes de consultas em oftalmologia em serviços de urgência e emergência. Trata-se do processo inflamatório da conjuntiva (fina membrana que recobre o olho), podendo ser infecciosa (bacteriana ou viral), alérgica ou tóxica. A conjuntivite viral é a mais comum e costuma ocorrer em surtos no verão. Trata-se de uma doença contagiosa por meio de secreção contaminada.

O paciente apresenta olho vermelho, que pode variar de vermelhidão leve a intensa, desconforto (raramente dor), sensação de corpo estranho, secreção mucopurulenta e edema palpebral (Figura 1, A e B). Em muitos casos, apresenta pseudomembranas na conjuntiva tarsal e no fundo de saco inferior.

Ao exame de biomicroscopia, são observados folículos, secreção mucosa no fundo de saco inferior e hiperemia conjuntival. Muitas vezes, a depender do vírus envolvido no surto, há também hemorragias puntiformes.

Os quadros mais comuns são secundários à infecção por adenovírus. A ocorrência de febre e faringite associadas à conjuntivite (febre faringoconjuntival) reforça a suspeita de infecção por adenovírus. Alguns pacientes apresentam linfadenopatia pré-auricular e/ou submandibular associada.

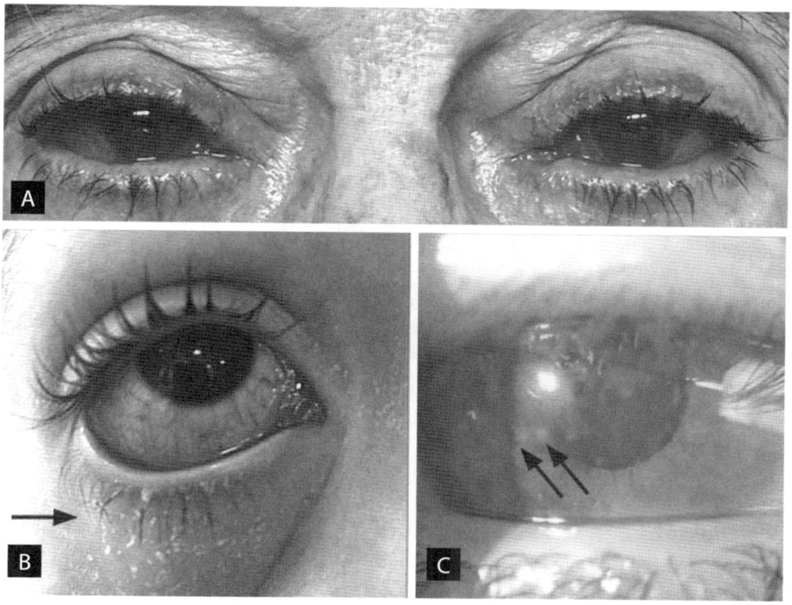

Figura 1 A: conjuntivite viral bilateral com intensa hiperemia conjuntival; B: conjuntivite bacteriana – a seta aponta para a secreção purulenta e a formação de crostas; C: infiltrados subepiteliais após resolução da conjuntivite viral (setas).

Versões coloridas destas imagens estão disponíveis no caderno de imagens do livro.
Imagens A e C retiradas do acervo pessoal dos autores e imagem B cedida por Monick Goecking.

O tratamento consiste em lágrimas artificiais e compressas geladas que melhoram a sintomatologia. Colírios de antibióticos são desnecessários. Em alguns casos, o uso do corticosteroide tópico está indicado. A retirada das pseudomembranas, quando presentes, é fundamental para prevenir complicações como simbléfaros (aderência da conjuntiva palpebral ao globo ocular).

Os casos mais graves muitas vezes evoluem para uma ceratite *punctata* e, posteriormente, infiltrados subepiteliais corneanos (Figura 1C). Esses infiltrados causam baixa variada da acuidade visual e devem ser tratados com corticosteroides tópicos, muitas vezes por períodos que variam de algumas semanas a vários meses.

HORDÉOLO EXTERNO

O hordéolo externo, mais conhecido como terçol, é uma infecção das glândulas que secretam muco na margem nas pálpebras (glândulas de meibômio). É comumente causado por bactérias Gram-positivas.

Clinicamente, apresenta-se como uma elevação na região palpebral associada a intensa hiperemia local e edema (Figura 2). O paciente queixa-se de dor local que pode variar de pequeno desconforto a dor ocular intensa. Muitas vezes, pode ser observado um pequeno ponto amarelado correspondente a um abscesso local.

O tratamento consiste em calor local e pomada de antibióticos de amplo espectro.

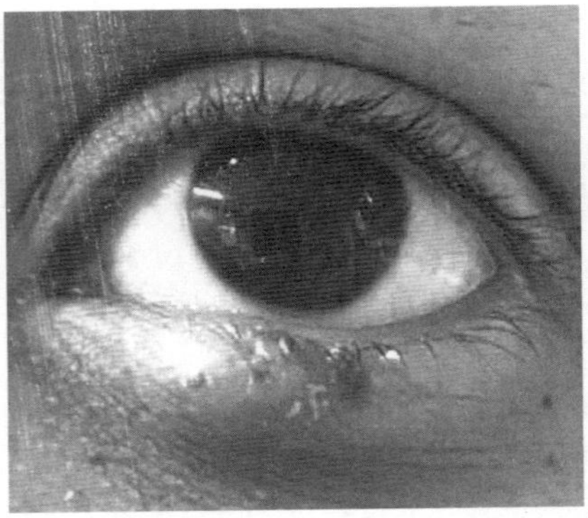

Figura 2 Hordéolo na pálpebra inferior: região elevada com hiperemia e edema.
A versão colorida desta imagem está disponível no caderno de imagens do livro.
Imagem cedida por Monick Goecking.

Raramente, antibióticos sistêmicos são necessários. Eventualmente, em casos de dor intensa, AINE podem ser utilizados VO.

A doença não é contagiosa, portanto, não são necessários afastamento das atividades usuais ou distanciamento social.

CELULITES PRÉ-SEPTAL E ORBITÁRIA

A celulite pré-septal é uma infecção do tecido subcutâneo anterior ao septo orbitário, o que a diferencia da celulite orbitária. Usualmente, é secundária a traumas ou picadas de inseto, disseminação de infecções próximas como hordéolo externo ou dacriocistite (inflamação do saco lacrimal). O quadro é unilateral e caracteriza-se por edema palpebral, vermelhidão local e dor à palpação. A acuidade visual, os reflexos pupilares e os movimentos oculares estão preservados. O tratamento se baseia na utilização de antibióticos VO com cobertura para *Streptococcus pneumoniae*, *Staphylococcus aureus* (incluindo CA-MRSA), *Haemophilus influenzae* e *Streptococcus pyogenes*.

A celulite orbitária é uma doença grave que se caracteriza por infecção nos tecidos atrás do septo orbitário. Ocorre em qualquer idade, sendo mais comum em crianças. Os agentes mais frequentes são *Streptococcus pneumoniae*, *Staphylococcus aureus* (incluindo CA-MRSA), *Haemophilus influenzae* e *Streptococcus pyogenes*. Apresenta-se com quadro de febre, dor e baixa acuidade visual. Há, ainda, edema palpebral doloroso à palpação e vermelhidão. Podem ocorrer proptose e oftalmoplegia (Figura 3). As principais causas são a extensão de uma celulite pré-septal, secundária a uma sinusite (principalmente etmoidal e também maxilar), a partir de uma infecção adjacente como abscesso dentário ou dacriocistite e pós-trauma. O tratamento se baseia em antibioticoterapia IV com cobertura para os patógenos mais comumente envolvidos. Em casos específicos, procedimentos cirúrgicos podem ser necessários.

INFECÇÃO HERPÉTICA

As infecções herpéticas são urgências oftalmológicas. Podem afetar a pele, chegando até as pálpebras (conhecido como zóster oftálmico), ou se manifestar por outras apresentações, como ceratite ou retinite herpética.

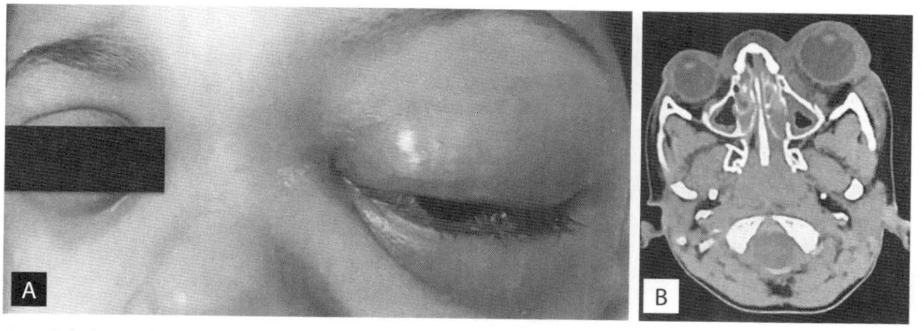

Figura 3 Celulite orbitária: edema e hiperemia palpebral com dor; observa-se proptose.

Versões coloridas destas imagens estão disponíveis no caderno de imagens do livro.
Imagem cedida por Monick Goecking.

O zóster oftálmico é caracterizado pelo aparecimento de vesículas e hiperemia na região do nervo trigêmeo, podendo chegar até a ponta do nariz. Pode acometer o olho ou não (Figura 4). Quando não há acometimento ocular, seu tratamento costuma ser iniciado na emergência e posteriormente é conduzido por infectologista ou dermatologista. O tratamento baseia-se no uso de drogas antivirais sistêmicas VO ou IV (p. ex., aciclovir, valaciclovir). O quadro é extremamente doloroso, sendo que a dor pode permanecer por vários dias a semanas após a sua resolução (conhecido como nevralgia pós-herpética).

Denomina-se ceratite herpética a reativação do quadro viral no epitélio corneano (camada mais superficial da córnea). O paciente apresenta olho vermelho, lacrimejamento, intensa fotofobia e baixa acuidade visual variável. Ao exame físico, observam-se edema palpebral, hiperemia conjuntival e uma característica lesão com aspecto dendrítico, melhor observada por meio de biomicroscopia com colírio de fluoresceína. Seu trata-

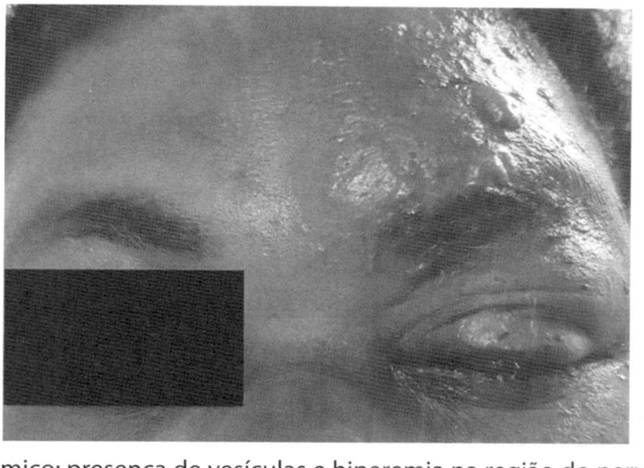

Figura 4 Zóster oftálmico: presença de vesículas e hiperemia na região do nervo trigêmeo com acometimento ocular (edema palpebral e ceratite).

A versão colorida desta imagem está disponível no caderno de imagens do livro.
Imagem retirada do acervo pessoal dos autores.

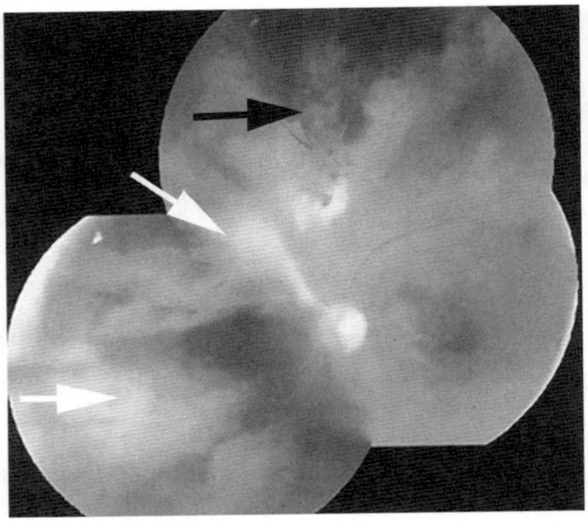

Figura 5 Necrose retiniana aguda. Setas brancas: áreas necróticas da retina; seta preta: hemorragias adjacentes à placa.

A versão colorida desta imagem está disponível no caderno de imagens do livro.
Imagem retirada do acervo pessoal dos autores.

mento é feito com pomada oftálmica contendo aciclovir.

A retinite herpética ocorre em indivíduos imunocompetentes ou imunossuprimidos, sendo a necrose retiniana aguda sua forma mais comum. O paciente apresenta baixa de acuidade visual e inflamação do segmento anterior do olho variáveis. Seu diagnóstico, na maioria dos casos, é clínico. Observam-se múltiplas áreas de retinite que afetam a periferia da retina associadas a vasculite e vitreíte (inflamação do corpo vítreo) (Figura 5). O diagnóstico etiológico por meio de punção do corpo vítreo e teste PCR é realizado em grandes centros para diferenciação de outros vírus herpes. É fundamental instituir o tratamento para que a doença não evolua afetando o olho contralateral. O tratamento se baseia no uso de antivirais sistêmicos e locais (intravítreos). Podem ser utilizados aciclovir IV, na dose de 10 mg/kg, três vezes ao dia, ou valaciclovir, VO, na dose de 2 g, três vezes ao dia, durante 14 dias. O foscarnet intravítreo é bastante utilizado em locais onde a medicação está disponível. Nos casos de necrose retiniana aguda, o tratamento de manutenção é realizado por períodos que variam de 3 a 6 meses, chegando a 1 ano em alguns casos.

TOXOPLASMOSE OCULAR

A toxoplasmose ocular é a uveíte posterior mais comum em todo o mundo, sendo a principal causa de uveíte no Brasil. Pode ocorrer na forma adquirida primária ou pela reativação de uma lesão prévia cicatrizada.

O paciente pode apresentar olho vermelho, dor ocular variável, baixa de acuidade visual e moscas-volantes (descritas pelos pacientes como pontos pretos móveis na visão).

O diagnóstico padrão-ouro é clínico e caracteriza-se pela observação de uma lesão de retinite focal adjacente (ou "satélite") a uma lesão hiperpigmentada prévia cicatrizada (Figura 6). Há casos de retinite focal sem a presença da lesão cicatrizada, nos quais se faz necessário o diagnóstico sorológico. O IgM positivo para toxoplasmose confirma o diagnóstico, enquanto o IgG positivo apenas não exclui a hipótese de toxoplasmose ocular.

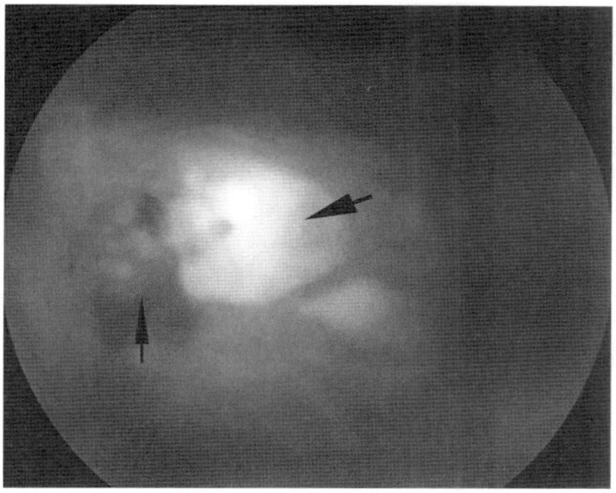

Figura 6 Toxoplasmose (padrão-ouro). Setas: lesões esbranquiçadas da retina adjacentes (chamadas "satélite") à lesão hiperpigmentada que corresponde a um episódio prévio.

A versão colorida desta imagem está disponível no caderno de imagens do livro.

Imagem retirada do acervo pessoal dos autores.

Nesses casos, é necessário excluir outras causas de retinite, como herpes e sífilis.

O tratamento é realizado com medicações específicas associadas ou não a corticoterapia VO. O corticosteroide não deve ser prescrito sem cobertura específica. Muitos esquemas terapêuticos podem ser utilizados, sendo o mais comum a combinação de sulfadiazina, pirimetamina e ácido folínico ou sulfametoxazol+trimetoprima. Em casos de alergia à sulfa, a clindamicina está indicada, com pirimetamina e ácido folínico.

ESPOROTRICOSE

Recentemente, a esporotricose tem sido associada a um tipo específico de conjuntivite. Ocorre com maior frequência no Estado do Rio de Janeiro, onde é hiperendêmica.

O paciente apresenta olho vermelho, secreção e edema palpebral, podendo apresentar linfadenopatia pré-auricular ou submandibular. Ao exame físico, observam-se hiperemia conjuntival e granulomas que podem estar localizados na conjuntiva no fundo de saco inferior ou na conjuntiva palpebral superior. Eventualmente, há lesões cutâneas que seguem os vasos linfáticos até o linfonodo pré-auricular (Figura 7). Muitas vezes, os pacientes relatam longos tratamentos com antibióticos tópicos sem melhora. Na história epidemiológica, o paciente apresenta, muitas vezes, contato com gato com diagnóstico de esporotricose.

O diagnóstico definitivo é realizado por meio da cultura para fungos de *swab* da secreção conjuntival. O crescimento do fungo costuma ocorrer por 2 a 3 semanas. Em casos compatíveis com história epidemiológica positiva, o tratamento deve ser iniciado mesmo antes do resultado da cultura, pois este pode ser demorado ou até mesmo negativo.

O tratamento de escolha é com itraconazol VO na dose de 100 a 200 mg/dia. Em casos de alergia ou intolerância ao itraconazol, pode-se utilizar a terbinafina na dose de 250 mg/dia. O prognóstico dos casos de conjuntivite granulomatosa por esporotricose geralmente é bom, mas podem ocorrer sequelas como simbléfaro, entrópio e ectrópio.

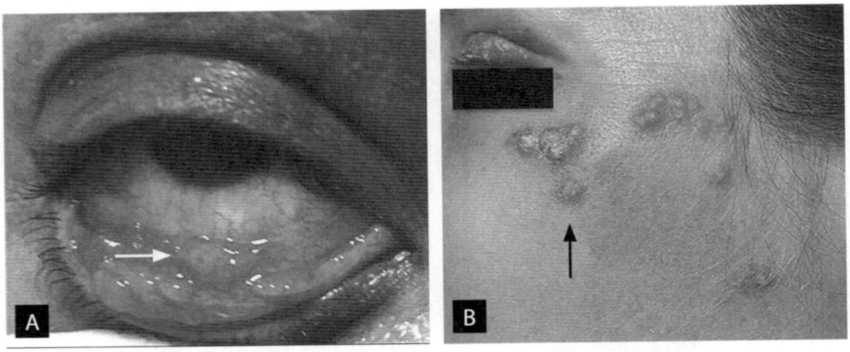

Figura 7 A: granulomas na conjuntiva inferior (seta branca); B: lesões cutâneas (seta preta) acompanhando os canais linfáticos até o linfonodo pré-auricular.

Versões coloridas destas imagens estão disponíveis no caderno de imagens do livro.

Imagem retirada do acervo pessoal dos autores.

BIBLIOGRAFIA

1. Arinelli A, Aleixo ALQDC, Freitas DFS, Valle ACF, Almeida-Paes R, Gutierrez-Galhardo MC, et al. Ocular sporotrichosis: 26 cases with bulbar involvement in a hyperendemic area of zoonotic transmission. Ocul Immunol Inflamm. 2020; 28(5):764-71.
2. Belfort Jr R, Kara-Jose N. Córnea clínica e cirúrgica. São Paulo: Roca; 1997.
3. Holland GN. Ocular toxoplasmosis: a global reassessment. Part I: epidemiology and course of disease. Am J Ophthalmol. 2003; 136(6):973-88.
4. Holland GN. Ocular toxoplasmosis: a global reassessment. Part II: disease manifestations and management. Am J Ophthalmol. 2004; 137(1):1-17.
5. Kanski J. Clinical ophthalmology: a systematic approach. 6. ed. Filadélfia: Elsevier; 2007.
6. Oliver GF, Stathis RM, Furtado JM, Arantes TE, McCluskey PJ, Matthews JM; International Ocular Syphilis Study Group. Current ophthalmology practice patterns for syphilitic uveitis. Br J Ophthalmol. 2019; 103(11):1645-9.
7. Orefice F. Uveíte clínica cirúrgica: texto e atlas. 2. ed. Rio de Janeiro: Cultura Médica; 2005.

10

Sinusites e suas complicações

Isabel Cristina Melo Mendes

DESTAQUES

- Quadros de sinusite são frequentes e caracterizados pela presença de sintomas respiratórios altos e febre baixa, que persistem por mais de 10 dias.
- Infecções virais do trato respiratório superior e inflamação alérgica são fatores predisponentes comuns para o desenvolvimento de sinusite aguda bacteriana.
- O tratamento envolve administração de sintomáticos, como analgésicos e irrigação nasal com solução salina.
- O uso de antibióticos está indicado apenas em casos de sinusite bacteriana grave, que evoluam com piora ou não melhorem no período de 3 a 7 dias. Amoxicilina+clavulanato é considerada a primeira escolha, e o tempo de tratamento indicado é de 5 a 10 dias.

INTRODUÇÃO

Sinusite é definida como um distúrbio inflamatório dos seios paranasais que pode ter etiologia infecciosa ou não. É uma causa comum de procura pelos serviços de emergência, sendo uma das condições que mais motivam a prescrição de antibióticos.

Conforme o tempo de sintomas, os casos de sinusite podem ser classificados em:

- Agudos: presença de sintomas ocorre por menos de 4 semanas.
- Subagudos: presença de sintomas dura entre 4 e 8 semanas.
- Crônicos: sintomas têm duração maior do que 12 semanas.

Os quadros de sinusite também podem ser classificados de acordo com o local anatômico afetado.

EPIDEMIOLOGIA

A ocorrência de sinusite encontra paralelo com a dos resfriados comuns e outras infecções respiratórias, sendo mais comum nos meses de inverno. Fatores de risco incluem rinite alérgica, asma e obstrução nasal por pólipos, corpo estranho ou tumor. A presença de imunodeficiências primárias ou adquiridas, defeitos estruturais (p. ex., pólipos e fendas palatinas) e de distúrbios funcionais do *clearance* mucociliar (como ocorre na discinesia ciliar ou fibrose cística) também predispõe à sua ocorrência.

As etiologias infecciosas mais frequentes de sinusite são virais e bacterianas. Vírus respiratórios, como adenovírus, parainfluenza e rinovírus, são os mais comumente associados a quadros de sinusite viral, sendo a etiologia inicial em 97,8 a 99,5% dos quadros de sinusite. Já o agente bacteriano mais frequentemente isolado é *Streptococcus pneumoniae*, seguido de *Haemophilus influenzae* não tipável, e *Moraxella catarrhalis*; entretanto, com a disponibilização de vacinas antipneumocócicas, a participação dos dois últimos tem crescido mundialmente. Em crianças, *M. catarrhalis* parece ter um papel mais importante do que em adultos. Outras bactérias, como *Staphylococcus aureus* e anaeróbios, também têm sido implicadas como causadoras de sinusite, mas com frequência muito menor.

FISIOPATOGENIA

A fisiopatogenia da sinusite aguda envolve a patência dos condutos dos seios paranasais, o funcionamento do aparato ciliar e as características das secreções paranasais. A obstrução do óstio dos seios paranasais resulta em acúmulo de secreção e no estabelecimento de pressão negativa dentro das cavidades, favorecendo a translocação de bactérias e vírus e sua contaminação. Os fatores que mais frequentemente predispõem a essa obstrução são infecções virais do trato respiratório superior e inflamação alérgica.

Disfunções no aparato ciliar, que comumente é comprometido durante infecções virais do trato respiratório superior, também contribuem para a contaminação e a infecção dos seios paranasais. De forma semelhante, alterações nas características da secreção nasal podem afetar a capacidade de *clearance* do aparato ciliar.

A associação entre refluxo gastroesofágico e predisposição a sinusite tem sido descrita, mas seu mecanismo ainda não foi completamente elucidado.

SINAIS E SINTOMAS

Os sinais e sintomas de sinusite viral são muito semelhantes aos encontrados em infecções virais do trato respiratório superior, sendo difícil a diferenciação entre as duas condições, principalmente em crianças pequenas. Rinorreia persistente, tosse, halitose e febre baixa podem estar presentes. A persistência dos sintomas por mais de 10 dias sugere sinusite em detrimento do diagnóstico de infecção do trato respiratório superior.

A apresentação clínica da sinusite aguda comunitária bacteriana comumente se dá em um de três diferentes padrões:

- O primeiro padrão é caracterizado por sintomas respiratórios altos persistentes, com tosse e congestão nasal por mais de 10 dias, sem melhora. Sintomas associados podem incluir edema periorbital, halitose e febre baixa.
- A segunda forma de apresentação se caracteriza pelo início agudo de sintomatologia grave, com febre alta e secreção nasal purulenta que se desenvolvem em um período curto de 3 a 4 dias.
- O terceiro padrão se apresenta como doença bifásica. Há melhora inicial de sintomas como tosse e congestão nasal,

com nova fase de piora no período de 10 dias após o início do quadro. Pode haver novo início de febre, aumento de secreção nasal e tosse diurna.

O exame físico tem utilidade limitada no diagnóstico de quadros de sinusite, com achados inespecíficos e nem sempre presentes. Secreção mucopurulenta, mucosas eritematosas e com leve edema, dor à digitopressão nas regiões maxilares e frontais, edema periorbital e halitose na ausência de doença dentária ou faringite exsudativa podem ser indicativos de sinusite aguda.

A localização da infecção varia com a idade:

- Infecções do seio etmoidal ocorrem em indivíduos entre 6 meses e 5 anos de idade.
- Sinusite maxilar ocorre naqueles com mais de 3 anos e geralmente tem resolução espontânea.
- Sinusite frontal é rara, acometendo indivíduos maiores do que 10 anos de idade. Quando presente, a dor é unilateral e latejante, localizada acima do globo ocular, e piora com anteflexão da cabeça.

DIAGNÓSTICO E DIAGNÓSTICO DIFERENCIAL

O diagnóstico de quadros de sinusite é essencialmente clínico. A duração dos sintomas é o fator mais útil para diferenciar etiologia viral de bacteriana, sendo que rinorreia persistente por mais de 10 dias sem evidências de melhora é sugestiva de participação de bactérias. Em crianças, a presença de tosse persistente diurna também pode ser indicativa de infecção bacteriana. A identificação de um dos três padrões de doença descritos anteriormente faz o diagnóstico de sinusite aguda bacteriana.

A realização de exames de imagem para o diagnóstico de sinusite não é mais recomendada, pois estudos mostram que alterações nos seios paranasais são frequentes e inespecíficas, não ajudando na diferenciação entre quadros virais e bacterianos. Os exames de imagem têm maior aplicação na avaliação de complicações intraorbitárias ou intracranianas (Tabela 1).

Os principais diagnósticos diferenciais são infecções virais do trato respiratório superior e condições alérgicas.

Tabela 1 Complicações de sinusites bacterianas

Complicações extracranianas
Edema periorbital
Celulite periorbital
Etmoidite purulenta aguda
Abscesso periosteal
Complicações intracranianas
Empiema subdural
Abscesso epidural
Abscesso cerebral intraparenquimatoso
Meningite
Trombose de seio venoso
Osteomielite

TRATAMENTO E PREVENÇÃO

O tratamento dos quadros de sinusite aguda é sintomático, com o uso de analgésicos, corticosteroides tópicos intranasais e irrigação nasal com solução salina. Em virtude do risco de congestão de rebote e rinite medicamentosa, não se recomenda o uso de descongestionantes nasais por mais de 3 a 5 dias. A administração de corticosteroides sistêmicos não mostrou benefício para alívio sintomático e seu uso não é recomendado, assim como o uso de anti-histamínicos em paciente sem história de atopia.

Tabela 2 Antimicrobianos VO utilizados para tratamento de sinusite aguda bacteriana

Antimicrobiano	Dosagem adulta	Dosagem pediátrica
Amoxicilina+clavulanato	500+125 mg, a cada 8 horas	45-90 mg/kg/dia, divididos em 3 doses diárias, a cada 8 horas
Acetilcefuroxima	250-500 mg, a cada 12 horas	30 mg/kg/dia, divididos em 2 doses diárias, a cada 12 horas
Levofloxacino	500 mg, 1×/dia	16 mg/kg/dia, divididos em 2 doses diárias, a cada 12 horas
Moxifloxacino	400 mg, 1×/dia	400 mg, 1×/dia (adolescentes)

VO: via oral.

Antibioticoterapia é recomendada para casos de sinusite aguda bacteriana comunitária, mas diretrizes internacionais mais recentes apoiam que se faça observação inicial por 3 a 7 dias em casos em que não há sinais de gravidade. Casos graves que não melhoram em 3 a 7 dias ou que apresentam sinais de piora devem ser tratados com antibióticos.

A associação amoxicilina+clavulanato é o antibiótico de primeira escolha. Para pacientes alérgicos à penicilina, fluoroquinolonas respiratórias constituem terapia alternativa. Para casos de alergia não grave, o uso de cefalosporinas pode ser considerado. O tempo de tratamento recomendado é de 5 a 10 dias. A Tabela 2 apresenta as principais escolhas de tratamento específico, com suas respectivas posologias, na população adulta e pediátrica.

Pacientes com suspeita de complicações intra ou extracranianas devem ser admitidos para realização de exames complementares e tratamento IV apropriado. Em algumas situações, está indicada abordagem cirúrgica.

Medidas preventivas envolvem o reconhecimento e o tratamento, quando possível, de condições predisponentes, como rinite alérgica, fibrose cística, doença do refluxo gastroesofágico, discinesia ciliar ou alterações anatômicas.

Embora a vacinação não esteja associada a diminuição na incidência de sinusite, sua introdução levou à redução em infecções por agentes associados a doenças invasivas, como *S. pneumoniae* e *H. influenzae* do tipo b.

BIBLIOGRAFIA

1. American Academy of Otorlaryngology. Head and Neck Surgery Foundation. Clinical practice guideline (update): adult sinusitis. Otolaryngol Head Neck Surg. 2015; 152(2 Suppl):S1-S39.
2. Bourayou R, Maghraoui-Slim V, Koné-Paut, I. Otitis, sinusitis and related conditions. In: Cohen J, Powderly WG, Opal SM (orgs.). Infectious diseases. 3. ed. Mosby/Elsevier; 2010. p. 270-5.
3. DeMuri GP, Wald, ER. Sinusitis. In: Bennett JE, Dolin R, Blaser MJ (orgs.). Mandell, Douglas, and Bennett's principles and practice of infectious diseases. 8. ed. Elsevier; 2015. p. 774-84.
4. National Institute for Health and Care Excellence. Sinusitis (acute): antimicrobial prescribing. NICE guideline [NG79] 2017. Disponível em: https://www.nice.org.uk/guidance/ng79.

11

Parotidite epidêmica

Rodrigo Schrage Lins

DESTAQUES

- Inflamação e edema das parótidas podem estar ausentes em um terço dos casos de caxumba e não se relacionam com a gravidade da doença (50% das meningites não apresentam).
- O tratamento é sintomático e de suporte. Não se deve utilizar corticosteroide na orquite e nas epididimites.
- O melhor teste diagnóstico na primeira semana de sintoma é a PCR. Após esse período, realiza-se a sorologia ELISA IgG/IgM.
- A vacina disponível no Programa Nacional de Imunizações é altamente eficaz. Vacinados podem adquirir a doença, mas permanecem protegidos contra complicações.

INTRODUÇÃO

A parotidite epidêmica (conhecida como caxumba) é uma doença viral aguda comum na infância e no adulto jovem causada pelo vírus da caxumba, que pertence à família *Rubulaviridae*, gênero *Paramyxoviridae*. Trata-se de doença eminentemente benigna, mas com potencial de casos de maior gravidade por meio de suas complicações. A morte por caxumba é rara, assim como sequelas definitivas.

É imunoprevenível, com imunizante disponível no Programa Nacional de Imunizações (PNI) que apresenta alta eficácia contra a doença. Há cerca de 500 mil casos de caxumba anualmente em todo o mundo. No Brasil, a doença não é de notificação compulsória (não consta na Portaria nº 264, de 17 de fevereiro de 2020) e, por isso, não há informações sobre a incidência da doença em território nacional.

TRANSMISSÃO

A caxumba infecta predominantemente o trato respiratório superior e sua transmissão ocorre por contato, via respiratória (gotículas) e contaminação de objetos pessoais pela saliva, com potencial de transmissão moderado a alto. O período de incubação pode chegar a até 25 dias, com média de 16 a 18 dias. O vírus pode ser detectado na urina 14 dias após o início dos sintomas e até 7 dias antes, mas considera-se que o período de transmissibilidade é de 2 dias antes a 5 dias depois do início do quadro clínico. A probabilidade de transmissão por gotículas aumenta conforme o tempo de contato próximo com o paciente que está transmitindo.

CLÍNICA

A manifestação clínica da caxumba envolve os sintomas típicos de uma infecção viral sistêmica, como febre (geralmente baixa), dor de cabeça, mal-estar, prostração e perda do apetite. Cerca de um terço dos casos não desenvolvem sintomas ou o fazem de forma muito discreta. O sintoma que chama a atenção dos médicos para o diagnóstico é a inflamação associada a tumoração dolorosa das glândulas salivares, com predileção pelas parótidas, porém pode estar ausente em cerca de 30% dos casos. A inflamação atinge seu ápice em 3 dias, podendo englobar todo o ângulo da mandíbula e modificar levemente a posição da orelha. Um lado pode edemaciar antes do outro e em um quarto dos casos apenas um lado fica inflamado. A parotidite dura em média 5 dias, desaparecendo em até 10 dias.

COMPLICAÇÕES

Complicações e casos mais graves não estão necessariamente associados à tumoração das parótidas. Os piores desfechos são mais comuns em adultos, e pessoas não vacinadas têm mais complicações se comparadas aos vacinados. A incidência de complicações e sequelas em vacinados é inferior a 1%.

Meningite ou encefalite viral podem estar presentes em 1 a 10% dos casos e são as complicações mais comuns da doença. Podem se manifestar antes ou depois da parotidite, sendo que em 50% dos casos de meningite não há apresentação de parotidite. A clínica que acompanha a meningite é de febre, dor de cabeça, vômito, rigidez de nuca e letargia, atingindo o auge com 48 horas de evolução e com duração média de 7 a 10 dias. Apesar de acometer o SNC, tem evolução benigna na quase totalidade dos casos, com risco muito baixo de mortalidade (1% dos casos de encefalite) ou sequela de longo prazo (perda auditiva e até surdez unilateral). Pode fazer parte do quadro neurológico a presença de convulsão, sinal neurológico focal, alteração do nível de consciência, ataxia, alteração do comportamento e alterações eletroencefalográficas. As complicações mais raras e temidas no SNC são mielite transversa, síndrome de Guillain-Barré, paralisia flácida, ataxia cerebelar e paralisia facial periférica.

A epididimite e a orquite são complicações relativamente comuns no homem (10 a 30% dos casos) cuja duração pode chegar a 2 semanas, com dor e sensibilidade dos testículos permanecendo como sintomas residuais por semanas. Ocorre notável inflamação associada a aumento de volume do testículo e do escroto. São descritas anormalidades no espermograma e redução do tamanho do testículo após a doença em alguns pacientes, mas a esterilidade pós-doença é rara até quando há acometimento bilateral. Na maioria das vezes, apenas um testículo é afetado.

A ooforite pode ocorrer na mulher, mas não é comum, estando presente em apenas 5% dos casos. A apresentação inclui dor abdominal em baixo ventre, febre e vômito. As complicações de ooforite na mulher são raras, sendo infertilidade e menopausa precoce descritas em relatos de caso. Nas mulheres pós-púberes também pode ocorrer mastite.

Assim como ocorre com outras infecções, há risco de complicações da caxumba quando ocorre no início da gestação. Não há forte evidência associando a doença a baixo peso ao nascer ou malformação fetal, mas abortamento espontâneo é citado em alguns estudos.

Outras complicações menos comuns incluem a pancreatite (cerca de 4% dos casos), que se apresenta de forma subclínica ou leve (há, no entanto, caso de pancreatite hemorrágica grave publicado), anormalidades eletrocardiográficas (prolongamento do intervalo PR, alteração de onda T e segmento ST), miocardite, artrite (única articulação ou poliartrite migratória), função renal alterada (nefrite grave é rara), hepatite, colecistite alitiásica, cerato-uveíte, síndrome hemofagocítica e trombocitopenia.

DIAGNÓSTICO CLÍNICO

O diagnóstico clínico deve se basear nos sintomas e na presença de complicações. A definição de caso clássica inclui inflamação das parótidas por pelo menos 2 dias sem outra causa aparente, mas deve-se dar atenção ao fato de que esse sintoma está ausente em muitos casos. Em uma situação epidêmica, ou mesmo em pequenos surtos, o diagnóstico é mais óbvio e evidente, mas casos isolados em contexto não epidêmico devem ser investigados com afinco e incluir diagnósticos diferenciais importantes. Muitos dos diagnósticos diferenciais podem ser facilmente confirmados ou descartados com investigação sorológica, cultura e exame de imagem.

As infecções virais que mais comumente podem produzir casos semelhantes, incluindo os sintomas nas parótidas, são associadas aos vírus Epstein-Barr, parainfluenza, influenza A, adenovírus, coxsackie, parvovírus B19 em crianças, HIV e herpesvírus humano 6. Infecções não virais também devem ser consideradas, como infecção por *Staphylococcus aureus* e micobactérias atípicas.

A inflamação de parótidas também pode ser induzida pela ingestão de amido, uso de medicamentos, desnutrição, tumores, cistos, obstruções de ductos salivares, alguns distúrbios metabólicos (cirrose, diabete melito e uremia) e doenças raras (síndromes de Mikulicz, de Parinaud e de Sjögren).

DIAGNÓSTICO LABORATORIAL

Nos exames básicos de sangue, o hemograma costuma mostrar leucometria normal, mas casos com grande inflamação ou complicações podem apresentar leucocitose. Os casos com parotidite e pancreatite cursam com amilase elevada. O exame do liquor costuma apresentar padrão viral típico com predomínio de linfócitos, com glicose e proteínas normais. Apesar disso, proteína elevada e glicose baixa já foram relatadas na literatura. A pesquisa de anticorpos pode ser realizada no liquor para diagnóstico de meningite viral por caxumba.

Na prática, a confirmação laboratorial do caso inclui a sorologia tipo ELISA positiva com anticorpos IgM e/ou testes moleculares como PCR. A detecção do vírus é idealmente feita na primeira semana de sintomas, com PCR realizada na saliva, na urina, no líquido seminal ou no liquor. Após esse período, há considerável aumento na chance de testes falso-negativos. O diagnóstico sorológico tem melhor positividade quando realizado 7 a 10 dias após o início dos sintomas. Se realizado antes disso, também há maior risco de ocorrência de resultados falso-negativos. Em casos de IgM negativo com IgG positivo, deve ser cogitada a possibilidade de exposição prévia ou vacinação e consideram-se, então, diagnósticos diferenciais.

A relação entre os estágios da doença e o melhor período para a coleta de material para diagnóstico está ilustrada na Figura 1.

Sem muita utilidade diagnóstica, o teste de anticorpos neutralizantes para caxumba pode ser mais sensível do que a sorologia para avaliação de resposta imune quando há baixos níveis de anticorpos presentes na sorologia. A interpretação não é fácil, visto que não existe ponto de corte estabelecido para ser utilizado com correlato de proteção

TRATAMENTO

Não existe medicação antiviral específica contra a caxumba. O tratamento é sintomático e de suporte, mesmo nos casos com orquite e meningite. Não há benefício com o uso de corticosteroide ou drenagem cirúrgica na caxumba, na parotidite e na orquite descrito na literatura. O uso de corticosteroide deve ser especialmente evitado na orquite e na epididimite, uma vez que pode provocar diminuição na concentração de hormônio folículo-estimulante e hormônio luteinizante, que por sua vez podem aumentar o risco de atrofia testicular.

O paciente com caxumba deve ser afastado do trabalho e isolado em seu domicílio (evitar contato com outras pessoas) desde o momento do diagnóstico até 5 dias após o surgimento da parotidite.

IMUNIZAÇÃO

A vacina contra caxumba é de vírus vivo atenuado e está presente em duas vacinas no PNI, a tríplice viral (sarampo-caxumba- rubéola) e a tetraviral (sarampo-caxumba-rubéola-varicela). A vacinação com a tríplice viral é recomendada com 12 meses e o reforço com tetraviral, aos 15 meses de idade. Existe, ainda, a possibilidade do uso de tetraviral nas duas doses (o que garantiria o reforço da varicela – recomendada em separado aos 4 anos de idade no Programa Nacional

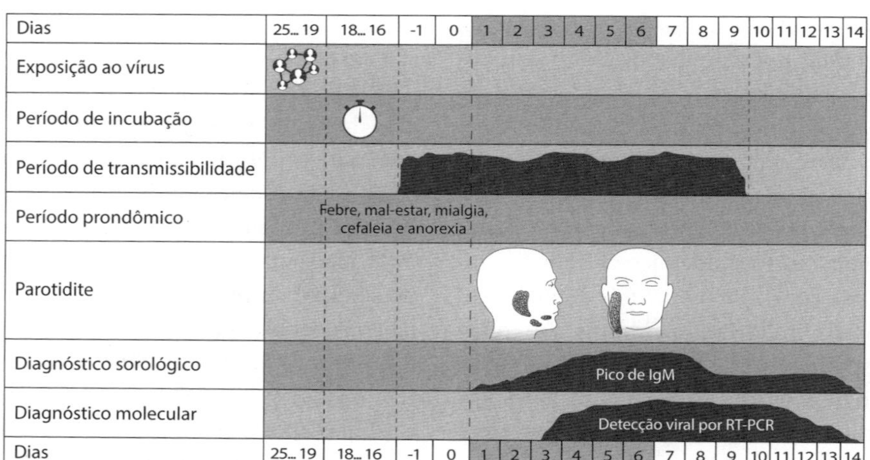

Figura 1 Estágios da infecção por caxumba e melhor período para coleta de material biológico para diagnóstico.

Adaptada de Brasil, 2021.

de Imunizações). Indivíduos de 30 a 59 anos de idade não vacinados anteriormente devem receber uma dose da vacina tríplice viral. Deve-se considerar vacinada a pessoa que, nessa faixa etária, comprovar uma dose de vacina tríplice viral.

A eficácia da vacina nos estudos de validação foi estimada em 95% com vacina monovalente. A caxumba já foi uma doença comum na infância (a ponto de serem consideradas imunes pessoas que nasceram antes de 1957), mas teve sua incidência reduzida substancialmente no Brasil com o uso da vacina.

As vacinas são consideradas seguras e pouco reatogênicas. As reações adversas são muito raras e sem gravidade. Reações locais, febre e *rash* cutâneo são os eventos adversos mais relatados. Meningite asséptica pode ocorrer como evento adverso raro da vacina, mas com incidência muito menor do que a da doença e quadro clínico leve, benigno e de curta duração. Pessoas totalmente vacinadas podem adquirir e desenvolver a doença, mas com risco de gravidade e complicações bastante reduzido.

BIBLIOGRAFIA

1. Brasil. Ministério da Saúde. Secretaria de Vigilância em Saúde. Coordenação-Geral de Desenvolvimento da Epidemiologia em Serviços. Guia de vigilância em saúde [recurso eletrônico]. 5. ed. Brasília: Ministério da Saúde; 2021.
2. Brasil. Ministério da Saúde. Secretaria de Vigilância em Saúde. Departamento de Imunizações e Doenças Transmissíveis. Manual de vigilância epidemiológica de eventos adversos pós-vacinação. 4. ed. Brasília: Ministério da Saúde; 2021.
3. Centers for Disease Control and Prevention. National Center for Immunization and Respiratory Diseases, Division of Viral Diseases. Mumps. 2021. Disponível em: https://www.cdc.gov/mumps/about/index.html.
4. Davison P, Morris J. Mumps. StatPearls Publishing, 2021.
5. Hviid A, Rubin S, Mühlemann K. Mumps. Lancet. 2008; 371(9616):932-44.
6. World Health Organization. WHO Vaccine-Preventable Diseases Surveillance Standards. Mumps. Genebra: WHO; 2018.

12

Faringites, laringites e difteria

Alberto dos Santos de Lemos

DESTAQUES

- As faringites, em sua maioria, são de etiologia viral. A diferenciação das faringites estreptocócicas, no entanto, se baseada apenas em sinais e sintomas, pode ser desafiadora.
- A faringite estreptocócica deve ser tratada com antibióticos para diminuição dos sintomas, redução da transmissibilidade e prevenção de complicações. As penicilinas são os antibióticos de primeira escolha.
- Supraglotite, crupe viral e traqueíte bacteriana são doenças mais comuns nas faixas etárias pediátricas. Elas têm como complicação mais grave a obstrução aguda das vias aéreas, por isso a garantia da ventilação deve ser o objetivo primário do atendimento de qualquer uma delas na emergência.
- A difteria é uma doença grave. É fundamental conhecer a clínica e as medidas terapêuticas para que se previna a morte dos acometidos. A antitoxina, a antibioticoterapia e o suporte clínico são os pilares do tratamento.

FARINGITES AGUDAS

Faringite aguda é uma das causas mais comuns de ida a serviços ambulatoriais e de emergência. As tonsilites (ou amigdalites) são, na verdade, uma manifestação ou parte de um quadro de faringite. A maioria dos casos é causada por vírus respiratórios, mais comumente rinovírus, adenovírus, coxsakievírus e coronavírus, inclusive o SARS-CoV-2. Também é significativa a participação de bactérias causando faringite, sendo as mais comuns os estreptococos do grupo A, entre os quais se destaca *Streptococcus pyogenes*. A Tabela 1 enumera as principais causas de faringite, inclusive algumas menos comuns.

Os achados clínicos característicos das faringites são dor na garganta, odinofagia, linfadenopatia regional e febre. A distinção entre etiologia viral e estreptocócica (a mais comum entre as bacterianas) baseada apenas em achados clínicos pode ser difícil. A Ta-

Tabela 1 Principais etiologias das faringites agudas

Vírus
Rinovírus*
Coronavírus (inclusive SARS-CoV-2)*
Vírus coxsackie*
Adenovírus*
HIV (infecção aguda)
Epstein-Barr
Citomegalovírus
Herpesvírus
Influenza A e B
Parainfluenza
Echovírus
Outros enterovírus
Bactérias
Streptococcus do grupo A*
Streptococcus dos grupos C e G
Arcanobacterium haemolyticum
Mycoplasma pneumoniae
Chlamydia pneumoniae
Fusobacterium necrophorum
Corynebacterium diphteriae
Neisseria gonorrhoeae
Treponema pallidum
Francisella tularensis
Staphylococcus aureus
Borrelia vincentii
Outras causas
Doença de Kawasaki
Síndrome PFAPA
Doença do refluxo gastroesofágico
Processos alérgicos
Exposição a ar seco ou agentes irritantes
Mucosite
Traumas

PFAPA: febre periódica, estomatite aftosa, faringite e adenite cervical; SARS-CoV-2: coronavírus 2 da síndrome respiratória aguda grave.
* Patógenos mais comuns.

bela 2 destaca algumas diferenças entre elas, mas os achados enumerados nem sempre estão presentes e podem variar em intensidade, aumentando a dificuldade na diferenciação.

Para auxiliar na diferenciação, utilizam-se os critérios de Centor (Tabela 3), que nada mais são do que uma maneira direcionada de avaliação de sinais e sintomas.

A escala de Centor é utilizada para adultos. A interpretação da pontuação estima a probabilidade de o quadro se tratar de faringite estreptocócica. Pacientes com menos de 3 pontos possuem baixa probabilidade e nesses casos não se recomenda o TRA. Pacientes que atingem 3 ou mais pontos apresentam probabilidade maior e devem ser testados. Os pacientes com pontuação de Centor de 1 ou 2 devem ser tratados com sintomáticos e orientados a retornar em 48 horas ao serviço ambulatorial para reavaliação. Alguns serviços incluem pontuação de acordo com idade, adaptando a escala para crianças, mas não há consenso, pois os sintomas em crianças com menos de 3 anos de idade são diferentes, p. ex., recusa a se alimentar, agitação ou moleza e choro durante a amamentação.

Apesar de alguns resultados falso-negativos poderem acontecer, a especificidade do TRA é muito alta. Os pacientes com teste positivo devem ser tratados com antibiótico. Caso o serviço não tenha o TRA à disposição, pacientes com 3 ou mais pontos na escala de Centor devem ser tratados com antibiótico,

Tabela 2 Diferenças entre faringite viral e estreptocócica

Viral	Estreptocócica
Febre baixa	Febre alta ou baixa
Adenopatia pouco pronunciada	Linfadenopatia cervical anterior pronunciada
Sintomas respiratórios altos (tosse, congestão nasal)	Presença de placas exsudativas tonsilares
Presença de outras manifestações sugestivas de quadro viral (conjuntivite, otalgia, rouquidão, exantema morbiliforme)	Presença de outras manifestações sugestivas de quadro bacteriano (petéquias palatinas, língua em framboesa, exantema escarlatiniforme)

Tabela 3 Escala de Centor

Critério	Pontuação
Exsudatos tonsilares	+1
Adenopatia cervical anterior	+1
Febre	+1
Ausência de tosse	+1

com a ciência dos profissionais de que haverá eventual uso desnecessário.

A cultura pode ser realizada nos casos de TRA negativo na tentativa de detectar casos falso-negativos. O material a ser enviado é o *swab* das tonsilas ou das fossas tonsilares. O resultado é disponibilizado em 24 a 48 horas, permitindo a reavaliação do paciente. Quando algumas condições estão presentes, no entanto, a cultura deve ser realizada obrigatoriamente. São elas: adolescentes e adultos jovens que vivem em ambiente de aglomeração, como alojamentos, quartéis ou repúblicas; imunodeprimidos; suspeita de complicações; e pessoas com história de febre reumática. Se disponível, a PCR para *S. pyogenes* pode substituir a cultura.

As pesquisas quantitativas de anticorpos antiestreptolisina O (ASLO) ou anticorpos antidesoxirribonuclease B estreptocócica (ADB) têm pouca utilidade em casos agudos de faringite estreptocócica. Os títulos de ASLO e ADB variam de acordo com a idade e as condições geográficas e atingem seu pico 2 a 4 semanas após a fase aguda da faringite, podendo permanecer detectáveis por meses. Esses exames sorológicos devem ser reservados para casos em que há suspeita de febre reumática ou glomerulonefrite pós-estreptocócica, doenças nas quais é importante comprovar infecção prévia.

Desde 2020, todos os casos de faringite devem ser testados para Covid-19, pois o SARS-CoV-2 tem se revelado importante agente etiológico e os casos positivos devem ser manejados conforme os protocolos de biossegurança específicos.

As Figuras 1 e 2 apresentam sugestões de avaliação do paciente com faringite na emergência.

O tratamento das faringites estreptocócicas com antibióticos, especialmente em crianças, tem como objetivos reduzir a duração e a intensidade dos sintomas, interromper a transmissão do patógeno e prevenir complicações agudas ou tardias da infecção. As complicações possíveis são:

- Complicações supurativas: celulites e abscessos faringotonsilares, otite média, sinusite, meningite, mediastinite, fasciíte necrotizante, tromboflebite séptica da veia jugular interna e bacteremia.
- Complicações não supurativas: escarlatina, febre reumática, glomerulonefrite, síndrome do choque tóxico estreptocócico, *purpura fulminans*, artrite reativa e síndromes neuropsiquiátricas.

Não há documentação de resistência à penicilina em estreptococos do grupo A, o que faz com que essa família de antibióticos seja preferencial para o tratamento. Os macrolídeos e lincomicinas são boas alternativas, mas há cepas resistentes. A Tabela 4 exibe as opções de antibióticos com suas respectivas dosagens recomendadas para pessoas com função renal normal.

Os casos de faringite viral ou estreptocócica podem receber tratamento sintomático

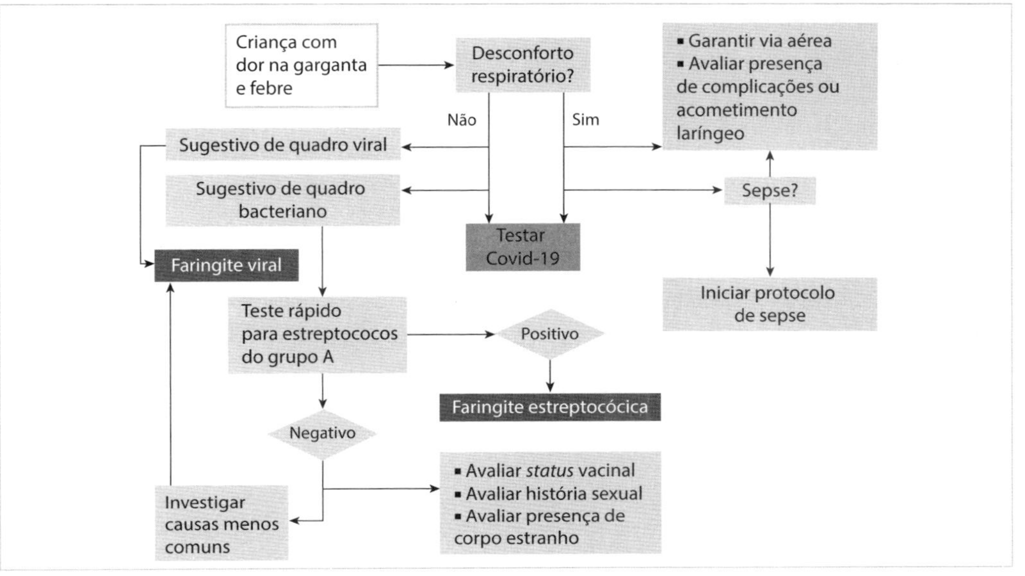

Figura 1 Avaliação da criança com faringite aguda não complicada na emergência.

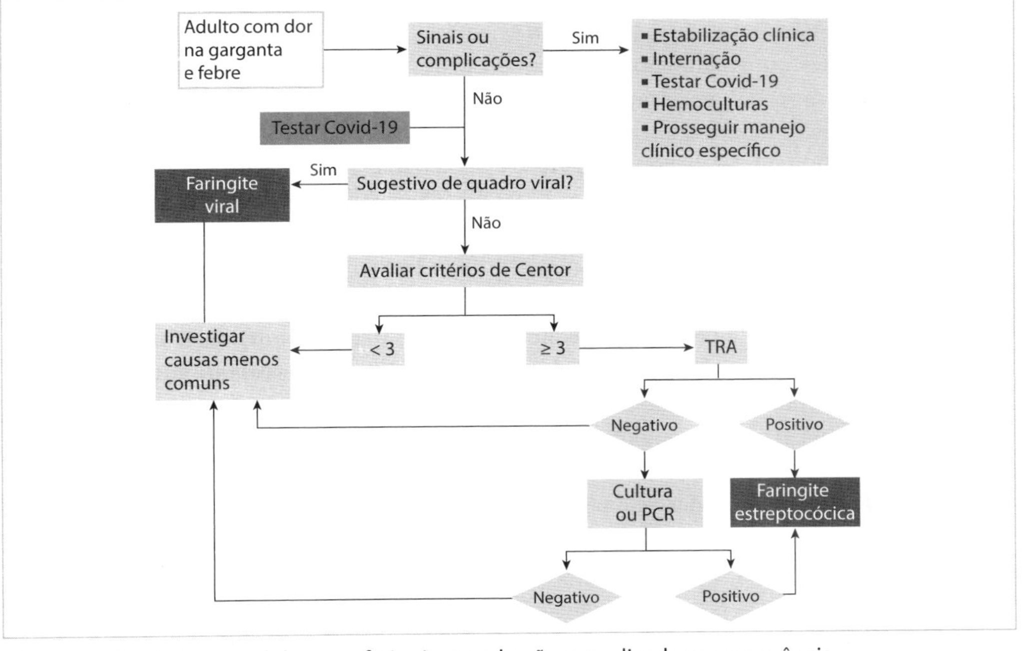

Figura 2 Avaliação do adulto com faringite aguda não complicada na emergência.

TRA: testagem rápida de detecção de antígeno estreptocócico.

* Sepse, desconforto respiratório, estridor, trismo, edema cervical com sinais inflamatórios, lesões necróticas, pseudomembrana aderente, crepitação, abaulamentos sugestivos de abscessos, incapacidade de deglutir água e alimentos, dor intensa unilateral, voz abafada, neutropenia, descompensação de doenças de base.

Tabela 4 Antibioticoterapia para faringite estreptocócica

Antibiótico	Dose para crianças	Dose para adolescentes e adultos	Tempo de tratamento
Penicilina G benzatina	≤ 27 kg: 600.000 UI, IM > 27 kg: 1.200.000 UI, IM	1.200.000 UI, IM	Dose única
Penicilina V	< 27 kg: 250 mg, VO, 2-3×/dia ≥ 27 kg: 500 mg, VO, 3×/dia	500 mg, VO, 3×/dia	10 dias
Amoxicilina	50 mg/kg/dia (máximo: 1.000 mg/dia), VO, divididos em 2-3×/dia Pode ser usada formulação XL	1.000-1.500 mg/dia, VO, divididos em 2-3×/dia Pode ser usada formulação XL	10 dias
Azitromicina	12 mg/kg/dia (máximo: 500 mg/dia), VO	12 mg/kg/dia (máximo: 500 mg/dia), VO	5 dias
Clindamicina	7 mg/kg/dose (máximo: 300 mg/dose), VO, a cada 8 horas	300 mg, VO, a cada 8 horas	10 dias

IM: via intramuscular; VO: via oral; XL: liberação prolongada.

com AINE, paracetamol e dipirona. Enxaguantes bucais, pastilhas e *sprays* para a faringe contendo anestésicos locais também auxiliam no alívio do desconforto. Corticosteroides não estão indicados. A ingestão de bebidas quentes ou geladas pode causar redução da dor sem causar prejuízos, não havendo necessidade de ser contraindicada. Também não estão contraindicados gargarejos frios ou quentes com água e sal.

Quando as faringites ocorrem em um paciente com agranulocitose (angina agranulocítica), costumam cursar com dor muito intensa e concomitância de outras lesões na mucosa oral e febre. Trata-se de um quadro grave, que pode evoluir rapidamente para o óbito e deve ser manejado como neutropenia febril.

Algumas faringites causadas por patógenos menos frequentes possuem particularidades a serem observadas:

O vírus Epstein-Barr e o citomegalovírus causam faringite como manifestação da síndrome de mononucleose, e o HIV causa faringite no contexto de síndrome retroviral aguda, abordadas nos Capítulos 28, "Mononucleose infecciosa", e 43, "Síndrome retroviral aguda e infecção precoce pelo HIV em adultos", respectivamente.

A herpangina é uma faringite aguda causada pelos vírus coxsackie e por alguns enterovírus. Ocorre predominantemente, mas não exclusivamente, em crianças de 3 a 10 anos, causando sintomas como febre alta de início súbito, aftas na boca, lesões papulovesiculares amareladas ou acinzentadas tonsilares e dor de garganta muito intensa. É autolimitada, com os sintomas podendo se estender até 10 dias. O tratamento é apenas sintomático.

O vírus coxsackie e mais de 15 enterovírus (destacam-se o enterovírus A71 e o coxsackievírus A6) também podem causar a síndrome mão-pé-boca, que ocorre predominantemente em crianças de até 10 anos, mas eventualmente causa surtos em adultos. Essa síndrome cursa com febre baixa, dor na garganta, recusa da alimentação, enantema bucal (língua e faces anteriores das tonsilas) que evolui para vesículas com halo enantematoso, além de exantema vesicular, macular ou maculopapular, classicamente envolvendo mãos, braços, pernas e pés. A síndrome é autolimitada e os sintomas não costumam ultrapassar 10 dias de duração. O tratamento também é apenas sintomático.

A faringite no contexto da sífilis é uma manifestação de secundarismo e, na maioria das vezes, surge acompanhada de outras manifestações dessa fase da doença.

Corynebacterium diphteriae é o agente etiológico da difteria, abordada adiante.

Francisella tularensis é o agente etiológico da tularemia, uma infecção raríssima no Brasil, que pode ser associada a bioterrorismo.

Em geral, quando *Mycoplasma pneumoniae* e *Chlamydia pneumoniae* estão envolvidos, é comum haver tosse e pneumonia concomitante. Cada uma dessas infecções tem tratamento específico.

As faringites causadas por *Streptococcus* dos grupos C e G e *Arcanobacterium haemolyticum* costumam se comportar clinicamente de forma muito semelhante às faringites por *Streptococcus pyogenes*.

A tromboflebite séptica da veia jugular interna (síndrome de Lemierre) é uma condição que vem sendo considerada reemergente na década de 2010, mais comum em adultos jovens e classicamente associada a infecções pelo anaeróbio *Fusobacterium necrophorum*, mas que também já foi descrita em associação com outros patógenos, como *Streptococcus pyogenes*, *Streptococcus anginosus*, *Staphylococcus aureus* e alguns anaeróbios e enterobactérias. As manifestações são iniciadas por um quadro de tonsilite exsudativa ou não, cursando com febre, dor na garganta e disfagia. Evolui com trismo, dor cervical unilateral e edema ou induração, com sinais inflamatórios no pescoço ou no ângulo da mandíbula, mas esses sinais podem não ser muito marcantes. Pode complicar com embolia séptica para os pulmões, ocasionando lesões nodulares cavitárias com padrão metastático, infiltrados localizados, abscesso pulmonar e empiema pleural. A disseminação hematogênica dos êmbolos sépticos pode, ainda, causar mediastinite necrotizante; artrites de grandes articulações; osteomielite; piomiosite; abscessos hepático, esplênico ou renal; endocardite; meningite; abscesso cerebral; isquemia cerebral; endoftalmite; e pileflebite; além de pseudoaneurismas micóticos da carótida e de outros vasos da cabeça e do pescoço. A expansão do processo pelo leito venoso retrógrado pode causar trombose de seios venosos cranianos. A mortalidade é alta a despeito do tratamento. Os casos devem ser internados preferencialmente em UTI.

Frente a um caso suspeito de síndrome de Lemierre, deve-se obter hemoculturas para bactérias aeróbias e anaeróbias, TC ou RNM do pescoço e do tórax e, caso a TC não revele trombo, USG com Doppler venoso do pescoço. Imagens de outros segmentos corporais devem ser obtidas se houver sinais ou sintomas que promovam um direcionamento específico. O diagnóstico de certeza é dado pela demonstração de trombose na veia jugular interna e isolamento de *F. necrophorum* em hemocultura ou cultura obtida de punções de coleções ou abscessos no pescoço ou em focos embólicos distantes. Outros exames importantes são o hemograma e marcadores inflamatórios, para acompanhamento, e o ecocardiograma para pesquisa de complicações e diferenciação com endocardite. Casos em que não se isola o patógeno devem ser classificados como casos prováveis ou síndrome de Lemierre incompleta. Casos não originários de faringite ou que isolam agentes diferentes de *F. necrophorum* são classificados como síndrome de Lemierre-símile ou síndrome de tromboflebite séptica.

O tratamento da síndrome de Lemierre deve objetivar cobertura tanto para *F. necrophorum* quanto *S. pyogenes*. A principal dificuldade é a resistência intrínseca do primeiro a macrolídeos, tetraciclinas, quinolonas e aminoglicosídeos, além de relatos recentes de surgimento de cepas produtoras de algumas betalactamases. Logo, os esquemas preferenciais são: ceftriaxona + metronidazol, piperacilina+tazobactam ou carbapenêmicos. A necessidade de intervenções cirúrgicas deve ser avaliada conforme as manifestações clínicas. O papel da anticoagulação plena não está bem estabelecido.

ANGINAS ODONTOGÊNICAS

A angina de Vincent, de Plaut-Vincent ou gengivite ulcerativa necrotizante aguda (GUNA) é uma infecção bacteriana aguda originária da mucosa gengival que pode se estender por todas as mucosas orais e, menos comumente, as orofaríngeas. É causada por espiroquetas e anaeróbios da microbiota normal da boca, entre as quais se destaca *Borellia vincentii*. Os fatores predisponentes são higiene oral precária, desnutrição, tabagismo, estresse e imunodepressão.

O quadro clínico clássico é composto por início súbito de hálito fétido, dor gengival intensa e placas de necrose gengival, que podem se expandir para a faringe. A remoção das placas revela lesões ulceradas com sangramento. Pode cursar com febre e adenomegalias cervicais, submandibulares e submentonianas e evoluir com complicações como sepse, osteomielite, gangrena de tecidos faciais adjacentes (noma) e destruição da arquitetura gengival, com prejuízos à dentição. É importante realizar o diagnóstico diferencial com outras faringites e gengivites extensas, difteria e deficiência de vitamina C.

O manejo clínico da angina de Vincent deve envolver desbridamento cirúrgico, remoção da placa bacteriana e antibioticoterapia sistêmica. Os esquemas preferenciais são amoxicilina+clavulanato, ampicilina+sulbactam ou clindamicina.

A angina de Ludwig é uma afecção gravíssima e rapidamente progressiva, cuja maioria dos casos ocorre em adultos jovens. Caracteriza-se pela presença de celulite de tom acastanhado iniciada no assoalho da boca (classicamente segundo e terceiro dentes molares) que se expande para os espaços sublingual e submaxilar, bem como para a orofaringe.

É causada por infecções polimicrobianas envolvendo bactérias da microbiota normal da boca, como estreptococos do grupo *viridans* e anaeróbios. Em imunodeprimidos graves, pode ser causada por enterobactérias, *Pseudomonas* sp. e actinomicetos. Os fatores predisponentes são: higiene oral precária, presença de gengivite, trauma oral, extração dentária, instalação de *piercing* no freio da língua, imunodepressão e diabete.

O quadro é de início abrupto, ocorrendo febre, edema com sinais inflamatórios nas regiões submandibular e sublingual, estomatodinia, fala abafada (como se estivesse com um objeto quente na boca), rouquidão e disfagia. Não é comum ocorrer trismo ou adenomegalias cervicais. Podem ocorrer enfisema submandibular, edema lingual e acometimento progressivo do espaço retrofaríngeo (causando estridor e obstrução das vias aéreas), dos músculos do pescoço e até do mediastino. Outras complicações incluem rompimento de carótida, trombose de veia jugular, pneumonia e pericardite.

O diagnóstico é estabelecido com exames de imagem, como TC, RNM ou USG do pescoço e do assoalho da boca. Os achados mais comuns são espessamento subcutâneo, edema muscular, enfisema subcutâneo e coleções fluidas. Outros exames importantes para avaliação do quadro geral e confirmação da etiologia são necessários, como hemograma, proteína C reativa, hemoculturas, bacterioscopia pelo Gram e culturas para bactérias aeróbias e anaeróbias de coleções aspiradas do espaço submandibular.

O tratamento inicial deve focar a garantia da via aérea. Quando há obstrução grave, é necessário realizar intubação ou traqueostomia de urgência. Na intubação deve-se considerar a hipótese de laringoespasmo grave com consequente necessidade de imediata traqueostomia. Os antibióticos de escolha são amoxicilina+clavulanato, ampicilina+sulbactam e ceftriaxona + metronidazol ou clindamicina. Em pacientes gravemente imunodeprimidos e hospitalizados, deve-se ampliar o espectro para microrganismos resistentes, com esquemas como piperacilina+tazobactam, imipeném, meropeném e cefepima ou ceftazidima + metronidazol, associando vancomicina ou linezolida se houver fatores de risco para infecção por MRSA. Embora seja incomum, alguns casos necessitarão de abordagem cirúrgica para descompressão ou desbridamento.

Assim como a gengivite ulcerativa necrotizante aguda, a angina de Ludwig é prevenida com a manutenção da saúde bucal e dentária.

SUPRAGLOTITE

Supraglotite, anteriormente conhecida como epiglotite, é a inflamação da epiglote e dos tecidos circundantes supraglóticos. Trata-se de uma condição grave, que ameaça a vida do paciente. A maioria dos casos é de etiologia infecciosa. No Brasil, graças à vacinação contra *Haemophilus influenzae* tipo b (Hib), desde 1999 a incidência da infecção vem diminuindo consideravelmente. A despeito do sucesso da imunização, Hib continua sendo uma causa de supraglotite (menos comum), especialmente entre crianças não vacinadas. A Tabela 5 exibe as principais etiologias da doença.

Atualmente, a doença invasiva por Hib em crianças é incomum e a incidência de supraglotite tornou-se maior entre adolescentes e adultos. A epiglotite clássica causada por

Tabela 5 Principais causas de supraglotite

Bactérias
Haemophilus influenzae tipo b
Streptococcus beta-hemolíticos
Streptococcus pneumoniae
Staphylococcus aureus
Neisseria meningitidis
Pasteurella multocida
Pseudomonas aeruginosa
Haemophilus parainfluenzae
Bacteroides spp.
Mycobacterium tuberculosis
Vírus
Influenza A e B
Parainfluenza tipo 3
Herpes simples tipos 1 e 2
Vírus Epstein-Barr
HIV
SARS-CoV-2
Fungos
Candida albicans
Histoplasma capsulatum
Paracoccidioides brasiliensis
Causas não infecciosas
Trauma
Queimadura
Ingestão cáustica
Angioedema
Sarcoidose
Doença linfoproliferativa

HIV: vírus da imunodeficiência humana; SARS-CoV-2: coronavírus 2 da síndrome respiratória aguda grave.

Hib é uma emergência médica, pois pode levar o paciente a óbito em algumas horas. Por ter se tornado rara, pode ser subdiagnosticada nos serviços de pronto atendimento, piorando seu prognóstico.

Em crianças com até 5 anos de idade, a clínica clássica de supraglotite aguda é composta por febre alta, estridor inspiratório (acima das cordas vocais), ansiedade, sialorreia, disfagia, disfonia, recusa a se deitar e adoção de "postura em tripé" (sentado, tronco direcionado para a frente, pescoço hiperestendido), após um tempo de 12 a 24 horas de incubação. A tosse não é sintoma comum. Nas supraglotites causadas por patógenos diferentes de Hib, o tempo de evolução costuma ser maior e o quadro tende a ser menos agudo. O diagnóstico diferencial deve incluir obstrução por corpo estranho, angioedema, crupe viral, traqueíte bacteriana, faringite, abscesso peritonsilar, mononucleose infecciosa e difteria.

Em pessoas com mais de 5 anos de idade, o quadro geralmente é mais brando e insidioso, cursando com dor de garganta, odinofagia, febre, dispneia, rouquidão, sialorreia, tosse e estridor, sem obstrução respiratória grave. Crianças com mais de 5 anos, adolescentes e adultos podem ser tratados em UTI, sem necessidade de IOT caso não ocorra piora dentro de 24 horas e não exista algum outro sinal de instabilidade clínica.

Diante de um quadro clínico suspeito de supraglotite aguda em crianças de até 5 anos, a primeira medida adotada deve ser a garantia de via aérea. A criança deve receber oxigenoterapia e ser mantida em local calmo até transferência para UTI. Para evitar a falência respiratória, a IOT deve ser precoce. Durante o procedimento, é possível a confirmação do diagnóstico com a visualização da epiglote por laringoscopia direta, classicamente descrita como de cor "cereja". O tubo orotraqueal escolhido deve ser 0,5 a 1 mm menor do que o calibre indicado em virtude do intenso edema. O uso de máscara laríngea ou outros dispositivos supraglóticos e a IOT às cegas estão contraindicados. Eventualmente, a intubação difícil implicará necessidade de traqueostomia ou cricotireoidostomia de urgência. A visualização direta da epiglote fora do contexto de intubação está contraindicada. A laringoscopia indireta só deve ser tentada com todo o aparato para IOT disponível.

Após a garantia da via aérea, deve-se puncionar acesso venoso calibroso, solicitar hemograma (esperada leucocitose com desvio à esquerda), hemoculturas, cultura do *swab* da epiglote e pesquisa de painel viral respiratório (incluindo SARS-CoV-2) por PCR. A obtenção de *swab* da epiglote em pacientes não intubados está contraindicada. Exames de imagem não são necessários, pois podem atrasar o manejo do paciente. Quando realizada, a RX lateral do pescoço pode revelar aumento da epiglote tanto em crianças como em adultos, mas é normal em 20 a 25% dos casos.

O tratamento antibiótico da supraglotite aguda deve abranger cobertura para Hib, *Streptococcus pneumoniae* e etreptococcos do grupo A, sendo a ceftriaxona a primeira escolha. A literatura americana recomenda associar vancomicina. As doses estão expostas na Tabela 6. O tempo de tratamento é de 7 a 10 dias.

O uso de corticosteroides para o tratamento da supraglotite carece de evidências robustas na literatura. O benefício da utilização de nebulização com epinefrina, com o objetivo de diminuir o edema da região epiglótica, também não está bem elucidado.

Tabela 6 Posologia dos antibióticos para o tratamento da supraglotite aguda

Antimicrobiano	Dose em crianças	Dose em adultos
Ceftriaxona	50-100 mg/kg/dia (máximo: 2 g/dia), IV, 1×/dia	2 g, IV, 1×/dia
Vancomicina (dose para função renal normal)	40-60 mg/kg/dia (máximo: 2 g/dia), IV, em 3 ou 4 doses diárias	Dose de ataque: 20-35 mg/kg Manutenção: 15-20 mg/kg, IV, a cada 8 ou 12 horas (ajuste conforme dosagem sérica)

IV: via intravenosa.

O paciente poderá ter alta após o término do tratamento e a melhora dos sintomas.

SÍNDROME DO CRUPE

O termo síndrome do crupe se refere a um grupo de doenças que se manifestam clinicamente com os seguintes sintomas: rouquidão, tosse ladrante, estridor predominantemente inspiratório e graus variados de desconforto respiratório, expressando a inflamação da laringe e das vias aéreas subglóticas. A síndrome engloba laringite, quando a inflamação é restrita a laringe; laringotraqueíte e laringotraqueobronquite, conforme outras vias aéreas são acometidas.

A síndrome do crupe geralmente é causada por vírus (crupe viral), sendo os mais comuns: parainfluenza (tipos 1, 2 e 3), vírus sincicial respiratório, adenovírus, coronavírus (incluindo HCoV-NL63 e SARS-CoV-2), influenza, rinovírus e enterovírus. O sarampo pode causar crupe como parte de seu quadro clínico. Raramente ocorre laringotraqueíte por *Mycoplasma pneumoniae*. Infecções bacterianas secundárias são incomuns, mas podem envolver *Streptococcus pyogenes*, *Streptococcus pneumoniae* e *Staphylococcus aureus*.

O crupe viral geralmente acomete crianças de 6 meses a 3 anos de idade. Costuma ser precedido de sintomas de resfriado e evolui dentro de 48 horas com febre, rouquidão, tosse e estridor. Não é comum ocorrer faringite concomitante. Pode haver desconforto respiratório caso ocorra obstrução grave das vias aéreas, a ser suspeitada quando forem detectados estridor bifásico (ouvido tanto na inspiração quanto na expiração), respiração forçada e agitação. O diagnóstico é iminentemente clínico. A avaliação da gravidade pode ser realizada utilizando-se a escala de gravidade de estridor recomendada pela Sociedade Brasileira de Pediatria (Tabela 7).

O envio de espécimes respiratórios para PCR para influenza, SARS-CoV-2 ou painéis respiratórios *multiplex* pode ser realizado se estiver disponível. Exames de imagem não estão indicados. Hemograma e bioquímica não costumam sofrer alterações específicas. O diagnóstico diferencial do crupe viral inclui crupe alérgico (espasmódico), supraglotite, difteria, mononucleose infecciosa, abscesso peritonsilar, traqueíte bacteriana, aspiração de corpo estranho, angioedema, queimadura de vias aéreas e tumores.

O crupe viral costuma ser autolimitado, evoluindo com melhora gradual dentro de 3 a 7 dias. O manejo inicial em emergência envolve a administração de corticosteroide e epinefrina (Tabela 8), além de controle da febre, hidratação e oxigenoterapia suplementar. Não estão indicados antibióticos, antitussígenos, descongestionantes e sedativos.

Tabela 7 Escore de gravidade de estridor recomendado pela Sociedade Brasileira de Pediatria

Sinal	0	1	2	3
Estridor	Ausente	Com agitação	Leve em repouso	Grave em repouso
Retração	Ausente	Leve	Moderado	Grave
Entrada de ar	Normal	Normal	Diminuída	Muito diminuída
Cor	Normal	Normal	Cianótica com agitação	Cianótico em repouso
Nível de consciência	Normal	Agitação sob estímulo	Agitação	Letárgico

Escore total: < 6 – leve; 7-8 – moderada, > 8 – grave

Tabela 8 Manejo terapêutico do crupe viral na emergência

Crupe leve	Dexametasona 0,3 mg/kg, IM ou IV Alta para casa
Crupe moderado	Nebulização com L-epinefrina, 0,5 mL/kg (máximo: 5 mL) Dexametasona 0,6 mg/kg, IM ou IV Observação por 3-4 horas e alta para casa ou admissão hospitalar
Crupe grave	Nebulização com L-epinefrina, 0,5 mL/kg (máximo: 5 mL) Dexametasona 0,6 mg, IM Admissão na UTI

IM: via intramuscular; IV: via intravenosa; UTI: unidade de terapia intensiva.

As indicações de internação incluem: insuficiência respiratória ou hipoxemia em repouso, toxemia, desidratação ou incapacidade de ingerir líquidos e ausência de resposta à administração de epinefrina ou piora clínica após 2 horas da administração. A maioria das crianças com laringotraqueíte não requer IOT após o uso de epinefrina e dexametasona. Nos pacientes em que a obstrução da via aérea é iminente, o tubo deve ter 0,5 mm a menos de diâmetro interno do que o diâmetro ideal calculado para a idade, e a criança deve ser encaminhada à UTI. Também recebem indicação de internação em UTI todas as crianças com crupe grave, necessidade de repetidas nebulizações e doenças de base que envolvam maior risco de evolução para insuficiência respiratória.

A criança pode receber alta quando não apresentar mais estridor em repouso nem hipoxemia e apresentar-se acianótica, com nível de consciência normal e com capacidade de aceitar fluidos VO.

TRAQUEÍTE BACTERIANA

Também denominada crupe bacteriano, membranoso ou pseudomembranoso, a traqueíte bacteriana resulta do processo raro de infecção bacteriana exsudativa dos tecidos moles da traqueia. Eventualmente pode se estender para estruturas subglóticas ou para os brônquios e pulmões. Classicamente, ocorre após 2 ou 3 dias de uma infecção viral das vias aéreas, inclusive influenza, Covid-19 e sarampo; no entanto, casos fulminantes com evolução em 24 horas podem ocorrer. O patógeno causador mais comum é *Staphylococcus aureus*, seguido por *Streptococcus pneumoniae*, estreptococos do grupo A e *Moraxella catarrhalis*. A taxa de mortalidade varia entre 18 e 40%.

Os sinais e sintomas mais comuns são: febre, estridor, tosse produtiva, odinofagia ou disfagia, disfonia e desconforto respiratório. Os casos graves cursam com sonolência ou agitação, cianose e sepse. Hemoculturas estão indicadas, embora sejam positivas na minoria das vezes. Os achados radiográficos são inespecíficos, sendo comuns a irregularidade das margens da mucosa traqueal e imagens lineares na luz da traqueia. O leucograma é variável, e a leucocitose não se correlaciona com a gravidade da infecção. Pode haver elevação de VHS e proteína C reativa. O diagnóstico definitivo se dá pela visualização direta da traqueia por broncoscopia ou laringoscopia. Detecta-se exsudato purulento em forma de membranas bloqueando a luz da traqueia, de fácil remoção e sem hemorragia. As culturas obtidas desse material indicam os patógenos causadores da infecção.

O diagnóstico diferencial inclui supraglotite, crupe viral, difteria, abscesso peritonsilar, pneumonia, aspiração de corpo estranho e traqueíte associada a doença inflamatória intestinal. As complicações mais frequentes são insuficiência respiratória, obstrução das vias aéreas, pneumotórax, edema pulmonar e síndrome do choque tóxico.

Todos os pacientes com suspeita de traqueíte bacteriana devem ser internados preferencialmente em UTI. Os casos leves podem ser inicialmente abordados com laringoscopia flexível. Se as membranas forem detectadas, a broncoscopia está indicada. Casos em que há alta suspeição clínica e radiológica devem ser manejados diretamente com broncoscopia. A higiene da luz traqueal promove alívio do desconforto respiratório e evita a IOT. Nos casos em que há iminente insuficiência respiratória, está indicada a IOT, devendo a broncoscopia ser realizada após a estabilização do paciente.

Além da garantia da via aérea e da oxigenoterapia suplementar, estão indicadas hidratação venosa ou ressuscitação volêmica, controle da febre e da ansiedade e antibioticoterapia empírica com ceftriaxona + vancomicina, nas mesmas doses recomendadas para supraglotite aguda. Após os resultados das culturas serem disponibilizados, deve-se proceder ao ajuste do esquema antimicrobiano.

Em crianças com diagnóstico de influenza, o tratamento específico deve ser instituído conforme consta no Capítulo 25, "Viroses respiratórias (incluindo influenza e Covid-19)". Nebulização com epinefrina e glicocorticoides sistêmicos não promovem benefícios comprovados, mas são utilizados na maioria dos serviços por conta da dificuldade inicial de diferenciação do crupe viral.

DIFTERIA

Difteria ou crupe (não confundir com síndrome de crupe viral) é uma doença infecciosa causada pelo bacilo Gram-positivo *Corynebacterium diphteriae*, cujo único reservatório é o ser humano. As bactérias *Corynebacterium ulcerans* e *Corynebacterium pseudotuberculosis* podem causar uma doença difteria-símile, e sua importância epidemiológica vem crescendo nos últimos anos, principalmente pela associação com transmissão zoonótica.

Trata-se de doença imunoprevenível que sofreu diminuição expressiva na incidência nas últimas décadas na maioria dos países, mas sua letalidade permanece entre 20 e 50%. Na segunda década do século XXI, surtos significativos ocorreram na Venezuela, no Haiti e no Iêmen. O Brasil registra anualmente um pequeno número de casos.

A bactéria *C. diphteriae*, quando infectada por um determinado bacteriófago, produz a toxina diftérica (TD), seu maior fator de virulência. O efeito é sistêmico, mas a toxina é liberada por focos de infecção nas vias respiratórias ou na pele. Nem todos os infectados adoecem. Os carreadores assintomáticos, inclusive, são os maiores reservatórios que proporcionam a transmissão da infecção na comunidade. Sua transmissão ocorre pelo contato direto com pessoas doentes ou portadores assintomáticos, ou por gotículas. O período médio de incubação é de 1 a 6 dias. A pessoa infectada pode evoluir para acometimento das vias respiratórias, da pele ou permanecer assintomática.

A angina diftérica é sua forma mais comum de apresentação. Trata-se de uma faringotonsilite de início gradual, em que ocorre febre baixa, dor na garganta, adenomegalias cervicais e inflamação faríngea, com pontos de exsudato que coalescem, formando pseudomembranas esbranquiçadas ou amarelo-acinzentadas aderentes à mucosa. Comumente encobrem as tonsilas e estruturas vizinhas, incluindo úvula, retrofaringe e palato. Essas estruturas são responsáveis pela liberação da toxina diftérica na corrente sanguínea.

As pseudomembranas podem se alastrar ainda mais pela mucosa das vias respiratórias. Em lactentes é comum se expandirem para a cavidade nasal (rinite diftérica). Nessas situações costumam ocorrer a saída de secreção nasal serossanguinolenta e eventuais lesões na borda do nariz e do lábio superior. Nos casos em que as pseudomembranas se expandem para a laringe, ocorre a laringite diftérica, que cursa com tosse, disfonia e dificuldade respiratória progressiva. Também pode haver acometimento de traqueia, brônquios, tubas e condutos auditivos e conjuntivas. Além do dano tecidual local e do potencial de obstrução de via aérea, a difteria pode evoluir com a chamada difteria maligna, em que há necrose das pseudomembranas e marcado aumento das adenomegalias cervicais, originando o sinal clássico do pescoço "taurino" e toxemia.

A difteria cutânea é uma doença independente da angina diftérica. Pode ser causada tanto por cepas toxigênicas quanto não toxigênicas de *C. diphteriae*. A manifestação clássica é a de uma úlcera crônica coberta com exsudato fibrinopurulento de cor acinzentada e bordas bem demarcadas. Está associada à exclusão social e à falta de acesso aos serviços de saúde. No caso de infecção por cepas produtoras de toxina diftérica, há absorção desta pela pele.

Essas toxinas são responsáveis pela clivagem de DNA e pela despolimerização de filamentos de actina. As células mais vulneráveis são os cardiomiócitos e os neurônios, fato que justifica serem a miocardite e as polineuropatias as complicações não respiratórias mais comuns da doença. As cepas não produtoras de toxina também podem causar casos complicados além da doença faríngea, como endocardite e osteomielite, mas sem toxemia.

A miocardite é a principal causa de morte na difteria na segunda semana de doença. Os sinais e sintomas mais encontrados são arritmias, hipofonese de bulhas, aparecimento de sopro e sinais de insuficiência cardíaca congestiva. Entre a segunda e a sexta semanas, a toxina diftérica age nos neurônios e algumas alterações clínicas podem se manifestar, como paralisia do véu palatino (desvio lateral da úvula, engasgos e broncoaspiração), neuropatias cranianas, polineuropatia periférica com paresia ou paralisia e hiporreflexia e paralisia do diafragma com consequente insuficiência respiratória. Na difteria grave também podem ocorrer insuficiência renal e suas consequências.

O diagnóstico da difteria depende de uma suspeita clínica inicial. A queda na incidência da doença causou a diminuição do conhecimento a seu respeito em profissionais mais jovens, por isso é importante reforçar que deve-se pensar em difteria em todos os casos em que há faringite exsudativa e adenomegalias cervicais em pessoas não vacinadas ou sem vacinação completa para difteria, especialmente se houver visualização das pseudomembranas, descarga nasal serossanguinolenta, estridor, pescoço taurino e complicações sistêmicas.

O isolamento de *C. diphtheriae* em meio de cultura de amostras coletadas nas pseudomembranas, tonsilas, nasofaringe, úlceras cutâneas e onde mais se identificar acometimento permite o diagnóstico da infecção (ágar sangue, meio de Loeffler, meios contendo telurito). Vem se tornando mais utilizada a técnica de ionização e dessorção a *laser* assistida por matriz (MALDI-TOF), que permite identificar mais rapidamente bactérias do gênero *Corynebacterium* com boa especificidade, mas alguns laboratórios ainda fazem uso de métodos bioquímicos tradicionais para a identificação da espécie. A doença é confirmada pela detecção da toxina diftérica em laboratórios de referência, pelo teste de Elek, métodos sorológicos ou moleculares. A histopatologia de amostras contendo pseudomembranas pode confirmar o diagnóstico se acompanhada de imunofluorescência com anticorpos antitoxina diftérica (anti-TD).

A difteria deve ser diferenciada de faringite estreptocócica, faringite viral, angina de Vincent, supraglotite, mononucleose infecciosa, candidíase orofaríngea, sífilis orofaríngea e infecções por outras bactérias do gênero *Corynebacterium*. A miocardite não possui especificidades em comparação com outras causas, assim como as neuropatias. A difteria cutânea deve ser diferenciada de impetigo, ectima e outras causas de úlceras crônicas.

Todos os pacientes com suspeita de difteria devem ser internados e acompanhados com exames clínico e complementares diários para a identificação precoce de complicações. Deve-se evitar a remoção das pseudomembranas, pois isso libera mais toxinas na corrente sanguínea e produz sangramento. É fundamental a realização diária do eletrocardiograma a partir da segunda semana de sintomas. Na suspeita de disfunção, deve-se realizar o ecocardiograma. Leucocitose, aumento de CKMB e troponinas são marcadores de pior prognóstico. Os pacientes devem ser mantidos em isolamento para gotículas e contato.

O tratamento da difteria deve incluir administração de antitoxina, antibioticoterapia, garantia da via aérea e controle das complicações. A antitoxina disponível é o soro antidiftérico (SAD), um imunobiológico heterólogo de origem equina cuja finalidade é neutralizar a toxina circulante, mas não tem efeito sobre a toxina diftérica já impregnada nos tecidos. A dosagem do soro depende das manifestações clínicas. As posologias estão demonstradas na Tabela 9. Deve ser diluído em 100 a 500 mL de SF e infundido a 20 gotas/min.

O soro antidiftérico deve ser administrado em unidade hospitalar com capacidade de prestar atendimento a reações de hipersensibilidade imediatas. O risco de anafilaxia é maior em pessoas que mantêm contato frequente com equinos e que já fizeram uso de outros soros de origem equina no passado. Não se indica realizar teste de sensibilidade anterior à administração do soro. Mesmo na presença de maior risco, o soro antidiftérico deve ser administrado e adotam-se procedimentos para a prevenção da ocorrência de reações anafiláticas. Durante sua infusão, o paciente deve ser mantido com acesso venoso calibroso e monitorização dos sinais vitais. A monitorização deve ser mantida por pelo menos 2 horas após a administração. Frente à ocorrência de anafilaxia, esta deve ser tratada com adrenalina e a infusão deve ser interrompida. Após estabilização do quadro, retoma-se a infusão com a administração concomitante de anti-histamínicos, garantindo o máximo de infusão possível.

A antibioticoterapia elimina as bactérias, interrompendo a produção da toxina e reduzindo a transmissão. Os esquemas de escolha preveem 14 dias de duração. São eles:

Tabela 9 Esquema de administração do soro antidiftérico

Forma clínica	Dosagem
Leve (nasal, cutânea, amigdaliana)	20.000-40.000 UI, IV
Laringoamigdaliana ou mista	40.000-60.000 UI, IV
Grave ou tardia (4 dias de doença)	80.000-100.000 UI, IV

IV: via intravenosa.

- Eritromicina 40 a 50 mg/kg/dia (máximo: 2 g/dia), VO, divididos a intervalos de 6 horas.
- Penicilina G cristalina 100.000 a 150.000 UI/kg/dia, IV, divididas a intervalos de 6 ou 4 horas.
- Penicilina G procaína 50.000 UI/kg/dia (máximo: 1.200.000 UI/dia), IM, divididas a intervalos de 12 horas.
- Clindamicina 20 a 40 mg/kg/dia, IV, divididos a intervalos de 8 horas.

O tratamento de suporte deve incluir a segurança da via aérea, com aspiração frequente e vigilância. Sinais de desconforto respiratório indicam a necessidade de IOT precoce. O material para traqueostomia de urgência deve estar sempre acessível, pois a intubação pode ser complicada pela presença de edema e pela obstrução por pseudomembranas. Havendo qualquer sinal de dificuldade para a intubação, a traqueostomia deve ser realizada. A alimentação e a ingestão hídrica também devem ser garantidas por vias oral, nasogástrica ou nasoentérica.

As complicações demandam tratamento individualizado. Podem ser necessários procedimentos como diálise e instalação de marca-passo. A suplementação de carnitina foi associada à diminuição da mortalidade por miocardite diftérica em um número limitado de casos. Não há tratamento específico para as neuropatias diftéricas.

A difteria é uma doença de notificação imediata. Não devem ser aguardados os resultados dos exames para o desencadeamento das medidas de controle, mesmo que sejam imprescindíveis para a confirmação de casos. Os comunicantes de casos suspeitos ou confirmados (moradores do mesmo domicílio, pessoas que mantiveram contato próximo na última semana e profissionais de saúde envolvidos na assistência) devem ser rastreados com cultura de amostra nasofaríngea. É possível que, mesmo assintomáticas, essas pessoas sejam carreadoras e eliminem o bacilo por 6 meses ou mais se não tratados. As diretrizes de vigilância em saúde do Ministério da Saúde recomendam o afastamento das atividades por 7 dias para os contactantes que trabalham com crianças ou manipulando alimentos e imunodeprimidos, até que se tenha o resultado da cultura.

Caso ocorra a detecção de contactantes com esquema de vacinação incompleto, estes devem receber a complementação necessária, além da antibioticoprofilaxia. A atualização vacinal deve ser feita com qualquer vacina da criança que contenha o toxoide diftérico (DTP, DTPa, pentavalente, hexavalente, dT ou dTpa), conforme o recomendado para a idade, a disponibilidade e a conveniência. As ações de bloqueio de transmissão na comunidade devem ser desencadeadas pelos serviços de vigilância epidemiológica. O soro antidiftérico não deve ser utilizado para profilaxia.

Se a cultura de rastreio for positiva, o afastamento deverá ocorrer por 48 horas após a administração de antibioticoprofilaxia. O antibiótico de escolha é a eritromicina. Para crianças, a posologia indicada é de 40 a 50 mg/kg/dia (máximo: 2 g/dia), VO, divididos em quatro doses iguais, por 7 dias. Para adultos, 500 mg, VO, a cada 6 horas, por 7 dias. O tratamento antibiótico deverá ser repetido caso a cultura de controle após o primeiro curso seja negativa. É possível realizar esse segundo tratamento com esquema diferente.

Os casos internados devem ser mantidos em isolamento para gotículas e contato por 14 dias após a instituição de antibioticoterapia adequada, idealmente 24 horas após a ocorrência de duas culturas de secreção nasofaríngea (ou da pele) consecutivas negativas.

A difteria não confere imunidade permanente, então pode ocorrer reincidência. A proteção por anticorpos contidos no soro antidiftérico é de curta duração (2 semanas). Por conta disso, os pacientes devem ter sua vacinação atualizada por ocasião da alta e ser orientados a realizar os reforços ao longo da vida.

BIBLIOGRAFIA

1. Akhavan M. Ear, nose, throat: beyond pharyngitis – retropharyngeal abscess, peritonsillar abscess, epiglottitis, bacterial tracheitis, and postoperative tonsillectomy. Emerg Med Clin North Am. 2021; 39(3):661-75.
2. Blot M, Bonniaud-Blot P, Favrolt N, Bonniaud P, Chavanet P, Piroth L. Update on childhood and adult infectious tracheitis. Med Mal Infect. 2017; 47(7):443-52.
3. Branche AR, Falsey AR. Parainfluenza virus infection. Semin Respir Crit Care Med. 2016; 37(4):538-54.
4. Bridwell R, Gottlieb M, Koyfman A, Long B. Diagnosis and management of Ludwig's angina: an evidence-based review. Am J Emerg Med. 2021; 41:1-5.
5. Butler DF, Myers AL. Changing epidemiology of Haemophilus influenzae in children. Infect Dis Clin North Am. 2018; 32(1):119-28.
6. Cirilli AR. Emergency evaluation and management of the sore throat. Emerg Med Clin North Am. 2013; 31(2):501-15.
7. Diphtheria. Nat Rev Dis Primers. 2019; 5(81):82.
8. Gates A, Johnson DW, Klassen TP. Glucocorticoids for croup in children. JAMA Pediatr. 2019; 173(6):595-96.
9. Klein MR. Infections of the oropharynx. Emerg Med Clin North Am. 2019; 37(1):69-80.
10. Lee WS, Jean SS, Chen FL, Hsieh SM, Hsueh PR. Lemierre's syndrome: a forgotten and re-emerging infection. J Microbiol Immunol Infect. 2020; 53(4):513-7.
11. Li RM, Kiemeney M. Infections of the neck. Emerg Med Clin North Am. 2019; 37(1):95-107.
12. Randel A; Infectious Disease Society of America. IDSA updates guideline for managing group A streptococcal pharyngitis. Am Fam Physician. 2013; 88(5):338-40.
13. Sauve L, Forrester AM, Top KA. Group A streptococcal pharyngitis: a practical guide to diagnosis and treatment. Paediatr Child Health. 2021; 26(5):319-20.
14. Slifka AM, Park B, Gao L, Slifka MK. Incidence of tetanus and diphtheria in relation to adult vaccination schedules. Clin Infect Dis. 2021; 72(2):285-92.

13

Pneumonia bacteriana adquirida em comunidade

Lessandra Michelin

DESTAQUES

- Os principais agentes etiológicos de pneumonia bacteriana adquirida em comunidade são *Streptococcus pneumoniae, Haemophilus influenzae, Moraxella catarrhalis, Staphylococcus aureus*, além de alguns agentes atípicos.
- Exames clínico e de imagem, bem como cultura de material de trato respiratório, são fundamentais para o diagnóstico correto.
- Biomarcadores (proteína C reativa e procalcitonina) auxiliam no início e na retirada de antibióticos.
- Escores de gravidade e fatores de risco definem o manejo e a antibioticoterapia empírica.

INTRODUÇÃO

A pneumonia adquirida na comunidade (PAC) é causa frequente de morte em todo o mundo, sendo que a pneumonia bacteriana adquirida na comunidade (PBAC) tem impacto significativo nas taxas de morbidade. No Brasil, esta é a terceira causa de mortalidade, com influência na qualidade de vida e elevados custos diretos e indiretos.

ETIOLOGIA

Apesar da grande diversidade da microbiota respiratória, da ampla disseminação de agentes potencialmente patogênicos, do fenômeno da globalização e da ocorrência das epidemias virais, como a pandemia de Covid-19, *Streptococcus pneumoniae* continua sendo o patógeno mais prevalente entre os agentes etiológicos da pneumonia bacteriana adquirida na comunidade, seguido por outros patógenos como *Haemophilus influenzae, Moraxella catarrhalis, Staphylococcus aureus* e agentes atípicos, como *Mycoplasma pneumoniae, Legionella* spp., *Chlamydia pneumoniae* e *Bordetella pertussis.*

FISIOPATOLOGIA

Pneumonia é um processo inflamatório do parênquima pulmonar causado por um microrganismo. A microaspiração de secreções orofaríngeas é a via mais comum para o microrganismo atingir os alvéolos e superar o último mecanismo de defesa do pulmão, o macrófago alveolar. O recrutamento de células fagocíticas para o espaço alveolar é mediado principalmente pelo fator de necrose tumoral (TNF) e pela interleucina-1 (IL-I) produzida pelos macrófagos alveolares, além de IL-6, IL-10, IL-12, proteína-1 de quimiotaxia de monócitos e fator estimulador de colônia de granulócitos. Uma vez que essas citocinas atingem a circulação sistêmica, além da resposta inflamatória local, serão responsáveis pela maioria dos sinais, dos sintomas e das anormalidades laboratoriais que caracterizam a pneumonia adquirida na comunidade.

SINAIS E SINTOMAS

Tosse, dispneia, dor torácica pleurítica, febre e calafrios são os principais sintomas. Também são sinais e sintomas comuns em pneumonia adquirida na comunidade: taquicardia, taquipneia, estertores e sibilos ao exame físico; leucocitose ou leucopenia com desvio à esquerda; novo infiltrado pulmonar ou consolidação em RX de tórax. Pacientes podem evoluir com alteração de consciência e sinais de choque séptico.

EXAMES

Exames de imagem, microbiológicos, sorológicos, moleculares e biomarcadores são fundamentais no auxílio diagnóstico da pneumonia bacteriana adquirida na comunidade.

Exames de imagem

Radiografia de tórax

Realizam-se rotineiramente RX posteroanterior e lateral do tórax em todos os pacientes admitidos em hospital com suspeita de pneumonia bacteriana adquirida na comunidade. Somente 40% dos médicos se sentem seguros em diagnosticar pneumonia apenas com dados de anamnese e exame físico.

Ultrassonografia de tórax

As principais vantagens da USG são maior sensibilidade na identificação de consolidações, além de padrão intersticial focal, subpleural e anormalidades da linha pleural. À beira do leito, a USG realizada por médicos no departamento de emergência adequadamente treinados tem uma sensibilidade de 95% e um valor preditivo-negativo de 67% no diagnóstico de pneumonia, em comparação com 60 e 25%, respectivamente, para RX do tórax. A especificidade é semelhante para ambos os métodos diagnósticos.

Tomografia computadorizada de tórax

A TC de tórax é especialmente útil em pacientes obesos, pacientes imunossuprimidos e indivíduos com exames anormais que necessitam de melhor investigação, como infecções fúngicas, tromboembolismo e neoplasias, ou mesmo para decisão de retirada de antimicrobianos.

Exames microbiológicos e moleculares

Bacterioscopia e cultura de escarro

A recomendação para a rotina de bacterioscopia e cultura de escarro é para pacientes com pneumonia adquirida na comunidade grave, que estiveram hospitalizados, que usaram antibióticos nos últimos 90 dias, ou com suspeita de infecção ou colonização por bactérias multidroga-resistentes (MRSA, *Pseudomonas aeruginosa* etc.). Um exame de escarro ou aspirado de boa qualidade (≤ 10 células epiteliais e ≥ 25 leucócitos/campo e Gram realizado por microbiologista treinado) pode auxiliar no direcionamento adequado da antibioticoterapia.

Hemocultura

Não há estudos de alta qualidade que suportem a coleta de hemoculturas rotineiramente, mas em casos graves, em pacientes hospitalizados, em uso de antibióticos nos últimos 90 dias ou colonizados por multidroga-resistentes, sua realização pode ser útil. A valorização da amostra de hemocultura é maior quando o crescimento ocorreu em 24 a 48 horas ou quando apresenta o mesmo agente infeccioso identificado em amostra do trato respiratório.

Testes de antígeno urinário para *S. pneumoniae* e *Legionella* spp.

Os testes de antígeno urinário são úteis apenas quando há suspeita diagnóstica por dado epidemiológico ou características clínicas. Não deve ser realizado na rotina, exceto em pneumonia adquirida na comunidade grave.

Testes sorológicos

Os testes sorológicos podem ser úteis para patógenos típicos (aglutinação do látex para a pesquisa de antígenos do pneumococo e do *H. influenzae* tipo b no líquido pleural) e atípicos (IgM/IgG para *Mycoplasma pneumoniae, Legionella* spp., *Chlamydia pneumoniae, Bordetella pertussis*). A IgM positiva após 7 a 10 dias do início do quadro e anticorpos da classe IgG são detectáveis cerca de 3 semanas após o início da infecção, portanto devem ser solicitados para confirmação clínica, não sendo úteis para diagnóstico imediato.

Galactomanana e (1-3)-beta-D-glucano para fungos

Galactomananas são polissacarídeos que fazem parte da parede de *Aspergillus* spp., sendo útil para diagnosticar aspergilose invasiva. Glucano é parte da parede dos fungos e auxilia no diagnóstico dos gêneros *Candida, Saccharomyces, Trichosporon, Sporothrix, Penicillium, Fusarium* e *Aspergillus*. Esses exames são pouco disponíveis na maioria dos serviços de emergência, mas são importantes especialmente em pessoas imunodeprimidas, como transplantados e pessoas em quimioterapia para câncer.

Testes de antígeno e imunofluorescência

Os testes de antígeno e a imunofluorescência são usados para identificação de vírus respiratórios com *swab* nasal. O antígeno é útil para diagnóstico imediato de influenza, vírus sincicial respiratório e SARS-CoV-2. A imunofluorescência identifica alguns vírus em algumas horas, dependendo do painel utilizado (influenza A e B, parainfluenza, vírus sincicial respiratório, adenovírus, bocavírus, metapneumovírus).

Biologia molecular

A PCR em tempo real, a PCR em tempo real automatizado (GeneXpert®) e a PCR com hibridização (*microarray*) são utilizados em locais que possuem esses recursos para identificação de DNA/RNA ou genes específicos de patógenos respiratórios.

Biomarcadores

Proteína C reativa

Secretada por células hepáticas em resposta ao aumento na IL-6, IL-1-beta e TNF-alfa, e também por linfócitos, monócitos, neurônios e placas ateroscleróticas. Os picos dos níveis de proteína C reativa ocorrem aproximadamente 48 horas após um estímulo prejudicial e a meia-vida plasmática é de aproximadamente 19 horas. Estudos relatam que inflamações leves e infecções virais apresentam elevações na faixa de 10 a 40 mg/L, enquanto em inflamações mais graves e infecção bacteriana, estaria entre 40 a 200 mg/L; sendo que uma concentração sérica de 100 mg/L teria sensibilidade de 80 a 85% para infecção bacteriana. A proteína C reativa deve diminuir em 50% em até 72 horas após o início da antibioticoterapia, caso contrário deve-se reavaliar o tratamento. Assim, a proteína C reativa é um marcador útil para acompanhamento de resposta terapêutica.

Procalcitonina

A procalcitonina é produzida por células parenquimatosas em resposta a toxinas bacterianas e citocinas pró-inflamatórias, e sua produção é minimizada na presença de infecções virais. Os níveis de procalcitonina aumentam 2 horas após estimulação bacteriana, mais rapidamente do que a proteína C reativa. Uma metanálise de 50 ensaios clínicos, incluindo dados de 12 países, demonstrou que o uso de procalcitonina como um guia para iniciação e duração da terapia antibiótica resultou em um risco reduzido de mortalidade, redução do uso de antibióticos e risco reduzido do efeito colateral relacionado ao antibiótico, sendo um marcador, junto com outros exames de diagnóstico, para guiar o início de terapia antimicrobiana.

DIAGNÓSTICO

Pacientes com pneumonia adquirida na comunidade devem ser avaliados objetivamente na sala de emergência para a gravidade inicial da doença e para a identificação precoce de risco de desenvolver desfechos graves, como a necessidade de admissão na UTI, o desenvolvimento de sepse, a necessidade de ventilação invasiva ou não invasiva, a necessidade de suporte inotrópico ou o risco de falha do tratamento. Escores como SCAP, SMART-COP ou critérios ATS/IDSA podem auxiliar para definir a conduta. Em casos não graves nos quais não há indicações socioeconômicas para admissão hospitalar, ou na presença de doenças crônicas descompensadas, hipoxemia, limitação de via oral em que o paciente apresenta pontuação de 0 a 1 no CURB-65 (ou 0 no CRB-65, ou ≤ 70 no PSI), o médico assistente deve considerar tratamento ambulatorial.

ESCORES DE GRAVIDADE

Os escores de gravidade auxiliam a avaliação do paciente e as decisões com relação ao local de atendimento (ambulatorial, hospitalar ou UTI), à necessidade de investigação etiológica, e à escolha de antibióticos e sua via de administração.

Índice de gravidade da pneumonia (PSI)

O PSI é composto por 20 itens, incluindo dados demográficos, características pessoais, comorbidades, teste laboratorial anormal, achados radiológicos anormais e de exame físico. Classifica os pacientes em cinco categorias, estimando a mortalidade em 30 dias, e sugere o local de atendimento (Tabela 1); contudo pode subestimar a gravidade da

Tabela 1 Escore PSI

Dados demográficos	Escore	Dados clínicos e laboratoriais	Escore
Idade (anos)		pH < 7,35	+30
Homem	n	Ureia > 65 mg/L	+20
Mulher	−10	Sódio < 130 mEq/L	+20
Residente de casa de repouso	+10	Glicose > 250 mg/L	+10
		Hematócrito < 30%	+10
		PaO_2 < 60 mmHg	+10
		Derrame pleural	+10
Comorbidades	**Escore**	**Exame físico**	**Escore**
Neoplasia	+30	Alteração mental	+20
Doença hepática	+20	FR > 30 irpm	+20
Insuficiência cardíaca	+10	PAS < 90 mmHg	+20
Doença cerebrovascular	+10	Temperatura < 35ºC ou > 40ºC	+15
Doença renal	+10	FC > 125 bpm	+10
	Estratificação de risco PSI		
Local de atendimento	**Pontos**	**Mortalidade (%)**	**Classe**
Ambulatorial	–	0,1	I
Ambulatorial	≤ 70	0,6	II
Ambulatorial/breve hospitalização	71-90	2,8	III
Hospitalização	91-130	8,2	IV
Hospitalização	> 130	29,2	V

FC: frequência cardíaca; FR: fequência respiratória; PaO_2: pressão parcial de oxigênio; PAS: pressão arterial sistólica ; PSI: índice de gravidade da pneumonia.
Adaptada de Corrêa et al., 2018.

pneumonia adquirida na comunidade em jovens sem comorbidades.

CURB-65 e CRB-65

O acrônimo CURB-65 se aplica às variáveis que avalia: confusão mental (pontuação de teste mental abreviado ≤ 8); ureia > 50 mg/dL; FR > 30 irpm; PA (PAS < 90 mmHg ou PAD < 60 mmHg); e idade ≥ 65 anos.

O CRB-65 é uma versão simplificada do CURB-65 sem medição de ureia, útil quando testes de laboratório não estão disponíveis, como na atenção primária (Tabela 2). A prin-

Tabela 2 Escore CURB-65 e CRB-65

Escore	CURB-65			CRB-65		
Pontos	0-1	2	≥ 3	0	1-2	3-4
Mortalidade	1,5%	9,2%	22%	1,2%	8,15%	31%
Local de atendimento	Ambulatorial	Considerar hospitalização	Hospitalização (4-5: em UTI)	Ambulatorial	Considerar hospitalização	Hospitalização urgente

UTI: unidade de terapia intensiva.
Adaptada de Corrêa et al., 2018.

cipal limitação do CURB-65 e do CRB-65 é a exclusão de comorbidades que podem aumentar o risco de complicações da pneumonia adquirida na comunidade.

Diretrizes ATS/IDSA de 2019

Os critérios de gravidade propostos pela American Thoracic Society (ATS) e pela Infectious Diseases Society of America (IDSA) são classificados em maiores ou menores (Tabela 3). A presença de um dos critérios maiores ou três menores é uma indicação para internação em UTI, assim como a presença de três ou mais critérios menores. Esses critérios, no entanto, não auxiliam a avaliação de pacientes ambulatoriais.

Tabela 3 Diretrizes ATS/IDSA

Critérios maiores
Choque séptico com uso de vasopressores Insuficiência respiratória exigindo ventilação mecânica
Critérios menores
FR ≥ 30 irpm $PaO_2/FIO_2 \leq 250$ Infiltrados multilobares Confusão/desorientação Uremia (ureia ≥ 20 mg/dL) Leucopenia (< 4.000 leucócitos/mm³) Trombocitopenia (< 100.000 plaquetas/mm³) Hipotermia (temperatura < 36ºC) Hipotensão exigindo ressuscitação agressiva de fluido

ATS: American Thoracic Society; FR: frequência respiratória; IDS: Infectious Diseases Society of America; PaO_2/FiO_2: índice de capacidade pulmonar de oxigenação.
Adaptada de ATS/IDSA, 2019.

Escore SCAP

O escore SCAP é utilizado para predizer gravidade e tem como principais critérios: pH < 7,30 (13 pontos) e PAS < 90 mmHg (11 pontos). Os critérios menores são FR > 30 irpm (9 pontos); $PaO_2/FiO_2 < 250$ (6 pontos); ureia > 30 mg/dL (5 pontos); nível de consciência alterado (5 pontos); idade ≥ 80 anos (5 pontos); e achados radiológicos de acometimento multilobar ou infiltrado bilateral (5 pontos). Uma pontuação ≥ 10 pode prever risco aumentado para o uso de ventilação mecânica e a necessidade de drogas vasoativas.

Escore SMART-COP

O escore SMART-COP avalia PAS < 90 mmHg (2 pontos); envolvimento multilobar (1 ponto); albumina < 3,5 g/dL (1 ponto); FR ≥ 25 irpm (1 ponto); FC > 125 bpm (1 ponto); confusão mental (1 ponto); $SatO_2$ < 93% ou PaO_2 < 70 mmHg (2 pontos); e pH < 7,30 (2 pontos). Pontuação maior que 3 está associada à necessidade de ventilação mecânica ou droga vasoativa.

DIAGNÓSTICO DIFERENCIAL

Quadros agudos

Quadros não infecciosos têm o tromboembolismo como principal etiologia diferencial. Nesses casos, o uso de escores específicos (Wells e Geneva), dosagem de D-dímeros e a angiotomografia ou cintilografia pulmonar auxiliam no diagnóstico. Nos infecciosos, os vírus respiratórios devem ser investigados, sendo os principais: influenza, rinovírus, vírus sincicial respiratório, parainfluenza, adenovírus e metapneumovírus, além do SARS-CoV-2. Sabe-se que um terço dos quadros de pneumonias adquiridas na comunidade são causados por vírus, e nesses casos testes moleculares são a forma mais adequada para diagnóstico, além de testes de imunofluorescência e pesquisa de antígenos.

Quadros crônicos

Quadros mais arrastados infecciosos ocorrem na tuberculose e nas micoses sistêmicas, que necessitarão de exames laboratoriais específicos ou biópsia para avaliação anatomopatológica. Em quadros infecciosos ou não infecciosos de doenças pulmonares crônicas (p. ex., tumores, vasculite ou doença intersticial pulmonar), a coleta de material também poderá ser feita por broncoscopia, aspiração endotraqueal, lavagem broncoalveolar ou toracocentese em casos de derrame pleural.

TRATAMENTO

Fatores de risco

O tratamento guiado por fatores de risco auxilia na escolha da melhor antibioticoterapia. Pneumonias causadas por patógenos comuns têm influência de faixa etária, exposição ocupacional e presença de comorbidades como fatores de risco. Pacientes em extremos de idade, não completamente vacinados, apresentam mais frequentemente infecção por *H. influenzae*. A doença pneumocócica invasiva é mais incidente em pacientes com doenças crônicas como doença respiratória, diabete, doença cardíaca ou imunossupressão e vivendo com HIV. Em época de baixas coberturas vacinais, *Neisseria meningitidis* e *Bordetella pertussis* também têm sido diagnosticadas em pneumonia bacteriana adquirida na comunidade. Pneumonias causadas por patógenos multidroga-resistentes são principalmente dependentes de epidemiologia local e estão associadas à assistência em ambientes hospitalares ou clínicos ou ao uso frequente de antimicrobianos, como enterobactérias produtoras de betalactamases (ESBL) ou carbapenemase (ERC, NDM-1), *Staphylococcus aureus* resistente à meticilina (MRSA), *Pseudomonas aeruginosa* ou *Acinetobacter baumannii* multidroga-resistente e também pneumococo resistente à penicilina (SPRP). Além disso, a pneumonia necrosante rapidamente progressiva é uma apresentação típica de CA-MRSA (MRSA adquirido em comunidade), que pode estar associada a lesões cutâneas ou com participação em esportes em grupo em indivíduos saudáveis. A cobertura para agentes atípicos deve ser feita em casos graves ou de difícil resolução.

Sugestões de antibioticoterapia

O tratamento antimicrobiano deve ser fundamentado em fatores de risco e epidemiologia local. A Tabela 4 traz algumas sugestões adaptadas do último Protocolo de Tratamento de Pneumonia Adquirida na Comunidade da Sociedade Brasileira de Pneumologia e Tisiologia (SBPT), publicado em dezembro de 2018 e do protocolo da ATS em conjunto com a IDSA, publicado em agosto de 2019.

Duração do tratamento

O tempo adequado não está estabelecido, mas é sugerido o menor tempo possível baseado em escores de gravidade para evitar eventos colaterais, desenvolvimento de resistência bacteriana e custos associados. Tratamentos com duração de 5 a 7 dias parecem ser suficientes na maioria dos casos, especialmente em infecções não graves. O documento de tratamento de pneumonia bacteriana adquirida na comunidade do *UK National Institute for Health and Care Excellence* recomenda que a duração do tratamento deve ser determinada pela gravidade da pneumonia, no lugar de fator etiológico ou do antibiótico escolhido. Portanto, para quadro leve de pneumonia adquirida na comunidade, mo-

Tabela 4 Sugestões de antibioticoterapia empírica para pneumonia bacteriana adquirida na comunidade

Tratamento	Tempo sugerido (dias)
Ambulatorial: paciente sem fatores de risco ou uso recente de antibiótico	
▪ Amoxicilina ou doxicilina	7
▪ Macrolídeo: azitromicina ou claritromicina	5
Ambulatorial: paciente com fatores de risco ou uso recente de antibiótico	
▪ Betalactâmico (amoxicilina+clavulonato) + macrolídeo	5-7
▪ Se alérgico: moxifloxacino, levofloxacino ou gemifloxacino	5-7
Hospitalização em enfermaria	
▪ Cefalosporina de 3ª geração (ceftriaxona ou cefotaxima) ou ampicilina+sulbactam + macrolídeo	7-10
▪ Cefalosporina de 3ª geração ou ampicilina+sulbactam, ceftarolina ou macrolídeo	7-10
▪ Quinolona respiratória (moxifloxacino ou levofloxacino)	5-7
Hospitalização em UTI	
▪ Cefalosporina de 3ª geração ou ampicilina+sulbactam ou ceftarolina + macrolídeo	7-14
▪ Cefalosporina de 3ª geração ou ampicilina+sulbactam ou ceftarolina + quinolona respiratória	7-14
Terapia: patógeno suspeito por fator de risco	
▪ Pneumococo resistente à penicilina: ceftriaxona ou cefotaxima ou ceftarolina	7-10
▪ CA-MRSA: clindamicina, linezolida ou vancomicina	7-21
▪ ESBL: ertapeném	7-14
▪ *Pseudomonas aeruginosa*: ceftazidima, cefepima, piperacilina+tazobactam, meropeném, ceftolozana+tazobactam ou quinolonas respiratórias	10-14
▪ ERC: ceftazidima+avibactam, polimixina B	10-14
▪ Pneumonia aspirativa: quinolonas respiratórias, ampicilina+sulbactam ou cefalosporina de 3ª geração	7-10

Fatores de risco: comorbidades, uso < 90 dias de antibiótico ou hospitalização recente, infecção ou colonização por bactéria multidroga-resistente.
CA-MRSA: *Staphylococcus aureus* resistente à meticilina adquirido em comunidade; ERC: enterobactéria produtora de carbapenemase; ESBL: enterobactéria produtora de betalactamase de amplo espectro; UTI: unidade de terapia intensiva.
Adaptada de Corrêa et al., 2018.

noterapia por 5 dias parece ser suficiente; a extensão do tratamento deve ser considerada se os sintomas não melhoram após 3 dias. Para casos moderados a graves, o documento recomenda que o tratamento seja de 7 a 10 dias. O uso de biomarcadores associado à avaliação clínica pode auxiliar na retirada do antibiótico.

Corticoterapia

O uso de corticoterapia em pneumonia bacteriana adquirida na comunidade ainda é controverso, mas parece ter benefício em quadros graves. Em 2015, um estudo avaliou o uso de prednisona (50 mg/dia, por 7 dias) em 785 pacientes. Os pacientes do grupo tratado com corticosteroides estabilizaram mais rápido (3,0 dias *versus* 4,4 dias; $p < 0,0001$). A estabilidade clínica foi definida como melhora dos sinais vitais, do estado mental e da tolerância alimentar oral. Torres et al., em 2015, testaram os efeitos do uso de metilprednisolona (0,5 mg/kg, a cada 12 horas, por 5 dias) em indivíduos com pneumonia adquirida na comunidade grave com alta resposta inflamatória, caracterizada como um nível sérico de proteína C reativa > 150 mg/L. Pacientes que receberam metilprednisolona tiveram um risco menor de falha do tratamento (OR = 0,34; IC = 95%: 0,14-0,87; $p = 0,02$) e melhora radiológica em comparação com aqueles do grupo controle.

PREVENÇÃO

A prevenção dos principais patógenos respiratórios bacterianos pode ser feita com vacina, além de cuidados como etiqueta respiratória, lavagem de mãos e uso de álcool em gel, distanciamento de pessoas com sintomas respiratórios e uso de máscaras cobrindo a boca e o nariz. Os principais patógenos evitados com essas medidas são: pneumococo, *H. influenzae*, meningococo e *B. pertussis*, que possuem a mesma forma de transmissão respiratória. Meningococo, apesar de raro, tem sido diagnosticado como agente de pneumonias comunitárias, assim como a coqueluche, que tem causado pneumonia grave em adultos e apresenta consequências importantes em gestantes. Além dessas bactérias, a prevenção com vacina de vírus respiratórios, como a vacina anual influenza, duas doses (com intervalo mínimo de 1 mês entre elas) da vacina contra o sarampo e a vacina para SARS-CoV-2, faz parte dos cuidados fundamentais na prevenção de doenças imunopreveníveis com transmissão respiratória.

Vacina pneumocócica

Há duas vacinas liberadas para uso em adultos, a vacina pneumocócica polissacarídica 23-valente (VPP23), contendo os antígenos polissacarídicos capsulares de 23 sorotipos pneumocócicos; e uma vacina conjugada pneumocócica 13-valente (VPC13), composta por polissacarídeo capsular conjugado a uma proteína transportadora, que aumenta a imunogenicidade e estimula a memória imune pelas células T. Prescreve-se uma dose de VPC13 e após 6 a 12 meses uma dose de VPP23, com um reforço em 5 anos da VPP23 em adultos acima de 60 anos. Caso o paciente já tenha recebido a VPP23, pode aguardar 12 meses e realizar a VPC13. Pacientes adultos com comorbidades ou imunodeprimidos de qualquer faixa etária podem realizar uma dose de VPC13 e após 2 meses, uma dose de VPP23. Se a segunda dose de VPP23 foi aplicada antes de 60 anos de idade, deve-se fazer uma terceira dose com intervalo mínimo de 5 anos da última dose.

Vacina Hib

Adultos com condições médicas que aumentam o risco para doenças por *Haemophilus influenzae*, como ausência de baço ou disfunção nesse órgão, antes e/ou após transplante de órgão ou medula óssea, após quimioterapia, entre outras condições, devem receber a vacina. Prescrevem-se duas doses com intervalo de 2 meses entre elas.

Vacina meningocócica ACWY

A vacina meningocócica ACWY é indicada para adultos com risco epidemiológico, trabalhadores da saúde expostos, viajantes e algumas comorbidades que aumentam o risco de anesplenia anatômica e funcional, como uso de eculizumabe ou ravulizumabe, deficiência de complemento e outras. Contém antígenos das cápsulas dos meningococos dos sorogrupos A, C, W e Y conjugados a uma proteína que, a depender do fabricante, pode ser o toxoide tetânico, o toxoide diftérico ou o mutante atóxico da toxina diftérica, chamado CRM-197. Prescreve-se dose única em adultos. A indicação de reforços depende do risco epidemiológico e de comorbidades que possam interferir na resposta vacinal. Na impossibilidade de usar a vacina ACWY, deve-se utilizar a vacina meningocócica C conjugada disponível nos Centros de Referência para Imunobiológicos Especiais (CRIE).

Vacina meningocócica B

Há duas vacinas atualmente licenciadas para proteção contra doença meningocócica causada por *Neisseria meningitidis* do sorogrupo B, a 4CMenB e a MnB rLP2086. A 4CMenB pode ser usada dos 2 meses de vida até os 50 anos de idade, sendo que em adultos tem recomendação de duas doses com intervalo de 1 mês entre elas. A MnB rLP2086 apresenta limite de idade de 10 a 25 anos e tem duas posologias possíveis: duas doses com intervalo de 6 meses entre elas, ou três doses para pacientes com maior risco, em esquema de 0, 1 e 6 meses. Ambas são indicadas para pessoas em risco epidemiológico, trabalhadores da saúde expostos e viajantes, além de pessoas com anesplenia, deficiência de complemento ou que façam uso de eculizumabe ou ravulizumabe.

Vacina pertússis acelular

A vacina pertússis acelular é indicada para adultos não vacinados, com histórico vacinal desconhecido ou esquema básico contra o tétano incompleto, ou em gestantes (a cada gestação), e também como reforço de 10 anos em adultos com esquema de tétano completo (dTpa). Prescreve-se uma dose de dTpa a qualquer momento, como dose única a cada 10 anos, ou seguida de uma ou duas outras doses da dT (a depender de quantas faltam para completar o esquema de três doses contra o tétano).

BIBLIOGRAFIA

1. Corrêa RA, Costa AN, Lundgren F, Michelin L, Figueiredo MR, Holanda M, et al. 2018 recommendations for the management of community acquired pneumonia. J Bras Pneumol. 2018; 44(5):405-23.
2. Eccles S, Pincus C, Higgins B, Woodhead M. Guideline development group diagnosis and management of community and hospital acquired pneumonia in adults: summary of NICE guidance. BMJ. 2014; 349:g6722.
3. Fally M, Diernaes E, Israelsen S, Tarp B, Benfield T, Kolte L, et al. The impact of a stewardship program on antibiotic administration in community-acquired pneumonia: results from an observational before-after study. Int J Infect Dis. 2021; 103:208-13.
4. Julián-Jiménez A, del Castillo JG, Candel FJ. Usefulness and prognostic value of biomarkers in patients with community-acquired pneumonia in the emergency department. Med Clin (Barc). 2017; 148(11):501-10.
5. Metlay JP, Waterer GW, Long AC, Anzueto A, Brozek J, Crothers K, et al. Diagnosis and treatment of adults with community-acquired pneumonia. An official clinical practice guideline of the American Thoracic Society and Infectious Diseases Society of America. Am J Respir Crit Care Med. 2019; 200(7):e45-e67.

14

Endocardite infecciosa

Cristiane da Cruz Lamas

DESTAQUES

- A emergência com frequência será a porta de entrada para pacientes com endocardite infecciosa, sendo fundamental a suspeita dessa entidade em pacientes com febre e insuficiência cardíaca de instalação ou piora recente, febre e fenômenos embólicos periféricos, febre e sinais neurológicos recentes, e febre e "pneumonias de repetição".
- Hemoculturas e ecocardiograma transtorácico devem ser realizados rapidamente para confirmação diagnóstica.
- O tratamento empírico deve ser iniciado rapidamente nos pacientes sépticos, assim como o manejo da disfunção cardíaca.
- O encaminhamento para centro com cirurgia cardíaca deve ser considerado precocemente para pacientes com endocardite infecciosa esquerda e insuficiência cardíaca, pois a troca valvar salva vidas.

DEFINIÇÃO

A endocardite infecciosa (EI) é uma infecção do endocárdio, usualmente das válvulas cardíacas, que também pode afetar o endocárdio mural, comunicações anômalas entre cavidades (como a comunicação interventricular – CIV) ou, ainda, dispositivos (p. ex., cabos de marca-passo). Pode afetar valvas nativas normais, defeituosas (p. ex., válvula aórtica bicúspide, valvas com sequelas cicatriciais de doença reumática) ou próteses e dispositivos intracardíacos. O substrato anatômico característico é a vegetação. Pode ser adquirida na comunidade ou relacionada à assistência à saúde, em hospitais ou em locais de assistência como clínicas de hemodiálise ou hospitais-dia. Sua tríade clínica clássica, ou tríade de Osler, constitui-se de febre, sopro e fenômenos embólicos.

PATOGENIA

A infecção do endocárdio pode ocorrer em válvulas normais ou com deformidades, próteses ou dispositivos, sendo frequentemente associada a fluxo sanguíneo turbulento e bacteremia, mais raramente fungemia, com organismos "aderentes". Por consequência, há formação de estruturas chamadas vegetações, constituídas de microrganismos, plaquetas e fibrina. A atividade lesiva do patógeno e da inflamação leva à maior exposição do fator tecidual, proteína que ativa a cascata de coagulação com consequentes aumento da vegetação, agravo da disfunção valvar e embolização. Outro aspecto importante é que microrganismos em biofilme têm menor taxa metabólica, dificultando a penetração e a atividade de antimicrobianos, o que faz com que sejam necessárias altas doses, IV, por tempo prolongado (usualmente, 4 a 6 semanas), para tratar a endocardite.

ETIOLOGIA

Os microrganismos mais prevalentes na endocardite infecciosa são cocos Gram-positivos, sobretudo estreptococos do grupo viridans, *Staphylococcus aureus* e enterococos, na endocardite de origem comunitária, e *S. aureus* (com frequência resistentes a meticilina), estafilococos coagulase-negativos e enterococos, nos casos de endocardite infecciosa relacionada à assistência à saúde. Os estreptococos orais, do grupo *viridans*, ainda são os mais prevalentes agentes da endocardite infecciosa de evolução arrastada (ou subaguda, com mais de 4 semanas de manifestações clínicas) no Brasil, mesmo em instituições de referência de grandes centros. Originam-se da bacteremia de origem dentária, que pode resultar de escovação dentária vigorosa, mau estado dos dentes ou, mais raramente, manipulação dentária por um profissional odontólogo. A péssima saúde oral da população brasileira é notória.

Por sua vez, a porta de entrada de *S. aureus* na endocardite infecciosa comunitária são lesões de pele e partes moles, infectadas ou não: queimaduras, picadas de inseto, cortes, trauma perfurante ou fechado, enquanto no cenário da assistência à saúde as portas de entrada são cateteres venosos periféricos ou profundos e incisões cirúrgicas.

Outro procedimento predisponente à bacteremia é a manipulação do trato geniturinário, descrita em cerca de 50% dos casos de endocardite infecciosa por enterococos.

EPIDEMIOLOGIA

A incidência de endocardite infecciosa é de 1,5-11,6:100.000 habitantes-ano, segundo estudos europeus e norte-americanos. No Brasil e em outros países em desenvolvimento, não há estudos populacionais que indiquem sua incidência. É possível afirmar, no entanto, que a frase "a endocardite é uma doença rara" deveria ser revista, pois sua incidência se assemelha à da doença meningocócica, p. ex., e apresenta mortalidade igual ou maior que essa. A letalidade na endocardite é de cerca de 15 a 25%, segundo séries contemporâneas, com a melhor terapia possível, antimicrobiana e cirúrgica; e persiste alta, de 40% em 5 anos, após alta hospitalar. Em duas séries brasileiras recentes, de centros quaternários, a mortalidade foi de 24,6 e 31%, respectivamente, a despeito da idade média da população dos dois estudos ser pelo menos uma década mais jovem.

Condições cardíacas mais frequentemente predisponentes à endocardite são lesão valvar por endocardite pregressa, valvopatia reumática, valvopatia congênita (especialmente valvas aórticas bicúspides) e presença de próteses valvares. Predisposições extracardíacas são uso de droga injetável e presença de cateteres vasculares centrais de curta permanência, inclusive, e de modo importante, os de hemodiálise.

Na endocardite de válvulas nativas, homens são mais frequentemente acometidos que mulheres (2:1), mas em próteses e dispositivos não se evidencia essa diferença entre os gêneros.

CLÍNICA

A endocardite infecciosa pode se apresentar de forma aguda, em que os sinais e sintomas ocorrem de maneira súbita e levam o paciente a buscar auxílio médico em poucos dias, ou de modo subagudo, em que frequentemente há febre prolongada por semanas. O ponto de corte arbitrado é de 30 dias para diferenciar agudo de subagudo. A endocardite aguda se assemelha à sepse, principalmente estafilocócica ou meningocócica, ou ainda a infecções como leptospirose, dengue grave e febre maculosa brasileira. Já a endocardite subaguda se assemelha a quadros de tuberculose, HIV/Aids, neoplasia ou doença reumática, com febre durante semanas, emagrecimento, artralgia; além de exame físico demonstrando esplenomegalia em cerca de 25% de pacientes. Por vezes, pode ocorrer baqueteamento digital. Sopros e fenômenos embólicos ocorrem em ambas as "formas clínicas" de endocardite infecciosa.

Laboratorialmente, na endocardite aguda, podem-se encontrar leucocitose com desvio à esquerda, plaquetopenia, e VHS e proteína C reativa titulada elevadas. Pode haver, ainda, hematúria microscópica consequente à embolização séptica. Já na subaguda não há alteração de leucócitos ou plaquetas, mas anemia de doença crônica é frequente; VHS e proteína C reativa titulada elevadas também; e hematúria microscópica, consequente à glomerulonefrite, pode ocorrer.

Em série contemporânea brasileira, em 295 episódios de endocardite infecciosa, febre acima de 38°C esteve presente em 94% dos casos, sopro regurgitante novo em 57%, eventos embólicos em 50%, esplenomegalia em 23%; proteína C reativa titulada elevada em 83% e VHS elevada em 75%. Embolia esplênica é comum na endocardite infecciosa, afetando valvas cardíacas esquerdas. Ocorre em cerca de um terço dos pacientes, na maioria das vezes assintomática, detectada por exame de imagem. Embolia para o SNC ocorre em cerca de 10% dos pacientes avaliados tomograficamente, também em sua maioria assintomáticos.

Complicações frequentes de endocardite infecciosa são:

- Insuficiência cardíaca aguda, resultante de grave regurgitação valvar aórtica e/ou mitral, que ocorre em mais da metade dos pacientes.
- Insuficiência renal aguda, em cerca de um terço dos pacientes, resultante de disfunção cardíaca, sepse, uso de antibióticos nefrotóxicos e utilização de exames contrastados para diagnóstico.
- Eventos neurológicos, que são a complicação extracardíaca mais frequente e grave da endocardite infecciosa, ocorrendo em 15 a 40% dos pacientes. Os mais frequentes são os eventos vasculares como AVC isquêmico, ataque isquêmico transitório, aneurisma micótico intracraniano, hemorragia intracraniana, alterações neurológicas sistêmicas (encefalopatia, convulsões) e infecciosas (abscessos).
- Complicações locais, como abscesso paravalvar e fístula intracardíaca.
- Aneurisma de vasos periféricos ou mesentéricos, manifestos como isquemia mesentérica (dor e distensão abdominal) e isquemia de membros, principalmente inferiores.

DIAGNÓSTICO

Os pilares diagnósticos são:

- Achados microbiológicos, sendo as hemoculturas o material mais utilizado, mas também podem ser usadas a cultura valvar, a histopatologia valvar, a cultura de êmbolos distantes e a biologia molecular (PCR) de sangue ou de valvas.
- Critérios ecocardiográficos.

Os critérios de Duke foram originalmente desenvolvidos para facilitar os esforços de pesquisa epidemiológica e clínica, e sua sensibilidade é de cerca de 80%. Em 2000, foram modificados, conforme explicitado nas Tabelas 1 e 2. Em 1997, Lamas e Eykyn propuseram adições de outros critérios menores aos critérios modificados de Duke, intitulados "critérios menores de St. Thomas" e incluíram: diagnóstico recente de esplenomegalia, elevação de marcadores inflamatórios (proteína C reativa titulada e VHS), hematúria, hemorragia subungueal, petéquias e acessos venosos periféricos e profundos (Tabela 3). Já o algoritmo de diagnóstico ESC de 2015 incorporou imagens multimodais adicionais (TC cardíaca, PET-TC ou TC com emissão de fótons marcados com leucócitos) para a endocardite infecciosa de próteses e dispositivos.

Tabela 1 Critérios modificados de Duke com sugestões da diretriz da ESC de 2015

Critérios maiores
1 Hemoculturas positivas para endocardite infecciosa 1.1 Microrganismos típicos para endocardite infecciosa identificados em 2 amostras diferentes: ■ Estreptococos do grupo *viridans* ■ *Streptococcus gollolyticus* (estreptococos do grupo *bovis*) ■ Gram-negativos do grupo *HACEK* ■ *Staphylococcus aureus* ■ Enterococo adquirido na comunidade sem foco infeccioso primário 1.2 Microrganismos compatíveis com endocardite infecciosa persistentemente identificados: ■ ≥ 2 hemoculturas positivas de amostras diferentes coletadas em intervalo > 12 horas ■ Germes contaminantes da pele: 3 hemoculturas positivas entre 3 amostras ou maioria das hemoculturas positivas entre ≥ 4 amostras com intervalo de coleta entre primeira e última amostra ≥ 1 hora 1.3 *Coxiella burnetii*: ■ Hemocultura positiva ou sorologia IgG positiva em > 1:800 diluições
2 Ecocardiograma ■ Vegetação ■ Abscesso ■ Pseudoaneurisma ■ Fístula intracardíaca ■ Perfuração valvar ou aneurisma ■ Nova deiscência parcial de valva protética
3 Exames nucleares ■ PET-TC: atividade anormal em torno do sítio de implantação de próteses inseridas há mais de 3 meses ■ SPECT-TC: leucócitos radiomarcados
4 Tomografia computadorizada cardíaca ■ Lesões paravalvares

(continua)

Tabela 1 Critérios modificados de Duke com sugestões da diretriz da ESC de 2015 *(continuação)*

Critérios menores	
a. Predisposição: ▪ Prótese valvar, lesão valvar associada a regurgitação ou turbilhonamento ▪ Uso de drogas IV b. Febre: ▪ Temperatura > 38ºC c. Fenômenos vasculares: ▪ Embolias arteriais ▪ Infartos pulmonares sépticos ▪ Aneurismas micóticos ▪ Hemorragia intracraniana ▪ Hemorragias conjuntivais ▪ Lesões de Janeway	d. Fenômenos imunes: ▪ Glomerulonefrite ▪ Nódulos de Osler ▪ Manchas de Roth ▪ Fator reumatoide positivo e. Identificação de eventos embólicos ou aneurismas recentes assintomáticos por imagem f. Microbiologia: ▪ Hemocultura positiva, mas não contemplada pelos critérios maiores ▪ Sorologia consistente com infecção ativa por microrganismo causador de endocardite infecciosa

HACEK: *Haemophilus*, *Aggregatibacter*, *Cardiobacterium*, *Eikenella* e *Kingella*; PET-TC: tomografia computadorizada por emissão de pósitrons; SPECT-TC: tomografia computadorizada por emissão de fóton único.
Adaptada de Habib et al, 2015.

Tabela 2 Classificação da endocardite infecciosa a partir dos critérios modificados de Duke

Definitiva
Critério patológico: ▪ Vegetação ou abscesso intracardíaco com sinais de endocardite infecciosa ativa em estudo histopatológico OU ▪ Microrganismo identificado por cultura ou estudo histológico de vegetação, abscesso intracardíaco ou de vegetação que embolizou
Critério clínico: ▪ 2 critérios maiores OU ▪ 1 critério maior e 3 menores OU ▪ 5 critérios menores
Possível
▪ 1 critério maior e 1 critério menor OU ▪ 3 critérios menores
Rejeitada
▪ Outro diagnóstico confirmado OU ▪ Sintomas sugestivos de endocardite infecciosa resolvidos com ≤ 4 dias de antibioticoterapia OU ▪ Sem evidência de endocardite infecciosa em cirurgia ou autópsia

Adaptada de Habib et al, 2015.

Tabela 3 Critérios menores de St. Thomas para o diagnóstico de endocardite infecciosa

Diagnóstico de esplenomegalia de *início recente*
Diagnóstico de baqueteamento digital de *início recente*
Hemorragias subungueais
Petéquias
VHS elevada
Proteína C reativa titulada elevada
Hematúria microscópica*
Acesso venoso central e periférico

VHS: velocidade de hemossedimentação.
* Desconsiderada em pacientes com urinocultura positiva, mulheres em período menstrual, doença renal crônica avançada e uso de sonda vesical. A proteína C reativa foi considerada elevada se > 10 mg/dL. VHS foi considerada elevada quando > 1,5× o limite superior da normalidade (VHS > 30 mm/h para pacientes < 60 anos; VHS > 50 mm/h para pacientes > 60 anos)
Adaptada de Lamas e Eykyn, 1997.

No cenário da emergência, hemoculturas são recomendadas para pacientes com sepse, meningite, pielonefrite complicada, pneumonia nosocomial e endocardite. Para estabelecer o diagnóstico etiológico, é fundamental que hemoculturas sejam colhidas, sendo recomendada a coleta de três pares de hemoculturas com pelo menos 1 hora de intervalo entre elas – os critérios de Duke estipulam um intervalo de 12 horas entre o primeiro e o último *set* (duas amostras) de hemocultura, enquanto o consenso britânico estabelece 6 horas, diretriz recomendada.

Na endocardite infecciosa, 95% das hemoculturas serão positivas dentro de 7 dias de incubação. Estudo recente com 270 casos mostrou que 93% das hemoculturas foram positivas para patógenos Gram-positivos, e

Dicas para o exame físico

- Sinais vitais: febre, hipotensão, pressão divergente, FC (taquicardia mais frequentemente ou bradicardia por bloqueio), FR elevada.
- Orofaringe: condição da dentição precária.
- Ectoscopia: sinais de anemia, fenômenos embólicos clássicos e não clássicos (ver Tabelas 1 e 3 e Figura 1).
- Aparelho cardiovascular: presença de sopros. Auscultar com semiologia adequada os focos aórtico e aórtico acessório, com paciente em posição sentada e inclinado para a frente; amplitude de pulsos (diminuídos por déficit contrátil miocárdico, aumentados por insuficiência aórtica), perfusão periférica, turgência jugular e refluxo hepatojugular.
- Aparelho respiratório: estertoração pulmonar bibasal e derrame pleural direito. Imagens sugerem embolia séptica a partir de válvulas direitas.
- Abdome: macicez em Traube sugere esplenomegalia; hepatomegalia congestiva.
- Membros inferiores: lesões petequiais ou purpúricas (ver Figura 1), infartos digitais, hemorragias subungueais, manchas de Roth, nódulos de Osler.
- Neurológico: orientação temporoespacial; crise de ausência ou crise convulsiva motora; hemiparesia; déficit visual, rigidez de nuca.

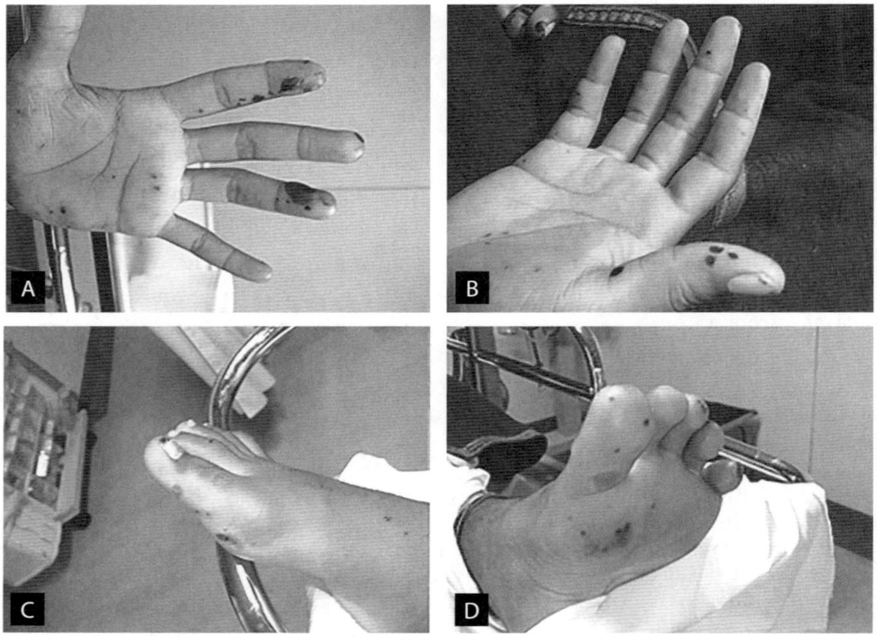

Figura 1 Aspectos de lesões embólicas periféricas em paciente com endocardite infecciosa aguda.
Versões coloridas destas imagens estão disponíveis no caderno de imagens do livro.
Imagens retiradas do Arquivo do Serviço de Doença Orovalvar, Instituto Nacional de Cardiologia.

Dicas para investigação complementar

- Colher hemoculturas.
- Colher hemograma: no quadro agudo – leucocitose com desvio à esquerda e plaquetopenia; no quadro subagudo – anemia normocrômica normocítica.
- Proteína C reativa titulada e VHS: elevadas em ambos os quadros (agudo e subagudo).
- Lactato arterial, função renal, eletrólitos, glicemia, bilirrubina total e frações para avaliação de sepse.
- RX de tórax posteroanterior e perfil: linhas B de Kerley, cardiomegalia, infiltrados de edema pulmonar, prótese metálica visível (ver Figura 2).
- ECG: presença de bloqueios de ramo ou bloqueio atrioventricular total sugere abscesso miocárdico, situação muito grave.
- USG cardíaca ou ecocardiograma à beira do leito: pressões de enchimento, contratilidade miocárdica adequada, presença de imagens em válvulas, presença de dispositivos.
- USG ou TC de abdome: esplenomegalia, infartos esplênicos, renais ou hepáticos.
- TC de crânio: imagens de infartos, hemorragia, cerebrite ou abscesso.
- EAS: evidência de hematúria, proteinúria, leucocitúria, cilindros leucocitários.
- Urinocultura: a presença de *S. aureus* de paciente oriundo da comunidade sem uso de cateter sugere fortemente semeadura hematogênica dos rins.

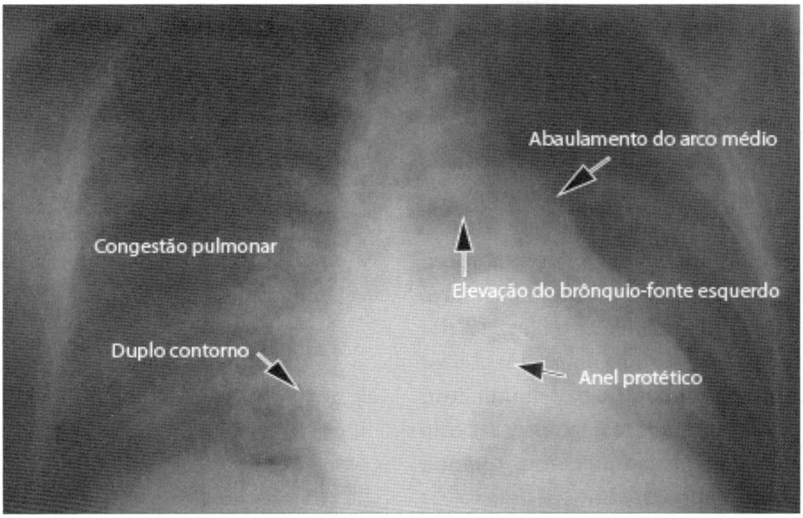

Figura 2 Radiografia de tórax em incidência anteroposterior de paciente portador de prótese mecânica mitral e endocardite infecciosa aguda.

Esta imagem também está disponível no caderno de imagens do livro.
Imagem retirada do Arquivo do Serviço de Doença Orovalvar, Instituto Nacional de Cardiologia.

86% dessas hemoculturas já se mostravam positivas em menos de 24 horas. Apesar disso, a literatura indica que 3 a 69% das hemoculturas podem ser negativas na endocardite infecciosa. O principal motivo disso é o uso prévio de antibióticos (encontrado em 75% dos pacientes), por isso o emergencista deve refrear-se antes de iniciar antimicrobianos sem coletar pelo menos quatro hemoculturas (2 *sets*) se o paciente estiver instável e seis amostras (3 *sets*) se não houver instabilidade hemodinâmica. Motivos menos frequentes de as hemoculturas para germes comuns resultarem negativas são germes que não crescem em meios comuns, como *Coxiella burnetii* e *Bartonella* spp., e endocardite não infecciosa, como a marântica, a associada a neoplasias ou a de Libman-Sachs em doenças autoimunes.

Com relação à realização de imagens para o diagnóstico de endocardite infecciosa, o ecocardiograma transtorácico (ETT) é o método de escolha e deve ser feito o mais rapidamente possível (idealmente em 24 horas) quando houver suspeita de endocardite infecciosa. Caso seja negativo, deve ser repetido em 7 a 10 dias se a suspeição clínica permanecer elevada. Em princípio, todo paciente que fez um ETT merece um ecocardiograma transesofágico (ETE) para melhor visualização de estruturas e principalmente para detecção de complicações intracardíacas como abscesso perivalvar ou fístulas. A sensibilidade do ETT para o diagnóstico de vegetações em válvulas nativas é de 70% e em próteses, de 50%, enquanto o ETE tem sensibilidade de 96 e 92%, respectivamente. A especificidade para ambos é de 90%. É importante ressaltar que a visualização de vegetações pelo ETT pode ser difícil na presença de valvopatia prévia (p. ex., prolapso de válvula mitral, valvas calcificadas), em próteses, quando as vegetações são pequenas (2 a 3 mm), quando houve embolização recente e especialmente quando há dispositivo intracardíaco. Mesmo o ETE pode não visualizar adequadamente próteses e dispositivos, e o consenso europeu de 2015 estabeleceu novas imagens como critérios maiores em endocardite infecciosa: identificação de lesões paravalvares por TC cardíaca e, em valva protética, atividade anormal em torno do local de implante da válvula detectado por 18F-FDG PET-TC (se a prótese tiver sido implantada há mais de 3 meses) ou por SPECT-TC com leucócitos marcados. Nesse consenso, os exames de imagem foram considerados critérios menores na identificação de eventos embólicos ou aneurismas recentes assintomáticos (Tabela 1).

A patologia permanece o padrão-ouro para diagnóstico, e o material mais nobre é a valva excisada. As hemoculturas são fundamentais, mas quando negativas, cultura e/ou histologia de valva e outros materiais (como lesões embólicas) são muito importantes. Cerca de 50% dos pacientes com endocardite infecciosa esquerda são previamente operados, não sendo possível obter essas imagens padrão-ouro em não operados.

TRATAMENTO

Em relação ao tratamento, é preciso considerar que a endocardite, principalmente a que afeta o lado esquerdo do coração, é condição potencialmente cirúrgica, e as opiniões de cardiologista, ecocardiografista e cirurgião cardíaco devem ser buscadas precocemente. A antibioticoterapia empírica deve ser iniciada conforme a apresentação do quadro (agudo ou subagudo), o local de aquisição (comunitária, associada à assistência à saúde hospitalar ou à assistência à saúde não hospitalar) e a epidemiologia local.

Endocardite infecciosa subaguda de válvula nativa ou de válvula protética inserida há mais de 1 ano

Situação A

Para pacientes jovens e sem história de assistência à saúde recente (p. ex., uso de cateter venoso profundo, procedimento no TGI ou no trato geniturinário), utiliza-se ampicilina 2 g, IV, a cada 4 horas.

Situação B

Para aqueles com mais de 50 anos e/ou com fator de risco para enterococo (uso de cateter venoso profundo, procedimento no TGI ou no trato geniturinário) ou, ainda, homens com doença prostática, utilizam-se ampicilina 2 g, IV, a cada 4 horas + gentamicina 2 mg/kg, IV, uma vez ao dia. Uma alternativa à gentamicina pode ser a ceftriaxona 2 g, IV.

Endocardite infecciosa aguda em válvula nativa ou protética com mais de 1 ano de inserção

Utilizam-se oxacilina 2 g, IV, a cada 4 horas + vancomicina 15 a 20 mg/kg, a cada 12 horas. É importante pesar o paciente para cálculo correto da dose de ataque de vancomicina.

Se o paciente apresentar insuficiência renal moderada a grave (*clearance* de creatinina abaixo de 50 mL/min, mas acima de 30 mL/min) ou tiver história confiável de hipersensibilidade à vancomicina ou concentração inibitória mínima (MIC) de *S. aureus* à vancomicina > 1,5, usar daptomicina 8 a 10 mg/kg, IV, para a endocardite infecciosa esquerda em substituição à vancomicina.

Esses esquemas antimicrobianos empíricos devem ser reavaliados com os resultados das hemoculturas colhidas junto a um infectologista, em 24 a 48 horas. O infectologista tem importante papel na melhoria dos desfechos de pacientes com bacteremia por *S. aureus* e endocardite infecciosa.

É fundamental identificar o paciente que está grave, com sepse ou choque séptico, associado ou não a choque cardiogênico, para que seja encaminhado para UTI. Em pacientes com endocardite infecciosa, a presença de sepse, definida conforme o documento Sepse 3.0, mostrou aumento de nove vezes na mortalidade intra-hospitalar e a de choque séptico, aumento de 36 vezes, mesmo após ajuste para outros marcadores de desfecho negativo (complicações neurológicas, insuficiência cardíaca congestiva e etiologia por *S. aureus*). O tratamento cirúrgico desses pacientes influenciou positivamente os desfechos mortalidade intra-hospitalar e sobrevida em 1 ano.

De modo geral, o momento ideal para cirurgia de troca valvar é aquele em que ainda não ocorreu extensa destruição valvar ou perivalvar e cuja condição clínica do paciente não seja tão grave, com disfunção cardíaca e renal comprometendo as chances de sucesso. As indicações de intervenção cirúrgica são apresentadas na Tabela 4.

Tabela 4 Indicações e prioridades de intervenção cirúrgica na endocardite infecciosa

Indicações de cirurgia	Prioridade
Insuficiência cardíaca	
▪ Regurgitação aguda grave de válvula (nativa ou protética) aórtica ou mitral, obstrução ou fístula resultando em edema pulmonar refratário ou choque cardiogênico	Emergencial
▪ Regurgitação grave de válvula (nativa ou protética) aórtica ou mitral, resultando em insuficiência cardíaca ou ecocardiograma com sinais de comprometimento hemodinâmico	Urgente
Infecção não controlada	
▪ Infecção local não controlada (abscesso, pseudoaneurisma, vegetação)	Urgente
▪ Infecção fúngica ou por microrganismo multidroga-resistente	Urgente/eletivo
▪ Bacteremia persistente apesar de uso de antimicrobianos adequados e controle de focos metastáticos	Urgente
Prevenção de eventos embólicos	
▪ Válvula protética com endocardite infecciosa causada por estafilococos ou bactérias Gram-negativas não HACEK	Urgente/eletivo
▪ Válvula (nativa ou protética) aórtica ou mitral com vegetações > 10 mm após ≥ 1 fenômeno embólico, mesmo com tratamento antimicrobiano adequado	Urgente
▪ Válvula (nativa ou protética) aórtica ou mitral com vegetações > 10 mm, associada com estenose valvar grave ou regurgitação	Urgente
▪ Válvula (nativa ou protética) com vegetações > 15 mm	Urgente

HACEK: *Haemophilus*, *Aggregatibacter*, *Cardiobacterium*, *Eikenella* e *Kingella*.
Adaptada de Habib et al., 2015.

BIBLIOGRAFIA

1. Gould FK, Denning DW, Elliott TS, Foweraker J, Perry JD, Prendergast BD, et al. Guidelines for the diagnosis and antibiotic treatment of endocarditis in adults: a report of the Working Party of the British Society for Antimicrobial Chemotherapy. J Antimicrob Chemother. 2012; 67:269-89.
2. Habib G, Lancellotti P, Antunes MJ, Bongiorni MG, Casalta JP, Del Zotti F, et al. 2015 ESC guidelines for the management of infective endocarditis. Eur Heart J. 2015; 36:3075-128.
3. Baddour LM, Wilson WR, Bayer AS, Fowler VG Jr., Tleyjeh IM, Rybak MJ, et al. Infective endocarditis in adults: diagnosis, antimicrobial therapy, and management of complications – a scientific statement for healthcare professionals from the American Heart Association. Circulation. 2015; 132(15):1435-86.
4. Holland TL, Baddour LM, Bayer AS, Hoen B, Miro JM, Fowler VG Jr. Infective endocarditis. Nat Rev Dis Primers. 2016; 2:16059.
5. Murdoch DR, Corey GR, Hoen B, Miró JM, Fowler VG Jr., Bayer AS, et al. Clinical presentation, etiology, and outcome of infective endocarditis in the 21st century: the International Collaboration on Endocarditis-Prospective Cohort Study. Arch Intern Med. 2009; 169(5):463-73.
6. Habib G, Erba PA, Iung B, Donal E, Cosyns B, Laroche C, et al. Clinical presentation, aetiology and outcome of infective endocarditis. Results of the ESC-EORP EURO-ENDO (European infective endocarditis) registry: a prospective cohort study. Eur Heart J. 2019; 40(39):3222-32.
7. Lamas C, Carvalho-da-Silva B, Moreira JAS, Barbosa GIF, Garrido RQ, Golebiosvki W, et al. Endocardite infecciosa (Série Prospectiva de Casos Contemporâneos). VI Infecto Rio. Rio de Janeiro, 2018.
8. Siciliano RF, Mansur AJ, Castelli JB, Arias V, Grinberg M, Levison ME, et al. Community-acquired culture-negative endocarditis: clinical characteristics and risk factors for mortality. Int J Infect Dis. 2014; 25:191-5.
9. Bergan EH, Tura BR, Lamas CC. Impact of improvement in preoperative oral health on nosocomial pneumonia in a group of cardiac surgery patients: a single arm prospective intervention study. Intensive Care Med. 2014; 40(1):23-31.
10. Tong SY, Davis JS, Eichenberger E, Holland TL, Fowler VG Jr. Staphylococcus aureus infections: epidemiology, pathophysiology, clinical manifestations, and management. Clin Microbiol Rev. 2015; 28(3):603-61.
11. Reyes K, Zervos M, John J. Enterococcal infections in adults. In: Mayers D, Sobel J, Ouellette M, Kaye K, Marchaim D (eds.). Antimicrobial drug resistance. Springer/Cham; 2017.
12. Brasil. Ministério da Saúde. Secretaria de Vigilância em Saúde. Vigilância em saúde no Brasil 2003|2019: da criação da Secretaria de Vigilância em Saúde aos dias atuais. Bol Epidemiol. 2019 set; 50(n.esp.):1-154.
13. Li JS, Sexton DJ, Mick N, Nettles R, Fowler VG, Ryan T, et al. Proposed modifications to the Duke criteria for the diagnosis of infective endocarditis. Clin Infect Dis. 2000; 30(4):633-8.
14. Lamas CC, Eykyn SJ. Suggested modifications to the Duke criteria for the clinical diagnosis of native valve and prosthetic valve endocarditis: analysis of 118 pathologically proven cases. Clin Infect Dis. 1997; 25(3):713-9.
15. Monteiro TS, Correia MG, Golebiovski WF, Barbosa GIF, Weksler C, Lamas CC. Asymptomatic and symptomatic embolic events in infective endocarditis: associated factors and clinical impact. Braz J Infect Dis. 2017; 21(3):240-7.
16. Seymour CW, Liu VX, Iwashyna TJ, Brunkhorst FM, Rea TD, Scherag A, et al. Assessment of clinical criteria for sepsis: for the Third International Consensus definitions for sepsis and septic shock (Sepsis-3). JAMA. 2016; 315(8):762-74.
17. Long B, Koyfman A. Best clinical practice: blood culture utility in the emergency department. J Emerg Med. 2016; 51(5):529-39.
18. Peuchant O, Issa N, Machelart I, Greib C, Wirth G, Camou F. What is the time-to-positivity of blood cultures in infective endocarditis? Eur J Clin Microbiol Infect Dis. 2019; 38(8):1577-9.
19. Lamas CC, Fournier PE, Zappa M, Brandão TJD, Januário-da-Silva CA, Correia MG, et al. Diagnosis of blood culture-negative endocarditis and clinical comparison between blood culture-negative and blood culture-positive cases. Infection. 2016; 44(4):459-66.
20. Brandão TJ, Januário-da-Silva CA, Correia MG, Zappa M, Abrantes JA, Dantas AM, et al. Histopathology of valves in infective endocarditis, diagnostic criteria and treatment considerations. Infection 2016; 45:199-207.
21. Fournier PE, Thuny F, Richet H, Lepidi H, Casalta JP, Arzouni JP, et al. Comprehensive diagnostic strategy for blood culture-negative endocarditis: a

prospective study of 819 new cases. Clin Infect Dis. 2010; 51 (2): 131-40.

22. Afonso L, Kottam A, Reddy V, Penumetcha A. Echocardiography in infective endocarditis: state of the art. Curr Cardiol Rep. 2017; 19(12):127.

23. Prendergast B, Tornos P. Surgery for infective endocarditis: who and when? Circulation. 2010; 121:1141-52.

24. Barbosa GIF, Zappa B, Garrido RQ, Lamas CC. Treating endocarditis: a protocol of an antimicrobial treatment from a middle-income country. Heart Vessels Transpl. 2018; 65:38-43.

25. Vogel M, Schmitz RP, Hagel S, Pletz MW, Gagelmann N, Scherag A, et al. Infectious disease consultation for Staphylococcus aureus bacteremia: a systematic review and meta-analysis. J Infect. 2016; 72(1):19-28.

26. Krajinovic V, Ivancic S, Gezman P, Barsic B. Association between cardiac surgery and mortality among patients with infective endocarditis complicated by sepsis and septic shock. Shock. 2018; 49(5):536-42.

15

Pericardites e miocardites agudas

Bruno Cordeiro Zappa
Marianne Monteiro Garrido
Rafael Quaresma Garrido

DESTAQUES

- A tuberculose é uma causa importante de pericardite no Brasil.
- A pericardite constritiva é uma emergência médica que deve ser prontamente abordada para evitar a morte do paciente.
- A miocardite pode apresentar quadro clínico indiferenciado de síndrome coronariana aguda.

PERICARDITES

O pericárdio é uma formação sacular que envolve o coração e possui duas membranas, uma externa (pericárdio parietal, mais fibroso) e uma interna (pericárdio visceral, de característica mais serosa em íntimo contato com o tecido miocárdico). Entre as duas membranas, há um espaço virtual que contém até 50 mL de líquido que atua como lubrificante. O pericárdio é uma barreira física que previne a disseminação de infecções e malignidades ao coração, além de atuar na complacência e no enchimento das câmaras cardíacas.

Pericardite aguda é uma síndrome causada pela inflamação do pericárdio com início a menos de 4 a 6 semanas. Pode ser um processo isolado ou a manifestação de doenças sistêmicas.

Epidemiologia

Na literatura internacional e na brasileira, os dados são escassos. Representa cerca de 0,1 a 0,2% do total das internações e 5% dos pacientes admitidos em emergências com dor torácica não isquêmica. A idade média de apresentação é de 41 a 60 anos. A incidência é duas vezes maior em homens.

Uma ampla variedade de microrganismos pode ser de agentes causais de pericardite, conforme mostra a Tabela 1. A causa "idiopática" é a mais frequente, mas provavelmente reflete a inabilidade de estabelecer um diagnóstico definitivo. Entre os agentes identificados, os vírus são considerados os mais frequentes em países desenvolvidos. Nos países em desenvolvimento, a tuberculose é a causa mais importante e está associada à infecção

Tabela 1 Causas infecciosas de pericardite e miocardite aguda

Bactérias	Comum: *Mycobacterium tuberculosis* Incomuns: estreptococos, estafilococos, *Actinobacillus* spp., *Borrelia burgdorferi*, *Brucella** spp., *Corynebacterium diphtheriae**, *Haemophilus influenzae**, *Listeria* spp., *Leptospira* spp., *Legionella* spp., *Chlamydophila psittaci*, *Coxiella burnetii*, *Haemophilus* spp., *Neisseria* spp., *Nocardia* spp., *Mycoplasma* spp., *Rickettsia* spp., *Salmonella** e *Treponema pallidum*
Fungos	Incomuns: *Aspergillus* spp., *Blastomyces* spp., *Candida* spp., *Coccidioides* spp., *Cryptococcus* spp.*, *Histoplasma* spp., Mucormicose* e *Sporothrix* spp.*
Parasitas e protozoários	Incomuns: *Toxoplasma gondii*, *Entamoeba* spp. e *Echinococcus* spp., *Leishmania* spp.*, *Trypanosoma cruzi**, *Taenia solium** e *Trichinella spiralis**
Vírus	Adenovírus; citomegalovírus; coxsackie; echovírus; enterovírus; Epstein-Barr; Flavivirus*; hepatites A, B e C; herpes tipo 1; HIV; influenza A e B; *Lyssavirus**; *Morbillivirus*; *Paramyxovirus*; parainfluenza II; parvovírus B19; SARS-CoV-2; Varicella-zoster; varíola; vírus sincicial respiratório; e *Togavirus**

HIV: vírus da imunodeficiência humana; SARS-CoV-2: coronavírus 2 da síndrome respiratória aguda grave.
* Microrganismos descritos apenas em miocardites.

por HIV. Em séries africanas, a prevalência de pericardite aguda por tuberculose é de 64 a 70%, enquanto nas séries europeias é de cerca de 4%.

Na pericardite purulenta, os agentes mais frequentes são os estafilococos e os Gram-negativos, sendo a maioria dos casos relacionada a procedimentos torácicos, insuficiência renal e malignidade, que corresponde a menos de 1% dos casos.

Diagnóstico clínico

Pacientes com etiologia infecciosa podem apresentar sinais e sintomas de infecção sistêmica, como febre e leucocitose. As etiologias virais podem ser precedidas por sintomas respiratórios e gastrointestinais semelhantes aos da gripe. A apresentação clínica é variada, com sinais e sintomas inespecíficos. As principais manifestações incluem os critérios diagnósticos, conforme mostrado na Tabela 2.

A dor torácica da pericardite é classicamente descrita como aguda, pleurítica e que alivia na posição sentada com o paciente inclinando para a frente, presente em 80 a 90% dos casos.

Tabela 2 Critérios diagnósticos de acordo com a European Society of Cardiology

Apresentar ≥ 2 dos seguintes critérios: ▪ Dor torácica ▪ Atrito pericárdico ▪ Elevação difusa nova do segmento ST e depressão do intervalo PR no ECG ▪ Derrame pericárdico (novo ou com piora evolutiva)
Achados adicionais: ▪ Elevação de marcadores inflamatórios (proteína C reativa, VHS e leucócitos) ▪ Evidência de inflamação pericárdica por técnica de imagem (TC ou RNM de tórax)

ECG: eletrocardiograma; RNM: ressonância magnética; TC: tomografia computadorizada; VHS: velocidade de hemossedimentação.

No Brasil, a pericardite tuberculosa é frequente em virtude da alta prevalência de tuberculose. Apresenta-se como derrame pericárdico, pericardite constritiva-efusiva ou pericardite constritiva. A presença de derrame é maior em pacientes com HIV. A apresentação clássica de dor torácica com alteração eletrocardiográfica é incomum. São mais frequentes sinais e sintomas sistêmicos como febre, sudorese noturna, perda ponderal, ortopneia, tosse e dispneia.

São fatores de risco infecção por HIV e uso prolongado de corticosteroides e de imunossupressores.

Diagnóstico laboratorial

É comum a elevação de marcadores inflamatórios como proteína C reativa, VHS e leucocitose. Além de auxiliar no diagnóstico, esses exames ajudam na monitorização da atividade da doença e da resposta ao tratamento.

O ecocardiograma transtorácico (ETT) é recomendado para todos os pacientes e é importante para detectar derrame pericárdico, contudo um exame negativo não exclui o diagnóstico de pericardite. Permite avaliar a repercussão hemodinâmica do derrame e a presença de tamponamento cardíaco ou pericardite constritiva. O aspecto ecocardiográfico do derrame pode indicar a natureza do líquido: transudato ou exsudato. São achados típicos do ETT na tuberculose espessamento do pericárdio visceral e presença de traves de fibrina.

A RX de tórax deve ser solicitada, mas pode ser normal. Para ocorrer alteração da silhueta cardíaca, cerca de 200 a 300 mL de líquido devem estar presentes no espaço pericárdico.

A TC de tórax permite melhor caracterizar o derrame pericárdico, diferenciar transudato de exsudato e pode demonstrar doença pleuroplumonar concomitante e linfonodomegalias (p. ex., na tuberculose). O uso de contraste iodado mostra realce e espessamento das membranas pericárdicas, indicando inflamação ativa.

A RNM contrastada com gadolínio em fase tardia tem a capacidade de demonstrar inflamação pericárdica e eventual acometimento miocárdico concomitante.

O diagnóstico etiológico nem sempre é necessário por conta de sua sensibilidade baixa e por não alterar a conduta terapêutica na maioria dos casos. Esta deve ser decidida caso a caso. Sorologias para vírus não devem ser solicitadas, pois não guardam relação com os achados em pericárdio. Em pacientes febris ou sépticos, deve-se coletar hemoculturas para bactérias habituais, tuberculose e fungos. Podem-se utilizar técnicas de biologia molecular para detecção de vírus (PCR) ou outros microrganismos caso ocorra abordagem do líquido pericárdico, apesar do rendimento geralmente baixo.

Para abordagem do derrame pericárdico, pode-se realizar a pericardiocentese com objetivos diagnóstico e terapêutico. Trata-se de uma urgência em casos de tamponamento cardíaco. A biópsia é indicada em casos refratários ao tratamento clínico inicial. Sugere-se biopsiar o pericárdio durante toracotomia ou por pericardioscopia. O material obtido por biópsia ou pela drenagem do pericárdio deve ser encaminhado para: análise citológica e bioquímica (glicose, proteína e LDH), pesquisa de células neoplásicas, culturas (bactérias, fungos e micobactérias), dosagem de adenosina deaminase (ADA) e PCR para vírus e tuberculose.

O uso da prova tuberculínica ou do IFN-gama nas suspeitas de pericardite tuberculosa no Brasil é pouco útil, pois demonstra apenas exposição prévia, não se correlacionando com doença em atividade. A tuberculose pulmonar é concomitante em cerca de 30% dos casos; dessa forma, a cultura e a pesquisa direta de bacilos álcool-ácido resistentes (BAAR) no escarro podem ser úteis.

A análise do líquido pericárdico em casos de tuberculose mostra exsudato com conteúdo proteico aumentado e leucocitose (predomínio linfomonocitário) e ADA aumentada.

O diagnóstico definitivo pode ser obtido pela demonstração de BAAR no líquido pericárdico (sensibilidade de 0 a 42%). A cultura tem sensibilidade de 53 a 75%, mas demanda mais tempo para o resultado. A técnica de PCR detecta o bacilo e a resistência à rifampicina simultaneamente, com sensibilidade de 63,8% e especificidade de 100%. A biópsia de pericárdio tem rendimento superior, com sensibilidade de 71 a 100% para cultura, 73 a 100% para histopatológico e 80% para PCR.

A internação hospitalar é indicada em pacientes de alto risco ou que não respondem à terapia inicial. São critérios maiores de mau prognóstico (ao menos um): febre > 38ºC, evolução subaguda, derrame volumoso, tamponamento cardíaco e não resposta a ácido acetilsalicílico ou AINE após 7 dias de uso. Os critérios menores são: trauma, imunodepressão, uso de anticoagulante oral e miocardiopericardite.

Tratamento

O tratamento da pericardite aguda deve ser relacionado à etiologia de base. É importante excluir infecção bacteriana concomitante, doenças sistêmicas ou neoplasias. A doença de base sistêmica deve ser tratada adequadamente.

A atividade física deve ser restringida até a resolução dos sintomas e a normalização da proteína C reativa. Atletas devem evitar atividade física intensa por pelo menos 3 meses.

As pericardites idiopáticas ou virais costumam ter um curso benigno, por isso o objetivo do tratamento é aliviar os sintomas e reduzir a inflamação. As doses iniciais sugeridas estão apresentadas na Tabela 3.

O ácido acetilsalicílico ou os AINE são as principais drogas para o tratamento. Entre os AINE, o ibuprofeno é o mais utilizado. Sua efetividade é de 70 a 80% para as pericardites virais/idiopáticas. São utilizadas até a resolução dos sintomas e a normalização da proteína C reativa. Em pacientes com história de infarto do miocárdio, o ácido acetilsalicílico é a droga preferencial.

A colchicina em doses baixas deve ser utilizada em conjunto com os AINE e tem o papel de diminuir sintomatologia, recorrências e taxa de hospitalização.

A pericardite aguda responde bem à terapia com corticosteroides, mas seu uso está associado a maior recorrência nas pericardites virais, provavelmente por efeito na replicação viral. A European Society of Cardiology considera os corticosteroides como terapia de segunda linha em pacientes que não respondem bem a AINE e colchicina.

Pericardite viral

Como a pericardite viral tem curso geralmente benigno e autolimitado, o tratamento de escolha é feito com ácido acetilsalicílico ou AINE associados ou não à colchicina. O uso de corticosteroides não é recomendado. Antivirais e imunoglobulina IV ainda estão sob investigação e são pouco utilizadas na prática clínica.

Tabela 3 Doses dos medicamentos sugeridos para pericardite aguda

Droga	Dose inicial	Duração total
Ácido acetilsalicílico	750-1.000 mg, a cada 8 horas	1-2 semanas
Ibuprofeno	600-800 mg, a cada 8 horas	1-2 semanas
Colchicina	0,5-1,2 mg, 1-2×/dia	3 meses

Pericardite tuberculosa

O tratamento da pericardite tuberculosa é semelhante ao da forma pulmonar. Sua instituição está relacionada a uma redução significativa da mortalidade e da evolução para pericardite constritiva. No Brasil, recomenda-se a terapia quádrupla contendo rifampicina + isoniazida + pirazinamida + etambutol, por 2 meses, na fase intensiva e, após esse período, rifampicina + isoniazida por mais 4 meses. Em áreas endêmicas, o tratamento empírico deve ser iniciado enquanto se aguarda a confirmação laboratorial da tuberculose.

Em pacientes com pericardite constritiva estabelecida ou com alto risco de desenvolvimento de pericardite constritiva, os corticosteroides devem ser utilizados. A dose inicial preconizada é de 60 mg/dia de prednisona ou equivalente. Seu uso não parece prevenir, no entanto, a reacumulação de derrame pericárdico e, em pacientes com HIV, aumenta o risco de malignidades.

Pericardite purulenta

O desfecho da pericardite purulenta é fatal se não for tratada adequadamente. A terapia adequada leva a uma sobrevivência de 85%.

O ideal é que o derrame pericárdico seja abordado antes do início dos antibióticos. Depois, deve-se iniciar um antibiótico de amplo espectro empiricamente até o diagnóstico do microrganismo causador estar disponível. Os esquemas sugeridos são: vancomicina + ceftriaxona, penicilina + inibidor de betalactamase, cefepima ou carbapenêmicos. Em imunodeprimidos, pode-se adicionar fluconazol.

A pericardiocentese deve ser feita para fins diagnósticos e terapêuticos. Em pacientes que não respondem adequadamente, a drenagem cirúrgica do pericárdio é obrigatória. O risco de evolução para pericardite constritiva é alto (cerca de 20 a 30% dos casos).

MIOCARDITES INFECCIOSAS AGUDAS

Miocardite é definida pela OMS como doença inflamatória do miocárdio com diagnóstico estabelecido por exame histológico, imunológico e critérios imuno-histoquímicos. Estudos de necrópsia em pacientes jovens com morte súbita demonstram uma prevalência de 2 a 42%.

Dados epidemiológicos mais acurados com relação à verdadeira incidência da doença são de difícil obtenção. Trata-se de doença de grande variabilidade na apresentação clínica, com percentual significativo de pacientes assintomáticos e oligossintomáticos, fazendo da miocardite aguda um dos mais desafiadores diagnósticos em cardiologia.

Classificação

As miocardites podem ser classificadas, de acordo com a European Society of Cardiology, como:

- Miocardite viral: evidência histológica de miocardite com PCR positiva.
- Miocardite viral e imune: evidência histológica de miocardite com PCR positiva e presença de autoanticorpos cardíacos no soro.
- Miocardite autoimune: evidência histológica de miocardite com PCR negativa, com ou sem autoanticorpos cardíacos no soro. Este grupo não será abordado neste capítulo.

Etiologia

As miocardites podem ser causadas por uma gama de agentes, sendo mais frequente a etiologia viral. Os agentes causadores são semelhantes aos descritos para pericardite (ver Tabela 1).

Fisiopatologia

Inicialmente, após a infecção viral se estabelecer, ocorre lise celular do cardiomiócito mediada pelo vírus, podendo causar desestruturação do miocárdio. Essa fase geralmente passa despercebida, com resolução espontânea se o dano inicial for prevenido pela rápida resposta imune inata. Em uma segunda fase, ocorre desregulação imune com produção de autoantígenos que geram autoanticorpos. Nesta fase pode ocorrer a perpetuação da replicação viral, o que agrava o comprometimento miocárdico. Em uma terceira fase, o quadro evolui para uma miocardiopatia dilatada.

Apresentação clínica

A miocardite pode se apresentar de variadas formas, desde discreto desconforto precordial, fadiga, mal-estar e alterações benignas do ritmo cardíaco até síndrome coronariana aguda mimetizada, arritmias ventriculares e choque cardiogênico. A doença acomete pacientes de qualquer idade, sendo mais frequente em jovens.

A suspeição clínica se faz em pacientes com a sintomatologia na presença de história prévia de sintomas gripais, de infecções das vias aéreas superiores ou de sintomas gastrointestinais dias a semanas antes. O exame físico cardíaco pode mostrar taquicardia sinusal, desdobramento de B1e B3, sopro de insuficiência mitral ou tricúspide e, menos frequentemente, som de atrito pericárdico.

Cerca de 30% das infecções por *Corynebacterium diphtheriae* podem complicar com miocardite em decorrência da atividade da toxina produzida pelo microrganismo. A difteria deve ser suspeitada em pacientes com faringite característica e que se apresentem de forma grave. A sintomatologia aparece cerca de 7 a 14 dias após o início dos sintomas respiratórios. A vacinação inadequada ou *status* vacinal desconhecido são fatores de risco significativo.

Diagnóstico

Deve-se iniciar a propedêutica com exames que avaliem a possibilidade de disfunção de outros sistemas orgânicos, procura de diagnósticos alternativos e marcadores de lesão miocárdica. Solicitam-se hemograma, função renal, eletrólitos, proteína C reativa e troponina. Em casos mais graves, deve-se solicitar também lactato e peptídeo natriurético cerebral (BNP). A pesquisa de doença coronariana aguda deve ser conduzida até que seja descartada.

O ECG e o ETT são inespecíficos, mas ajudam a reforçar a suspeita diagnóstica ou aventar outras possibilidades, além de auxiliar na avaliação prognóstica. Os principais achados estão relacionados na Tabela 4.

A RNM cardíaca é o método não invasivo de maior acurácia para diagnóstico de miocardite.

Tabela 4 Principais achados no ECG e ETT na miocardite

ECG	Taquicardia sinusal ou ventricular, bloqueios atrioventriculares ou de condução, alargamento de QRS, sinais de sobrecarga ventricular, supra ou infradesnivelamento do segmento ST, inversão de onda T
ETT	Sinais de disfunção miocárdica difusos ou segmentares, sinais de sobrecarga ventricular esquerda e derrame pericárdico

ECG: eletrocardiograma; ETT: ecocardiograma transtorácico.

O diagnóstico definitivo se faz por realização de biópsia endomiocárdica, com realização de PCR para os principais vírus relacionados na amostra da biópsia e no sangue.

Tratamento

Para pacientes estáveis e com acompanhamento ambulatorial, a restrição de atividade física é a principal conduta terapêutica.

Alguns pacientes necessitam de suporte cardiológico (eletroestimulação, controle de taquiarritmias, tratamento da insuficiência cardíaca). Em casos graves e fulminantes, o uso de dispositivos de suporte cardíaco como membrana de oxigenação extracorpórea (ECMO) ou transplante cardíaco podem ser as únicas opções.

O tratamento com antivirais ou imunossupressão não demonstrou melhora no desfecho de pacientes com miocardite infecciosa, o que torna as miocardites agudas uma emergência cardiológica e não uma emergência infecciosa do ponto de vista do tratamento. Os pacientes devem ter acompanhamento regular com cardiologista e intervenção precoce nos casos que evoluem para miocardiopatia dilatada.

A miocardite relacionada a casos de difteria deve ser tratada com soro antidiftérico o mais rapidamente possível, uso de penicilina ou eritromicina e internação para observação de complicações cardíacas ou neurológicas.

BIBLIOGRAFIA

1. Abdel-Aty H, Boyé P, Zagroesk A, Wassmuth R, Kumar A, Messroghli D, et al. Diagnostic performance of cardiovascular magnetic resonance in patients with suspected acute myocarditis: comparison of different approaches. J Am Coll Cardiol. 2005; 45(11):1815-22.
2. Adler Y, Charron P, Imazio M, Badano L, Barón-Esquivias G, Bogaert J, et al. 2015 ESC guidelines for the diagnosis and management of pericardial diseases: The Task Force for the Diagnosis and Management of Pericardial Diseases of the European Society of Cardiology (ESC) endorsed by: The European Association for Cardio-Thoracic Surgery (EACTS). Eur Heart J. 2015; 36(42):2921-64.
3. Brasil. Ministério da Saúde. Secretaria de Vigilância em Saúde. Manual de recomendações para o controle da tuberculose no Brasil. Brasília: Ministério da Saúde; 2019.
4. Chang SA. Tuberculous and infectious pericarditis. Cardiol Clin. 2017; 35(4):615-22.
5. Chiabrando JG, Bonaventura A, Vecchié A, Wohlford GF, Mauro AG, Jordan JH, et al. Management of acute and recurrent pericarditis: JACC state-of-the-art review. J Am Coll Cardiol. 2020; 75(1):76-92.
6. Doctor NS, Shah AB, Coplan N, Kronzon I. Acute pericarditis. Prog Cardiovasc Dis. 2017; 59(4):349-59.
7. Gore I, Saphir O. Myocarditis; a classification of 1402 cases. Am Heart J. 1947; 34(6):827-30.
8. Isiguzo G, Du Bruyn E, Howlett P, Ntsekhe M. Diagnosis and management of tuberculous pericarditis: what is new? Curr Cardiol Rep. 2020; 22(1):2.
9. Kytö V, Sipilä J, Rautava P. Clinical profile and influences on outcomes in patients hospitalized for acute pericarditis. Circulation. 2014; 130(18):1601-6.
10. Lumio JT, Groundstroem KWE, Melnick OB, Huhtala H, Rakhmanova AG. Electrocardiographic abnormalities in patients with diphtheria: a prospective study. Am J Med. 2004; 116(2):78-83.
11. Mason JW. Myocarditis and dilated cardiomyopathy: an inflammatory link. Cardiovasc Res. 2003; 60(1):5-10.
12. Mayosi BM, Burgess LJ, Doubell AF. Tuberculous pericarditis. Circulation. 2005; 112(23):3608-16.

16

Hepatites virais agudas

Alberto dos Santos de Lemos

DESTAQUES

- As hepatites virais são as causas mais comuns de hepatite aguda. Cada uma guarda particularidades a respeito de diagnóstico, prognóstico e eventual tratamento.
- Outros vírus endêmicos, além dos chamados hepatotrópicos, também são causa de hepatite aguda de natureza infecciosa.
- A insuficiência hepática aguda é a forma mais dramática de evolução das hepatites agudas e configura uma indicação de transferência para UTI.

CONCEITOS BÁSICOS

Hepatite aguda é o resultado da inflamação do parênquima hepático ou injúria dos hepatócitos que resulta em aumento de enzimas hepáticas e, eventualmente, insuficiência hepática aguda, cuja melhora clínica e laboratorial ocorre em até 6 meses. A persistência dos sinais e sintomas, incluindo elevação de enzimas como ALT e AST, além desse período, é classificada como hepatite crônica.

As hepatites virais constituem as causas mais comuns de injúria aguda dos hepatócitos, mas outras causas infecciosas e não infecciosas podem ocorrer, conforme apresentado na Tabela 1.

As hepatites por vírus hepatotrópicos em sua fase aguda exibem quadros clínicos variados, podendo ser assintomáticas, evoluir com recrudescimentos periódicos ou complicar com hepatite crônica, a depender do vírus implicado.

A síndrome clássica é composta por febre, astenia, hiporexia, vômitos, diarreia e dor abdominal. Embora muito características, a icterícia, a colúria e a acolia fecal podem estar ausentes e variam em intensidade. Os casos graves evoluem com encefalopatia, convulsões, sangramentos (epistaxe, gengivorragia, hemorragias em locais de venopunção), hipotensão e disfunções orgânicas. O reconhecimento da encefalopatia hepática é funda-

Tabela 1 Principais etiologias de hepatite aguda

Vírus hepatotrópicos
Hepatite A Hepatite B Hepatite C Hepatite D Hepatite E
Outros agentes infecciosos
Herpesvírus (herpes simples, Varicella-zoster, Epstein-Barr, citomegalovírus) Outros vírus (dengue, febre amarela, parvovírus B19, ebola, arenavírus, adenovírus, Covid-19) Bactérias (leptospirose, sífilis, brucelose, bartonelose, febre Q, abscesso hepático piogênico, tuberculose) Protozoários, fungos, helmintos (toxoplasmose, malária, abscesso amebiano, histoplasmose, fasciolíase)
Injúria celular por agentes exógenos
Hepatite medicamentosa (paracetamol, anabolizantes, AINE, anticonvulsivantes, antibióticos, antifúngicos, tuberculostáticos, antidepressivos, estatinas, cetamina, halotano, suplementos dietéticos, fitoterápicos) Hepatite alcoólica Hepatite tóxica (cocaína, metanfetamina, cogumelos, acidentes com animais marinhos, plantas tóxicas, tetracloreto de carbono)
Associada à gravidez
Síndrome HELLP Pré-eclâmpsia
Autoimunidade
Hepatite autoimune Colangite esclerosante
Outras causas
Doença de Wilson Doenças venoclusivas congestivas hepáticas Isquemia hepática Choque Hepatite por infiltração gordurosa Síndrome de Reye Colapso por calor Insolação Rabdomiólise Infiltração neoplásica Rejeição aguda em transplantados hepáticos

AINE: anti-inflamatório não esteroide.

mental, mas cabe lembrar que essa síndrome não é exclusiva das hepatites agudas e pode ser causada por *shunt* porto-sistêmico ou por doenças hepáticas crônicas.

HEPATITE A

O vírus da hepatite A (HAV) é um vírus RNA presente em todo o mundo, mas mais comum em países de baixo desenvolvimento socioeconômico. A hepatite A é o protótipo e a causa mais comum das hepatites infecciosas agudas. Alimentos e água contaminados com o vírus atuam como veículos importantes de propagação da doença. Sabe-se que o vírus pode sobreviver por até 10 meses na água. A transmissão principal é por contato pessoa a pessoa, pela via fecal-oral, especialmente quando há contato íntimo e prolongado.

Na infância, a maioria dos casos é assintomática ou oligossintomática, inespecífica. Nos adultos, é maior a frequência de casos clinicamente mais graves. A cura espontânea é comum. A letalidade estimada é de 0,1% para crianças menores de 14 anos. Em maiores de 50 anos, entretanto, a letalidade chega a 1,8%, e os quadros clínicos são mais exuberantes.

É um equívoco classificar o Brasil como área de alto risco do vírus da hepatite A no século XXI. Antes um país de alta endemicidade, na atualidade o Brasil possui áreas de endemicidade intermediária nas regiões Norte, Nordeste e Centro-Oeste, e de baixa endemicidade no Sul e no Sudeste. Essa mudança afetou o perfil dos pacientes acometidos. Considerando que a vacinação contra a hepatite A só foi introduzida efetivamente no calendário de rotina do SUS em 2014, era esperado que a faixa etária dos acometidos subisse, passando a predominar em crianças maiores e adolescentes no Norte e no Nordeste e em adultos jovens no restante do país. Consequentemente, ocorreu um aumento da proporção de casos sintomáticos e graves. Também passaram a ser esperados surtos em bolsões de pobreza, relacionados a fontes de água contaminada comuns, de pessoa a pessoa em contactantes familiares, além dos casos em viajantes internacionais e entre homens que fazem sexo com homens de até 40 anos de idade nas principais metrópoles.

A infecção sintomática tem um período prodrômico de 3 a 15 dias caracterizado por astenia, náuseas, vômitos, hiporexia e febre. Nos dias subsequentes, surgem colúria e acolia fecais, além de icterícia, que posteriormente evoluem para prurido cutâneo e regressão lenta dos sintomas. Alguns casos atípicos podem ter quadros prolongados, caracterizados por padrão bifásico ou polifásico de recrudescimento dos sintomas e predomínio de colestase. A cura espontânea é comum. Mesmo nos casos prolongados, não há risco verificado de evolução para hepatite crônica. Em adolescentes e adultos, os quadros podem ser muito graves e rapidamente progressivos, caracterizando a chamada hepatite fulminante. Menos de 1% dos casos evoluem para essa forma quando analisadas em conjunto todas as faixas etárias, mas o risco de um indivíduo evoluir para hepatite fulminante aumenta consideravelmente em pessoas com mais de 40 anos e quando há doenças hepáticas crônicas de base.

Complicações da hepatite A, em especial a de curso fulminante, podem se apresentar como: exantema, necrólise epidérmica tóxica, crioglobulinemia, abertura de quadro de hepatite autoimune em indivíduos com predisposição genética, vasculite leucocitoclástica, insuficiência renal, miocardite, mielite transversa, neurite óptica, trombocitopenia e parto prematuro.

As aminotransferases comumente ultrapassam 1.000 UI/dL, sendo ALT mais alta do que AST. Também são verificadas, na maioria dos casos, bilirrubina total de até 10 mg/dL e fosfatase alcalina abaixo de 400 UI/L. Achados laboratoriais de mau prognóstico nas hepatites fulminantes são creatinina acima de 2 mg/dL, bilirrubina total acima de 9,6 mg/dL e albumina abaixo de 2,5 g/dL.

O exame de escolha para o diagnóstico da doença é a sorologia anti-HAV IgM. Os níveis de pico desses anticorpos ocorrem nos primeiros dias de doença e podem permanecer reagentes até o quarto mês. A notificação dos casos é importante, pois permite que os serviços de vigilância rastreiem contactantes e eventualmente cessem um surto de fonte comum, como água ou alimentos contaminados.

O tratamento é baseado em medidas de suporte. Não existe medicamento específico contra o vírus da hepatite A. Cerca de 1% dos casos evoluem com insuficiência hepática aguda e acabam por necessitar de transplante hepático.

HEPATITE B

O vírus da hepatite B (HBV) é um vírus DNA considerado de alta endemicidade na região amazônica. Também é uma infecção concentrada em populações vulneráveis urbanas, como pessoas com múltiplos parceiros sexuais que praticam sexo desprotegido e usuários de drogas intravenosas. Pessoas que vivem com HIV têm maior probabilidade de evoluir com doença crônica.

Considerado um patógeno de transmissão predominantemente sexual, sabe-se que o vírus da hepatite B pode estar presente em fluidos vaginais, sangue, saliva, sêmen e leite materno; portanto, além da transmissão sexual, pode ocorrer transmissão por exposição a sangue ou líquidos contaminados, por transplante de órgãos e transmissão materno-infantil. A expansão da vacinação contra o vírus da hepatite B na infância e, mais recentemente, para adultos permite estimar que há uma tendência de diminuição da incidência da hepatite B. É sabido, no entanto, que alguns indivíduos são não respondedores à vacina e que a cobertura vacinal em adultos ainda está muito aquém do ideal. Como resultado, é esperado que a hepatite B seja mais frequente fora da região amazônica em adultos jovens sexualmente ativos. A transmissão por hemotransfusão é rara no Brasil por conta dos critérios de segurança adotados para os hemocentros.

A infecção aguda pelo vírus da hepatite B é assintomática ou oligossintomática e inespecífica na maioria dos casos, mas também pode se manifestar com a síndrome ictérica clássica, cursando com náuseas, vômitos, dor abdominal e astenia concomitantes. Pode haver uma fase prodrômica caracterizada exclusivamente por dor no quadrante superior direito do abdome e sintomas digestivos. Menos de 1% dos casos evolui para insuficiência hepática. O conhecimento do ciclo viral é importante, pois o correto uso dos testes diagnósticos depende da estimativa da fase do ciclo, tendo como base os achados clínicos. A Figura 1 retrata a evolução dos marcadores nas infecções agudas e crônicas. A hepatite B aguda é diagnosticada pela presença de HBsAg ou anti-HBc IgM no sangue. A evolução para o surgimento de anti-HBs, anti-HBe e negativação do HBV-DNA deve ser interpretada como remissão da infecção. A persistência do HBsAg por mais de 24 semanas indica evolução para hepatite B crônica.

A evolução para hepatite B crônica ocorre em cerca de 5% dos casos, mas essa frequência pode aumentar consideravelmente em pessoas coinfectadas com o HIV ou o vírus da hepatite C, portadores de hepatopatias prévias e imunocomprometidos.

O paciente diagnosticado com hepatite B aguda deve ser transferido para uma unidade especializada em infectologia ou hepatologia. Os casos graves devem ser manejados em UTI. Na maioria das vezes, o tratamento consiste em medidas de suporte, mas há antivirais específicos para uso conforme regras particulares (não fazem parte do objetivo deste livro), como tenofovir, entecavir, lamivudina e telbivudina. Seu uso tem sido reservado pelos especialistas para casos graves selecionados. O transplante hepático pode ser

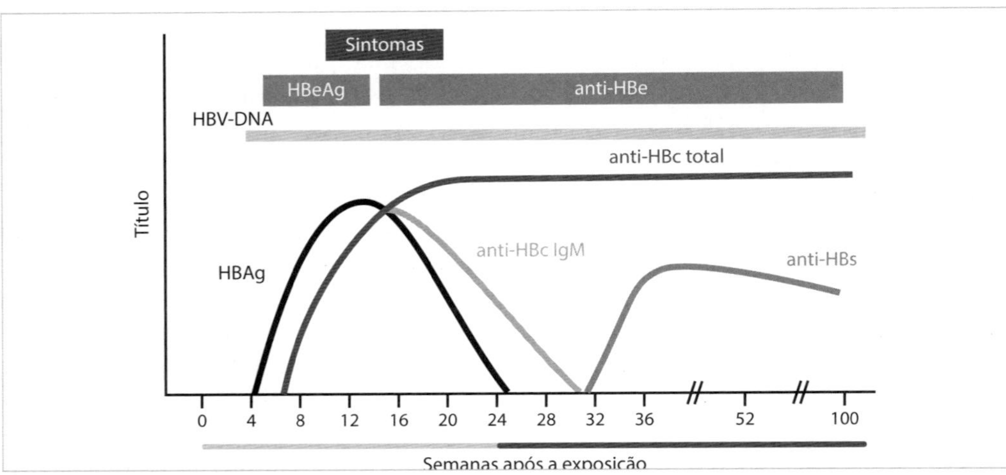

Figura 1 Evolução dos marcadores do vírus da hepatite B (HBV) nas infecções agudas e crônicas.
Adaptada de Brasil, 2018.

realizado quando há insuficiência hepática grave. Nesse caso pode convir tratar o paciente com vista a reduzir a probabilidade de recaída pós-transplante.

É importante saber que pacientes com hepatite B crônica podem experimentar períodos de reagudização chamados *flares* quando do abandono do tratamento. Nesses casos, as manifestações podem ser idênticas às da hepatite aguda, inclusive com risco de evolução para insuficiência hepática. Esses episódios podem levar o paciente à emergência.

A notificação de todos os casos é importante, pois permite que os serviços de vigilância rastreiem a infecção em contactantes e possam tratar os infectados e realizar profilaxia com vacina e/ou imunoglobulina nos suscetíveis.

HEPATITE C

O vírus da hepatite C (HCV) é um vírus RNA transmitido principalmente por meio do contato com sangue contaminado, por objetos para uso de drogas intravenosas, a partir da reutilização ou da falha de esterilização de equipamentos médicos ou odontológicos, por falha de esterilização de equipamentos de manicure e reutilização de material para realização de tatuagem, além do uso de sangue e seus derivados contaminados. Sua transmissão sexual também tem sido relatada de forma esporádica e há, ainda, a possibilidade de transmissão vertical.

A maioria dos casos tem evolução subclínica, mas a síndrome ictérica clássica pode ocorrer (20 a 30%). Casos de insuficiência hepática ou casos fulminantes são extremamente raros. Os sintomas agudos ocorrem entre 4 e 12 semanas após a exposição ao vírus. A eliminação espontânea da infecção pode ocorrer em até 40% dos casos, em especial em pessoas com menos de 40 anos, do sexo feminino e com fatores genéticos específicos.

A presença no sangue do RNA viral pode ser detectada por cerca de 2 semanas após a exposição e os anticorpos anti-HCV, entre 30 e 60 dias após a exposição. Estes são os exames que determinam o diagnóstico, que deve ser norteado pela estimativa por parte do médico do período de doença em que o paciente se encontra. Tanto a carga viral quanto a pesquisa de anticorpos anti-HCV devem ser solicitadas na investigação de casos de hepatite aguda. A Tabela 2 apresenta interpretações e as respectivas condutas na presença de diferentes resultados desses exames.

A notificação de todos os casos de hepatite C aguda é importante, pois possibilita que

Tabela 2 Interpretação dos marcadores diagnósticos na hepatite C aguda

Resultado	Interpretação	Conduta sugerida
HCV-RNA não detectado + anti-HCV reagente	Infecção antiga em remissão por HCV ou infecção ativa com carga viral muito baixa	Repetir HCV-RNA em 3 meses
HCV-RNA detectado + anti-HCV não reagente	Confirma hepatite C aguda	Repetir os exames em 3 meses para documentar soroconversão e estimar risco de evolução para hepatite crônica
HCV-RNA detectado + anti-HCV reagente	Não diferencia infecção crônica de aguda nem de reinfecção; aumento de ALT sugere infecção aguda	Repetir HCV-RNA em 6 semanas para avaliar se houve remissão. A manutenção de cargas virais elevadas sugere infecção crônica. Pesquisar fibrose hepática

HCV: vírus da hepatite C.

os serviços de vigilância rastreiem a infecção em contactantes e tratem os infectados.

Todos os casos devem ser encaminhados prontamente para tratamento, exceto as gestantes, pois as medicações são teratogênicas e a efetividade do tratamento se mantém alta na fase crônica. O tratamento é complexo e deve ser realizado por infectologista ou hepatologista. Houve muitos avanços nos últimos anos em relação ao surgimento de drogas altamente específicas, com alta possibilidade de cura. Genótipo do vírus, idade do paciente, coinfecções, história de hepatite C prévia ou história de falha de tratamento anterior com medicamentos obsoletos são fatores que devem ser considerados na escolha do tratamento. Para a escolha do esquema terapêutico, o Ministério da Saúde possui protocolo regularmente atualizado. Os esquemas podem ser os mesmos da hepatite C crônica, como ledipasvir 90 mg/sofosbuvir 400 mg e velpatasvir 100 mg/sofosbuvir 400 mg.

HEPATITE D

A hepatite D (HDV) é causada por um vírus RNA defectivo híbrido que, para sua replicação, requer a presença do vírus da hepatite B. Aproximadamente 10,5% dos indivíduos carreadores do HBsAg são coinfectados com o vírus da hepatite D, mas, a depender da área geográfica, a coinfecção pode chegar a 50%. No Brasil, sua prevalência é maior na bacia amazônica. A transmissão ocorre da mesma forma que a hepatite B.

Classicamente, a superinfecção por vírus da hepatite D e da hepatite B resulta em formas mais graves, caracterizadas por exacerbação da hepatite, com HBsAg positivo, mas sem anti-HBc IgM nos portadores com anti-HBe detectável. Naqueles com HBeAg positivo, pode ocorrer evolução particularmente rápida para hepatite fulminante e insuficiência hepática. O método mais sensível para diagnóstico é a pesquisa do HDV-RNA no soro, mas alguns laboratórios disponibilizam sorologias anti-HDV IgM e IgG. A solicitação desses exames só faz sentido em pessoas sabidamente portadoras de hepatite B crônica com clínica compatível.

O tratamento da hepatite D tem apresentado avanços, mas os protocolos são voltados para infecção crônica com fibrose hepática.

HEPATITE E

A hepatite E (HEV) é causada por um vírus RNA e é causa relativamente comum, embora subdiagnosticada, de hepatite aguda. Sua importância é maior nas áreas de menor desenvolvimento social e econômico, mas cada vez mais vem sendo encarada como uma infecção emergente, mesmo nas economias mais desenvolvidas.

A doença apresenta dois possíveis padrões epidemiológicos. O primeiro está relacionado aos genótipos que infectam apenas humanos e são transmitidos principalmente pela via fecal-oral. Já nos países industrializados, a transmissão é predominantemente zoonótica, por meio de contato ou consumo de carne suína ou de caça. O Brasil é muito heterogêneo e reúne em seu território áreas favoráveis a ambos os padrões. Também estão descritas a transmissão por via parenteral, por transfusão de sangue e transmissão vertical.

Na maioria dos casos, a infecção produz uma doença aguda autolimitada com uma variedade de manifestações clínicas, variando de curso assintomático a insuficiência hepática aguda, resultando em taxas de letalidade de 0,2 a 4%. Os sintomas mais comuns são dor abdominal, náusea, vômito, anorexia, febre e icterícia. Classicamente, a doença tem pior prognóstico em gestantes, com altas taxas de morbidade e mortalidade materna, fetal e neonatal, chegando a 25%. Pode ocorrer evolução para hepatite crônica em pessoas imunocomprometidas infectadas por determinados genótipos do vírus.

É importante lembrar, ainda, que o vírus não atinge somente os hepatócitos e pode causar sintomas extra-hepáticos neurológicos (síndrome de Guillain-Barré, encefalite, mielite, neuropatia vestibular, neuropatia periférica, paralisia facial, mononeurite *multiplex*, crises convulsivas, *pseudotumor cerebri*); hematológicos (trombocitopenia, gamopatia monoclonal, anemia hemolítica, anemia aplástica, síndrome hemofagocítica, linfoma T cutâneo, púrpura trombocitopênica trombótica); renais (nefropatia por IgA, glomerulonefrite membranoproliferativa); cardíacas (miocardite); além de miosite, poliartrite, vasculites, pancreatite e tireoidite.

O diagnóstico de hepatite E é realizado com sorologia anti-HEV IgM e confirmada com HEV-RNA. O tratamento é de suporte. Há pesquisas com medicamentos ainda considerados experimentais, mas carecem de resultados robustos até o momento.

INSUFICIÊNCIA HEPÁTICA AGUDA

A insuficiência hepática aguda é a forma mais dramática de evolução das hepatites agudas e configura uma indicação de transferência para UTI. É caracterizada por elevação de enzimas hepáticas (AST e ALT) para além de três vezes o limite superior normal, icterícia, encefalopatia hepática e aumento do TP (INR $\geq$ 1,5). A European Association for the Study of the Liver (EASL) adota a subclassificação da insuficiência hepática aguda em hiperaguda, aguda e subaguda. Essa subclassificação tem fins prognósticos e auxilia a orientação da investigação diagnóstica. A Figura 2 exibe melhor a diferenciação e traz mais informações.

Nos serviços de emergência, a avaliação inicial deve focar a descrição detalhada de sinais e sintomas, tempo de doença, caracterização de doenças de base, evidências de complicações, história de viagens, hábitos sexuais, alimentação, uso de medicações (contínuo, ocasional ou único, incluindo compostos fitoterápicos e produtos "naturais") e de drogas recreativas, exposições ocupacionais e história vacinal e familiar. Caso exista a suspeita de doença de Wilson, deve-se realizar o exame minucioso em busca do anel de Kayser-Fleischer. A encefalopatia hepática é uma

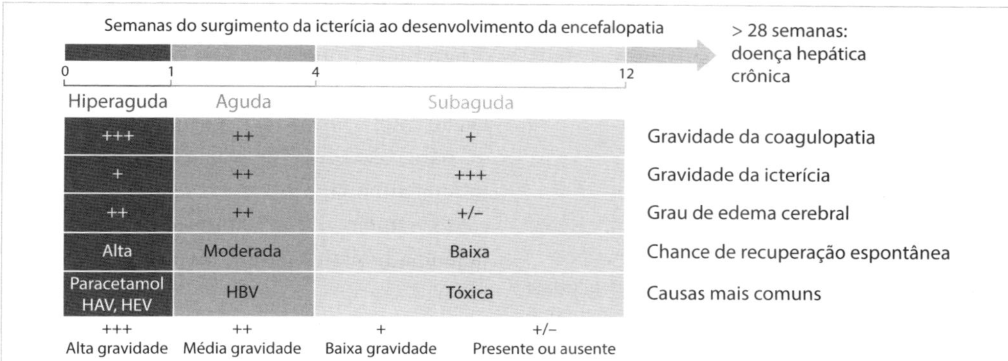

Figura 2 Subclassificação da insuficiência hepática aguda.
Adaptada de European Association for the Study of the Liver, 2017.

Tabela 3 Critérios de West Haven para gravidade da encefalopatia hepática

Grau	Manifestações clínicas
Grau I	Alterações leves de comportamento e de funções biorregulatórias, como alternância do ritmo do sono, distúrbios discretos do comportamento como riso e choro fácil, além de hálito hepático
Grau II	Letargia ou apatia, lentidão nas respostas, desorientação no tempo e espaço, alterações na personalidade e comportamento inadequado, presença de *flapping*
Grau III	Sonolência e torpor com resposta aos estímulos verbais, desorientação grosseira e agitação psicomotora, desaparecimento do *flapping*
Grau IV	Coma não responsivo aos estímulos verbais e com resposta flutuante à dor

condição de gravidade variável, que envolve os sinais e sintomas descritos na Tabela 3. A programação de transferência para uma unidade especializada e o contato com a equipe de transplante hepático devem integrar as ações de manejo desde o início.

Para auxílio no diagnóstico e pesquisa de complicações, além dos exames de função hepática (aminotransferases*, gama-glutamil transferase, fosfatase alcalina, bilirrubina total e frações, albumina e TP) e renal (ureia,† creatinina), devem-se obter hemograma, glicemia, dosagens de eletrólitos (Na, K, PO_4, Mg, Ca), bicarbonato, lactato, LDH, amilase, lipase, coagulograma, gasometria arterial, teste de gravidez (se cabível), hemoculturas para bactérias comuns e fungos, densidade urinária, exames de imagem de crânio, tórax e abdome (TC, USG ou RNM) e ECG. A pesquisa de causas infecciosas para a hepatite aguda deve incluir a pesquisa de vírus hepatotrópicos e demais causas infecciosas mais comuns, com pelo menos:

- Anti-HAV IgM.
- HBsAg, anti-HBc IgM.
- Anti-HCV, HCV-RNA.
- Anti-HEV IgM.
- Anti-HIV.
- Anticapsídeo viral do vírus Epstein-Barr IgM, dengue IgM e toxoplasmose IgM.
- VDRL ou RPR.
- Dependendo da história clínica e do exame físico: gota espessa (pesquisa de malária); PCR para febre amarela, parvovírus B19, herpes simples, Varicella-zoster e CMV no sangue; PCR para SARS-CoV-2 em amostra nasofaríngea; PCR ou sorologia para leptospirose; sorologia para febre Q (*Coxiella burnetii*).

Se disponíveis, podem ser úteis: dosagem de ácido úrico, amônia plasmática, fator V, teste de Coombs, exames toxicológicos, marcadores de autoimunidade, tromboelastografia, dosagem sérica de ceruloplasmina e de paracetamol, eletroencefalograma, ecocardiograma e Doppler de veia porta‡. Em geral, não se recomenda a biópsia hepática na avaliação inicial, sendo o procedimento reservado para casos cuja investigação inicial resulta indeterminada.

O manejo clínico de pacientes com insuficiência hepática aguda na emergência deve focar:

* Em geral, muito elevadas nas hepatites agudas, com níveis caindo na insuficiência hepática avançada. A AST não é uma enzima exclusiva do fígado e pode estar elevada em outras afecções.

† Níveis reduzidos de ureia denotam grave disfunção hepática.

‡ Em alguns serviços, são solicitados em um segundo momento, com o avanço da investigação diagnóstica.

- Solicitar vaga em UTI, idealmente em uma unidade de transplante hepático.
- Manter o paciente em local o mais silencioso possível.
- Não adiar o início das medidas diagnósticas e terapêuticas enquanto aguarda a transferência. Caso se identifique uma causa tratável, iniciar as medidas indicadas imediatamente (p. ex., N-acetilcisteína para intoxicação por paracetamol, aciclovir para hepatite herpética.
- Iniciar antibioticoterapia empírica para sepse caso haja instabilidade hemodinâmica ou piora rápida da encefalopatia, após a coleta das hemoculturas.
- Manter cabeceira elevada a mais de 30º.
- Promover o balanço hídrico.
- Fazer controle regular da glicemia capilar (mínimo: a cada 6 horas).
- Prevenir úlceras de pressão e reavaliar sangramento gastrointestinal e trombose venosa diariamente.
- Se houver hipotensão, realizar ressuscitação com cristaloides. O vasopressor de escolha é a noradrenalina. A transfusão de rotina de plasma fresco ou outros fatores de coagulação não está recomendada. O alvo de hemoglobina para transfusão é de 7 g/dL.

Em pacientes com encefalopatia, insuficiência renal, hiperamonemia e que necessitem de aminas vasoativas, há medidas adicionais:

- Profilaxia de edema cerebral com solução salina hipertônica a 3%, com o objetivo de manter natremia entre 145 e 150 mEq/L.
- Se houver equipamentos adequados e pessoal capacitado, monitorizar pressão intracraniana (PIC).
- Se a hipertensão intracraniana já estiver instalada, realizar tratamento com manitol objetivando osmolalidade plasmática abaixo de 320 mOsm/L, PIC inferior a 25 mmHg, pressão de perfusão cerebral entre 50 e 60 mmHg e natremia abaixo de 150 mEq/L.
- A lactulose pode ser prescrita após IOT, pois pode causar distensão abdominal e não parece alterar o desfecho clínico.
- Evitar alimentação nasogástrica.
- Monitorizar níveis séricos de amônia se instituída nutrição enteral.
- Terapia empírica antifúngica deve ser orientada por infectologistas. Sua indicação não está totalmente definida.

BIBLIOGRAFIA

1. Agrawal S, Dhiman RK, Limdi JK. Evaluation of abnormal liver function tests. Postgrad Med J. 2016; 92(1086):223-34.
2. Brasil. Ministério da Saúde. Secretaria de Vigilância em Saúde. Manual técnico para o diagnóstico das hepatites virais. 2.ed. Brasília: Ministério da Saúde; 2018.
3. Brasil. Ministério da Saúde. Secretaria de Vigilância em Saúde. Protocolo clínico e diretrizes terapêuticas para hepatite C e coinfecções. Brasília: Ministério da Saúde; 2019.
4. Castaneda D, Gonzalez AJ, Alomari M, Tandon K, Zervos XB. From hepatitis A to E: a critical review of viral hepatitis. World J Gastroenterol. 2021; 27(16):1691-715.
5. European Association for the Study of the Liver. EASL 2017 clinical practice guidelines on the management of acute (fulminant) liver failure. J Hepatol. 2017; 66:1047-81.
6. Fousekis FS, Mitselos IV, Christodoulou DK. Extrahepatic manifestations of hepatitis E virus: an overview. Clin Mol Hepatol. 2020; 26(1):16-23.
7. Pereira LMMB, Stein AT, Figueiredo GM, Coral GP, Montarroyos UR, Cardoso MRA, et al. Prevalence of hepatitis A in the capitals of the States of North, Southeast and South regions of Brazil: decrease in prevalence and some consequences. Rev Inst Med Trop Sao Paulo. 2021; 63.
8. Pisano MB, Giadans CG, Flichman DM, Ré VE, Preciado M V, Valva P. Viral hepatitis update: progress and perspectives. World J Gastroenterol. 2021; 27(26):4018-44.
9. Sanyal A, Terrault N (eds.). Zakim and Boyer's hepatology: a textbook of liver disease. 7.ed. Elsevier; 2016.

17

Peritonite e outras infecções intra-abdominais

Alex Lima Sobreiro
Rodrigo Schrage Lins

DESTAQUES

- A peritonite pode ser classificada como primária, secundária e terciária.
- Dependendo do processo agudo intra-abdominal, faz-se necessária cirurgia de urgência aliada ao tratamento antibiótico adequado para cada situação

INTRODUÇÃO

Infecção intra-abdominal é um termo amplo que engloba uma série de processos infecciosos, incluindo peritonite, diverticulite, colecistite, colangite e pancreatite.

As infecções abdominais estão relacionadas com o grau de peritonite e os órgãos acometidos. A peritonite pode ser classificada em:

- Primária: quando ela não está relacionada com a descontinuidade do TGI, como na peritonite espontânea bacteriana associada a pacientes com cirrose.
- Secundária: é a mais comum, associada à abertura do TGI ou à infecção dos órgãos abdominais, como na apendicite e na colecistite.
- Terciária: é vinculada a infecções persistentes ou intermitentes.

Os sintomas da peritonite podem ser divididos em toxêmicos e reflexos. A toxemia gera febre e distensão pela paresia intestinal do processo inflamatório, enquanto os sintomas reflexos são dor, vômitos e rigidez abdominal.

Os sintomas irritativos peritoneais podem ser mais ou menos intensos a depender do fator irritativo. As secreções gástrica e duodenal podem provocar sintomas mais precoces, enquanto bile estéril, urina e sangue podem demorar para provocar a irritação peritoneal ou mesmo não causar rigidez.

A descompressão abdominal e o sinal de Lenander (diferença de mais de 1°C entre a temperatura retal e a axilar) podem se relacionar com as infecções abdominais de forma genérica; mas é possível identificar sinais específicos das principais infecções abdominais (descritos adiante).

A peritonite pode evocar diversas dores e mecanismos fisiopatológicos diferentes. A dor visceral ocorre por distensão das alças ou contração das vísceras ocas e tem características imprecisas, normalmente localizada na região da linha mediana. A dor parietal ou somática é constante e localiza-se no órgão acometido. Classicamente, para exemplificar essas dores, cita-se a história da apendicite que inicia periumbilical pouco definida e, quando progride e atinge o peritônio parietal, localiza-se melhor na fossa ilíaca direita. Além dessas formas, pode haver também dor irradiada, que acontece quando é relatada em um local distante do órgão acometido, como o sinal de Boas, quando abscessos e a colecistite aguda geram dor subescapular, e o sinal de Kehr, relacionado com a dor no ombro esquerdo pelo acometimento do nervo frênico por lesões no baço.

O tratamento empírico baseia-se em saber se a infecção é hospitalar ou adquirida na comunidade, os órgãos que estão infectados e se a infecção é complicada ou não. A resistência aos antimicrobianos é um problema preocupante, especialmente nos últimos anos. A modificação desses esquemas terapêuticos para uso de espectro mais amplo deve se basear nos fatores de risco individuais de cada paciente, na gravidade do quadro clínico, na presença de disfunção orgânica e na possibilidade de a infecção ser de origem comunitária ou hospitalar. Deve-se sempre estimular o uso do menor espectro possível para os pacientes com infecção bacteriana. A gravidade isoladamente não justifica o uso de antimicrobianos no maior espectro possível. No caso de um paciente com múltiplos fatores de risco (múltiplas comorbidades, internação recente, uso de antimicrobianos recente, mais de 70 anos de idade, uso recente de cateter urinário, transferido de outro hospital), p. ex., e ao mesmo tempo um quadro de alta gravidade (com disfunção orgânica) por infecção abdominal, seria aconselhável considerar o uso de esquema que contemple esse tipo de resistência, como piperacilina+tazobactam ou até mesmo um carbapenêmico. Essa indicação seria de exceção. Sugestões de esquemas antimicrobianos podem ser observadas na Tabela 2, ao final do capítulo.

A partir de alguns trabalhos e livros, pode-se citar como principais infecções abdominais: apendicite aguda, colecistite aguda, infecções relacionadas ao pós-operatório, perfuração colônica não vinculada a diverticulite, perfuração gastroduodenal, diverticulite aguda, perfuração de delgado, outras causas como pancreatite e colangite e a peritonite pós-trauma.

APENDICITE AGUDA

Apesar de ser a emergência cirúrgica mais comum do mundo, a apendicite aguda pode ter um diagnóstico desafiador por conta das possíveis variações de posição do apêndice e da relação entre os órgãos próximos. O achado mais confiável é o caráter migratório da dor do mesogástrio para a fossa ilíaca direita que decorre do comprometimento das fibras aferentes viscerais que, com a inflamação, atingem o peritônio parietal, causando esse processo. Outros sintomas clássicos são a anorexia e as náuseas com o posterior aparecimento de febre. O apêndice retrocecal, entretanto, pode levar a um quadro em que a dor se inicia na fossa ilíaca direita e, no caso do apêndice pélvico, pode até simular as dores da doença inflamatória pélvica.

Em alguns casos, por causa da proximidade do ureter e da bexiga, podem-se observar algum grau de hematúria e piúria microscópica e até sintomas urinários. A peritonite local pode causar um grau de irritação que simula obstrução do intestino delgado e diarreia. Assim, no contexto do abdome agudo, por conta das diversas possibilidades de cenário clínico e da frequência específica da apendicite aguda, este sempre deve ser um diagnóstico de suspeição.

Ao exame físico, uma gama de sinais pode ser encontrada na apendicite aguda. O mais comum é o sinal de Blumberg, que pode ser definido como sensibilidade da parede abdominal à descompressão brusca. Outros sinais são:

- Sinal de Rovsing: dor na fossa ilíaca direita após compressão da fossa ilíaca esquerda.
- Sinal do obturador: dor hipogástrica provocada pela flexão da coxa e rotação interna do quadril (apêndice pélvico).
- Sinal do iliopsoas: dor provocada pela extensão e pela abdução da coxa direita, com o paciente deitado sobre o lado esquerdo.
- Sinal de Ten-Horn: dor na fossa ilíaca pela tração do testículo direito.
- Sinal de Dunphy: dor na fossa ilíaca direita que piora com a tosse.
- Sinal de Lapinsky: dor com compressão da fossa ilíaca direita enquanto o paciente eleva o membro inferior direito esticado.
- Sinal de Chutro: desvio da cicatriz umbilical para a direita.

Apesar da riqueza semiológica da apendicite, com achados e testes semiológicos desenvolvidos por anos de avaliação dos cirurgiões e médicos, ainda existem desafios da avaliação nas urgências.

Em 1986, Alvarado propôs um sistema diagnóstico, pois o número de laparotomias desnecessárias em mulheres chegava a 45% e o atraso no diagnóstico aumentava o número de complicações da doença. Esse sistema diagnóstico ainda é visto, atualmente, como um método prático, eficaz e econômico. Os pacientes com três ou menos critérios são praticamente excluídos, necessitando de revisão em 12 horas; com quatro a seis critérios, o paciente deve ser internado, observado e realiza-se um exame de imagem; e, de sete a dez critérios, deve ser indicada a cirurgia com 10 a 20% de erros diagnósticos (Tabela 1).

Tabela 1 Sistema de pontos para diagnóstico presuntivo de apendicite

	Escore
Sintomas	1
▪ Dor migratória da fossa ilíaca direita	1
▪ Anorexia	1
▪ Náusea e/ou vômito	2
▪ Sinais	1
▪ Defesa de parede no quadrante inferior direito do abdome	1
▪ Dor à descompressão	
▪ Elevação de temperatura	
Achados laboratoriais	2
▪ Leucocitose	1
▪ Desvio à esquerda	
Total	10

Adaptada de Souza-Rodrigues, 2014.

COLECISTITE AGUDA

A colecistite em geral segue uma história clássica em que uma pessoa com sobrepeso aproximando-se da meia-idade, p. ex., que anteriormente se queixava de dores em cólica no quadrante superior direito relacionada à alimentação gordurosa começou a sentir dores de maior intensidade contínua, muitas vezes associada a febre. A dor ocorre porque o paciente portador de litíase biliar frequentemente passa por períodos de bloqueio temporário do ducto cístico causado por estímulo após uma alimentação. Em um desses bloqueios, o cálculo é impactado no infundíbulo, ocorrendo inflamação, edema e hemorragia subserosa. A infecção da bile represada é um processo secundário causado por esse mecanismo que pode evoluir com isquemia e necrose da vesícula, justificando os outros sintomas que podem acontecer por sepse e peritonite.

No exame físico, os pacientes podem apresentar sinais de sepse, estando taquicárdicos e desidratados. Raramente há icterícia, sendo esse um dos principais achados para desconfiar de associações com outras doenças da via biliar como coledocolitíase, colangite, síndrome de Mirizzi e tumores. A dor tipicamente se manifesta no hipocôndrio direito e o sinal de Murphy é uma das marcas da doença, podendo ser definido como a interrupção súbita da respiração após compressão do ponto cístico na inspiração. Outro sinal que pode ser encontrado, porém de forma menos frequente, é o sinal de Boas, que consiste na dor relatada na região subescapular direita em decorrência da irritação do nervo frênico pela continuação do processo inflamatório ou por complicações como abscessos.

Apesar desses achados, a diferenciação de colecistite, cólica biliar e dor refratária pode ser difícil e necessita da relação da história, da clínica do paciente e dos exames laboratoriais. Em decorrência dessa dificuldade, foram criados os critérios de Tokyo para o diagnóstico de algumas das complicações da doença biliar, entre elas a colecistite aguda. Introduzidos inicialmente em 2013 e revisados em 2018, esses critérios propõem a associação de um sinal de inflamação, como o sinal de Murphy; massa no quadrante superior direito ou dor no hipocôndrio associada a um sinal de inflamação sistêmica, como febre, PCR elevada e leucocitose; e um achado de imagem característico de colecistite aguda. Na presença dos três critérios, o diagnóstico é definido e, em caso de sinais de inflamação, com só um dos outros, o diagnóstico é de suspeição.

COLANGITE

A colangite é definida como a inflamação dos ductos biliares associada a infecção e obstrução biliar. Para a sua ocorrência, é necessária a associação de três fatores: obstrução do fluxo biliar, colonização da bile por bactérias e/ou fungos e elevação da pressão do ducto biliar. A principal causa de colangite é a coledocolitíase; entretanto qualquer fenômeno obstrutivo tem potencial de gerar colangite, como estenoses benignas, neoplasias, intervenções e manipulação da via biliar e parasitas.

Na maioria das vezes, os pacientes são portadores de doença biliar crônica, portadores de cálculos residuais, colecistectomizados há menos de 2 anos ou portadores de coledocolitíase primária. A tríade descrita por Charcot em 1877, febre, dor no hipocôndrio direito e icterícia, apesar de sempre ser vinculada à colangite, só está presente em menos de 50% dos pacientes. Como o diagnóstico não pode ser baseado apenas na tríade de Charcot, pode-se lançar mão dos critérios de

Tokyo, capazes de ajudar na prática clínica. São necessários para o diagnóstico definitivo: sinais de inflamação sistêmica, como febre e/ou calafrios, e sinais laboratoriais de infecção, como aumento da PCR e leucocitose; sinais de colestase, como icterícia ou evidências laboratoriais de disfunção hepática; e imagem com dilatação das vias biliares ou fator etiológico provável. Na presença de sinais de inflamação sistêmica somados a um critério de imagem ou de colestase, o diagnóstico é de suspeição.

Na impossibilidade de intervenções curativas dos pacientes, podem ocorrer, ainda, hipotensão e redução do nível de consciência, completando os achados que constituem a pêntade de Reynolds.

PANCREATITE

A pancreatite é o processo de inflamação do parênquima pancreático. Tem como etiologias principais a pancreatite alcoólica e a biliar. É importante uma anamnese bem direcionada e precisa para a definição de etiologia; entretanto, existem pontos em comum para o diagnóstico da inflamação pancreática. Segundo o consenso internacional de Atlanta, são necessários dois critérios dos três estabelecidos: clínica típica, alterações enzimáticas e achados típicos nos exames de imagem (TC, RNM ou USG) de abdome total.

A clínica da pancreatite ocorre por dor epigástrica em barra que pode irradiar para o dorso associada a episódios de vômitos e náuseas, podendo, a depender da gravidade, gerar desidratação.

Ao exame físico, o paciente se apresenta com dor à palpação do andar superior do abdome, podendo ter peritonite e sinais sistêmicos de sepse, como oligúria, taquicardia, hipóxia, agitação e confusão mental.

Não se recomenda o uso de antimicrobianos para prevenir infecção. Pacientes com pancreatite necrosante que evoluem com gás em área de necrose, aumento súbito de marcadores inflamatórios fora do quadro inicial em contexto de piora clínica ou febre persistente chamam atenção como suspeitos de infecção secundária e são candidatos a iniciar antimicrobianos conforme mostrado na Tabela 2.

DIVERTICULITE

A diverticulite é uma das complicações da doença diverticular. Os divertículos são estruturas saculares que fazem protrusão da parede de um órgão. O sítio mais comum dos divertículos – e consequentemente da diverticulite – é o sigmoide, segmento do cólon de menor diâmetro e mais suscetível ao aumento de pressão nos cólons. Quando ocorre a perfuração de um divertículo e uma infecção pericolônica, acontece o processo da diverticulite.

O paciente com diverticulite geralmente se queixa de dor no quadrante inferior esquerdo que pode irradiar para a região suprapúbica, a virilha e as costas. Alterações intestinais prévias são relatadas, mas o sangramento retal geralmente não está presente. Podem ser observados sinais sistêmicos de inflamação.

Ao exame físico, a dor é um achado comum à palpação da fossa ilíaca esquerda, podendo haver defesa voluntária da musculatura abdominal, enquanto massa palpável, distensão, massa flutuante ao toque retal e vaginal podem ser sinais de doença complicada.

As principais complicações são abscessos, fístulas, peritonite generalizada e obstrução. Os abscessos usualmente são acompanhados de dor intensa, febre e leucocitose. As fístulas podem ser enterocutâneas, com saída de material fecaloide pela pele, ou direcionadas ao trato urinário.

Na bexiga, pode apresentar-se como pneumatúria, mais frequente nos homens do que nas mulheres pela presença do útero. Classicamente, o ar é notado no final da micção. As fístulas podem causar urossepse, levando à obstrução do trato urinário distal.

A peritonite apresenta os mesmos sinais e sintomas já citados anteriormente, porém na anamnese temos os achados sugestivos da diverticulite e a área de maior dor situada no hemiabdome esquerdo.

A obstrução ocorre por dois motivos: o primeiro decorrente de uma complicação rara, que é a estenose sigmoideana decorrente de hipertrofia muscular ou uma área contendo numerosos divertículos; e o segundo em decorrência de aderências do intestino delgado a um abscesso ou ao íleo inflamatório.

ÚLCERA PÉPTICA PERFURADA

A perfuração de uma úlcera péptica pode ser considerada uma das causas de colapso abdominal agudo, podendo gerar casos dramáticos com poucas horas de evolução. Sua incidência vem diminuindo graças à introdução dos inibidores de bomba de prótons e ao tratamento precoce e eficaz dos pacientes com a infecção pelo *Helicobacter pylori*.

A história clássica é de um paciente com pirose recorrente e dores após a ingestão alimentar precoce nos casos de úlcera gástrica, e mais tardio nas úlceras duodenais, com um quadro de dor aguda e intensa.

Pode-se dividir a clínica da doença em três partes: fase precoce (primeiras horas), intermediária (2 horas até 12 horas) e tardia (após 2 horas). Inicialmente, observa-se um caso de dor intensa que se inicia no mesogástrio, porém, com a rápida difusão do conteúdo gástrico, a dor passa ao hipogástrio. Com a passagem do conteúdo na pelve, a dor progride até adquirir a característica de peritonite generalizada, tornando-se difusa e acompanhada de rigidez muscular. Associados a esse quadro, ocorrem aumento súbito da temperatura, extremidades frias, taquicardia e, mais raramente, dores em um ou nos dois ombros. Na fase intermediária, ocorre uma melhora dos sintomas apresentados, com redução da intensidade da dor abdominal, mas o quadro persiste e os vômitos, também. Após 12 horas, ocorre uma etapa tardia com piora dos sintomas e a sepse torna-se mais evidente, com taquicardia, hipotensão, dor e rigidez difusa, distensão abdominal, redução do nível de consciência, fácies hipocrática e, se não ocorrer intervenção imediata, o paciente evolui para óbito.

Com relação ao exame físico, esta é uma das situações em que melhor se pode identificar o sinal de Jobert, que pode ser definido como o desaparecimento da macicez de uma víscera oca no caso mais avaliado do fígado em decorrência da presença de um pneumoperitônio.

As situações que podem gerar esse colapso abdominal nos pacientes e servem como diagnóstico diferencial são pancreatite, perfuração por apendicite, úlcera gástrica e duodenal e perfuração após obstrução de uma alça intestinal.

ABSCESSO ABDOMINAL

Abscessos abdominais são causa de discórdia diária entre médicos de especialidades clínica e cirúrgica. Esses casos têm condução difícil e individualizada com relação à indicação de procedimento cirúrgico para a drenagem do abscesso, tanto para diagnóstico microbiológico como para fim terapêutico e de controle do foco de infecção. Todo o abscesso a ser tratado deve ter a sua abordagem considerada, visto que o procedimento pode identificar o germe e permitir a melhor terapia individualizada, e abscessos não drenados podem não responder a tratamento clínico isolado ou requerer tempo de tratamento muito prolongado.

A decisão sempre deve ser tomada em conjunto com um cirurgião experiente, visto que determinados abscessos podem ter abordagem de alto risco pela localização e por outros fatores, de forma que o risco/benefício deve ser pesado e a decisão deve ser tomada sempre em conjunto.

OUTRAS INFECÇÕES ABDOMINAIS

Outras infecções abdominais que podem ser agrupadas em um único montante, e que frequentemente o profissional pode avaliar no cenário da urgência, são as infecções relacionadas ao pós-operatório, perfuração colônica não vinculada a diverticulite, perfuração de delgado e a peritonite pós-trauma. Todas podem evoluir com o quadro típico das peritonites.

As perfurações colônicas e do intestino delgado geralmente são iniciadas com um quadro de obstrução ou suboclusão intestinal, que tardiamente perfuram as vísceras e evoluem com peritonite pelo conteúdo livre na cavidade abdominal. Como exemplos clássicos do diagnóstico etiológico dessas situações há o câncer de cólon com obstrução e posterior perfuração e as hérnias estranguladas, que após horas de sofrimento perfuram a alça isquêmica do intestino delgado.

A peritonite pós-trauma geralmente é causada por perfurações de alças ou de sangue na cavidade. Seu cenário geralmente é acompanhado de dor abdominal difusa, indicando a necessidade da realização de exames complementares para a definição específica ou mesmo a laparotomia exploratória.

As infecções relacionadas ao pós-operatório incluem infecções de ferida operatória, deiscências de anastomose e fístulas anastomóticas.

Tabela 2 Esquemas sugeridos para infecções abdominais

Diagnóstico	Antimicrobianos	Doses
Peritonite primária (p. ex., PBE)	Cefuroxima	750 mg, IV, a cada 8 horas
	Ceftriaxona	2 g, IV, a cada 24 horas
	Piperacilina+tazobactam	4,5 g, IV, a cada 6 horas
	Ertapeném	1 g, IV, a cada 24 horas
	Ciprofloxacino*	400 mg, IV, a cada 12 horas

(continua)

Tabela 2 Esquemas sugeridos para infecções abdominais *(continuação)*

Diagnóstico	Antimicrobianos	Doses
Peritonite secundária	Amoxicilina+clavulanato	1,2 g, IV, a cada 8 horas
	Ceftriaxona + metronidazol[#]	2 g, IV, a cada 24 horas + 500 mg, IV, a cada 8 horas
	Piperacilina+tazobactam	4,5 g, IV, a cada 6 horas
	Cefepima + metronidazol[#]	1-2 g, IV, a cada 8 horas + 500 mg, IV, a cada 8 horas
	Ertapeném	1 g, IV, a cada 24 horas
	Levofloxacino + metronidazol[*,#]	750 mg, IV, a cada 24 horas + 500 mg, IV, a cada 8 horas
	Ceftazidima/avibactam[&] + metronidazol	2,5 g, IV, a cada 8 horas + 500 mg, IV, a cada 8 horas
	Ceftolozane+tazobactam[&] + metronidazol	1,5 g, IV, a cada 8 horas + 500 mg, IV, a cada 8 horas
	Aztreonam + metronidazol[*,#]	1-2 g, IV, a cada 6-8 horas + 500 mg, IV, a cada 8 horas
Peritonite terciária	Piperacilina+tazobactam + antibiótico anti-MRSA[3]	4,5 g, IV, a cada 6 horas
	Imipeném + antibiótico anti-MRSA[¶]	500 mg, IV, a cada 8 horas
	Meropeném + antibiótico anti-MRSA[¶]	1-2 g, IV, a cada 8 horas
	Considerar uso de uma equinocandina de acordo com o risco de fungo/má resposta a um dos tratamentos anteriores:	
	Micafungina	100 mg, IV, a cada 24 horas
	Anidulafungina	200 mg, IV, no 1º dia, e 100 mg, IV, a cada 24 horas, a partir do 2º dia
	Caspofungina	70 mg, IV, no 1º dia, e 50 mg, IV, a cada 24 horas, a partir do 2º dia
Infecção de vias biliares (se houver falha no 1º esquema, cobrir enterococos no resgate)	Ceftriaxona + metronidazol[#]	2 g, IV, a cada 24 horas + 500 mg, IV, a cada 8 horas
	Levofloxacino + metronidazol[*,#]	750 mg, IV, a cada 24 horas + 500 mg, IV, a cada 8 horas
	Piperacilina+tazobactam	4,5 g, IV, a cada 6 horas
	Imipeném	500 mg, IV, a cada 8 horas
	Meropeném	1-2 g, IV, a cada 8 horas
Pancreatite (não fazer uso de antimicrobiano profilático)	Piperacilina+tazobactam	4,5 g, IV, a cada 6 horas
	Imipeném	500 mg, IV, a cada 8 horas
	Meropeném	1-2 g, IV, a cada 8 horas
	Moxifloxacino ou levofloxacino*	400 mg, IV, ou 750 mg, IV, a cada 24 horas
Úlcera gástrica ou esofágica perfurada	Tratar como peritonite secundária	

IV: via intravenosa; MRSA: *Staphylococcus aureus* resistente à meticilina; PBE: peritonite bacteriana espontânea.

* Considerar o uso de quinolonas e aztreonam em pacientes alérgicos a betalactâmicos.

\# Metronidazol pode ser substituído por clindamicina na dose 600-900 mg, IV, a cada8 horas.

¶ Antimicrobianos anti-MRSA incluem vancomicina, daptomicina, linezolida, teicoplanina etc.

& Utilizar com indicações específicas, com orientação da Centro de Controle de Infecção Hospitalar.

Obs.: os esquemas de maior espectro devem ser considerados em pacientes com maior risco para germes resistentes.

BIBLIOGRAFIA

1. Ahmed M. Acute cholangitis: an update. World J Gastrointest Pathophysiol. 2018; 9(1):1-7.
2. Alvarado A. How to improve the clinical diagnosis of acute appendicitis in resource limited settings. World J Emerg Surg. 2016; 11:16.
3. Banks PA, Bollen TL, Dervenis C, Gooszen HG, Johnson CD, Sarr MG, et al.; Acute Pancreatitis Classification Working Group. Classification of acute pancreatitis, 2012: revision of the Atlanta classification and definitions by international consensus. Gut. 2013; 62(1):102-11.
4. Dellinger EP, Tellado JM, Soto NE, Ashley SW, Barie PS, Dugernier T, et al. Early antibiotic treatment for severe acute necrotizing pancreatitis: a randomized, double-blind, placebo-controlled study. Ann Surg. 2007; 245(5):674-83.
5. Sartelli M, Mefire AC, Labricciosa FM, Hardcastle TC, Abu-Zidan FM, Adesunkanmi AK, et al. The management of intra-abdominal infections from a global perspective: 2017 WSES guidelines for management of intra-abdominal infections. World J Emerg Surg. 2017; 12:29.
6. Sartelli M, Weber DG, Ruppé E, Bassetti M, Wright BJ, Ansaloni L, et al. Antimicrobials: a global alliance for optimizing their rational use in intra-abdominal infections (AGORA). World J Emerg Surg. 2016; 11:33.
7. Schoetz DJ Jr. Diverticular disease of the colon: a century-old problem. Dis Colon Rectum. 1999; 42(6):703-9.
8. Souza-Rodrigues CF. Correção entre escala de Alvarado e o aspecto macroscópico do apêndice em paciente com apendicite. Rev Col Bras Cir. 2014; 41(5):336-40.
9. Yokoe M, Hata J, Takada T, Asbun HJ, Wakabayashi G, Kosaka K, et al. Tokyo Guidelines 2018: diagnostic criteria and severity grading of acute cholecystitis (with videos). J Hepatobiliary Pancreat Sci. 2018; 25(1):41-54.

18

Infecções do trato urinário

Rodrigo Schrage Lins
Lessandra Michelin

DESTAQUES

- Não tratar casos de bacteriúria assintomática, exceto em gestantes ou procedimentos urológicos e transplantados renais no primeiro mês após o transplante.
- Não recorrer a quinolonas como primeira opção terapêutica em ITU em razão de seu perfil de resistência e efeitos adversos.
- Atentar-se para fatores de risco de infecção por germes produtores de ESBL.

INTRODUÇÃO

As infecções do trato urinário (ITU) são motivo frequente de consulta tanto em atenção primária quanto em serviços de pronto atendimento. São duas vezes mais prováveis de ocorrer em mulheres do que em homens, e sua prevalência aumenta com a idade, sendo uma causa frequente de hospitalização em pacientes com mais de 60 anos.

Diagnosticar corretamente um caso não complicado ou complicado e definir a melhor terapêutica antimicrobiana é fundamental para evitar impactos na resistência bacteriana e custos diretos e indiretos para a saúde pública e privada.

EPIDEMIOLOGIA

A incidência estimada de ITU é de 150 milhões de casos novos por ano, com um gasto médio de 6 bilhões de dólares. Sua ocorrência é duas vezes mais provável em mulheres do que em homens em todas as faixas etárias.

Um terço das mulheres é diagnosticada com uma ITU antes dos 24 anos de idade e metade desenvolve pelo menos um episódio até os 35 anos. Até 70% das mulheres sofrerão um episódio durante a vida e, dessas, 30% terão casos recorrentes. A bacteriúria assintomática também é uma condição comum em mulheres saudáveis, afetando 1 a 5% durante os anos reprodutivos e 2,8 a 8,6% na idade pós-menopausa. Em mulheres idosas institucionalizadas, a prevalência chega a 50%.

Enterobactérias são os agentes etiológicos mais prevalentes nas ITU, tanto nas complicadas como nas não complicadas, bem como nas situações de bacteriúria assintomática. Em 75% dos casos, *Escherichia coli* é o agente mais encontrado, seguido por *Enterococcus faecalis* e *Staphylococcus saprophyticus*. Bactérias mutirresistentes são encontradas principalmente em ITU associadas à assistência à saúde e ao uso frequente ou prolongado de antimicrobianos, sendo os principais mecanismos de resistência a produção de betalactamase de amplo espectro (ESBL) e a produção de carbapenemases (ERC, NDM, OXA48).

FISIOPATOLOGIA

A presença de bactérias causando ITU gera uma intensa resposta inflamatória ao nível do urotélio.

Muitos fatores de sobreposição interagem para que ocorra uma ITU, incluindo fatores do hospedeiro, tamanho do inóculo e fatores de patogenicidade bacterianos (Tabela 1). De modo geral, a inoculação é a rota ascendente, pois bactérias entéricas que colonizam o períneo sobem para uretra e bexiga.

Tabela 1 Fatores de risco para o desenvolvimento de ITU

Fluxo urinário reduzido
Obstrução do fluxo urinário (cálculo, estenose) Bexiga neurogênica Ingestão inadequada de líquidos Resíduo urinário alto (pode causar isquemia em parede vesical)
Promove colonização
Atividade sexual (aumenta inóculo) Uso de espermicida (aumenta a adesão bacteriana) Diminuição de estrogênio (aumenta a adesão bacteriana) Uso de antimicrobianos (altera a microbiota nativa) Fatores genéticos (facilitam a adesão bacteriana no uroepitélio)
Facilita ascensão bacteriana
Cateterismo vesical Incontinência urinária Incontinência fecal Atrofia de mucosa vaginal ou uretral

ITU: infecções do trato urinário.
Adaptada de Heidar et al., 2019.

Há diversas formas de classificação das ITU: por anatomia, por complexidade, por frequência ou por presença de dispositivo. Por anatomia, é definida como alta (p. ex., pielonefrite) e baixa (p. ex., cistite). Por complexidade, a diferenciação ocorre entre ITU complicada (p. ex., em populações especiais ou infecções recorrentes) e não complicada, com impacto clínico para definição da duração e do tipo de tratamento. Em geral, a ITU complicada está presente em pacientes com anormalidades anatômicas ou funcionais no trato urinário. Caracterizam-se como ITU complicadas: pacientes com obstrução de trato urinário, imunossuprimidos, gestantes, pacientes com insuficiência renal, diabéticos, pacientes do sexo masculino, pacientes com febre persistente, sintomas prolongados por mais de 1 semana, uso de cateterismo vesical e persistência de ITU bacteriana após tratamento antimicrobiano adequado. Quanto à frequência de episódios, são classificadas em ITU primárias, não resolvidas ou recorrentes. Uma ITU primária é aquela que ocorre em uma pessoa sem ITU anterior e sem recorrência; ITU não resolvida é uma reinfecção com a mesma bactéria e antibiograma semelhante à ITU anterior tratada com antibióticos apropriados; e uma ITU recorrente é a presença de mais de dois episódios nos últimos 6 meses ou de mais de três episódios no ano anterior. Outra categorização dos casos se associa à assistência à saúde e diz respeito à presença de dispositivo, denominada infecção do trato urinário associada a cateter (ITUAC). É definida como a presença de sinais ou sintomas de ITU em um paciente com cateterismo uretral, suprapúbico ou mesmo intermitente, com presença significativa de bacteriúria.

A ITU recorrente é uma situação preocupante, pois está relacionada à seleção de bactérias multidroga-resistentes. Diversos fatores parecem estar envolvidos, tanto em nível anatômico e comportamental quanto microbiológico. Uma teoria considera que ocorrem uma diminuição dos lactobacilos produtores de peróxidos, predispondo ao aumento da colonização por bactérias entéricas patogênicas, e também a mudança na barreira de glicosaminoglicanos do urotélio, o que torna um indivíduo mais suscetível à infecção enteropatogênica. Em mulheres jovens, o uso de espermicida e a frequência das relações sexuais são os principais fatores de risco evidenciados pelo aumento da colonização uretral e vaginal. Em contraste, os fatores de risco predisponentes para mulheres idosas são resíduos urinários elevados, vaginite atrófica e cistocele.

SINAIS E SINTOMAS

- Cistite: disúria, aumento da frequência urinária, urgência urinária, dor ou sensibilidade suprapúbica e hematúria.
- Pielonefrite não complicada: disúria, febre, calafrios, náusea, vômitos, dor lombar ou em flancos. Ao exame físico, apresenta sinal de Giordano positivo (percussão com a mão em forma de punho no dorso do paciente no nível do 11º e do 12º arcos costais).
- ITU complicada: disúria, aumento da frequência urinária, urgência urinária, dor suprapúbica, hematúria, sinais de infecção sistêmica, como febre, calafrios, náuseas e vômitos, e sinal de Giordano positivo, além de sintomas relacionados a alterações obstrutivas. Pode se apresentar também como urossepse.

DIAGNÓSTICO

Cistite

- Clínico: na ausência de secreções ou dores vaginais, o valor preditivo positivo do rastreamento de cistite aguda é de 90% se houver presença de poliúria recém-desenvolvida, disúria e urgência urinária. A cistite aguda pode ser acompanhada por hematúria e incontinência urinária.
- Laboratorial: piúria é definida como uma contagem de leucócitos de 10 ou mais em uma análise de alta ampliação de urina não centrifugada. O teste de urina ou a análise microscópica podem ser usados para avaliar piúria e bacteriúria. Para mulheres que apresentam sintomas de piúria, uma contagem de colônias de 1.000 UFC/mL na urina do jato médio tem significado diagnóstico; no entanto, as mulheres que apresentam sintomas típicos podem ser imediatamente diagnosticadas e tratadas para cistite e o diagnóstico laboratorial não é necessário nesses casos.

Pielonefrite não complicada

- Clínico: sintomas de pielonefrite e presença de piúria (leucocitúria acima de 10 leucócitos/campo).
- Laboratorial: embora um teste de hemocultura não seja necessário, é considerado útil. Urocultura positiva é definida como uma contagem bacteriana na urina de fluxo médio limpa coletada corretamente e superior a 100.000 UFC/mL, padrão que resulta em alta especificidade e baixa sensibilidade. Usando-se como critério o crescimento bacteriano de 10.000 UFC/mL na urina do jato médio para bacteriúria, a sensibilidade aumenta para 90 a 95%.

- Imagem: em geral, a pielonefrite aguda é diagnosticada com base nos sintomas clínicos e nos resultados do teste de urina e não requer exames de imagem; no entanto, se o paciente não apresentar resposta à administração de antibióticos mesmo após 72 horas, uma TC deve ser realizada.

Infecção de trato urinário (ITU) complicada

- Clínico: o diagnóstico clínico depende de aspectos ligados ao paciente e ao fator de obstrução ou alteração anatômica (Tabela 1).
- Laboratorial: hemocultura, exame de urina com piúria (leucocitúria acima de 10 leucócitos/campo) e urocultura positiva (contagem bacteriana na urina de fluxo médio limpa coletada corretamente superior a 100.000 UFC/mL) auxiliam no diagnóstico imediato para início de tratamento.
- Imagem: os métodos de diagnóstico precoce da obstrução do trato urinário superior incluem RX abdominal (estudo de RX do rim, ureter e bexiga ± pielograma intravenoso), USG e TC. A TC é a mais útil para diagnosticar a pielonefrite enfisematosa e verificar o escopo de uma lesão. A obstrução do trato urinário inferior comumente se apresenta como retenção urinária (urina residual superior a 100 mL após a micção é sugestiva de obstrução significativa do trato urinário inferior). Para pacientes do sexo masculino, um teste de PSA e uma biópsia de próstata guiada por USG transretal também são necessários. Se um paciente tem incontinência por transbordamento, doença de Parkinson, neuropatia diabética, vasculopatia cerebral, lesão na coluna, distúrbio neurológico ou ITU recorrentes, uma ITU obstrutiva ou bexiga neurogênica devem ser consideradas como possíveis causas da obstrução. Quando quaisquer anomalias são observadas nos exames neurológicos iniciais e nos testes de tônus do reflexo anal e sensação perianal, um estudo urodinâmico deve ser conduzido, ou RNM do SNC ou da coluna devem ser realizadas quando necessário.

Bacteriúria assintomática

- Laboratorial: amostra de urina (acima de 100.000 UFC/mL em uma amostra de urina de fluxo médio ou de 100 UFC/mL em uma amostra cateterizada). Recomenda-se não solicitar exame de urina para pacientes assintomáticos, exceto em duas situações: gestantes e antes de procedimento invasivo urológico. Em algumas situações, não há consenso sobre recomendação de tratamento, como na neutropenia de alto risco (contagem absoluta de neutrófilos inferior a 100/mm^3, com mais de 7 dias de duração após a quimioterapia) e no momento da remoção do cateter de demora (pode reduzir o risco de ITU em alguns pacientes). Em gestantes, deve-se coletar exame de urina e urocultura após 1 a 2 semanas do tratamento para decidir sobre a necessidade de profilaxia medicamentosa. Demais orientações se encontram na Tabela 2.

DIAGNÓSTICO DIFERENCIAL

- ITU não complicada: o diagnóstico diferencial para cistite não complicada inclui pielonefrite e uretrite por *Neisseria gonorrhoeae*, *Chlamydia trachomatis* ou *Ureaplasma* spp. Infecções vulvovaginais,

Tabela 2 Recomendações sobre bacteriúria assintomática: o que não fazer

Não solicitar exame de urina e cultura
Pacientes sem sintomas urinários, exceto gestantes e pré-procedimento urológico Pacientes com alteração de cor ou odor na urina Pacientes após tratamento, exceto gestantes
Não tratar mesmo bactérias multidroga-resistentes
Pacientes com alterações cognitivas ou com lesão medular
Pacientes transplantados (exceto transplante renal, a depender da situação), diabéticos ou imunodeprimidos
Mulheres saudáveis não gestantes ou pós-menopausa
Pacientes pré-operatórios de outros procedimentos (p. ex., implante ortopédico)
Pacientes com cateter uretral permanente
Pacientes pediátricos

como candidíase ou herpes genital e vulvite irritativa/alérgica podem causar disúria e devem ser descartadas.

- ITU complicada: o diagnóstico diferencial inclui dor lombar osteomuscular, psoíte, litíase renal, abscesso perirrenal, colecistite, apendicite, neoplasia renal ou uretral etc.

TRATAMENTO

Antimicrobiano

A escolha da terapia antimicrobiana deve ser guiada pelo espectro e por padrões locais de suscetibilidade dos patógenos, tolerabilidade e efeitos adversos, risco de resistência bacteriana, custos e disponibilidade. As recomendações de tratamento antimicrobiano são adaptadas das Diretrizes da Sociedade Brasileira de Infectologia, em conjunto com a Federação Brasileira das Associações de Ginecologia e Obstetrícia, a Sociedade Brasileira de Urologia e a Sociedade Brasileira de Patologia Clínica e Laboratorial (descritas na Tabela 3). A profilaxia antimicrobiana tem indicações restritas. Gestantes e pacientes com ITU recorrente podem utilizar antimicrobianos listados na Tabela 3 ou direcionados ao patógeno que causa a colonização. O uso intravesical de antimicrobianos como colistina e gentamicina tem sido pesquisado em ITU recorrentes por bactérias multidroga-resistentes, mas ainda não apresenta recomendação em diretrizes médicas.

A presença de múltiplos fatores de risco para infecção por germe produtor de ESBL (p. ex., idade avançada, múltiplas comorbidades, uso prévio de antimicrobiano nos últimos 3 meses e internação prévia nos últimos 6 meses) deve ser levada em consideração individualmente para a escolha do tratamento em doentes de alta gravidade.

A prescrição de quinolonas como tratamento de primeira linha, apesar de excelente concentração no trato urinário, tem sido fortemente desencorajada, não só por resistência, mas por efeitos adversos comuns na classe. A European Medicines Agency e o FDA têm se pronunciado nesse sentido desde 2009. Sugere-se reservar essas drogas para pacientes alérgicos a betalactâmicos e situações individualizadas.

A associação sulfametoxazol+trimetoprima, apesar da excelente concentração no trato urinário, não é recomendada como droga de primeira linha por se associar a aumento da resistência. Recomenda-se, no entanto, o descalonamento para essa droga em casos de ITU sempre que o antibiograma permitir. É preciso de atentar para as alergias.

Sintomático

A fenazopiridina pode ser usada na dose de 200 mg, três vezes ao dia, por até 48 horas, para aliviar a disúria moderada a grave.

Tabela 3 Recomendações de terapia antimicrobiana

Recomendação	Antimicrobiano	Posologia	Comentários
Bacteriúria assintomática em gestantes	Fosfomicina trometamol	3 g, VO, em dose única	
	Nitrofurantoína	100 mg, VO, a cada 6 horas, por 5 dias	Não usar após 37 semanas de gestação
	Cefalexina	500 mg, VO, a cada 6 horas, por 7 dias	Cefalosporinas de 1ª/2ª geração podem ser usadas em doses regulares
	Amoxicilina	875 mg, VO, a cada 12 horas, por 7 dias	Tratamento para estreptococos do grupo B e *Enterococcus faecalis*
Cistite	Fosfomicina trometamol	3 g, VO, em dose única	
	Nitrofurantoína	100 mg, VO, a cada 6 horas, por 5 dias	
	Sulfametoxazol+trimetoprima	800/160 mg, VO, a cada 12 horas, por 7 dias	
	Cefuroxima	250 mg, VO, a cada 12 horas, por 7 dias	
	Amoxicilina+clavulonato	875/125 mg, VO, a cada 12 horas, por 7 dias	
Cistite em gestantes	Fosfomicina trometamol	3 g, VO, em dose única	
	Nitrofurantoína	100 mg, VO, a cada 6 horas, por 5 dias	Não usar após 37 semanas de gestação
	Cefuroxima	250 mg, VO, a cada 12 horas, por 7 dias	
	Amoxicilina+clavulonato	875/125 mg, VO, a cada 12 horas, por 7 dias	
Pielonefrite não complicada	Ciprofloxacino	400 mg, IV, a cada 12 horas, por 7 dias	
	Cefuroxima	750 mg, IV, a cada 8 horas, por 7 dias	
	Ceftriaxona	1-2 g, IV, 1×/dia, por 7 dias	
ITU complicada	Ciprofloxacino	400 mg, IV, a cada 12 horas, por 7-14 dias	O regime terapêutico, mesmo empírico, deve ser direcionado para protocolos institucionais e microbiota local
	Cefuroxima	750 mg, IV, a cada 8 horas, por 7-14 dias	
	Ceftriaxona	1-2 g, IV, 1×/dia, por 7-14 dias	
	Cefepima	2 g, IV, a cada 12 horas	
	Piperacilina+tazobactam	3,375 g, IV, a cada 6 horas, por 7-14 dias	
	Ertapeném	1 g, IV, 1×/dia, por 7-14 dias	

(continua)

Tabela 3 Recomendações de terapia antimicrobiana *(continuação)*

Recomendação	Antimicrobiano	Posologia	Comentários
Antibiotico-profilaxia não gestante	Fosfomicina trometamol	3 g, VO, a cada 10 dias	Profilaxia pode ser dada por 6-12 meses, enquanto investiga causa
	Nitrofurantoína	100 mg, VO, 1×/dia	
	Nitrofurantoína	100 mg, VO, 1×/dia ou pós-coito	Indicada até 37 semanas de gestação em casos de ITU recorrentes
	Cefalexina	500 mg, VO, 1×/dia ou pós-coito	Indicada até o parto nos casos de ITU recorrentes

ITU: infecção(ões) do trato urinário; IV: via intravenosa; VO: via oral.

PROFILAXIA NÃO ANTIMICROBIANA

Estrogênio vaginal

O uso de estrogênio por via vaginal (não VO) reduz o risco de ITU recorrentes e pode ser oferecido na pós-menopausa. As opções atualmente disponíveis no Brasil são estriol (creme vaginal de 1 mg/g) e promestrieno (creme vaginal de 10 mg/g e cápsulas vaginais de 10 mg). O tratamento com estriol é iniciado com 0,5 mg (1 aplicador completo) por dia durante 2 semanas seguido da mesma dose duas vezes por semana. A dose inicial para promestrieno é de 10 mg (1 aplicador completo ou 1 cápsula vaginal) por 20 dias, depois duas vezes por semana. O tratamento pode ser continuado conforme necessário, sem limite de tempo. Os casos de câncer de mama devem ser individualizados, com preferência para o promestrieno.

Oxicoco

O uso de *cranberry* nas ITU recorrentes se baseia na presença de proantocianidina A, que impede a adesão das fímbrias bacterianas ao urotélio. Os estudos clínicos com *cranberry* usam diferentes doses e apresentações, incluindo sucos, cápsulas e comprimidos, dificultando a comparação dos resultados de eficácia.

Imunoprofilaxia

OM-89 (Uro-Vaxom) é uma imunoterapia oral feita com fragmentos de 18 cepas de *E. coli*. Esse composto imunoativo é administrado em cápsulas por 90 dias consecutivos. Seu uso não é consenso na literatura.

Outras modalidades de profilaxia não antimicrobiana

Não são recomendadas outras formas de prevenção de ITU recorrentes, como d-manose, instilação intravesical de ácido hialurônico com sulfato de condroitina, metenamina, terapias fitoterápicas, *biofeedback* do assoalho pélvico e probióticos (*Lactobacillus* spp.).

BIBLIOGRAFIA

1. De Rossi P, Cimerman S, Truzzi JC, Cunha CAD, Mattar R, Martino MDV, et al. Joint report of SBI (Brazilian Society of Infectious Diseases), FEBRASGO (Brazilian Federation of Gynecology and Obstetrics Associations), SBU (Brazilian Society of Urology) and SBPC/ML (Brazilian Society of Clinical Pathology/Laboratory Medicine): recommendations for the clinical management of lower urinary tract infections in pregnant and non-pregnant women. Braz J Infect Dis. 2020; 24(2):110-9.
2. Heidar NFA, Degheili JA, Yacoubian AA, Khauli RB. Management of urinary tract infection in women: a practical approach for everyday practice. Urol Ann. 2019; 11(4):339-46.

3. Klein RD, Hultgren SJ. Urinary tract infections: microbial pathogenesis, host-pathogen interactions and new treatment strategies. Nat Rev Microbiol. 2020; 18(4):211-26.
4. Nicolle LE, Gupta K, Bradley SF, Colgan R, DeMuri GP, Drekonja D, et al. Clinical practice guideline for the management of asymptomatic bacteriuria: 2019 update by the Infectious Diseases Society of America. Clin Infect Dis. 2019; 68(10):e83-e110.
5. Rodriguez-Mañas L. Urinary tract infections in the elderly: a review of disease characteristics and current treatment options. Drugs Context. 2020; 9.

19

Infecções ginecológicas e obstétricas

José Mauro Madi
Sonia Regina Cabral Madi
Renato Luís Rombaldi

DESTAQUES

- As três principais causas de vaginite são: vaginose bacteriana, candidíase e tricomoníase. Cada uma tem abordagem diagnóstica e terapêutica diferenciada.
- A doença inflamatória pélvica é uma emergência médica. A abordagem diagnóstica e terapêutica deve ser instituída o mais rapidamente possível, com vista a prevenir complicações agudas e crônicas.
- Também são emergências médicas o aborto infectado e a infecção puerperal. A evolução dessas síndromes pode ser dramática e a escolha correta da terapia antimicrobiana, além da avaliação da presença de complicações agudas, tem efeito direto no prognóstico da paciente.

INFECÇÕES GINECOLÓGICAS

Vulvovaginites

As vulvovaginites são processos inflamatórios e infecciosos que acometem a vagina ou a vulva, representados por aumento da secreção vaginal associado a prurido, dor ou ardor ao urinar e sensação de desconforto pélvico. As três principais causas de vaginites (95% dos casos) são: vaginose bacteriana, candidíase e tricomoníase. A Tabela 1 apresenta uma comparação entre essas três afecções.

Doença inflamatória pélvica

Definição

Denomina-se doença inflamatória pélvica a infecção dos órgãos reprodutores femininos superiores (útero, trompas de Falópio e ovários).

Epidemiologia

Trata-se de doença polimicrobiana, transmitida sexualmente, cujos principais agentes etiológicos são *Neisseiria gonorrhoeae* e *Chlamydia trachomatis*, seguidos por *Mycoplasma genitalium*. Acomete principalmente jovens (entre 15 e 25 anos), na maioria das vezes de

Tabela 1 Aspectos comparativos de vaginose bacteriana, candidíase e tricomoníase

	Vaginose bacteriana	Candidíase	Tricomoníase
Etiologia e fisiopatologia	*Gardnerella vaginalis* Bactéria anaeróbica facultativa encontrada na forma de cocobacilos Gram-negativos Faz parte da microbiota vaginal comensal; entretanto, é uma das responsáveis pelo desenvolvimento de vaginose bacteriana (cerca de 45% das mulheres)	*Candida* sp. Fungo leveduriforme, sendo que *Candida albicans* representa cerca de 85% das espécies presentes na microbiota vaginal e é responsável pela maioria das infecções não complicadas As espécies *Candida* glabrata e *Candida* tropicalis são responsáveis pela maioria das infecções complicadas	*Trichomonas vaginalis* Protozoário que tem os seres humanos como únicos hospedeiros Sua transmissão ocorre em relação sexual desprotegida
Fatores de risco	Os fatores de risco incluem os mesmos das IST, principalmente atividade sexual desprotegida com múltiplos parceiros	Gravidez, diabete, obesidade, uso de anticoncepcionais VO em altas dosagens, uso de antibióticos ou corticosteroides, hábitos de higiene e vestuário inadequados e contato com substâncias alergênicas ou irritantes	Os fatores de risco incluem os mesmos das IST, principalmente atividade sexual desprotegida com múltiplos parceiros
Sinais e sintomas	Secreção vaginal branco-acinzentada, de aspecto fluido ou cremoso, algumas vezes associada a um prurido vulvar leve, com odor fétido (semelhante a "peixe podre"), mais acentuado após a relação sexual e durante o período menstrual	Secreção vaginal pastosa ou grumosa, aderida às paredes vaginais e ao colo (aspecto de leite coalhado); de coloração branca, amarela ou esverdeada; sem odor característico (pode estar presente e ser desagradável) Prurido intenso, hiperemia e edema vulvar, dispareunia, disúria e fissuras vulvares	Secreção vaginal abundante, amarela ou amarela-esverdeado (mais comum), com mau cheiro e bolhosa, associada a ardência, vermelhidão e edema vulvar, prurido leve, dispareunia São comuns disúria, polaciúria e dor em baixo ventre
Exames complementares	Bacterioscopia pelo Gram e microscopia direta de conteúdo vaginal, para identificação de *clue cells* ou a ausência de lactobacilos	Microscopia direta de conteúdo vaginal para identificação de hifas ou micélios birrefringentes e esporos de leveduras	Microscopia direta de conteúdo vaginal para identificação de microrganismos flagelados móveis
Diagnóstico	Clínico e laboratorial	Clínico e laboratorial	Clínico e laboratorial
Diagnóstico diferencial	Candidíase e tricomoníase	Vaginose e tricomoníase	Vaginose e candidíase

(continua)

Tabela 1 Aspectos comparativos de vaginose bacteriana, candidíase e tricomoníase *(continuação)*

	Vaginose bacteriana	Candidíase	Tricomoníase
Complicações	A vaginose bacteriana parece aumentar o risco de DIP, endometrite pós-parto e pós-abortamento, infecção da sutura vaginal pós-histerectomia, corioamnionite, ruptura prematura de membranas, trabalho de parto e parto prematuros	Candidíase recorrente Nessa situação recomenda-se a cultura para fungos para a identificação do tipo de *Candida* colonizada, pois, *Candida* não albicans são resistentes ao tratamento habitual	Decorrentes da tricomoníase não tratada ou recorrente, como: DIP, infertilidade Facilita a transmissão do HIV, parto prematuro e baixo peso em recém-nascidos
Tratamento	VO + vaginal VO: Metronidazol 400 mg ou 500 mg, a cada 12 horas, por 7 dias, ou 2 g, em dose única ou Clindamicina 300 mg, a cada 12 horas, por 7 dias Vaginal: Metronidazol gel 0,75%, 1 aplicação (5 g), 2×/dia, por 5 dias ou Clindamicina creme a 2%, 1×/noite, por 7 dias	VO + vaginal VO: Fluconazol 150 mg, em dose única ou Itraconazol 100 mg, 2 cp, a cada 12 horas, por 1 dia ou Cetoconazol 200 mg, 2 cp/dia, por 5 dias Vaginal: Miconazol creme a 2%, 1×/noite, por 7 noites ou Nistatina creme 100.000 UI, 1×/noite, por 14 noites	VO + vaginal VO: Metronidazol 2 g, em dose única ou Secnidazol 1 g, 2 cp, em dose única ou Tinidazol 500 mg, 4 cp, em dose única Vaginal: Tioconazol + tinidazol creme vaginal, 1×/noite, por 7 noites
Tratamento do parceiro	Oferecer tratamento ao parceiro se sintomático	Oferecer tratamento ao parceiro se sintomático	Sempre tratar o parceiro assintomático com tratamento VO
Prevenção	Evitar: duchas vaginais; roupas justas e de material sintético; uso local de perfumes, talcos, desodorantes e sabonetes comuns Orientar o uso de sabonetes íntimos para a higiene da região genital	Maior cuidado com a higiene íntima e medidas que aumentam a ventilação local como uso de roupas íntimas de algodão, evitar calças apertadas, reduzir o uso de protetores diários Pode-se recomendar banhos de assento específicos	Uso de método contraceptivo de barreira masculino ou feminino

DIP: doença inflamatória pélvica; IST: infecções sexualmente transmissíveis; VO: via oral.

forma assintomática. Para as mulheres jovens, quando não diagnosticadas e tratadas, pode trazer complicações graves em longo prazo, inclusive relacionadas à fertilidade.

Fatores de risco

São fatores de risco: parceiro com sintomas; relações sexuais sem preservativo; paciente que acredita ter se exposto a IST; paciente proveniente de áreas de alta prevalência de gonococo (> 10%) e clamídia (> 20%); doença inflamatória pélvica prévia, presença de vaginose bacteriana ou de qualquer IST, idade inferior a 35anos, etnia não branca, baixo nível socioeconômico, múltiplos ou novos parceiros sexuais.

Fisiopatologia

É consequente à ascensão de microrganismos da vagina e da cérvice uterina, comprometendo o endométrio, as tubas uterinas, ovários e peritônio pélvico. Geralmente está associada a outras bactérias aeróbias e anaeróbias, incluindo patógenos como *Haemophilus influenzae*, *Streptococcus agalactiae*, *Ureaplasma* sp. e bacilos Gram-negativos entéricos. As vaginoses favorecem na disseminação ascendente dos microrganismos vaginais.

Sinais e sintomas

Podem ser observados: dor pélvica, dispareunia, disúria, sangramento vaginal anormal ou pós-coital, cervicite mucopurulenta. Ao exame pélvico bimanual notam-se hipersensibilidade ou presença de massas ou coleções no fundo de saco de Douglas e dor à mobilização do colo uterino ou anexos. A temperatura é superior a 38ºC em casos graves. O quadro abdominal grave envolve defesa muscular ou dor, de intensidade alta ou moderada à descompressão brusca.

Diagnóstico

O diagnóstico clínico é feito com um critério específico ou três critérios maiores + um critério menor.

- Critérios específicos: evidência histopatológica de endometrite, presença de abscesso no tubo ovariano ou no fundo de saco de Douglas em estudo de imagem, e evidência laparoscópica de doença inflamatória pélvica.
- Critérios maiores: dor no abdome inferior e dor à palpação dos anexos e à mobilização do colo uterino.
- Critérios menores: febre (temperatura > 38ºC), secreção vaginal ou endocervical mucopurulenta, massa pélvica, leucocitose, proteína C reativa ou VHS aumentadas, comprovação laboratorial de infecção por gonococo, *Chlamydia* ou *Mycoplasma*.

O diagnóstico laboratorial envolve bacterioscopia e cultura de secreção vaginal para gonococo, e PCR para *Chlamydia* e gonococo.

Entre os exames de imagem, USG transvaginal é o exame de escolha.

Também podem ser solicitados exames complementares para avaliação de infecções concomitantes e avaliação de gravidade: hemograma, PCR, VHS, VDRL, HBsAg, anti-HCV, anti-HIV e teste de gravidez.

Diagnóstico diferencial

Devem ser considerados: infecção ou litíase do trato urinário, endometriose, prenhez ectópica, torção ovariana, cisto ovariano hemorrágico ou roto, aderências pélvicas, tumores pélvicos e apendicite.

Complicações

Entre as complicações, podem ser citadas: síndrome de Fitz-Hugh-Curtis (peri-hepatite gonocócica, que deve ser suspeitada quando há dor no quadrante superior direito do abdome); infecção crônica, caracterizada por exacerbações e remissões intermitentes; abscesso tubo-ovariano (7 a 16%) se desenvolve em cerca de 15% das mulheres com salpingite; choque séptico; hidrossalpinge; dor pélvica crônica (20%); dispareunia; infertilidade; e gravidez ectópica (10%).

Tratamento

A antibioticoterapia deve cobrir *Neisseria gonorrhoeae*, *Chlamydia trachomatis*, bactérias anaeróbias, bactérias Gram-negativas e espécies de *Streptococcus*. É importante orientar abstinência sexual ou uso de preservativo até que o casal tenha completado o tratamento. Recomenda-se repouso, hidratação e tratamento sintomático. Todos os parceiros também devem ser tratados para clamídia e gonococo.

- Doença inflamatória pélvica leve, sem sinais de peritonismo grave ou febre (tratamento ambulatorial):
  - Esquema 1: ceftriaxona 250 mg, IM, em dose única + doxiciclina 100 mg, VO, a cada 12 horas, por 14 dias + metronidazol 500 mg, VO, a cada 12 horas, por 14 dias.
  - Esquema 2: ofloxacino 400 mg, VO, a cada 12 horas, por 14 dias, ou ciprofloxacino 500 mg, VO, a cada 12 horas, por 14 dias + doxiciclina 100 mg, VO, a cada 12 horas, por 14 dias + metronidazol 500 mg, VO, a cada 12 horas, por 14 dias.

  Obs.: esquemas com quinolonas devem ser reservados para os pacientes que não podem fazer tratamento com outras drogas igualmente efetivas por motivo de efeito adverso (recomendação da Anvisa, do FDA e da European Medicines Agency) e resistência bacteriana.
- Doença inflamatória pélvica grave: iniciar tratamento por via IV (transição para VO quando afebril).
  - Esquema 1: ceftriaxona 1 g, IV, a cada 24 horas + doxiciclina, 100 mg, IV ou VO, a cada 12 horas + metronidazol 500 mg, IV, a cada 8 horas.
  - Esquema 2: clindamicina 900 mg, IV, a cada 8 horas + gentamicina 2 mg/kg, IV (dose de ataque no primeiro dia) e depois 1,5 mg/kg, IV, a cada 8 horas (ou 4,5 mg/kg, IV, uma vez ao dia). Na transição para VO, completar 14 dias de tratamento com doxiciclina 100 mg, VO, a cada 12 horas.
- Parceiros sexuais: preferencialmente com medicamentos de dose única como azitromicina 1 g, VO + ciprofloxacino 500 mg, VO, ou ceftriaxona 250 mg, IM.

Devem ser hospitalizados e receber antibioticoterapia IV os pacientes nos quais as emergências cirúrgicas não puderem ser descartadas; aqueles com dor grave, náuseas e vômitos ou febre alta; os casos de abscesso tubo-ovariano; os casos com resposta inadequada ao tratamento ambulatorial e as pacientes grávidas.

O tratamento cirúrgico é recomendado na falha do tratamento clínico; presença de massa pélvica que persiste ou aumenta, apesar do tratamento clínico; suspeita de ruptura de abscesso tubo-ovariano; hemoperitônio; abscesso de fundo de saco de Douglas. Falência da terapia medicamentosa está geralmente associada a abscesso anexial, que pode ser abordado com drenagem transabdominal ou transvaginal guiada por TC ou laparoscopia. Cirurgias conservadoras estão recomendadas e permitem 10 a 15% de taxa de fertilidade pós-operatória, enquanto a histerectomia e/

ou anexectomias para quadros mais graves ou com prole completa.

Prevenção

Sugerem-se: programas educacionais sobre práticas sexuais seguras; contraindicação de dispositivo intrauterino (DIU) em mulheres com história recente de doença inflamatória pélvica ou que possuam estilo de vida associado a maior risco para IST; incentivo ao uso de contraceptivos de barreira; avaliação e tratamento dos parceiros; terapêutica precoce quando lesões genitais ou corrimento aparecerem; rastreamento para DST nos grupos de risco.

Bartolinite aguda

Definição

Bartolinite aguda é a infecção da glândula de Bartholin e de seu ducto, que pode evoluir para formação de abscesso. As glândulas estão localizadas no vestíbulo vulvar, uma de cada lado, e sua principal função é secretar muco para fornecer lubrificação vaginal e vulvar.

Epidemiologia

A incidência gira em torno de 2 a 3% das mulheres na população mundial, sendo responsável por cerca de 2% de todas as consultas ginecológicas.

Fatores de risco

São fatores de risco: idade reprodutiva, baixa renda, relações sexuais com múltiplos parceiros, não uso de preservativos e história prévia de IST.

Fisiopatologia

A obstrução do orifício do ducto da glândula de Bartholin ocasiona um acúmulo do muco produzido pela glândula, levando à formação de um cisto proximal à obstrução. A obstrução geralmente é causada por edema vulvar local ou difuso, contribuindo para a proliferação de microrganismos e para a formação de abscessos. Os patógenos mais frequentes envolvidos na infecção são *Chlamydia trachomatis*, *Neisseria gonorrhoeae*, *Escherichia coli*, *Staphylococcus aureus*, *Enterococcus faecalis* e *Bacteroides* sp.

Sinais e sintomas

Observa-se uma massa com superfície eritematosa, com consistência lenhosa, que torna abaulado o pequeno lábio vaginal correspondente ao lado afetado, associada a dor de elevada intensidade, podendo ser acompanhada de sinais flogísticos como eritema e edema, e dificuldade ou impossibilidade de andar e se sentar. Febre ocorre em apenas 20% das pacientes.

Diagnóstico

O diagnóstico é clínico, feito a partir da história clínica e do exame físico. Para se obter um diagnóstico mais preciso, um esfregaço em lâmina pode ser solicitado. O exsudato drenado pode ser cultivado para identificação do patógeno, em especial para determinação da infecção por *Staphylococcus aureus* resistente à meticilina (MRSA). Nos pacientes com risco de IST, a pesquisa laboratorial de *Chlamydia trachomatis* e *Neisseiria gonorrhoeae* se faz necessária.

Diagnóstico diferencial

Devem ser considerados: cistos de inclusão; cistos do canal de Gartner; cistos da glândula de Skene; hérnias; hidradenoma; cistos sebáceos; hematomas; lipomas; cistos vestibulares mucosos; neoplasia da glândula de Bartholin; foliculite; divertículos uretrais; hidradenite supurativa; abscesso anorretal.

Complicações

São possíveis complicações: cisto da glândula e bartolinite crônica, com vários episódios recidivantes.

Tratamento

As pacientes podem necessitar apenas de analgésicos, compressas quentes ou banhos de assento. O tratamento com antimicrobianos está indicado em caso de infecção concomitante (ITU, celulite). Deve cobrir gonococo e clamídia em caso de IST concomitante ou infecção recorrente.

- Processo inflamatório inicial da bartolinite:
  - Amoxicilina+clavulanato 875/125 mg, VO, a cada 12 horas, por 5 a 7 dias.
  - Sulfametoxazol+trimetoprima 800/160 mg, VO, a cada 12 horas, por 5 a 7 dias.
  - Doxiciclina 100 mg, VO, a cada 12 horas, por 14 dias + analgesia e imersão da área genital com compressas quentes ou em banhos de assento.
- Abscesso: indica-se sua drenagem ou marsupialização e analgesia. A antibioticoterapia é utilizada apenas em casos selecionados. O uso de cateter Word ou do cateter de Jacobi para drenagem apresenta menor recorrência do que a drenagem por incisão simples. No caso de o abscesso romper e drenar espontaneamente, indicam-se apenas antibioticoterapia e analgesia.

Prevenção

Não existe uma maneira de evitar definitivamente um cisto de Bartholin, mas recomenda-se a prática de sexo com preservativo, evitar produtos irritantes para a região, boas práticas de higiene e manter a área sempre limpa.

INFECÇÕES OBSTÉTRICAS

Corioamnionite ou infecção intra-amniótica

Definição

A corioamnionite ou infecção intra-amniótica é uma infecção com inflamação resultante de qualquer combinação que inclua o líquido amniótico, placenta, feto, membrana amniótica ou decídua em gestantes a termo ou em trabalho de parto. Associa-se a morbidade neonatal aguda, como pneumonia neonatal, retinopatia, meningite, sepse e morte.

Fisiopatologia

Origina-se de uma infecção ascendente causada por bactérias, fungos ou vírus, com origem na cérvice uterina e na vagina, que migra para a cavidade amniótica. Os agentes bacterianos mais comumente identificados incluem os estreptococos do grupo B, *Mycoplasma pneumoniae*, *Ureaplasma urealyticum*, *Trichomonas vaginalis*, *Candida albicans*, *Gardnerella vaginalis*, *Escherichia coli* e *Bacteroides* sp.

Sinais e sintomas

Ainda que inespecífica, a infecção intra-amniótica pode se apresentar como uma doença febril associada a leucocitose, sensibilidade uterina aumentada à manipulação do abdome, dor abdominal, corrimento vaginal com mau cheiro, taquicardia fetal e taquicardia materna. O diagnóstico clínico de corioamnionite inclui febre e um dos sintomas clínicos descritos.

Diagnóstico

Deve-se realizar a avaliação clínica completa da gestante e do feto. Culturas bacterianas obtidas do colo uterino não têm se constituído em exames promissores. O diagnóstico diferencial deve ser feito com apendicite, infecção do trato urinário, pielonefrite e pneumonia.

Tratamento

O tratamento deve ser feito com:

- Ampicilina 3 g, IV, a cada 6 horas + gentamicina 5 mg/kg, uma vez ao dia, ou 1,5 mg/kg, a cada 8 horas.
- Clindamicina 900 mg, IV, a cada 8 horas + gentamicina 5 mg/kg, uma vez ao dia, ou 1,5 mg/kg, a cada 8 horas.

A infecção intra-amniótica isolada raramente é uma indicação para parto por cesariana.

Prevenção

Pacientes grávidas devem receber aconselhamento de rotina em cada consulta pré-natal a respeito da ruptura de membranas, corrimento vaginal, febre e dor abdominal.

Aborto infectado

Epidemiologia

A frequência e a gravidade das complicações do aborto infectado dependem da idade gestacional no momento do abortamento e do método utilizado no procedimento. A taxa estimada de complicações do abortamento é de cerca de 2%. As complicações podem ser de menor impacto (dor, hemorragia e infecção sem critérios de gravidade) ou graves (atonia uterina e hemorragia subsequente, perfuração uterina, lesões da bexiga ou intestinos, laceração cervical, sepse e CIVD). A mortalidade está diretamente relacionada à idade gestacional no momento do abortamento.

Fisiopatologia

O aborto infectado é uma infecção dos produtos da concepção após o abortamento espontâneo ou provocado e resulta da migração da microbiota vaginal através do colo uterino dilatado após um abortamento incompleto ou realizado de forma inadequada. Está associado a um alto risco de bacteremia, pois a infecção pode alcançar o sangue materno pelo espaço interviloso placentário. Além dos estreptococos do grupo A, o aborto infectado associado a sepse ou choque também pode ocorrer no contexto de infecção por espécies de *Clostridioides* ou cepas de *Escherichia coli* produtoras de toxinas. As complicações pós-aborto se desenvolvem como resultado de três mecanismos principais:

- Falha na lavagem das mãos, na esterilização de luvas cirúrgicas, campos cirúrgicos e instrumental, além de cervicites ou endometrites pré-existentes.
- Retenção de restos ovulares originando complicações hemorrágicas e sepse.
- Lesão de órgãos subjacentes (útero, intestino, bexiga, colo uterino e vagina) provocados por procedimentos prévios.

Sinais e sintomas

Dor, sangramento genital e febre são frequentes e devem motivar a pesquisa de retenção de produtos da concepção por USG. Sangramento excessivo (hemorragia pós-operatória) pode ser indicativo de atonia uterina, perfuração uterina, gravidez ectópica, coagulopatia ou lesão instrumental. Lesões intestinais ou da bexiga podem se apresentar inicialmente como sangramento e dor, mas podem progredir rapidamente para infecção e choque séptico. O exame físico deve obrigatoriamente incluir:

- Sinais vitais: pacientes afebris na chegada ao hospital podem desenvolver hipertermia nos momentos subsequentes. Taquicardia e hipotensão são indicativas de comprometimento hemodinâmico.
- Exame abdominal: devem ser pesquisados sinais peritoneais, ruídos intestinais ausentes, massas palpáveis ou sensibilidade intensa.
- Exame pélvico: devem ser pesquisadas a gravidade do sangramento vaginal e a presença de lesões vaginais ou cervicais. Deve-se determinar também o tamanho e o tônus uterino, bem como a sensibilidade uterina e/ou anexial.
- Exame retal: pode ser necessário caso haja suspeita de lesão intestinal. Deve-se considerar a perfuração do intestino ou da bexiga em pacientes com dor abdominal baixa.

Diagnóstico

São úteis na avaliação de complicações pós-aborto:

- Hemograma completo para avaliar queda da hemoglobina e do hematócrito que podem indicar hemorragia contínua.
- Painel metabólico completo para avaliar qualquer anormalidade renal, hepática ou eletrolítica.
- Beta-hCG para que se possa estabelecer o monitoramento do declínio previsto no nível ou para comparar com o nível pré-existente, como nos casos de doença trofoblástica gestacional.
- Tipagem sanguínea para estabelecer a necessidade de imunoglobulina anti-Rh e/ou possível transfusão de sangue.
- Hemoculturas, na suspeita de sepse.
- Coagulograma, mormente nos casos que necessitem de intervenção cirúrgica.
- Fibrinogênio, produtos de divisão de fibrina e D-dímero; nos casos em que houver suspeita de CIVD, quando disponíveis.
- Exames de imagem, como RX, USG ou TC de abdome e pelve, para descartar perfuração intestinal, descartar gravidez ectópica, avaliar a coleção de líquidos na pelve, restos ovulares ou massa anexial. A USG é o exame de escolha para avaliar a presença de restos ovulares.

Manejo clínico

De imediato, devem-se avaliar os sinais vitais, a quantidade de sangramento e a condição geral. Em seguida, obtém-se acesso intravenoso com cateter calibroso.

Deve-se iniciar, então, a ressuscitação com fluidos cristaloides intravenosos, de acordo com a estimativa de volume depletado.

Administram-se os seguintes antimicrobianos:

- Piperacilina+tazobactam 4,5 g, IV, a cada 6 horas.
- Meropeném 1 a 2 g, IV, a cada 8 horas (só para casos críticos).
- Outros esquemas possíveis:
  - Ertapeném 1 g, IV, a cada 24 horas.
  - Ampicilina+sulbactam 3 g, IV, a cada 6 horas (risco de resistência).
  - Clindamicina 900 mg, IV, a cada 8 horas + ceftriaxona 2 g, IV, a cada 24 horas (risco de resistência).

Pode-se considerar também a administração de ocitocina, caso haja suspeita de atonia uterina.

Se o sangramento persistir, deve-se considerar a hipótese de CIVD e tratar. Em pacientes com dor, sangramento e febre baixa, considerar AINE ou opioides.

Na maioria dos casos, o quadro exigirá curetagem uterina ou aspirado uterino para remoção de restos ovulares. Pode-se considerar a possibilidade de estudo anatomopatológico do material obtido.

Caso haja suspeita de perfuração uterina ou de órgãos subjacentes, as pacientes necessitarão de ressuscitação hemodinâmica e encaminhamento urgente para cirurgia.

Prevenção

A chave para reduzir a mortalidade é a educação da paciente e uma maior conscientização dos profissionais de saúde sobre as complicações potencialmente letais que podem ocorrer após um abortamento.

Infecção puerperal

Epidemiologia

Estudos disponíveis mostram que as infecções puerperais são responsáveis por 19% das mortes maternas após o nascimento de um natimorto e 34% das mortes após abortamentos espontâneos ou provocados. São mais comuns em mulheres que foram submetidas à operação cesariana após trabalho de parto prolongado, chegando a ser cinco a dez vezes mais comum em comparação com o parto vaginal. O risco de infecção puerperal aumenta em pacientes com alto índice de massa corporal, diabete, hipertensão, imunodeficiências, vaginose bacteriana, colonização por estreptococos dos grupos A ou B e IST. Parece existir associação entre o risco de infecção puerperal e trabalho de parto prematuro e pós-termo, ruptura prolongada de membranas, múltiplos exames pélvicos durante o trabalho de parto, presença de mecônio espesso durante o trabalho de parto, parto vaginal ultimado com fórceps, remoção manual da placenta, retenção de restos ovulares, uso de cateter de Foley e hemorragia pós-parto.

Fisiopatologia

As infecções puerperais podem estar associadas à microbiota vaginal ascendente no trato genital e aos traumas da parede abdominal ou do períneo durante o parto.

A endometrite é uma infecção do endométrio e do miométrio e ocorre mais comumente no período pós-parto. Os patógenos mais comumente relacionados à endometrite são os estreptococos do grupo B, *Enterococcus* sp., *Escherichia coli* e *Klebsiella pneumoniae*. Deve-se suspeitar de *Chlamydia trachomatis* na endometrite que se manifesta após o sétimo dia após o parto. Por serem ambos causados pela microbiota urogenital ascendente, os perfis microbiológicos da endometrite e dos abortos sépticos são semelhantes.

As endometrites resultantes de infecções do sítio cirúrgico são relativamente comuns e complicam 2 a 7% dos partos cesarianos. Podem ser divididas em infecções de órgãos profundos e infecções incisionais. Estas, por sua vez, podem ser divididas em infecções incisionais superficiais (envolvendo a pele ou tecidos subcutâneos) e incisionais profundas (envolvendo o músculo ou fáscia). A endometrite após parto cirúrgico é um exemplo de infecção profunda de órgão. Outras infecções profundas pós-parto incluem hematomas infectados e abscessos pélvicos. As infecções da incisão apresentam-se com eritema e drenagem purulenta no local e podem estar associadas a febre e mal-estar.

Assim como a endometrite e o aborto séptico, as infecções de sítio cirúrgico podem ser causadas pela contaminação da ferida operatória com bactérias do trato geniturinário; no entanto, elas também podem ser causadas por microbiota cutânea comumente isolada. As infecções que ocorrem nos primeiros 2 dias de pós-operatório são mais comumente causadas por estreptococos dos grupos A ou B. Outros patógenos comumente isolados são *Ureaplasma urealyticum*, *Enterococcus faecalis*, *Escherichia coli*, *Proteus mirabilis* e espécies de estafilococos. Sinais de infecção nas primeiras 48 horas devem levantar a suspeita de estreptococos dos grupos A ou B.

Sinais e sintomas

O exame físico deve incluir a avaliação da incisão cirúrgica (se houver), exame da pele com vista à identificação de crepitações, bolhas, eritema, endurecimento ou drenagem e palpação do abdome e do fundo uterino.

Na endometrite, a febre costuma ser o primeiro sinal, seguida de sensibilidade uterina, sangramento e lóquios com odor fétido ou sangramento vaginal excessivo. Em casos de sinais de doença sistêmica grave, choque ou dor abdominal desproporcional aos achados do exame físico, deve-se suspeitar de infecção por estreptococos do grupo A, que pode causar endometrite associada à síndrome do choque tóxico, bem como fasciíte necrotizante.

As infecções de sítio cirúrgico profundas têm maior probabilidade de estarem associadas à febre e ao comprometimento hemodinâmico. O exame físico pode mostrar achados mínimos ao exame externo, e geralmente apenas dor abdominal leve está presente. Pode haver necrose ou equimose da pele, crepitação e bolhas, e a peritonite pode ser observada em infecções graves.

As infecções superficiais do local da incisão geralmente se manifestam com eritema, calor e dor no local. Também pode haver drenagem purulenta. Costumam ocorrer mais comumente 4 a 7 dias após a cirurgia.

A dor desproporcional ao exame é um sinal marcante da fasciíte necrotizante.

Deve-se suspeitar de tromboflebite pélvica séptica em pacientes com dor persistente, leucocitose e febre, apesar da antibioticoterapia adequada por mais de 3 a 5 dias.

Infecções de órgãos profundos, como hematoma infectado ou abscesso pélvico, também devem ser consideradas se o paciente não estiver respondendo aos antibióticos apropriados.

Diagnóstico

O diagnóstico inclui avaliação clínica e exames complementares, idealmente realizados antes do início dos antibióticos. É comum haver leucocitose com desvio para a esquerda. Nenhuma infecção pós-parto pode ser excluída com base apenas nos exames laboratoriais.

O diagnóstico da endometrite, em grande parte, baseia-se na clínica vigente. Pode-se visualizar gás no miométrio em RX ou TC de abdome e pelve.

As infecções da ferida cirúrgica também devem ser consideradas com base na história clínica e no exame físico. Se houver suspeita de infecção de órgãos profundos pós-cirúrgicos, a TC de abdome e pelve com contraste intravenoso pode ajudar no diagnóstico.

A trombose da veia pélvica geralmente é observada radiologicamente com TC ou RNM de abdome e pelve. Os estudos de imagem podem mostrar gás nos tecidos moles, mas o diagnóstico definitivo é cirúrgico.

Tratamento

O conhecimento dos perfis microbiológicos de diferentes infecções pós-parto, padrões de resistência local e a gravidade da doença da paciente devem orientar as escolhas de antibióticos. Como regra geral, os regimes de antibióticos, particularmente em pacientes graves, devem ter um amplo espectro de cobertura no início e ser reduzidos à medida que mais evidências clínicas de culturas ou amostras de patologia se tornam disponíveis. As Comissões de Controle de Infecção Hospitalar (CCIH) devem definir as escolhas iniciais de antibióticos e ajudar a estreitar o espectro posteriormente. Embora os regimes de antibióticos possam ser diferentes para infecções pós-parto específicas, a base do tratamento da maioria das condições infecciosas é a mesma.

Em pacientes com comprometimento hemodinâmico, fluidos cristaloides devem ser administrados com dose máxima de 30 mL/kg de peso corporal. Se PAM estiver persistentemente abaixo de 65 mmHg, apesar da ressuscitação com fluidos adequada, um vasopressor deve ser iniciado.

Antibióticos de amplo espectro devem ser administrados o mais rapidamente possível e hemoculturas devem ser obtidas antes da administração. Pacientes com endometrite leve e precoce podem receber tratamento ambulatorial. A tomada de decisão compartilhada deve sempre preceder a decisão de tratamento em regime ambulatorial. Os regimes IM e VO também podem ser usados em ambientes com poucos recursos. Para tratamentos ambulatoriais, os regimes de 14 dias incluem (seguros para pacientes que amamentam):

- Amoxicilina+clavulanato 875 mg, VO, a cada 12 horas.
- Amoxicilina 500 mg + metronidazol 500 mg, VO, a cada 8 horas.

Para pacientes que receberão terapia IV para endometrite, a combinação empírica de escolha é:

- Clindamicina 900 mg, IV, a cada 8 horas + gentamicina 5 mg/kg, uma vez ao dia ou 1,5 mg/kg, a cada 8 horas.
- Ampicilina 3 g, IV, a cada 6 horas + gentamicina 5 mg/kg, uma vez ao dia, ou 1,5 mg/kg, a cada 8 horas + metronidazol 500 mg, IV, a cada 8 horas. Esta opção pode ser considerada preferencial em pacientes colonizadas por *Streptococcus agalactiae*, pois está descrito aumento da resistência desse patógeno à clindamicina.

A persistência da febre por mais de 48 horas indica risco de falha terapêutica. Nesse caso, deve-se considerar infecção por *Enterococcus faecalis*, abscesso pélvico ou hematoma infectado, tromboflebite pélvica séptica ou febre por droga.

Para infecções cirúrgicas superficiais leves sem sintomas sistêmicos ou purulência, o tratamento com antibióticos VO costuma ser suficiente. Uma cefalosporina de primeira geração, como a cefalexina 500 mg, VO, a cada 6 horas, deve ser usada. Se não houver resposta sem evidência de abscesso, considera-se uma possível infecção por *Staphylococcus aureus* resistente à meticilina e expande-se a cobertura. Se a área de eritema e endurecimento se estender por menos de 5cm a partir da incisão, houver sinais sistêmicos de infecção ou houver suspeita de abscesso subjacente, a ferida deve ser aberta, e explorada, e o material deve ser encaminhado para cultura. Em seguida, a ferida deve ser embalada com gaze úmida, que deve ser trocada duas vezes ao dia. A cirurgia não deve ser adiada para estudos de diagnóstico, pois essas infecções são rapidamente progressivas e fatais se não forem tratadas imediatamente.

O uso de heparina na tromboflebite séptica permanece controverso, pois não há estudos até o momento que sugiram que ela forneça benefícios clínicos melhores que a administração apropriada de antibióticos.

BIBLIOGRAFIA

1. Boushra M, Rahman O. Postpartum infection. 2020. In: StatPearls. Treasure Island (FL): StatPearls Publishing; 2020 Jan.
2. Brun JL, Castan B, Barbeyrac B, Cazanave C, Charvériat A, Faure K, et al. Pelvic inflammatory disea-

ses: updated French guidelines. J Gynecol Obstet Hum Reprod. 2020; 49(5):101714.

3. Conde-Agudelo A, Romero R, Jung EJ, Garcia Sánchez AJ. Management of clinical chorioamnionitis: an evidence-based approach. Am J Obstet Gynecol. 2020; 223(6):848-69
4. Fowler JR, Simon LV. Chorioamnionitis. 2020. In: StatPearls. Treasure Island (FL): StatPearls Publishing; 2020 Jan.
5. Jennings LK, Krywko DM. Pelvic inflammatory disease. In: StatPearls. Treasure Island (FL): StatPearls Publishing; 2021 Jan.
6. Lemly D, Gupta N. Sexually transmitted infections part 2: discharge syndromes and pelvic inflammatory disease. Pediatr Rev. 2020; 41(10):522-37.
7. Lopez JEM. Candidiasis (vulvovaginal). BMJ Clin Evid. 2015; 16:2015.
8. Maraki S, Mavromanolaki VE, Stafylaki D, Nioti E, Hamilos G, Kasimati A. Epidemiology and antifungal susceptibility patterns of Candida isolates from Greek women with vulvovaginal candidiasis. Mycoses. 2019; 62(8):692-7
9. Ravel J, Moreno I, Simón C. Bacterial vaginosis and its association with infertility, endometritis, and pelvic inflammatory disease. Am J Obstet Gynecol. 2021; 224(3):251-7.
10. Reiter S, Kellogg SS. Bacterial vaginosis: a primer for clinicians. Postgrad Med. 2019; 131(1):8-18.
11. Sajadi-Ernazarova KR, Martinez CL. Abortion complications. 2020. In: StatPearls. Treasure Island (FL): StatPearls Publishing; 2020 Jan.
12. Savaris RF, Fuhrich DG, Maissiat J, Duarte RV, Ross J. Antibiotic therapy for pelvic inflammatory disease. Cochrane Database Syst Rev. 2020; 8:CD010285.
13. Schumann JA, Plasner S. Trichomoniasis. In: StatPearls. Treasure Island (FL): StatPearls Publishing; 2021 Jan.
14. Tidbury FD, Langhart A, Weidlinger S, Stute P. Non-antibiotic treatment of bacterial vaginosis: a systematic review. Arch Gynecol Obstet. 2021; 303(1):37-45.

20

Orquite, epididimite e prostatites agudas

Patricia Yvonne Maciel Pinheiro
Natalia Chilinque Zambão da Silva

DESTAQUES

- A orquiepididimite é um importante diagnóstico diferencial da torção do testículo. A ultrassonografia pode auxiliar na diferenciação.
- A dosagem do antígeno prostático não deve ser feita de rotina para o diagnóstico de prostatite aguda.

INTRODUÇÃO

Dados consolidados do DataSUS referentes ao período de 2008 a 2020 apontam que os transtornos do aparelho genital masculino, excetuando-se hiperplasia e neoplasia prostática, corresponderam a 15.868 internações hospitalares no Brasil. Dessas, 35% ocorreram na região Sudeste, seguida das regiões Nordeste e Sul, com 3.512 e 3.429 casos, respectivamente.

O sistema genital masculino é composto por: gônadas (testículos), vias condutoras dos gametas (epidídimo, ducto deferente, ducto ejaculatório, uretra), glândulas anexas (vesículas seminais, próstata e glândulas bulbouretrais), estruturas eréteis (corpos cavernosos e corpo esponjoso) e órgãos genitais externos (pênis e escroto). Os processos inflamatórios que acometem testículos, epidídimo e próstata são chamados, respectivamente, de orquite, epididimite e prostatite.

ORQUITE E EPIDIDIMITE

A orquite, como síndrome clínica única de dor aguda e inchaço, é rara. Na maioria dos casos, é acompanhada de epididimite. Os agentes etiológicos são várias bactérias e vírus (Tabela 1) que podem atingir a estrutura anatômica por disseminação hematogênica, transmissão sexual ou tropismo tecidual, como o vírus da caxumba. Também são relatadas na literatura causas autoimunes e intoxicação por medicamentos.

O diagnóstico das orquites se baseia na história clínica e nos achados ao exame físico. A anamnese de um caso suspeito costu-

Tabela 1 Etiologia da orquite

Agentes virais
Vírus da caxumba
Coxsackie vírus
Varicella-zoster
Echovírus
Citomegalovírus
Agentes bacterianos
Chamydia trachomatis
Neisseria gonorrhoae
Escherichia coli
Klebsiella pneumoniae
Pseudomonas aeruginosa
Treponema pallidum
Mycobacterium tuberculosis
Microrganismos mais raros
Mycobacterium avium
Criptococcus neoformans
Toxoplasma gondii
Haemphilus parainfluezae
Candida albicans
Outras causas
Amiodarona
Doença de Behçet
Uso crônico de cateterismo vesical
Anormalidades estruturais

ma revelar início agudo de dor testicular, que pode ter envolvimento uni ou bilateral, podendo se espalhar e envolver todo o escroto. Há relato de sintomas como febre, mal-estar, fadiga e calafrios. Ao exame físico, espera-se encontrar aumento testicular, dor à palpação e endurecimento. Edema escrotal e eritema também podem estar presentes.

O reflexo cremastérico é normal em indivíduos afetados. Trata-se de um reflexo superficial encontrado em homens que é desencadeado quando a parte interna da coxa é tocada levemente, fazendo com que o músculo cremaster se contraia e puxe o testículo ipsilateral em direção ao canal inguinal. Como outros reflexos superficiais, é classificado como presente ou ausente. O teste do reflexo cremastérico é comumente realizado na avaliação de dor aguda escrotal e na avaliação da torção testicular. Na ausência desse reflexo, deve ser considerado o diagnóstico de torção testicular.

Assim, o diagnóstico diferencial de orquite e epididimite deve incluir: torção de testículo, púrpura de Henoch-Schönlein, hérnia inguinal estrangulada/encarcerada, varicocele, celulite escrotal, gangrena de Fournier, abscesso testicular e neoplasia testicular. Embora os achados laboratoriais sejam de pouca valia no diagnóstico das orquites, podem ser ferramentas complementares importantes para diferenciação e manejo dos casos de torção de testículo, que é uma emergência urológica. Para esses pacientes, a ultrassonografia (USG) com Doppler do escroto é a primeira escolha de exame auxiliar na investigação. As características ultrassonográficas da orquite incluem: hipoecogenicidade focal ou difusa, hipervascularidade focal ou difusa e espessamento da parede escrotal.

A investigação laboratorial deve incluir, ainda, hemoculturas, urinocultura e a pesquisa de *Neisseria gonorrhoae*, *Chlamydia trachomatis* e *Mycoplasma genitalium* por meio de *swab* uretral para reação de amplificação de ácido nucleico (NAAT). Além disso, todos os pacientes com orquiepididimite devem ser rastreados para outras infecções sexualmente transmissíveis (IST).

Para os agentes virais, não é necessária terapia antimicrobiana, sendo apenas indicada a terapia de suporte com repouso e sintomáticos como antipiréticos e analgésicos, elevação de escroto e compressas quentes ou frias para analgesia complementar. Com base nos principais agentes etiológicos bacterianos, a primeira linha de tratamento empírica é levofloxacino 500 mg, VO, uma vez ao dia, por 10 dias. Impossibilidade de ingestão oral, sinais de sepse e falência prévia de tratamento ambulatorial são indicações de troca de terapia VO para IV. A associação de outras drogas para cobertura de Gram-negativos entéricos resistentes deve seguir orientações da epidemiologia local.

Se houver suspeição de um patógeno sexualmente transmissível, o tratamento consiste em ceftriaxona 250 mg, IM, em dose única, associada a doxiciclina, 100 mg, duas vezes ao dia, por 10 a 14 dias. A azitromicina é uma opção ao uso da doxiciclina. Caso haja identificação de *M. genitalium*, sugere-se ajuste para moxifloxacino 400 mg, IV, uma vez ao dia, por 14 dias.

PROSTATITE AGUDA

A prostatite é um enigma comum do dia a dia do urologista, envolvendo dados epidemiológicos inconsistentes, etiologia incerta, diagnóstico inadequado e ausência de tratamento farmacológico bem consolidado. As prostatites são classificadas em quatro categorias:

- Aguda bacteriana.
- Crônica bacteriana.
- Inflamatória.
- Assintomática.

As prostatites agudas são aquelas com sintomas graves prostáticos de etiologia bacteriana acompanhados de bacteriúria e piúria.

A grande maioria dos casos de prostatite aguda é causada pela ascensão bacteriana a partir de uma infecção ureteral facilitada por inúmeros fatores de risco, como: hipertrofia prostática benigna, infecções geniturinárias, comportamento sexual de risco, IST, imunossupressão, fimose e, por fim, manipulação prostática. Mais raramente, há propagação direta ou linfática do reto, ou disseminação hematogênica.

A anamnese e o exame físico, essenciais na prática médica, também se encaixam no correto manejo e acompanhamento dos pacientes com suspeita de prostatite aguda. As queixas de febre, calafrios, suores e queda do estado geral estão associadas a disúria, aumento da frequência urinária e urgência urinária. Devem ser pesquisadas na história a realização de procedimentos urológicos, como biópsia prostática, cistoscopia, cateterização uretral e estudos urodinâmicos, e a história sexual.

Exames da genitália externa, região abdominal, períneo e próstata devem ser realizados. Ao exame abdominal, será possível identificar uma distensão da bexiga e dor no ângulo costovertebral. A massagem prostática será proscrita, visto que uma palpação agressiva da próstata pode aumentar a liberação de citocinas inflamatórias e causar uma descompensação clínica.

Em seguida à anamnese e ao exame físico, devem ser incluídos no manejo hemograma completo, urinálise, urinocultura e, em caso de febre, hemocultura. Os achados laboratoriais vão revelar leucocitose e leucocitúria. Os principais microrganismos identificados na prostatite aguda bacteriana são: *Escherichia coli*, *Pseudomonas aeruginosa*, *Klebisiella* sp., *Enterococcus* sp. e *Enterobacter* sp. Outros agentes pouco usuais incluem: *Chlamydia trachomatis*, *Salmonella* sp. e *Mycoplasma gonorrhoeae*. Embora a urinocultura e a hemocultura sejam positivas em alguns dos casos de prostatite, em cerca de 35% deles não será possível identificar o microrganismo causador da inflamação prostática. Em indivíduos sexualmente ativos, devem ser incluídas investigações de gonococo e clamídia.

Ao contrário do que possa parecer intuitivo, dosagem do antígeno prostático (PSA) não deve ser incluída na rotina no manejo do paciente com prostatite aguda, pois 70% dos homens apresentarão elevação do PSA secundária à alteração da arquitetura prostática decorrente da inflamação. Além disso, os valores de PSA podem persistir elevados por até

2 meses após o tratamento e não ser sinal de falência terapêutica.

Assim como a dosagem de PSA, os exames de imagem também são desnecessários na avaliação inicial. A TC ou a USG prostática transretal estarão indicadas na suspeita de complicação. Pacientes que mantêm febre e sintomas após 36 horas de antibioticoterapia adequada devem ser submetidos a rastreio de abscesso prostático com exames de imagem.

A decisão pela condução ambulatorial ou em regime hospitalar dos casos de prostatite aguda deve ser baseada na gravidade dos sintomas, nos fatores de risco, no perfil de resistência bacteriana local e na capacidade de ingestão oral. Assim, todos os casos que apresentem vômitos persistentes, desidratação, hiperpirexia, taquicardia, hipotensão, taquipneia ou outros sintomas associados a sepse urinária devem ser internados, assim como imunossuprimidos, idosos e pacientes com abscessos prostáticos. Após atingir a estabilidade clínica e ajustar a terapia conforme os resultados de cultura, o esquema pode ser ajustado para VO e posterior acompanhamento ambulatorial.

Para penetração adequada no epitélio prostático, o antimicrobiano deve ser lipossolúvel, com mínima ligação proteica, tamanho favorável e pH básico a fim de se difundir por meio das membranas biológicas. Para quadros infecciosos leves a moderados, a terapia indicada deve ser de 10 a 14 dias, ao passo que, para formas graves, um esquema de 4 semanas deve ser considerado. Os regimes terapêuticos estão evidenciados na Tabela 2; contudo, as terapias empíricas devem ser ajustadas conforme culturas, seja escalonando ou descalonando o espectro microbiano.

Embora a taxa de recorrência de prostatite seja de 15%, ao final do tratamento, não está indicada coleta de urinocultura de controle. Um novo rastreio infeccioso é sugerido após 3 meses de persistência dos sintomas. Por fim, não há nenhuma medida profilática para reduzir a ocorrência das prostatites.

Tabela 2 Principais esquemas terapêuticos para prostatite aguda

Terapia primária
Levofloxacino 750 mg, IV ou VO, conforme a gravidade
Terapia alternativa
Casos leves/moderados: ▪ Sulfametoxazol+trimetropima 160/800 mg, VO, a cada 12 horas ▪ Ciprofloxacino 500 mg, VO, a cada 12 horas Casos graves: ▪ Ceftriaxona 2 g, IV, a cada 24 horas, associada a levofloxacino 750 mg, IV, a cada 24 horas ▪ Ciprofloxacino 400 mg, IV, a cada 12 horas, associada a amicacina 15 mg/kg/dia, 1×/dia

IV: via intravenosa; VO: via oral.

BIBLIOGRAFIA

1. Agrawal AM, Tripathi PS, Shankhwar A, Naveen C. Role of ultrasound with color Doppler in acute scrotum management. J Family Med Prim Care. 2014; 3(4):409-12.
2. Azmat CE, Vaitla P. Orchitis. 2020. In: StatPearls. Treasure Island (FL): StatPearls Publishing; 2021 Jan.
3. Brasil. Ministério da Saúde. Sistema de Informações Hospitalares do SUS (SIH/SUS). Disponível em: http://tabnet.datasus.gov.br/cgi/deftohtm.exe?sih/cnv/niuf.def.
4. Coker TJ, Dierfeldt DM. Acute bacterial prostatitis: diagnosis and management. Am Fam Physician. 2016; 93(2):114-20.
5. Gill BC, Shoskes DA. Bacterial prostatitis. Curr Opin Infect Dis. 2016; 29(1):86-91.
6. Haddad Jr H, Visconti MA. Anatomia e fisiologia do sistema reprodutor masculino. Licenciatura em Ciências, módulo 4. USP/Univesp. Disponível em: https://midia.atp.usp.br/plc/plc0024/impressos/plc0024_01.pdf.
7. Khan FU, Ihsan AU, Khan HU, Jana R, Wazir J, Khongorzul P, et al. Comprehensive overview of prostatitis. Biomed Pharmacother. 2017; 94:1064-76.

8. Magri V, Boltri M, Cai T, Colombo R, Cuzzocrea S, De Visschere P, et al. Multidisciplinary approach to prostatitis. Arch Ital Urol Androl. 2019; 90(4):227-48.
9. Mellick LB, Mowery ML, Al-Dhahir MA. Cremasteric reflex. 2020. In: StatPearls. Treasure Island (FL): StatPearls Publishing; 2021 Jan.
10. Street EJ, Justice ED, Kopa Z, Portman MD, Ross JD, Skerlev M, et al. The 2016 European guideline on the management of epididymo-orchitis. Int J STD AIDS. 2017; 28(8):744-9.
11. Trojian TH, Lishnak TS, Heiman D. Epididymitis and orchitis: an overview. Am Fam Physician. 2009; 79(7):583-7.

21

Uretrites e úlceras genitais

Leonardo Flavio Nunes dos Santos

DESTAQUES

- As uretrites são consideradas as principais IST curáveis.
- O tratamento sindrômico, tanto das úlceras genitais quanto das síndromes uretrais, permite agilidade com boa efetividade nos serviços ambulatoriais e de emergência.
- Fluoroquinolonas não são mais indicadas no tratamento de uretrites gonocócicas.

INTRODUÇÃO

Historicamente, as afecções de causa infecciosa do sistema genital foram denominadas doenças sexualmente transmissíveis (DST) por serem transmitidas de um hospedeiro a outro por via sexual, incluindo as vias vaginal, anal e oral. Atualmente, no entanto, sabe-se que uma pessoa pode ser acometida e não manifestar sintomas, tornando o termo infecção sexualmente transmissível (IST) mais adequado.

Profissionais de saúde devem agir de forma respeitosa, acolhedora e sem julgamentos a fim de estabelecer uma relação de confiança com o paciente, interromper a cadeia de transmissão e reduzir o estigma acerca das IST. Perguntar por qual pronome a pessoa prefere ser chamada e utilizar termos neutros, como "parceria sexual" em vez de "parceiro(a)", são exemplos de gestos simples que conseguem fazer com que um momento inicialmente constrangedor se torne um ambiente mais agradável.

EPIDEMIOLOGIA

Uretrites e úlceras genitais estão entre as mais antigas IST descritas, com primeiros relatos remontando a épocas anteriores às Grandes Navegações. Infecções causadas por *Neisseria gonorrhoeae*, *Chlamydia trachomatis*, *Trichomonas vaginalis* e *Treponema pallidum* frequentemente cursam com longos períodos de latência ou permanecem assintomáticas, favorecendo as suas perpetuações. A OMS estimou em 2019 que mais de 1 milhão de novos casos dessas quatro infecções são registrados diariamente entre pessoas de 15 a 49 anos de idade, o que equivale a mais de 376 milhões de novos casos anuais. Esse número apresenta tendência de aumento desde 2012 e representa forte impacto em adultos e crianças, afetando principalmente a saúde sexual e reprodutiva e gerando complicações na gestação e no parto, inclusive anomalias congênitas, morte neonatal e aumento no risco de infecção pelo HIV, além de contribuir com a manutenção de estigmas sociais e violência doméstica.

FISIOPATOLOGIA

Uretrites

As uretrites são doenças causadas por diferentes patógenos, mas com processo fisiopatológico similar. Após o contato sexual, essas bactérias infectam o epitélio colunar da mucosa uretral, invadindo-o em cerca de 48 horas e alcançando o tecido conjuntivo. Nesse local, iniciam um processo inflamatório com migração de polimorfonucleares que causam descamação do epitélio e formação de exsudato. Gradativamente, os polimorfonucleares são substituídos por macrófagos e linfócitos, causando infecção crônica. *Neisseria gonorrhoeae* possui aderência à mucosa, impedindo sua eliminação pelo fluxo urinário. *Chlamydia trachomatis* e outros agentes são incapazes de produzir ATP em seu ciclo metabólico, sendo necessariamente patógenos intracelulares. A taxa de infecção pode variar de 50 a 80% em uma única exposição, podendo chegar a 100% em exposições subsequentes. O período de incubação varia de 2 a 8 dias, a depender do agente. A ascensão desses patógenos permite a invasão de estruturas como próstata, epidídimo e testículo ou, em caso de infecção vaginal, causar doença inflamatória pélvica. Os agentes etiológicos envolvidos estão descritos nas Tabelas 1 e 2.

Úlceras genitais

Sífilis

Sífilis é uma infecção bacteriana sistêmica com transmissão por via sexual ou vertical. Sua transmissão ocorre principalmente nos estágios iniciais, podendo chegar a 30% de

Tabela 1 Principais agentes etiológicos das uretrites

Doença	Agente etiológico
Uretrite gonocócica ou gonorreia	*Neisseria gonorrhoeae*
Uretrite não gonocócica	*Chlamydia trachomatis, Mycoplasma genitalium, Mycoplasma hominis* e *Ureaplasma urealyticum*
Tricomoníase	*Trichomonas vaginalis*

Tabela 2 Principais agentes etiológicos das úlceras genitais

Doença	Agente etiológico
Sífilis (cancro duro)	*Treponema pallidum*
Cancroide (cancro mole)	*Haemophilus ducreyi*
Linfogranuloma venéreo (LGV)	*Chlamydia trachomatis* (cepas L1, L2 e L3)
Granuloma inguinal (donovanose)	*Klebsiella granulomatis*
Herpes genital	Vírus herpes simples (HSV) tipos 1 e 2

transmissibilidade a cada exposição. O treponema infecta a pele ou as mucosas por meio de microlesões geradas pelo ato sexual e atinge o tecido subcutâneo, onde estimula a migração de polimorfonucleares que são substituídos por células dendríticas e linfócitos T CD4. Esse infiltrado de células forma a lesão característica do cancro duro.

A presença de CD4 no local explica o aumento do risco de infecção pelo HIV. A transmissão requer exposição à bactéria presente no cancro, mas também pode ocorrer por secreções, lesões inaparentes e até mesmo após a sua resolução. As lesões infectantes podem estar presentes no corpo todo, incluindo cavidade oral, e podem levar à transmissão por beijo e sexo oral. Lesões secundárias possuem baixa quantidade de treponemas, sendo consideradas de baixo risco.

Cancroide

H. ducreyi é altamente contagioso, chegando a 80% de chance de infecção em apenas uma exposição sexual. O período de incubação varia de 4 a 10 dias na maioria dos casos. A infecção se inicia a partir de microlesões na pele e nas mucosas que ocorrem naturalmente pelo atrito da relação sexual. Cada ponto de inoculação pode gerar uma lesão.

Uma vez no tecido subcutâneo, a bactéria se infiltra e dispara reações inflamatórias com liberação de citotoxinas que lesam as células epiteliais, formando a úlcera. Ocorre o recrutamento de células mononucleares com formação do exsudato que confere o aspecto típico. Entre as células que formam o infiltrado, há grande número de linfócitos CD4, fator que contribui para a infecção pelo HIV.

Linfogranuloma venéreo

O linfogranuloma venéreo é uma infecção que se inicia como úlcera fugaz no epitélio onde ocorreu a inoculação, invadindo os linfonodos correspondentes, geralmente inguinal e femoral, onde induz reação linfoproliferativa e causa linfangite e posterior necrose com formação de abscesso.

Granuloma inguinal

O granuloma inguinal é uma infecção genital rara e de baixa transmissibilidade. Embora frequentemente relacionada à exposição sexual, seu mecanismo de transmissão não está bem estabelecido. O mecanismo fisiopatológico é semelhante ao do linfogranuloma venéreo.

Herpes genital

O herpes genital é uma infecção viral crônica geralmente causada por herpesvírus tipo 2. A infecção aguda ocorre no local de inoculação. Após passar pelas camadas superficiais, o herpesvírus gera reação inflamatória no local e atinge os nervos periféricos sensoriais, provocando a dor característica. Posteriormente, avança até os gânglios sensitivos, onde se cronifica ao integrar seu DNA ao corpo dos neurônios e entra em estado de latência. O uso de antivirais não impede a cronificação. A reativação pode ocorrer por diversos fatores, como estresse, exposição à luz ultravioleta e infecções.

SINAIS E SINTOMAS

Uretrites

As uretrites podem ser divididas em dois grandes grupos, as gonocócicas e as não gonocócicas. As manifestações clínicas das uretrites são semelhantes e geralmente indistinguíveis ao exame físico, sendo frequente a coinfecção por um ou mais patógenos. Os casos assintomáticos em pessoas com pênis podem ser menores que 10%, enquanto em pessoas com vagina esse número fica ao redor de 70%. Além da uretrite, podem ocorrer cervicite, proctite, faringite, conjuntivite e infecção perinatal.

A manifestação inicial geralmente é o prurido em meato uretral e na fossa navicular com eritema local, evoluindo com corrimento mucoso que progressivamente torna-se purulento ou mucopurulento e francamente volumoso, acompanhado de disúria e polaciúria. Em pênis com prepúcio, pode haver balanite e odor fétido.

Úlceras genitais

Sífilis

A sífilis se caracteriza pela presença de úlcera única, geralmente indolor, borda bem definida e regular, base endurecida e fundo limpo, ocorrendo no local da inoculação, acompanhada de linfadenopatia regional. A manifestação primária pode ser assintomática ou inexistente e ocorre geralmente de 3 a 8 semanas após o contato e evolui com resolução espontânea.

Atualmente, divide-se a sífilis em precoce (inclui sífilis primária, secundária e latente precoce) e tardia (inclui sífilis terciária e latente tardia). Em pacientes com imunodepressão, diferentes fases podem coexistir. Apenas a fase inicial é abordada neste capítulo.

Cancroide

O cancroide se caracteriza pela presença de lesão única ou múltiplas lesões, dolorosas, com bordas elevadas e fundo com exsudato purulento acinzentado ou amarelado, acompanhadas de adenopatia-satélite (bubão) em até 50% dos casos, com ou sem supuração. Os locais mais frequentemente acometidos no pênis são a glande e o sulco balanoprepucial e, na vagina, pequenos e grandes lábios. Lesões cervicais ou retais podem passar despercebidas.

Linfogranuloma venéreo

A evolução do linfogranuloma venéreo pode ser dividida em três fases. A fase inicial ocorre 3 a 12 dias após a exposição e geralmente passa despercebida. É caracterizada por úlcera indolor e autolimitada, com resolução espontânea em poucos dias. A fase secundária ou linfática regional ocorre 1 a 6 semanas após a fase inicial e se caracteriza por adenopatia inguinal/femoral dolorosa e geralmente unilateral. Em pessoas que praticam sexo vaginal ou anal receptivo, pode ocorrer proctocolite. A fase tardia é caracterizada pela confluência dos linfonodos com supuração por múltiplos orifícios no clássico sinal do "bico de regador" quando afeta a região inguinal, ou pela proctocolite hemorrágica ou supurativa em casos de infecção anorretal. Após essa fase, pode ocorrer a destruição dos canais linfáticos causando elefantíase genital, estiomene, fístulas e estenose retal. Há relatos de acometimento oral com lesões supurativas em linfonodos cervicais.

Granuloma inguinal

O granuloma inguinal é caracterizado inicialmente por úlcera plana de crescimento progressivo, fundo granuloso e friável, que pode se tornar vegetante ou ulcerovegetante, com lesões "em espelho" por autoinoculação em região inguinal ou bordas cutâneas e mucosas adjacentes.

Herpes genital

A infecção causada pelo herpes simples pode ser assintomática em até 37% dos casos. A primoinfecção possui período de incubação de 6 dias e caracteriza-se por lesões eritematopapulosas que evoluem para formações vesiculares, geralmente agrupadas, com conteúdo citrino, e acompanhadas de dor local tipo queimação e sintomas gerais, como febre, astenia e disúria. As mucosas costumam ser o local acometido, mas também pode ocorrer na pele. As reativações ocorrem mais frequentemente no primeiro ano de infecção e geralmente são precedidas por sintomas como queimação e dor local.

A formação de vesículas geralmente ocorre na pele. Nas mucosas, em razão da ausência de camada córnea, a parte superior rompe-se e formam-se úlceras rasas e dolorosas. Ocorre regressão espontânea em até 10 dias.

DIAGNÓSTICO

Uretrites

Nas uretrites, observa-se a presença de corrimento purulento em meato uretral de pessoas sexualmente ativas associada à presença de glóbulos brancos e/ou bactérias no esfregaço uretral e/ou presença de leucócitos no EAS de primeiro jato. Na ausência de um teste confirmatório, o diagnóstico presuntivo deve ser feito levando-se em consideração a clínica do paciente.

Os testes específicos para as uretrites gonocócicas e não gonocócicas são:

- Uretrites gonocócicas:
  - Cultura do fluido uretral em meio seletivo para gonococo (sensibilidade: 95%).
  - Bacterioscopia com coloração pelo Gram de esfregaço do fluido uretral: visualização de diplococos Gram-negativos.
  - Testes moleculares como PCR no fluido uretral.
- Uretrites não gonocócicas:
  - Cultura do fluido uretral em células de McCoy.
  - Microscopia com coloração por Giemsa do fluido uretral.
  - Técnicas moleculares como PCR no fluido uretral.

Úlceras genitais

Sífilis

A sífilis apresenta uma úlcera típica, mas os sintomas podem estar ausentes, com um teste treponêmico inicial positivo e confirmado com um teste não treponêmico também positivo.

Os exames a serem solicitados são:

- Exame em campo escuro e pesquisa direta de treponemas na secreção da úlcera.
- Testes imunológicos (no soro):
  - Treponêmico: testes rápidos, hemaglutinação, IFI (FTA-Abs) e ELISA.
  - Não treponêmico: VDRL e RPR.

Cancroide

O cancroide apresenta lesão clínica sugestiva com confirmação por microscopia, cultura ou PCR. Se não for possível a microscopia, o diagnóstico presuntivo é pela clínica característica. Podem ser úteis:

- Microscopia de exsudato da base da úlcera, com visualização de bacilos Gram-negativos em formato de "cardume".
- Cultura do exsudato da úlcera em meio especial e PCR.

Linfogranuloma venéreo

Os exames sorológicos são geralmente inespecíficos e a cultura, indisponível. Mediante a presença de lesões suspeitas inguinais e anorretais, deve-se iniciar o tratamento preconizado. O diagnóstico se baseia na clínica. A PCR em exsudato da fístula ou aspirado de adenomegalias permite o diagnóstico de certeza, quando disponível.

Granuloma inguinal

O granuloma inguinal apresenta uma lesão clinicamente sugestiva, com confirmação por exame histopatológico da biópsia da lesão, com visualização de corpos de Donovan.

Herpes genital

A conduta no herpes genital se baseia na clínica. A PCR é o método de escolha para o diagnóstico de certeza. A sorologia tem valor limitado em vista da alta presença de anticorpos em pessoas assintomáticas e a incapacidade de diferenciar lesões orais de genitais.

DIAGNÓSTICO DIFERENCIAL

Uretrites

O diagnóstico diferencial das uretrites baseado apenas em sinais e sintomas é difícil. A presença de fluido uretral purulento é mais sugestiva de gonorreia, enquanto disúria isolada aumenta a probabilidade de se tratar de infecção por clamídia.

A realização da bacterioscopia pelo Gram é relativamente simples e permite a distinção de uretrites gonocócicas e não gonocócicas. A tricomoníase deve ser considerada em praticantes de sexo vaginal insertivo.

Úlceras genitais

A diferenciação das úlceras genitais apenas por critério clínico pode não ser possível por conta de apresentações atípicas ou coinfecções. Úlcera única e indolor sugere sífilis ou linfogranuloma venéreo. Múltiplas úlceras e dolorosas são mais características de cancroide e herpes genital. A presença de vesículas é altamente sugestivo de lesão herpética. Múltiplas úlceras indolores sugerem granuloma inguinal. Linfonodos aumentados e dolorosos podem ocorrer no cancroide, no linfogranuloma venéreo e no herpes genital. Já a presença de linfonodomegalia reacional é mais comum na sífilis e no granuloma inguinal. A formação de bubão pode ocorrer no cancroide e no linfogranuloma venéreo.

O herpes simples pode causar sintomas que se confundem com infecção urinária baixa. A ausência de crescimento bacteriano na cultura de urina com lesões típicas pode sugerir a infecção.

O diagnóstico definitivo de uma IST é feito apenas com os testes específicos citados anteriormente. Dessa forma, as causas não infecciosas podem ser afastadas com a anamnese e devem ser pensadas após a definitiva exclusão das etiologias infecciosas. Situações de difícil identificação são exemplificadas na Tabela 3.

TRATAMENTO

A terapia com antimicrobianos é eficaz e resolutiva em casos não complicados e deve ser instituída imediatamente ao diagnóstico sindrômico e/ou laboratorial de IST. As principais causas de falha do tratamento são a não adesão à terapia, a prescrição do antimicrobiano errado ou em dose inadequada e a reinfecção. Haja vista a resistência a fluoro-

Tabela 3 Situações de difícil reconhecimento nos casos com úlceras genitais

Sintoma	Pensar em
Disúria isolada	Infecção por clamídia ou por herpesvírus
Múltiplas úlceras dolorosas	Cancroide, linfogranuloma venéreo, herpesvírus e apresentação atípica de sífilis

quinolonas, essa classe não é mais indicada no tratamento de uretrites gonocócicas. Para as IST que cursam com formação de bubão, a drenagem deve ser feita por punção com agulha calibrosa.

Uretrites

Abordagem sindrômica

- Ceftriaxona 500 mg, IM, em dose única + azitromicina 1 g, VO, em dose única.
- Alternativa: ceftriaxona 500 mg, IM, em dose única + doxiciclina 100 mg, VO, a cada 12 horas, por 7 dias.

Gonocócica

- Escolha inicial: ceftriaxona 500 mg, IM, em dose única + azitromicina 1 g, VO, em dose única.
- Situações especiais:
  - Impossibilidade de administração IM (prótese glútea, distúrbios da coagulação etc.): ceftriaxona 1 g, IV, em dose única + azitromicina 1 g, VO, em dose única.
  - Pacientes com mais de 150 kg: ceftriaxona 1 g, IM, em dose única + azitromicina 1 g, VO, em dose única.
  - Infecção gonocócica disseminada/ complicada: ceftriaxona 1 g, IV, uma vez ao dia, por pelo menos 7 dias + azitromicina 1 g, VO, em dose única.
  - Alergia a cefalosporina ou falha ao tratamento inicial: gentamicina 240 mg, IM, em dose única + azitromicina 2 g, VO, em dose única.

A British Association for Sexual Health and HIV (BASHH), no Reino Unido, e o Centers for Disease Control and Prevention (CDC), nos EUA, não mais recomendam a terapia com segundo agente além da cefalosporina em uretrite gonocócica confirmada e sugerem o uso de ertapeném em caso de falha do tratamento inicial.

Não gonocócica

- Azitromicina 1 g, VO, em dose única.
- Alternativa: doxiciclina 100 mg, VO, a cada 12 horas, por 7 dias.

A União Internacional contra as Infecções Sexualmente Transmissíveis, na Europa, preconiza a doxiciclina como tratamento de escolha e, caso a azitromicina seja escolhida, indica seu uso por 5 dias.

Tricomoníase

- Metronidazol 500 mg, VO, a cada 12 horas, por 7 dias.
- Alternativa: clindamicina 300 mg, VO, a cada 12 horas, por 7 dias.

Úlcera genital

Sífilis primária

- Escolha inicial:
  - Penicilina G benzatina 2.400.000 UI, IM, em dose única.
- Alternativas:
  - Doxiciclina 100 mg, VO, a cada 12 horas, por 14 dias.
  - Ceftriaxona 1 g, IV/IM, uma vez ao dia, por 10 a 14 dias.

Cancroide

- Escolha inicial:
  - Ceftriaxona 250 mg, IM, ou azitromicina 1 g, VO, em dose única.
- Alternativas:
  - Ciprofloxacino 500 mg, VO, a cada 12 horas, por 3 dias.

Linfogranuloma venéreo

- Escolha inicial:
  - Doxiciclina 100 mg, VO, a cada 12 horas, por 21 dias.
- Alternativas:
  - Azitromicina 1 g, VO, uma vez por semana, por 3 semanas.
  - Eritromicina 500 mg, VO, a cada 6 horas, por 21 dias.

Granuloma inguinal

- Escolha inicial:
  - Azitromicina 1 g, VO, uma vez por semana, por 21 dias. Caso não haja cicatrização das lesões até o 21º dia, o tratamento deve ser estendido até a sua completa resolução.
- Alternativas:
  - Doxiciclina 100 mg, VO, a cada 12 horas, por 21 dias. Caso não haja cicatrização das lesões até o 21º dia, o tratamento deve ser estendido até a sua completa resolução.
  - Ciprofloxacino 750 mg, VO, a cada 12 horas, por 21 dias. Caso não haja cicatrização das lesões até o 21º dia, o tratamento deve ser estendido até a sua completa resolução.
  - Sulfametoxazol+trimetoprima 800/160 mg, VO, a cada 12 horas, por 21 dias. Caso não haja cicatrização das lesões até o 21º dia, o tratamento deve ser estendido até a sua completa resolução.

Herpes genital

- Primeiro episódio:
  - Aciclovir 400 mg, VO, a cada 8 horas, por 7 a 10 dias.
  - Aciclovir 200 mg, VO, cinco vezes ao dia, por 7 a 10 dias.
  - Valaciclovir 1 g, VO, a cada 12 horas, por 7 a 10 dias.
- Recidiva:
  - Aciclovir 400 mg, VO, a cada 8 horas, por 5 dias.
  - Aciclovir 800 mg, VO, a cada 12 horas, por 3 a 5 dias.
  - Valaciclovir 500 mg, VO, a cada 12 horas, por 3 dias.
- Grave/imunodeprimidos:
  - Aciclovir 5 a 10 mg/kg, IV, a cada 8 horas, por 7 dias.
- Supressão crônica (seis ou mais episódios por ano):
  - Aciclovir 400 mg, VO, a cada 12 horas, por 6 meses a 2 anos.
  - Valaciclovir 500 mg, VO, uma vez ao dia, por 6 meses a 2 anos.

PREVENÇÃO

A prevenção de IST deve ser abordada de forma combinada, uma vez que métodos isolados não são eficazes para evitar novas infecções e o cuidado e a percepção de risco variam nas diferentes faixas etárias e em cada indivíduo (Tabelas 4 e 5). Desse modo, o cuidado é individualizado junto a cada paciente.

Tabela 4 Fatores de risco para aquisição de IST

Práticas sexuais desprotegidas
Início precoce da vida sexual
Múltiplas parcerias sexuais (segundo a OMS, mais de duas parcerias diferentes em 6 meses)
Dificuldade de acesso à saúde
Idade < 40 anos
Pessoas pretas e pardas
Pessoas em estado de fragilidade social/baixa escolaridade/baixo nível socioeconômico
Homens que fazem sexo com homens

IST: infecções sexualmente transmissíveis; OMS: Organização Mundial da Saúde.

Tabela 5 Complicações

Uretrites
Estenose de uretra/fimose/parafimose
Infertilidade
Infecções gonocócicas disseminadas
Doença inflamatória pélvica/dor pélvica crônica
Parto prematuro e sepse neonatal
Conjuntivite gonocócica
Prostatite/orquite/epididimite
Úlceras genitais
Estenose de uretra/fimose/parafimose
Infecção secundária
Deformidades anatômicas
Amputação de clitóris ou pequenos/grandes lábios
Amputação de pênis
Sífilis terciária
Sífilis congênita/neonatal

A educação sexual inclui a prática de sexo seguro com o uso correto e constante de preservativo interno (feminino) ou externo (masculino), diagnóstico precoce de IST, acessibilidade ao melhor tratamento disponível e rastreio de parcerias sexuais.

BIBLIOGRAFIA

1. Brasil. Ministério da Saúde. Departamento de Doenças de Condições Crônicas e Infecções Sexualmente Transmissíveis. Protocolo clínico e diretrizes terapêuticas para atenção integral às pessoas com infecções sexualmente transmissíveis (IST). Brasília: Ministério da Saúde, 2015.
2. Magnuson HJ, Thomas EW, Olansky S, Kaplan BI, De Mello L, Cutler JC. Inoculation syphilis in human volunteers. Medicine (Baltimore). 1956; 35(1):33.
3. Manhart LE, Broad JM, Golden MR. Mycoplasma genitalium: should we treat and how? Clin Infect Dis. 2011; 53 suppl 3:S129-42.
4. Rane VS, Fairley CK, Weerakoon A, Read TH, Fehler G, Chen MY, et al. Characteristics of acute nongonococcal urethritis in men differ by sexual preference. J Clin Microbiol. 2014; 52(8):2971-6.
5. Tyndall MW, Agoki E, Plummer FA, Malisa W, Ndinya-Achola JO, Ronald AR. Single dose azithromycin for the treatment of chancroid: a randomized comparison with erythromycin. Sex Transm Dis. 1994; 21(4):231-4.
6. Workowski KA, Bolan GA; Centers for Disease Control and Prevention. Sexually transmitted diseases treatment guidelines, 2015. MMWR Recomm Rep. 2015; 65(RR-03):1-137.

Parte II

Etiologias de importância específica

22

Raiva

Marcellus Dias da Costa
Káris Maria de Pinho Rodrigues

DESTAQUES

- Raiva é uma doença com alta letalidade. Poucos pacientes sobreviveram após a adoção dos protocolos de tratamento de Milwaukee e brasileiro.
- Atendimentos em serviços de emergências para avaliação de profilaxia de raiva são frequentes. Conhecer as indicações e esquemas salva vidas, em especial por conta da alta letalidade.

INTRODUÇÃO

A raiva é uma doença conhecida desde a Antiguidade. Na *Ilíada*, Homero já mencionava a existência de cães raivosos. A Deusa Ártemis era venerada, entre outros atributos, por seu poder de proteção e cura da raiva. Hipócrates também escreveu sobre a doença. No século XIX, o francês Louis Pasteur iniciou seus estudos sobre a raiva e em 1881 conseguiu o isolamento do vírus. Já em 1885 desenvolveu e aplicou uma vacina.

Trata-se de uma antropozoonose transmitida ao homem pela inoculação do vírus presente na saliva e nas secreções do animal infectado, principalmente pela mordedura. A doença humana se caracteriza por uma encefalite progressiva e praticamente 100% letal, para a qual não há tratamento comprovadamente eficaz. Em 2004, uma paciente que adquiriu a doença após exposição a morcego nos EUA e foi submetida a um tratamento à base de antivirais e indução ao coma, denominado protocolo de Milwaukee, sobreviveu sem receber vacina ou soro. Em 2008, outros dois pacientes foram submetidos a um protocolo adaptado, baseado em Milwaukee, e também sobreviveram, um deles na Colômbia e outro no Brasil, originando o protocolo de tratamento de raiva humana no Brasil.

ETIOLOGIA

A raiva é causada por um vírus RNA de fita simples, senso negativo, em forma de projétil (uma extremidade plana e a outra arredondada), da família *Rhabdoviridae* e do gênero *Lyssavirus*. O gênero possui, atualmente, sete espécies distintas (genótipos 1 a 7).

EPIDEMIOLOGIA

A doença ocorre em mais de 150 países em todos os continentes, excetuando-se a Antártida. A maioria dos casos humanos ocorre em regiões da Ásia e da África, fazendo com que a doença seja considerada ameaça potencial para mais de 3,3 bilhões de pessoas no mundo. Cerca de 50 mil pessoas morrem anualmente de raiva ao redor do mundo. Nos países desenvolvidos, onde a doença na população canina é controlada, mamíferos silvestres como a raposa, o lobo, o gambá e, principalmente, o morcego são os reservatórios do vírus e os responsáveis pela transmissão ao homem. No Brasil, o morcego é o principal responsável pela manutenção da cadeia silvestre.

No Brasil, de 2010 a 2018 foram registrados 36 casos de raiva humana. Desses, 9 casos tiveram o cão como animal agressor; 19, o morcego; 4, primatas não humanos; 3, felinos; e em 1 deles não foi possível identificar o animal agressor. Entre 2015 e 2018, apenas 1 caso de raiva humana foi causado pela variante de vírus encontrada em cães (variante 1), mas foi associado à introdução de um animal infectado pela fronteira com a Bolívia. Em 2017, houve 1 caso de transmissão urbana, em Pernambuco, na cidade do Recife, por um gato de rua infectado com a variante 3 que atacou a dona de uma loja de animais. No ano de 2018, os 11 casos de raiva humana no Brasil foram associados à contaminação direta por morcegos. Atualmente, a maioria dos casos de raiva em cães e gatos que ocorrem no Brasil se devem a variantes de vírus que ocorrem em morcegos, que fazem parte do ciclo silvestre, e atingem animais domésticos apenas acidentalmente. Na cidade do Rio de Janeiro, entre 2016 e 2018, foram encontrados 13 morcegos não hematófagos infectados e em 2019, em Niterói, 1 primata da espécie *Callitrix jacchus* (sagui de tufos brancos) também foi infectado. Animais como *Callitrix* sp., à semelhança dos morcegos, podem se aproximar das habitações e transmitir a doença para animais domésticos e humanos.

Esses dados demonstram a importância dos animais domésticos como transmissores secundários da raiva e a relevância da raiva transmitida por animais silvestres, que passa a merecer atenção e consiste em grande desafio para vigilância e controle. No estado do Rio de Janeiro, o último caso de raiva humana havia sido registrado em São José do Vale do Rio Preto, em 2006; no entanto, em 2020, houve 1 óbito no município de Angra dos Reis, transmitido por morcego.

FISIOPATOLOGIA

O vírus da raiva é neurotrópico e sua ação no SNC causa quadro clínico característico de encefalomielite aguda, decorrente da replicação viral nos neurônios.

A transmissão ocorre quando o vírus contido na saliva e nas secreções do animal infectado penetra no tecido, principalmente pela mordedura e mais raramente pela arranhadura ou lambedura de mucosas e/ou pele lesionada. Em seguida, multiplica-se no ponto de inoculação, atinge o sistema nervoso periférico e migra para o SNC protegido pela camada de mielina. Estima-se que o genoma viral tenha um deslocamento de até 100 mm/dia, na dependência da concentração do vírus da raiva e da cepa viral, até chegar ao SNC. Não há viremia. A partir daí, dissemina-se através de nervos somáticos e autonômicos para órgãos intensamente inervados como as glândulas salivares, onde também se replica, sendo eliminado na saliva das pessoas ou animais infectados. Essa disseminação faz com que o vírus atinja também terminações nervosas sensoriais do tecido cutâneo da cabeça e do pescoço, onde se pode demonstrar a presença de antígeno viral. Por isso, a biópsia de tecido dessa região pode ser utilizada como método diagnóstico, utilizando-se a imunofluorescência direta ou RT-PCR.

Período de incubação

No homem, o período de incubação varia de 14 a 90 dias (mais frequentemente, entre 2 e 8 semanas), todavia existem casos descritos com períodos de incubação menores e alguns casos com períodos de incubação longos (até 6 anos), informação importante para o clínico que se depara com um paciente apresentando quadro de encefalite com raiva sem história recente de exposição. Em função disso, a profilaxia da raiva humana pós-exposição, quando indicada, deve ser iniciada mesmo se a procura for tardia (até 1 ano após a exposição).

Para os animais, o período de incubação pode variar entre espécies e, em algumas delas, nem é conhecido, fator que demanda conduta imediata e inviabiliza a observação do animal. Em cães, gatos e furões, a doença se desenvolve até o décimo dia após exposição, permitindo que sejam mantidos em observação por 10 dias em caso de exposição humana para avaliação de conduta profilática.

SINAIS E SINTOMAS

A raiva se divide em quatro fases: fase prodrômica, fase neurológica aguda, coma e morte. A fase neurológica aguda, por sua vez, pode ser dividida em duas: furiosa e paralítica. Cada uma dessas fases tem sinais e sintomas característicos.

A fase prodrômica pode durar 2 a 10 dias e se caracteriza por sinais e sintomas inespecíficos: febre, cefaleia, tonturas, mal-estar geral, mialgia e, em alguns casos, linfadenopatias dolorosas. No local do acidente, pode ocorrer prurido e parestesia. O paciente pode apresentar ainda odinofagia, disfagia, sialorreia, tosse e rouquidão.

Na fase neurológica aguda, a depender da forma apresentada pelo paciente (furiosa ou paralítica), os sinais e sintomas podem ser: ansiedade, insônia, agitação, agressividade, depressão e alteração do comportamento. Aparecem, então, as fobias: hidrofobia, aerofobia e fotofobia. Os sintomas vão se agravando com hiperacusia, hiperosmia, espasmos faríngeos, confusão, delírio, alucinação, convulsões focais ou generalizadas e perda do tônus muscular. A evolução natural da doença é o paciente entrar em coma e morrer.

DIAGNÓSTICO DIFERENCIAL

A raiva é uma doença de manifestação clínica diversa cujos sintomas clássicos (hidrofobia e aerofobia) não estão presentes em todos os pacientes. Por conta disso, muitas doenças podem ser confundidas com raiva em algum aspecto e mesmo causas não infeciosas devem fazem parte do diagnóstico diferencial. Destacam-se:

- Infecciosas: tétano, poliomielite, malária cerebral, botulismo e todas doenças infecciosas que podem causar encefalites (herpes, Aids, arboviroses, enteroviroses etc.).
- Causas não infecciosas: intoxicação por atropina, síndrome de Guillain-Barré, uso de drogas ou síndrome de abstinência, síndrome neuroléptica maligna e quadros psiquiátricos graves.

DIAGNÓSTICO

A confirmação laboratorial dos casos de raiva humana pode ser realizada por:

- IFD; isolamento do vírus por meio da inoculação em camundongos ou culturas de células; PCR para detecção e identificação de RNA do vírus nas amostras de tecido bulbar de folículos pilosos, obtidos por biópsia de pele da região cervical, raspado de mucosa lingual (*swab*) ou de tecidos de impressão de córnea. Quando negativos, no entanto, esses exames não excluem a possibilidade da doença.
- Detecção de anticorpos específicos no soro ou liquor pela técnica de soroneutralização em cultura celular, em pacientes sem antecedentes de vacinação antirrábica.

TRATAMENTO

A quase totalidade dos casos de raiva evolui para o óbito; no entanto, após a aplicação do protocolo de tratamento de Milwaukee, bem como do protocolo brasileiro, permitir que alguns pacientes sobrevivessem, no Brasil passou-se a preconizar a adoção do segundo em todos os casos de suspeita clínica da doença nas quais haja vínculo epidemiológico e que não tenham recebido a profilaxia adequada.

A conduta se baseia em sedação profunda acompanhada de assistência ventilatória, dieta hiperproteica e hipercalórica, uso de vasodilatadores cerebrais, biopterina (cofator para produção de neurotransmissores) e antiviral (amantadina). Recomenda-se que os pacientes que já tenham quadro clínico da doença estabelecido não sejam submetidos a utilização de nenhuma dose da vacina contra raiva ou aplicação de soro antirrábico (homólogo ou heterólogo).

PREVENÇÃO

A raiva humana pode ser prevenida pelo controle da transmissão urbana e evitando-se o contato com animais silvestres. Indivíduos que tenham risco maior de exposição por razões profissionais ou de lazer podem se prevenir com a vacinação pré-exposição. Após um agravo por contato com mamífero, quando existe o risco de infecção pelo vírus da raiva, pode ser feita a profilaxia pós-exposição. A profilaxia deve ser instituída o mais precocemente possível e deve ser iniciada a qualquer tempo, mesmo se a procura pelo serviço de saúde for após um período longo (até 1 ano após o acidente). Quando os cuidados pós-exposição são tomados em tempo adequado, a profilaxia é considerada efetiva para prevenção da doença, inclusive em casos de exposição classificada como de alto risco. A profilaxia é feita utilizando-se imunobiológicos (vacinas e imunoglobulinas).

Imunobiológicos utilizados no Brasil

- Vacinas de cultivo celular: são produzidas em cultura de células (diploides humanas, células *vero*, células de embrião de galinha) e apresentadas sob a forma liofilizada, acompanhadas de diluente. Devem ser conservadas em geladeira, fora do congelador, em temperatura entre 2 e 8°C até o momento de sua aplicação. A via de aplicação pode ser intramuscular ou intradérmica, nas doses de 0,5 ou 0,1 mL, respectivamente. A aplicação pode ser feita no músculo deltoide ou vasto lateral da coxa. Não se deve aplicar a vacina nas nádegas.

- Soro heterólogo (imunoglobulina equina): é uma solução concentrada e purificada de anticorpos obtida de equídeos imunizados contra o vírus da raiva. O soro deve ser conservado em geladeira entre 2 e 8°C. A dose indicada é de 40 UI/kg de peso do paciente. Deve-se infiltrar na(s) lesão(ões) a maior quantidade possível da dose do soro. Quando as lesões forem muito extensas ou múltiplas, a dose pode ser diluída, o mínimo possível, em SF, para que todas as lesões sejam infiltradas. Caso a região anatômica não permita a infiltração de toda a dose, a quantidade restante (menor possível) deve ser aplicada por via intramuscular na região glútea. Quando não se dispuser do soro ou de sua dose total, deve-se aplicar a quantidade disponível e iniciar a vacinação. A dose restante do soro deverá ser administrada antes da aplicação da terceira dose da vacina de cultivo celular. Após esse prazo, o soro não é mais necessário. A conduta mais importante antes da administração do soro é o interrogatório rigoroso sobre os antecedentes do paciente, avaliando:
  - Ocorrência e gravidade de quadros anteriores de hipersensibilidade.
  - Uso prévio de imunoglobulinas de origem equídea.
  - Existência de contatos frequentes com animais, principalmente equídeos, nos casos de contato profissional (veterinários) ou por lazer.

  Em caso de resposta afirmativa a um dos itens citados, o paciente é classificado como de risco e deve-se considerar a possibilidade de substituição do soro heterólogo pelo soro homólogo (imunoglobulina humana hiperimune antirrábica), se disponível. Caso não haja disponibilidade de soro homólogo, aconselha-se realizar o procedimento em ambiente hospitalar precedido de pré-medicação com anti-histamínicos e corticosteroides em dose anti-inflamatória.
- Soro homólogo (imunoglobulina humana hiperimune antirrábica): é uma solução concentrada e purificada de anticorpos, preparada a partir de hemoderivados de indivíduos imunizados com antígeno rábico. É um produto mais seguro que o soro antirrábico (em função das reações anafiláticas), porém de produção limitada, e, por isso, de baixa disponibilidade e alto custo. Deve ser conservada entre 2 e 8°C. É indicada somente para pacientes que se enquadram nos seguintes perfis: ocorrência de quadros anteriores de hipersensibilidade; uso prévio de imunoglobulinas de origem equídea; existência de contatos frequentes com animais, principalmente com equídeos, p. ex., nos casos de contato profissional (veterinários) ou por lazer. A dose indicada é de 20 UI/kg. Deve-se infiltrar a maior quantidade possível na(s) lesão(ões). Quando as lesões forem muito extensas ou múltiplas, a dose indicada pode ser diluída, o mínimo possível, em SF, para que todas as lesões sejam infiltradas. Caso a região anatômica não permita a infiltração de toda a dose, a quantidade restante (menor possível) deve ser aplicada por via intramuscular na região glútea.

Profilaxia pós-exposição

Em caso de possível exposição ao vírus da raiva, é imprescindível a limpeza do ferimento com água corrente abundante e sabão ou outro detergente, pois essa conduta diminui comprovadamente o risco de infecção. A limpeza deve ser cuidadosa, visando a eliminar as sujidades sem agravar o ferimento, e, em seguida, devem ser utilizados antissépticos como polivinilpirrolidona-iodo, iodopovidona e digluconato de clorexidina ou álcool iodado. As exposições (mordeduras, arranhaduras, lambeduras e contatos indiretos) devem ser avaliadas conforme as características do ferimento e do animal envolvido para fins de conduta de esquema profilático (Tabela 1). No caso específico de morcegos, como as lesões muitas vezes são de difícil detecção, caso o morcego seja encontrado no ambiente e não seja possível descartar o contato, deve ser realizada a profilaxia pós-exposição.

Os seguintes roedores e lagomorfos (urbanos ou de criação) são considerados como de baixo risco para a transmissão da raiva, por isso não é necessário indicar esquema profilático da raiva em caso de acidentes causados por esses animais: ratazana de esgoto (*Rattus norvegicus*), rato de telhado (*Rattus rattus*), camundongo (*Mus musculus*), cobaia ou porquinho-da-índia (*Cavea porcellus*), *hamster* (*Mesocricetus auratus*) e coelho (*Oryetolagus cuniculus*).

Profilaxia pós-exposição pela via intramuscular utilizando vacinas de cultivo celular

O esquema recomendado é de quatro doses administradas no período de 14 dias a partir do início do esquema, nos dias 0, 3, 7 e 14. Deve-se aplicar todo o volume do frasco, correspondente a 0,5 mL, nos músculos deltoide ou vasto lateral da coxa. Nos casos de não comparecimento, as doses de vacinas agendadas deverão sempre ser aplicadas em datas posteriores, nunca adiantadas:

- Se o paciente faltar para a segunda dose, aplicar no dia em que comparecer e agendar a terceira dose com intervalo mínimo de 2 dias.
- Se o paciente faltar para a terceira dose, aplicar no dia em que comparecer e agendar a quarta dose com intervalo mínimo de 7 dias.
- Se o paciente faltar para a quarta dose, aplicar no dia em que comparecer.

Profilaxia pós-exposição pela via intradérmica

A via intradérmica não é recomendada para pacientes imunossuprimidos ou que estejam utilizando o medicamento cloroquina, por não proporcionar resposta imune adequada.

Após reconstituída, a vacina deve ser utilizada no prazo de 6 a 8 horas desde que conservada entre 2 e 8ºC.

O esquema recomendado é de quatro doses administradas no período de 28 dias a partir do início do esquema, nos dias 0, 3, 7 e 28. Na via intradérmica, o volume aplicado em cada injeção é de 0,1 mL. Deve-se usar agulhas de insulina ou tuberculina para aplicação, que deve ser feita somente sobre o músculo deltoide. Considera-se como uma dose a aplicação de 0,1 mL em dois locais distintos; portanto, a pessoa que sofreu acidente com risco de exposição ao vírus da raiva e fará a profilaxia pós-exposição por via intradérmica, a cada dia de aplicação da vacina, recebe duas aplicações de 0,1 mL em locais distintos. Nos casos de não comparecimento, as doses de vacinas agendadas deverão ser aplicadas em datas posteriores, nunca adiantadas:

- Se o paciente faltar para a segunda dose, aplicar no dia em que comparecer e agendar a terceira dose com intervalo mínimo de 4 dias.
- Se o paciente faltar para a terceira dose, aplicar no dia em que comparecer e agendar a quarta dose com intervalo mínimo de 21 dias.
- Se o paciente faltar para a quarta dose, aplicar no dia em que comparecer.

Tabela 1 Esquema de profilaxia da raiva humana pós-exposição

Tipo de exposição	Animal agressor				
	Cão ou gato		Mamífero doméstico de interesse econômico (bovídeos, equídeos, caprinos, suínos e ovinos)	Mamíferos silvestres (raposa, macaco, sagui)	Morcegos
	Animal passível de observação por 10 dias e sem sinais sugestivos de raiva	Animal não passível de observação por 10 dias ou com sinais sugestivos de raiva			
Contato indireto ▪ Tocar ou dar de comer para animais ▪ Lambedura em pele íntegra ▪ Contato em pele íntegra com secreções ou excreções de animal, ainda que raivoso ou de caso humano	▪ Lavar com água e sabão ▪ Não indicar profilaxia	▪ Lavar com água e sabão ▪ Não indicar profilaxia	▪ Lavar com água e sabão ▪ Não indicar profilaxia	▪ Lavar com água e sabão ▪ Não indicar profilaxia	▪ Lavar com água e sabão ▪ Iniciar profilaxia: vacina* (dias 0, 3, 7 e 14) e soro (SAR ou IGHAR)#
Leve ▪ Mordedura ou arranhadura superficial no tronco ou nos membros, exceto mãos e pés ▪ Lambedura de lesões superficiais	▪ Lavar com água e sabão ▪ Não iniciar profilaxia ▪ Manter o animal em observação por 10 dias: – Se permanecer vivo e saudável, suspender a observação no 10º dia e encerrar o caso. – Se morrer, desaparecer ou apresentar sinais de raiva, indicar vacina* (dias 0, 3, 7 e 14)	▪ Lavar com água e sabão ▪ Iniciar profilaxia: vacina* (dias 0, 3, 7 e 14)	▪ Lavar com água e sabão ▪ Iniciar profilaxia: vacina* (dias 0, 3, 7 e 14)	▪ Lavar com água e sabão ▪ Iniciar profilaxia: vacina* (dias 0, 3, 7 e 14) e soro (SAR ou IGHAR)#	▪ Lavar com água e sabão ▪ Iniciar profilaxia: vacina* (dias 0, 3, 7 e 14) e soro (SAR ou IGHAR)#

(continua)

Tabela 1 Esquema de profilaxia da raiva humana pós-exposição *(continuação)*

Tipo de exposição	Animal agressor				
	Cão ou gato		Mamífero doméstico de interesse econômico (bovídeos, equídeos, caprinos, suínos e ovinos)	Mamíferos silvestres (raposa, macaco, sagui)	Morcegos
	Animal passível de observação por 10 dias e sem sinais sugestivos de raiva	Animal não passível de observação por 10 dias ou com sinais sugestivos de raiva			
Grave ■ Mordedura ou arranhadura nas mucosas, no segmento cefálico, nas mãos ou nos pés ■ Mordedura ou arranhadura múltiplas ou extensas, em qualquer região do corpo ■ Mordedura ou arranhadura profunda, mesmo que puntiforme ■ Lambedura de lesões profundas ou de mucosas, mesmo que intactas ■ Mordedura ou arranhadura causada por mamífero silvestre	■ Lavar com água e sabão ■ Não iniciar profilaxia ■ Manter o animal em observação por 10 dias: – Se permanecer vivo e saudável, suspender a observação no 10º dia e encerrar o caso – Se morrer, desaparecer ou apresentar sinais de raiva, indicar vacina* (dias 0, 3, 7 e 14) e soro (SAR ou IGHAR)#	■ Lavar com água e sabão ■ Iniciar profilaxia: vacina* (dias 0, 3, 7 e 14) e soro (SAR ou IGHAR)#	■ Lavar com água e sabão ■ Iniciar profilaxia: vacina* (dias 0, 3, 7 e 14) e soro (SAR ou IGHAR)#	■ Lavar com água e sabão ■ Iniciar profilaxia: vacina* (dias 0, 3, 7 e 14) e soro (SAR ou IGHAR)#	■ Lavar com água e sabão ■ Iniciar profilaxia: vacina* (dias 0, 3, 7 e 14) e soro (SAR ou IGHAR)#

* A vacina deverá ser administrada por via intradérmica (ID) ou intramuscular (IM). Intradérmica: dose de 0,2 mL. O volume da dose deve ser dividido em duas aplicações de 0,1 mL cada e administradas em dois sítios distintos, independente da apresentação da vacina (0,5 ou 1,0 mL a depender do laboratório produtor). Aplicação na inserção do músculo deltoide ou no antebraço. Intramuscular: dose de 0,5 ou 1,0 mL (a depender do laboratório produtor). Administrar todo o volume do frasco. Aplicação no músculo deltoide ou no vasto lateral da coxa em crianças menores de 2 anos. Não aplicar no glúteo.

O soro antirrábico (SAR) ou a imunoglobulina humana antirrábica (IGHAR) devem ser administrados no dia 0. Caso não esteja disponível, aplicar o mais rápido possível até o 7º dia após a aplicação da 1ª dose de vacina. Após esse prazo, é contraindicado. Existindo clara identificação da localização da(s) lesão(ões), recentes ou cicatrizadas, deve-se infiltrar o volume total indicado, ou o máximo possível, dentro ou ao redor da(s) lesão(ões). Se não for possível, aplicar o restante por via intramuscular, respeitando o volume máximo de cada grupo muscular mais próximo da lesão. Soro antirrábico: 40 UI/kg de peso. Imunoglobulina humana antirrábica: 20 UI/kg de peso.

Outras recomendações

- Deve-se avaliar o ferimento e a situação vacinal também contra o tétano, procedendo à profilaxia conforme cada caso.
- A sutura dos ferimentos deve ser evitada, pois pode aprofundar o vírus. Devem ser feitos pontos de aproximação quando necessário, 1 hora após infiltração do soro/imunoglobulina.
- O uso de antimicrobianos deve considerar a extensão e a localização das lesões, o animal agressor e as características do paciente (idade, imunodeficiência etc.).

Profilaxia pré-exposição

A profilaxia pré-exposição apresenta as seguintes vantagens: simplifica a terapia pós-exposição, eliminando a necessidade de imunização passiva; diminui o número de doses da vacina no pós-exposição e desencadeia resposta imune secundária mais rápida (*booster*), quando se inicia a pós-exposição.

Indivíduos submetidos a risco frequente de exposição, como profissionais e estudantes das áreas de medicina veterinária e biologia, funcionários de zoológicos e lojas de animais, e trabalhadores de laboratórios de virologia que pesquisem o vírus da raiva, têm indicação de receber a profilaxia pré-exposição.

O esquema é composto por duas doses de vacina, IM ou ID, nos dias 0 e 7. Além disso, o Ministério da Saúde determina que esses profissionais devem fazer o controle sorológico 14 dias após a aplicação da última dose da vacina e anualmente. Os indivíduos vacinados com profilaxia pré-exposição que apresentam títulos contra raiva ≥ 0,5 UI/mL são considerados protegidos.

Ainda assim, caso haja um acidente com mamífero, esses indivíduos deverão receber duas doses de reforço, uma aplicada o mais rápido possível após o acidente, e a segunda 3 dias depois. Nesse caso, não é necessária a aplicação de soro homólogo ou heterólogo.

BIBLIOGRAFIA

1. Brasil. Ministério da Saúde. Saúde de A a Z: raiva. Brasília: Ministério da Saúde; 2020. Disponível em: https://www.gov.br/saude/pt-br/assuntos/saude-de-a-a-z-1/r/raiva.
2. Brasil. Ministério da Saúde. Secretaria de Vigilância em Saúde. Coordenação-Geral do Programa Nacional de Imunização/Coordenação-Geral de Doenças Transmissíveis (CGPNI/CGDT). Nota informativa: alterações no esquema de vacinação da raiva humana pós-exposição, 26-Sei/2017. Brasília: Ministério da Saúde; 2017.
3. Brasil. Ministério da Saúde. Secretaria de Vigilância em Saúde. Departamento de Vigilância Epidemiológica. Normas técnicas de profilaxia da raiva humana. Brasília: Ministério da Saúde; 2014.
4. Brasil. Ministério da Saúde. Secretaria de Vigilância em Saúde. Secretaria de Vigilância em Saúde. Departamento de Vigilância Epidemiológica. Protocolo de tratamento da raiva humana no Brasil. Brasília: Ministério da Saúde; 2011.
5. Hemachudha T, Laothamatas J, Rupprecht CE. Human rabies: a disease of complex neuropathogenetic mechanisms and diagnostic challenges. Lancet Neurol. 2002; 1(2):101-9.
6. Mahadevan A, Suja MS, Mani RS, Shankar SK. Perspectives in diagnosis and treatment of rabies viral encephalitis: insights from pathogenesis. Neurotherapeutics. 2016; 13(3):477-92.
7. World Health Organization. Rabies vaccines: WHO position paper, April 2018: recommendations. Vaccine. 2018; 36(37):5500-3.

23

Febre amarela

Lessandra Michelin
Rodrigo Schrage Lins

DESTAQUES

- Febre amarela é uma doença que pode cursar com rápida deterioração clínica e precisa de atenção da equipe em casos graves.
- O tratamento em geral é de suporte clínico e intensivo.
- O diagnóstico etiológico é feito principalmente por métodos sorológicos.
- A classificação da doença em leve, moderada e grave ajuda a definir a conduta terapêutica.
- Casos suspeitos de febre amarela e de efeitos adversos à vacina são de notificação compulsória.

INTRODUÇÃO

A febre amarela é uma doença febril aguda que tem o potencial de causar doença grave com rápida deterioração clínica e alta letalidade. É causada por um flavivírus (vírus da família *Flaviviridae*). Também é conhecida como uma doença do grupo das arboviroses; no entanto, os arbovírus e as arboviroses não fazem parte de classificação taxonômica. Essa denominação surgiu para agrupar vírus transmitidos por artrópodes envolvidos no desenvolvimento de encefalites. A febre amarela é transmitida por mosquitos silvestres (sendo os principais *Haemagogus janthinomys*, *Haemagogus leucocelaenus* e espécies do gênero *Sabethes*), com potencial de disseminação urbana por *Aedes aegypti*.

EPIDEMIOLOGIA

O vírus da febre amarela infecta principalmente primatas não humanos, sendo o homem considerado hospedeiro acidental. Os primatas são os principais hospedeiros no chamado ciclo silvestre da febre amarela, sendo também acometidos pela doença. No ciclo urbano, não registrado no Brasil desde 1942, o homem é o hospedeiro principal, tornando-se contínuo o ciclo entre homem e mosquitos do gênero *Aedes*. Seguindo esse conceito, a aproximação do ecossistema urbano com o silvestre de forma desordenada pode facilitar a infecção do homem e ajudar no surgimento da transmissão urbana da doença.

O período de incubação é de 3 a 6 dias, mas considera-se que pode se estender até 15 dias. Todas as pessoas são naturalmente suscetíveis e a infecção confere imunidade duradoura por toda a vida. Filhos de mães imunes podem apresentar imunidade passiva nos primeiros meses de vida, de forma semelhante ao que acontece com diversas outras doenças.

A doença é de notificação compulsória e imediata, conforme definido na "Lista Nacional de Notificação Compulsória de Doenças, Agravos e Eventos de Saúde Pública", unificada pela Portaria de Consolidação nº 4, de 28 de setembro de 2017. Assim, todo caso suspeito deve ser prontamente comunicado por telefone ou *e-mail* às autoridades, por se tratar de doença grave com risco de dispersão para outras áreas do território nacional e internacional. A notificação deve ser registrada por meio do preenchimento da "Ficha de notificação/investigação da febre amarela" e inserida no Sistema de Informação de Agravos de Notificação (Sinan).

MANIFESTAÇÕES CLÍNICAS

A maioria dos casos de febre amarela é assintomático ou leve (40 a 60% das vezes). O quadro clínico é composto por febre, cefaleia intensa e contínua, inapetência, náuseas e mialgia. Em alguns casos, pode-se observar o sinal de Faget (bradicardia com febre alta). As formas graves ocorrem em cerca de 30% dos pacientes e 20 a 50% dos casos graves podem evoluir para óbito em cerca de 1 semana. Os sintomas já descritos tornam-se mais intensos e podem ocorrer vômitos, icterícia e oligúria. Na doença hemorrágica, pode haver sinas de sangramento leves (como epistaxe) e graves (como hematêmese e hemorragia pulmonar). É uma causa comum de síndrome hepatorrenal, com disfunção orgânica significativa em ambos os órgãos. A ação do vírus nos rins causa lesão tubular renal e proteinúria, levando a insuficiência renal. O acometimento hepático afeta a produção de fatores hepáticos de coagulação (II, V, VII, IX e X), causando distúrbio de coagulação e discrasia sanguínea, insuficiência hepática grave, icterícia e até encefalopatia.

Descreve-se um componente infeccioso da doença seguido de um período toxêmico, com aparente período de remissão entre eles que pode levar entre 6 e 48 horas, mas na prática essas etapas podem não ser bem definidas. O resumo das manifestações clínicas da febre amarela pode ser observado na Tabela 1.

Outras formas graves da doença podem ocorrer, como a manifestação clínica acom-

Tabela 1 Manifestações clínicas da febre amarela

Fases de doença	Quadro clínico	Duração
Período infeccioso	Início súbito de sintomas inespecíficos: febre, calafrios, cefaleia, lombalgia, mialgia, prostração, náusea, vômitos	3 dias
Remissão	Melhora da febre e diminuição da intensidade dos sintomas, com percepção de melhora clínica	Até 2 dias
Período toxêmico	Febre, diarreia, vômitos, insuficiência hepática e renal (icterícia, oligúria, anúria, albuminúria), manifestações hemorrágicas (epistaxe, gengivorragia, otorragia, hematêmese, melena, hematúria, hemorragia pulmonar etc.), instabilidade hemodinâmica, torpor e coma	–

panhada de encefalite viral grave, miocardite (causando arritmia cardíaca, morte súbita e até choque cardiogênico) e pancreatite. Entre as complicações também estão sepse bacteriana, sepse fúngica e infecções relacionadas à assistência à saúde (IRAS). A febre amarela pode ser classificada como leve, moderada ou grave conforme os critérios expostos na Tabela 2.

DIAGNÓSTICO DIFERENCIAL

O diagnóstico diferencial deve ser conduzido de acordo com anamnese e exame físico bem feitos, com especial atenção para história epidemiológica (incluindo viagens recentes).

As formas leves, por serem inespecíficas, não têm fácil diagnóstico clínico e apresentam amplo diagnóstico diferencial, por isso a equipe assistente estabelece o diagnóstico considerando a incidência de casos no local. Em geral, o diagnóstico diferencial deve considerar outras arboviroses com história epidemiológica e sintomas compatíveis, como dengue, zika e chikungunya, mas também deve-se lembrar que muitas outras doenças infecciosas (virais ou não) podem provocar quadros clínicos semelhantes, como influenza, mononucleose infecciosa e síndrome mono-*like*, rickettsioses e erliquiose.

Nos casos graves com síndrome hepatorrenal e manifestações hemorrágicas, devem ser investigadas as hepatites virais (forma fulminante), leptospirose, malária por *Plasmodium falciparum*, febres hemorrágicas, dengue grave, septicemias e outras doenças com curso íctero-hemorrágico.

DIAGNÓSTICO LABORATORIAL

Métodos sorológicos específicos

- ELISA IgM: a partir do sétimo dia do início dos sintomas. Exige atenção, pois pode ocorrer reação cruzada com outros flavivírus como dengue e zika, apresentando falso-positivos quando há infecção recente.
- Teste de inibição de hemaglutinação: realizado com amostras pareadas com intervalo de 14 a 21 dias, auxilia em diferenciar a fase aguda da convalescença.

Tabela 2 Classificação da febre amarela conforme gravidade

Doença leve	Sinais clínicos/laboratoriais: AST ou ALT < 500 UI/L, creatinina < 1,3 mg/dL, INR < 1,5	
Doença moderada	Ausência de sinais de gravidade e presença de pelo menos um dos achados a seguir (sinais de alarme): ▪ Vômitos ▪ Diarreia ▪ Dor abdominal	 ▪ AST ≥ 500 UI/L ▪ Creatinia ≥ 1,3 mg/dL
Doença grave	Presença de pelo menos um dos achados a seguir (sinais de gravidade): ▪ Oligúria ▪ Sonolência ▪ Confusão mental ▪ Torpor ▪ Coma ▪ Convulsão ▪ Sangramento ▪ Dificuldade respiratória	 ▪ Hipotensão ▪ Sinais de má perfusão ▪ Icterícia ▪ AST ou ALT ≥ 2.000 UI/L ▪ Creatinina ≥ 2 mg/dL ▪ INR ≥ 1,5 ▪ Plaquetas < 50.000 células/mm^3

ALT: alanina-aminotransferase; AST: aspartato-aminotransferase; INR: relação normatizada internacional.

- Anticorpos neutralizantes: útil para diagnóstico diferencial.
- Teste de antígeno (imuno-histoquímica): pode ser realizado em tecidos biopsiados, mas deve ser realizado em conjunto com o exame histopatológico.

Métodos laboratoriais inespecíficos

- Bilirrubinas: aumento de bilirrubinas com predomínio de bilirrubina direta sugere lesão de hepatócitos.
- Aminotransferases: valores de AST e ALT superiores a 1.000 UI/L são indicativos de lesão hepática, que ocorre em casos graves.
- Creatinina: valores superiores a 1,5 mg/dL associados a proteinúria podem sugerir complicações renais, que ocorrem em quadros graves.
- Desidrogenase láctica (LDH): valores aumentados (> 70.000 UI/L) podem corroborar o diagnóstico de dano hepático.

Destaca-se, ainda, que na febre amarela não há observação de leucocitose e proteína C reativa não está elevada, devendo ser considerados outros diagnósticos caso ocorram essas alterações, como infecção bacteriana superposta. Resposta medular a grandes hemorragias pode provocar leucocitose.

Uma lista de exames laboratoriais para pacientes graves com febre amarela pode ser observada na Tabela 3.

TRATAMENTO

- Forma leve em adultos: hospitalizar conforme o estado clínico e de hidratação do paciente, realizar hidratação VO (equivalente a 60 mL/kg/dia) ou IV (SF ou Ringer-lactato na dose de 30 mL/kg/dia) e administrar medicamentos sintomáticos (paracetamol, dipirona). Repetir transaminases, creatinina e hemograma completo a cada 24 horas até o paciente estar 48 horas afebril.
- Forma moderada em adultos: hospitalizar, realizar hidratação VO (equivalente a 60 mL/kg/dia) ou IV (SF ou Ringer-lactato na dose de 30 mL/kg/dia). Pode ser realizada expansão volêmica com 10 mL/kg/h em pacientes desidratados e, se a oligúria ou hipotensão se mantiver, transferir para UTI. É importante atentar para a hiper-hidratação. Administrar medicamentos sintomáticos, fazer reavaliação clínica a cada 4 horas e laboratorial a cada 12 horas.
- Forma grave em adultos: transferência imediata para UTI com monitorização

Tabela 3 Sugestão de exames laboratoriais para investigação de pacientes graves

Sangue	Hemograma, glicemia, ALT, AST, gama-GT, LDH, CPK total, bilirrubina total e frações, amilase, lipase, proteínas totais e frações, coagulograma, lactato, ureia, creatinina, íons, proteína C reativa, fibrinogênio, dosagem de fator V*
Urina	EAS, proteinúria
Imagem	Ecocardiograma, RX de tórax
Outros	Eletrocardiograma, gasometria venosa (ou arterial se indicada), tromboelastografia (se disponível), hemoculturas (2 amostras para bactérias + 2 amostras para fungos)

ALT: alanina-aminotransferase; AST: aspartato-aminotransferase; CPK: creatinofosfoquinase; EAS: elementos anormais e sedimentos; gama-GT: gamaglutamil-transferase; LDH: desidrogenase láctica; RX: radiografia.

* Caso disponível, dosar amônia arterial nos casos para encefalopatia hepática de alto grau. Amônia arterial > 70 mcg se mostrou fator de risco independente.

hemodinâmica, manejo para euvolemia. Indica-se diálise se o nível de bicarbonato sérico for menor que 18 mEq/L e/ou hipervolemia e/ou hiperpotassemia e/ou oligúria, mesmo que o paciente seja classificado como critério AKIN I e II. Para maiores detalhes, consultar o *Manual de Manejo Clínico da Febre Amarela*. Uso preventivo de anticonvulsivantes, hemodiálise precoce, uso de inibidores de bomba de prótons e plasmaférese se mostraram benéficos, mas ainda há poucos estudos que conseguem avaliar seu impacto sobre a mortalidade.

O fluxograma de classificação de risco e manejo clínico da febra amarela pode ser observado na Figura 1.

PREVENÇÃO

No Brasil, é utilizada para imunização em rede pública a vacina de vírus vivo atenuado da subcepa 17DD (produzida pela Fiocruz). A vacina disponível em rede privada é a da cepa 17D-204 (Sanofi®). Ambas conferem imunogenicidade de 90% após 10 dias da aplicação e 99% após 30 dias. A vacina da Fiocruz apresenta em sua formulação gelatina bovina, eritromicina, canamicina, cloridrato de L-histidina, L-alanina, cloreto de sódio e água para injeção. Já a da Sanofi® contém: lactose, sorbitol, cloridrato de L-histidina, L-alanina e solução salina. O esquema vacinal consiste na aplicação de uma dose dos 9 meses aos 59 anos de idade, sendo que crianças menores de 5 anos recebem uma dose de reforço aos 4 anos de idade.

É importante considerar:

- A vacina da febre amarela pode ser realizada concomitantemente com outras vacinas do calendário vacinal, exceto a tetraviral (sarampo-caxumba-rubéola-varicela). Nesse caso, deve ser respeitado o intervalo de 4 semanas (mínimo: 15 dias) entre as doses.
- Conforme legislação vigente, doação de sangue pode ser realizada apenas depois de 30 dias da aplicação da vacina.

São contraindicações ao uso da vacina:

- Crianças menores de 6 meses de vida.
- Pacientes imunodeprimidos.
- Pacientes em tratamento com medicamentos modificadores da resposta imune (infliximabe, etarnecept, golimumabe, certolizumabe, abatacept, belimumabe, ustequinumabe, canaquinumabe, tocilizumabe, rituximabe e inibidores de CCR5, como maraviroque).
- Indivíduos com história de reação anafilática comprovada em doses anteriores ou relacionada a componentes da vacina (ovo de galinha e seus derivados, gelatina bovina ou outros).
- Pacientes com história pregressa de doenças do timo (miastenia grave, timoma, casos de ausência de timo ou remoção cirúrgica).

DEFINIÇÃO DE CASO PARA MANEJO CLÍNICO DA FEBRE AMARELA

Em área sem evidência de circulação viral

Indivíduo com quadro infeccioso febril agudo (geralmente até 7 dias) de início súbto, acompanhado de icterícia e/ou manifestações hemorrágicas, com exposição nos últimos 15 dias em área de risco e/ou área de recomendação de vacinação (ACRV) e/ou em locais de recente ocorrência de epizootia em PNH, independentemente do estado vacinal*.

Em área de surto

Indivíduo com até 7 dias de quadro febril agudo (febre relatada ou aferida), acompanhado de dois ou mais dos seguintes sinais ou sintomas: cefaleia; mialgia; lombalgia; mal-estar; calafrios; náuseas; tontura; dor abdominal; icterícia; manifestações hemorrágicas; elevação de transaminases, com exposição em área recentemente afetada (em surto) ou em ambientes rurais dessas áreas, independentemente do estado vacinal.*

*A informação do estado vacinal deve ser considerada para fins de vigilância, mas não deve ser critério de exclusão para o manejo clínico do paciente.

↓

FAZER AVALIAÇÃO CLÍNICA E REALIZAR AST, ALT, RNI, CREATININA E HEMOGRAMA COMPLETO

↓

APRESENTA ALGUM SINAL DE GRAVIDADE?

SINAIS DE GRAVIDADE

Oligúria, sonolência, confusão mental, torpor, coma, convulsão, sangramento, dificuldade respiratória, hipotensão, sinais de má perfusão
e/ou
AST ou ALT > 2.000 UI/L, creatinina > 1,5 mg/dL, plaquetas < 50.000 células/mm^3

Não ↓

APRESENTA ALGUM SINAL DE ALARME?

SINAIS DE ALARME

Vômito, diarreia, dor abdominal
e/ou
2.000 > AST ≥ 500 UI/L – 2 > creatinina ≥ 1,3 mg/dL

Não ↓

FORMA LEVE (GRUPO A)
SEM SINAIS DE ALARME

Conduta:
Observação em unidade por 24 horas ou internação clínica hospitalar.
Recomenda-se a administração de analgésicos e antitérmicos** e manutenção de euvolemia

Realizar reavaliação clínica/reclassificação a cada 12 horas e revisão laboratorial (no mínimo, transaminases, creatinina, RNI e hemograma completo) com intervalo máximo de 24 horas

Critérios de alta:
Paciente permanece internado até 48 horas após remissão da febre, sem manifestações de alterações clínicas laboratoriais

Programar acompanhamento pós-alta

Sim ↓

FORMA MODERADA (GRUPO B)
COM SINAIS DE ALARME

Conduta:
internação hospitalar
Recomenda-se a administração de analgésicos e antitérmicos** e manutençao de euvolemia

Avaliar sinais de desidratação (diurese, turgor, perfusão capilar) se necessário, hidratação venosa com cristaloide na dose de 20 mL/kg em 1 hora para manter durese em 0,5 mL/kg/h, repetindo até duas vezes. Caso se mantenha cirúrgico ou hipotenso, encaminhar para a UTI

Realizar reavaliação clínica/reclassificação a cada 4 horas e revisão laboratorial com intervalo máximo de 12 horas

Critérios de alta:
Pelo menos 7 dias do início dos sintomas, afebril e com melhora clínica e laboratorial há pelo menos 72 horas

Programar acompanhamento pós-alta

Sim ↓

FORMA GRAVE (GRUPO C)
COM SINAIS DE GRAVIDADE

Conduta:
Internação hospitalar em UTI
Seguir orientações do manual de manejo clínico

IMPORTANTE

Os casos de pacientes que apresentem sinais/sintomas compatíveis com os descritos no caso suspeito até 30 dias após terem recebido a vacina contra a febre amarela deverão ser notificadas e investigados imediatamente como suspeitsos de evento adverso pós-vacinação (EAPV)

Figura 1 Fluxograma de classificação de risco e manejo clínico da febra amarela.

ALT: alanina-aminotransferase; AST: aspartato-aminotransferase; PNH: primatas não humanos; UTI: unidade de terapia intensiva.

** Evitar o uso de paracetamol, ácido acetilsalicílico e anti-inflamatório não esteroide (AINE).

Adaptada de Brasil, 2020.

Tabela 4 Eventos adversos relacionados à vacina da febre amarela

Evento adverso	Sintomas	Tempo após aplicação	Frequência	Manejo
Local da aplicação	Dor, eritema e enduração no local da aplicação por 1-2 dias	1-2 dias	2-4%	Tratar abscessos Lesões locais são manejadas de forma sintomática
Manifestações sistêmicas	Febre, mialgia, cefaleia por 1-2 dias	Após 3º dia	< 4%	Manejo sintomático
Anafilaxia	Hipotensão, edema de glote, choque, manifestações cutâneas graves	30 minutos a 12 horas	1,3:100.000 doses aplicadas	Manejo de choque anafilático
Doença neurológica aguda	Febre, cefaleia, convulsão, ataxia, confusão mental, afasia, paresia e sinais meníngeos	1-30 dias	0,8:100.000 doses aplicadas	Manejo de suporte sintomático para meningoencefalite ou mielite viral e síndrome de Guillain-Barré
Doença viscerotrópica aguda	Febre, cefaleia, astenia, mialgia, vômito, diarreia, dor abdominal, icterícia, trombocitopenia, aumento de creatinina, transaminases, bilirrubinas	1-18 dias	0,25-0,4:100.000 doses aplicadas	Manejo sintomático em UTI, pois pode evoluir com hipotensão, hemorragias, insuficiência renal e respiratória

UTI: unidade de terapia intensiva.
Adaptada do *Manual de Vigilância Epidemiológica de Eventos Adversos Pós-Vacinação.*

Eventos adversos pós-vacinais

Muitas vezes, pacientes que realizaram a vacina e apresentam eventos adversos vacinais procuram os setores de emergência. A Tabela 4 resume os eventos adversos relacionados à vacina da febre amarela. Todo evento adverso deve ser notificado.

BIBLIOGRAFIA

1. Brasil. Ministério da Saúde. Secretaria de Vigilância em Saúde. Departamento de Imunizações e Doenças Transmissíveis. Manual de manejo clínico da febre amarela. Brasília: Ministério da Saúde, 2020.
2. Brasil. Ministério da Saúde. Secretaria de Vigilância em Saúde. Departamento de Imunizações e Doenças Transmissíveis. Manual de vigilância epidemiológica de eventos adversos pós vacinação. 4. ed. Brasília: Ministério da Saúde; 2020.
3. Goldani LZ. Yellow fever outbreak in Brazil, 2017. Braz J Infect Dis. 2017; 21(2):123-4.
4. Ho YL, Joelsons D, Leite GFC, Malbouisson LMS, Song ATW, Perondi B, et al.; Hospital das Clínicas. Yellow Fever Assistance Group. Severe yellow fever in Brazil: clinical characteristics and management. J Travel Med. 2019; 26(5):taz040.

24

Dengue e outras arboviroses

Antonio Carlos de Albuquerque Bandeira

DESTAQUES

- A fisiopatologia da dengue é marcada por disfunção endotelial que causa extravasamento vascular e consequentes complicações de hipovolemia, inclusive o choque. Órgãos-alvo podem ser acometidos pela doença, levando a síndromes específicas, como coagulopatias, encefalites, hepatites e miocardites.
- O diagnóstico presuntivo da dengue é o mais disponível. A identificação dos sinais de alarme e das características da doença grave direcionam a conduta clínica na emergência. A medida terapêutica mais importante é a reposição de líquidos em todas as fases da doença.
- O acometimento articular é comum na chikungunya e é causa de complicações crônicas, com tratamento difícil. O controle da dor é o principal objetivo do tratamento na fase aguda.
- Na emergência, raramente se consegue o diagnóstico de certeza de zika em virtude de sua similaridade com inúmeras infecções virais que evoluem com quadros leves, inespecíficos e transitórios.

DENGUE

A dengue é causa frequente de consultas em unidades de pronto atendimento e emergências nos países tropicais. Os vírus da dengue (DENV) pertencem ao gênero *Flavivirus*, da família *Flaviviridae*, e seus genomas são compostos por RNA de fita simples, sentido positivo, que codifica três proteínas estruturais (envelope – E, pré-membrana/membrana – prM/M e proteínas do capsídeo – C) e sete proteínas não estruturais (NS). São conhecidos quatro sorotipos: DENV1, DENV2, DENV3 e DENV4.

O vírus é transmitido por meio de picadas de mosquitos fêmeas infectadas, principalmente *Aedes aegypti*. Outras espécies do gênero *Aedes* também podem atuar como vetores, mas sua contribuição é secundária. Entre os anos de 2000 e 2015, houve um aumento de 232% no número de casos no Brasil, com taxa estimada de incidência de 1.269:100.000 habitantes em 2015. Até a semana epidemiológica 24 de 2022 ocorreram 1.172.882 casos prováveis de dengue (taxa de incidência de 549,8:100.000 habitantes). Em comparação com o ano de 2019, houve redução de 9,8% de casos registrados para o mesmo período analisado. Quando comparado com o ano de 2021, ocorreu um aumento de 195,9% até a respectiva semana. Estima-se que entre 2 e 4% dos casos secundários (segundo episódio) de dengue evoluam para dengue grave. No Brasil foram confirmados 238 casos de dengue grave (DG), 2.951 casos de dengue com sinais de alarme (DSA) e 154 óbitos até final de julho de 2021.

Muitos casos passam despercebidos, confundidos com quadros febris inespecíficos, e acabam sem notificação e com o tratamento inadequado. Em regiões endêmicas ou em áreas com ressurgimento de novos casos de infecção, o diagnóstico de dengue em pacientes atendidos em unidades de pronto atendimento com quadros febris inespecíficos deve ser sempre considerado. A presença de *rash* cutâneo morbiliforme ou petequial, mialgias, forte cefaleia retro-orbitária e alterações laboratoriais inespecíficas como elevação das enzimas hepáticas aumenta de forma significativa a probabilidade de estar-se diante de um caso de dengue.

Fisiopatologia

Para se entender as manifestações clínicas e as complicações da dengue, é fundamental a compreensão da fisiopatologia da doença.

Um dos mecanismos mais importantes na fisiopatologia da dengue é a disfunção endotelial que leva ao extravasamento vascular e constitui processo crítico na dengue grave. O extravasamento vascular se torna clinicamente evidente ao redor de 3 a 6 dias após o início da doença. Parte desse extravasamento vascular se deve a mediadores inflamatórios produzidos pelas células linfomonocitárias e parte decorre da própria infecção do endotélio pelo vírus da dengue.

O vírus da dengue pode infectar diretamente as células endoteliais, assim como monócitos, macrófagos e mastócitos. Estes últimos são células fundamentais no processo fisiopatogênico em virtude da produção de mediadores imunes potentes, incluindo diversas citocinas e quimiocinas.

Vários fatores produzidos por células T, monócitos, macrófagos e mastócitos foram propostos como responsáveis por aumentar a permeabilidade vascular, incluindo fator de necrose tumoral (TNF), interleucinas 1-beta e 6 (IL-1-beta e IL-6), CXCL8 (IL-8), fator de inibição da migração de macrófagos (MIF), CCL2 (também conhecido como proteína-1 quimioatraente de monócitos – MCP-1), entre outros.

A resposta imune na dengue é responsável por conter ou não a replicação viral e consequentemente restringir o dano vascular subsequente. A elevada produção de anticorpos neutralizantes associada a uma resposta imune celular potente será fundamental na contenção do processo viral e na redução da produção de citocinas pró-inflamatórias, levando a quadros clínicos mais brandos ou clássicos, sem complicações hemorrágicas ou de disfunção orgânica. Em infecções secundárias por outros sorotipos, no entanto, a produção de anticorpos heterólogos (produzidos para um sorotipo diferente do vírus) pode gerar anticorpos subneutralizantes para a infecção atual e, assim, levar ao fenômeno de amplificação dependente de anticorpos (ADE, do inglês *antibody-dependent enhancement*). Nessa condição, os complexos DENV-anticorpo heterotípico se ligam a receptores Fcγ nos macrófagos, facilitando a entrada e a replicação viral, com aumento de mediadores inflamatórios que irão aumentar a permeabilidade e o dano vascular.

Assim, a dengue pode ser entendida como uma doença vascular em que a intensidade do dano tem relação direta com a qualidade da resposta imune. Quanto maior for o dano vascular, maior também será a gravidade do quadro clínico. Inicialmente, o extravasamento fica restrito à parte líquida do conteúdo vascular, passando posteriormente pela saída de proteínas, em seguida células e, finalmente, hemácias. É por essa razão que, apesar de conhecida como síndrome da dengue hemorrágica, raramente os pacientes apresentam grandes extravasamentos de sangue visíveis. Isso decorre do fato de que grande volume de líquidos já foi extravasado para o terceiro espaço, levando a grave hipovolemia e choque, sem necessidade de hemorragias significativas ou visíveis.

Classificação clínica

A dengue é classificada atualmente em: dengue sem sinais de alarme, dengue com sinais de alarme e dengue grave.

Dengue sem sinais de alarme

O tempo de incubação da doença varia de 4 a 7 dias após a picada do mosquito infectado. Após esse período, o paciente inicia de forma relativamente abrupta febre alta (pode chegar a 40ºC), dor retro-orbitária, dores na região lombar, mal-estar, mialgia e artralgias transitórias de leve intensidade. O exantema pode já aparecer no primeiro dia da doença, geralmente maculoeritematoso generalizado, podendo assumir características semelhantes às do sarampo (morbiliforme), e algumas vezes petequial. O paciente permanece com febre por período que geralmente varia de 2 a 7 dias, porém muitas vezes mantém astenia por um período mais prolongado, de até 4 semanas. É frequente também na fase aguda da doença a presença de náuseas, alguns episódios de vômitos e cefaleia intensa. Alguns pacientes apresentam disgeusia caracterizada por gosto alterado, por vezes metálico, na boca. O paciente tende a se recuperar rapidamente após o 5º ao 7º dia da doença, quando geralmente ocorre a defervescência, mas as alterações laboratoriais podem persistir por períodos mais prolongados. Um número menor de pacientes pode progredir com aparecimento de sinais de alarme, usualmente após 24 a 48 horas da defervescência. Os pacientes com dengue sem sinais de alarme constituem a grande maioria dos pacientes.

Dengue com sinais de alarme

São classificados como pacientes mais graves, com sinais de alarme, aqueles que a qualquer momento do processo infeccioso da dengue apresentem um dos seguintes sintomas:

- Dor abdominal intensa (referida ou à palpação) e contínua.
- Vômitos persistentes.
- Acúmulo de líquidos (ascite, derrame pleural, derrame pericárdico).
- Hipotensão postural e/ou lipotimia.
- Hepatomegalia > 2 cm abaixo do rebordo costal.
- Sangramento de mucosa.
- Letargia e/ou irritabilidade.
- Aumento progressivo do hematócrito.

Os pacientes com dengue com sinais de alarme apresentam maior repercussão de dano vascular, com extravasamentos mais significativos, e em geral apresentam esses sinais após 4 a 5 dias de doença, quando se inicia a defervescência. Representam um grupo de maior risco para as complicações da dengue, como hospitalizações, evolução para dengue grave e óbito, e por isso é fundamental que sejam identificados precocemente para que o tratamento efetivo seja iniciado com reposição vigorosa de cristaloides.

Dengue grave

Espectro mais grave no paciente com dengue, a dengue grave representa a evolução crítica do dano vascular e sistêmico. Com frequência, o paciente já apresentava sinais de alarme em algum momento de sua evolução e, como consequência da continuidade do processo de dano vascular, surgem complicações graves hemodinâmicas e de órgãos-alvo. As principais manifestações clínicas são o choque (compensado ou não), o acúmulo de líquidos com desconforto respiratório, os sangramentos graves e as disfunções orgânicas envolvendo órgãos-alvo como o coração, pulmões, rins, fígado e SNC. Os principais achados clínicos na dengue grave são:

- Choque: ocorre quando um volume crítico de plasma é perdido através do extravasamento vascular, podendo ser compensado ou não.
- Acúmulo de líquidos com desconforto respiratório.
- Sangramentos graves.
- Disfunções orgânicas envolvendo o coração, pulmões, rins, fígado e SNC.

O quadro mais importante a ser diagnosticado é o do choque compensado, pois nessa fase o paciente necessita de apoio hídrico e eletrolítico, mas não tem ainda sinais graves do choque. O quadro envolve taquicardia, extremidades frias, pulso fraco e filiforme e pressão de pulso (diferença entre a pressão arterial sistólica e diastólica) menor do que 20 mmHg. Também é frequente o paciente se apresentar taquipneico e oligúrico (menos de 400 a 500 mL/dia ou aproximadamente 20 mL/h em pacientes adultos). Pode haver, ainda, desconforto respiratório com evidência de angústia respiratória, infiltrados pulmonares peri-hilares e derrame pleural.

Pacientes com dengue grave podem apresentar hemorragias digestivas ou pulmonares e insuficiência cardíaca ou miocardite (redução de fração de ejeção e choque cardiogênico). Alguns pacientes podem apresentar manifestações neurológicas, incluindo convulsões, irritabilidade, meningites linfomonocitárias, encefalites, polirradiculoneurties ou polineuropatias.

Diagnóstico

O diagnóstico da dengue pode ser dividido em etiológico e presuntivo. Na grande maioria dos casos que chegam ao pronto atendimento, o diagnóstico presuntivo é o mais disponível, já que as técnicas para um diagnóstico etiológico frequentemente estão ausentes.

Para o diagnóstico etiológico, há métodos que visam a amplificar partes do genoma do DENV (RT-PCR e PAN-DENV ou DENV1, DENV2, DENV3, DENV4), métodos para identificação da proteína não estrutural NS1 do vírus e métodos sorológicos (Western-Blot, IFI e ELISA). Os métodos moleculares podem detectar DENV do 1º ao 10º dias de doença. Os métodos de captura de antígeno NS1 têm janela de detecção de período semelhante (primeiro ao nono dias da doença) e a detecção de IgM por ELISA geralmente é positiva a partir do quinto dia de doença. Pacientes com dois ou mais episódios de dengue podem apresentar aumentos de IgG de forma mais precoce e intensa (já no terceiro dia) e apresentar IgM fracamente detectável.

Para um plantonista em emergência ou pronto atendimento, os métodos laboratoriais inespecíficos podem ajudar muito no diagnóstico presuntivo. Os pacientes com dengue podem apresentar hemoconcentração, especialmente quando têm sinais de alarme. O melhor indicador de hemoconcentração é a comparação entre dois resultados de hematócrito e hemoglobina para o próprio paciente, apresentando um incremento entre eles. Não há uma medida única que seja válida, mas hematócrito acima de 50% em homens e acima de 45% em mulheres geralmente aponta para hemoconcentração. Os valores de plaquetas e as enzimas hepáticas quase universalmente estão alterados na dengue, independentemente da fase da doença. Assim, plaquetopenia e elevações de até dez vezes nas enzimas hepáticas, com AST maior do que ALT, ajudam no diagnóstico de dengue, diferentemente das outras arboviroses (zika e chikungunya) e outras doenças virais. Na dengue, também são frequentes a monocitose e a presença de linfocitose atípica a partir do terceiro dia de doença. Em relação aos marcadores inflamatórios, a proteína C reativa geralmente encontra-se em valores baixos ou discretamente aumentados nos quadros de dengue sem sinais de alarme (até 5,0 mg/dL). Os valores dos tempos de protrombina e tromboplastina parcial ativada geralmente refletem graus variados de coagulopatia, estando próximos ao normal em pacientes com dengue sem sinais de alarme e potencialmente mais alargados na dengue grave. Dessa forma, os exames não específicos a serem solicitados para um paciente com dengue geralmente incluem hemograma, velocidade de VHS, PCR, AST, ALT, Na^+, K^+, ureia, creatinina, TP e TTPa.

Tratamento

A medida mais importante a ser instituída para o paciente com suspeita de dengue em todas as fases da doença é a reposição de líquidos.

Na dengue com sinais de alarme, os pacientes devem fazer a reposição VO de líquidos variados, como soluções de reidratação ou salinas balanceadas, além de opções caseiras. Para adultos, recomenda-se a ingestão líquida de pelo menos 60 mL/kg/dia, sendo um terço inicial com solução salina e o restante com líquidos variados (p. ex., água, suco de frutas, soro caseiro, chás, água de coco etc.). É importante esclarecer ao paciente a necessidade desse aporte hídrico por pelo menos 5 a 7 dias e orientá-lo com relação aos sintomas que constituem os sinais de alarme.

A utilização de antipiréticos pode ser feita com dipirona (1 g, a cada 4 a 6 horas) ou paracetamol (500 a 750 mg, a cada 6 horas, não ultrapassando 3 g/dia). A administração de anti-inflamatórios deve ser feita a critério médico, devendo-se evitar o uso de ácido acetilsalicílico. Uma recente revisão sistemática, incluindo treze estudos com 1.293 crianças e adultos, não mostrou diferenças significativas em relação à mortalidade nem a redução de complicações com o uso de corticosteroides. Também não ocorreram efeitos colaterais significativos após a administração de doses baixas ou altas desses medicamentos.

Pacientes com sinais de alarme e dengue grave devem ser hospitalizados e manejados de forma vigorosa em relação ao aporte hidroeletrolítico (conforme resumido na Tabela 1). As principais condutas são:

- Realizar reposição volêmica com 10 mL/kg/h de SF ou Ringer-lactato, podendo evoluir para até 20 mL/kg a cada 20 minutos enquanto o paciente apresentar sinais de choque compensado ou não.
- Após a estabilização clínica e hemodinâmica do paciente, passar para a fase de manutenção com reposição de 25 mL/kg de SF ou Ringer-lactato a cada 6 horas.
- Avaliar continuamente a reserva cardíaca do paciente e sinais de sobrecarga hídrica, como desconforto respiratório, taquipneia e sinais de insuficiência cardíaca

Tabela 1 Esquema para tratamento de pacientes com dengue

Variável	Paciente sem sinais de alarme	Paciente com sinais de alarme	Dengue grave
Principais sinais/ sintomas	Ausência de sangramentos PAS > 100 mmHg FC < 100 bpm FR < 22 irpm Pressão de pulso > 20 mmHg	Sangramentos vaginais ou gengivais podem ocorrer Lipotimia Agitação ou sonolência Vômitos recorrentes Dor abdominal Descompensação da doença de base	Sangramentos moderados a intensos PAS < 100 mmHg FC > 100 bpm FR > 22 irpm Pressão de pulso < 20 mmHg Disfunções orgânicas presentes
Rota	Ambulatorial	Internação em unidade aberta	Internação em unidade fechada
Hidratação	VO: 60 mL/kg, 5- 7 dias	Iniciar SF ou Ringer-lactato: 10-60 mL/kg/h até estabilização hemodinâmica com débito urinário > 20 mL/h	Iniciar SF ou Ringer-lactato: 60 mL/kg/h até estabilização hemodinâmica com débito urinário > 20 mL/h
Uso de drogas vasoativas	Ausente	Ausente	Iniciar noradrenalina 0,05 mg/kg/min podendo incrementar até que haja estabilização hemodinâmica
Ações de suporte	Ausentes	Inserir 1-2 acessos periféricos CVD por menor período possível Monitoração não invasiva	Inserir 1-2 acessos periféricos e avaliar na sequência a passagem de CVC CVD para monitoração Oxigênio por cateter nasal IOT se houver sinais de insuficiência respiratória aguda Monitoração não invasiva

CVC: cateter venoso central; CVD: cateter vesical de demora; FC: frequência cardíaca; FR: frequência respiratória; IOT: intubação orotraqueal; PAS: pressão arterial sistólica; SF: soro fisiológico; VO: via oral.

congestiva, especialmente em pacientes idosos (acima de 60 anos) e naqueles com comorbidades. Se ocorrerem, deve-se reduzir a velocidade de infusão da solução cristaloide.

- Administrar drogas vasoativas se, apesar da reposição volêmica vigorosa, o paciente ainda se mantiver hipotenso ou instável hemodinamicamente, iniciando-se com noradrenalina na dose de 0,05 mcg/kg/min. Prover acesso venoso central se paciente necessitar de uso de drogas vasoativas.
- Monitorar o débito urinário com cateter vesical de demora enquanto o paciente necessitar de reposição volêmica vigorosa ou durante o uso de drogas vasoativas, retirando-o o mais rapidamente possível.
- Transfundir concentrado de hemácias (10 a 15 mL/kg/dia) ou sangue total se houver hemorragias.
- Na presença de coagulopatias, avaliar o uso de plasma fresco (10 mL/kg), vitamina K IV e crioprecipitado (1 UI para cada 5 a 10 kg).

- Solicitar exames laboratoriais gerais: hemograma, VHS, PCR, Na^+, K^+, ureia, creatinina, AST, ALT, TP e TTPa.
- Solicitar exames confirmatórios para dengue (sorologia e/ou NS1).
- Solicitar RX de tórax e USG de abdome total para avaliação de derrames cavitários.

CHIKUNGUNYA

O vírus da febre chikungunya (CHIKV) é um vírus RNA que pertence ao gênero *Alphavirus* da família *Togaviridae*. O nome "chikungunya" deriva de uma palavra da língua kimakonde que significa "contorcer-se" e descreve a aparência curvada de quem sofre das dores articulares.

O vírus é transmitido por meio de picadas de mosquitos fêmeas infectadas, principalmente *Aedes aegypti*.

Quadro clínico

Os principais sintomas da infecção são cefaleia, náusea, vômitos, mialgia, exantema (*rash* cutâneo), aftas bucais e artralgia moderada a grave e persistente iniciada na fase aguda e que pode durar meses ou anos. A maioria dos sintomas pode ser confundida com dengue, mas a artralgia intensa diferencia as duas doenças mesmo na fase aguda inicial.

Pode-se descrever a história natural da chikungunya esquematicamente em duas fases: uma fase aguda, que pode se prolongar por até 3 meses; e uma fase crônica, que geralmente sucede a fase aguda sem uma nítida linha de interrupção dos sintomas.

A fase aguda se inicia após um período de incubação que varia entre 2 e 12 dias (geralmente entre o quarto e o oitavo dias) com febre alta, poliartralgia (com poliartrite em alguns pacientes), cefaleia, mialgia, e exantema com variadas apresentações (maculoeritematoso, maculopapular, eritema difuso, dermatite esfoliativa). Náuseas, vômitos e até mesmo diarreia podem ocorrer nessa fase. O paciente costuma evoluir com regressão dos principais sintomas em até 10 a 14 dias, podendo mantê-los de forma oscilante em intensidade e na extensão do comprometimento das articulações.

O comprometimento articular geralmente é simétrico, envolvendo o esqueleto axial, com dores na região da coluna cervical, ombros, cotovelos, punhos, mãos, joelhos, tornozelos e pés. Podem ocorrer também dores na coluna lombar. Esses sintomas podem variar em intensidade ao longo dos dias.

Excepcionalmente, pode ocorrer comprometimento neurológico, em especial em recém-nascidos de mães infectadas no último trimestre da gestação. Outra manifestação neurológica rara é a síndrome de Guillain-Barré, que pode acometer os pacientes nas primeiras semanas da doença. Alguns pacientes evoluem para uma forma grave, sistêmica, similar a um quadro de sepse, devendo ser manejados para as diferentes disfunções orgânicas de forma semelhante aos pacientes com sepse bacteriana.

Diagnóstico

O diagnóstico é feito por meio da amplificação de sequências genômicas por RT-PCR nos primeiros 7 a 8 dias de sintomas, e sorologia (IgM e IgG) a partir do 5º dia dos sintomas. Usualmente, IgM para CHIKV começa a ser positiva a partir do 5º dia, atinge um pico entre 2 e 3 semanas e pode permanecer por até 2 meses. Em alguns pacientes com artropatia crônica pelo CHIKV, a IgM pode persistir positiva por períodos mais prolongados. A IgG para CHIKV geralmente começa a aparecer a partir do 8º dia de sintomas, mantendo-se positiva a partir de então. As principais plataformas sorológicas são o ELISA, MAC-ELISA, imunofluorescência, entre outras, com elevadas sensibilidade e especificidade. Os testes rápidos para chikungunya apresentam sensibilidade muito variada, com menor acurácia para o diagnóstico.

Tratamento

Na fase aguda da doença, são fundamentais as seguintes ações terapêuticas: hidratação plena, controle das comorbidades, controle da dor e controle da inflamação articular.

Apesar de o vírus não ter tropismo pelas células endoteliais como o DENV, é fundamental que os pacientes mantenham-se hidratados durante as primeiras semanas da doença, com líquidos variados, incluindo sucos, soluções balanceadas de eletrólitos ou outras, na dose de pelo menos 30 a 50 mL/kg/dia pelos primeiros 7 dias da doença.

O uso de analgésicos é fundamental para o controle da dor. Recomendam-se dipirona ou paracetamol, nas doses de 1 a 2 g a cada 6 horas e 750 mg a cada 6 horas, respectivamente. Podem ser utilizados antieméticos, como a ondansetrona na dose de 4 a 8 mg a cada 8 horas, para controle das náuseas ou vômitos.

Não há nenhum estudo demonstrando aumento de mortalidade ou complicações graves em pacientes com infecção pelo CHIKV após uso de corticosteroides ou AINE para tratamento do processo inflamatório articular na fase aguda da doença. Sabe-se que o uso de AINE associados ou não a corticosteroides pode melhorar a qualidade de vida e os sintomas na fase aguda da doença, porém doses altas de corticosteroides não mostraram benefícios. Dessa forma, o uso de AINE e/ou corticosteroides (prednisona ou prednisolona em doses baixas – 10 a 15 mg/dia) pode ser feito para o controle dos sintomas articulares na fase aguda da doença, desde que afastada a possibilidade de dengue. Os opiáceos também podem ser utilizados para controle da dor articular.

ZIKA

O vírus zika (ZIKV) pertence à família *Flaviviridae*, gênero *Flavivirus*. Trata-se de um vírus envelopado com um genoma de RNA de fita simples de polaridade positiva, classificado nas linhagens africana e asiática. No Brasil, foi primeiro identificado em pacientes na cidade de Camaçari, Bahia, em março de 2015, sendo que as linhagens que circulam nas Américas são as asiáticas.

É transmitido por meio de picadas de mosquitos fêmeas infectadas, principalmente *Aedes aegypti*. Outras espécies do gênero *Aedes* também podem atuar como vetores, mas sua contribuição é secundária.

Quadro clínico

Após um período de incubação de 3 a 12 dias, surgem sintomas inespecíficos na maioria dos pacientes, como febre referida, cefaleia, mialgias e um exantema papuloeritematoso semelhante à rubéola, pruriginoso; alguns pacientes podem apresentar conjuntivite, náuseas e diarreia. Dores articulares transitórias e leves podem surgir, tendo duração restrita a poucos dias. Esses sintomas geralmente duram em média 4 a 7 dias.

As principais complicações da infecção são a síndrome de Guillain-Barré em adultos e a síndrome congênita da zika em recém-nascidos.

Diagnóstico

O diagnóstico é feito pela amplificação de sequências genômicas por meio do RT-PCR em amostras de sangue nos primeiros 5 dias da doença e em até 15 dias em urina. A sorologia para ZIKV deve ser solicitada em paralelo à sorologia de dengue por conta de possíveis reações cruzadas. Usualmente, espera-se que a partir de 5 a 6 dias de sintomas haja aparecimento de IgM anti-zika; no entanto, em pacientes com infecções prévias por dengue pode haver o surgimento de IgG anti-zika de forma mais precoce e intensa e não ocorrer IgM anti-zika. Por essa razão, é importante a mensuração (mesmo semiquantitativa) dos títulos de anticorpos anti-zika, especialmente IgG, sendo o MAC-ELISA o teste com melhor especificidade, porém mais trabalhoso e com maior custo. Os testes rápidos para Zika apresentam sensibilidade e especificidade muito baixas, não devendo ser utilizados para o diagnóstico.

Os exames laboratoriais hematológicos e bioquímicos raramente mostram alterações significativas, geralmente ocorrendo leucopenia leve, linfocitose atípica, discreta elevação da proteína C reativa e, em uma minoria de pacientes, alterações nas enzimas hepáticas ou plaquetopenia. Assim, a infecção pelo ZIKV raramente é diagnosticada em razão de sua similaridade com inúmeras infecções virais que evoluem com quadros leves, inespecíficos e transitórios.

Tratamento

O tratamento é sintomático e geralmente restrito a um período de 5 a 7 dias.

Pacientes com ZIKV raramente necessitam de suplementação hídrica acima das suas necessidades diárias pela ausência de hemoconcentração, febre baixa ou não existente, e baixa prevalência de vômitos.

O uso de analgésicos e antitérmicos está indicado. Recomendam-se dipirona ou paracetamol nas doses de 1 g a cada 6 horas e 750 mg a cada 6 horas, respectivamente, assim como antieméticos como a ondansetrona na dose de 4 a 8 mg a cada 8 horas se houver náuseas ou vômitos. Não há indicação de uso de AINE ou corticosteroides na infecção pelo ZIKV e o tratamento da síndrome de Guillain-Barré deve ser realizado em nível hospitalar para avaliação do uso de imunoglobulinas IV ou SC.

BIBLIOGRAFIA

1. Bandara SMR, Herath HMMTB. Effectiveness of corticosteroid in the treatment of dengue: a systemic review. Heliyon. 2018; 4(9):e00816.
2. Bandeira AC, Campos GS, Sardi SI, Rocha VF, Rocha GC. Neonatal encephalitis due to Chikungunya vertical transmission: first report in Brazil. IDCases. 2016; 5:57-9.
3. Bandeira AC, Gois LL, Campos GS, Sardi S, Yssel H, Vieillard V, et al. Clinical and laboratory findings of acute Zika virus infection in patients from Salvador during the first Brazilian epidemic. Braz J Infect Dis. 2020; 24(5):405-11.
4. Brasil. Ministério da Saúde. Monitoramento dos casos de arboviroses urbanas causados por vírus transmitidos pelo mosquito Aedes (dengue, Chikungunya e zika), semanas epidemiológicas 1 a 29, 2021. Boletim Epidemiológico 28, volume 52, julho 2021.
5. Brasil. Ministério da Saúde. Secretaria de Vigilância em Saúde. Departamento de Vigilância das Doenças Transmissíveis. Dengue: diagnóstico e manejo clínico: adulto e criança. 5. ed. Brasília: Ministério da Saúde; 2016.
6. Campos GS, Bandeira AC, Sardi SI. Zika virus outbreak, Bahia, Brazil. Emerg Infect Dis. 2015; 21(10):1885-6.
7. Chong HY, Leow CY, Abdul Majeed AB, Leow CH. Flavivirus infection: a review of immunopathogenesis, immunological response, and immunodiagnosis. Virus Res. 2019; 274:197770.

8. Cunha RVD, Trinta KS. Chikungunya virus: clinical aspects and treatment – a Review. Mem Inst Oswaldo Cruz. 2017; 112(8):523-31.
9. Halstead SB. Dengue antibody-dependent enhancement: knowns and unknowns. Microbiol Spectr. 2014; 2.
10. Jamilly AP, Victória WV, Mariana SMQ, Rita CMS, Cezar AMC. Lack of additional benefit with high doses of corticosteroids among patients with chikungunya viral infection in the subacute phase. SOJ Complement Emerg Med. 2021; 1(1):1-5.
11. Malavige GN, Ogg GS. Pathogenesis of vascular leak in dengue virus infection. Immunology. 2017; 151(3):261-9.
12. Ngono AE, Shresta S. Immune response to dengue and zika. Ann Rev Immunol. 2018; 36:279-308.
13. Noorbakhsh F, Abdolmohammadi K, Fatahi Y, Dalili H, Rasoolinejad M, Rezaei F, et al. Zika virus infection, basic and clinical aspects: a review article. Iran J Public Health. 2019; 48(1):20-31.
14. Padmakumar B, Jayan JB, Menon RMR, Krishnankutty B, Payippallil R, Nisha RS. Comparative evaluation of four therapeutic regimes in chikungunya arthritis: a prospective randomized parallel-group study. Ind J Rheum. 2009; 4(3):94-101.
15. Peters R, Stevenson M. Zika virus diagnosis: challenges and solutions. Clin Microbiol Infect. 2019; 25(2):142-6.
16. Rollé A, Schepers K, Cassadou S, Curlier E, Madeux B, Hermann-Storck C, et al. Severe sepsis and septic shock associated with chikungunya virus infection, Guadeloupe, 2014. Emerg Infect Dis. 2016; 22(5):891-4.
17. Rothman AL. Dengue: defining protective versus pathologic immunity. J Clin Invest. 2004; 113:946-51.
18. Sa-Ngamuang C, Haddawy P, Luvira V, Piyaphanee W, Iamsirithaworn S, Lawpoolsri S. Accuracy of dengue clinical diagnosis with and without NS1 antigen rapid test: comparison between human and Bayesian network model decision. PLoS Negl Trop Dis. 2018; 12(6):e0006573.
19. Yap G, Pok KY, Lai YL, Hapuarachchi HC, Chow A, Leo YS, et al. Evaluation of chikungunya diagnostic assays: differences in sensitivity of serology assays in two independent outbreaks. PLoS Negl Trop Dis. 2010; 4(7):e753.

25

Viroses respiratórias (incluindo influenza e Covid-19)

Alberto dos Santos de Lemos

DESTAQUES

- Infecções respiratórias altas de etiologia viral são problemas comuns nos serviços de emergência. É necessário identificar as indicações de tratamento e condicionantes de prognóstico comuns a todos e particulares, em especial de influenza, Covid-19 e vírus sincicial respiratório.
- É dever de todos os profissionais que atuam em emergência vacinar-se contra influenza e Covid-19 de acordo com os protocolos determinados pelas autoridades de saúde.
- Viroses respiratórias não são tratadas com antibióticos.

INTRODUÇÃO

A pandemia de Covid-19 trouxe novos paradigmas para os profissionais de emergência. O atendimento a sintomáticos respiratórios na atualidade exige adequação à nova realidade epidemiológica, além da incorporação de novos protocolos de segurança fundamentais. Muitas doenças causadas por vírus que acometem primariamente o sistema respiratório são indiferenciáveis clinicamente, mas compartilham protocolos de atendimento semelhantes. As viroses respiratórias estão entre as mais frequentes condições atendidas nos serviços de emergência de todo o mundo.

Merecem destaque o rinovírus, o vírus sincicial respiratório, o vírus influenza e o SARS-CoV-2, mas as síndromes clínicas associadas a eles também podem ser causadas por outros vírus, como parainfluenza, metapneumovírus, adenovírus, bocavírus e outros coronavírus endêmicos. Todos esses agentes são altamente transmissíveis e responsáveis por um amplo espectro de manifestações clínicas. Também estão envolvidos com a descompensação de doenças de base, especialmente asma, DPOC e insuficiência cardíaca.

O papel dos vírus respiratórios como causas de pneumonia já ganhava progressivo destaque no início do século XXI. Os vírus já haviam sido descritos como estando envolvidos em grande fração das pneumonias, inclusive casos graves que resultam em hospitalização e óbito. Com o aparecimento da Covid-19, houve rápido aumento do conhecimento a respeito das pneumonias virais e a vigilância genômica das síndromes respiratórias ganhou grande importância. Além disso, o conhecimento do médico de emergência sobre os vírus respiratórios circulantes na comunidade é importante nos casos de surtos e epidemias, pois pode direcionar o manejo diagnóstico e terapêutico inicial.

Para esclarecimentos sobre a biossegurança exigida para o atendimento de pessoas com viroses respiratórias na emergência, consultar o Capítulo 48, "Cuidados de biossegurança e prevenção de infecção".

RINOSSINUSITES E RESFRIADOS

Rinossinusite aguda é uma síndrome de início súbito caracterizada por dois ou mais sintomas nasais em adultos: congestão ou obstrução nasal, rinorreia (gotejamento anterior ou pós-nasal), dor facial e perda de olfato (hiposmia ou anosmia). Tem duração de até 12 semanas. Em crianças, estão presentes dois ou mais dos seguintes sintomas: obstrução ou congestão nasal, alteração da cor da secreção nasal e tosse. Denomina-se resfriado comum quando a apresentação da rinossinusite tem duração máxima de 10 dias.

Apesar das rinossinusites poderem ser causadas por vírus, bactérias ou fungos, os resfriados são de etiologia exclusivamente viral, sendo o rinovírus o patógeno mais frequentemente envolvido. Rinovírus, vírus sincicial respiratório, vírus influenza, vírus parainfluenza, metapneumovírus, adenovírus, bocavírus e coronavírus, incluindo o SARS-CoV-2, podem causar resfriado.

Até o surgimento da Covid-19 estimava-se que, em média, todas as pessoas do mundo apresentassem pelo menos dois episódios de resfriado por ano, resultando em um alto número de atendimentos médicos e em grande impacto econômico por conta do afastamento dos doentes do trabalho.

Geralmente, os casos de resfriado não representam desafios complexos para os médicos, mas alguns detalhes merecem destaque. O diagnóstico é essencialmente clínico, não havendo marcadores sanguíneos nem achados radiológicos específicos para o diagnóstico. O principal diagnóstico diferencial do resfriado é a rinossinusite alérgica, que deve ser considerada nos casos em que há história de alergia ou atopia e prurido ocular intenso. A rinossinusite alérgica não costuma cursar com rinorreia purulenta, dor facial e distúrbios do olfato.

A maioria dos casos de resfriado apresenta opacificação dos seios paranasais em RX ou TC, não estando indicado utilizar esses exames para a diferenciação de etiologia viral de bacteriana. Este é um erro comum praticado em diversos serviços e resulta em excesso de diagnósticos de rinossinusite bacteriana, aumento do uso indiscriminado de antibióticos e consequente aumento dos custos de tratamento e seleção de bactérias resistentes. Mesmo no caso em que há complicação com pneumonia, a etiologia viral permanece a mais frequente.

O diagnóstico etiológico só tem importância em contextos específicos, pois implica aumento dos custos sem grande impacto no manejo do paciente. Métodos moleculares devem ser realizados em casos em que o cenário epidemiológico aponte para alta circulação de vírus como influenza ou SARS-CoV-2, incluindo o momento atual. Devem ser utilizados os métodos disponíveis específicos para um determinado patógeno (pelo menos o SARS-CoV-2) ou as técnicas capazes de identificar múltiplos patógenos na mesma amostra (PCR *multiplex* de painel respiratório). Culturas e sorologias não estão indicadas.

A avaliação correta presente em diretrizes diagnósticas internacionais prevê que o diagnóstico de rinossinusite bacteriana, mesmo as que são infecções secundárias aos resfriados, seja considerado quando há a presença de pelo menos três dos sinais e sintomas a seguir: febre (acima de 38ºC) após o quinto dia de doença, piora dos sintomas após o quinto dia de doença, dor intensa à palpação dos seios paranasais, rinorreia unilateral purulenta, ou aumento de PCR ou VHS após o quinto dia de doença. A indicação de antibioticoterapia em qualquer idade, mesmo em pacientes imunodeficientes, ocorre apenas quando há evidências de sinusite bacteriana ou de complicação com pneumonia bacteriana, síndromes tratadas nos Capítulos 10, "Sinusites e suas complicações", e 13, "Pneumonia bacteriana adquirida em comunidade", respectivamente. O tratamento do resfriado é baseado em sintomáticos, como analgésicos, lavagem nasal com solução salina e hidratação oral. O uso da vitamina C deve ser reservado para os casos em que há suspeita de sua deficiência. Não há consenso na literatura a respeito do uso de anti-histamínicos (exceto quando não é possível fazer o diagnóstico diferencial com rinossinusite alérgica), descongestionantes nasais, ipratrópio, zinco, eucaliptol, probióticos e alguns compostos fitoterápicos. Não são indicados antibióticos, corticosteroides de uso nasal ou sistêmico e compostos baseados em *Echinacea*. Deve ser evitado o tabagismo ativo ou passivo.

Todos os casos de rinossinusite aguda, na suspeita de Covid-19, devem ser afastados de suas atividades por 14 dias a contar do primeiro dia dos sintomas ou até o resultado de biologia molecular (PCR específica ou painel respiratório *multiplex*) negativo.

BRONQUIOLITE AGUDA E ESPECIFICIDADES DO VÍRUS SINCICIAL RESPIRATÓRIO

O vírus sincicial respiratório é um patógeno que acomete pessoas em nível global, sendo uma causa frequente de infecção do trato respiratório baixo, especialmente em crianças. Trata-se do principal agente etiológico da bronquiolite viral aguda, importante causa de atendimentos em emergência a crianças com menos de 1 ano de idade. Em adultos, o vírus pode causar uma doença indistinguível clinicamente da influenza, incluindo a síndrome respiratória aguda grave (SRAG). No Brasil, a infecção pode ocorrer ao longo de todo o ano, com aumento da incidência variável entre as regiões: fevereiro a junho no Norte, abril a agosto no Sul e março a julho nas demais regiões. Ainda não há dados brasileiros robustos, mas é plausível que a incidência da infecção tenha sofrido redução ao longo do ano e atrasos do pico da incidência.

O vírus sincicial respiratório atinge o trato respiratório pelo contato íntimo com pessoas infectadas ou por superfícies ou objetos contaminados. O período de incubação é de 4 a 5 dias e o período de excreção viral pode variar de 3 a 8 dias, podendo chegar a 4 semanas em recém-nascidos. A infecção não causa imunidade permanente, logo pode acometer mais de uma vez a mesma pessoa por toda a vida.

Em crianças de até 2 anos, a infecção pelo vírus sincicial respiratório se inicia com sinais e sintomas típicos de resfriado. Pode ocorrer broncoespasmo desde o início do quadro, achado muito característico, além de irritabilidade, taquipneia, tosse, letargia e cianose. A evolução para bronquiolite ou pneumonia viral geralmente ocorre nos casos de primoinfecção e deve ser considerada em casos em que há febre, sibilância ou silêncio respiratório, tiragem intercostal, batimento da asa do nariz, respiração ofegante, estertoração pulmonar e hipoxemia. Os casos graves têm como desfecho a insuficiência respiratória. Em crianças maiores, adolescentes e adultos, a clínica varia desde o resfriado comum até SRAG. São comuns sintomas inespecíficos, como febre, astenia e inapetência, e também pode haver progressão para insuficiência respiratória.

Os fatores de risco para infecção grave em crianças são: prematuridade, doença pulmonar crônica da prematuridade, cardiopatias congênitas, anomalias cromossômicas, fibrose cística, anomalias anatômicas das vias aéreas, doenças neuromusculares e imunodeficiências. Em adultos, os fatores de mau prognóstico são: idade superior a 65 anos, imunossupressão e transplantes de órgãos sólidos.

O diagnóstico da bronquiolite é essencialmente clínico. Cada vez mais, cresce a importância da busca pelo diagnóstico etiológico. Podem ser realizados ensaios de imunofluorescência ou ensaios imunocromatográficos, que permitem o diagnóstico em até 30 minutos, à beira do leito e com alta especificidade para o vírus sincicial respiratório. O padrão-ouro para o diagnóstico, no entanto, é a PCR específica para o vírus ou em painéis *multiplex*. A vantagem do sistema *multiplex* é a possibilidade de detectar coinfecções e estabelecer o diagnóstico diferencial com outros vírus respiratórios que causam bronquiolite, particularmente o SARS-CoV-2, que exige condutas terapêuticas diferenciadas (abordadas mais adiante). Os resultados dos métodos moleculares devem ser interpretados com cuidado caso o agente detectado não seja o vírus sincicial respiratório, pois alguns vírus, como o rinovírus, podem ser liberados nas vias respiratórias por longo tempo após a melhora de uma eventual infecção prévia não relacionada. Os espécimes utilizados para a realização de métodos moleculares ou de detecção antigênica podem ser *swabs*, aspirados ou lavados de nasofaringe; ou amostras do trato respiratório inferior, como o lavado traqueal ou broncoalveolar. Métodos sorológicos rápidos ou convencionais não são úteis para o diagnóstico. Culturas para vírus são demoradas e têm pouco uso prático.

A oximetria de pulso é uma medida não invasiva e de fácil acesso usada na emergência; no entanto, seu uso na forma de vigilância contínua no domicílio pode não ser muito fidedigno em crianças menores. Nesse grupo, o principal sinal de hipoxemia a ser considerado é a cianose central.

Em crianças com bronquiolite aguda sem sinais de gravidade não é necessário solicitar exames complementares. Exames radiológicos na avaliação inicial dos pacientes devem ser reservados para casos em que há sinais clínicos que indiquem necessidade de internação em UTI ou na suspeita de complicações como pneumotórax ou atelectasia. Exames como hemograma, bioquímica, eletrólitos, procalcitonina e outros marcadores inflamatórios estão indicados apenas nos casos graves, para a avaliação de complicações ou coinfecção bacteriana.

O manejo clínico da bronquiolite tem como base medidas de suporte. Para os casos sem critérios de gravidade, os cuidadores devem receber a orientação de fazer higiene das mãos com água e sabão e/ou álcool a 70%, evitar o tabagismo passivo, manter alimentação normal para a idade da criança e fazer higiene da cavidade nasal, hidratação (nasogástrica ou venosa se a via oral não for possível), administrar medicações antitérmicas quando necessário e prestar atenção a sinais de alerta que demandem reavaliação médica. Não está indicado o uso de rotina de antibióticos na bronquiolite, e só deve ser considerado se houver suspeita clínica de coinfecção bacteriana como pneumonia e otite. Não existem antivirais específicos para o vírus sincicial respiratório.

O uso de agentes alfa e beta-adrenérgicos (incluindo salbutamol, formoterol e outros, além da adrenalina) está cada vez menos indicado, pois o risco de eventos adversos supera os benefícios terapêuticos tímidos. A nebulização com solução salina hipertônica para crianças com bronquiolite pode ser uma opção. O uso de corticosteroides sistêmicos está contraindicado. Seu uso combinado com beta-agonistas adrenérgicos inalados pode ter efeito sinergístico, podendo ter algum impacto nos casos em que há suspeita de crise asmática concomitante, sob o risco de a corticoterapia prolongar o período de excreção viral pelo paciente.

A hospitalização está indicada para os casos graves que apresentem episódios de apneia, piora do estado geral (hipoatividade, prostração, despertar apenas com estímulos prolongados, gemência, retração torácica, taquipneia, cianose central, $SatO_2$ < 95% em ar ambiente, sinais de desidratação, recusa alimentar, ingestão reduzida de alimentos e anúria. Também se indica a internação de crianças com comorbidades (pneumopatias, cardiopatias, doenças neuromusculares, imunodeficiências), idade inferior a 3 meses, prematuros (especialmente com menos de 32 semanas) e difícil condição social ou intelectual dos cuidadores. A oxigenoterapia suplementar por meio de cânula nasal de alto fluxo anatomicamente adequada, com umidificação, tem tido bons resultados como medida não invasiva de ventilação nos casos que não respondem aos métodos tradicionais. Não é comum a evolução para necessidade de ventilação mecânica em crianças com bronquiolite.

O palivizumabe é um anticorpo monoclonal humanizado de uso exclusivamente profilático – não deve ser empregado para fins terapêuticos. É eficaz na prevenção de doenças graves pelo vírus sincicial respiratório e na redução das taxas de hospitalização. Está disponível no SUS seguindo critérios detalhadamente descritos na Portaria Conjunta n. 23, de 3 de outubro de 2018. Em cada estado, o protocolo de aquisição do imunobiológico é específico. Também está disponível em clínicas privadas.

SÍNDROME GRIPAL E ESPECIFICIDADES DO INFLUENZA

Os vírus influenza A* e B podem causar um amplo espectro de síndromes respiratórias, que vão desde infecção assintomática até a SRAG. Antes da pandemia de Covid-19, representavam a principal etiologia de pneumonia viral com potencial pandêmico em todo o mundo.

É comum as infecções ocorrerem em surtos de tempos em tempos, mas anualmente se espera a circulação endêmica do vírus, em especial nos meses mais frios.

A imunidade proporcionada pelo vírus influenza é dependente do genótipo e é temporária; assim, por conta da alta instabilidade genética do patógeno, a infecção pode ocorrer na mesma pessoa mais de uma vez durante a vida.

O tempo de incubação é de 1 a 4 dias. O vírus pode ser eliminado pela respiração por cerca de 1 semana na maioria dos casos, podendo chegar a mais de 30 dias em imu-

* Os vírus influenza A são divididos em subtipos conforme as diferenças de suas glicoproteínas de superfície, denominadas hemaglutinina (H) e neuraminidase (N). Existem 18 tipos de hemaglutinina e 11 tipos de neuraminidase identificadas em diferentes espécies animais. São exemplos: H1N1, H3N2, H5N1 e H7N9.

nossuprimidos, crianças e idosos. A magnitude da eliminação do vírus na respiração tem relação direta com a gravidade do quadro.

A infecção sintomática típica costuma ser autolimitada e cursa com sintomas respiratórios como rinorreia, tosse, espirros e queda do estado geral. Não há sinais específicos ao exame físico. A presença de febre é um indicador importante da presença de doença sistêmica, assim como cefaleia, mialgias e fraqueza. A associação de febre, tosse ou dor na garganta e mais um sintoma sistêmico configura a chamada síndrome gripal. Em crianças com menos de 2 anos, considera-se também como caso de síndrome gripal a presença de febre de início súbito (mesmo que referida) e sintomas respiratórios (tosse, coriza e obstrução nasal), na ausência de outro diagnóstico específico. Outros sistemas comuns são disfonia, dor pleurítica, tonturas, náuseas, vômitos e diarreia, que ocorrem com frequência variável a depender do surto estudado. A febre costuma não durar mais que 3 dias, e os demais sintomas duram em média 1 semana. Embora sejam característicos da infecção por influenza, todos os vírus respiratórios mencionados neste capítulo podem causar síndrome gripal.

A pneumonia viral primária da infecção por influenza é uma complicação grave resultante do acometimento alveolar pelo vírus. Pode evoluir com SRAG, caracterizada por insuficiência respiratória grave e outras disfunções orgânicas. Os sinais de evolução desfavorável são: hipoxemia ($SatO_2 < 95\%$ em ar ambiente); dispneia; persistência de febre além de 3 dias; alterações do nível de consciência; hipotensão arterial; desidratação e sinais de disfunção cardíaca ou renal. Em crianças, também são sinais de alerta a exacerbação dos sintomas gastrointestinais, irritabilidade ou apatia, bradipneia, gemidos expiratórios, estridor inspiratório e sibilância.

As pneumonias bacterianas são complicações comuns nos casos de influenza que requerem internação, tanto na doença endêmica quanto durante as pandemias. O *Streptococcus pneumoniae* é o patógeno mais frequentemente envolvido, seguido do *Staphylococcus aureus* (inclusive o *Staphylococcus aureus* meticilina-resistente adquirido na comunidade – CA-MRSA, relacionado à aquisição do gene *mecA*). Outras bactérias também aparecem com menor frequência, mas que apresentam relevância clínica, são *Streptococcus pyogenes, Haemophilus influenzae, Pseudomonas aeruginosa, Klebsiella pneumoniae, Mycoplasma pneumoniae* e *Moraxella catarrhalis.* A frequência do isolamento desses patógenos varia de acordo com o contexto (comunitária ou nosocomial). Embora o pneumococo seja a bactéria mais frequente, chamam a atenção as pneumonias por CA-MRSA em jovens previamente hígidos, que resultam em mortalidade significativa. A diferenciação entre pneumonia viral e bacteriana pode ser um desafio, mas sabe-se que habitualmente as pneumonias bacterianas são caracterizadas por deterioração do estado clínico após melhora transitória.

Outras complicações da influenza que podem levar os pacientes adultos à emergência são: miosite, miocardite, pericardite, eventos cardíacos e cerebrovasculares isquêmicos, meningite asséptica, encefalite, síndrome de Guillain-Barré, síndrome do choque tóxico, insuficiência renal, hepatite e sepse, além da exacerbação de doenças crônicas de base e parto prematuro ou perda fetal em gestantes. Em crianças, também estão descritos: convulsões febris, otite média, parotidite, crupe e síndrome de Reye (em usuários crônicos de ácido acetilsalicílico). As infecções fúngicas invasivas, em especial a aspergilose, ocorrem usualmente em fases mais avançadas da doença.

São populações de risco para evolução com complicações: crianças de até 2 anos e adultos acima de 65 anos de idade, pessoas com menos de 18 anos que fazem uso crônico de salicilatos, pessoas com doenças orgânicas crônicas (pneumopatias incluindo asma, cardiopatias, hepatopatias, nefropatias, neuropatias e doenças hematológicas incluindo anemia falciforme), pessoas com deficiências intelectuais, pessoas com diabete, pessoas com IMC > 40 kg/m^2, pessoas com neoplasias, imunossuprimidos (incluindo os transplantados), pessoas que vivem com HIV e têm CD4+ < 200 células/mm^3, residentes em instituições de longa permanência, povos indígenas aldeados, gestantes e puérperas até 2 semanas após o parto.

ESPECIFICIDADES DA COVID-19

A Covid-19 é uma virose respiratória causada pelo SARS-CoV-2, um coronavírus descoberto no final de 2019 que rapidamente alcançou proporções pandêmicas. Até o surgimento das novas variantes, nos primeiros meses de 2021, estimava-se que 20% dos casos teriam indicação de internação e 5% de internação em UTI, mas, com a circulação de novas linhagens e com parte da população vacinada, a gravidade da doença diminuiu.

Os mecanismos de resposta imune à infecção ainda carecem de muitas respostas. O destaque na fisiopatologia da doença é a tempestade de citocinas que gera uma resposta exacerbada do hospedeiro, cuja descrição vem aumentando em complexidade em pouco tempo, mas a respeito da qual os médicos devem se manter atualizados, pois guarda relações diretas com os tratamentos em desenvolvimento. Sabe-se que a reinfecção pode acontecer, a maioria com intervalo de mais de 90 dias após a primoinfecção.

A infecção pelo SARS-CoV-2, assim como pelo influenza, pode ser assintomática, caracterizada por sintomas de rinossinusite aguda, síndrome gripal com ou sem complicações, broncoespasmo, pneumonia viral e SRAG. Sintomas que têm sido descritos como mais frequentes na Covid-19 são ageusia, anosmia, fenômenos trombóticos arteriais e venosos, e variadas manifestações cutâneas (p. ex., urticária, livedo reticular, *rash* eritematoso, vesicular, petequial ou morbiliforme, isquemia acral).

São considerados fatores clínicos de risco para progressão para complicações e óbito: idade superior a 60 anos, obesidade ou sobrepeso (IMC > 25 kg/m^2), diabete melito, hipertensão arterial, cardiopatias crônicas, pneumopatias crônicas, doenças renais crônicas, doença cerebrovascular, doenças neurodegenerativas, doença falciforme, síndrome de Down, neoplasias, transplantes de órgãos sólidos ou células-tronco, infecção pelo HIV, abuso de substâncias psicoativas, tabagismo e gravidez. A doença tende a ser mais branda em crianças, mas pode ser grave, em especial quando há alguma das condições listadas para adultos compatíveis com a idade, além de doenças genéticas ou metabólicas e cardiopatias congênitas. Até o momento, não está bem definido o risco de progressão desfavorável em indígenas brasileiros.

A evolução para SRAG ocorre quando, além dos sintomas gripais, ocorre queda da $SatO_2$ para abaixo de 95% em ar ambiente, ou necessidade de oxigenoterapia acima de 5 L/min, havendo ou não dispneia. Podem estar presentes também cianose, rebaixamento do nível de consciência e choque. Ocasionalmente, há uma dissociação entre o estado clínico aparente e a $SatO_2$ obtida por oxímetro, principalmente em pessoas negras. O período de maior risco para a ocorrência da SRAG é entre o 7º e o 11º dia de doença.

Além da SRAG, a doença pode causar outras complicações agudas, como infecções bacterianas ou fúngicas secundárias, trombose venosa, tromboembolismo pulmonar, arritmias cardíacas, eventos isquêmicos cardíacos, insuficiência renal, *delirium*, síndrome de Guillain-Barré e síndrome de ativação macrofágica, além da exacerbação de doenças de base, em especial o diabete.

Em crianças, está descrita a complicação com síndrome inflamatória multissistêmica (MIS-C), caracterizada por um conjunto de sinais e sintomas que pode incluir febre persistente, dor abdominal, vômitos, diarreia, exantema, enantema, disfunção cardíaca, disfunção renal, hipotensão e choque. A evolução para MIS-C não é exclusiva da Covid-19, mas o conhecimento sobre a síndrome teve notável evolução com a pandemia do SARS-CoV-2. Em adultos, pode ocorrer uma condição semelhante, denominada síndrome inflamatória multissistêmica do adulto (MIS-A).

VIROSES RESPIRATÓRIAS NA EMERGÊNCIA APÓS A PANDEMIA DA COVID-19

Não é possível prever os rumos da epidemiologia das viroses respiratórias. O contexto atual é de pandemia de Covid-19, mas influenza e outros vírus sempre representarão riscos de emergência ou reemergência, a exemplo do surto ocorrido em 2009-2010.

Na atualidade, o principal agente causador de SRAG tem sido o SARS-CoV-2, mas considerando que o diagnóstico de influenza implica condutas diferenciadas na emergência, o médico emergencista deve incorporar o perfil epidemiológico corrente e direcionar suas condutas. Todos os casos de SRAG devem ser notificados, bem como a suspeita de infecção pelo SARS-CoV-2, independente do quadro clínico.

Pacientes com sintomas respiratórios agudos que procuram o serviço de emergência devem ter anamnese e exame físico direcionados para o tempo de início de sintomas, o diagnóstico sindrômico (resfriado, bronquiolite, síndrome gripal, pneumonia, SRAG e outras), a consequente avaliação de sinais de gravidade, os fatores de mau prognóstico e a presença de complicações já instaladas. A avaliação dos sinais vitais deve incluir a oximetria de pulso, medida não invasiva de baixo custo e que ajuda no direcionamento do caso de forma prática.

Manejo da síndrome gripal e da síndrome respiratória aguda grave

Todos os pacientes triados como sintomáticos respiratórios devem ser acolhidos em setores que contem com a biossegurança adequada e a equipe assistente deve estar atenta ao uso dos EPI. Na primeira avaliação, deve ser definido se há indicação de internação em enfermaria ou UTI e a necessidade da instituição de terapias urgentes. Os casos suspeitos de reinfecção de viroses respiratórias devem ser inicialmente conduzidos da mesma forma que os demais.

É difícil diferenciar a etiologia das pneumonias virais com base apenas em dados clínicos, mas o diagnóstico específico de influenza ou Covid-19 é importante, pois sua detecção tem impacto no manejo clínico em curto e longo prazos. As sorologias para influenza ou SARS-CoV-2, no entanto, não têm utilidade para guiar os protocolos de isolamento.

A Tabela 1 apresenta as principais etiologias infecciosas de SRAG. Essas causas devem ser consideradas como diagnóstico diferencial, havendo ou não sepse. Causas não infecciosas devem ser suspeitadas de acordo com a anamnese (traumas, pancreatite, quei-

Tabela 1 Principais agentes infecciosos associados à síndrome respiratória aguda grave

Coronavírus (endêmicos e emergentes, como o SARS-CoV-2 e o MERS-CoV)
Influenza A e B
Outras viroses respiratórias comuns: parainfluenza, vírus sincicial respiratório, rinovírus, adenovírus, metapneumovírus, bocavírus, echovírus
Hantavírus
Streptococcus pneumoniae
Staphylococcus aureus
Haemophilus influenzae
Mycoplasma pneumoniae
Moraxella catarrhalis
Chlamydophila pneumoniae, Chlamydophila psittaci
Legionella spp.
Coxiella burnetii
Mycobacterium tuberculosis
Pneumocystis jirovecii
Histoplasma capsulatum

MERS-CoV: coronavírus da síndrome respiratória do Oriente Médio; SARS-CoV-2: coronavírus 2 da síndrome respiratória aguda grave.

maduras, inalação de substâncias tóxicas, reação transfusional).

Nos períodos interpandêmicos, os vírus influenza sazonais devem ser pesquisados em todas as pessoas com síndrome gripal ou SRAG encaminhadas para internação, em gestantes com síndrome gripal e em todos os imunossuprimidos com sintomas respiratórios agudos. Por ocasião de pandemias de influenza, a infecção pelo vírus deve ser considerada em todos os sintomáticos respiratórios, focando o subtipo circulante. É possível que nos próximos meses ou anos, como ocorre com o vírus influenza, haja períodos interpandêmicos alternados com períodos de grande circulação do SARS-CoV-2. Deve-se incorporar, portanto, o conhecimento periódico da circulação do vírus. Até agosto de 2022, a principal causa de SRAG no Brasil ainda era a Covid-19, portanto esse é o diagnóstico a ser pesquisado em todos os sintomáticos respiratórios.

O método de escolha para o diagnóstico das viroses respiratórias é a PCR direcionada ao vírus que se busca (influenza, SARS-CoV-2, ou eventualmente algum outro), ou em painel *multiplex* de vírus respiratórios que já tenham incorporado o SARS-CoV-2 no seu rol de patógenos a serem pesquisados. A PCR deve ser realizada em amostras respiratórias (aspirado ou *swab* de nasofaringe, aspirado traqueal ou lavado broncoalveolar). A coleta das amostras deve ser realizada preferencialmente no primeiro atendimento na emergência, pois o rendimento dos exames é maior nos primeiros 4 dias de doença. Testes rápidos de detecção antigênica em amostras respiratórias também podem ser utilizados, mas sua sensibilidade é menor que a da PCR e seus resultados devem ser interpretados levando-se em consideração a probabilidade pré-teste do diagnóstico. O sequenciamento do genoma inteiro de nova geração em amostras sanguíneas não está indicado para a detecção de influenza ou coronavírus, pois estes são compostos por RNA e não DNA. Métodos sorológicos ou de cultura para vírus respiratórios não encontram utilidade no contexto atual.

Não há achados laboratoriais típicos da influenza ou da Covid-19, mas alguns devem ser solicitados na primeira avaliação. O leucograma indicando linfopenia é um clássico sinal de mau prognóstico. A presença de leucocitose ou elevação da procalcitonina são achados sugestivos de complicação com pneumonia bacteriana. Proteína C reativa, ferritina ou VHS não são bons marcadores para essa diferenciação, mas se correlacionam diretamente com o prognóstico. Outros exames devem ser direcionados pelas disfunções orgânicas encontradas na clínica, pois seus resultados elevados acima do limite superior da normalidade representam mau prognóstico. São eles: enzimas hepáticas, ureia, creatinina, eletrólitos, lactato, CPK, CKMB, troponina, TP e TTPa, LDH, D-dímero e peptídeo natriurético cerebral (BNP). O eletrocardiograma deve ser realizado em pessoas com cardiopatias de base ou na suspeita de complicações cardíacas.

A gasometria arterial está indicada em todos os pacientes com $SatO_2$ abaixo de 95% em ar ambiente na oximetria de pulso (no nível do mar), se houver insuficiência renal, choque, rebaixamento do nível de consciência, suspeita de acidose ou franca insuficiência respiratória.

No início da pandemia da Covid-19, havia recomendações de limitar a realização de exames de imagem por questões de biossegurança, mas a experiência vem mostrando que esses exames podem ajudar na avaliação do prognóstico e na detecção de complicações. Os exames radiológicos, no entanto, não são capazes de estabelecer diagnósticos etiológicos das pneumonias virais, pois não há muita diferença nas apresentações a depender do vírus envolvido.

A TC do tórax é o exame mais indicado. O padrão mais associado às pneumonias virais é o de opacidades em vidro fosco bilaterais. Os achados que vêm sendo descritos na Covid-19 são: opacidades em vidro fosco multifocais periféricas, opacidades em vidro fosco arredondadas com contornos mal definidos, pavimentação em mosaico, sinal do halo reverso e infiltrado peribroncovascular. Podem ser identificadas consolidações ou padrões de pneumonia em organização, mas é rara a visualização de derrame pleural. O exame pode estimar a porcentagem de acometimento parenquimatoso, que tem correlação com o prognóstico, mas é necessário considerar que as alterações podem ser verificadas até em casos assintomáticos, devendo sempre ser contextualizadas na clínica do paciente. RX é menos sensível e específica, mas pode detectar as mesmas alterações e é mais acessível.

Pacientes sem fatores de mau prognóstico que estejam com $SatO_2$ acima de 95% em ar ambiente e não necessitam de oxigenoterapia suplementar podem ser liberados com prescrição de sintomáticos, orientação de isolamento, afastamento das atividades por 14 dias e aconselhamento de retorno em caso de piora clínica. Devem ser encaminhados para a internação e mantidos com monitorização de sinais vitais e oximetria durante o período de estabilização os seguintes grupos: pacientes com necessidade de suplementação de oxigênio, pacientes com condições que aumentem o risco de evolução desfavorável e tenham até 14 dias de sintomas, gestantes com risco de parto prematuro, crianças que não conseguem se alimentar e casos de MIS-C ou MIS-A.

O alvo de $SatO_2$ no período de estabilização é maior ou igual a 94%. A suplementação de oxigênio pode ser feita por cateter nasal de baixo fluxo (em geral, para fluxos de até 5 L/min), máscara de Venturi ou máscara com reservatório. O fluxo deve ser titulado de acordo com a $SatO_2$. Os pacientes devem ser estimulados a manter posição prona ativa. A ventilação com cateter nasal de alto fluxo ou outras medidas de ventilação não invasiva, em geral, são reservadas para uso em UTI, mas podem ser realizadas se o serviço de emergência contar com instalações com biossegurança adequada e pessoal capacitado. Um súbito aumento da necessidade de oxigênio é indicativo de provável tromboembolismo pulmonar.

A ausência de melhora após 1 hora ou a rápida progressão da hipoxemia são indicações de IOT e início de ventilação mecânica. Também está indicada a IOT nos pacientes que apresentam à admissão franca insuficiência respiratória, $SatO_2 < 90\%$, $PaCO_2 > 50$ mmHg, pH < 7,25, instabilidade hemodinâmica, rebaixamento do nível de consciência ou grave acometimento multissistêmico. A ventilação mecânica deve ser iniciada com baixo volume corrente (≤ 6 mL/kg), pressão de platô ≤ 30 cmH_2O e frequência respiratória ≤ 35 irpm.

A internação deve ser solicitada em UTI nos casos em que houver:

- Indicação de ventilação mecânica.
- Falha em manter $SatO_2 \geq 94\%$ com oxigênio suplementar até 5 L/min.
- Necessidade do aumento do fluxo de oxigênio na primeira hora de observação.
- Choque.
- Suspeita ou confirmação de complicações cardíacas.
- Suspeita ou confirmação de fenômenos tromboembólicos.
- Rebaixamento do nível de consciência ou sinais neurológicos focais.
- Descompensação grave das doenças de base.
- Insuficiência renal aguda ou agudizada.

Todos os pacientes devem receber hidratação venosa com cristaloides na admissão, mas deve-se evitar a sobrecarga hídrica. Se necessário, a amina vasoativa de primeira escolha é a noradrenalina.

As medicações de uso crônico devem ser mantidas ou eventualmente ajustadas pelo estado clínico do paciente. A administração de broncodilatadores ou corticosteroides inalatórios para pacientes usuários crônicos deve ser mantida. Está indicada a profilaxia de sangramento gastrointestinal seguindo protocolos institucionais.

Em períodos interpandêmicos ou durante pandemia de influenza, os pacientes com sinais clínicos e radiológicos de pneumonia viral ou SRAG com até 5 dias (idealmente 48 horas) de sintomas devem receber tratamento específico para o agente, com oseltamivir (uso VO ou nasoenteral) ou zanamivir (uso inalatório), por 5 dias ou menos, caso o teste molecular para o diagnóstico de influenza em amostra respiratória seja negativo. As doses são apresentadas na Tabela 2, devendo o médico se atentar para eventual necessidade de ajuste de acordo com a função renal.

Tabela 2 Tratamento farmacológico da influenza

Droga	Faixa etária		Posologia
Fosfato de oseltamivir (Tamiflu®)	Adulto		75 mg, a cada 12 horas, por 5 dias
	Criança > 1 ano de idade	≤ 15 kg	30 mg, a cada 12 horas, por 5 dias
		> 15-23 kg	45 mg, a cada 12 horas, por 5 dias
		> 23-40 kg	60 mg, a cada 12 horas, por 5 dias
		> 40 kg	75 mg, a cada 12 horas, por 5 dias
	Criança < 1 ano de idade	0-8 meses	3 mg/kg, a cada 12 horas, por 5 dias
		9-11 meses	3,5 mg/kg, a cada 12 horas, por 5 dias
Zanamivir (Relenza®)	Adulto		10 mg (duas inalações de 5 mg), a cada 12 horas, por 5 dias
	Criança	≥ 7 anos	10 mg (duas inalações de 5 mg), a cada 12 horas, por 5 dias

Adaptada de Brasil, 2017.

Para pacientes com Covid-19 que tenham indicação de internação, estão recomendadas:

- Tromboprofilaxia: para todos os pacientes internados nas doses comumente recomendadas. Na impossibilidade do uso de heparinas de baixo peso molecular ou fondaparinux, pode-se usar a heparina não fracionada. Essa recomendação está contraindicada em pacientes com contagem de plaquetas abaixo de 30.000/mm^3. Não há indicação do uso de D-dímero para guiar a utilização de anticoagulantes. No caso de o paciente estar em uso de medicações anticoagulantes, estas devem ser mantidas. Doses intermediárias de heparina de baixo peso molecular entre profilática e terapêutica são praticadas em alguns serviços.
- Corticoterapia: para todos os pacientes hospitalizados em uso de oxigênio suplementar, preferencialmente com dexametasona (6 mg, IV ou VO, uma vez ao dia, por 10 dias). São alternativas: metilprednisolona 32 mg, IV, uma vez ao dia; prednisona 40 mg, VO, uma vez ao dia; e hidrocortisona 50 mg, IV, a cada 6 horas. Para pacientes em ventilação mecânica, podem ser utilizadas doses maiores, limitadas a 20 mg/dia de dexametasona ou 100 mg/dia de metilprednisolona.
- Antagonistas do receptor de IL-6: (tocilizumabe ou sarilumabe): anticorpos indicados para casos graves, com relação PaO_2/FiO_2 < 300 ou nos quais há piora do quadro respiratório nas últimas 48 horas em ar ambiente, ou cateter de oxigênio evoluindo para máscara de oxigênio, máscara reinalante, cateter de alto fluxo ou ventilação mecânica. Para serem iniciados, devem-se descartar processos infecciosos crônicos com potencial de reativação (p. ex., hepatite B) ou doenças infecciosas agudas não tratadas em andamento. Esses medicamentos estão contraindicados para pacientes com mais de 48 horas de uso de cateter de alto fluxo acima de 30 L/min, FiO_2 acima de 40% ou ventilação mecânica; pacientes crônicos em ventilação mecânica; suspeita ou confirmação de infecção bacteriana ou fúngica e/ou cultura de qualquer sítio positiva; valores de AST ou ALT acima de cinco vezes o limite superior da normalidade; clearance estimado de creatinina menor do que 30 mL/min; histórico de hipersensibilidade a qualquer inibidor de IL-6; uso simultâneo de outros imunossupressores; gestantes; plaquetopenia (inferior a 50.000/mm^3); e risco ou evidência de perfuração intestinal. A posologia do tocilizumabe é de 8 mg/kg (máximo: 800 mg) e a dose padrão do sarilumabe é de 400 mg, ambos IV e em dose única.
- Baricitinibe: inibidor da enzima JAK indicado para pacientes que necessitam de alto fluxo de oxigênio ou pacientes com baixo fluxo de oxigênio com evolução para altos níveis de suporte respiratório apesar do uso de corticosteroides. Não pode ser coadministrado com antagonistas do receptor da IL-6. A dose para adultos com função renal normal é de 4 mg/dia, VO, por até 14 dias.
- Nirmatrelvir + ritonavir (Paxlovid®): antiviral indicado em casos que não requerem oxigênio suplementar, mas com alto risco de evolução para doença grave, dentro do prazo de 5 dias após o início dos sintomas. Está contraindicado para gestantes, na insuficiência renal ou hepática grave ou quando houver necessidade de coadministração de medicamentos altamente dependentes da enzima CYP3A para depuração, pois concentrações elevadas estão associadas a reações graves (p. ex., amiodarona, sildenafila, sinvastatina, clo-

nazepam, rifampicina, entre outros). Não está autorizado para uso por mais de 5 dias ou para pacientes com indicação de internação. Por se tratar de medicamento com ação contra o HIV, é necessário saber se a pessoa tem a infecção e optar por um tratamento passível de ser coadministrado com nirmatrelvir e ritonavir. A dose para adultos com função renal normal é de 300 mg de nirmatrelvir + 100 mg de ritonavir tomados juntos, VO, duas vezes ao dia, por 5 dias. Os efeitos adversos mais comuns são reações de hipersensibilidade, sintomas gastrointestinais e cefaleia.

- Rendesivir: antiviral para uso em regime hospitalar ou ambulatorial para pacientes com doença leve ou moderada com alto risco de evolução para doença grave, dentro de 7 dias do início dos sintomas, que apresentem: infiltrado pulmonar, $SatO_2$ inferior a 94% em ar ambiente ou necessidade de suplementação de oxigênio, ventilação mecânica ou ECMO. É contraindicado em pacientes com taxa de filtração glomerular inferior a 30 mL/min. Pode ser usado concomitantemente com tocilizumabe e corticosteroide. Os efeitos adversos mais importantes são nefrotoxicidade e hiperglicemia. A dose para adultos acima de 40 kg é de 200 mg, IV, uma vez no primeiro dia, seguidos de 100 mg, IV, uma vez por dia, por mais 2 dias, em pacientes que não precisam de oxigenoterapia (total: 3 dias) ou por mais 4 dias em pacientes com necessidade de suplementação de oxigênio (total: 5 dias). Para crianças com mais de 12 anos ou adultos de 3,5 a 40 kg, a dose é de 5 mg/kg no primeiro dia e de 2,5 mg/kg nos dias subsequentes. Para pacientes com idade inferior a 12 anos, grávidas e puérperas, o médico deve avaliar a relação entre risco de efeitos colaterais pouco conhecidos e real benefício.
- Molnupiravir: antiviral indicado para pessoas com idade superior a 18 anos com Covid-19 que não necessitam de oxigênio suplementar, mas que apresentam maior risco de evolução para gravidade. A dose para adultos é de 800 mg, VO, a cada 12 horas, por 5 dias. Não pode ser indicado para crianças e gestantes.
- Anticorpos monoclonais (sotrovimabe ou casirivimabe-imdevimabe): indicados nas mesmas condições que o molnupiravir. Têm eficácia reduzida nos cenários em que predomina a variante ômicron.

Somente em casos em que há suspeita de coinfecção com pneumonia bacteriana (leucocitose, aumento de procalcitonina, retorno de febre após recrudescimento ou imagem típica na TC) o tratamento empírico com antibióticos deve ser instituído de acordo com o protocolo institucional. Nesse caso, devem ser obtidas hemoculturas do paciente previamente ao início do antibiótico.

Pessoas que vivem com HIV/Aids e não estejam controladas ou tenham contagem de CD4+ abaixo de 200 células/mm^3 podem apresentar um quadro indistinguível clinicamente da pneumocistose. Nessa situação, a doença deve ser tratada empiricamente. A droga de escolha é sulfametoxazol+trimetoprima. Outros estados de imunossupressão, como transplantados e pessoas com câncer, devem ser avaliados criteriosamente a respeito do tratamento empírico da pneumocistose, preferencialmente com auxílio de um infectologista consultor. Mais detalhes são apresentados no Capítulo 45, "Infecções em imunossuprimidos".

Conforme recomendações da OMS e do Centers for Disease Control and Prevention

(CDC) dos EUA, não devem ser utilizados os seguintes medicamentos para pacientes com pneumonia viral, exceto durante ensaios clínicos:

- Antibióticos na ausência de evidências de infecção bacteriana concomitante.
- Corticosteroides para pacientes sem indicação de oxigenoterapia suplementar ou ventilação mecânica.
- Tromboprofilaxia para pacientes não hospitalizados sem indicação clássica.
- Plasma convalescente.
- Drogas comprovadamente ineficazes, na ausência de indicações clássicas, e aprovadas pelos órgãos reguladores (p. ex., azitromicina, cloroquina ou hidroxicloroquina, ivermectina, colchicina, nitazoxanida, interferon, lopinavir-ritonavir, fluvoxamina).
- Vitaminas e sais minerais quando não há deficiência.

Além das recomendações do Ministério da Saúde e da Sociedade Brasileira de Infectologia, é conveniente se manter atualizado com o documento vivo da OMS, atualizado diariamente.

BIBLIOGRAFIA

1. Brasil. Ministério da Saúde. Orientações sobre o tratamento farmacológico do paciente adulto hospitalizado com covid-19. Brasília; 2021.
2. Brasil. Ministério da Saúde. Portaria n. 2.789, de 14 de outubro de 2020. Dispõe sobre as medidas de proteção para enfrentamento da emergência de saúde pública de importância internacional decorrente do Coronavírus (Covid-19), no âmbito das unidades do Ministério da Saúde no Distrito Federal e nos Estados. Diário Oficial da União. 2020.
3. Brasil. Ministério da Saúde. Secretaria de Atenção à Saúde. Secretaria de Ciência, Tecnologia e Insumos Estratégicos. Portaria Conjunta n. 23, de 3 de outubro de 2018. Aprova o Protocolo de Uso do Palivizumabe para a Prevenção da Infecção pelo Vírus Sincicial Respiratório. Diário Oficial da União. 2018.
4. Brasil. Ministério da Saúde. Secretaria de Vigilância em Saúde. Protocolo de tratamento de Influenza: 2017. Brasília: Ministério da Saúde; 2017.
5. Centers for Disease Control and Prevention. Covid-19 guidance documents. 2021.
6. Chatterjee A, Mavunda K, Krilov LR. Current state of respiratory syncytial virus disease and management. Infect Dis Ther. 2021; 10(S1):5-16.
7. Jartti T, Jartti L, Ruuskanen O, Söderlund-Venermo M. New respiratory viral infections. Curr Opin Pulm Med. 2012; 18(3):271-8.
8. Jaume F, Valls-Mateus M, Mullol J. Common cold and acute rhinosinusitis: up-to-date management in 2020. Curr Allergy Asthma Rep. 2020; 20(7):28.
9. Kanne JP, Bai H, Bernheim A, Chung M, Haramati LB, Kallmes DF, et al. Covid-19 imaging: what we know now and what remains unknown. Radiology. 2021; 299(3):E262-79.
10. Klein EY, Monteforte B, Gupta A, Jiang W, May L, Hsieh YH, et al. The frequency of influenza and bacterial coinfection: a systematic review and meta-analysis. Influenza Other Respi Viruses. 2016; 10(5):394-403.
11. Lemos AS. Covid-19: guia prático de infectologia. Barueri: Manole; 2020.
12. Ralston SL, Lieberthal AS, Meissner HC, Alverson BK, Baley JE, Gadomski AM, et al. Clinical practice guideline: the diagnosis, management, and prevention of bronchiolitis. Pediatrics. 2014; 134(5):e1474-502.
13. Uyeki TM, Bernstein HH, Bradley JS, Englund JA, File TM, Fry AM, et al. Clinical practice guidelines by the Infectious Diseases Society of America: 2018 update on diagnosis, treatment, chemoprophylaxis, and institutional outbreak management of seasonal influenzaa. Clin Infect Dis. 2019; 68(6):e1-47.
14. World Health Organization. The WHO covid-19 clinical management: living guidance. Living doc. 2022.

26

Herpes simples

Rosana Maria Rangel dos Santos
Gabriela Ricordi Bazin

DESTAQUES

- As infecções por herpes simples são comuns e podem causar lesões que geram intenso desconforto e até mesmo quadros muito graves como a encefalite herpética.
- Antivirais de uso tópico não devem ser utilizados para o tratamento das infecções herpéticas.
- Quadros graves devem ser tratados com aciclovir IV.

FAMÍLIA *HERPESVIRIDAE*

Oito herpesvírus infectam naturalmente os seres humanos. São vírus com DNA em seu genoma e se caracterizam por causarem infecções latentes. Pertencem à família *Herpesviridae*, que é subdividida em três subfamílias: *Alphaherpesvirinae*, *Betaherpesvirinae* e *Gammaherpesvirinae*. A Tabela 1 esquematiza essa complexa classificação e a nomenclatura dos herpesvírus.

Este capítulo tratará das infecções pelos vírus herpes simples 1 (HSV-1) e 2 (HSV-2). Os demais vírus dessa família serão abordados nos capítulos subsequentes.

HERPES SIMPLES

Segundo dados da OMS, pelo menos 67% das pessoas de todo o mundo com menos de 50 anos de idade estão infectadas pelo HSV-1 e 11,3%, pelo HSV-2. A prevalência do HSV-1 aumenta na medida em que se deterioram as condições socioeconômicas e sua distribuição entre os sexos é equânime. Em comparação, a frequência do HSV-2 é maior entre pacientes com outras infecções sexualmente transmissíveis (IST). Não há variação sazonal para ambos.

A exposição ao HSV na superfície mucosa ou na pele lesada permite a entrada do ví-

Tabela 1 Enumeração e classificação dos herpesvírus

Numeração herpesvírus	Nomenclatura	Sigla	Subfamília
Herpevírus 1	Vírus herpes simples tipo 1	HSV-1	*Alphaherpesvirinae*
Herpevírus 2	Vírus herpes simples tipo 2	HSV-2	*Alphaherpesvirinae*
Herpevírus 3	Vírus Varicella-zoster	VZV	*Alphaherpesvirinae*
Herpevírus 4	Vírus Epstein-Barr	EBV	*Gammaherpesvirinae*
Herpevírus 5	Vírus citomegálico	CMV	*Betaherpesvirinae*
Herpevírus 6	Vírus do exantema súbito	HHV-6	*Betaherpesvirinae*
Herpevírus 7	Vírus do exantema súbito	HHV-7	*Betaherpesvirinae*
Herpevírus 8	Vírus do sarcoma de Kaposi	HHV-8	*Gammaherpesvirinae*

CMV: citomegalovírus; EBV: vírus Epstein-Barr; HHV: herpesvírus humano; HSV: vírus herpes simples; VZV: vírus Varicella-zoster.

rus e o início da replicação nas células da epiderme e da derme. Após atravessar a junção neuroepitelial e entrar na célula neuronal, o nucleocapsídeo é transportado por via intra-axonal para os corpos das células no gânglio. No caso do HSV-1, os gânglios trigeminais são os mais comumente infectados, mas também pode ocorrer a extensão para os gânglios cervicais superior e inferior. Na infecção genital, os gânglios dos nervos sacrais (S2 a S5) são os mais comumente afetados. A viremia ocorre em aproximadamente 25% das infecções primárias e sua presença pode afetar a história natural dessas infecções em termos de sítio, gravidade e frequência de reativação.

Durante os episódios de recorrência do HSV, o vírus sofre reativação do estado latente para replicante nos gânglios neuronais por meio do transporte axonal anterógrado para as células epiteliais. O vírus se replica nas células epiteliais e pode se propagar de modo assintomático ou estar associado a ulcerações clinicamente aparentes. Hospedeiros imunossuprimidos estão sob risco de um aumento da frequência de reativações.

Infecções genitais podem ser causadas por HSV-1 ou 2, assim como infecções em orofaringe. As infecções genitais causadas por HSV-1 e 2 são clinicamente indistinguíveis, mas as lesões causadas por HSV-2 possuem um caráter mais recorrente do que as causadas por HSV-1.

As vias oral-genital ou genital-genital têm resultado em um número aumentado de infecções genitais por HSV-1, especialmente entre mulheres jovens e homens que fazem sexo com homens. A transmissão é mais provável se a fonte é sintomática, entretanto o HSV-1 também pode ser transmitido durante a excreção assintomática em até 25% dos pacientes. Na realidade, estima-se que a maioria das infecções herpéticas genitais são transmitidas por pessoas que não sabem que têm a doença.

Em geral, as primoinfecções são mais graves, com exceção dos hospedeiros imunocomprometidos. O período de incubação varia de 2 a 12 dias. Episódios não primários e recorrentes usualmente estão associados a menor gravidade, com menos sintomas sistêmicos e menos lesões do que as primoinfecções. Pródromos podem ocorrer cerca de 24 horas antes do surgimento das lesões e incluem dor, formigamento, queimação e prurido no local ou em áreas adjacentes às lesões dolorosas que irão eclodir.

No caso do HSV-1, o quadro clínico mais comum é caracterizado por gengivoestomatite e faringoamigdalite, que em geral causam bastante desconforto ao paciente. Também costumam estar presentes linfadenomegalia local, febre, cefaleia e prostração. Em infecções genitais primárias, ocorrem ulcerações genitais dolorosas e, em alguns pacientes, disfunção do sistema nervoso autônomo com hiperestesia ou anestesia da região perineal com retenção urinária concomitante ou constipação. Sem terapêutica antiviral, esses episódios podem durar até 19 dias. Episódios recorrentes também tendem a durar menos (cerca de 10 dias).

As lesões cutâneas características do HSV se iniciam com pequenas vesículas com eritema subjacente que progridem para pústulas e ulcerações. As vesículas e pústulas podem ser umbilicadas (Figura 1). Estima-se que infecções recorrentes labiais e periorais por HSV-1 ocorram em 20 a 40% da população.

A disseminação por via hematogênica, caracterizada por múltiplas vesículas sobre áreas disseminadas do tórax e extremidades, ocorre raramente em indivíduos com infecção primária mucocutânea por HSV. Podem ocorrer meningite asséptica, hepatite ou pneumonite. Essas complicações são mais frequentes em imunossuprimidos, mas também podem ocorrer em pacientes imunocompetentes. Outras complicações menos frequentes incluem artrite monoarticular, trombocitopenia, necrose adrenal e mioglobinúria. A gestação pode predispor a uma grave disseminação visceral de doença genital primária.

A reativação de infecção por HSV em pacientes imunossuprimidos, especialmente pessoas com infecção avançada por HIV (contagem de CD4+ inferior a 200 células/mm^3) e transplantados, pode estar associada a infecção recorrente e extensas lesões orais ou perianais, traqueobronquite, pneumonia intersticial, hepatite, meningite, esofagite, colite, coriorretinite, necrose retiniana aguda e pneumonia.

Estima-se que cerca de 3% das meningites assépticas sejam causadas pelo HSV, em especial o HSV-2. O termo meningite de Mollaret descreve um quadro de meningite linfocítica recorrente causada pelo HSV-2, que dura 3 a 7 dias e não resulta em sequelas neurológicas.

O HSV, em especial o HSV-1, também é uma das causas principais das encefalites esporádicas. A doença é associada a altas morbidade e mortalidade. Causa uma síndrome clínica caracterizada por início súbito de febre, cefaleia, convulsões, sinais neurológicos focais e alterações sensoriais. Cerca de um terço dos casos ocorre em crianças e adoles-

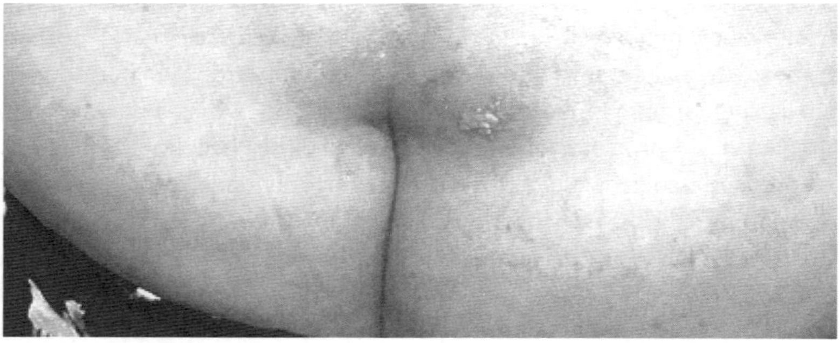

Figura 1 Herpes simples de repetição em região sacra em paciente do sexo feminino de 52 anos.
A versão colorida desta imagem está disponível no caderno de imagens do livro.

centes, provavelmente por infecção primária pelo HSV-1, e o restante ocorre mais frequentemente entre idosos, provavelmente por reativação do vírus. Outras manifestações neurológicas incluem radiculite sacral caracterizada por perda da sensibilidade local, retenção urinária e, eventualmente, impotência sexual, mielite transversa e paralisia de Bell.

Algumas manifestações cutâneas diferenciadas do HSV merecem destaque. O panarício herpético é a lesão de um quirodáctilo que pode ocorrer por autoinoculação ou exposição à secreção oral de pacientes infectados e ser semelhante à infecção bacteriana. Também podem ocorrer infecções herpéticas associadas a eritema multiforme. O *eczema herpeticum* ocorre majoritariamente em pacientes com dermatite atópica e é caracterizado por dor e lesões cutâneas, sendo geralmente secundário à infecção por HSV-1. O chamado herpes *gladiatorum*, por sua vez, é caracterizado por infecção mucocutânea do tórax, face e mãos, sendo classicamente descrito em surtos entre lutadores, em quem a transmissão é facilitada por traumas da pele.

As manifestações oculares das infecções por HSV ocorrem em menos de 5% dos pacientes, mas estão associadas a alta morbidade e podem levar a redução da acuidade visual ou mesmo cegueira. O vírus mais comumente envolvido é o HSV-1. As manifestações mais frequentes são ceratite e necrose retiniana aguda. Também podem ocorrer conjuntivite ou blefarite unilaterais.

Diagnóstico

O diagnóstico das lesões cutâneas e mucosas é eminentemente clínico, mas se houver necessidade há opções para a confirmação laboratorial. A PCR é o teste mais empregado no diagnóstico e pode ser usada para detecção do HSV no liquor, no líquido intraocular e no sangue. No caso de doença visceral, como pneumonia, hepatite ou esofagite, a identificação viral é realizada por achados patológicos, como inclusões intranucleares e imunocitoquímica, sendo necessária, portanto, biópsia.

Embora haja exames sorológicos específicos para HSV-1 e 2, em geral os ensaios não distinguem os vírus. Testes sorológicos têm limitações e alguns ensaios podem prover resultados falso-negativos e falso-positivos. Resultados negativos podem indicar que um paciente é suscetível ao vírus. Outra grande utilidade é iniciar terapia antiviral em pacientes que serão submetidos a transplantes de órgãos sólidos ou de células hematopoiéticas naqueles que apresentarem sorologia positiva.

Tratamento

A abordagem terapêutica para ambos, HSV-1 e 2, depende da avaliação se a infecção é primária ou se é uma reativação; do grau de recorrência; e da gravidade do evento.

Infecções primárias por HSV devem ser abordadas com um antiviral sistêmico, p. ex., aciclovir, valaciclovir ou fanciclovir. Embora a via de costume seja VO, pacientes com odinofagia grave podem necessitar de aciclovir IV, assim como pacientes com doença disseminada ou invasiva (SNC ou sistema nervoso periférico, hepatite, pneumonite). O principal efeito colateral do aciclovir IV é insuficiência renal transitória causada pela cristalização do composto no parênquima renal. É importante ressaltar para o paciente que tratar o primeiro episódio não erradicará o vírus latente e que o antiviral selecionado deverá ser iniciado nas primeiras 72 horas após o início da infecção, de preferência nos pródromos.

Em infecções recorrentes, o paciente deve ser orientado sobre a ausência de benefício da terapia tópica com qualquer antiviral e esclarecido sobre a realização do tratamento por episódio ou de forma supressora. Infecções leves, que causam pouco desconforto, devem ser abordadas de forma expectante. Infecções com maior gravidade devem ser tratadas por via sistêmica.

Pessoas com infecções muito recorrentes (mais de seis episódios por ano) ou pacientes que apresentam episódios graves podem se beneficiar de terapia supressora. Alguns autores também sugerem terapia supressora para pacientes imunocompetentes que querem reduzir o risco de transmissão do HSV para o seu parceiro sexual não infectado. A terapia supressora reduz as recorrências e a excreção assintomática do vírus em 70 a 80%. Segurança e eficácia foram documentadas em pacientes recebendo terapia diária com aciclovir por 6 anos e com valaciclovir ou fanciclovir por 1 ano. Os demais pacientes *a priori* podem ser tratados a cada episódio.

A Tabela 2 traz a posologia das opções de tratamento para o herpes simples em diferentes apresentações clínicas. Não há diferenças na abordagem terapêuticas para HSV-1 e 2. As doses apresentadas pressupõem função renal normal.

Tabela 2 Opções terapêuticas para o herpes simples

Apresentação clínica	Esquema recomendado	Duração
Primoinfecção	Aciclovir 400 mg, VO, a cada 8 horas ou 200 mg, VO, 5 ×/dia Valaciclovir 1 g, VO, a cada 12 horas Fanciclovir 250 mg, VO, a cada 8 horas ou 500 mg, VO, a cada 12 horas Aciclovir 5-10 mg/kg/dose, IV, a cada 8 horas*	7-10 dias
Meningite, encefalite, retinite, colite, esofagite ou quadros disseminados	Aciclovir 10 mg/kg/dose, IV, a cada 8 horas	14-21 dias
Episódios de reativação oral ou genital	Aciclovir 800 mg, VO, a cada 8 horas	2 dias
	Aciclovir 800 mg, VO, a cada 12 horas ou 400 mg, VO, a cada 8 horas	5 dias
	Valaciclovir 500 mg, VO, a cada 12 horas	3 dias
	Valaciclovir 1 g/dia, VO	5 dias
	Fanciclovir 1 g, VO, a cada 12 horas	1 dia
	Fanciclovir 125 mg, VO, a cada 12 horas	5 dias
	Fanciclovir 500 mg, 1×, seguido de 250 mg, VO, a cada 12 horas	2 dias
Reativação de gengivoestomatite ou faringite	Aciclovir 400 mg, VO, a cada 8 horas	5 dias
	Valaciclovir 2 g, VO, em dose única	1 dia
	Fanciclovir 750 mg, VO, a cada 12 horas ou 1,5 mg, VO, em dose única	1 dia
Terapia supressora	Aciclovir 400 mg, VO, a cada 12 horas	Tempo indeterminado
	Valaciclovir 500 mg, VO, 1×/dia	
	Fanciclovir 250 mg, VO, a cada 12 horas	

IV: via intravenosa; VO: via oral.

* Para casos graves ou quando o paciente não consegue deglutir.

BIBLIOGRAFIA

1. Bennett JE, Dolin R, Blaser MJ. Mandell, Douglas e Bennett: manual de doenças infecciosas. Rio de Janeiro: GEN Guanabara Koogan; 2019.
2. Clemens SAC, Farhat CK. Soroprevalência de anticorpos contra vírus herpes simples 1-2 no Brasil. Rev Saude Publica. 2010; 44:(4):1-8.
3. DeClercq E. Selective anti-herpesvirus agents. Antivir Chem Chemother. 2013; 23:93-101.
4. Roberts CM, Pfister JR, Spear SJ. Increasing proportion of herpes simplex virus type 1 as a cause of genital herpes infection in college students. Sex Transm Dis. 2003; 30:797-800.
5. Workowski KA, Bolan GA; Centers for Disease Control and Prevention. Sexually transmitted diseases treatment guidelines, 2015. MMWR Recomm Rep. 2015; 64:1-137.

27

Varicela-zóster

Rosana Maria Rangel dos Santos
Gabriela Ricordi Bazin
Alberto dos Santos de Lemos

DESTAQUES

- Varicela é uma doença aguda de alta contagiosidade que pode ser grave em adultos, imunodeprimidos, gestantes e pessoas com doenças crônicas.
- Herpes-zóster é a reativação da infecção, mais comum em adultos, que pode causar quadros de intensa dor e grande comprometimento da qualidade de vida.
- O tratamento do herpes-zóster na emergência deve ser instituído o mais rapidamente possível, sendo feito com base em antiviral e analgesia potente.

INTRODUÇÃO

O vírus Varicella-zoster é um herpesvírus humano neurotrópico de elevada virulência e contagiosidade, da família *Herpesviridae*, responsável por duas síndromes clinicamente distintas: a varicela, que ocorre após a infecção primária em pacientes suscetíveis; e o herpes-zóster, que decorre da reativação do vírus que se manteve em latência no gânglio dorsal após a primoinfecção.

VARICELA

Varicela é uma doença altamente contagiosa de evolução relativamente benigna em crianças hígidas, mas com tendência a evoluir mais gravemente em adolescentes e adultos, imunodeprimidos e gestantes. Apresenta períodos de maior incidência no Brasil no final do inverno e no início da primavera, com ocorrências esporádicas nas demais estações do ano. Tem distribuição universal e a faixa etária predominante é de pré-escolares e escolares. Afeta igualmente ambos os sexos e as raças. A principal característica da doença é o *rash* vesicular característico. A taxa de ataque é de até 90% em contactantes intradomiciliares.

É transmitida de pessoa a pessoa por contato direto ou por aerossóis. O tempo de incubação varia de 10 a 21 dias (média: 14 a 16 dias). O período de transmissibilidade pode variar de 2 dias antes até 7 dias depois do início das erupções ou enquanto houver presença de vesículas (geralmente não ultrapassa 6 dias, mas há exceções). O período em que só há crostas não é mais infectante.

O exantema vesicular é característico da varicela. As lesões se iniciam como máculas que rapidamente evoluem para vesículas, pústulas e crostas. O surgimento das lesões em geral é em sentido craniocaudal e a coexistência de lesões em vários estágios é a principal característica da doença (polimorfismo regional). Febre pode anteceder o aparecimento das lesões. As escoriações por coçadura são comuns e demonstram a natureza pruriginosa das lesões. As infecções subclínicas não ultrapassam 4%, sendo raras em todas as faixas etárias.

Pacientes imunodeprimidos apresentam maior risco de desenvolver formas graves e com maior mortalidade, como encefalite, ou disseminadas.

Nos adultos, os sintomas mais comuns são mal-estar, mialgia, artralgia e cefaleia, além de maior tendência ao exantema se comparados às crianças. Apesar da maioria dos adultos evoluir com um curso não complicado, há maior risco de evoluírem com pneumonia, que geralmente leva à hospitalização e está associada a uma mortalidade entre 10 e 30%.

O diagnóstico é iminentemente clínico, mas alguns exames complementares, podem auxiliar nos casos em que há dúvidas. Esses exames são abordados na Tabela 1.

O tratamento tem maior efetividade quando é iniciado dentro de 24 horas após o início dos sintomas. Aciclovir, valaciclovir e fanciclovir são eficazes para o tratamento da varicela em hospedeiros saudáveis e imunodeprimidos. Utilizam-se doses mais altas de aciclovir para tratar a infecção por Varicella-zoster quando comparadas às doses para infecção por vírus herpes simples porque, para haver 50% de inibição da sua replicação, são necessários níveis dez vezes maiores do medicamento.

A terapia antiviral deve ser instituída em: crianças e adultos que apresentem complica-

Tabela 1 Exames complementares para o diagnóstico de varicela

Exame	Amostra	Análise crítica
Sorologia IgM	Amostras de sangue de fase aguda da infecção	Não é indicado como método de rotina para diagnóstico em razão de sua baixa sensibilidade, mas um resultado positivo indica atividade atual ou recente do VZV
Sorologia IgG	Amostra de sangue do final da fase aguda ou da fase de convalescença da infecção	Específica para o VZV, com baixa sensibilidade Não é utilizada para diagnóstico da doença aguda Pode ser utilizada para avaliação de suscetibilidade
PCR	Secreção vesicular, crostas, tecido de biópsia, liquor	Método mais sensível e específico para VZV, podendo diferenciar o vírus selvagem do vírus vacinal
Cultivo viral	Líquido vesicular, liquor e tecidos de biópsia	Baixa sensibilidade e custo e disponibilidade limitados, bem como resultado demorado
IFD	Raspado vesicular, exsudato de base de lesão contendo células	Menos sensível que a PCR, mais rápido e mais sensível que o cultivo celular
Pesquisa de células de Tzanck	Raspado vesicular, exsudato de base de lesão contendo células	Células coradas pelo método Giemsa: observam-se células gigantes multinucleadas com inclusões Menos sensível e preciso que a imunofluorescência Não diferencia VZV de outros herpesvírus

IFD: imunofluorescência direta; PCR: reação em cadeia da polimerase; VZV: vírus Varicella-zoster.

ções relacionadas à varicela, como hepatite grave, pneumonia e encefalite; e pessoas sob risco aumentado de desenvolver complicações da varicela, como:

- Adultos e adolescentes não vacinados (13 anos de idade ou mais).*
- Casos secundários em contactantes domiciliares, pois estes casos costumam ser mais graves do que os primários.
- Pacientes com história de doenças dermatológicas ou crônicas pulmonares, uma vez que infecções bacterianas secundárias podem ter graves consequências.
- Gestantes.
- Imunodeprimidos, como pessoas com câncer, infecção por HIV, pessoas que recebem altas doses de terapia com corticosteroides por mais de 14 dias ou outras terapias imunodepressoras.†

Para os demais acometidos, a terapia antiviral pode reduzir o risco de complicações.

Agentes VO são bem tolerados, especialmente em adultos; entretanto, efeitos colaterais gastrointestinais ou cefaleia podem ocorrer. O aciclovir também está disponível em apresentação IV, que pode causar reação local (flebite) e disfunção renal reversível. Fatores de risco para insuficiência renal incluem desidratação, falha em ajustar a dose para função renal reduzida e infusão rápida do fármaco (em menos de 1 hora). Para adultos obesos, a dose deve ser calculada com base no peso corporal ideal para evitar o risco de toxicidade aumentada. O tratamento deve ser iniciado dentro de 24 horas após o início do *rash*, se possível. A Tabela 2 exibe os esquemas que podem ser utilizados no tratamento da varicela.

Tabela 2 Esquemas para tratamento da varicela*

Varicela não complicada em crianças < 2 anos
Aciclovir VO: 20 mg/kg/dose (máximo: 800 mg), a cada 6 horas, por 5 dias
Varicela não complicada em crianças ≥ 2 anos e adolescentes
Aciclovir VO: 20 mg/kg/dose (máximo: 800 mg), a cada 6 horas, por 5 dias Valaciclovir VO: 20 mg/kg/dose (máximo: 1 g), a cada 8 horas, por 5 dias+
Varicela não complicada em adultos
Aciclovir VO: 800 mg, 5×/dia, por 5-7 dias# Valaciclovir VO: 1 g, a cada 8 horas, por 5-7 dias#
Varicela complicada em crianças ≥ 1 ano e adolescentes¶
Aciclovir IV: 1.500 mg/m²/dia, a cada 8 horas ou 30 mg/kg/dia, a cada 8 horas, por 7-10 dias
Varicela complicada em adultos¶
Aciclovir IV: 10 mg/kg, a cada 8 horas (ajustando para peso corporal ideal em pacientes obesos), por 7-10 dias

IV: via intravenosa; VO: via oral.
* Doses apresentadas para função renal normal. Atenção para necessidade de ajuste.
+ A segurança e a eficácia do valaciclovir não estão bem estabelecidas nessa faixa etária, portanto deve-se evitar seu uso.
# O curso pode ser estendido além de 7 dias se houver demora nas lesões se tornarem crostosas.
¶ A terapia IV deve ser mantida até que nenhuma lesão nova ocorra. Pacientes devem ser migrados para a terapia VO, mantida até que todas as lesões se tornem crostosas.

O isolamento respiratório por aerossóis e o isolamento de contato são indispensáveis para o bloqueio de contaminação.

A vacina contra varicela está disponível no SUS nas formulações isolada e combinada com sarampo, caxumba e rubéola (tetraviral). O calendário nacional prevê a primeira dose com tetraviral aos 15 meses e a segunda, com varicela isolada aos 4 anos de idade, po-

* Alguns autores recomendam terapia antiviral mesmo em adultos previamente vacinados.
† ≥ 20 mg ou ≥ 2 mg/kg (para crianças de < 10 kg de peso) de prednisona ou equivalente. O risco é maior quando os corticosteroides são administrados durante o período de incubação.

dendo ser administrada até 6 anos, 11 meses e 29 dias. Esta vacina está indicada para toda a população indígena a partir dos 7 anos de idade não vacinada contra varicela e para os adultos não vacinados para varicela e suscetíveis à doença (IgG não reagente para o vírus Varicella-zoster) nos Centros de Referência para Imunobiológicos Especiais (CRIE), para algumas indicações específicas. Recomenda-se a consulta ao manual dos CRIE para informações detalhadas. Por se tratar de vacina de microrganismo vivo, está contraindicada para indivíduos imunodeprimidos.

A vacina pós-exposição é indicada para controle de surto em ambiente hospitalar, creches e escolas que atendam crianças menores de 7 anos e comunicantes suscetíveis imunocompetentes a partir de 9 meses de vida, até 120 horas (5 dias) após o contato.

HERPES-ZÓSTER

Herpes-zóster é uma doença comum causada pela reativação do vírus Varicella-zoster que, após a infecção primária (varicela), permanece latente em células dos nervos cranianos, nas raízes dorsais dos nervos e nos gânglios nervosos. É caracterizada pelo aparecimento de um exantema vesicular doloroso localizado em um ou mais dermátomos, correspondentes às raízes nervosas do local onde a infecção sofreu a reativação – portanto, unilaterais e sem ultrapassar a linha média do corpo. Casos disseminados, no entanto, podem cursar com lesões sem delimitação definida, inclusive com acometimento visceral. É mais comum, mas não ocorre exclusivamente, em pessoas com mais de 50 anos de idade. Pacientes imunodeprimidos apresentam um maior risco de desenvolver formas graves.

O quadro é composto por dor neuropática intensa, seguida, 2 a 3 dias depois, do surgimento de lesões cutâneas vesiculares com base eritematosa. As lesões podem evoluir rapidamente para vesículas coalescentes, formando lesões bolhosas extensas e extremamente dolorosas. A evolução para crostas e a resolução completa do quadro ocorrem em cerca de 2 a 3 semanas.

Os dermátomos mais comumente acometidos são aqueles da região torácica e o ramo oftálmico do nervo trigêmeo. O acometimento dos nervos cranianos gera sintomatologia específica relacionada às funções de cada nervo.

Quando ocorre acometimento dos primeiros ramos do nervo trigêmeo, p. ex., pode ocorrer o zóster oftálmico com acometimento palpebral, conjuntivite, ceratite, uveíte, iridociclite, neurite óptica e até necrose retiniana aguda. A presença de lesões vesiculares de herpes-zóster no nariz (Figura 1) deve chamar a atenção, pois essas estão associadas a alto risco de zóster oftálmico.

A síndrome de Ramsay Hunt decorre da reativação da infecção no gânglio geniculado do nervo facial. É caracterizada por otalgia unilateral com paralisia facial ipsilateral e presença de lesões vesiculares no conduto auditivo externo ou no pavilhão da orelha ipsilateral. Podem ocorrer sintomas adicionais como vertigem, tinido, olho seco e diminuição da acuidade auditiva, caso a infecção se estenda para outros nervos cranianos. Eventualmente, as vesículas podem surgir na língua ou no palato. Trata-se da segunda causa mais comum de paralisia facial periférica e deve ser diferenciada da menos injuriante paralisia de Bell. A síndrome de Ramsay Hunt tem prognóstico pior e maior incidência de sequelas.

Graves complicações neurológicas podem ocorrer, como encefalite, mielite, meningite asséptica, neuropatias motoras, síndrome de Guillain-Barré, paralisia de nervos periféri-

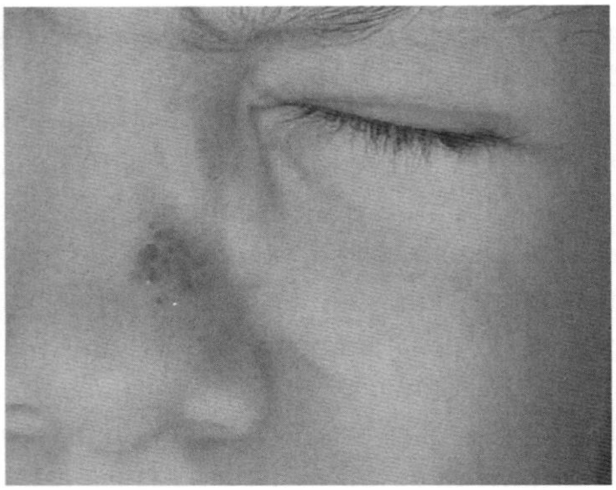

Figura 1 Criança de 4 anos do sexo feminino apresentando lesões vesiculares de herpes-zóster no nariz, o que é associado a alto risco de zóster oftálmico.
A versão colorida desta imagem está disponível no caderno de imagens do livro.

cos ou cranianos e a chamada vasculopatia cerebral associada ao zóster, cuja manifestação mais comum é o desenvolvimento de hemiplegia contralateral ao zóster oftálmico, com início em média 4 meses após o desaparecimento das lesões agudas, decorrente de lesões isquêmicas ou hemorrágicas cerebrais causadas diretamente pelo vírus Varicella-zoster. Também é possível que essa vasculopatia evolua com isquemias cerebrais multifocais ou bilaterais, ou arterite temporal.

Outras complicações possíveis são a infecção bacteriana secundária por *Staphylococcus aureus* ou *Streptococcus pyogenes* e a formação de cicatriz e hiperpigmentação. A neuralgia pós-herpética é uma sequela que merece destaque por sua elevada frequência (10 a 15% dos pacientes com zóster) e pelo impacto negativo na qualidade de vida do indivíduo. Não deve ser confundida com a neurite aguda, cujo início antecede o surgimento das lesões.

O manejo do herpes-zóster inclui terapia antiviral. Os objetivos são: acelerar a cura das lesões cutâneas, prevenir a formação de novas lesões, reduzir a duração e a gravidade da neurite aguda e frear a eliminação viral para diminuir o risco de transmissão. Não está bem definido se os antivirais reduzem o risco de neuralgia pós-herpética.

A terapia antiviral deve ser iniciada idealmente nas primeiras 72 horas após o início dos sintomas. Após esse período, o tratamento está indicado se novas lesões ainda estiverem aparecendo, mas não está claro se há benefício em hospedeiros imunocompetentes. Já em pacientes imunodeprimidos a terapêutica deve ser sempre iniciada, mesmo após as 72 horas iniciais dos sintomas. O benefício do tratamento é mais bem demonstrado em pessoas com mais de 50 anos de idade, talvez por ser, justamente nessa faixa etária, maior a incidência de casos que cursam com dor intensa.

Os antivirais indicados são os mesmos utilizados nos casos de varicela: aciclovir, valaciclovir e fanciclovir. Em geral, a terapia é feita VO, exceto em casos complicados, como zóster oftálmico, necrose retiniana aguda, encefalite ou casos muito sintomáticos e extensos.

As doses usadas para pessoas com função renal normal são:

- Valaciclovir: 1 g, VO, três vezes ao dia, por 7 dias.

- Fanciclovir: 500 mg, VO, três vezes ao dia, por 7 dias.
- Aciclovir: 800 mg, VO, cindo vezes ao dia, por 7 dias.
- Aciclovir: 10 mg/kg, IV, três vezes ao dia, por 7 a 14 dias (ou mais, a depender da avaliação de especialista).‡

Gestantes devem ser tratadas preferencialmente com aciclovir em razão da falta de estudos com valaciclovir e fanciclovir. Em geral, a gestação não está associada a doença mais complicada.

Na necrose retiniana aguda, está indicado o uso de aciclovir IV (10 mg/kg, a cada 8 horas, por 10 a 14 dias), seguido por valaciclovir VO (1 g, a cada 8 horas ou equivalente, por aproximadamente 6 semanas). Esses pacientes devem ser acompanhados por oftalmologista para avaliar a necessidade de terapia intraocular ou vitrectomia e adição de corticosteroides.

Embora a terapia antiviral reduza a dor associada à neurite aguda, ela ainda pode ser grave. Para pacientes com dor leve, analgésicos como dipirona e paracetamol e AINE podem ser usados. Para aqueles com dor moderada a grave, que impeça o sono, a escolha do tratamento deve ser baseada nas comorbidades dos pacientes, nas outras medicações em uso e na intensidade da dor, sendo os opioides os mais utilizados.

Para pacientes com herpes-zóster não complicado, não está demonstrado benefício de terapias adjuvantes, como corticosteroides ou antidepressivos tricíclicos. A literatura apresenta resultados divergentes a respeito do benefício do uso de corticosteroides para prevenção da neuralgia pós-herpética, mas seu uso é consagrado nos casos de necrose retiniana aguda e de perda auditiva aguda. A respeito dos tricíclicos, também há resultados divergentes na literatura com relação à prevenção da neuralgia pós-herpética. Apesar disso, nos casos em que o manejo da dor da neurite aguda é muito difícil e há comprometimento significativo da qualidade do sono, alguns serviços adotam o uso de corticosteroides por não mais do que 14 dias, com ciência de que pode haver aumento do risco de ocorrência de infecções bacterianas secundárias, ou mesmo os tricíclicos. Para esses casos de dor de difícil manejo, pode-se também recorrer a analgesia com gabapentina ou até mesmo bloqueios anestésicos.

Na maioria dos pacientes, o diagnóstico de neuralgia pós-herpética é simples e feito quando a dor persiste além de 4 meses na mesma distribuição de um episódio prévio documentado de herpes-zóster agudo. As características que aumentam o risco de neuralgia pós-herpética são:

- Idade superior a 60 anos.
- Dor prodrômica intensa durante o herpes-zóster agudo.
- *Rash* pronunciado no episódio agudo.
- Distribuição nos dermátomos dos plexos trigeminal ou braquial.
- Presença de alodinia (dor provocada por estímulos normalmente não dolorosos, como um leve toque).

A maioria dos autores sugere o uso de gabapentina ou pregabalina para pacientes com neuralgia pós-herpética moderada ou grave,

‡ Para pacientes imunodeprimidos, muitos serviços adotam a conduta de manter a terapia até o momento em que não há mais surgimento de novas vesículas ou conforme avaliação oftalmológica nos casos de zóster oftálmico.

por apresentarem menos efeitos colaterais. Opioides também podem ser usados.

Há duas vacinas contra o herpes-zóster atualmente em uso no Brasil, disponíveis apenas em serviços privados. A vacina mais antiga é composta por vírus vivo atenuado, portanto, é contraindicada para imunodeprimidos e gestantes. A vacina recombinante (inativada) é mais potente e pode ser utilizada em todas as pessoas com idade superior a 50 anos e imunodeprimidos com mais de 18 anos de idade.

BIBLIOGRAFIA

1. Brasil. Ministério da Saúde. Secretaria de Vigilância em Saúde. Departamento de Imunização e Doenças Transmissíveis. Manual dos Centros de Referência para Imunobiológicos Especiais. Brasília: Ministério da Saúde; 2019.
2. Cohen JI. Clinical practice: herpes zoster. N Engl J Med. 2013; 369(3):255-63.
3. Freer G, Pistello M. Varicella-zoster virus infection: natural history, clinical manifestations, immunity and current and future vaccination strategies. New Microbiol. 2018; 41(2):95-105.
4. Gershon AA, Breuer J, Cohen JI, Cohrs RJ, Gershon MD, Gilden D, et al. Varicella zoster virus infection. Nat Rev Dis Primers. 2015; 1:15016.
5. Koshy E, Mengting L, Kumar H, Jianbo W. Epidemiology, treatment and prevention of herpes zoster: a comprehensive review. Indian J Dermatol Venereol Leprol. 2018; 84(3):251-62.
6. Nagel MA, Jones D, Wyborny A. Varicella zoster virus vasculopathy: the expanding clinical spectrum and pathogenesis. J Neuroimmunol. 2017; 308:112-7.
7. Saguil A, Kane S, Mercado M, Lauters R. Herpes zoster and postherpetic neuralgia: prevention and management. Am Fam Physician. 2017; 96(10):656-63.

28

Mononucleose infecciosa

Rosana Maria Rangel dos Santos
Gabriela Ricordi Bazin
Alberto dos Santos de Lemos

DESTAQUES

- A síndrome de mononucleose é caracterizada pela tríade linfadenopatia generalizada, febre e faringite. A doença mononucleose infecciosa, causada pelo vírus Epstein-Barr, é sua causa mais comum.
- A mononucleose infecciosa geralmente é conduzida de forma expectante, mas algumas complicações agudas podem ocorrer, devendo o emergencista se atentar para os sinais clínicos e laboratoriais específicos.

VÍRUS EPSTEIN-BARR

A infecção pelo vírus Epstein-Barr (EBV), também chamado de herpesvírus humano 4, é frequente em todo o mundo. Além de o vírus ser o agente etiológico da mononucleose infecciosa, é sabido que a infecção persiste latente e assintomática na maioria dos adultos e também está causalmente associada ao desenvolvimento de alguns linfomas, doença linfoproliferativa pós-transplante, carcinoma nasofaríngeo, leucoplasia pilosa oral e algumas formas de carcinoma gástrico.

Em populações de baixo nível socioeconômico, a infecção pelo vírus Epstein-Barr costuma predominar nos primeiros anos de vida e tende a ser assintomática ou se expressar clinicamente de forma não característica. Já nos estratos de renda mais elevada, a infecção tende a ocorrer mais no fim da adolescência e no início da idade adulta e está relacionada ao desenvolvimento da mononucleose infecciosa. O linfoma de Burkitt, uma das neoplasias associadas à infecção, é o tumor maligno mais comum na África equatorial, onde cerca de 95% das crianças já estão infectadas aos 3 anos de idade.

O beijo é a via mais comum de transmissão da infecção primária pelo vírus Epstein-Barr entre adolescentes e adultos jovens. Crianças são infectadas por meio do contato com seus cuidadores ou irmãos que excretam o vírus pela secreção oral. Outras rotas de transmissão possíveis, mas muito raras, incluem transfusões sanguíneas e transplantes de órgãos sólidos e de células hematopoiéticas.

A transmissão do vírus Epstein-Barr ocorre pela saliva, com a infecção inicial das células epiteliais da orofaringe e da nasofaringe. O período de incubação varia de 30 a 50 dias. O vírus termina por penetrar nos tecidos subjacentes e infectar linfócitos B. Após a infecção aguda, segue o padrão da família *Herpesviridae* e permanece latente.

MONONUCLEOSE INFECCIOSA

Denomina-se mononucleose infecciosa a tríade clínica de linfadenopatia generalizada, febre e faringite. Essa tríade pode estar relacionada a diversas etiologias, mas a maioria dos casos em adultos decorre da infecção pelo vírus Epstein-Barr; por isso a literatura consagrou a nomenclatura mononucleose infecciosa quando a síndrome é causada por esse vírus e síndrome de mononucleose EBV-negativo, mononucleose-*like* ou mono-*like* quando outros patógenos estão envolvidos.

O início dos sintomas pode ser abrupto, mas podem ocorrer pródromos, como calafrios, sudorese, fadiga, anorexia e prostração. Cefaleia retro-orbitária, mialgia e sensação de plenitude gástrica são menos comuns.

A febre está presente em mais de 90% dos pacientes e pode chegar a 40ºC. Na maioria dos casos, ela cede em 10 a 14 dias. A faringe costuma estar hiperemiada, com exsudato em cerca de um terço dos casos e marcada odinofagia. Petéquias palatinas podem ocorrer, mas não são patognomônicas de mononucleose infecciosa. A adenopatia cervical, geralmente simétrica, está presente em cerca de 90% dos pacientes entre o fim da primeira e o fim da terceira semanas de doença. A cadeia mais comumente acometida é a cervical posterior, mas outras cadeias, inclusive distantes do pescoço, podem estar afetadas. A identificação de adenomegalias generalizadas é mais comum na mononucleose do que em outras causas de faringite aguda ou subaguda.

O sinal de Hoagland (edema palpebral superior bilateral) ocorre apenas durante os primeiros dias da doença e acomete um terço dos pacientes. Outros sinais esperados são hepatomegalia (10 a 15% dos casos), icterícia (aproximadamente 5% dos casos) e esplenomegalia (cerca de 50% dos casos), sendo máxima no início da segunda semana da doença e regredindo durante os 7 a 10 dias seguintes.

Ocasionalmente, ocorre exantema, que pode ser maculopapular, urticariforme, escarlatiniforme ou petequial. Seu surgimento está classicamente associado à administração de antibióticos betalactâmicos (em especial ampicilina e amoxicilina), mas essa associação vem se mostrando não obrigatória em coortes mais recentes. Eritema nodoso e eritema polimorfo são mais raros.

Úlceras genitais agudas dolorosas, tipicamente envolvendo os pequenos lábios (úlceras de Lipschutz), podem ocorrer em até 30% das pacientes pré-púberes ou adolescentes, mas não são exclusivas da mononucleose infecciosa. Geralmente, têm diâmetro maior do que 1 cm e bordas púrpuras características. Não são transmitidas sexualmente e seu diagnóstico diferencial inclui herpes simples e doença de Behçet. As úlceras de Lipschutz remitem espontaneamente em no máximo 6 semanas, sem deixar cicatrizes.

Complicações podem ocorrer, mas são incomuns. A Tabela 1 apresenta as principais complicações agudas e algumas informações sobre cada uma delas. Uma das mais dramáticas é a ruptura esplênica, mais comum em homens jovens na segunda ou terceira semanas de doença. Deve ser suspeitada quando houver dor abdominal, hipotensão ou mesmo choque. A palpação abdominal deve ser realizada com cuidado em pacientes com

Tabela 1 Complicações agudas da mononucleose infecciosa

Ruptura esplênica	Pode ocorrer espontaneamente e, em alguns casos, pode ser a manifestação clínica inicial da doença
Hepatite	Pode variar de simples aumento de aminotransferases a hepatite fulminante
Anemia hemolítica	Ocorre durante a 2ª ou 3ª semana de doença e regride em um período de 1-2 meses
Neutropenia	Inclui neutropenia febril com sepse
Trombocitopenia	Sangramento é muito raro
Complicações neurológicas	Encefalite, meningite asséptica, mielite transversa, síndrome de Guillain-Barré, neurite óptica, neurite retrobulbar, paralisia de Bell, neuropatia do plexo braquial, convulsões, panencefalite subaguda esclerosante, mielite transversa, psicose, desmielinização, hemiplegia
Complicações cardíacas	Miocardite, pericardite
Pneumonia viral	Ocorre em menos de 3% dos casos Encontrada usualmente em exames radiológicos, mas raramente causa sintomas
Abscesso peritonsilar	Pode levar a grave incapacidade de ingestão
Obstrução de vias aéreas superiores	

suspeita de mononucleose infecciosa justamente pelo risco dessa complicação.

A maioria dos casos de mononucleose infecciosa evolui com melhora espontânea após um período de 2 a 3 semanas. A odinofagia geralmente é máxima por 3 a 5 dias e depois gradualmente se evanesce em um período de 1 semana a 10 dias. O paciente permanece febril por 10 a 14 dias, mas nos últimos 5 a 7 dias a febre costuma ser baixa e se associar com pouca morbidade. A prostração associada à doença geralmente é mais gradual em sua resolução. À medida que a infecção se resolve, os pacientes geralmente têm dias de bem-estar relativo que se alternam com recrudescência dos sintomas. Esse padrão pode durar meses.

O diagnóstico diferencial da mononucleose infecciosa clássica deve incluir todas as etiologias da síndrome mononucleose-*like*, o que inclui citomegalovírus (CMV), infecção aguda pelo HIV, herpesvírus humanos 6 e 7 e toxoplasmose, além das faringites estreptocócicas e não estreptocócicas, sífilis, doença de Chagas aguda, linfomas e reações adversas a determinados medicamentos, como isoniazida, carbamazepina e fenitoína. As faringites bacterianas não cursam com adenomegalias generalizadas e esplenomegalia, nem com atipia linfocitária. As reações a drogas na maioria das vezes não causam febre.

O diagnóstico específico da infecção pelo vírus Epstein-Barr é possível com a pesquisa de anticorpos heterófilos (monoteste) positiva frente a um caso com a tríade clínica clássica. A chance de resultado falso-negativo no teste aumenta nos casos de infecção em crianças e na primeira semana de doença em adultos, exigindo o pareamento do exame inicialmente negativo ou a realização de pesquisa de anticorpos específicos. Resultados falso-positivos podem ocorrer em casos de neoplasias, lúpus eritematoso sistêmico, infecção pelo HIV e rubéola.

Por conta dessas limitações, cada vez mais a pesquisa de anticorpos específicos aumenta em frequência na prática clínica. O principal é o anticorpo IgM anticapsídeo viral do Epstein-Barr (anti-VCA IgM), presente desde o início dos sintomas. Também pode ser interessante a pesquisa de anticorpos IgM antiantígeno nuclear do Epstein-Barr (anti-EBNA IgG), que surgem apenas 6 a 12 semanas após o início da infecção. Assim, é possível diagnosticar a infecção aguda pelo vírus Epstein-Barr quando há anti-VCA IgM reagente e anti-EBNA IgG não reagente. É possível também solicitar a pesquisa de anticorpos IgG anti-D do antígeno precoce do vírus Epstein-Barr (EBV anti-D IgG), presentes na infecção aguda na maioria dos casos.

Testes moleculares como PCR quantitativa ou qualitativa não devem ser utilizados na infecção aguda. Seu uso é muito restrito a contextos que devem ser conduzidos por especialistas, em especial para diagnóstico e acompanhamento da doença linfoproliferativa pós-transplante.

Não há como diferenciar apenas por achados clínicos a etiologia da doença mononucleose e as possíveis etiologias da síndrome mono-*like*, por isso é fundamental incluir na investigação os seguintes exames:

- Carga viral do HIV, ou pelo menos anti-HIV (ELISA quarta geração).
- Sorologia para citomegalovírus IgM.
- Sorologia para toxoplasmose IgM.
- VDRL.

Até a década de 2010, era importante diferenciar a mononucleose infecciosa da rubéola, principalmente em mulheres em idade fértil, mas no momento esta doença foi erradicada de nosso continente. Deve ser pesquisada (sorologia para rubéola IgM), portanto, em pessoas que retornam do exterior (qualquer outro continente diferente do americano) ou caso a rubéola seja reintroduzida no Brasil.

O hemograma em geral demonstra anemia, trombocitopenia e neutropenia, todas transitórias. Linfocitose relativa e absoluta estão presentes em aproximadamente 70% dos casos, com pico de ocorrência entre a segunda e a terceira semanas da doença. A linfocitose atípica é o achado mais marcante. Sua grande variação é bem descrita, indo de ausentes até 90% na contagem diferencial de leucócitos. Essas células atípicas são, em maioria, linfócitos CD8 citotóxicos e seu grau de elevação se correlaciona com a gravidade dos sintomas, mas não são patognomônicas de mononucleose infecciosa. A presença de leucocitose e desvio à esquerda sugerem ruptura esplênica.

A dosagem de aminotransferases também é importante, uma vez que a evolução para hepatite pode ocorrer, mas é importante lembrar que provas de função hepática estão alteradas em quase todos os pacientes com mononucleose infecciosa. O pior momento da disfunção hepática costuma ser a segunda semana de doença. Os demais exames laboratoriais e de imagem devem focar na avaliação do estado geral, na pesquisa de complicações e auxiliam no diagnóstico diferencial.

O tratamento em geral é constituído pela administração de sintomáticos, como analgésicos e antitérmicos. O uso de antivirais não demonstrou benefício, mas há relatos na literatura do uso bem-sucedido de aciclovir em casos de hepatite fulminante e síndrome hemofagocítica. A única indicação bem estabelecida de corticoterapia é para os casos de obstrução de vias aéreas (dexametasona 0,25 mg/kg, a cada 6 horas, por 7 a 14 dias).

Na ruptura esplênica, a esplenectomia urgente é o tratamento de escolha, embora alguns casos possam ser conduzidos com esplenorrafia ou conduta expectante.

Complicações tardias são incomuns. A chamada infecção ativa crônica pelo vírus

Epstein-Barr (CAEBV) é uma doença linfoproliferativa na qual a síndrome de mononucleose se torna persistente, assim como a viremia. Os sintomas podem incluir febre, aumento dos linfonodos e hepatoesplenomegalia associados a alterações das provas de função hepática e citopenias. Eventualmente, o quadro evolui para síndrome hemofagocítica, insuficiência hepática ou aneurismas de artérias coronárias. A síndrome da fadiga crônica tem sido associada à infecção prolongada pelo vírus Epstein-Barr. A capacidade de oncogênese do vírus é responsável pela ampla lista de neoplasias associadas.

LEUCOPLASIA PILOSA ORAL

A leucoplasia pilosa oral também é uma doença causada pelo vírus Epstein-Barr, caracterizada pela presença de placas brancas nas bordas laterais da língua. O principal diagnóstico diferencial é a candidíase oral. Uma boa manobra para diferenciar as duas afecções é a tentativa de remoção das placas esbranquiçadas com uma espátula. Enquanto na candidíase as placas são removíveis, o contrário ocorre na leucoplasia pilosa oral. Classicamente, a doença é associada à Aids, mas já foi descrita em outros estados em que há imunocomprometimento. Está associada ao desenvolvimento futuro de câncer de boca.

O controle da Aids com terapia antirretroviral potente adequada ou a redução da imunodepressão terapêutica são as condutas de primeira linha, a depender da situação. Alguns serviços indicam aciclovir, em especial para os pacientes sem perspectiva de melhora imunológica.

BIBLIOGRAFIA

1. Bakkalci D, Jia Y, Winter JR, Lewis JE, Taylor GS, Stagg HR. Risk factors for Epstein Barr virus-associated cancers: a systematic review, critical appraisal, and mapping of the epidemiological evidence. J Glob Health. 2020; 10(1):010405.
2. Bartlett A, Williams R, Hilton M. Splenic rupture in infectious mononucleosis: a systematic review of published case reports. Injury. 2016; 47(3):531-8.
3. De Paschale M, Clerici P. Serological diagnosis of Epstein-Barr virus infection: problems and solutions. World J Virol. 2012; 1(1):31-43.
4. Hocqueloux L, Guinard J, Buret J, Causse X, Guigon A. Do penicillins really increase the frequency of a rash when given during Epstein-Barr Virus primary infection? Clin Infect Dis. 2013; 57(11):1661-2.
5. Kimura H, Cohen JI. Chronic active Epstein-Barr virus disease. Front Immunol. 2017; 8:1867.
6. Rea TD, Russo JE, Katon W, Ashley RL, Buchwald DS. Prospective study of the natural history of infectious mononucleosis caused by Epstein-Barr virus. J Am Board Fam Pract. 2001; 14(4):234-42.
7. Thompson SK, Doerr TD, Hengerer AS. Infectious mononucleosis and corticosteroids: management practices and outcomes. Arch Otolaryngol Head Neck Surg. 2005; 131(10):900-4.
8. Torre D, Tambini R. Acyclovir for treatment of infectious mononucleosis: a meta-analysis. Scand J Infect Dis. 1999; 31(6):543-7.
9. Vetsika EK, Callan M. Infectious mononucleosis and Epstein-Barr virus. Expert Rev Mol Med. 2004; 6(23):1-16.

29

Botulismo e tétano

Alberto dos Santos de Lemos

DESTAQUES

- Botulismo e tétano são doenças graves causadas por toxinas produzidas por anaeróbios do gênero *Clostridium*.
- Os diagnósticos de ambas são iminentemente clínicos.
- Os tratamentos de botulismo e tétano são baseados em suporte clínico, neutralização das toxinas e prevenção de complicações.
- A profilaxia do tétano acidental é uma demanda muito frequente nos serviços de emergência e deve ser invariavelmente conhecida pelos profissionais.

INTRODUÇÃO

As bactérias do gênero *Clostridium* são anaeróbias estritas, encontradas amplamente em uma grande variedade de *habitats*, usualmente na forma de esporos. A espécie *Clostridium botulinum* é causadora do botulismo e *Clostridium tetani*, do tétano. Ambas as doenças são decorrentes do bloqueio da liberação de neurotransmissores por potentes toxinas. Nesse gênero, há ainda uma espécie envolvida na patogênese da gangrena gasosa e de quadros diarreicos agudos, *Clostridium perfringens* (não será abordada neste capítulo). Outras espécies estão associadas a quadros sépticos, em geral polimicrobianos.

Entre 2015 e 2020, o Sistema de Informação de Agravos de Notificação (Sinan) do Ministério da Saúde recebeu 28 notificações de botulismo, 1.349 notificações de tétano acidental e uma de tétano neonatal. Apesar da incidência dessas doenças ser considerada baixa, sua gravidade justifica que sejam conhecidas pelos profissionais de saúde, em especial os que atuam em serviços de emergência e UTI. Já as situações que envolvem a profilaxia do tétano estão entre os problemas mais frequentes nos serviços de emergência.

BOTULISMO

O botulismo é uma doença rara, mas potencialmente fatal, causada pela neurotoxina botulínica (NTB) produzida pela bactéria *Clostridium botulinum*, que é a toxina natural mais letal conhecida, liberada em locais onde ocorre a proliferação da bactéria, em especial alimentos armazenados incorretamente (botulismo alimentar). Outros veículos descritos são feridas (botulismo de ferimentos) traumáticas ou não e por uso de drogas venosas. Também pode ser consequência do uso inadequado da toxina para fins terapêuticos ou estéticos (botulismo iatrogênico). No chamado botulismo do infante, que ocorre em crianças de até 1 ano de idade, ocorre a formação da toxina na luz intestinal colonizada pelo patógeno após a ingestão de esporos. Quando esse mecanismo ocorre em adultos, denomina-se botulismo intestinal. A inalação da neurotoxina botulínica também pode causar botulismo quando a toxina é usada como arma em contexto de bioterrorismo.

O período de incubação, entre a infecção pelo patógeno e os primeiros sinais clínicos, é de 12 horas a 3 dias. A ação da toxina liberada por *C. botulinum* se dá na membrana pré-sináptica da junção neuromuscular: degrada os neurotransmissores e impede a exocitose da acetilcolina, preferencialmente em neurônios excitatórios, resultando em fraqueza muscular ou paralisia. As neuropatias consequentes, em geral, são simétricas, iniciam-se nos nervos cranianos e geram fraqueza muscular caracteristicamente de progressão descendente e de proximal para distal.

As manifestações clínicas iniciais mais comuns do botulismo são paresia ou paralisia facial bilateral, oftalmoplegia bilateral, ptose, midríase, diplopia, turvação visual, rinolalia, disartria, disfagia, constipação intestinal e xerostomia. Em geral, não há febre (exceto no botulismo de ferimentos), alterações circulatórias e nem déficits sensoriais, à exceção da turvação visual. A ausência de distúrbios dos nervos cranianos na fase inicial da doença exclui a hipótese diagnóstica de botulismo. A ocorrência de alterações assimétricas de nervos cranianos, por sua vez, não exclui o diagnóstico. Nem todos os casos de botulismo ocorrem em surtos, em especial em crianças.

No botulismo intestinal, sintomas como náuseas, vômitos e dor abdominal precedem as manifestações neurológicas. Crianças acometidas pelo botulismo do infante apresentam sintomatologia inicial própria, como hipotonia, irritabilidade, perda do reflexo de sucção e choro fraco.

Nos casos leves, ocorre progressiva resolução dos sinais e dos sintomas. Nos casos graves, ocorre piora entre 5 horas e 7 dias após o surgimento das manifestações iniciais. Quanto menor for o tempo de progressão, pior será o prognóstico.

O acometimento muscular se dá de forma descendente e pode ocorrer falência do mecanismo respiratório por paralisia dos músculos intercostais e do diafragma. Em virtude da fraqueza muscular, o paciente em geral não se apresenta agônico no momento da insuficiência respiratória. A recuperação só começa após a cessação da ação da neurotoxina botulínica na junção neuromuscular, que pode durar até 5 semanas, e a melhora completa da função muscular pode durar até 1 ano.

A clínica do botulismo é muito característica, mas o diagnóstico poderá ser dificultado por problemas na coleta da anamnese e na realização do exame neurológico, ou por se apresentar de forma muito sutil. O diagnóstico diferencial do botulismo inclui:

- Síndrome de Guillain-Barré (variante de Miller-Fisher).

- Síndrome de Eaton-Lambert.
- Miastenia grave.
- AVC.
- Hipermagnesemia.
- Intoxicações associadas à ingestão de peixes ou frutos do mar (toxinas: escombroide, ciguatoxina, tetrodotoxina, entre outras).
- Intoxicações por drogas (D-penicilamina, lítio, entre outras).
- Acidente elapídico (cobra coral verdadeira).
- Paralisia do carrapato.
- Poliomielite.
- Porfiria aguda intermitente.
- Hipotonia (*floppy infant syndrome*).

O teste do gelo para detecção de ptose palpebral e o teste do edrofônio são importantes na diferenciação entre o botulismo e a miastenia grave. Uma comparação de achados clínicos do botulismo com a síndrome de Miller-Fisher encontra-se na Tabela 1.

O diagnóstico de botulismo pode ser confirmado com a pesquisa da neurotoxina botulínica no soro, nas fezes e no alimento-fonte suspeito, mas o acesso rápido aos ensaios próprios é difícil no Brasil, e eles ainda podem resultar falso-negativos. São mais importantes, na investigação, os exames complementares para a exclusão de hipóteses alternativas. Exames de neuroimagem, p. ex., são normais no botulismo, mas são úteis para descartar eventos isquêmicos cerebrais. A dosagem de eletrólitos e a gasometria arterial ajudam a excluir distúrbios metabólicos. O exame do liquor é normal no botulismo e apresenta alterações próprias na síndrome de Miller-Fisher.

Em virtude do risco de evolução para insuficiência respiratória, os casos suspeitos de botulismo deverão ser mantidos internados até que surjam sinais de melhora. A progressão rápida exige transferência para UTI. Os pilares do tratamento do botulismo são: descontaminação, neutralização da toxina e suporte clínico.

Todos os casos de botulismo alimentar deverão ser submetidos a descontaminação gastrointestinal para que os esporos e a toxina sejam eliminados. Estão indicados lavagem gástrica (se houver suspeita de ingestão recente de alimento contaminado), medicações laxativas e clisteres.

A antibioticoterapia isolada não é capaz de neutralizar a neurotoxina, mas é importante nos casos de botulismo de ferimentos. O antibiótico de escolha é a penicilina G cristalina, tendo como alternativa o metronidazol, mas seu benefício é controverso. Os aminoglicosídeos e a clindamicina podem exacerbar o bloqueio neuromuscular e deverão ser evitados. Não está indicado o uso de

Tabela 1 Diferenças clínicas entre o botulismo e a síndrome de Miller-Fisher

Pontos-chave	Botulismo	Síndrome de Miller-Fisher
História sugestiva de infecção viral respiratória ou gastrointestinal	Não	Sim
Sintomas oculobulbares	No início da doença	Sim
Pupilas	Midriáticas	Não responsivas
Reflexos tendinosos profundos	Normais ou diminuídos	Ausentes
Coordenação muscular	Normal	Ataxia
Parestesias	Ausentes	Presentes

Adaptada de Lonati et al., 2020.

antibióticos nos casos de botulismo do infante ou botulismo intestinal, pois a lise das bactérias pode resultar em aumento da liberação da toxina na luz intestinal.

A antitoxina usada para a neutralização da neurotoxina botulínica é o soro equino antibotulínico, que deverá ser infundido por via IV seguindo as recomendações do fabricante específicas para cada lote. Sua administração nas primeiras 24 horas de sintomas está associada a menor mortalidade e menor tempo de internação. O soro antibotulínico não costuma ser indicado no botulismo do infante. Não há consenso na literatura a respeito da realização de teste de sensibilidade ou do uso de anti-histamínicos ou corticosteroides previamente à infusão do soro.

O suporte clínico inclui vigilância respiratória, garantia da perviedade das vias aéreas, manutenção de cabeceira elevada, nutrição parenteral nos casos de íleo grave, prevenção de infecção hospitalar, trombose, hemorragia digestiva e úlceras de pressão; bem como a vigilância para se evitar o uso de medicações que possam amplificar o bloqueio neuromuscular.

TÉTANO

O tétano é uma doença aguda causada por neurotoxinas produzidas por *C. tetani* em sua forma vegetativa, resultante da germinação dos esporos penetrantes por feridas que possuam condições anaeróbicas adequadas para sua multiplicação. Na maioria das vezes, os esporos encontram ambientes favoráveis em portas de entrada localizadas em soluções de continuidade da pele e mucosas, que funcionam como foco da infecção. O chamado tétano acidental tem como porta de entrada feridas perfurocortantes, contusas ou abrasivas na pele, podendo ser profundas ou não. Nem sempre essas entradas são decorrentes de traumas, e é importante lembrar que também podem ser foco da infecção: queimaduras, abortamentos ou procedimentos cirúrgicos praticados sem a técnica asséptica correta, úlceras cutâneas crônicas, infecções dentárias, otites, tatuagens e injeções de drogas venosas sem uso de dispositivos estéreis. O chamado tétano neonatal, por sua vez, ocorre em recém-nascidos cujo foco é o coto do cordão umbilical. Em 15 a 50% dos casos, não é possível determinar a localização do foco, dependendo da coorte estudada.

A bactéria produz duas toxinas de importância clínica, a tetanolisina, responsável por destruir os tecidos que circundam a porta de entrada e favorecer a multiplicação do germe, e a tetanospasmina ou toxina tetânica, responsável pelas manifestações clínicas patognomônicas da doença. O patógeno não é invasivo, mas a tetanospasmina atinge a corrente sanguínea e se difunde por terminações nervosas diversas, onde se liga à membrana de neurônios terminais e é internalizada. Em seguida, a tetanospasmina é transportada retrogradamente pelos axônios até atingir o corpo celular de interneurônios inibitórios pré-sinápticos, onde bloqueia a liberação de ácido gama-aminobutírico (GABA) e glicina, resultando na incapacidade da célula de exportar vesículas contendo neurotransmissores. A perda do controle inibitório dos neurônios motores produz um estado de hiperexcitabilidade caracterizado por espasmos e rigidez musculares, marcos da doença. Os sistemas simpático e parassimpático também são afetados, mas o transporte retrógrado nesses neurônios segue uma trajetória mais lenta, o que explica a ocorrência das disfunções autonômicas posteriormente às manifestações musculares. Também fica bloqueada a inibição fisiológica da medula adrenal, que passa a secretar grandes quantidades de catecolaminas, piorando o quadro de disautonomia. A tetanospasmina não ultrapassa a barreira hematoencefálica, por isso o nível de consciência dos pacientes permanece preservado.

A gravidade da doença está relacionada à velocidade de evolução dos sintomas. Assim, uma evolução mais rápida está associada a uma doença mais grave. O período de incubação entre o surgimento da porta de entrada e a ocorrência do primeiro sintoma em geral é compreendido entre 3 e 21 dias (mediana: 7 dias) no tétano acidental e 5 a 7 dias no tétano neonatal. O período de progressão é o intervalo de tempo entre o primeiro sintoma e o primeiro espasmo. Um período de incubação de menos de 7 dias e um período de progressão de até 48 horas são considerados indicadores de mau prognóstico. Outros fatores associados a mau prognóstico são: focos em feridas profundas, presença de espasmos na admissão hospitalar, ocorrência de disautonomia grave ou apneia e todos os casos de tétano neonatal, pós-abortamento ou pós-parto.

Os sinais e sintomas mais comuns são: trismo (riso sardônico, diminuição da rima palpebral e hipertonia dos músculos da mímica facial); hipertonia dos músculos paravertebrais, torácicos, abdominais e dos membros; espasmos musculares dolorosos, paroxísticos ou mesmo subentrantes, desencadeados por estímulos luminosos, sonoros ou táteis, e que podem resultar em opistótono; rigidez de nuca; febre; taquicardia; disfagia e espasmos laríngeos; broncoaspiração; e apneia.

Nos casos mais graves, outras manifestações surgem posteriormente, como hipertensão ou flutuações da PA, bradicardia, acúmulo de secreção na árvore respiratória com eventual obstrução brônquica, insuficiência respiratória, rabdomiólise, retenção urinária, distúrbios eletrolíticos, acidose, insuficiência renal e rebaixamento do nível de consciência decorrente de hipoxemia e distúrbios metabólicos.

Em alguns casos, os sintomas são restritos a um segmento do corpo. Nesse grupo, configura o chamado tétano cefálico o quadro no qual as manifestações clínicas são restritas à cabeça, que, em geral, têm como porta de entradas focos dentários, otológicos ou em ferimentos desse segmento. Tendem a ser casos com menor gravidade.

O diagnóstico do tétano é fundamentalmente clínico. Não há exames complementares com suficiente acurácia para o diagnóstico específico. Os diagnósticos diferenciais mais importantes são:

- Tetania (contração involuntária dos músculos) causada por distúrbios eletrolíticos ou ácido-básicos como hipocalcemia e alcalose ventilatória.
- Meningoencefalites (a maioria dos casos evolui com rebaixamento do nível de consciência desde o início da doença).
- Doença do soro (em geral, cursa com lesões maculopapulares cutâneas, adenomegalias e artrite temporomandibular).
- Intoxicação por fenotiazinas (não mantém hipertonia muscular entre os espasmos, enquanto no tétano a hipertonia é mantida).
- Intoxicação por estricnina.
- Intoxicação por metoclopramida.
- Impregnação por neurolépticos.
- Crises convulsivas generalizadas.
- Transtornos conversivos.
- Síndrome da pessoa rígida.
- Raiva.
- Doenças da articulação temporomandibular (no tétano cefálico).
- Abscessos dentários ou faríngeos (no tétano cefálico).
- Tocotraumatismos (no tétano neonatal).
- Sepse (no tétano neonatal).

Alguns exames complementares são importantes no manejo clínico inicial dos pacientes, para estabelecimento de diagnóstico diferencial e para avaliação do prognóstico e do grau de acometimento da doença. O hemograma pode mostrar leucocitose com desvio à esquerda, sugerindo complicações infecciosas secundárias. A gasometria arterial e a dosagem de lactato e eletrólitos indicam transtornos metabólicos. Ureia e creatinina estimam o grau de comprometimento da função renal. A CPK elevada indica a presença de rabdomiólise. Exames de imagem do tórax estão indicados se houver suspeita de complicações como atelectasia, fraturas ou pneumonia. Quando há feridas profundas, podem ser necessários exames de imagem do local que possibilitem a exploração e a extirpação completa do foco.

O manejo do paciente deverá se dar em ambiente de UTI ou unidades especializadas de referência; no entanto, como a maioria dos casos dá entrada nos serviços de emergência, é necessário que os profissionais envolvidos estejam capacitados a prestar os cuidados iniciais até que o paciente seja transferido para setores mais adequados. Nesse sentido, a permanência do paciente em ambientes em que há poucos estímulos sonoros e luminosos deverá ser priorizada. Os pilares do tratamento são: neutralização da toxina, erradicação de *C. tetani*, controle dos sintomas e suporte clínico.

A preocupação inicial no atendimento do paciente com tétano é a proteção das vias aéreas. Episódios de apneia e dessaturação indicam a necessidade de ventilação mecânica. A IOT dos pacientes deverá ser reservada a serviços nos quais estão disponíveis equipe experiente, equipamentos de ventilação mecânica e bloqueadores neuromusculares, devendo o paciente ser transferido o mais rápido possível para uma UTI. Na indisponibilidade desses itens, é preferível a realização de traqueostomia de urgência. Alguns serviços recomendam, inclusive, a realização de traqueostomia precoce para todos os pacientes com evidências de evolução para quadros graves no momento do diagnóstico. A aspiração de secreção das vias respiratórias deverá ser realizada, se possível, após o controle dos espasmos. Em todos os casos graves deverá ser instalado acesso venoso profundo e se não houver contraindicações a hidratação deverá ser vigorosa.

O controle dos espasmos evita lesão muscular, retenção de secreção respiratória e fraturas de vértebras e costelas. As drogas de escolha são os benzodiazepínicos, que possuem ação sedativa e miorrelaxante. O medicamento mais usado é o diazepam, em doses que podem chegar a 30 mg, a cada 1 hora, mas a tendência atual é utilizar o midazolam, que tem como vantagens a possibilidade de ser administrado em infusão contínua, com dose facilmente titulada, e o fato de não se associar à ocorrência de acidemia induzida por propilenoglicol, veículo presente na apresentação para uso IV do diazepam.

O sulfato de magnésio possui comprovado efeito no bloqueio neuromuscular pré-sináptico, na inibição da liberação de catecolaminas, além de ter ação anticonvulsivante. Seu uso para o controle dos espasmos tetânicos tem crescido em evidência no século XXI, como adjuvante dos benzodiazepínicos, mas exigirá a dosagem diária de cálcio e magnésio séricos e atenção aos sinais clínicos de hipermagnesemia. A infusão deve ser iniciada com *bolus* de 5 g infundido em 20 minutos, seguido de 2 a 5 g/h de solução com concentração de no máximo 20%. A arreflexia patelar é um sinal sugestivo de hipermagnesemia, mas sua pesquisa pode estar dificultada.

Por vezes, é necessária a associação de outras drogas para o controle dos espasmos do paciente, podendo-se lançar mão de propofol, fentanil, clorpromazina, dantroleno, barbituratos e bloqueadores neuromusculares. Entre esses últimos, se possível, a preferência deve ser por agentes de longa duração, mantendo-se atenção à eventual piora da disautonomia induzida por esses agentes. Também está descrito o uso de morfina em infusão contínua, tanto pela ação sedativa quanto pelos efeitos ansiolítico, analgésico e sobre a disautonomia. O uso de dexmedetomidina reduz a necessidade de outras drogas utilizadas para o controle dos espasmos. Outras drogas miorrelaxantes podem ser empregadas como adjuvantes. A mais comumente descrita é o baclofeno, um agonista do receptor GABA-B.

O controle da hiperatividade simpática pode ser atingido com betabloqueadores como labetalol, esmolol ou propranolol, além da clonidina.

A neutralização da toxina é conseguida com o soro antitetânico, de origem equina, ou com a imunoglobulina hiperimune antitetânica (IGHAT), um hemoderivado altamente purificado proveniente do soro de voluntários humanos vacinados. O soro antitetânico é amplamente disponível no SUS. Já a imunoglobulina é um fármaco de alto custo disponibilizado apenas por serviços de referência. Seu uso é preferencial em relação ao soro por possuir maior meia-vida e menor incidência de eventos adversos; contudo, frente à não disponibilidade da imunoglobulina, o soro deve ser empregado. As antitoxinas não neutralizam a toxina já internalizada, apenas a que se encontra livre. As dosagens são apresentadas na Tabela 2.

A infusão do soro antitetânico pode causar reações de hipersensibilidade, por isso alguns serviços assumem a conduta de administrar anti-histamínicos previamente.

A administração intratecal de antitoxinas ou drogas miorrelaxantes tem resultados controversos na literatura, tanto para o tétano acidental quanto para o neonatal.

O tétano não induz imunidade pós-infecção. Acredita-se que a imunização ativa com o toxoide tetânico no início do manejo do paciente seja uma boa oportunidade para a vacinação. As vacinas dT e dTpa, a depender da disponibilidade, deverão ser administradas em grupamento diferente do usado para a aplicação da imunoglobulina em adultos.

Outra importante medida a ser tomada rapidamente é o desbridamento das lesões

Tabela 2 Tratamento para neutralização da toxina tetânica

Antitoxina	Dose	Via de administração	Observações
Tétano acidental*			
▪ IGHAT	1.000-6.000 UI	IM	Em dois grupamentos musculares diferentes
▪ SAT	10.000-20.000 UI	IV	Diluir em soro glicosado 5%, infusão lenta
Tétano neonatal†			
▪ IGHAT	1.000-3.000 UI	IM	Em dois grupamentos musculares diferentes
▪ SAT	10.000-20.000 UI	IV	Diluir em soro glicosado 5%, infusão lenta

IGHAT: imunoglobulina hiperimune antitetânica; IM: via intramuscular; IV: via intravenosa; SAT: soro antitetânico.
* O Ministério da Saúde recomenda que as doses sejam individualizadas pelo médico assistente. Em geral, são utilizadas as doses máximas para todos os casos de tétano acidental grave.
† Doses de IGHAT para recém-nascidos podem ser menores (500 UI), segundo algumas fontes.
Adaptada de Lisboa et al., 2011; e Yen e Thwaites, 2019.

que possam contribuir como focos da infecção, quando possível. Corpos estranhos devem ser extraídos. No caso do tétano neonatal, o coto do cordão umbilical deve ser removido. Abscessos da orofaringe e dentários devem ser drenados.

O tratamento antibiótico auxilia na extirpação dos focos da infecção. Autores brasileiros tendem a preferir a penicilina G cristalina, enquanto na literatura anglófona a preferência é por metronidazol. Ambos os medicamentos têm bons resultados. O principal argumento teórico a favor do uso do metronidazol é de que a penicilina, assim como a toxina tetânica, apresenta ação antagonista do GABA. Cada serviço deve estabelecer uma rotina com o antibiótico de sua preferência. As doses são apresentadas na Tabela 3.

Outras drogas descritas na literatura como alternativas menos estudadas são cefalosporinas de primeira geração, doxiciclina e clindamicina. O médico deve atentar à necessidade de se tratar infecções associadas simultâneas.

A doença produz intenso catabolismo e a terapia nutricional deverá contemplar desde o início os gastos energéticos, por via enteral, após as vias aéreas estarem protegidas. Nos casos gravíssimos, a presença de cateter nasoenteral pode servir de estímulo para os espasmos, devendo se optar pela nutrição parenteral. No tétano neonatal, é importante haver um esforço para se manter a ingestão de leite materno por seringa ou pelo cateter nasogástrico, seguindo os cuidados apropriados.

Os efeitos induzidos pela toxina do tétano são de longa duração, e a recuperação depende do crescimento de novos terminais nervosos. A duração normal das manifestações clínicas do tétano clínico é de 4 a 6 semanas. Por conta disso, o manejo inicial deve contemplar um horizonte de internação prolongada e incluir profilaxia antitrombótica e prevenção das úlceras por estresse e das úlceras de pressão. A cateterização vesical pode ser necessária nos casos de retenção urinária. Causas comuns de mortalidade em pacientes com tétano são as infecções hospitalares, por isso todo o cuidado deve ser mantido com vista a sua prevenção.

Apesar de a imunização primária contra o tétano estar amplamente implementada no SUS há décadas, é comum que os reforços na idade adulta sejam negligenciados. O esquema de vacinação contra o tétano é composto por três doses da vacina DTP, DTPa, tetra, penta ou hexavalente na infância, com duas doses de reforço até os 7 anos de idade, a partir de quando deve ser administrada uma dose de reforço de dT, dTpa ou dTpa-VIP (difteria–tétano–pertússis acelular–poliomielite inativada) a cada 10 anos.

Tabela 3 Tratamento adjuvante do tétano com antibióticos

Antibiótico	Dose	Via	Tempo
Tétano acidental em adultos			
▪ Penicilina G cristalina	2.000.000 UI, a cada 4 horas	IV	7-10 dias
▪ Metronidazol	500 mg, a cada 8 horas	IV	7-10 dias
Tétano neonatal/tétano acidental em crianças			
▪ Penicilina G cristalina	100.000 UI/kg/dia (dividir a cada 4 horas)	IV	7-10 dias
▪ Metronidazol	7,5 mg/kg, a cada 8 horas	IV	7-10 dias

Adaptada de Brasil, 2019.

Tabela 4 Esquema de condutas profiláticas de acordo com o tipo de ferimento e a situação vacinal

História de vacinação prévia contra tétano[*]	Ferimentos com risco mínimo de tétano			Ferimentos com alto risco de tétano[**]		
	Vacina	Soro antitetânico/ IGHAT	Outras condutas	Vacina	Soro antitetânico/ IGHAT	Outras condutas
Incerta ou menos de 3 doses	Sim[***]	Não	Limpeza e desinfecção: lavar com SF e substâncias oxidantes ou antissépticas e desbridar o foco de infecção	Sim[***]	Sim	Desinfecção: lavar com SF e substâncias oxidantes ou antissépticas e remover corpos estranhos e tecidos desvitalizados Desbridamento do ferimento e lavagem com água oxigenada
≥ 3 doses, sendo a última dose há < 5 anos	Não	Não		Não	Não	
≥ 3 doses, sendo a última dose há 5-10 anos	Não	Não		Sim (1 reforço)	Não[****]	
≥ 3 doses, sendo a última dose há ≥ 10 anos	Sim	Não		Sim (1 reforço)	Não[****]	
≥ 3 doses, sendo a última dose há ≥ 10 anos em situações especiais	Sim	Não		Sim (1 reforço)	Sim[*****]	

IGHAT: imunoglobulina hiperimune antitetânica; SF: soro fisiológico.

[*] Ferimentos superficiais, limpos, sem corpos estranhos ou tecidos desvitalizados.

[**] Ferimentos profundos ou superficiais sujos, com corpos estranhos ou tecidos desvitalizados; queimaduras; feridas puntiformes ou por armas brancas e de fogo; mordeduras; politraumatismos e fraturas expostas.

[***] Vacinar e agendar as próximas doses para complementar o esquema básico. Essa vacinação visa a proteger contra o risco de tétano por outros ferimentos futuros. Se o profissional que presta o atendimento suspeitar que os cuidados posteriores com o ferimento não serão adequados, deverá considerar a indicação de imunização passiva com soro antitetânico ou IGHAT. Quando indicado o uso de vacina e soro ou IGHAT concomitantemente, devem ser aplicados em locais diferentes.

[****] Para paciente imunodeprimido, desnutrido grave ou idoso, além do reforço com a vacina, estão também indicados IGHAT ou soro antitetânico.

[*****] Se o profissional que presta o atendimento suspeitar que os cuidados posteriores com o ferimento não serão adequados, deverá considerar a indicação de imunização passiva com soro antitetânico ou IGHAT. Quando indicado o uso de vacina e soro antitetânico ou IGHAT concomitantemente, devem ser aplicados em locais diferentes.

Adaptada de Brasil, 2019.

É muito comum que pacientes cheguem à emergência por conta de ferimentos, e a avaliação da profilaxia do tétano seja necessária. A avaliação das medidas profiláticas inclui a determinação da história de vacinação e a classificação dos ferimentos. São considerados ferimentos com baixo risco para tétano os superficiais, limpos, sem corpos estranhos ou tecidos desvitalizados. Ferimentos profundos ou superficiais sujos, com corpos estranhos ou tecidos desvitalizados, queimaduras, feridas puntiformes ou por armas brancas e de fogo, mordeduras, politraumatismos e fraturas expostas devem ser encarados como ferimentos de alto risco para tétano.

É mandatória a limpeza dos ferimentos, com eventual desbridamento e retirada de corpos estranhos, terra e outras sujidades. Nos casos de mordedura, é necessário avaliar também se há indicação da profilaxia da raiva. Em seguida, avalia-se se são ou não necessárias a imunização ativa com a vacina dT ou dTpa, e a imunização passiva com soro antitetânico (5.000 UI, IV, diluídas em soro glicosado a 5%) ou preferencialmente imunoglobulina (250 UI, IM), conforme sintetizado na Tabela 4. É necessário atentar para o fato de que as vacinas e a imunoglobulina devem ser administradas em grupamentos musculares diferentes. Na liberação do paciente, este deverá ser orientado a terminar e manter atualizado seu esquema vacinal. O Capítulo 50, "Imunizações", traz mais informações sobre a profilaxia do tétano.

BIBLIOGRAFIA

1. Afshar M, Raju M, Ansell D, Bleck TP. Narrative review: tetanus – a health threat after natural disasters in developing countries. Ann Intern Med. 2011; 154(5):329.
2. American Academy of Pediatrics. Infant botulism treatment and prevention program. In: Kimberlin DW, Brady MT, Jackson MA, Long S (eds.). Red book: 2015 report of the Committee on Infectious Diseases. 30.ed. Elk Grove Village: American Academy of Pediatrics; 2015. p. 294.
3. Attygalle D, Rodrigo N. New trends in the management of tetanus. Expert Rev Anti Infect Ther. 2004; 2(1):73-84.
4. Brasil. Ministério da Saúde. Secretaria de Vigilância em Saúde. Coordenação-Geral de Desenvolvimento da Epidemiologia em Serviços. Guia de vigilância em saúde. 3.ed. Brasília: Ministério da Saúde; 2019. p. 168-86.
5. Chalk CH, Benstead TJ, Pound JD, Keezer MR. Medical treatment for botulism. Cochrane Database Syst Rev. 2019; 2019(4).
6. Lisboa T, Ho YL, Henriques Filho GT, Brauner JS, Valiatti JLS, Verdeal JC, et al. Diretrizes para o manejo do tétano acidental em pacientes adultos. Rev Bras Ter Intensiva. 2011; 23(4):394-409.
7. Lonati D, Schicchi A, Crevani M, Buscaglia E, Scaravaggi G, Maida F, et al. Foodborne botulism: clinical diagnosis and medical treatment. Toxins (Basel). 2020; 12(8):509.
8. Rasetti-Escargueil C, Lemichez E, Popoff MR. Toxemia in human naturally acquired botulism. Toxins (Basel). 2020; 12(11):716.
9. Rodrigo C, Fernando D, Rajapakse S. Pharmacological management of tetanus: an evidence-based review. Crit Care. 2014; 18(2):217.
10. Yen LM, Thwaites CL. Tetanus. Lancet. 2019; 393(10181):1657-68.

30

Estafilococcias e estreptococcias

Verônica de França Diniz Rocha

DESTAQUES

- A síndrome do choque tóxico pode ser causada tanto por estafilococos quanto por estreptococos. Conhecer as particularidades de cada um auxilia na determinação da melhor terapia.
- CA-MRSA vem dificultando o manejo dos pacientes com estafilococcias por ter o potencial de maior virulência e dificultar o tratamento.
- A oxacilina ou as cefalosporinas de primeira geração são as drogas de preferência para o tratamento das infecções estafilocócicas sensíveis, pois produzem resposta melhor que a vancomicina.
- A penicilina é a droga de escolha para o tratamento de infecções por *Streptococcus* do grupo A e do grupo *viridans*.

INFECÇÕES POR *STAPHYLOCOCCUS AUREUS*

O gênero *Staphylococcus* é composto por cocos Gram-positivos, não formadores de esporos, catalase-positivos, não capsulados ou com cápsula de tamanho limitado, que são responsáveis por infecções superficiais e profundas. A espécie mais virulenta é o *Staphylococcus aureus*.

Epidemiologia

Cerca de 30% da população saudável pode ser colonizada na pele ou mucosa pelo *S. aureus*, especialmente nas narinas anteriores. Até 80% das pessoas que apresentam infecção de pele de repetição ou infecção de corrente sanguínea são colonizadas. As taxas de incidência de infecções pelos *S. aureus* variam entre 28,4 e 35,4:100.000 habitantes/ano e envolvem principalmente pele e tecidos moles (40%), trato respiratório inferior (20%) e corrente sanguínea (20%).

O *S. aureus* é a segunda causa mais frequente de bacteremia de início na comunidade (após *Escherichia coli*). É uma das principais causas de endocardite de válvula protética e nativa e o principal agente de endocardite de lado direito em usuário de drogas intravenosas.

Em 40 a 70% das infecções osteoarticulares de adultos e crianças, o *S. aureus* é o agente etiológico. Acomete principalmente indivíduos diabéticos, portadores de dispositivos ortopédicos, dialíticos e usuários de drogas intravenosas. Também é a causa de 80% dos casos de piomiosite tropical e de dois terços dos abscessos epidurais.

Fisiopatologia

A virulência do *S. aureus* se deve à produção de toxinas, adesinas, enzimas e superantígenos que contribuem com a lesão direta ou indireta dos tecidos. As toxinas esfoliativas, como A e B, podem atuar em sítios distantes, como desmogleínas da epiderme, desencadeando a síndrome da pele escaldada. Em outras situações, *S. aureus* que coloniza alimentos ou bebidas podem produzir enterotoxinas, que, quando ingeridas e absorvidas, podem desencadear intoxicação alimentar. Na endocardite, as adesinas de superfícies interagem com as proteínas da matriz do tecido lesionado das valvas. As plaquetas e fibrinas depositadas sobre os microrganismos formam a vegetação.

O *S. aureus* também pode apresentar mecanismos de "escape" do sistema imune, evadindo da fagocitose ao inibir receptores específicos dos neutrófilos, bloqueando a oxidação pelos neutrófilos, produzindo biofilme e destruindo leucócitos pela secreção de hemolisinas e leucocidinas. A Panton-Valentine, p. ex., é uma leucocidina produzida pelo *S. aureus* associada a infecções de pele e partes moles ou pneumonia hemorrágica, principalmente em crianças e adultos jovens. Ela apresenta alta prevalência nos *S. aureus* resistentes à meticilina de origem comunitária (CA-MRSA).

Sinais e sintomas

Síndrome do choque tóxico estafilocócico

A síndrome do choque tóxico ocorre quando *S. aureus* presentes em algum sítio (ferida cirúrgica, pulmão, mucosa, cateter, entre outros) infectando ou colonizando produzem toxinas que desencadeiam, de forma aguda, febre, hipotensão, disfunção orgânica e *rash* difuso seguido por descamação. Pode ser de dois tipos: menstrual, associada a tampões menstruais, ou não menstrual. A forma não menstrual pode ocorrer após cirurgias, parto, implante de dispositivos intrauterinos e infecções focais.

Intoxicação alimentar

A intoxicação alimentar mais comum é causada por enterotoxinas produzidas pelo *S. aureus* que não são desnaturadas pelo cozimento. A doença normalmente começa 2 a 6 horas após a ingestão de um alimento ou bebida e cursa com náuseas, vômitos, dor abdominal e diarreia, sem febre. Cerca de 10% dos pacientes podem necessitar de atendimento hospitalar. Os sintomas remitem espontaneamente dentro de 6 a 12 horas e o prognóstico é excelente.

Infecção de corrente sanguínea

A infecção de corrente sanguínea por *S. aureus* é considerada da comunidade quando o quadro surge na comunidade ou até 2 dias após internação hospitalar. Se for iniciada na comunidade, mas o paciente apresentar dispositivo intravenoso, cirurgia recente e hemodiálise, considera-se como infecção relacionada à assistência à saúde (IRAS). Aproximadamente um terço dos pacientes que apresentam bacteremia desenvolvem infecção metastática. O risco de endocardi-

Tabela 1 Indicadores de complicação da bacteremia por *Staphylococcus aureus*

Persistência de hemocultura de controle positiva após 48-96 horas do início do tratamento
Persistência da febre após 72 horas do início do tratamento

te na bacteremia por *S. aureus* relacionado a cateter é próximo de 10%. As bacteremias da comunidade costumam ser associadas a foco infeccioso detectável, como abscesso, pneumonia, infecção osteoarticular ou endocardite. Uma única cultura positiva com *S. aureus* já é indicativa de tratamento independente dos sintomas. A não retirada de dispositivos intravasculares é associada com recorrência.

Endocardite

A endocardite é uma das complicações mais graves da bacteremia por *S. aureus*. Pode se manifestar como síndrome séptica aguda com febre, taquicardia e, ocasionalmente, hipotensão. A presença de dispneia sugere insuficiência cardíaca ou êmbolo séptico de uma endocardite proveniente do lado direito. Em 10 a 50% dos casos, podem ocorrer artralgia, mialgia, dor lombar e dor pleurítica.

Em até 90% dos casos, pode ser detectado um novo sopro cardíaco. Êmbolos sépticos podem formar petéquias, lesões embólicas na pele (lesões de Janeway) e vasculites (manchas de Roth), mais frequentes em endocardites de evolução crônica. Defeito de condução atrioventricular sugere aneurisma micótico. Até 80% dos pacientes pode apresentar algum tipo de acometimento cerebral (50% assintomáticos): lesão isquêmica ou hemorrágica, acidente isquêmico transitório, abscesso, aneurisma micótico, encefalopatia e meningite. Informações detalhadas sobre a endocardite estão no Capítulo 14, "Endocardite infecciosa".

Osteomielite

A osteomielite pode ser secundária a uma disseminação hematogênica, como na osteomielite vertebral, ou por contiguidade, como em insuficiência vascular, diabete, hanseníase e insuficiência vascular periférica. Na forma aguda da osteomielite, o paciente pode apresentar adinamia, calafrios, febre elevada, mal-estar, dor local e edema. A forma crônica costuma apresentar poucos sinais e sintomas. A presença de necrose, sequestro, pus, fístulas e recorrências tanto no exame de imagem quanto na clínica sugerem cronicidade.

Atrite séptica

A artrite séptica costuma ser secundária a bacteremia ou infecção adjacente, ocorrendo principalmente em articulações lesadas por doença crônica ou traumatismo. Pode haver dor, edema e inabilidade de usar a articulação, com possibilidade de evolução para destruição dessa estrutura. Mais informações sobre a artrite séptica estão no Capítulo 6, "Artrite séptica aguda de articulações nativas e protéticas".

Discite intervertebral/abscesso epidural

A principal causa de discite intervertebral e abscesso epidural é a bacteremia, seguida pelos casos secundários a infecção por contiguidade, que podem acompanhar osteomielite vertebral. As seguintes complicações podem estar relacionadas com o abscesso epidural: meningite, compressão medular e bacteremia persistente.

Piomiosite tropical

A piomiosite tropical é uma infecção muscular de origem principalmente hematogênica, comumente associada a história de trauma ou foco intra-abdominal. O início costuma ser insidioso, com câibra, febre baixa e dor muscular intensa. Como apenas a aponeurose é inervada, o diagnóstico costuma ser realizado quando o abscesso atinge grande volume, causando febre, dor, edema muscular, endurecimento local e sepse. O terceiro estágio pode apresentar destruição muscular, osteomielite, osteoartrite, septicemia e disseminação à distância.

Fasciíte necrotizante

A fasciíte necrotizante é uma infecção grave e rapidamente progressiva na fáscia e no tecido subcutâneo. Ao exame físico, observam-se crepitação, dor além da margem do eritema e coloração acinzentada na pele afetada.

Diagnóstico

Síndrome do choque tóxico estafilocócico

A confirmação da síndrome do choque tóxico estafilocócico depende da identificação do *S. aureus* em cultura. A presença de quatro critérios clínicos indica um caso provável e de cinco critérios, caso confirmado. Os critérios clínicos são: febre ≥ 38,9ºC, *rash* macular difuso, descamação 1 a 2 semanas após o *rash*, hipotensão com PAS ≤ 90 mmHg, acometimento gastrointestinal (vômito e/ou diarreia), acometimento muscular (mialgia intensa ou CPK acima de duas vezes o limite superior de normalidade), acometimento renal (elevação de duas vezes o valor de base ou sedimento urinário), acometimento hepático (bilirrubina total, ALT e AST igual ou maior do que o dobro do limite superior da normalidade), acometimento hematológico (plaquetas < 100.000/mm³, CIVD) e acometimento neurológico (alteração do nível de consciência sem sinal focal ou hipotensão que justifique).

Intoxicação alimentar

A intoxicação alimentar por *S. aureus* se manifesta por surtos, acometendo várias pessoas que ingeriram o mesmo alimento (principalmente com alto teor de carboidratos, adocicados e se foram mantidos em temperatura ambiente, o que permite a difusão da toxina).

Infecção de corrente sanguínea

A identificação de uma hemocultura positiva coletada de forma asséptica com *S. aureus* já é suficiente para caracterizar uma infecção de corrente sanguínea.

Endocardite

Na suspeita de endocardite, deve-se coletar três amostras de hemoculturas, de sítios diferentes, com pelo menos 1 hora de intervalo entre a primeira e a última amostra. São sugestivos de endocardite: hemoculturas persistentemente positivas, surgimento de insuficiência cardíaca e arritmias, e êmbolos sépticos distantes. O ecocardiograma deve ser realizado em todo paciente com bacteremia por *S. aureus*, sendo o transesofágico (ETE) o mais indicado. É recomendado principalmente para pacientes com janela ecocardiográfica inadequada (DPOC, obesidade mórbida, cirurgia torácica ou cardiovascular), válvulas protéticas ou endocardite com complicação, como abscesso paravalvar. O ecocardiograma transtorácico (ETT) pode ser realizado como primeiro teste em outros pacientes. Se a suspeita clínica for alta, um ETT negativo não exclui endocardite, já que o ETE é mais sensível para detectar vegetação e abscesso. Pode-se realizar um ETE em 3 a 5 dias se o ETT for negativo e a suspeita clínica for mantida ou em casos de piora clínica durante o tratamento de endocardite. O ETE também pode ter resultado falso-negativo se a vegetação for pequena ou já tiver embolizado. Em adultos, o ETE é preferencial, mas, caso não seja possível, deve-se realizar o ETT idealmente em até 12 horas. A definição de endocardite infecciosa é profundamente explorada no Capítulo 14, "Endocardite infecciosa".

Osteomielite

O diagnóstico de osteomielite é realizado a partir da coleta de culturas de tecido profundo e osso, de pelo menos três amostras, para cultura e histopatológico. Os *swabs* de feridas ou de secreção de fístulas não auxiliam no diagnóstico etiológico. A RNM é o exame de escolha para detectar alterações iniciais no osso (edema e abscesso). A TC é mais indicada para as formas subaguda a crônica para avaliar sequestro ósseo. Leucograma e marcadores inflamatórios (VHS e proteína C reativa) podem ser utilizados no acompanhamento do tratamento.

Artrite séptica

O diagnóstico da artrite séptica é realizado por punção do líquido articular para avaliar celularidade, bioquímica e cultura. O líquido articular pode ser purulento e evidenciar predomínio de neutrófilos.

Discite intervertebral/abscesso epidural/piomiosite tropical

TC e/ou RNM são necessárias para os diagnósticos de discite intervertebral, abscesso epidural e piomiosite tropical. O material drenado deve ser enviado para cultura.

Fasciíte necrotizante

O diagnóstico da fasciíte necrotizantes é realizado a partir de sinais e sintomas clínicos, cultura do tecido e hemoculturas.

Tratamento

Antibioticoterapia

Tanto a oxacilina como a cefazolina podem ser utilizadas para tratamento de infecções invasivas por *S. aureus* sensível à meticilina (MSSA), exceto quando existe endocardite com complicação no SNC em decorrência da penetração inadequada na barreira hematoencefálica. Para tratamento do MSSA, a vancomicina é inferior à oxacilina. Em locais com incidência elevada de MRSA na comunidade (CA-MRSA), para tratamento de bacteremia, indica-se fazer a combinação vancomicina com cefazolina ou oxacilina até resultados das hemoculturas.

A combinação com aminoglicosídeo ou com rifampicina é feita apenas em casos de endocardite associada a próteses. Clindamicina e sulfametoxazol+trimetoprima não são indicados para tratamento da endocardite por conta do risco de falha terapêutica. Em caso de alergia não anafilática, é possível utilizar cefazolina em caso de anafilaxia, bem como vancomicina, daptomicina, clindamicina ou linezolida a depender do tipo de infecção. Deve-se considerar a dessensibilização aos betalactâmicos.

Prevenção

O tratamento de portador assintomático de *S. aureus* nas narinas anteriores está indicado em pacientes que desenvolvem infecção

Tabela 2 Tratamento conforme tipo de infecção causada pelo *Staphylococcus aureus*

Doença	Tratamento
Síndrome do choque tóxico	Antibioticoterapia Desbridamento cirúrgico da ferida mesmo na ausência de sinais de infecção ou remoção do tampão Reposição volêmica
Intoxicação alimentar	Reposição hídrica e, se necessário, de eletrólitos
Infecção de corrente sanguínea	Remover ou desbridar o foco, se possível Antibioticoterapia IV por 10-14 dias após a remoção de dispositivos intravasculares, se presentes, desde que: endocardite ou outros focos de infecção tenham sido excluídos, hemoculturas de controle sejam negativas, febre resolvida em até 72 horas de tratamento e ausência de infecções metastáticas Hemocultura de controle a cada 48 horas até negativação Ecocardiograma, preferencialmente transesofágico
Endocardite	Ver Capítulo 14, "Endocardite infecciosa"
Osteomielite aguda	As culturas são indispensáveis para orientar o tratamento. A cobertura de *S. aureus* é recomendada em osteomielites agudas em virtude de sua importância epidemiológica Agudas: antibioticoterapia IV por 4-6 semanas, podendo ser estendida se houver complicações Crônica: desbridamento cirúrgico nos casos de necrose, sequestro ósseo, abscesso e presença de implantes
Artrite séptica	Ver Capítulo 6, "Artrite séptica aguda de articulações nativas e protéticas"
Discite intervertebral/ abscesso epidural	Antibioticoterapia IV Pode necessitar de descompressão cirúrgica/radiologia intervencionista
Piomiosite tropical	A drenagem é necessária por radiologia intervencionista ou cirurgia para abscessos maiores Tratamento por no mínimo de 21 dias é recomendado
Fasciíte necrotizante	Drenagem cirúrgica do tecido necrosado com urgência Antibioticoterapia de amplo espectro incluindo cobertura para *S. aureus*. Como o processo pode ser mediado por toxina, o uso de clindamicina e linezolida pode ser uma opção

IV: via intravenosa.

Tabela 3 Indicação de antibioticoterapia conforme tipo de doença causada pelo *Staphylococcus aureus*

Doença	Antibioticoterapia
Osteomielite/discite intervertebral/abscesso epidural/artrite séptica	Não se recomenda iniciar antibiótico VO Agudas de origem comunitária: oxacilina 2 g, IV, a cada 4 horas, ou cefazolina 2 g, IV, a cada 8 horas Regiões com elevada endemicidade de CA-MRSA: vancomicina* 15-20 mg/kg/ dose, a cada 12 horas (alternativas a depender da sensibilidade: clindamicina, daptomicina, linezolida, sulfametoxazol+trimetoprima)
Endocardite	Ver Capítulo 14, "Endocardite infecciosa"

IV: via intravenosa; CA-MRSA: *Staphylococcus aureus* resistente à meticilina de origem comunitária; VO: via oral.
* Infundir vancomicina por ≥ 1 hora para reduzir a probabilidade da síndrome do "homem vermelho".

de pele e partes moles de repetição. A descolonização deve ser feita com mupirocina a 2%, tópica, aplicada nas narinas anteriores, duas vezes ao dia, por 5 a 10 dias, podendo ser associada ao uso de banhos de clorexidina por 5 a 14 dias.

INFECÇÕES POR *STREPTOCOCCUS* SPP.

O gênero *Streptococcus* é composto por bactérias Gram-positivas, catalase-negativas, anaeróbicas facultativas, que ficam agrupadas em pares ou cadeias. A classificação dos estreptococos depende da reação com o ágar-sangue, dos antígenos contidos em suas paredes celulares e de suas características moleculares.

Epidemiologia

A ocorrência de infecções invasivas pelos *Streptococcus* spp. é baixa (3,5:100.000 habitantes). A frequência da bacteremia por *Streptococcus* do grupo A, como o *S. pyogenes*, aumentou nas últimas décadas, em especial entre usuários de drogas intravenosas, portadores de diabete, cirrose, esteatose hepática, doença vascular periférica, malignidade e imunossupressão.

Os estreptococos do grupo B, como o *S. agalatiae*, causam infecção hematogênica em indivíduos de elevado risco, a exemplo de gestantes, puérperas, manipulação ou infecção do trato geniturinário. Esses estreptotocos colonizam o TGI e o trato genital de 25 a 33% dos indivíduos. Existe associação das infecções por estreptococos do grupo B com parto prematuro e transmissão materno-neonatal, que pode ocorrer pelas vias ascendente ou durante o parto. Gestantes com colonização vaginal apresentam aumento de risco de parto prematuro.

Tabela 4 Grupos com risco de desenvolver infecção invasiva pelo *S. agalatiae*

Idosos
Neonatos de mães colonizadas
Puérperas/gestantes
Diabete melito
Doença hepática ou renal crônica
Doença cerebrovascular
HIV
Malignidades

HIV: vírus da imunodeficiência humana.

Streptococcus do grupo *viridans* fazem parte da microbiota normal da pele, da cavidade oral, do trato respiratório e do TGI. As espécies desse grupo que mais causam endocardite são: *S. sanguis*, *S. oralis* (*mitis*), *S. salivarius*, *S. mutans* e *Gemella morbillorum*. Podem ser responsáveis por 50% das endocardites de valvas nativas não associadas ao uso de drogas intravenosas e também àquelas que ocorrem após 1 ano de colocação de valva protética.

Fisiopatologia

A entrada de *Streptococcus pyogenes* em tecidos profundos e na corrente sanguínea ocorre através de membranas da faringe, da vagina e da pele, e em procedimentos cirúrgicos. Infecções virais como influenza e varicela também podem facilitar a entrada do patógeno. *S. pyogenes* pode causar infecção profunda em músculo e fáscia na ausência de lesão perfurativa. Exotoxinas pirogênicas, endotoxinas e outras podem induzir a produção de citocinas pró-inflamatórias como TNF-alfa, IL-1-beta e IL-6.

Os estreptococos do grupo B necessitam colonizar mucosas para causar doença invasiva. A interação entre a bactéria e a célula do hospedeiro ocorre principalmente pela ação

Tabela 5 Agente etiológico conforme tipo de infecção estreptocócica

Infecção estreptocócica	Agentes etiológicos mais prováveis
Síndrome do choque tóxico*	*Streptococcus pyogenes, Streptococcus viridans, Streptococcus agalatiae*
Infecção de corrente sanguínea	*Streptococcus pyogenes, Streptococcus agalatiae, Streptococcus gallolyticus* (*bovis*)
Endocardite	*Streptococcus pyogenes, Streptococcus agalatiae, Streptococcus gallolyticus* (*bovis*)
Fasciíte necrotizante, miosite, piomiosite	*Streptococcus pyogenes*
Endometrite, corioamnionite	*Streptococcus agalatiae*

* *Staphylococcus aureus* e *Streptococcus pyogenes* são os principais agentes etiológicos da síndrome do choque tóxico.

da proteína alfa e de receptores de fibrinogênio. A disseminação do microrganismo decorre da presença de *pili* que auxiliam na invasão pelo espaço intercelular. Sua virulência é consequência da presença de cápsula que inibe tanto a fagocitose como a deposição do sistema complemento, bem como da ação de hemolisinas e citolisinas.

Sinais e sintomas

Síndrome do choque tóxico estreptocócico

A síndrome do choque tóxico estreptocócico é caracterizada por choque e falência orgânica associada a infecções estreptocócicas como celulite, faringite, pneumonia e fasciíte necrotizante. Trata-se de uma resposta do hospedeiro aos superantígenos da bactéria que ativam de forma descontrolada as células T, produzindo grande quantidade de citocinas. Costuma ocorrer após infecções virais (p. ex., varicela e influenza), faringite e trauma. Em cerca de 50% dos casos, a porta de entrada é relacionada a procedimentos cirúrgicos.

A primeira fase é caracterizada por febre, calafrio, mialgia, náusea, vômitos e diarreia, que precedem a hipotensão em 24 a 48 horas. Na segunda fase, inicia taquicardia, taquipneia e, algumas vezes, sintomas relacionados com o sítio da infecção que pode ser de fasciíte necrotizante, mionecrose, infecção pós-parto, peritonite, artrite séptica, pneumonia, meningite, entre outros. Por fim, na terceira fase, ocorrem choque, insuficiência respiratória e falência orgânica. A evidência de fasciíte necrotizante costuma ser um achado tardio, podendo se encontrar necrose do músculo, da pele e do tecido subcutâneo.

Fasciíte necrotizante

Também denominada gangrena estreptocócica, a fasciíte necrotizante é a infecção aguda de tecidos moles que geralmente acompanha a síndrome do choque tóxico, em que há rápida progressão (24 a 72 horas) de acentuado edema para bolhas violáceas e necrose do tecido celular subcutâneo, com ausência de crepitação. A febre é alta e se associa com prostração e mau estado geral. São fatores predisponentes do hospedeiro: idade (recém-nascidos e idosos), diabete, alcoolismo, desnutrição, imunodepressão, procedimentos médicos e traumatismos.

Infecção de corrente sanguínea

A infecção de corrente sanguínea por *Streptococcus* spp. costuma ser primária (20 a 50% dos casos). É comum apresentar início abrupto de febre, hipotensão e calafrios. Nas infecções por estreptococos do grupo B, a recorrência da infecção pode sugerir a presença de foco identificável, como endocardite e osteomielite.

Endocardite

A mortalidade da endocardite por *Streptococcus* spp. é elevada (35 a 50%). Trata-se de doença rara cuja detecção ainda é um desafio em virtude das limitações de métodos de diagnóstico. A maioria dos pacientes possui alguma doença cardíaca de base.

Infecção puerperal

A metade das bacteremias associadas a gestação por SGB são associadas a infecção do trato genital superior, tais como: corioamnionite, endometrite e pielonefrite. Sinais e sintomas costumam iniciar após 48 horas do parto: calafrios, mal-estar, febre alta, dor à palpação uterina e distensão abdominal. Algumas complicações: abscesso pélvico, tromboflebite pélvica.

Miosite e piomiosite

Embora *Staphylococcus aureus* seja o agente habitual de miosite, ela também pode ser causada por *Streptococcus pyogenes*, muitas vezes em associação a sepse ou síndrome do choque tóxico, surgindo espontaneamente ou após traumatismo ou injeção IM. A miosite por *Streptococcus pyogenes* costuma ser de extrema gravidade, caracterizada por necrose muscular sem formação de abscesso ou de gás.

Tabela 6 Investigação clínica e laboratorial das doenças causadas por *Streptococcus* spp.

Doença	Diagnóstico
Síndrome do choque tóxico estreptocócico	Critérios clínicos: hipotensão com PAS ≤ 90 mmHg e envolvimento de ≥ 2 sistemas ▪ Gastrointestinal: vômito/diarreia ▪ Muscular: mialgia intensa ou CPK > 2× limite superior da normalidade ▪ Renal: elevação de 2× o valor de base ▪ Hepático: bilirrubina total, AST e ALT ≥ 2× limite superior da normalidade ▪ Hematológico: plaquetas < 100.000/mm^3, CIVD ▪ Respiratório: insuficiência respiratória aguda ▪ Pele: *rash* macular eritematoso generalizado ▪ Outros tecidos: necrose tecidual, gangrena, miosite, fasciíte necrotizante Critério laboratorial: cultura com *Streptococcus* do grupo A Classificação: ▪ Provável: critério clínico com identificação de *Streptococcus* do grupo A de sítio não estéril na ausência de outra etiologia ▪ Confirmada: todos os critérios clínicos com evidência de *Streptococcus* do grupo A de sítio estéril (sangue, pleura, sinóvia)
Endocardite	Hemocultura Ecocardiograma, preferencialmente transtorácico Critérios de Duke modificado
Fasciíte necrotizante e mionecrose	TC ou RNM no sítio suspeito (*Streptococcus pyogenes* não costuma produzir gás ou abscesso franco) Cultura do material desbridado Elevação de CPK
Endometrite, corioamnionite	Hemocultura Cultura de secreção vaginal

ALT: alanina-aminotransferase; AST: aspartato-aminotransferase; CIVD: coagulação intravascular disseminada; CPK: creatinofosfoquinase; PAS: pressão arterial sistólica; RNM: ressonância magnética; TC: tomografia computadorizada.

Diagnóstico

O diagnóstico clínico das infecções estreptocócicas pode ser confirmado pela pesquisa direta (coloração pelo Gram) do agente em secreções e líquidos orgânicos, assim como pela cultura de sangue, fragmento de tecido etc. Alterações laboratoriais inespecíficas podem ser detectadas nas infecções estreptocócicas invasivas, como leucócitos com a detecção de neutrófilos maturos e imaturos, aumento da VHS e aumento da proteína C reativa. A acidose metabólica pode ser encontrada nas fases avançadas das infecções.

Tratamento

O tratamento de suporte com hidratação IV deve ser realizado sempre que se detectar depleção de volume ou extravasamento vascular, como ocorre na síndrome do choque tóxico e na fasciíte necrotizante. O desbridamento cirúrgico é imperativo na fasciíte necrotizante. A administração de imunoglobulina humana IV na dose de 1 mg/kg no primeiro dia e de 0,5 mg/kg no segundo dia pode ser considerada nas formas graves de síndrome do choque tóxico e de fasciíte necrotizante.

Com relação à síndrome do choque tóxico, *Staphylococcus aureus* e *Streptococcus pyogenes* são os principais agentes etiológicos. Até a identificação do microrganismo, os pacientes devem ser tratados com oxacilina, cefalosporina de primeira geração (p. ex., cefazolina) ou ampicilina+sulbactam 3 g, a cada 6 horas. Alguns trabalhos sugerem que a clindamicina e a linezolida reduzem a liberação de enterotoxinas, por isso são indicadas como primeira escolha por alguns autores.

Na endocardite por *Streptococcus* do grupo *viridans* e *Streptococcus gallolyticus* (*bovis*) com elevada suscetibilidade a penicilina (MIC $\leq$ 0,12 mcg/mL), a penicilina parenteral é a droga de escolha. A ampicilina e a ceftriaxona são alternativas na indisponibilidade da penicilina. Por conta do efeito sinérgico, a associação da gentamicina pode reduzir o tempo de tratamento de 4 semanas para 14 dias, mas é importante excluir acometimento extracardíaco ou disfunção renal.

Em caso de endocardite por *Streptococcus* do grupo *viridans* e *Streptococcus gallolyticus*

Tabela 7 Indicação de antibioticoterapia conforme o tipo de infecção estreptocócica

Infecção estreptocócica	Antibioticoterapia
Endocardite por *Streptococcus* do grupo *viridans* e *Streptococcus gallolyticus*	Penicilina G cristalina: 12.000.000-18.000.000 UI/24 horas, IV, divididos em 4-6 doses diárias Alternativa: ampicilina 12 g, IV, a cada 4 horas, ou ceftriaxona 2 g, IV/IM, a cada 24 horas Associação com gentamicina 3 mg/kg/24 horas, IV/IM, por 2 semanas, se não houver infecção extracardíaca, complicações ou valva protética Alergia a betalactâmicos: vancomicina 30 mg/kg/24 horas, divididos em duas doses, por 4 semanas (não é necessário associar com gentamicina)
Síndrome do choque tóxico	Clindamicina 900 mg, IV, a cada 8 horas, por no mínimo 14 dias Alternativa: penicilina em altas doses, ceftriaxona, vancomicina, teicoplanina, linezolida
Endometrite, corioamnionite	Ampicilina 200-300 mg/kg/dia, IV, divididos a cada 6 horas + gentamicina 5-7 mg/kg/dia, por 14 dias

IM: via intramuscular; IV: via intravenosa.

com MIC > 0,12 a 0,5 mcg/mL, deve-se associar gentamicina por 2 semanas a penicilina + ampicilina e manter o betalactâmico por 4 semanas em caso de valva nativa e 6 semanas, se protética. Se o microrganismo for sensível à ceftriaxona, pode ser feito de forma isolada por 4 semanas. Se *Streptococcus* do grupo *viridans* e *Streptococcus gallolyticus* apresentam MIC ≥ 0,5 mcg/mL ou for a espécie de estreptococo *Abiotrophia defectiva* e *Granulicatella*, a dose diária de penicilina é aumentada para 18.000.000 a 30.000.000 UI com gentamicina. Caso o microrganismo seja sensível em cultura, ceftriaxona é uma opção alternativa associada à gentamicina. Em casos de alergia a betalactâmicos, deve-se utilizar a vancomicina em monoterapia.

Penicilina é a droga de escolha nas infecções por *Streptococcus* spp. Estreptococos do grupo B também são suscetíveis a cefalosporinas, vancomicina, meropeném e imipeném. A taxa de resistência a fluoroquinolonas, macrolídeos e clindamicina é variável a depender da região.

Prevenção

A infecção materno-fetal por estreptococos do grupo B pode ocorrer em até 50% das situações se não for realizada antibioticoterapia intraparto. A profilaxia da infecção neonatal deve ser realizada em gestantes que apresentem *swab* retal e/ou vaginal positivo entre 35 e 37 semanas ou parto prematuro quando a investigação não foi realizada. Indica-se a administração de penicilina G 2.500.000 a 3.000.000 UI, a cada 4 horas, ou ampicilina 2 g, como dose de ataque, seguidos de 1 g a cada 4 horas durante o parto. Em caso de alergia sem anafilaxia, deve-se utilizar cefazolina 2 g, seguidos de 1 g a cada 8 horas. Se houver anafilaxia à penicilina, substituir por vancomicina 1 g, a cada 12 horas. Utiliza-se clindamicina apenas se o teste demonstrar sensibilidade.

A profilaxia de endocardite por *Streptococcus* do grupo *viridans* é indicada para pacientes que realizem procedimentos odontológicos que envolvem manipulação de tecido gengival ou região periapical dos dentes ou perfuração da mucosa oral e que apresentem: válvula cardíaca/material protético; endocardite infecciosa anterior; doença cardíaca congênita cianótica não reparada, ou nos primeiros 6 meses que foi reparada com material protético; e receptores de transplante cardíaco que desenvolvem valvulopatia cardíaca. Procedimentos com incisão da mucosa do trato respiratório também necessitam de profilaxia Os seguintes procedimentos não precisam de profilaxia: injeção de anestésico em tecido não infectado, RX dentárias, colocação ou ajuste de aparelhos ortodônticos, queda de dentes decíduos e sangramento de lábios ou da mucosa oral após trauma. O antibiótico é indicado 30 a 60 minutos antes do procedimento (amoxicilina 2 g, VO). Em alérgicos à penicilina, utilizam-se cefalexina 2 g ou clindamicina 600 mg.

BIBLIOGRAFIA

1. Baddour LM, Wilson WR, Bayer AS, Fowler VG, Tleyjeh IM, Rybak MJ, et al. Infective endocarditis in adults: diagnosis, antimicrobial therapy, and management of complications a scientific statement for healthcare professionals from the American Heart Association Circulation. 2015; 132(15):1435-86.
2. Bennett JE, Dolin R, Blaser ML (eds.). Mandell, Douglas, and Bennett's principles and practice of infectious diseases. 9.ed. Elsevier; 2019
3. David MZ, Daum RS. Treatment of Staphylococcus aureus infections. Curr Top Microbiol Immunol. 2017; 409:325-83.
4. Gottlieb M, Long B, Koyfman A. The evaluation and management of toxic shock syndrome in the emergency department: a review of the literature. J Emerg Med. 2018; 54(6):807-14.

5. Lima AL, Oliveira PR, Carvalho VC, Cimerman S, Savio E; Diretrizes Panamericanas para el Tratamiento de las Osteomielitis e Infecciones de Tejidos Blandos Group. Recommendations for the treatment of osteomyelitis. Braz J Infect Disb. 2014; 18(5):526-34.
6. Veronesi R, Focaccia R. Tratado de infectologia. 5.ed. Rio de Janeiro: Atheneu; 2015.
7. Wilson W, Taubert KA, Gewitz M, Lockhart PB, Baddour LM, Levison M, et al. Prevention of infective endocarditis: guidelines from the American Heart Association: a guideline from the American Heart Association Rheumatic Fever, Endocarditis, and Kawasaki Disease Committee, Council on Cardiovascular Disease in the Young, and the Council on Clinical Cardiology, Council on Cardiovascular Surgery and Anesthesia, and the Quality of Care and Outcomes Research Interdisciplinary Working Group. Circulation. 2007; 116(15):1736-54.

31

Doença meningocócica invasiva

Alberto dos Santos de Lemos

DESTAQUES

- A doença meningocócica invasiva é uma condição aguda e rapidamente progressiva, de prognóstico reservado, que pode se apresentar como três síndromes distintas: meningite, meningococcemia e meningite com meningococcemia.
- A suspeita clínica precoce com pronta instituição do tratamento com ceftriaxona reduz a letalidade.
- A quimioprofilaxia é a medida preventiva de efeito mais imediato em contactantes.

INTRODUÇÃO

Neisseria meningitidis é um diplococo Gram-negativo que causa a doença meningocócica invasiva, uma emergência médica que constitui importante problema de saúde pública em todo o mundo em função de seu potencial de propagação e da alta taxa de letalidade. Esse microrganismo é um colonizador frequente da nasofaringe humana, seu único reservatório natural.

Existem seis sorogrupos capsulares de *N. meningitidis* descritos como os principais causadores de doença invasiva: A, B, C, W, X e Y. A importância de cada um varia conforme o país ou região e também ao longo do tempo. O sorogrupo mais frequente no Brasil é o C, mas ao longo da década de 2010, por conta da inclusão da vacina meningocócica C no calendário infantil, o sorogrupo B se tornou o mais predominante entre crianças e o segundo nas demais faixas etárias, depois do C. O sorogrupo W é o terceiro mais frequente e vem crescendo em importância no país. O sorogrupo A não é detectado no Brasil desde o século XX. Recentemente, o sorogrupo E esteve envolvido em alguns surtos predominantes em imunodeprimidos.

A doença ocorre de forma epidêmica na região africana conhecida como cinturão da meningite, que abrange mais de vinte países. No Brasil, o padrão é endêmico, com ocorrência periódica de surtos em todo o território. Cerca de metade dos casos graves ocorre em crianças. Suscetibilidade populacional, aglomerações e más condições de higiene contribuem para a ocorrência desses surtos.

As taxas de colonização e de transmissão são diretamente proporcionais à densidade populacional. A transmissão ocorre de uma pessoa para outra por meio de contato com secreções respiratórias e saliva, o que propicia a evolução para colonização ou, menos frequentemente, para doença invasiva logo na primeira semana após a exposição. Os mecanismos que direcionam a evolução para doença meningocócica invasiva ou para colonização ainda não são completamente compreendidos.

Sabe-se que há aumento da incidência e piora do prognóstico da doença meningocócica invasiva em indivíduos com hipoesplenismo, imunodeficiências congênitas (em especial as deficiências de complemento), pessoas que vivem com HIV, usuários de eculizumabe ou ravulizumabe* e pessoas com nível socioeconômico menos privilegiado.

MANIFESTAÇÕES CLÍNICAS

O espectro clínico da doença meningocócica invasiva é amplo e a evolução clínica pode ser imprevisível, variando de uma doença febril leve a doença fulminante, com morte em poucas horas. O tempo de incubação varia de 2 a 10 dias. O quadro clínico inicial é inespecífico (febre, irritabilidade, cansaço etc.) e progride mais comumente para três síndromes distintas: meningite, meningococcemia e meningite com meningococcemia. Variações desses cenários podem ocorrer e a clínica do paciente pode migrar de um espectro para outro ao longo do curso da doença. A identificação da doença na fase inicial pode ser desafiadora em razão da inespecificidade dos sintomas.

A meningite meningocócica é mais detalhadamente abordada no Capítulo 8, "Meningoencefalites e suas complicações". Trata-se da apresentação mais comum da doença meningocócica. Os sinais e sintomas clássicos da meningite bacteriana são febre, cefaleia, mialgias intensas, rigidez de nuca e alteração do nível de consciência, que costumam iniciar subitamente. Em crianças, pode haver abaulamento de fontanelas. A rigidez de nuca pode estar ausente no início do curso da doença e os sinais de Brudzinski e de Kernig são observados em menos de 50% dos casos, por isso sua ausência não deve excluir o diagnóstico de meningite bacteriana. O tempo mediano de evolução dos sintomas inicias para meningite é de 15 a 24 horas em crianças, podendo ir até 2 dias em adultos.

A meningococcemia, por sua vez, ocorre em 20 a 30% dos casos de doença meningocócica invasiva. Trata-se de um quadro de sepse muito grave, com instabilidade hemodinâmica e choque. Além do efeito direto da infecção *per se* na patogenia da sepse, a hipotensão pode ser agravada por infarto adrenal (síndrome de Waterhouse-Friderichsen).

O sinal mais dramático da meningococcemia é o exantema. O *rash* cutâneo característico é petequial ou purpúrico e costuma se iniciar no tronco e nos membros inferiores cerca de 8 a 20 horas após o período prodrômico. Está presente em 60 a 90% dos acometidos, mas nem sempre pode ser detectado em locais muito evidentes (p. ex., áreas de pressão por roupas). Dessa forma, na suspeita de meningococcemia o exame físico deve ser realizado idealmente com os pacientes despidos. A gravidade das lesões tem correlação com outra complicação da doença, a coagulopatia, que pode progredir inclusive para CIVD, hemorragias em locais de venopunção e eventuais hemorragias gengival ou gástrica.

---

* Medicamentos utilizados para o tratamento de hemoglobinúria paroxística noturna, síndrome hemolítico-urêmica e miastenia grave.

A *purpura fulminans* acomete 15 a 25% dos pacientes com meningococcemia. É uma complicação da CIVD caracterizada pelo início agudo de hemorragias e trombose vascular ocasionando necrose das áreas distais à trombose. É uma condição de prognóstico muito reservado, que pode resultar em necessidade de amputação de extremidades ou mesmo de membros inteiros.

Outros sinais e sintomas são descritos como comuns: dor em panturrilhas, alterações da cor da pele e extremidades frias. A ausência de sinais de irritação meníngea não exclui o diagnóstico de meningococcemia, que, como já descrito, pode ocorrer sem meningite. Está também descrito o acometimento de outros sítios menos comuns, como miocardite, endocardite, pneumonia, gastroenterite, uretrite, artrite séptica, conjuntivite, epiglotite e síndrome do cone medular.

Também podem ocorrer síndromes inflamatórias pós-infecciosas em 5 a 15% dos casos, que se concentram entre o 4º e o 12º dia de doença, como irite, episclerite, pleurite e pericardite. Sobreviventes de doença meningocócica invasiva podem sofrer sequelas incapacitantes permanentes como deficiência visual, déficit motor, surdez ou hipoacusia, artrite crônica, espasticidade, convulsões, dificuldades de aprendizagem e transtornos psicológicos, além de eventuais amputações. Uma forma rara da doença, conhecida como meningococcemia crônica, é mais frequente em adultos e pode cursar com febre baixa, erupção cutânea e artralgia ou artrite.

O diagnóstico diferencial é amplo. Nos casos de meningococcemia, os principais diagnósticos diferenciais são as infecções que cursam com sepse e eventuais vasculites e/ou meningites (*Streptococcus pneumoniae*, *Haemophilus influenzae* ou mesmo bacilos Gram-negativos). Também é importante a diferenciação com endocardite bacteriana, dengue, febre amarela, hantavirose, sarampo, exantema súbito, Covid-19, febre maculosa, tifo exantemático, anaplasmose, sífilis secundária, leptospirose e malária, além de causas não infecciosas como púrpura de Henoch-Schöenlein, púrpura trombocitopênica imune e leucoses. Os casos de meningite meningocócica isolada devem ser diferenciados de outras meningites bacterianas (pneumocócica, por *H. influenzae*, listeriose ou outras bactérias menos comuns) e virais.

O prognóstico da doença meningocócica invasiva é reservado. Mesmo nos centros com mais recursos, cerca de 10% dos pacientes evoluem para morte a despeito do tratamento adequado. A mortalidade é maior entre crianças, em pessoas com mais de 50 anos e nos casos em que não há meningite. Quando ocorre *purpura fulminans*, a letalidade pode chegar a 50%; e quando há coma chega a 40%.

A suspeita clínica precoce com pronta instituição do tratamento pode diminuir o risco de morte, o que evidencia a importância do conhecimento acerca dessa doença por profissionais emergencistas. Pacientes com febre e petéquias, mesmo que sem nenhum outro sinal ou sintoma, devem ser mantidos em observação até que o diagnóstico de doença meningocócica invasiva seja excluído. Pacientes com febre, *rash* petequial e alteração do nível de consciência devem ser internados e manejados imediatamente como doença meningocócica invasiva. A detecção de choque e tromboses indica que a doença está em fase avançada, com pior prognóstico.

DIAGNÓSTICO

Os exames complementares iniciais devem incluir, pelo menos, hemoculturas (mínimo: 2 *sets*), hemograma completo, TP e TTPa, gasometria arterial, ureia e creatinina. Se disponíveis, são importantes as dosagens de lactato, proteína C reativa e procalcitonina.

Idealmente, todos os pacientes devem ser submetidos a punção lombar para análise do liquor (enviar ao menos para cultura, bacterioscopia pelo Gram, celularidade, proteinorraquia e glicorraquia). Na maioria dos casos, a punção lombar pode ser realizada sem avaliação tomográfica prévia, mas a TC de crânio deve ser realizada antes da punção lombar para avaliar a presença de contraindicações ao procedimento quando há sinais neurológicos focais, escala de coma de Glasgow inferior a 10, crises convulsivas e papiledema. Também é necessária a TC de crânio antes da punção para todos os pacientes imunocomprometidos (infecção pelo HIV, imunodeficiências primárias, uso de drogas imunodepressoras, neoplasias e transplantes). A punção lombar está contraindicada, independentemente da TC, quando há coagulopatia grave, choque ou sinais de compressão medular. Nesses casos, fica impossibilitado o diagnóstico de meningite concomitante no primeiro atendimento na emergência, mas a conduta geral não deve ser modificada por esse motivo.

O exame do liquor indica a presença de meningite quando ocorre redução dos níveis de glicose (inferior a 40% da glicose sérica medida simultaneamente), níveis elevados de proteína (acima de 50 mg/dL) e pleocitose (geralmente acima de 1.000 células/mm^3 com mais de 80% de polimorfonucleares, mas cerca de 20% podem apresentar valores menos pronunciados). O exame direto com a coloração de Gram demonstra diplococos Gram-negativos em cerca de 70% dos casos de forma rápida.

Tanto a cultura do liquor quanto a hemocultura têm sua sensibilidade consideravelmente diminuída se os espécimes são coletados após o início da antibioticoterapia. Esforços devem ser empregados para a obtenção das culturas o mais precocemente, mas, se não for possível, a prioridade deve ser o início do tratamento.

Outros exames podem ser utilizados objetivando o diagnóstico microbiológico, como a aglutinação pelo látex e a PCR no liquor (especialmente útil quando a coloração pelo Gram, a cultura e a aglutinação pelo látex são negativos). Existem *kits* diagnósticos para a detecção de ácidos nucleicos dos três principais agentes etiológicos de meningite bacteriana (meningococo, pneumococo e *H. influenzae*).

A biópsia de pele nos locais em que há lesões também fornece amostras que podem ser enviadas para exame histopatológico, cultura e bacterioscopia pelo Gram.

TRATAMENTO

A instituição de antibioticoterapia pré-hospitalar na atenção primária ou nos serviços de pronto atendimento, com posterior transferência para UTI, reduz substancialmente a letalidade. O início da terapia não deve aguardar resultados de procedimentos e exames, como punção lombar ou TC.

O tratamento de escolha é com a ceftriaxona, na dose de 50 mg/kg (máximo: 2 g), IV, a cada 12 horas. Esse antibiótico também permite a cobertura para outras causas comuns de meningite e sepse (pneumococo e *H. influenzae*). Se no momento do primeiro atendimento for impossível a obtenção de acesso venoso, a primeira dose pode ser administrada IM e a transferência para uma unidade capaz de prover a administração IV deve ser providenciada imediatamente. A resistência à ceftriaxona já foi descrita, mas é incomum. Ainda assim, usa-se uma dose maior do que a comumente prescrita para infecções respiratórias para se atingir concentração máxima da droga no SNC.

A resistência intermediária de *N. meningitidis* à penicilina é um problema crescente, o que faz com que esse fármaco não seja mais indicado como primeira linha. Apesar disso, na indisponibilidade de ceftriaxona, a penicilina cristalina (4.000.000 UI, IV a cada 4 horas ou 65.000 UI/kg a cada 4 horas para crianças) ou a ampicilina (50 mg/kg, IV, a cada 6 horas – máximo: 12 g/dia) podem ser administradas, estando assegurada a coleta das culturas. Após a identificação da bactéria em cultura, com demonstração de sensibilidade, pode se fazer descalonamento de ceftriaxona para penicilina ou ampicilina com segurança, mas essa medida resultará na administração mais frequente do antibiótico e em consequente aumento da frequência da manipulação dos acessos venosos.

Nos casos em que há alergia grave a betalactâmicos, o antibiótico de escolha ainda é o cloranfenicol (25 mg/kg, IV, a cada 6 horas, com dose diária máxima de 4 g). A escolha de tratamentos diferentes da primeira escolha deve ser planejada em conjunto com infectologista.

Há variabilidade na literatura quanto à duração ideal da antibioticoterapia, mas a maioria dos serviços adota um tratamento com duração de 7 dias.

Qualquer paciente tratado com antibiótico diferente de ceftriaxona pode ser descolonizado durante ou após o tratamento, antes da alta (ver "Vigilância e prevenção"). Os estudos são discordantes a respeito de outros antibióticos serem capazes de promover essa erradicação do meningococo na faringe.

Foi demonstrado que o uso de corticosteroide na meningite meningocócica não altera o prognóstico; contudo, na meningite pneumocócica e por *H. influenzae*, são conhecidos os efeitos de redução da mortalidade e prevenção de sequelas. Na admissão na emergência, resultados que confirmem o diagnóstico de doença meningocócica invasiva não costumam ser fornecidos imediatamente. É recomendável que todos os pacientes com quadro sugestivo de meningite bacteriana recebam dexametasona (0,15 mg/kg, a cada 6 horas, por 2 a 4 dias). A administração do corticosteroide deve ocorrer 15 minutos antes do início da antibioticoterapia ou simultaneamente a ela. Assim que os exames comprovarem o diagnóstico de meningite meningocócica, o corticosteroide deve ser descontinuado. Não há benefício de iniciar corticosteroide após 4 dias do início do quadro infeccioso. Quando ocorre a síndrome de Waterhouse-Friderichsen, os corticosteroides devem ser utilizados, ao menos, em doses fisiológicas.

O manejo do choque deve seguir as recomendações gerais referentes à sepse. Reposição volêmica vigorosa e vasopressores são as medidas principais para garantir a perfusão efetiva para todos os segmentos do corpo. Em casos em que a CIVD já tenha se instalado e áreas de necrose se formado, indica-se o desbridamento cirúrgico, eventualmente com necessidade de enxertos ou amputações.

VIGILÂNCIA E PREVENÇÃO

A doença meningocócica invasiva, independente da maneira que se apresenta, é uma doença de notificação compulsória, sendo os surtos e os aglomerados de casos ou óbitos de notificação imediata. Esforços devem ser empregados na anamnese para a coleta de informações sobre história vacinal, contactantes familiares e outros ambientes que o paciente tenha frequentado (escola, igreja, quartel, alojamento, local de trabalho etc.) até 15 dias antes do início dos sintomas. É possível que se identifiquem casos da doença em contactantes e que as equipes de vigilância epidemiológica possam implementar medidas preventivas nos expostos.

Os casos suspeitos e confirmados devem ser mantidos em precaução por gotículas e de contato, ou seja, os pacientes devem ser mantidos preferencialmente em quarto individual. Se não for possível a internação em isolamento, é aceitável a manutenção do paciente com distância mínima de 2 m dos demais. Os equipamentos mínimos a serem utilizados são luvas, capote e máscara cirúrgica. Em casos em que há risco de eliminação de partículas de saliva maiores (tosse, espirro), os profissionais devem utilizar proteção facial (*faceshield*). Durante procedimentos geradores de aerossóis, como IOT e aspiração, os profissionais devem substituir a máscara cirúrgica por uma N95 ou PFF2. Após completar 24 horas de tratamento efetivo, a precaução para gotículas pode ser encerrada.

A medida mais eficaz para prevenir casos secundários em um curto prazo é a quimioprofilaxia, que por vezes acabará sendo realizada no serviço de emergência. O risco de doença entre os contactantes é maior durante os 2 primeiros dias após o início dos sintomas do primeiro caso, portanto a quimioprofilaxia deve ser administrada o mais rápido possível, de preferência nas primeiras 24 horas, e independentemente do estado vacinal dos expostos. São considerados contactantes de risco todos os residentes da mesma casa, colegas e trabalhadores de creches e qualquer pessoa diretamente exposta às secreções orais do paciente nos 7 dias anteriores ao início dos sintomas. Também são contactantes os profissionais de saúde que realizaram procedimentos invasivos nos pacientes sem o equipamento de proteção individual indicado.

O mesmo esquema usado para a quimioprofilaxia também pode ser usado com o objetivo de eliminar os meningococos que estejam colonizando os expostos e consequentemente sendo transmitidos. Isso inclui os casos tratados com antibióticos que não sejam o de primeira linha (ceftriaxona).

O Ministério da Saúde indica como primeira escolha para a quimioprofilaxia a rifampicina, de forma a evitar o uso de antibióticos que selecionem cepas resistentes, além de poder ser utilizada em crianças e gestantes. Trata-se de um medicamento restrito do programa de tuberculose e que não é comercializado em farmácias, o que pode proporcionar um atraso indesejado do início da profilaxia. Seu uso dependerá da agilidade das equipes de vigilância epidemiológica locais. Alternativamente, podem ser usados a ceftriaxona e o ciprofloxacino, o segundo com relatos de emergência de resistência em diversos países. A posologia dos esquemas é exposta na Tabela 1.

A vacinação é considerada a medida mais efetiva para a prevenção da doença meningocócica invasiva, mas seu efeito não é imediato. Mesmo assim, deve-se analisar o esquema vacinal de cada contactante e aproveitar a ocasião para sua atualização. Após a vacina-

Tabela 1 Quimoprofilaxia da doença meningocócica invasiva

Medicamento	Idade	Dose	Intervalo	Duração
Rifampicina	< 1 mês	5 mg/kg/dose, VO	12 horas	2 dias
	≥ 1 mês e adultos	10 mg/kg/dose (máximo: 600 mg/dose), VO	12 horas	
Ceftriaxona	< 12 anos	125 mg, IM	Dose única	
	≥ 12 anos	250 mg, IM		
Ciprofloxacino	> 18 anos	500 mg, VO	Dose única	

IM: via intramuscular; VO: via oral.

ção, são necessários cerca de 10 dias para a obtenção de títulos protetores de anticorpos.

A imunização primária no SUS é realizada com a vacina meningocócica C em duas doses, aos 3 e 5 meses de vida, e os reforços, preferencialmente, entre 12 e 15 meses e entre 9 e 14 anos.[†] O SUS ainda fornece, nos Centros de Referência para Imunobiológicos Especiais (CRIE), a vacina meningocócica ACWY para pessoas com hemoglobinúria paroxística noturna ou com programação de terapia com eculizumabe, além da vacina meningocócica C para as seguintes indicações: anesplenia anatômica ou funcional, deficiência de complemento e frações, HIV/Aids, imunodeficiências congênitas ou adquiridas (p. ex., imunossupressão terapêutica), transplante de células-tronco hematopoiéticas, transplante de órgãos sólidos, fístula liquórica, derivação ventrículo-peritoneal, implante de cóclea, trissomias, doenças de depósito, hepatopatias crônicas, doenças neurológicas incapacitantes e microbiologistas. Na rede privada, estão disponíveis as vacinas meningocócica ACWY (oferecida em substituição à meningocócica C em todas as doses) e meningocócica B.

A chamada vacinação de bloqueio é uma estratégia de saúde pública de competência das coordenações de vigilância em saúde de que se pode lançar mão nas situações em que há a caracterização de um surto de doença meningocócica invasiva para o qual seja conhecido o sorogrupo responsável por meio de confirmação laboratorial (cultura e/ou PCR) e haja vacina eficaz disponível. O papel dos profissionais clínicos é redobrar os esforços a favor do diagnóstico microbiológico com determinação do sorogrupo envolvido no caso.

Muitos pacientes se sentem ameaçados por essa doença por conta de sua dramaticidade e seu curso fulminante, e a desinformação frequentemente leva à procura por vacinação nos serviços que atenderam os casos por pessoas que se sentem suscetíveis. Esses indivíduos devem ser informados quanto à importância da quimioprofilaxia (e quando ela está indicada), mas deve-se sempre aproveitar a oportunidade para atualização vacinal.

Sugere-se que todos os profissionais e estudantes da saúde que atuam em serviços de emergência, unidades de referência para tratamento de doença meningocócica invasiva, pediatras e infectologistas sejam vacinados, pelo menos, com a vacina meningocócica C e, se possível, com as vacinas que ofereçam cobertura para outros sorogrupos. Essa sugestão se baseia em recomendações internacionais de prevenção e risco profissional.

[†] O esquema vacinal varia de tempos em tempos conforme o calendário vacinal disponibilizado pelo Programa Nacional de Imunizações (PNI).

BIBLIOGRAFIA

1. Alderson MR, Arkwright PD, Bai X, Black S, Borrow R, Caugant DA, et al. Surveillance and control of meningococcal disease in the COVID-19 era: a Global Meningococcal Initiative review. J Infect. 2021; S0163-4453(21):00578-8.
2. Brady RC. Meningococcal infections in children and adolescents: update and prevention. Adv Pediatr. 2020; 67:29-46.
3. Deghmane AE, Taha S, Taha MK. Global epidemiology and changing clinical presentations of invasive meningococcal disease: a narrative review. Infect Dis (Lond). 2022; 54(1):1-7.
4. Fitzgerald D, Waterer GW. Invasive pneumococcal and meningococcal disease. Infect Dis Clin North Am. 2019; 33(4):1125-41.
5. Knapper F. The changing face of meningococcal infection. Clin Infect Pract. 2021; 12:100083.
6. Tzeng YL, Stephens DS. A narrative review of the W, X, Y, E, and NG of meningococcal disease: emerging capsular groups, pathotypes, and global control. Microorganisms. 2021; 9(3):519.

32

Tuberculose

Felipe Moreira Ridolfi
Valeria Cavalcanti Rolla

DESTAQUES

- Tuberculose é a principal causa de morte por doença infecciosa.
- A apresentação clínica da tuberculose é diversa a depender do sítio de acometimento.
- Técnicas moleculares permitem o diagnóstico rápido da infecção.
- A gravidade da tuberculose é determinada pela presença de comorbidades, especialmente HIV, e pela multirresistência.
- A taxa de cura é afetada pela baixa adesão ao tratamento, resultando em um excesso de mortes.

EPIDEMIOLOGIA

A tuberculose (TB) ainda é um problema de saúde pública global e a principal causa de morte por doença infecciosa. Segundo a OMS, em 2020 houve cerca de 10 milhões de novos casos no mundo, acarretando 1,5 milhão de mortes, sendo 214 mil entre pessoas vivendo com HIV (PVHIV). No Brasil, 66.819 novos casos foram detectados em 2020, com maior prevalência no sexo masculino (69%) e entre pretos e pardos (66,8%). As pessoas vivendo com HIV representaram 8,4% dos novos casos. Acre, Amazonas e Rio de Janeiro são os estados que lideram em incidência de novos casos: 52,9, 64,8 e 60:100.000 habitantes, respectivamente.

Em 2019, no Brasil, foram registrados 4.500 óbitos por tuberculose, o que se traduz em um coeficiente de mortalidade de 2,2:100.000 habitantes. Infecção por HIV, desnutrição, uso excessivo de álcool, tabagismo e populações vulneráveis (privados de liberdade, em situação de rua, indígenas e profissionais da saúde) são os principais fatores de risco para a doença.

FISIOPATOLOGIA

Trata-se de doença infecciosa causada por *Mycobacterium tuberculosis*. Sua transmissão é aérea e a contaminação ocorre no trato respiratório. Quando atinge os alvéolos, *M. tuberculosis* estimula a resposta inflamatória (com ativação principalmente de macrófagos) e é internalizado no parênquima pulmonar (primoinfecção). Na maioria dos pacientes com sistema imune competente, esse processo é autolimitado: há resolução do processo inflamatório sem repercussão clínica, com fibrose e calcificação do sítio primário de infecção, denominado complexo primário. Caso não haja uma resposta imune adequada à primoinfecção, o paciente desenvolve a doença (tuberculose primária), comum em crianças, adolescentes e idosos.

O complexo primário permanecerá quiescente, podendo ser visível em RX de tórax, mas não configura doença. Pode ocorrer, no entanto, recrudescência ou reinfecção, com disseminação linfática e/ou hematogênica da bactéria. Nesses casos, ocorre a progressão da inflamação: o hospedeiro desenvolve uma resposta de ativação multicelular, formando o granuloma. Essa formação representa uma dualidade na fisiopatologia da tuberculose: ao mesmo tempo em que serve como "uma prisão" ao *M. tuberculosis*, impedindo a disseminação para outras partes do organismo do hospedeiro, também permite a manutenção de um ambiente propício à sua multiplicação. Se o granuloma contiver a infecção sem causar danos teciduais, o indivíduo torna-se portador da infecção latente (ILTB). Estabelece-se, então, uma dinâmica equilibrada entre fatores pró e anti-inflamatórios, incluindo o IFN-gama, que permitirá o diagnóstico da tuberculose latente pelo teste tuberculínico (PPD – do inglês *purified protein derivative*) e pelos ensaios de liberação do interferon-gama (IGRA).

Apesar de não ser ainda completamente esclarecido, o processo de progressão da tuberculose latente para a doença ativa decorre de um desbalanço entre o sistema imune e a resposta inflamatória: há envolvimento de linfócitos T CD4+, TNF, interleucinas e erros inatos do metabolismo, acarretando dano tecidual significativo e sintomatologia (tuberculose pós-primária).

APRESENTAÇÃO CLÍNICA E DIAGNÓSTICO DIFERENCIAL

A tuberculose não é uma doença de início súbito e agudo: os sintomas são intermitentes e o quadro clínico é arrastado, o que de certa forma dificulta e atrasa seu diagnóstico. Os sintomas mais comuns são tosse persistente seca ou produtiva, febre vespertina que não ultrapassa 38,5°C, sudorese noturna, anorexia e emagrecimento; entretanto, a sintomatologia varia a depender do sítio anatômico acometido pela doença.

Para um paciente que chega com quadro respiratório na emergência, a suspeita de tuberculose nem sempre é considerada inicialmente. Pneumonias bacterianas e virais, exacerbação de DPOC ou asma, insuficiência cardíaca e, no contexto atual, Covid-19 são as primeiras hipóteses diagnósticas. O que guia o diagnóstico de tuberculose é a história clínica, por conta do tempo de evolução do quadro, da história epidemiológica e da presença de outros sinais e sintomas.

O paciente com tuberculose procura a emergência principalmente por causa de dispneia, da presença de escarro sanguinolento (hemoptise, que pode ser leve, moderada ou grave) e da presença de raias de sangue no escarro (hemoptoicos). A dispneia é comum, de caráter não súbito e varia de acordo com o grau de acometimento pulmonar. Pode ser causada pela tuberculose ou pela associação com outra infecção pulmonar. Esse sintoma é frequente em outras doenças infecciosas e não infecciosas que devem compor o diagnóstico diferencial. As doenças de etiologia infecciosa que devem ser consideradas em vigência de dispneia são: pneumonias bacterianas (*Streptococcus pneumoniae*, *Haemophilus influenzae*,

Klebsiella pneumoniae, *Staphylococcus aureus* e *Nocardia* sp.), pneumonias virais (influenza H1N1, Covid-19), abscesso pulmonar, pneumonia necrotizante, infecções por micobactérias atípicas (*M. avium, M kansasii, M. abscessus*) e infecções fúngicas (histoplasmose, paracoccidioidomicose, aspergilose e criptococose). Nos pacientes imunodeprimidos, principalmente as pessoas vivendo com HIV, a pneumocistose também deve ser considerada como diagnóstico diferencial. Causas não infecciosas de dispneia que compõem o diagnóstico diferencial com tuberculose na emergência são: embolia pulmonar, asma exacerbada, IAM, edema agudo de pulmão e neoplasias pulmonares. Silicose e pneumonite também devem ser consideradas. Derrame pleural volumoso também cursa com dispneia, é comum na tuberculose pleural e faz diagnóstico diferencial principalmente com derrame paraneoplásico. Nos casos mais avançados de tuberculose, principalmente em pessoas vivendo com HIV, pode ocorrer insuficiência respiratória aguda, com necessidade de ventilação mecânica. Hemoptise/hemoptoico são comuns na tuberculose, mas também estão presentes nas neoplasias pulmonares, que são os principais diagnósticos diferenciais na vigência desse sintoma. Quadros graves da doença, como meningoencefalite e tuberculomas, também ocorrem, com necessidade de cuidados em UTI. São comumente observados na tuberculose disseminada em pacientes com coinfecção tuberculose-HIV (associados a outras doenças indicadoras de Aids).

Atualmente, tem-se observado também a ocorrência de coinfecção tuberculose-Covid-19. São quadros respiratórios graves, com importante destruição do parênquima pulmonar, especialmente quando o diagnóstico é concomitante. Apesar da escassez de dados até o momento, pode-se dizer que não são doenças facilmente distinguíveis clinicamente, pois ambas compartilham achados radiológicos em comum e parece haver maior ocorrência de complicações e sequelas.

Na maioria dos casos de tuberculose, o exame físico evidencia paciente emagrecido, hipocorado e apático ("consumido"). Na ausculta pulmonar, pode haver roncos ou crepitações na topografia das lesões pulmonares; quando há derrame pleural, a ausculta pulmonar está diminuída ou abolida. Entre as pessoas vivendo com HIV, sinais de outras infecções oportunistas, como candidíase oral, podem estar presentes.

Laboratorialmente, a tuberculose cursa com aumento de provas inflamatórias, como proteína C reativa e VHS, e há anemia, leucocitose com desvio até formas jovens e trombocitose na maioria dos casos. Também ocorre aumento de enzimas hepáticas canaliculares, especialmente a fosfatase alcalina. Diferentemente da pneumocistose e da histoplasmose, não é comum elevação da LDH.

As reações adversas do tratamento da tuberculose podem ser graves e motivar o paciente a procurar os serviços de emergência. Quando há hepatotoxicidade grave, o paciente evolui com náuseas, vômitos incoercíveis e icterícia. Reações cutâneas graves, como *rash*, síndrome de Steven-Johnson e necrólise epidérmica tóxica, podem ocorrer e necessitam de atendimento de emergência. Uma reação paradoxal do tratamento é comum em pessoas vivendo com HIV. Eles podem cursar com uma resposta inflamatória exacerbada, piorando os sintomas da tuberculose e causa o surgimento de (outras) doenças oportunistas.

DIAGNÓSTICO

Uma pessoa com tosse por mais de 3 semanas é considerada sintomática respiratória e deve ser investigada. A tuberculose pulmonar é a mais frequentemente observada e é a forma clínica mais importante em termos de saúde pública, especialmente a bacilífera, pois mantém a cadeia de transmissão da doença. As formas extrapulmonares se diferenciam conforme o sítio anatômico acometido; assim, na tuberculose ganglionar há adenomegalia, geralmente indolor, que pode fistulizar; na forma laríngea, o paciente evolui com rouquidão insidiosa; enquanto a tuberculose miliar é uma forma clínica disseminada.

O diagnóstico da tuberculose pode ser microbiológico, quando *M. tuberculosis* é detectado na amostra biológica (escarro, gânglio, liquor); clínico-radiológico, quando há suspeita clínica e exame de imagem sugestivo; e histopatológico, geralmente em formas extrapulmonares, quando se evidencia o granuloma com necrose caseosa.

A baciloscopia de escarro é a técnica mais amplamente utilizada no mundo. Trata-se de opção barata e de fácil realização, que consiste na coloração do material biológico (escarro, gânglio, líquido pleural e outros) pela técnica de Ziehl-Neelsen. O diagnóstico se dá pela visualização direta de *M. tuberculosis*, denominado bacilo álcool-ácido resistente (BAAR) após a coloração.

Recentemente, testes moleculares estão sendo adotados para facilitar e melhorar o diagnóstico. São mais sensíveis e mais específicos que a baciloscopia e capazes de detectar não apenas *M. tuberculosis*, mas também a resistência aos medicamentos antituberculose. O mais amplamente usado é o Xpert MTB/RIF®, que utiliza a plataforma GeneXpert®, e é aprovado para uso em amostras respiratórias, liquor e fragmentos de tecido. Mais recentemente, o Brasil incorporou o uso do Xpert MTB/RIF® Ultra, que é ainda mais sensível por sua capacidade amplificadora do DNA, permitindo a detecção de traços do *M. tuberculosis* (Tabela 1).

A cultura para *M. tuberculosis* é o padrão-ouro para o diagnóstico. É realizada em

Tabela 1 Resultados do TRM-TB utilizando o cartucho Ultra (Xpert MTB/RIF® Ultra)

População	Resultado	Interpretação
Todas	*M. tuberculosis* detectado, resistência à rifampicina não detectada	Positivo para tuberculose, sem resistência à rifampicina
	M. tuberculosis detectado, resistência à rifampicina detectada	Positivo para tuberculose, com resistência à rifampicina
	M. tuberculosis detectado, resistência à rifampicina indeterminada[#]	Positivo para tuberculose, resistência à rifampicina inconclusiva
	M. tuberculosis não detectado	Negativo
	Sem resultado/inválido/erro	Inconclusivo
Pessoas vivendo com HIV, crianças (< 10 anos), suspeita de tuberculose extrapulmonar*	*M. tuberculosis* detectado em traços, resistência indeterminada à rifampicina	Positivo para tuberculose, resistência à rifampicina inconclusiva
Demais populações		Inconclusivo

HIV: vírus da imunodeficiência humana; TRM-TB: teste rápido molecular de tuberculose.

* Somente em pessoas vivendo com HIV, crianças e nos casos de suspeita de tuberculose extrapulmonar o resultado "*Micobacterium tuberculosis* detectado em traços" deve ser considerado positivo. Deve-se prosseguir com a investigação para confirmar do diagnóstico de tuberculose e da resistência à rifampicina e demais medicamentos, preferencialmente pela cultura e teste de sensibilidade em meio líquido.

[#] Para confirmação da resistência à rifampicina por meio do TRM-TB, deve-se sempre solicitar coleta de nova amostra.

Adaptada de Brasil, 2019.

meios sólidos à base de ovo (Lowenstein-Jensen e Ogawa-Kudoh) ou líquidos (MGIT). Os meios líquidos são mais sensíveis e mais rápidos, podendo positivar o resultado em 10 a 14 dias de incubação, o que os torna muito úteis no manejo da tuberculose em pessoas vivendo com HIV. Eles têm o inconveniente, no entanto, da contaminação.

Na emergência, o diagnóstico mais factível é o clínico-radiológico. Alguns serviços dispõem de exame de baciloscopia ou testes moleculares, mas a maioria das emergências, principalmente dos hospitais públicos, carecem desses recursos por não serem o local para diagnóstico de tuberculose. Esses serviços usualmente objetivam liberar o caso o mais rapidamente possível por conta do risco de contaminação de outros usuários da emergência, pois, em geral, não possuem leitos de isolamento, dificultando a permanência do paciente com tuberculose no local.

Radiografia de tórax é o exame de imagem mais comumente disponível e deve ser solicitado para avaliar o comprometimento dos pulmões em todo paciente com suspeita de tuberculose, mesmo da forma extrapulmonar, e principalmente em pessoas vivendo com HIV (em alguns casos, apresentam-se assintomáticas). As alterações mais frequentes são cavitações de paredes espessadas, geralmente nos ápices pulmonares, condensações pulmonares e infiltrados intersticiais segmentares ou difusos, como no padrão miliar. Derrame pleural pode ocorrer associado ou não a comprometimento pulmonar (Figura 1). TC de tórax é útil no detalhamento das lesões e na diferenciação diagnóstica de outras doenças, pois as cavitações e o derrame pleural também ocorrem nas neoplasias de pulmão, pneumonias bacterianas apresentam-se como consolidações pulmonares, e infiltrados difusos são típicos da pneumocistose e das pneumonites não infecciosas.

Tuberculose multidroga-resistente

Um crescente problema no Brasil e no mundo é a tuberculose multidroga-resistente. A resistência pode ser natural, decorrente da multiplicação e da seleção natural dos bacilos, ou adquirida, decorrente da pressão seletiva dos medicamentos antituberculose.

Trata-se da forma mais grave da doença, com pior prognóstico, pois:

- Os principais medicamentos disponíveis não são tão efetivos nesses casos. A efetividade do tratamento para tuberculose multidroga-resistente com o esquema de primeira linha é de cerca de 50%.
- O tratamento é mais longo (18 a 24 meses), por não incluir a rifampicina, que permite o tratamento mais curto de 6 meses.
- Há maior ocorrência de reações adversas, principalmente pelo uso dos medicamentos injetáveis.
- As sequelas são mais graves, em decorrência do longo tempo de infecção.

Fatores de risco	Complicações	Situações de difícil reconhecimento
Infecção pelo HIV Desnutrição Uso excessivo de álcool Tabagismo Populações vulneráveis	Pneumotórax espontâneo Sequelas pulmonares Atelectasia parcial ou completa do pulmão	Coinfecção tuberculose-Covid-19 Outras doenças oportunistas no contexto da coinfecção tuberculose-HIV

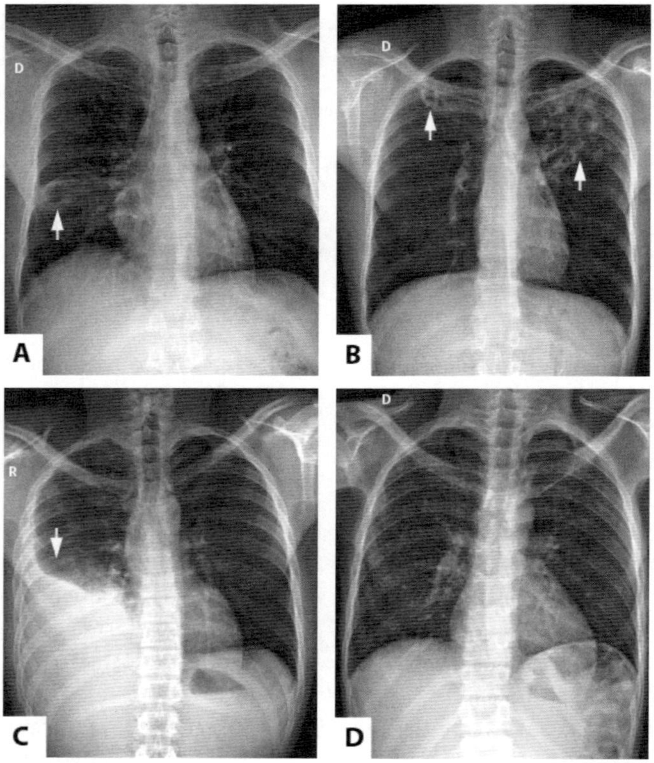

Figura 1 Imagens de radiografia de tórax de casos de tuberculose, em incidência posteroanterior. A: cavitação em lobo inferior de pulmão direito (seta), em um caso de tuberculose pulmonar; B: cavitação em lobo superior direito e infiltrado intersticial em lobo superior esquerdo (setas), em um caso de tuberculose pulmonar; C: derrame pleural em hemitórax direito (seta), em um caso de tuberculose pleural; D: infiltrado intersticial difuso e bilateral com aspecto miliar, em uma tuberculose disseminada em pessoa vivendo com HIV.

Estas imagens também estão disponíveis no caderno de imagens do livro.
HIV: vírus da imunodeficiência humana; RX: radiografia.
Imagens de casos atendidos no LapClin-TB, INI-Fiocruz.

No caso da tuberculose multidroga-resistente, a procura pela emergência costuma se dar pelas complicações relacionadas a essa forma da doença, como pneumotórax por rompimento espontâneo de cavitações pulmonares, exacerbação/piora da dispneia causadas pelo extenso acometimento do parênquima pulmonar ou derrame pleural volumoso e hemoptise maciça.

TRATAMENTO

Os princípios do tratamento da tuberculose se baseiam nas características intrínsecas do bacilo e da dinâmica do granuloma. Por conta da coexistência de diferentes populações bacilares com diferentes tempos de crescimento (bacilos de multiplicação rápida, lenta e intermitente), são necessários a associação de medicamentos e um longo tempo de tratamento.

O tratamento atualmente recomendado para tuberculose sensível consiste no esquema básico com dose fixa combinada de rifampicina, isoniazida, pirazinamida e etambutol por 4 meses (fase intensiva), seguido de 2 meses de rifampicina e isoniazida (fase de manutenção). A tomada é única, diária, preferencialmente em jejum, e o número de comprimidos varia de acordo com o peso do paciente (Tabela 2). Casos de tuberuclose meningoencefálica e osteoarticular requerem 12 meses de tratamento, com a extensão da fase de manutenção para 10 meses. O tratamento geralmente não é oferecido ou não está disponível nos serviços de emergência, mas sim nas unidades básicas e nos hospitais públicos de referência.

Ensaios clínicos com novos medicamentos para o tratamento de tuberculose sensível e resistente estão em andamento (alguns até já finalizados). A combinação de bedaquilina, pretomanida e linezolida foi eficaz no tratamento de tuberculose com resistência extensiva e esse esquema de tratamento já foi aprovado pelo órgão de regulação americana. Outro estudo em andamento avalia a associação de bedaquilina, pretomanida, moxifloxacino e pirazinamida, por 4 meses, para a tuberculose sensível e por 6 meses para a forma multidroga-resistente. Os resultados ainda não foram concluídos. Essas opções terapêuticas são promissoras e podem encurtar o tempo de tratamento da doença, principalmente das formas resistentes. A bedaquilina já foi aprovada para uso no Brasil e sugere-se usá-la em substituição aos medicamentos injetáveis (aminoglicosídeo) no tratamento da tuberculose multidroga-resistente.

PROCEDIMENTOS CIRÚRGICOS/ INVASIVOS NA EMERGÊNCIA E COMPLICAÇÕES

O paciente com tuberculose pode necessitar de procedimentos invasivos para diagnóstico da doença ou manejo das complicações. No caso de derrame pleural volumoso, a toracocentese é útil, seja para diagnóstico ou de alívio. A paracentese de alívio também pode ser necessária em pacientes com tuberculose ganglionar ou disseminada que evoluam com ascite volumosa.

As complicações da tuberculose estão relacionadas principalmente com a extensão das lesões pulmonares e a gravidade da doença (Figura 2). Não é incomum a necessidade

Tabela 2 Esquema básico de tratamento para tuberculose

Esquema	Faixa de peso	Unidade/dose	Duração
RHZE 150/75/400/275 mg (dose fixa combinada)	20-35 kg	2 cp	2 meses (fase intensiva)
	36-50 kg	3 cp	
	51-70 kg	4 cp	
	> 70 kg	5 cp	
RH 150/75 mg (dose fixa combinada)	20-35 kg	2 cp	4 meses (fase de manutenção)
	36-50 kg	3 cp	
	51-70 kg	4 cp	
	> 70 kg	5 cp	

RH: rifampicina + isoniazida; RHZE: rifampicina + isoniazida + pirazinamida + etambutol.
Adaptada de Brasil, 2017.

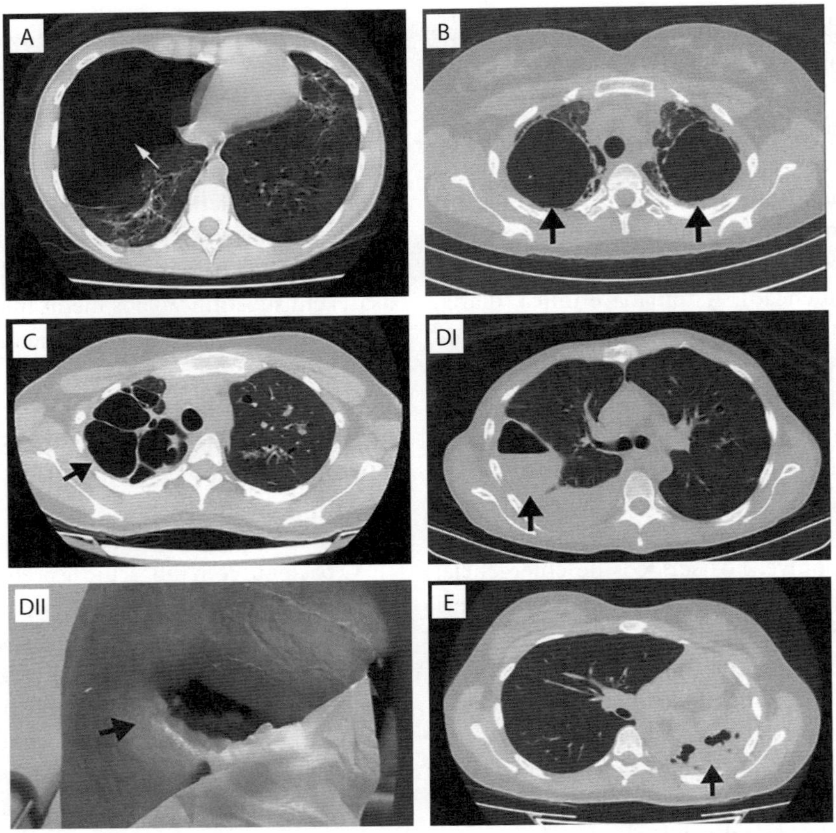

Figura 2 Complicações da tuberculose pulmonar. A: pneumotórax espontâneo em hemitórax direito (seta); B: sequela pulmonar bilateral (seta) em paciente com tuberculose multidroga-resistente curada; C: sequelas pulmonares (setas), com significativa destruição do parênquima pulmonar, em paciente com tuberculose pulmonar que apresentou Covid-19 na fase intensiva do tratamento da tuberculose. DI: cavitação com nível líquido em caso de tuberculose multidroga-resistente em pessoa vivendo com HIV, associada a consolidação e atelectasia adjacentes, com necessidade de tratamento cirúrgico. DII: toracotomia aberta do referido paciente; E: atelectasia completa de pulmão esquerdo, com desvio de mediastino e pulmão direito vicariante.

Estas imagens também estão disponíveis no caderno de imagens do livro.
HIV: vírus da imunodeficiência humana.
Imagens de casos atendidos e acompanhados no LapClin-TB, INI-Fiocruz.

de drenagem de tórax por causa de pneumotórax decorrente do rompimento espontâneo de cavitações. Em casos mais graves, assim como na tuberculose multidroga-resistente, ressecções pulmonares podem ser uma alternativa adjuvante no tratamento.

PREVENÇÃO

Os pilares da prevenção da tuberculose se baseiam em:

- Controle da doença, com interrupção do ciclo de transmissão e, consequentemente, de novos casos.

- Desenvolvimento de uma vacina eficaz.
- Tratamento da tuberculose latente nas clínicas de atendimento de tuberculose, em especial para populações-chave como pessoas vivendo com HIV, profissionais de saúde e contactantes de pacientes bacilíferos.

BIBLIOGRAFIA

1. Brasil. Ministério da Saúde. Secretaria de Vigilância em Saúde. Boletim epidemiológico de tuberculose 2021. Brasília: Ministério da Saúde; 2021.
2. Brasil. Ministério da Saúde. Secretaria de Vigilância em Saúde. Manual de recomendações para o controle da tuberculose no Brasil. Brasília: Ministério da Saúde; 2019.
3. Brasil. Ministério da Saúde. Secretaria de Vigilância em Saúde. Ofício Circular n. 7/2019. Atualização das recomendações sobre o diagnóstico laboratorial da tuberculose. Brasília; 2019.
4. ClinicalTrials.gov. Trial to evaluate the efficacy, safety and tolerability of BPaMZ in drug-sensitive (DS-TB) adult patients and drug-resistant (DR-TB) adult patients. 2021.
5. Conradie F, Diacon AH, Ngubane N, Howell P, Everitt D, Crook AM, et al. Treatment of highly drug-resistant pulmonary tuberculosis. N Engl J Med. 2020; 382(10):893-902.
6. Durovni B, Saraceni V, van den Hof S, Trajman A, Cordeiro-Santos M, Cavalcante S, et al. Impact of replacing smear microscopy with Xpert MTB/RIF for diagnosing tuberculosis in Brazil: a stepped-wedge cluster-randomized trial. PLoS Med. 2014; 11(12):e1001766.
7. Food and Drug Administration. FDA approves new drug for treatment-resistant forms of tuberculosis that affects the lungs. 2021.
8. Furin J, Cox H, Pai M. Tuberculosis. Lancet. 2019; 393(10181):1642-56.
9. Horne DJ, Kohli M, Zifodya JS, Schiller I, Dendukuri N, Tollefson D, et al. Xpert MTB/RIF and Xpert MTB/RIF Ultra for pulmonary tuberculosis and rifampicin resistance in adults. Cochrane Database Syst Rev. 2019; 6(6):CD009593.
10. Lin PL, Ford CB, Coleman MT, Myers AJ, Gawande R, Ioerger T, et al. Sterilization of granulomas is common in active and latent tuberculosis despite within-host variability in bacterial killing. Nat Med. 2014; 20(1):75-9.
11. Migliori GB, Bothamley G, Duarte R, Rendon A (eds.). Tuberculosis. European Respiratory Society; 2018.
12. Orme IM, Robinson RT, Cooper AM. The balance between protective and pathogenic immune responses in the TB-infected lung. Nat Immunol. 2015; 16(1):57-63.
13. Pai M, Behr MA, Dowdy D, Dheda K, Divangahi M, Boehme CC, et al. Tuberculosis. Nat Rev Dis Primers. 2016; 2:16076.
14. Sharma SK (ed.). Textbook of tuberculosis & nontuberculous mycobacterial diseases. India: Jaypee Brothers; 2017.
15. World Health Organization. Global tuberculosis report 2020. Geneva: World Health Organization; 2020.
16. Zifodya JS, Kreniske JS, Schiller I, Kohli M, Dendukuri N, Schumacher SG, et al. Xpert Ultra versus Xpert MTB/RIF for pulmonary tuberculosis and rifampicin resistance in adults with presumptive pulmonary tuberculosis. Cochrane Database Syst Rev. 2021; 2:CD009593.

33

Sífilis

Hugo Boechat Andrade
Mauro Romero Leal Passos

DESTAQUES

- As formas mais frequentes de apresentação da sífilis na emergência são a primária, a secundária, a síndrome mononucleose-*like*, a meningite asséptica e as coriorretinites.
- Não há demonstração da bactéria *Treponema pallidum* de resistência à penicilina, mas sim às medicações alternativas.
- O VDRL com título igual ou superior a 1:16 é entendido como doença e o paciente deve ser tratado. Em gestantes, a regra vale para qualquer titulação.
- A reação de Jarisch-Herxheimer não é indicativa de falha terapêutica.

INTRODUÇÃO

A sífilis, ou *lues*, é uma infecção sexualmente transmissível (IST) sistêmica causada pela bactéria *Treponema pallidum* subespécie *pallidum*, Gram-negativa, em forma de espiroqueta, que parasita exclusivamente o ser humano.

Sua transmissão ocorre por meio de contato sexual (incluindo genital, orogenital e anogenital), mas também pode acontecer fora do contexto sexual, por contato cutâneo ou por transmissão vertical transplacentária (sífilis congênita). O contágio do neonato também pode ocorrer de forma direta no momento do parto, ao entrar em contato com as feridas genitais infectadas da mãe. Também é possível a transmissão por transfusão de sangue e derivados, mas essa possibilidade é muito rara atualmente. O risco de transmissão é de cerca de 30% em uma única relação sexual com uma pessoa com sífilis primária, e de 60 a 100% da mãe infectada para o feto. Infecção anterior não confere imunidade contra a reinfecção.

Caso a doença não seja tratada, apresenta uma mortalidade de 8 a 58%, com maior taxa de mortalidade entre homens.

O nome da doença é derivado do antropônimo Syphilus, protagonista do poema *Syphilis Sive Morbus Gallicus*, de Girolamo Fracastoro. Há duas teorias sobre a sua origem: pode tratar-se de uma doença antiga do

"Velho Mundo" que teria sofrido mutações que a tornaram mais contagiosa no século XVI, resultando em uma pandemia; ou ter origem americana, tendo sido levada por Colombo ou seus sucessores da América para a Europa. O que se sabe é que a sífilis era muito comum na Europa já entre os séculos XVIII e XIX.

Ao fim do século XIX e durante a primeira metade do XX, houve uma expressiva redução na gravidade da doença, em função, em parte, da disponibilidade de tratamentos eficazes e da diminuição da virulência da bactéria. A introdução dos antibióticos no mundo desenvolvido fez com que o número de infecções diminuísse drasticamente até as décadas de 1980 e 1990, apresentando um novo recrudescimento com a pandemia de HIV/Aids. Desde o início do século XXI, o número de casos explodiu em todo o mundo, principalmente em países em desenvolvimento e populações marginalizadas e com comportamentos sexuais de risco, como promiscuidade sexual, prostituição e a diminuição do uso de preservativos, além da progressiva queda de disponibilidade de penicilina no mercado.

Em 2018, a OMS estimava haver cerca de 45 milhões de pessoas infectadas no mundo, com 6 milhões de novas infecções ao ano, e causava um número aproximado de 100 mil mortes ao ano. A prevalência é maior entre usuários de drogas ilícitas, pessoas vivendo com HIV (PVHIV) e homens que fazem sexo com homens (HSH). A coinfecção da sífilis com HIV é muito comum, sendo que a primeira aumenta a transmissão do HIV em duas a cinco vezes. A sífilis também afeta entre 500 mil e 1,5 milhão de gestações anualmente, causando abortamentos espontâneos, natimortalidade e malformações fetais por infecção congênita.

SINAIS E SINTOMAS

A sífilis tem um grande espectro de manifestações clínicas, com três fases clínicas sequenciais e sintomáticas separadas por períodos de infecção latente e assintomática; por isso é considerada um dos grandes mimetizadores da medicina, com acometimento possível de vários órgãos e sistemas. Como consequência, é fundamental para o médico pensar "sifiliticamente" em qualquer cenário de atendimento, ao imaginar se a doença entra no diagnóstico diferencial do quadro clínico observado, independentemente da especialidade.

As espiroquetas penetram na pele e nas mucosas por pequenas erosões, em geral decorrentes do coito. A partir daí, invadem o sistema linfático e se disseminam por via hematogênica, atingindo todos os tecidos do corpo. Produzem diversas lipoproteínas que permitem a evasão do sistema imune e causam a destruição local dos tecidos. Sua fisiopatologia está relacionada com os estágios clínicos da doença.

Didaticamente, a sífilis é classificada em adquirida ou congênita, recente ou tardia, e sintomática ou latente.

Sífilis recente

Classifica-se como sífilis recente a infecção com menos de 1 ano de evolução. Subdivide-se em:

- Primária: depois do período de incubação de 10 a 90 dias (média: 3 semanas) após o contágio, apresenta-se como "cancro duro" ou cancro de inoculação associado a adenite-satélite (Figura 1, A e B). Essa primeira manifestação se caracteriza por úlcera, geralmente única, que ocorre no

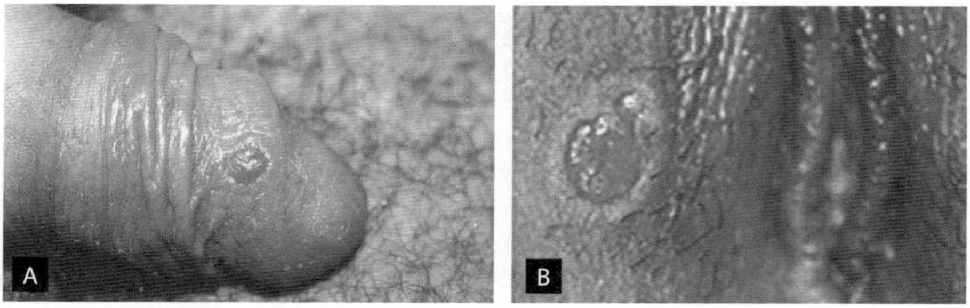

Figura 1 A e B: cancros de inoculação da sífilis.

Versões coloridas destas imagens estão disponíveis no caderno de imagens do livro.
Imagens cedidas por Mauro Romero Leal Passos.

local de entrada da bactéria (pênis, vulva, vagina, colo uterino, ânus, boca ou outros locais do tegumento), indolor, com fundo limpo e base endurecida, rica em treponemas. Esse estágio pode durar 2 a 6 semanas e desaparece espontaneamente, independentemente de tratamento.

- Secundária: é uma fase de bacteremia elevada, na qual ocorre a disseminação da bactéria pelo organismo. Ocorre em média entre 6 semanas e 6 meses após o contágio. Pode envolver erupções cutâneas em forma de máculas e/ou pápulas e pústulas, principalmente no tronco (roséola sifilítica – Figura 2); eritemas palmoplantares (Figura 3); placas eritematosas branco-acinzentadas nas mucosas (sifílides); lesões pápulo-hipertróficas nas mucosas ou pregas cutâneas (condiloma plano ou condiloma *lata*); alopécia em clareira; e madarose. Essa sintomatologia pode desaparecer espontaneamente em poucas semanas. Mais raramente, observam-se comprometimento hepático, meningite asséptica ou até quadros oculares, em geral uveítes. Muitas vezes, manifesta-se como uma síndrome mononucleose-*like*, com adenomegalias, faringite e hepatoesplenomegalia. Trata-se do período com maior risco de transmissão da gestante para o feto.

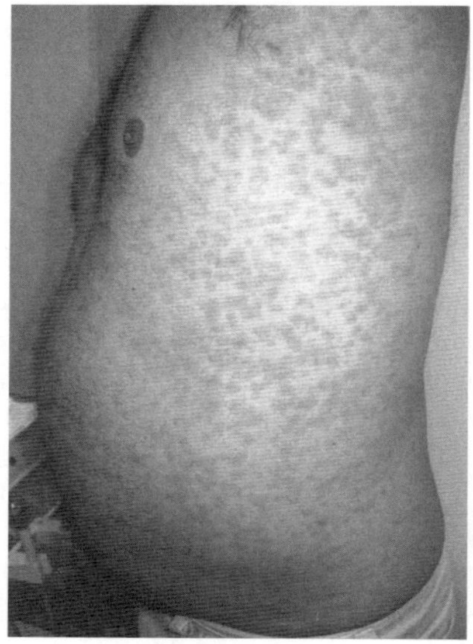

Figura 2 Roséola sifilítica.

A versão colorida desta imagem está disponível no caderno de imagens do livro.
Imagem cedida por Mauro Romero Leal Passos.

- Sífilis congênita precoce: manifestações que acontecem do nascimento até os 2 anos de idade (geralmente nos primeiros 3 meses de vida) nos casos de transmissão vertical.

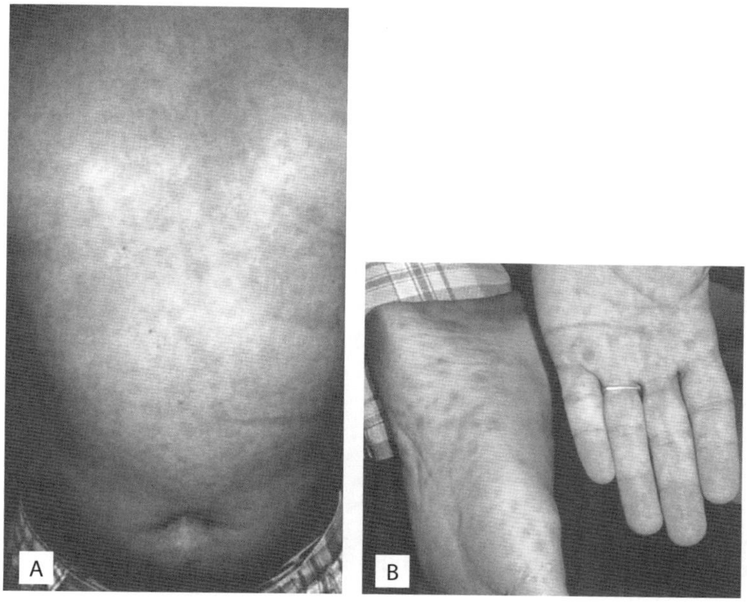

Figura 3 Paciente com roséola sifilítica (A) e eritema palmoplantar (B).
Versões coloridas destas imagens estão disponíveis no caderno de imagens do livro.
Imagens cedidas por Mauro Romero Leal Passos.

- Sífilis latente precoce: fase assintomática que ocorre após a infecção e a manifestação dos primeiros sintomas.

Sífilis tardia

Classifica-se como sífilis tardia a infecção com mais de 1 ano de evolução. Pode manifestar sintomas após 2 a 40 anos do contágio. Classicamente, a maioria dos óbitos acontecia nessa fase, com as complicações terciárias, mas o uso de antibióticos derivados da penicilina para tratar outras infecções diminuiu significativamente o número de casos em fase tardia. Subdivide-se em:

- Latente tardia: fase assintomática.
- Terciária:
  - Gomas sifilíticas: massas inflamatórias destrutivas e infiltrativas, comumente ulceradas, que podem acometer a pele, os ossos e órgãos internos. Crescem e se curam lentamente, deixando cicatrizes.
  - Sífilis cardiovascular: aneurismas sifilíticos, principalmente da aorta ascendente (aortite); insuficiência da valva aórtica; estenose das artérias coronárias.
  - Neurossífilis: assintomática, meningovascular (AVC, aneurismas), parenquimatosa (demência e quadros neuropsiquiátricos), *tabes dorsalis* (ataxia locomotora), otossífilis, síndromes oculares (queratite intersticial, uveítes anterior, intermediária e posterior – coriorretinite/retinite, vasculite retiniana e neuropatias ópticas e de pares cranianos).
- Sífilis congênita tardia: manifestações após o segundo ano de vida, com características de sífilis terciária (lesões gomosas).

Fatores de risco	Complicações	Situações de difícil reconhecimento
HIV/Aids e outras IST Populações de risco: homens que fazem sexo com homens, uso de drogas	Sífilis congênita Sífilis terciária: cardiovascular, neurossífilis	Sífilis latente: assintomática Grande mimetizador da medicina: pensar "sifiliticamente", ou seja, tudo pode ser sífilis Reação de Jarisch-Herxheimer

Sífilis no setor de emergência

Os principais quadros clínicos de sífilis atendidos em emergências, com seu diagnóstico diferencial, são os seguintes:

- Úlcera genital: outras IST que cursam com úlceras, como herpes e cancroide. É importante lembrar que uma IST é forte fator de risco para outras IST, devendo ser investigadas rotineiramente.
- Verrugas: condilomas acuminados, causados pelo papilomavírus humano (HPV). A coinfecção é muito comum.
- Exantema: outras doenças exantemáticas prevalentes na população (arboviroses, rubéola etc.), escabiose, farmacodermias, reações alérgicas/de hipersensibilidade. O acometimento de palmas e plantas é muito sugestivo de sífilis.
- Síndrome mononucleose-like: vírus Epstein-Barr, toxoplasmose, citomegalovírus, rubéola, infecção aguda pelo HIV.
- Meningite asséptica: meningites virais, por tuberculose ou fungos.
- Quadros oftalmológicos (uveíte posterior ou coriorretinite): toxoplasmose, tuberculose, herpes etc.

DIAGNÓSTICO DA SÍFILIS ADQUIRIDA

Metodologia direta

As metodologias diretas possibilitam o diagnóstico da sífilis recente a partir de esfregaço, raspado ou biópsia do cancro duro e das lesões mucocutâneas. São elas: pesquisa do treponema por bacterioscopia em campo escuro (ainda é o padrão-ouro e deve ser realizada no momento da consulta, pois se observam as bactérias vivas e móveis); IFD; impregnação pela prata (técnica de Fontana-Tribondeaux); e os testes biomoleculares, como a PCR. Os treponemas não podem ser cultivados *in vitro*.

Metodologias indiretas

Sorologias

As sorologias são os métodos mais usados no diagnóstico da sífilis. São úteis em qualquer fase da doença com mais de 3 a 6 semanas, período em que se tornam positivos. Podem ser realizados no sangue ou em outros líquidos biológicos, como o liquor.

Testes não treponêmicos ou reagínicos

Os testes não treponêmicos são utilizados como exames de triagem. Detectam anticorpos não específicos anticardiolipina para os antígenos de *T. pallidum* e tornam-se reagentes cerca de 1 a 3 semanas após o aparecimento do cancro duro.

Podem ser qualitativos ou quantitativos. O teste qualitativo indica presença ou ausência de anticorpo na amostra, enquanto o teste quantitativo permite a titulação desses anticorpos. O resultado quantitativo é expresso em títulos (1:2, 1:4, 1:64, 1:128 etc.), sendo importante para o diagnóstico e o monitora-

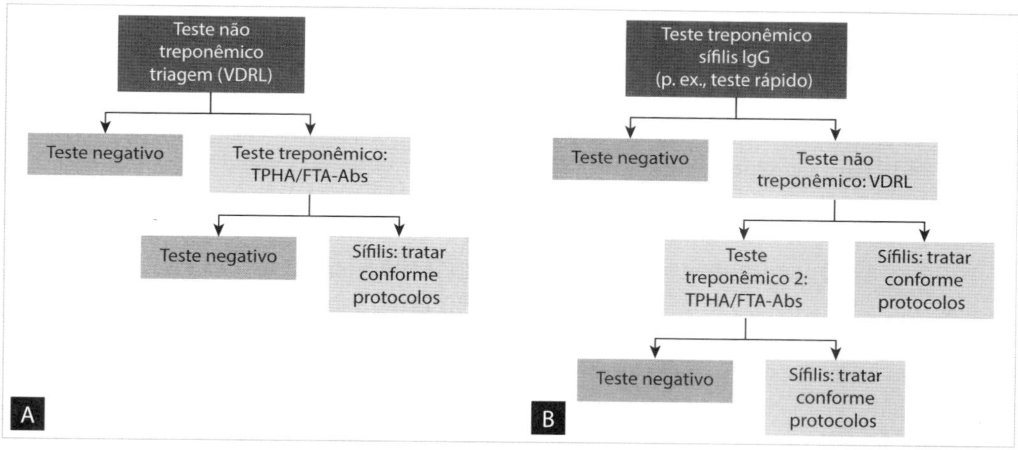

Figura 4 Algoritmos direto (A) e indireto (B) para o diagnóstico da sífilis.

FTA-Abs: teste de anticorpos treponêmicos fluorescentes com absorção; TPHA: teste de hemaglutinação e aglutinação passiva.

mento da resposta ao tratamento, pois a queda dos títulos é indicação de sucesso terapêutico.

São exemplos de testes não treponêmicos com metodologia de floculação o VDRL e o RPR. O VDRL baseia-se em uma suspensão antigênica composta por uma solução alcoólica contendo cardiolipina, colesterol e lecitina purificada e utiliza soro inativado como amostra. O RPR é uma modificação do VDRL que visa aumentar a estabilidade da suspensão antigênica e permitir a leitura do resultado a olho nu.

Testes treponêmicos

Os testes treponêmicos são considerados confirmatórios. Pesquisam anticorpos IgG específicos por meio de testes de hemaglutinação e aglutinação passiva (TPHA, teste de hemaglutinação e aglutinação passiva), IFI (teste de anticorpos treponêmicos fluorescentes com absorção – FTA-Abs), quimioluminescência (EQL), ensaio imunoenzimático indireto (ELISA) e testes rápidos (imunocromatográficos).

Os testes rápidos são práticos e de fácil execução, com leitura do resultado em, no máximo, 30 minutos. O FTA-Abs é um teste mais específico e sensível que o VDRL. O FTA-Abs ou o TPHA também apresentam menores taxas de falso-positivo que o VDRL.

Interpretação dos testes diagnósticos

O algoritmo diagnóstico laboratorial clássico envolve um teste de triagem não treponêmico (VDRL), seguido por algum teste treponêmico confirmatório (FTA-Abs). Com a disponibilidade dos testes rápidos, surgiu o algoritmo reverso, que parte de um teste treponêmico (teste rápido) e então usa um não treponêmico como etapa confirmatória. A *performance* de ambos é muito semelhante, mas um pouco melhor no algoritmo reverso, com a desvantagem da eventual necessidade de um terceiro exame. Os algoritmos são descritos na Figura 4.

Em geral, o VDRL reator com título igual ou superior a 1:16 é entendido como doença e o paciente deve ser tratado, assim como qualquer titulação em gestantes. Títulos abaixo de 1:16 (1:1, 1:2, 1:4 e 1:8) são interpretados como falso-positivos (outras doenças), sífilis em fase inicial, sífilis já curada ou sífilis terciária. Na dúvida, o exame pode ser repetido em 2 a 4 semanas. Se ainda houver dúvida sobre tratamento adequado prévio, este deve ser instituído. Qualquer titulação positiva no liquor é indicativa de neurossífilis.

- VDRL positivo e FTA-Abs (ou TPHA) positivo confirmam o diagnóstico de sífilis.
- VDRL positivo e FTA-Abs (ou TPHA) negativo indicam outra doença que não a sífilis.
- VDRL negativo e FTA-Abs (ou TPHA) positivo indicam sífilis em fase inicial, sífilis já curada, ou sífilis terciária.
- VDRL negativo e FTA-Abs (ou TPHA) negativo descartam o diagnóstico de sífilis. Há raros casos em que o teste é feito muito precocemente, podendo haver falso-negativo em ambos.

A diferenciação de sífilis latente precoce e tardia pode ser difícil. Os critérios para o diagnóstico de sífilis latente precoce são:

- Soroconversão documentada durante o ano anterior por:
  - Teste não treponêmico recém-positivo.
  - Testes treponêmicos de negativos para positivos.
  - Aumento sustentado (> 2 semanas) de quatro vezes ou mais nos títulos de teste não treponêmico, além de qualquer um dos seguintes:
    - Sintomas inequívocos de sífilis primária ou secundária.
    - Parceiro sexual com sífilis primária, secundária ou latente precoce documentada.
    - Nenhuma exposição possível, exceto durante os 12 meses anteriores.
    - Pacientes com sífilis latente, mas que não atendem os outros critérios, têm sífilis latente tardia.

ACOMPANHAMENTO CLÍNICO E CRITÉRIOS DE CURA

Durante o acompanhamento clínico para o monitoramento da resposta ao tratamento da sífilis adquirida e na sífilis na gestação, alguns pontos devem ser considerados:

- Os testes treponêmicos ficarão eternamente positivos, não tendo valor no controle de cura, nem para o diagnóstico de reinfecção. Esse papel cabe aos testes não treponêmicos.
- Os testes não treponêmicos devem ser realizados mensalmente nas gestantes. Na população geral, são repetidos a cada 3 meses no primeiro ano e a cada 6 meses no segundo ano (pelo menos 3, 6 e 12 meses).
- Deve-se considerar a necessidade de oferta de testagem periódica em pessoas com vulnerabilidade aumentada.
- Os títulos do teste não treponêmico devem declinar em torno de duas diluições em 3 meses e três diluições em 6 meses (p. ex., de 1:32 para 1:8 após 3 meses e para 1:4 após 6 meses). São exemplos de resposta adequada em 3 meses:
  - VDRL de 1:64 cai para 1:16 após o tratamento.
  - VDRL de 1:32 cai para 1:8 após o tratamento.

  - VDRL de 1:128 cai para 1:32 após o tratamento.
- O teste não treponêmico pode negativar em 6 a 12 meses após o fim do tratamento, mas pode levar anos por vezes, ou até mesmo nunca. Quanto mais tempo passa, mais caem os títulos. É importante ressaltar que a completa negativação dos testes não treponêmicos é diretamente proporcional à precocidade da instauração do tratamento.
- Não é preciso que o VDRL fique negativo para se atestar a cura da sífilis: se os títulos se mantiverem baixos e estáveis em duas oportunidades, após 2 anos, pode-se dar alta. Há pacientes curados que permanecem a vida inteira com títulos baixos de VDRL, como 1:2 ou 1:4.

Falha terapêutica

A elevação de títulos dos testes não treponêmicos em duas diluições (p. ex., de 1:16 para 1:64) em relação ao último exame realizado indica reinfecção e um novo tratamento deve ser iniciado. É muito importante fazer a investigação e tratar todos os parceiros sexuais no manejo das reinfecções.

Da mesma forma, a realização de fundo de olho e a punção lombar diagnóstica devem ser avaliadas para afastar neurossífilis, principalmente em imunossuprimidos.

Não se conhece resistência à penicilina, mas sim aos medicamentos de segunda linha.

TRATAMENTO

O tratamento da sífilis congênita não será abordado neste capítulo. As indicações para tratamento da sífilis adquirida são as seguintes:

- Sífilis primária, secundária e latente recente (até 1 ano):
  - Penicilina G benzatina: 2.400.000 UI, IM (1.200.000 UI em cada glúteo), em dose única.
  - São alternativas:
    - Azitromicina: 2 g, VO, em dose única, ou 1 g/semana, VO, durante 2 ou 3 semanas (não há estudos para uso após 1 ano).
    - Doxiciclina: 100 mg, VO, duas vezes ao dia, por 15 dias (exceto para gestantes).
    - Ceftriaxona: 1 g, IV/IM, uma vez ao dia, por 8 a 10 dias, para gestantes e não gestantes.
- Sífilis latente tardia (mais de 1 ano de duração), ou latente com duração ignorada, ou sífilis terciária:
  - Penicilina G benzatina: 2.400.000 UI, IM (1.200.000 UI em cada glúteo), semanal, por 3 semanas (total: 7.200.000 UI).
  - São alternativas:
    - Doxiciclina: 100 mg, VO, duas vezes ao dia, por 30 dias (exceto para gestantes).
    - Ceftriaxona: 1 g, IV/IM, uma vez ao dia, por 8 a 10 dias, para gestantes e não gestantes.
- Neurossífilis:
  - Penicilina G cristalina: 18.000.000 a 24.000.000 UI/dia (infusão contínua ou divididas a cada 4 horas), IV, durante 14 dias. Lembrar que a coriorretinite é uma forma de neurossífilis e deve ser manejada como tal.
  - Alternativa: ceftriaxona 2 g, IV/IM, uma vez ao dia, por 10 a 14 dias.

Reação de Jarisch-Herxheimer

Após a primeira dose de penicilina, o paciente pode apresentar exacerbação das lesões cutâneas, com eritema, dor ou prurido, manifestação que regride espontaneamente após 12 a 24 horas, sem a necessidade da descontinuidade do tratamento. Essa reação não configura alergia à penicilina e ocorre em resposta ao derrame de proteínas e de outras estruturas dos treponemas mortos pela penicilina na corrente sanguínea. É mais comum em pacientes que recebem tratamento na fase secundária da sífilis. Tipicamente, vem acompanhada de febre, artralgia e mal-estar.

Indicação de internação

De maneira geral, a sífilis pode ser manejada ambulatorialmente. A internação é recomendada na neurossífilis, em virtude do uso de penicilina cristalina, e nos casos de hipersensibilidade à penicilina, em que se visa tratamento de dessensibilização.

PREVENÇÃO

Para prevenção da transmissão da sífilis, recomendam-se uso de preservativos; diagnóstico precoce com testagem em massa, principalmente das populações de risco e alta prevalência; pré-natal adequado; e tratamento adequado com penicilina, preferencialmente, do doente e parceiros sexuais.

BIBLIOGRAFIA

1. Brasil. Ministério da Saúde. Secretaria de Vigilância em Saúde. Programa Nacional de DST/Aids. Protocolo clínico e diretrizes terapêuticas para atenção integral às pessoas com infecções sexualmente transmissíveis. Brasília: Ministério da Saúde; 2015.
2. Brasil. Ministério da Saúde. Secretaria de Vigilância em Saúde. Programa Nacional de DST/Aids. Manual de controle das doenças sexualmente transmissíveis. 4.ed. Brasília: Ministério da Saúde; 2006.
3. Classic pages in obstetrics and gynecology. Syphilis sive morbus gallicus. Girolamo Fracastoro. Veronae (Stefano dei Nicolini de Sabbio e Fratelli), 1530. Am J Obstet Gynecol. 1978; 130(4):497-8.
4. Hudson EH. Christopher Columbus and the history of syphilis. Acta Trop. 1968; 25(1):1-16.
5. Passos MRL. Atlas of sexually transmitted diseases: clinical aspects and differential diagnosis. Springer; 2017.
6. Passos MRL. Deessetologia no bolso: o que deve saber um profissional que atende DST. Rio de Janeiro: RQV; 2004.
7. Romeiro PHC, Porto HLS, Reis RB. Sífilis: a grande imitadora. hu ver. 2018; 44(3):393-9.
8. Rothschild BM. History of syphilis. Clin Infect Dis. 2005; 40(10):1454-63.
9. Seña AC, White BL, Sparling PF. Novel Treponema pallidum serologic tests: a paradigm shift in syphilis screening for the 21st century. Clin Infect Dis. 2010; 51(6):700-8.
10. Sullivan PS. Practical considerations for implementing a new syphilis action plan. Sex Transm Dis. 2018; 45(9S Suppl 1):S78-9.
11. Tampa M, Sarbu I, Matei C, Benea V, Georgescu SR. Brief history of syphilis. J Med Life. 2014; 7(1):4-10.
12. World Health Organization. Report on global sexually transmitted infection surveillance 2018. Geneva: World Health Organization; 2018.
13. Yax JA, Niforatos JD, Summers DL, Bigach MH, Schmotzer C, Gripshover BM, et al. A model for syphilis screening in the emergency department. Public Health Rep. 2021; 136(2):136-42.

34

Leptospirose

Rogerio Valls
Clarisse Bressan

DESTAQUES

- A maioria dos casos de leptospirose é leve. Os casos graves podem representar desafios para o diagnóstico diferencial com outras doenças graves.
- A ocorrência da síndrome de Weil (tríade composta por insuficiência renal aguda, manifestações hemorrágicas e icterícia, em geral rubínica) ou outras complicações indica internação em UTI.
- A hemorragia pulmonar é a complicação mais letal da leptospirose e pode ocorrer mesmo nas formas anictéricas da doença.

INTRODUÇÃO

Apesar do relato em antigos documentos chineses da existência de uma "icterícia dos arrozais" e de uma doença semelhante em criadores de porcos e trabalhadores de minas de carvão na Europa, o relato de Adolph Weil de disfunção renal, icterícia, conjuntivite e *rash* cutâneo, de 1886, é considerado o mais detalhado a respeito da leptospirose, por isso posteriormente essa síndrome recebeu seu nome.

A etiologia da leptospirose só foi confirmada em 1915 por Inada, por meio da inoculação intraperitoneal de sangue de pessoas doentes em animais de experimentação. Foi possível, então, a identificação de espiroquetas, predominantemente nos rins e fígados das cobaias, as quais foram propagadas em meios emulsificados com rim de porquinhos-da-índia e denominadas *Spirochaeta icterohaemorrhagiae*, considerada atualmente a cepa-padrão de *Leptospira interrogans*, pelo Subcomitê de Taxonomia de Leptospira.

As leptospiras são bactérias aeróbicas, que não se coram pelo Gram, podendo, no entanto, ser visualizadas por métodos de impregnação pela prata. Possuem um endoflagelo que as confere grande mobilidade em ambiente líquido ou viscoso, como a matriz extracelular, que pode ser observado em microscopia de fase ou de campo escuro.

A taxonomia das leptospiras tem sofrido grande mudança. Estão incluídas na família

Leptospiracea e divididas em três gêneros, *Turneriella, Leptonema* e *Leptospira*. Os dois primeiros contêm apenas uma espécie cada, e o terceiro compreendia as espécies *Leptospira interrogans,* relacionada à doença em mamíferos, e *Leptospira biflexa*, não patogênica. As técnicas de sequenciamento de nova geração permitiram também a descoberta de novas espécies, com uma nova abordagem na sua classificação.

Atualmente, são reconhecidas 64 espécies, divididas em um subclado P1, que incorporou 17 espécies conhecidas de leptospiras patogênicas, incluindo *L. interrogans*; o subclado P2, com espécies de patogenicidade intermediária; e o subclado S, que abrange as espécies ambientais e incapazes de provocar doença em cobaias. A designação de sorovar e sorogrupo, em virtude da disponibilidade e da padronização da técnica, deve persistir, mas os métodos moleculares permitem observar que foram atribuídos ao mesmo sorovar diferentes espécies, como é o caso do *icterohaemorrhagiae*, no qual estão incluídas *L. interrogans* e *L. inadai*, e com o sorovar *hardjo*, no qual reaparece *L. interrogans,* entre outras (Tabela 1). A classificação molecular permite a definição de espécies, facilitando o estudo da ecologia, da epidemiologia e as medidas de prevenção da leptospirose.

EPIDEMIOLOGIA

O custo da leptospirose em termos de saúde humana e animal sempre foi de difícil avaliação, por conta das dificuldades de se reconhecer as suas diversas manifestações clínicas em meio às doenças com manifestações semelhantes, como malária, arboviroses, febre tifoide, entre outras, e a limitação da confirmação laboratorial, restrita apenas a alguns centros de referência.

A partir do estabelecimento pela OMS de um grupo para avaliação do impacto na saúde pública dessa zoonose, foram produzidos estudos que estimaram ocorrer mais de 1 milhão de casos, com aproximadamente 60 mil óbitos a cada ano. Entre esses, em torno da metade acontece em população masculina, economicamente ativa e na faixa de 20 a 49 anos de idade. Em termos de incapacidade associada à redução da perspectiva de anos

Tabela 1 Relação sorovares e espécies

Sorovares	Espécies de *Leptospira*
Bataviae	*L. interrogans, L. santarosai*
Bulgarica	*L. interrogans, L. kischneri*
Grippotyphosa	*L. interrogans, L. kischneri*
Hardjo	*L. borgpetersenii, L. interrogans, L. meyeri*
Icterohaemorrhagiae	*L. interrogans, L. inadai*
Kremastos	*L. interrogans, L. santarosai*
Mwogolo	*L. interrogans, L. kischneri*
Paidjan	*L. interrogans, L. kischneri*
Pomona	*L. interrogans, L. noguchii*
Pyrogenes	*L. interrogans, L. santarosai*
Szwajizak	*L. interrogans, L. santarosai*
Valbuzzi	*L. interrogans, L. kischneri*

Adaptada de Bharti et al., 2003.

de vida, a leptospirose é a quinta doença tropical negligenciada, ficando atrás apenas da malária, da cólera, da leishmanioses e das esquistossomoses.

A taxa de incidência brasileira é semelhante à do conjunto dos demais países da América Latina, mas, por conta do tamanho de sua população (202 milhões de habitantes em 2014), é responsável por 40,2% das notificações de leptospirose na região. A doença é notificada predominantemente em áreas urbanas (79,2%), em pessoas do sexo masculino (77,6%), na faixa etária entre 20 e 34 anos (24,7%). A letalidade no período de 2007 a 2016 foi de 8,9%, variando, no entanto, conforme a apresentação clínica.

O principal reservatório animal no Brasil é *Rattus norvegicus*, ou rato de esgoto, mas *Rattus rattus* e *Mus musculus*, roedores encontrados com frequência no domicílio e peridomicílio, são responsáveis pela infecção humana em situações endêmicas e epidêmicas relacionadas a enchentes e inundações em que a presença de roedores é o principal fator de exposição. Outras espécies afetadas e de importância econômica e sanitária são os rebanhos bovino, suíno e a criação de aves. Em revisão recente, os animais domésticos como gatos e cachorros mostraram-se pouco associados à infecção humana. Atividades recreacionais em rios e lagoas também são uma fonte de exposição importante em países desenvolvidos. Há relatos de casos no Brasil.

Uma grande variedade de sorovares é identificada em ratos no país, mas nas regiões de maior endemicidade *Leptospira interrogans*, sorogrupo *icterohaemorrhagiae*, predomina. Em relação à infecção humana, predomina o sorogrupo *icterohaemorrhagiae* associado a *L. interrogans*, sorovares *icterohaemorrhagiae*, *copenhageni*, *grippotyphosa*, *hardjo*, *canicola*, mas *Leptospira santarosai* sorovar *Tarassovi*, *Leptospira kirschneri*, sorovar *cynopteri* e sorovar *australis* também foram reportados.

FISIOPATOLOGIA

Após a penetração na pele ou na mucosa, *Leptospira* sp. se dissemina rapidamente por vários tecidos, resultando no acometimento simultâneo de vários órgãos e sistemas e em um quadro sistêmico. Os mecanismos de virulência por ação direta do patógeno em diferentes tecidos ainda não são totalmente esclarecidos.

Acredita-se que a alteração da função renal ocorre como consequência do dano tubular direto pela espiroqueta, que pode ser ampliado por hiperbilirrubinemia, rabdomiólise, hipovolemia e deposição de imunocomplexos em fase mais tardia. Os principais achados histológicos são nefrite intersticial aguda e necrose tubular aguda. Inicialmente, a insuficiência renal é não oligúrica e cursa com hipopotassemia por alteração da função tubular renal.

O quadro de hemorragia pulmonar é causado por edema, congestão e aumento da permeabilidade capilar alveolar, associados a alteração dos fatores de coagulação. O acometimento pode ser focal ou difuso, e costuma se manifestar radiologicamente como infiltrado alveolar bilateral. O sangramento pulmonar maciço, mesmo sem exteriorização, é fator de mau prognóstico.

No tecido hepático, nas formas mais graves, podem ocorrer a diminuição da síntese de fatores de coagulação e da síntese da albumina. Os valores de bilirrubina aumentam de forma desproporcional ao dano hepatócito, que pode ser associado à presença de hepatomegalia ao exame físico.

A presença de infiltrado inflamatório intersticial no miocárdio associado a vasculite de artérias coronárias são achados frequentes de necrópsia.

Alterações do liquor sugestivas de meningite asséptica, com baixa celularidade, predomínio de mononucleares, proteinorraquia pouco alterada e glicose normal são as manifestações mais frequentes, mas o quadro de vasculite pode resultar em paralisia de pares cranianos, hemorragia intracerebral e mielopatias.

QUADRO CLÍNICO

A identificação do quadro febril inespecífico, presente na maioria dos pacientes com leptospirose, requer um alto grau de suspeição clínica. Nesse momento, a anamnese tem o papel essencial de identificar a exposição a coleções de água doce potencialmente contaminadas. Deve-se perguntar sobre contato prévio com enchentes, água de esgoto, atividades aquáticas recreativas como *rafting*, turismo de aventura, limpeza por lavagem de locais com presença de ratos ou que tenha sido contaminado por águas de chuva ou alagamento. A presença desses elementos na história do paciente deve alertar para o profissional de saúde a possibilidade desse diagnóstico.

O tempo de incubação (período decorrido entre a contaminação e o início dos primeiros sintomas) pode variar de 2 a 26 dias, e se relaciona ao grau de exposição do indivíduo ao material contaminado. A maioria dos pacientes desenvolve sintomas entre 7 e 12 dias após a exposição.

O quadro clínico típico da leptospirose se desenvolve em duas fases. A primeira, chamada septicêmica, é associada à presença de leptospiras no sangue (leptospiremia) e liquor. Essa fase possui duração de cerca de 7 dias, sendo caracterizada por sintomas como febre alta, de início abrupto, hiperemia conjuntival, dor abdominal, vômitos, calafrios, cefaleia (especialmente na região frontal), linfadenopatia, mialgia, artralgia, exantema e prostração. A dor nas panturrilhas, classicamente associada à leptospirose, embora seja frequente, nem sempre está presente e não é patognomônica da doença. A intensidade dos sintomas é variável e o paciente pode se apresentar em bom estado geral, procurando atendimento médico por acreditar ter uma arbovirose. Mais raramente, o quadro pode ter apresentação semelhante à sepse, com hipotensão arterial, confusão mental, arritmia cardíaca e disfunção orgânica.

A segunda fase da doença, chamada de fase imune, coincide com o aparecimento de anticorpos do tipo IgM no sangue do paciente, acompanhado pela excreção de espiroquetas na urina. A transição entre uma fase e outra da doença nem sempre é aparente e os sintomas podem se sobrepor, embora seja frequente o caráter bifásico da infecção. Na segunda fase, podem ser vistos sinais de irritação meníngea, encefalite, arritmias, alterações da função renal, rabdomiólise, mielite transversa, trombocitopenia e púrpura trombocitopênica trombótica (PTT), como demonstrado na Figura 1.

As manifestações graves ocorrem em 5 a 15% dos pacientes, sendo a mais conhecida a síndrome de Weil (tríade composta por icterícia, insuficiência renal aguda e manifestações hemorrágicas), cuja taxa de letalidade chega a 10 a 40%. Nessa apresentação, a icterícia associada à hiperemia conjuntival confere um aspecto "alaranjado" ao paciente (icterícia rubínica). A hemorragia pulmonar intensa é a complicação mais letal da leptospirose e pode ocorrer mesmo nas formas anictéricas da doença. O paciente pode apresentar hemorragia alveolar sem hemoptise, detectada apenas por exame radiológico, e pode evoluir para síndrome do desconforto

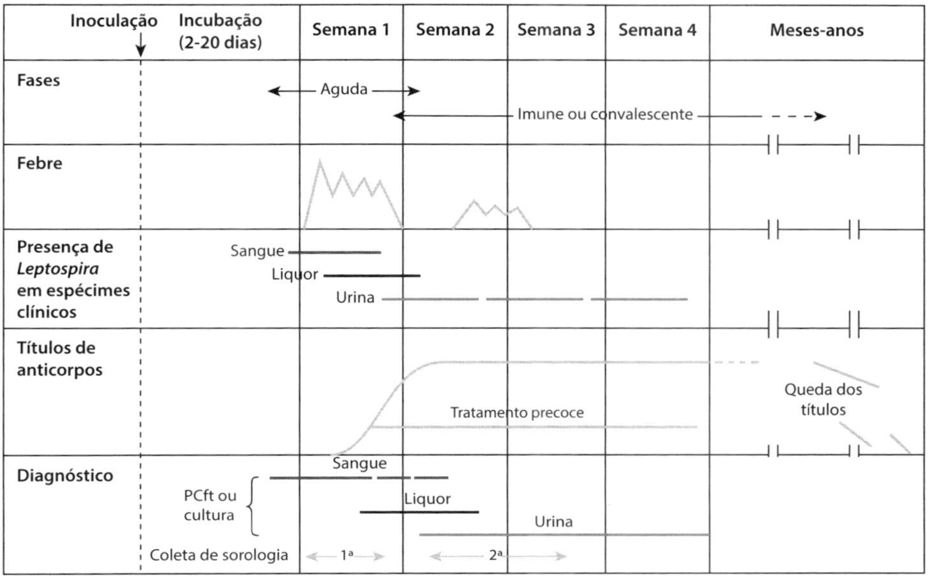

Figura 1 Evolução clínico-laboratorial da leptospirose.
Adaptada de Levett, 2001.

respiratório agudo. Mesmo em formas leves, alterações eletrocardiográficas como fibrilação e *flutter* atrial não são raras. Bloqueios atrioventriculares e alterações do segmento ST podem sugerir pericardite. Manifestações oculares são mais frequentes na fase imune e a câmara anterior é a mais acometida, com casos de ceratite, uveíte anterior, iridociclite e hipópio. São descritas também panuveíte e neurite óptica, com sequelas de longo prazo.

O diagnóstico diferencial se faz com outras doentes prevalentes no Brasil, como dengue, chikungunya, influenza, rickettsioses, hantaviroses, síndrome de mononucleose, malária, endocardite, infecções bacterianas e quadros abdominais cirúrgicos como colangite, icterícia obstrutiva por cálculo e colecistite. Assim como as arborviroses, a leptospirose pode cursar com mialgia, plaquetopenia e exantema. Na forma grave ictérica, valores discretos de transaminases (até quatro vezes o limite superior de normalidade), altos valores de bilirrubinas, icterícia rubínica, aumento da VHS e neutrofilia ajudam a diferenciar leptospirose da febre amarela e das hepatites virais. A insuficiência renal não oligúrica e com níveis normais ou baixos de potássio pode ajudar a corroborar o diagnóstico. Nos pacientes com apresentação completa da síndrome de Weil, o diagnóstico clínico é facilitado, mas nas formas leves (a maioria) a anamnese pode ser a única pista para considerar esse diagnóstico como provável.

DIAGNÓSTICO

O diagnóstico laboratorial da leptospirose no Brasil é realizado, em sua maioria, nos laboratórios centrais de saúde pública coordenados pelo Laboratório de Referência Nacional para Leptospirose. O principal teste utilizado é a microaglutinação (MAT), um método de difícil padronização tanto na sua realização como na sua interpretação. Com relação à interpretação, a presença de reação cruzada entre os diferentes sorogrupos, as reações paradoxais (elevação da titulação de anticorpos na fase aguda para um sorovar diferente do responsável pela atual infecção) e a necessidade de se reduzir a subjetividade na definição dos títulos de anticorpos têm sido objeto de treinamentos e avaliações constantes da rede dos laboratórios envolvidos nessa tarefa. Em geral, essa técnica é mais confiável na definição de sorogrupos, uma vez que há muitas reações cruzadas entre os diferentes sorovares. Há necessidade de pareamento das amostras para um resultado mais preciso e, por ser um teste de detecção de anticorpos, amostras colhidas no início dos sintomas podem estar negativas. No Brasil, por conta da prevalência do sorogrupo *icterohaemorrhagiae* em torno de 90%, existe uma alta correlação entre a MAT e a identificação das espécies identificadas por métodos moleculares, em casos de infecção humana.

Atualmente, há diversos *kits* comerciais de ensaios imunoenzimáticos (ELISA) para detecção de anticorpos IgM, mas a literatura indica uma grande variação de sensibilidade e especificidade desses *kits*, o que termina por necessitar de confirmação por outra metodologia, como MAT, PCR ou cultura.

- Exame direto: na fase aguda, a observação de leptospiras em fluidos como sangue, liquor e urina por microscopia de campo escuro, ou mesmo após colorações especiais, é considerada pouco sensível e pouco específica. Os melhores resultados relatados foram com casos previamente confirmados pela inoculação em cobaias de sangue anticoagulado e centrifugado, nos quais foi possível demonstrar leptospiras em 32% dos pacientes, porém apenas nos primeiros dias de sintomas. Como resultado, esse método não tem importância na prática dos serviços de emergência.
- Cultura: leptospiras podem ser isoladas em diversos materiais clínicos e *post-mortem*. No período de leptospiremia, a inoculação de algumas gotas de sangue em meios específicos, como o EMJH, à base de albumina e ácido oleico, permite o isolamento e a identificação. Essas espiroquetas são microrganismos de crescimento lento, recomendando-se manter o material em cultivo por até 13 semanas. Esse meio também tem sido utilizado para repique de hemoculturas negativas em pacientes com diagnóstico clínico e/ou sorológico de leptospirose, para identificação a nível da espécie e/ou sorovar, em laboratórios de referência. A sensibilidade do método é baixa (inferior a 10%) quando se consideram os métodos moleculares como referência. Outros materiais como humor aquoso, liquor e urina podem ser cultivados. No caso da urina, a fase de leptospirúria inicia a partir da segunda semana de doença e os meios devem conter antibióticos para evitar contaminação. A realização de cultura exige uma boa comunicação com o laboratório.
- Métodos moleculares: apresentam maior sensibilidade na fase aguda da doença e podem ser usados em tecidos incluídos em blocos de parafina, ou mantidos em formalina tamponada. Têm substituído os métodos sorológicos no início do quadro, permitindo o início precoce da antibioticoterapia. Diversas técnicas são utilizadas visando alvos comuns às leptospiras em geral, então o resultado não define a espécie infectante. Para a identificação das espécies, diversos métodos são utilizados, mas estão sendo substituídos pelo sequenciamento de nova geração, disponível apenas em serviços providos de altos recursos.

Mediante notificação, as equipes de vigilância de referência deverão orientar o fluxo de encaminhamento de amostras aos laboratórios centrais de saúde pública em cada estado.

TRATAMENTO

São considerados sinais de gravidade e indicação de internação hospitalar a presença de: dispneia, fenômenos hemorrágicos como hemoptise ou escarros hemoptoicos, hipotensão arterial, redução do débito urinário, icterícia, alteração do nível de consciência, arritmias cardíacas e quaisquer condições que dificultem a hidratação oral adequada, como vômitos, mesmo que em bom estado geral, pois a hidratação adequada é fundamental para evitar a deterioração da função renal.

A presença de sinais de insuficiência respiratória, hipoxemia, hemorragia pulmonar evidente ou com padrão sugestivo em RX de tórax indica a necessidade de internação em UTI e suporte ventilatório, mesmo na ausência de icterícia e/ou insuficiência renal.

A expansão plasmática com SF e reposição eletrolítica agressiva são regra na abordagem terapêutica inicial e podem reverter um quadro de insuficiência renal oligo-anúrica, ou transformá-la em poliúrica sem a necessidade de hemodiálise. Os casos com hemorragia pulmonar devem ser abordados de forma mais conservadora, com indicação de diálise precoce, uma vez que a hidratação pode agravar o quadro. A hemorragia digestiva, arritmias cardíacas e ausência de resposta à reposição hidroeletrolítica também são indicações de UTI.

A maioria das infecções por leptospirose é inespecífica e autolimitada. Não é consenso que a terapia antimicrobiana encurte a duração da doença ou tenha algum benefício, especialmente nos casos graves da doença. Muitas vezes, como o diagnóstico diferencial engloba outras infecções bacterianas, é necessário tratamento empírico com antimicrobianos para sepse comunitária ou rickettsiose até a elucidação do diagnóstico com exames complementares.

Casos leves

- Adultos: doxiciclina 100 mg, VO, duas vezes ao dia, por 7 dias, ou azitromicina 500 mg, VO, uma vez ao dia, por 3 dias, ou amoxicilina 500 mg, a cada 8 horas, por 5 a 7 dias.
- Crianças: azitromicina 10 mg/kg, VO, no dia 1 (máximo: 500 mg/dia), seguidos por 5 mg/kg/dia, VO, uma vez ao dia, nos dias subsequentes (máximo: 250 mg/dia), por 3 dias, ou amoxicilina 50 mg/kg/dia, VO, divididos em três tomadas diárias, por 5 a 7 dias.

Casos graves

- Adultos: penicilina G cristalina 1.500.000 UI, IV, a cada 6 horas, por pelo menos 7 dias, ou ceftriaxona 1 a 2 g, IV, a cada 24 horas, ou ampicilina 1 g, IV, a cada 6 horas, ou azitromicina 500 mg, IV, a cada 24 horas.
- Crianças: penicilina G cristalina 50.000 a 100.000 UI/kg/dia, IV, divididas em quatro ou seis doses, por pelo menos 7 dias, ou ceftriaxona 80 a 100 mg/kg/dia, IV, a cada 12 ou 24 horas, ou ampicilina 50 a 100 mg/kg/dia, divididos em quatro doses, ou azitromicina 10 mg/kg/dia, IV, a cada 24 horas.

A reação de Jarisch-Herxheimer pode ocorrer após a terapia antimicrobiana para leptospirose. Resulta da resposta inflamatória aguda à eliminação das espiroquetas da circulação e é caracterizada clinicamente por febre, calafrios e hipotensão. Sua ocorrência é variável a depender do sorogrupo responsável pela infecção e geralmente é benigna e autolimitada.

A penicilina e as cefalosporinas não têm atividade contra as rickéttsias, portanto, devem ser evitadas em circunstâncias nas quais a leptospirose não pode ser definitivamente distinguida da febre maculosa brasileira.

PREVENÇÃO

As medidas de controle mais importantes para prevenir a leptospirose humana incluem evitar fontes potenciais de infecção, como água estagnada e escoamento de água da fazenda de animais, controle de roedores e proteção de alimentos contra contaminação animal.

A profilaxia pré-exposição com doxiciclina 200 mg/semana está indicada para indivíduos com alta probabilidade de exposição a leptospiras em ambientes endêmicos por um período definido, como bombeiros, trabalhadores da defesa civil e socorristas durante desastres naturais. Vacinas humanas não estão disponíveis até o momento.

BIBLIOGRAFIA

1. Adler B. History of leptospirosis and Leptospira. In: Leptospira and leptospirosis: current topics in microbiology and immunology. Berlin/Heidelberg: Springer; 2015. p. 1-9.
2. Brett-Major DM, Coldren R. Antibiotics for leptospirosis. Cochrane Database Syst Rev. 2012; 2:CD008264.
3. Butler T. The Jarisch-Herxheimer reaction after antibiotic treatment of spirochetal infections: a review of recent cases and our understanding of pathogenesis. Am J Trop Med Hygiene. 2017; 96(1):46-52.
4. Costa F, Hagan JE, Calcagno J, Kane M, Torgerson P, Martinez-Silveira MS, et al. Global morbidity and mortality of leptospirosis: a systematic review. PLoS Negl Trop Dis. 2015; 9(9):e0003898.
5. Dolhnikoff M, Mauad T, Bethlem EP, Carvalho CRR. Pathology and pathophysiology of pulmonary manifestations in leptospirosis. Braz J Infect Dis. 2007; 11(1):142-8.
6. Haake DA, Levett PN. Leptospirosis in humans. In: Adler B (ed.). Leptospira and leptospirosis: current topics in microbiology and immunology. Berlin/Heidelberg: Springer; 2015. p. 65-97.
7. Karpagam KB, Ganesh B. Leptospirosis: a neglected tropical zoonotic infection of public health importance-an updated review. Eur J Clin Microbiol Infect Dis. 2020; 39(5):835-46.
8. Koizumi N. Laboratory diagnosis of leptospirosis. In: Koizumi N, Picardeau M (eds.). Leptospira spp.: methods and protocols – methods in molecular biology. New York: Springer; 2020. p. 277-87.
9. Levett PN. Leptospirosis. Clin Microbiol Rev. 2001; 14(2).
10. Mwachui MA, Crump L, Hartskeerl R, Zinsstag J, Hattendorf J. Environmental and behavioural determinants of leptospirosis transmission: a systematic review. PLoS Negl Trop Dis. 2015; 9(9):e0003843.
11. Picardeau M. Leptospira and leptospirosis. In: Koizumi N, Picardeau M (eds.). Leptospira spp.: methods and protocols – methods in molecular biology. New York: Springer; 2020. p. 271-5.
12. Brasil. Ministério da Saúde. Secretaria de Vigilância em Saúde. Departamento de Vigilância das Doenças Transmissíveis. Leptospirose: diagnóstico e manejo clínico. Brasília: Ministério da Saúde; 2014.
13. Vincent AT, Schiettekatte O, Goarant C, Neela VK, Bernet E, Thibeaux R, et al. Revisiting the taxonomy and evolution of pathogenicity of the genus Leptospira through the prism of genomics. PLoS Negl Trop Dis. 2019; 13(5):e0007270.

35

Rickettsioses: erliquioses, febre Q e bartoneloses

Jonathan Gonçalves de Oliveira
Alexandro Guterres
Jorlan Fernandes de Jesus
Elba Regina Sampaio de Lemos

DESTAQUES

- Rickettsioses são um grupo de doenças zoonóticas causadas por proteobactérias transmitidas por artrópodes.
- A espécie protótipo do grupo da febre maculosa é *Rickettsia rickettsii.*
- Bartoneloses são doenças transmitidas por artrópodes causadas por diversas espécies de *Bartonella* que infectam principalmente o endotélio e as hemácias, acometendo tanto indivíduos imunocompetentes quanto imunodeprimidos.
- Febre Q é uma doença infecciosa, de amplo espectro clínico, causada pela bactéria *Coxiella burnetii*, um agente de classe B de bioterrorismo por sua alta infectividade.

INTRODUÇÃO

Rickettsiose é um termo criado em homenagem ao médico americano Ricketts que faleceu de tifo. As rickettsioses são um grupo de doenças zoonóticas causadas por proteobactérias transmitidas por artrópodes como carrapatos, piolhos, pulgas e ácaros, além de flebotomíneos. Embora taxonomicamente o termo possa estar associado exclusivamente aos gêneros *Anaplasma*, *Ehrlichia*, *Rickettsia* e *Orientia*, pertencentes ao subgrupo alfa-1, ordem Rickettsiales, as diversas espécies do gênero *Bartonella*, subgrupo alfa-2, ordem Rhizobiales e a proteobactéria do grupo gama, *Coxiella burnetti*, da ordem Legionellales, ainda permanecem sendo estudadas no campo da rickettsiologia. As principais doenças humanas causadas pelas proteobactérias, aqui denominadas rickettsioses *lato sensu*, estão listadas na Tabela 1, considerando que no Brasil, além da febre maculosa causada por *Rickettsia rickettsii* e *Rickettsia parkeri* (cepa Mata Atlântica), os agentes causadores da febre Q e das bartoneloses têm sido identificados com frequência nas últimas duas décadas. Embora de ocorrência ainda ambígua, casos de tifo recrudescente (tifo epidêmico), tifo endêmico, erliquiose, tifo transmitido pela pulga do gato e rickettsiose variceliforme já foram relatados no território brasileiro.

Tabela 1 Principais rickettsioses *lato sensu*, vetores e distribuição geográfica

Grupo	Espécie	Vetor	Doença	Gravidade	Distribuição geográfica
Febre maculosa (rickettsia)	*R. aeschlimanni*	Carrapato	Sem nome	+	África, Europa e Ásia
	R. africae	Carrapato	Febre africana do carrapato	++	África e ilhas do Caribe
	R. akari	Ácaro	Rickettsiose variceliforme	+	América do Norte e Eurásia
	R. australis	Carrapato	Tifo australiano do carrapato	++	Austrália oriental
	R. conorii (complexo)	Carrapato	Febre maculosa do Mediterrâneo	+++	Europa, África e Ásia
	R. felis	Pulga do gato	Tifo da pulga do gato	+	Mundial
	R. heilongjiangensis	Carrapato	Febre maculosa do Extremo Oriente	++	Ásia
	R. helvetica	Carrapato	Sem nome	+	Ásia, África e Europa
	R. honei	Carrapato	Tifo australiano do carrapato	++	Ásia, Austrália e ilhas do Pacífico
	R. japonica	Carrapato	Febre maculosa japonesa	++	Japão e Ásia oriental
	R. massiliae	Carrapato	Sem nome	+	África, Europa e Ásia
	R. monacensis	Carrapato	Febre maculosa do Mediterrâneo-símile	+	Europa
	R. parkeri	Carrapato	"Doença maculosa"	++	Américas
	Candidatus, R. philipii	Carrapato	Febre do carrapato da Costa do Pacífico	+	América
	R. raoultii	Carrapato	Linfadenopatia associada a carrapato	+	Europa e Ásia
	R. rickettsii	Carrapato	Febre maculosa das Montanhas Rochosas, febre maculosa brasileira	++++	Américas
	Ri. sibirica	Carrapato	Tifo siberiano do carrapato	++	Europa, África e Ásia
	R. slovaca	Carrapato	Linfadenopatia associada a carrapato	+	Ásia, Europa e África (norte)
Tifo (rickettsia)	*R. prowazekii*	Piolho	Tifo epidêmico	++++	Mundial
	R. typhi	Pulga	Tifo endêmico (murino)	+++	Mundial

(continua)

Tabela 1 Principais rickettsioses *lato sensu*, vetores e distribuição geográfica

Grupo	Espécie	Vetor	Doença	Gravidade	Distribuição geográfica
Tifo do Cerrado	*Orientia tsutsugamushi*	Ácaro	Tifo do Cerrado	++++	Japão, Ásia, Ilhas do Pacífico, Austrália e China
Febre Q	*Coxiella burnetii*	Aerossol (homem) Carrapato (animais)	Febre Q	++	Mundial
Erliquiose	*Ehrlichia chaffeensis*	Carrapato	Erliquiose monocítica humana	++	América do Norte
Anaplasmose (*Anaplasma*)	*A. phagocytophilum*	Carrapato	Anaplasmose granulocítica humana	++	América do Norte
Bartonelose (*Bartonella*)	*B. bacilliformis*	Flebotomíneo	Febre de Oroya	++++	Américas (região andina)
	B. bacilliformis	Flebotomíneo	Verruga peruana	++	Américas (região andina)
	B. quintana	Piolho	Febre das trincheiras	++	Mundial
	B. henselae	Pulga/animais domésticos	Doença da arranhadura do gato	++	Mundial

Adaptada de Parola et al., 2013; e Blanton, 2019.

DOENÇAS CAUSADAS POR *RICKETTSIA*

Grupo da febre maculosa

Etiologia e epidemiologia

As espécies pertencentes ao gênero *Rickettsia* são divididas em quatro grupos ou clados:

- Grupo ancestral basal, que abriga as espécies *Rickettsia belii* e *R. canadenses.*
- Grupo do tifo, composto por *R. typhi* e *R. prowazekii.*
- Grupo transicional, constituído por *R. felis, R. akari* e *R. australis.*
- Grupo da febre maculosa, que atualmente é composto por mais de 25 espécies, das quais pelo menos 16 estão associadas à doença em humanos, com destaque para *R. rickettsia* e *R. parkeri* no continente americano, *R. africae* na África e na Europa, *R. japonica* na Ásia e o complexo *R. conorii* na Europa, África, Ásia e no Oriente Médio.

Esses agentes zoonóticos infectam várias espécies de carrapatos em todo o mundo, com uma ampla distribuição geográfica. Os dados epidemiológicos das rickettsioses do grupo da febre maculosa estão intimamente relacionados ao seu carrapato reservatório que, além de vetores, perpetua a infecção bacteriana por via transovariana (da fêmea infectada para a progênie de ovo), de forma transestadial (de um estágio de vida para o próximo) e horizontal – esta última forma durante o repasto sanguíneo em um hospedeiro vertebrado infectado.

A prevalência de rickettsias nos carrapatos é variável e depende de uma diversidade de fatores que afetam a capacidade do vetor de transmitir e/ou adquirir a rickettsias durante alimentação em um hospedeiro infectado. De forma geral, como a infecção pelas rickettsias é deletéria para os carrapatos-reservatório, a manutenção da bactéria na natureza é dependente do hospedeiro mamífero amplificador, como o equino, o cão, a capivara e outros vertebrados, que, apesar de exibirem uma rickettsemia de curta duração, podem infectar outros carrapatos que estejam parasitando no momento.

No Brasil, o vetor mais importante é a espécie *Amblyomma sculptum*, pertencente ao complexo *Amblyomma cajannense*. Outras espécies de carrapatos podem estar envolvidas no ciclo, principalmente *A. ovale* e *A. aureolatum*. Atualmente, a maioria dos casos da febre maculosa se concentra nas regiões Sudeste e Sul, com maior frequência em São Paulo, Minas Gerais, Rio de Janeiro, Espírito Santo e Santa Catarina, com casos esparsos em outros estados brasileiros, principalmente no período de junho a outubro, no qual há maior atividade dos carrapatos, nas suas fases de larva e de ninfa, o que evidencia o caráter sazonal da febre maculosa brasileira.

Fisiopatologia e quadro clínico

A partir da picada do carrapato infectado, as rickettsias se disseminam pelo sangue e penetram as células endoteliais por fagocitose induzida utilizando proteínas de superfície bacteriana e fosfolipases, onde se proliferam levando à injúria direta do endotélio com aumento da permeabilidade vascular seguido de edema, hipovolemia e hipotensão. O agravamento da lesão endotelial em diversos focos de infecção leva ao surgimento de hemorragia, com trombocitopenia, além do surgimento de lesões exantemáticas, pneumonia intersticial, miocardite e comprometimento do SNC, entre outras alterações decorrentes também da resposta inflamatória associada.

Após um período médio de incubação de 7 dias (2 a 14 dias), surgem as primeiras manifestações clínicas inespecíficas, influenza-*like*, que podem evoluir com maior gravidade a depender da espécie da bactéria, do inóculo, do estado imunológico do paciente, da faixa etária, da presença de alcoolismo, da deficiência de glicose-6-fosfato-desidrogenase, entre outros fatores. Diferente do que frequentemente é encontrado na febre do Mediterrâneo, na febre maculosa brasileira não se observa a lesão de pele no local da inoculação/picada do carrapato.

Caracterizada por um amplo espectro de manifestações clínicas, com alterações cutâneas, cardíacas, musculoesqueléticas, pulmonares e gastrointestinais, com comprometimento hepático, renal e neurológico, a febre maculosa evolui entre o segundo e quinto dias, em 80% dos casos, com um exantema inicialmente macular, o sinal mais importante da doença. Em seguida, observa-se um padrão maculopapular e petequial incidindo nos membros superiores e inferiores, que envolve palmas das mãos e planta dos pés, com disseminação centrípeta para o tronco, pescoço e face (Figura 1).

A doença pode evoluir em 2 ou 3 semanas, na ausência de tratamento específico, para forma grave com lesões equimóticas e hemorrágicas, com uma letalidade que pode atingir taxas de 40 a 80% dos casos. Os tecidos afetados podem desenvolver áreas de necrose e gangrena tecidual, decorrentes das lesões extensas na microcirculação, requerendo, às vezes, amputação. As manifestações cardiopulmonares podem incluir miocardite, insuficiência cardíaca congestiva, disritmia e pneumonia, mas são raras em pacientes

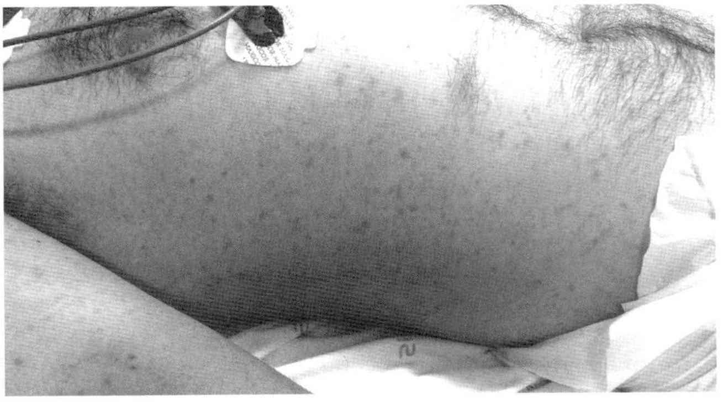

Figura 1 Febre maculosa brasileira. Paciente do sexo masculino, 34 anos, com múltiplas lesões eritematosas, maculopapulares, pequenas, de cor rosa, e outras purpúricas na face lateral direita do tórax e do abdome. No centro da imagem, observa-se a confluência de várias lesões. História de picada de carrapato durante limpeza da margem de rio, onde havia presença de capivaras, 8 dias antes do início do quadro clínico.

A versão colorida desta imagem está disponível no caderno de imagens do livro.
Imagem cedida por Marcos Vinícius Silva.

tratados precocemente. As complicações geralmente ocorrem após 5 dias do início das primeiras manifestações clínicas, embora possam surgir no início do curso da doença em casos graves. Alguns pacientes podem não apresentar exantema, em especial indivíduos idosos, negros ou aqueles que são submetidos a tratamento específico precocemente.

Diagnóstico

Considerando o amplo espectro clínico da febre maculosa na fase precoce, sem exantema, o diagnóstico diferencial deve ser realizado, entre outras doenças, com dengue, febre amarela, hepatites virais, salmonelose, encefalite, leptospirose, malária, brucelose, babesiose ou pneumonia por *Mycoplasma pneumoniae*. Com o surgimento do exantema, precisam ser incluídos os seguintes agravos: meningococcemia, sepse por estafilococos e por Gram-negativos, dengue, sarampo, rubéola, mononucleose infecciosa, outras rickettsioses do grupo do tifo, erliquioses, borrelioses, febre purpúrica brasileira, lúpus eritematoso sistêmico, farmacodermia, entre outros.

Embora os exames laboratoriais sejam inespecíficos e não auxiliem no diagnóstico da febre maculosa, a presença de um hemograma com trombocitopenia, p. ex., associada a dados clínico-epidemiológicos pode auxiliar na suspeição etiológica. O leucograma pode ser normal, mas os pacientes podem apresentar leucopenia na primeira semana de doença e leucocitose com desvio para a esquerda decorrente, na maioria das vezes, de uma infecção bacteriana secundária. Hiponatremia e aumento das enzimas hepáticas, da fosfatase alcalina, da creatinina e da ureia, entre outras alterações bioquímicas, podem ser observadas. Também pode haver alteração eletroencefalográfica e nos exames de imagem do pulmão, caracterizando uma pneumonia intersticial difusa bilateral. O teste laboratorial considerado padrão-ouro e que é mais utilizado na rotina de um laboratório é a IFI para a detecção de anticorpos séricos; no entanto, eles podem ser indetectáveis em mais de 75% dos casos na primeira semana de doença. Assim, o diagnóstico sorológico retrospectivo só pode ser estabelecido com a análise de amostras pareadas: uma primeira amostra de soro deve ser coletada na fase inicial da doença e a segunda, 10 a 14 dias depois, na fase de convalescença. É pertinente registrar que o teste sorológico não permite a identificação da espécie de rickettsia.

Técnicas moleculares, em especial a PCR convencional e em tempo real, seguida por sequenciamento, têm possibilitado a detecção do DNA bacteriano na fase inicial da doença, tornando-se um instrumento diagnóstico estratégico para ser utilizado nessa fase, quando anticorpos anti-rickettsias ainda não são detectados, principalmente em casos graves e óbitos. Além do diagnóstico imuno-histoquímico que possibilita a detecção de antígenos bacterianos, tanto em biópsia de pele quanto em tecidos de necrópsia fixados ou criopreservados, o diagnóstico pode ser obtido a partir do isolamento em cultura de células, procedimento que deve ser restrito a laboratórios de biossegurança nível 3.

Tratamento, controle e medidas preventivas

O aspecto mais importante para o tratamento eficaz da febre maculosa é o reconhecimento clínico. Na presença de um caso suspeito, deve-se administrar tratamento empírico imediato com um antibiótico específico, pois os antibióticos mais frequentemente prescritos na prática clínica, como penicilinas, cefalosporinas e sulfonamidas, são ineficazes. Atenção deve ser dada às sulfonamidas, contraindicadas por favorecerem a proliferação das rickettsias, podendo levar ao agravamento do quadro clínico. A classe de fármacos de primeira escolha para todas as rickettsioses do grupo da febre maculosa são as tetraciclinas, em especial a doxiciclina, na dosagem de 2 a 4 mg/kg/dia, VO, dividida em duas tomadas (máximo: 200 mg/dia). Preocupações com a idade e a possível coloração dentária não devem impedir o tratamento com doxiciclina em crianças. Nos pacientes graves em que não há garantia de uma absorção oral adequada do antibiótico, recomenda-se a administração de cloranfenicol, IV, na dose de 50 a 75 mg/kg/dia, a cada 6 horas (máximo: 4 g em 24 horas), pois não existe doxiciclina IV no Brasil. Antimicrobianos como claritromicina e quinolonas não apresentam vantagem clínica e, assim, a sua prescrição tem sido recomendada de forma alternativa na febre maculosa do Mediterrâneo e em casos de febre maculosa de menor gravidade, diante da indisponibilidade de tetraciclina e cloranfenicol.

Pacientes graves requerem, ainda, internação em UTI, com suporte ventilatório, oxigenoterapia, tratamento do choque e das crises convulsivas, correção da insuficiência renal decorrente da hipovolemia, entre outras medidas, considerando que o retardo no início do tratamento, frequentemente identificado em decorrência da falta de suspeição diagnóstica, está associado com elevada letalidade, principalmente após o 7º ao 10º dia de doença.

Quanto às medidas de controle, não existe vacina para febre maculosa, então recomendam-se:

- Evitar o contato com o carrapato, principalmente nos períodos em que predominam os estágios de larvas e de ninfas dos carrapatos – entre os meses de maio a outubro.
- Usar roupas, de preferência de cor clara, que protejam todo o corpo.
- Usar repelentes.
- Verificar a presença do vetor no corpo periodicamente, evitando que permaneça aderido por mais de 4 horas.
- Remover o carrapato com pinça ou proteger os dedos antes de retirá-lo.
- Tratar, com orientação profissional, os animais e o ambiente com acaricidas para

reduzir o número de carrapatos e, consequentemente, a transmissão do agente nos animais e no homem.

Atualmente, não há recomendação para profilaxia pós-picada de carrapato contra a febre maculosa e de outras zoonoses transmitidas por carrapatos em áreas endêmicas.

Grupo do tifo

Tifo epidêmico

Causado pela espécie *R. prowazekii* o tifo é a única rickettsiose que apresenta um caráter epidêmico e que está associada com guerras, distúrbios sociais, desastres naturais e outras condições humanas precárias, sendo um dos agentes infecciosos que se confunde com a própria história da humanidade. Transmitido pelos piolhos *Pediculus humanus humanus* e *Pediculus humanus corporis*, apresenta elevada letalidade na ausência de antibioticoterapia específica. Diferentemente do que ocorre com as rickettsias do grupo da febre maculosa, os piolhos não servem de reservatórios para *R. prowazekii* que, presente nas fezes, é inoculada na pele através de lesão de continuidade ou mesmo em mucosa íntegra. A transmissão por inalação de partículas bacterianas contidas nas fezes dos piolhos também tem sido descrita. Os piolhos não se adaptam a temperaturas elevadas e, assim, não permanecem no corpo de um paciente febril, então procuram parasitar um novo hospedeiro e, assim, disseminam a infecção. Atualmente, a maioria dos casos ocorre na África, América Central e América do Sul, mais especificamente na região andina do Peru.

Embora o ser humano seja considerado o único reservatório, um ciclo silvestre foi identificado em associação com esquilos (*Glaucomys volans*) nos EUA e o homem pode ser infectado quando estiver em contato com esses animais e seus ectoparasitas. Após um período de incubação de 10 a 14 dias, as manifestações clínicas são semelhantes às da febre maculosa, assim como o diagnóstico e o tratamento, que se não for instituído precocemente pode atingir letalidade de 60%. O ser humano pode se recuperar da doença, mas permanece infectado indeterminadamente, o que possibilita, ocasionalmente, diante de um processo de imunodepressão, o surgimento da doença de Brill-Zinsser, uma forma recrudescente do tifo, mais branda, com letalidade de até 2%.

Tifo murino (endêmico)

Causado pela espécie *R. typhi*, o tifo murino – também conhecido como tifo endêmico – é uma doença transmitida pela inoculação das fezes das pulgas contaminadas, principalmente da espécie *Xenopsylla cheopis*, mantida em reservatórios como os roedores *Rattus rattus* e *Rattus norvegicus*. A pulga se mantém infectada por toda sua vida e a infecção humana se dá via inalação ou contaminação da conjuntiva. O ser humano possui papel secundário no ciclo natural de *R. typhi*, já que é um hospedeiro acidental. De maneira semelhante a diversas doenças febris agudas, apresenta bom prognóstico e baixa letalidade, com diagnóstico e tratamento semelhantes aos da febre maculosa.

DOENÇAS CAUSADAS POR *EHRLICHIA* E *ANAPLASMA*

Etiologia e epidemiologia

Zoonoses emergentes causadas por diversas espécies de bactérias Gram-negativas, pleomórficas, intracelulares obrigatórias, dos gêneros *Anaplasma* e *Ehrlichia*, vêm se tornando importante problema de saúde pública no mundo desde a década de 1980, principalmente nos EUA. Até 2020, ainda não houve confirmação irrefutável no território nacional.

Ehrlichia chaffeensis e *Anaplasma phagocytophilum* são, respectivamente, os principais agentes da erliquiose monocítica humana (EMH) e da anaplasmose granulocítica humana (AGH), cuja manifestação clínica varia de casos brandos oligossintomáticos a casos graves e fatais. Transmitidas pela picada de carrapatos ixodídeos, as proteobactérias capazes de infectar uma ampla gama de mamíferos se replicam em células hematopoiéticas maduras ou imaturas, principalmente do sistema fagocitário mononuclear, como monócitos e macrófagos (anaplasmose granulocítica humana), e em neutrófilos (erliquiose monocítica humana). A espécie *E. chaffeensis* é a que mais acomete a população humana e as infecções são relatadas mais comumente durante os meses dos estágios adulto e ninfal do ciclo de vida do carrapato. Outras espécies como *Ehrlichia ewingii* e *Ehrlichia muris*, assim como *Ehrlichia canis* e *Ehrlichia ruminantium*, que são predominantemente patógenos veterinários, também podem, ocasionalmente, infectar humanos.

Fisiopatologia e manifestações clínicas

A infecção por esse grupo de bactérias começa com a endocitose do corpo elementar ou núcleo denso (forma extracelular infecciosa do agente) pelos monócitos, macrófagos e neutrófilos humanos, onde se replicam e amadurecem para formar um corpo reticulado ou núcleo reticulado. Posteriormente, essa estrutura se transforma em mórula, que depois se diferencia em um corpo elementar que, ao ser liberado da célula hospedeira, infecta outras células. Durante esse processo, a bactéria utiliza muitos mecanismos de evasão imune, incluindo a supressão da apoptose das células hospedeiras, a modulação das respostas de quimiocinas e citocinas e a regulação negativa dos receptores de reconhecimento de padrões do hospedeiro, interferindo na eliminação da infecção. Vários órgãos e tecidos podem ser acometidos, como fígado, baço, nódulos linfáticos, medula óssea e sangue periférico, e as manifestações clínicas estão relacionadas à resposta inflamatória do hospedeiro à infecção, não ao dano direto da bactéria.

Quanto ao quadro clínico, após um período de incubação de 4 a 21 dias, o paciente pode apresentar febre, mal-estar, cefaleia, mialgia e artralgias. A presença de exantema é mais frequente na erliquiose monocítica humana do que na anaplasmose granulocítica humana. Outros achados clínicos incluem manifestações gastrointestinais, como vômitos, diarreia e náuseas. O exantema é mais comum em crianças e geralmente se apresenta no quinto dia de doença, podendo ser maculopapular, petequial ou um eritema difuso. O quadro respiratório com tosse tem sido mais comum. À semelhança da febre maculosa, pode-se observar comprometimento do SNC em até 20% dos casos (os mais graves), incluindo meningite e meningoencefalite. Embora a letalidade seja bem menor que a observada na febre maculosa, nos EUA, até 57% dos pacientes infectados por *E. chaffeensis* são hospitalizados e 11% apresentam complicações que evoluem para síndrome respiratória aguda grave (SRAG) ou para quadro de choque com instabilidade cardiovascular e coagulopatia. O Centers for Disease Control and Prevention (CDC) dos EUA reporta taxas de mortalidade de 1 a 3% desde 2000; no entanto, pacientes imunocomprometidos, idosos ou que receberam pré-tratamento com antibióticos sulfonamidas estão predispostos a doença mais grave.

Diagnóstico

Além da febre maculosa e do tifo endêmico e epidêmico, o diagnóstico diferencial deve incluir meningites virais e bacterianas, sepse, endocardite, hepatite, doença de Kawazaki, leptospirose, febre Q, síndrome do choque tóxico, febre tifoide, malária e babesiose. Quanto aos testes laboratoriais inespecíficos, leucopenia, trombocitopenia e alterações hepáticas em pacientes com história de contato com carrapatos podem servir de alerta e esfregaços de sangue periférico corados com Giemsa podem ser examinados microscopicamente em busca de mórulas, embora a sensibilidade seja bem mais baixa do que a PCR, um teste que pode ser realizado nas primeiras 2 semanas de doença. Após esse período, preconiza-se a análise de amostras pareadas de soro pelo teste de IFI com a pesquisa de IgM e IgG, considerando-se a possibilidade de falso-positivo na febre maculosa, febre Q, brucelose, infecção pelo vírus Epstein-Barr e doenças autoimunes. Embora a cultura possa ser realizada e seja considerada o padrão-ouro, exige muitos recursos e não está amplamente disponível.

Tratamento, controle e medidas preventivas

De maneira semelhante à febre maculosa, são importantes o reconhecimento e o tratamento imediato com doxiciclina, considerando-se que não há dados clínicos que suportem o uso de agentes alternativos como a rifampicina. Os pacientes geralmente apresentam declínio da febre em 48 a 72 horas após o início da doxiciclina, que deve ser mantida por 5 a 7 dias, com base na gravidade da doença.

DOENÇAS CAUSADAS POR *BARTONELLA*

Etiologia e epidemiologia

O gênero *Bartonella* é formado por microrganismos pertencentes ao subgrupo alfa-2 da classe Proteobacteria e apresenta-se como bactérias Gram-negativas, de formato bacilar, com linhagens que apresentam cílios e flagelos. O gênero possui cerca de 47 espécies descritas, com ampla distribuição geográfica e diversos hospedeiros mamíferos, domésticos e silvestres, entre as quais cerca de 14 espécies podem causar doença em humanos. Essas bactérias são fastidiosas, intracelulares facultativas e possuem tropismo pelos eritrócitos e pelas células endoteliais dos mamíferos, causando um amplo espectro de manifestações clínicas no humano.

Transmitidas por vetores hematófagos, incluindo pulgas, piolhos e flebotomíneos, três espécies de *Bartonella* são mais frequentemente associadas com doença humana:

- *Bartonella bacilliformis*: bactéria flagelada, transmitida por flebotomíneo (*Lutzomia verrucarum*), restrita à região andina e que tem como hospedeiro natural o ser humano.
- *Bartonella quintana*: tem como vetor principal o piolho humano (*Pediculus humanus*) e está relacionada principalmente ao contato com cães domésticos, acometendo principalmente populações vulneráveis, em situação de rua, responsável pela doença conhecida como febre das trincheiras.
- *Bartonella henselae*: assim como *B. quintana*, é mundialmente dispersa, mas está relacionada ao contato com gatos domésticos e tem como vetor principal as pulgas, que transmitem a infecção pelas fezes

contendo a bactéria no local da picada ou por meio de mordedura, arranhadura ou lambedura do animal infectado, causando no ser humano uma miríade de manifestações clínicas, com destaque para a doença da arranhadura do gato.

Fisiopatologia e manifestação clínica

Após um período de incubação médio de 10 a 14 dias, as bartonelas inoculadas que permanecem no seu nicho primário, comprometem o sistema monocítico-fagocitário, levando ao surgimento de linfadenopatia localizada. Depois, com o desenvolvimento da infecção, os eritrócitos são colonizados, podendo resultar em uma bacteremia persistente e na proliferação de células endoteliais de pequenos vasos, a depender do estado imunológico do paciente. Assim, em pacientes imunocompetentes observa-se uma resposta granulomatosa e supurativa, enquanto no imunodeficiente há o predomínio de uma resposta vasculoproliferativa, como observada na angiomatose bacilar e na peliose hepática associadas à Aids, comuns no final do século passado, antes do advento da terapia antirretroviral (TARV).

Além da doença da arranhadura do gato, as infecções por *Bartonella* podem causar um amplo espectro de manifestações clínicas, entre elas: linfadenopatia; manifestações oftalmológicas como uveítes, neurorretinite e conjuntivite ulcerativa crônica associada à linfadenopatia – denominada síndrome oculoglandular de Parinaud; abscessos hepático e esplênico; febre de origem indeterminada; endocardite com hemocultura negativa; comprometimento neurológico, como encefalite, meningite a liquor claro, mielite transversa, radiculite, arterite cerebral, fadiga crônica e demência; entre outras manifestações. Também são observadas lesões de pele no imunodeprimido, como observado na angiomatose bacilar.

A bartonelose causada por *B. bacilliformis*, denominada doença de Carrión, é uma doença bifásica, que também apresenta um amplo espectro clínico. Os casos agudos são caracterizados por febre, hemólise, icterícia e imunossupressão grave (febre de Oroya) que levam a anemia grave associada com insuficiência cardíaca congestiva, derrame pericárdico e manifestações neurológicas, com elevada letalidade (40%) na ausência de antibioticoterapia específica. Sua forma crônica é conhecida como verruga peruana.

Diagnóstico

O diagnóstico clínico deve considerar o histórico de exposição compatível com epidemiologia desse patógeno e os sinais e sintomas típicos. No diagnóstico diferencial, devem ser consideradas doenças linfoproliferativas, doenças febris associadas com adenomegalia, endocardites crônicas e subagudas, febre maculosa, malária, toxoplasmose, brucelose, peste, linfogranuloma venéreo, esporotricose, leishmaniose tegumentar e sarcoma de Kaposi. A análise sorológica utilizando o teste de IFI, considerado padrão-ouro, deve ser realizada em duas amostras pareadas de soro. Técnicas moleculares como a PCR podem auxiliar no diagnóstico, em amostras de sangue total, soro, coágulo, liquor, e biópsia dos linfonodos e de vegetações presentes em válvulas cardíacas.

Além do exame direto do sangue e esfregaço sanguíneo corado pelo método Giemsa no diagnóstico da febre de Oroya, o isolamento dessas bactérias pode ser realizado por hemocultura ou por aspiração de lifonodos. Apesar disso, como o crescimento das culturas em condições laboratóriais é lento e é recorrente a contaminação nos meios de cultura ágar-chocolate ou ágar-sangue, esse método de diagnóstico é complementar e não é disponibilizado na rotina. A histopatologia a partir da biópsia dos tecidos afetados pode auxiliar na identificação morfológica das bactérias e do grau de comprometimento tecidual.

Tratamento, controle e medidas preventivas

Apesar das espécies de *Bartonella* serem intracelulares facultativas, é comum que a proliferação desses patógenos ocorra dentro das células dos hospedeiros, dificultando o tratamento com antibióticos. Recomenda-se o uso de agentes como tetraciclinas, macrolídeos, rifampicina, fluoroquinolonas, sulfametoxazol+trimetoprima e aminoglicosídeos, conforme o quadro clínico do paciente (Tabela 2).

Para prevenção e controle, não existem medidas específicas. Recomenda-se evitar o contato com felinos domésticos não tratados, principalmente filhotes infestados por pulgas, que possam resultar em arranhões e mordidas. Pessoas imunocomprometidas devem evitar o contato com felinos nessas condições, sendo que se sabe que o controle de pulgas nos cães e gatos pode contribuir para diminuir o risco de infecção. É importante lavar vigorosamente as mãos após o contato com animais domésticos ou abandonados, assim como com pessoas em situação de rua ou higiene precária. Em caso de infestação por piolho humano, recomenda-se utilizar medicamentos que auxiliem na erradicação dos vetores e, ao viajar para alguma região andina, deve-se utilizar repelentes para mosquitos e flebotomíneos.

Tabela 2 Principais antimicrobianos utilizados no tratamento das bartoneloses

Doença	Tratamento	Duração do tratamento
Febre de Oroya	Cloranfenicol: 50 mg/kg/dia, nos 3 primeiros dias, seguidos por 25 mg/kg/dia, até completar 14 dias	2 semanas
Verruga peruana	Rifampicina: 10 mg/kg/dia (máximo: 600 mg/dia para crianças) Estreptomicina: 15-20 mg/kg/dia	2-3 semanas
Febre das trincheiras	Gentamicina: 3 mg/kg/dia, por 2 semanas Doxiciclina: 200 mg/dia, por 4 semanas	6 semanas
Doença da arranhadura do gato	Claritromicina: 500 mg a 1.000 mg/dia (adulto); 7,5 mg/kg, a cada 12 horas (criança) Doxiciclina: 200 mg/dia (adulto); 2,2 mg/kg, a cada 12 horas (criança) Eritromicina: 2 g/dia (adulto); 15-20 mg/kg (criança) Doxiciclina (200 mg/dia) + rifampicina (600 mg/dia) ou gentamicina (3 mg/kg/dia) em casos graves	5-10 dias
Angiomatose bacilar/ peliose bacilar	Eritromicina (2 g/dia) ou doxiciclina (200 mg/dia)	3 meses
	Doxiciclina (200 mg/dia) + rifampicina (600 mg/dia)	6 meses
Endocardite	Gentamicina (3 mg/kg/dia, por 2 semanas) + doxiciclina (200 mg/dia, por 6 semanas)	6 semanas

Adaptada de Angelakis e Raoult, 2014.

FEBRE Q

Etiologia e epidemiologia

A febre Q é uma zoonose cosmopolita causada por *Coxiella burnetii*, uma bactéria Gram-negativa intracelular obrigatória que infecta vários animais, incluindo humanos. Trata-se de uma doença com manifestações clínicas inespecíficas e desconhecida pela maioria dos profissionais da saúde, fatos que dificultam a sua identificação diagnóstica e leva a subdiagnóstico e subnotificação dessa zoonose. Esse agente pode ser usado como arma biológica por conta de sua alta infectividade.

A bactéria apresenta variações antigênicas, semelhantes à variação lisa-rugosa da família *Enterobacteriaceae* relacionada à mutação no lipopolissacarídeo. A fase I, correspondente ao lipopolissacarídeo de variação lisa e altamente contagiosa, é naturalmente encontrada nos animais infectados, artrópodes ou seres humanos, enquanto a fase II, de menor infectividade, é obtida somente em laboratórios, correspondente ao lipopolissacarídeo de variação rugosa.

Embora os ruminantes (bovinos, ovinos e caprinos) sejam considerados os principais reservatórios de *C. burnetii*, a bactéria já foi detectada em várias espécies de animais, incluindo outros mamíferos, aves, répteis e carrapatos. A maioria das infecções em animais é assintomática, a não ser pela apresentação de doenças reprodutivas em fêmeas infectadas, caracterizadas por distúrbios reprodutivos. Qualquer animal infectado tem o potencial de liberar a bactéria no ambiente pela excreção do patógeno em suas secreções corporais (fezes, urina e leite de animais infectados), mas a maior concentração do agente é encontrada em produtos provenientes do parto de fêmeas. A transmissão via inalação de aerossol, proveniente de fluidos e de excretas de animais infectados, é considerada a principal via de infecção para o homem, por meio dos esporos-*like*, que, gerados a partir de um mecanismo semelhante à esporulação, são determinantes para manutenção da estabilidade ambiental da bactéria.

Altamente resistente a condições ambientais adversas, a bactéria pode se dispersar pelo vento e sobreviver por várias semanas. Assim, a febre Q pode ocorrer em pacientes cujo contato com animais não seja óbvio. Além disso, vias menos comuns de transmissão de *C. burnetii* incluem:

- Ingestão de leite cru e derivados não pasteurizados.
- Contato com outros produtos animais, como couro e lã.
- Transfusão de sangue e/ou transplante de medula óssea.
- Casos esporádicos de transmissão nosocomial associada a autópsias e à realização de procedimentos obstétricos em animais de estimação (cães e gatos).

Ausente apenas na Nova Zelândia, a incidência da febre Q varia a depender da região estudada, sendo considerados países endêmicos Austrália, França, Espanha, Grécia, Israel, Holanda, Guiana Francesa e EUA. Nesses países, há registros de casos ao longo do ano todo, sendo mais frequentes em indivíduos do sexo masculino com mais de 15 anos de idade e relacionados a atividade laboral que envolve o contato com ruminantes, como trabalhadores de matadouros, açougueiros, veterinários e fazendeiros, embora a infecção não seja limitada a esses grupos.

A febre Q foi descrita pela primeira vez no Brasil em 1953. Os estudos sobre sua incidência em território nacional, no entanto, são escassos. Há evidências de circulação desse patógeno em humanos, animais e em leite cru e derivados nos estados de Alagoas, Ceará, Bahia, Goiás, Mato Grosso do Sul, Minas Gerais, Pernambuco, Rio de Janeiro, Santa Catarina e São Paulo. Com relação aos animais, a infecção por *C. burnetii* foi descrita em:

- Animais de produção, com ou sem histórico de distúrbio reprodutivo, incluindo cabras, ovinos e bovinos.
- Animais domésticos (canídeos e felinos).
- Mamíferos silvestres, como cervídeos, quirópteros, roedores e marsupiais.

Essa diversidade corrobora a complexidade do ciclo natural dessa bactéria.

Apesar dos estudos sorológicos demonstrando a exposição de diferentes grupos populacionais a *C. burnetii*, apenas em 2008 foi possível detectar pela primeira vez o agente, a partir da análise molecular, em um caso de febre de origem obscura associada com trombocitose no Rio de Janeiro. Em junho de 2014, essa zoonose passou a ser de notificação compulsória, por conta do diagnóstico diferencial com a febre maculosa. Em concordância com a literatura internacional na última década, que apresenta números crescentes, diversos casos têm sido reportados no Brasil anualmente, incluindo relatos de pacientes com endocardite hemocultura-negativa, com osteoartropatia soronegativa, militares com quadro de pneumonia após treinamento de sobrevivência e pacientes com suspeita de dengue sem confirmação laboratorial.

Fisiopatologia e manifestação clínica

Após a exposição às partículas esporos-*like*, o indivíduo suscetível desenvolverá a infecção primária a partir dos monócitos e macrófagos, considerados alvo principal da bactéria. Ao penetrar nessas células a partir dos receptores específicos eucarióticos, como as integrinas, a bactéria *C. burnetii* na fase II, cuja internalização é mais eficiente, é eliminada imediatamente pela via fagolisossomal, enquanto a bactéria na fase I, por ser mal internalizada pelas células fagocitárias, sobrevive, gerando duas formas morfológicas distintas: a variante de grandes células (LCV), que se desenvolve para persistir no fagolisossomo acidificado nas células fagocíticas e a variante de pequenas células (SCV), além dos esporos-*like*, que podem persistir tanto no fagolisossoma quanto no ambiente externo.

A depender do tamanho do inóculo; da via de infecção; de fatores do hospedeiro como idade, sexo, imunodepressão e gravidez; assim como da especificidade da cepa bacteriana, o individuo pode evoluir para uma infecção assintomática, febre Q aguda ou febre Q persistente (previamente denominada crônica). A resposta imune que se instala visa ao controle da replicação da bactéria, produzindo anticorpos específicos, da classe IgG contra a bactéria na fase II e anticorpos da classe IgM direcionados para ambas as fases.

Como a resposta imune parece ser dependente de células T, a infeção por *C. burneti* leva à formação de granulomas na febre Q aguda, enquanto na febre Q persistente, caracterizada por uma resposta imune ineficiente, os granulomas são substituídos por infiltração de linfócitos com focos de necrose irregular. Nesse contexto, a febre Q persistente se caracteriza pela presença de linfócitos incapazes de proliferar em resposta aos antígenos bacterianos, com uma superprodução de prostaglandina E2 e geração de uma grande quantidade de anticorpos específicos para a fase I que favorecem a replicação bacteriana nos macrófagos. Como consequência, em contraste com a fase aguda, os tecidos infectados, como válvulas cardíacas e fígado, exibem grandes vacúolos contendo *C. burnetii*.

A infecção aguda por *C. burnetii* pode ser assintomática, ou se manifestar por meio de uma ampla diversidade de sinais e sintomas, com um período de incubação médio de 2 a 3 semanas. A manifestação clínica mais comum é uma doença febril inespecífica que pode ocorrer em conjunto com pneumonia ou hepatite e, com menor frequência, pericardite, miocardite, meningite asséptica, encefalite e colecistite, entre outras manifestações.

A febre Q aguda tem início gradual ou abrupto, com gravidade variável, e quadro caracterizado por febre alta que pode durar mais de 10 a 15 dias e, frequentemente, mialgia, fadiga, calafrios e forte cefaleia. Mulheres infectadas com febre Q durante a gravidez apresentam risco aumentado de abortamento espontâneo e parto prematuro. Essa apresentação inespecífica é enganosa e corrobora a inclusão da triagem para infecção primária por *C. burnetii* na presença de uma febre isolada de origem desconhecida. Embora uma história epidemiológica detalhada, incluindo contato com animais, possa ajudar os profissionais de saúde a identificar um potencial caso de febre Q, a falta de contato direto com o animal não deve impedir uma suspeita clínica e a solicitação de um diagnóstico laboratorial específico.

A pneumonia é uma importante manifestação clínica da forma aguda da febre Q, sendo a infecção por *C. burnetii* uma causa frequentemente negligenciada no diagnóstico de pneumonia adquirida na comunidade (PAC). O paciente com pneumonia associada com *C. burnetii* geralmente apresenta febre, tosse (habitualmente seca), dispneia, cefaleia e anormalidades da ausculta, associadas, com frequência, a sinais extrapulmonares, como mialgia, artralgia, bradicardia relativa, odinofagia, calafrios, vômitos, dor abdominal, náusea, diarreia ou constipação. Com menos frequência, uma erupção cutânea ou sinais neurológicos (confusão, prostração ou síndrome de Guillain-Barré) podem ser observados. Pancreatite, miocardite, pericardite, tromboflebite, epididimite, prostatite, anemia hemolítica, derrame pleural e neurite óptica, entre outras manifestações, também já foram descritas na febre Q. O prognóstico da pneumonia por *C. burnetii* costuma ser favorável, com resolução de sintomas em 30 dias.

O paciente com hepatite por *C. burnetii* apresenta quadro influenza-símile associado a anorexia, vômito e, com menor frequência, diarreia e hepatomegalia dolorosa, bem como, mais raramente, icterícia em casos mais graves. O prognóstico da hepatite aguda por *C. burnetii* é bom e os casos fatais decorrentes de insuficiência hepática são muito raros, restritos a crianças ou pacientes com condições hepáticas prévias.

A febre Q persistente é menos frequente, ocorrendo em aproximadamente 5% das pessoas com infecção aguda, e pode ocorrer dentro de alguns meses ou anos após a infecção aguda, sintomática ou não. As manifestações clínicas iniciais em pacientes com febre Q persistente incluem fadiga, febre, dor abdominal ou no peito, perda de peso, sudorese noturna e hepatoesplenomegalia, que podem ser acompanhados de endocardite, osteomielite, osteoartrite e acometimento vascular, hepático e pulmonar crônicos. Os pacientes com maior risco de febre Q persistente são aqueles com doença cardíaca e enxerto vascular.

A endocardite hemocultura-negativa é a forma mais frequentemente relatada da febre Q persistente. No Brasil, *C. burnetii* foi apontado como o agente etiológico em aproximadamente 10% dos casos dessa afecção. As válvulas mitrais e aórticas são as mais comumente afetadas. É importante destacar que os pacientes frequentemente não possuem o diagnóstico prévio de febre Q aguda.

A síndrome da fadiga da pós-febre Q tem sido relatada em até 20% dos pacientes com febre Q aguda e é a sequela mais comum após infecção aguda; contudo, os dados relacionados a essa síndrome são limitados e sua taxa de ocorrência é desconhecida. Pacientes com síndrome de fadiga pós-febre Q são, predominantemente, pessoas previamente saudáveis, sem histórico médico e psicológico, que desenvolvem um complexo de sintomas dominado por uma fadiga debilitante após infecção por *C. burnetii*. Outras manifestações clínicas que podem estar associadas são náusea, cefaleia, sudorese noturna, mialgia, fasciculações musculares intermitentes, linfadenomegalia, artralgia, dificuldade para dormir, intolerância ao álcool, fotofobia, irritabilidade, depressão e diminuição da concentração e da memória de curto prazo, sem envolvimento aparente de qualquer órgão.

Diagnóstico

Por conta do amplo espectro clínico da febre Q, o diagnóstico diferencial contempla desde doenças infecciosas até doenças linfoproliferativas de diversas etiologias neoplásicas, além de doenças autoimunes. Entre as doenças infecciosas incluídas podem ser citadas pneumonia adquirida na comunidade, dengue e outras arboviroses, influenza, brucelose, síndrome pulmonar por hantavírus, febre maculosa, bartonelose, histoplasmose, febre tifoide, hepatites virais, entre outras manifestações. Na febre Q persistente, em especial na endocardite, outras etiologias necessitam ser investigadas, como a infecção por *Bartonella* spp., *Mycoplasma hominis* e *Tropheryma whipplei*, entre outros agentes.

Com relação aos achados laboratoriais, as contagens de leucócitos costumam ser normais ou baixas em comparação com as da pneumonia causada por outros microrganismos. Por outro lado, os níveis de proteína C reativa são tipicamente elevados, significativamente mais altos do que em pneumonias causadas por outros agentes infecciosos, com alteração de AST, ALT e fosfatase alcalina. Os achados radiológicos são altamente polimórficos e não podem ser distinguidos de outras etiologias de pneumonia adquirida na comunidade.

O paciente com um quadro de hepatite pela infecção por *C. burnetii* apresenta enzimas hepáticas elevadas associadas, em quase todos os quadros, a febre, calafrios e cefaleia. Outros achados associados são anorexia, vômito e, com menor frequência, diarreia e hepatomegalia dolorosa. A icterícia é rara, mas foi relatada em casos graves. Quando a biópsia hepática é realizada, uma hepatite granulomatosa com granulomas, constituídos por anel fibroide com espaço central lipídico (granulomas "em *donut*"), é encontrada. O prognóstico da hepatite aguda por *C. burnetii* é bom e casos fatais decorrentes de insuficiência hepática são muito raros e restritos a crianças e pacientes com prévia hepatopatia.

Na endocardite hemocultura-negativa, ecocardiograma transtorácico (ETT) e transesofágico (ETE) são essenciais não somente para o diagnóstico, mas também para avaliação das complicações e acompanhamento do paciente. A anormalidade mais comumente encontrada é a descoberta de uma insuficiência valvar ou de agravamento dessa condição. Outros achados ecocardiográficos incluem vegetações, espessamento valvular, calcificação, abscesso cardíaco, estenose e derrame pericárdico.

O diagnóstico específico da febre Q é realizado principalmente a partir da detecção de anticorpos pelo teste de IFI, método mais comumente utilizado por conta de suas altas sensibilidade e especificidade, embora outros testes se encontrem disponíveis comercialmente, como o ensaio imunoenzimático. Assim como na febre maculosa e nas bartoneloses, a análise deve ser realizada em duas amostras pareadas, já que os anticorpos frequentemente são detectados 2 a 3 semanas a partir do início da doença. Na febre Q aguda, o título de IgG antifase II se encontra elevado, enquanto na febre Q crônica, o título de IgG antifase I é tipicamente mais elevado do que o título de IgG antifase II. Reação cruzada pode ocorrer com as infecções por *Legionella* e *Bartonella*, mas a quantificação dos anticorpos contra os antígenos de *C. burnetii* possibilitam a diferenciação. A análise molecular permite o diagnóstico a partir de amostras de sangue, fragmentos de biópsias e lavado brônquico, entre outras amostras, considerando-se que se trata de um método mais sensível, simples e confiável para a detecção bacteriana na rotina diagnóstica. Imuno-histoquímica e isolamento bacteriano (método restrito a laboratórios com biossegurança de nível 3), em decorrência da elevada virulência de *C. burnetii*, também podem ser realizados.

Para o diagnóstico da febre Q crônica e, mais especificamente, da endocardite hemocultura-negativa, a técnica de escolha também é o teste sorológico A presença de altos títulos de anticorpos de IgG antifase I (≥ 800), acima dos títulos de IgG antifase II, é considerada altamente preditiva de endocardite. Por outro lado, como os anticorpos podem permanecer detectáveis por meses a anos após a infecção, o tratamento não deve ser fornecido com base apenas em títulos elevados sem manifestação clínica de doença aguda (p. ex., endocardite e osteomielite). A técnica de imuno-histoquímica também pode ser empregada para detectar a presença de antígenos de *C. burnetii* em tecidos fixados de válvulas excisadas de pacientes com endocardite hemocultura-negativa.

Tratamento, controle e medidas preventivas

A doxiciclina possui a maior eficácia terapêutica contra *C. burnetii* e é o tratamento de escolha para a febre Q aguda e crônica em adultos e crianças (Tabela 3).

Quanto às medidas de controle e preventivas, além das boas práticas de higiene, visando ao controle ambiental, devem-se incinerar ou enterrar, após desinfecção, fluidos e materiais potencialmente contaminados diante da possibilidade de manutenção de partículas infectivas esporos-*like* no ambiente. Por ser considerada uma doença ocupacional, trabalhadores

Tabela 3 Principais antimicrobianos utilizados no tratamento da febre Q

Apresentação clínica	Paciente	Tratamento	Período de tratamento
Febre Q aguda	Adulto	Doxiciclina (100 mg, 2×/dia)	14 dias
		Fluoroquinolona (200 mg, 3×/dia)	14-21 dias
		Rifampicina (1.200 mg/dia)	21 dias
	Gestante	Trimetoprima (320 mg/dia) + Sulfametoxazol (1.600 mg/dia)	> 5 semanas
	Criança (< 45 kg)	Doxiciclina (2,2 mg/kg, 2×/dia)	10-14 dias
Febre Q persistente*	Adulto	Doxiciclina (100 mg, 2×/dia) + Hidroxicloroquina (200 mg, 3×/dia)	> 18 meses

* Inclui endocardite hemocultura-negativa, com associação de cirurgia.
Adaptada de Eldin et al., 2017.

que manuseiam animais e seus produtos, assim como os profissionais da indústria animal, devem ser informados sobre os fatores de risco relacionados à febre Q. Animais infectados devem ser retirados dos rebanhos ou colocados em confinamento separadamente, em especial no momento do parto. Materiais potencialmente infecciosos provenientes de animais infectados, especialmente produtos de parto ou aborto, devem ser descontaminados imediatamente com o uso de etanol a 50%, solução de formol a 0,5%, peróxido a 5% ou soluções à base de fenol, ou incinerados. Recomenda-se a utilização de máscaras N-95, óculos de proteção e luvas antes de ingressar em áreas potencialmente infectadas ou ao manipular material potencialmente infeccioso.

Resíduos com risco biológico devem ser descontaminados por autoclavagem e os equipamentos/instrumentos contaminados por desinfetantes, autoclavados ou submetidos a fervura por 10 minutos. Com relação ao leite, a pasteurização a 72ºC durante 15 segundos é recomendada mesmo que a via oral não seja a principal via de transmissão. Embora não esteja disponível no Brasil, existe uma vacina inativada por formalina de célula inteira (Q-Vax) que tem sido amplamente utilizada na Austrália e fornece uma proteção completa e duradoura.

BIBLIOGRAFIA

1. Angelakis E, Raoult D. Pathogenicity and treatment of Bartonella infections. Int J Antimicrob Agents. 2014; 44(1):16-25.
2. Blanton LS. The rickettsioses: a practical update. Infect Dis Clin North Am. 2019; 33(1):213-29.
3. Breitschwerdt EB. Bartonellosis, one health and all creatures great and small. Vet Dermatol. 2017; 28(1):96-e21.
4. Eldin C, Mélenotte C, Mediannikov O, Ghigo E, Million M, Edouard S, et al. From Q fever to Coxiella burnetii infection: a paradigm change. Clin Microbiol Rev. 2017; 30(1):115-90.
5. Epelboin L, Nacher M, Mahamat A, Pommier de Santi V, Berlioz-Arthaud A, Eldin C, et al. Q fever in French Guiana: tip of the iceberg or epidemiological exception? PLoS Negl Trop Dis. 2016; 10(5):e0004598.
6. Lamas CC, Curi A, Bóia MN, Lemos ERS. Human bartonellosis: seroepidemiological and clinical features with an emphasis on data from Brazil – a review. Mem Inst Oswaldo Cruz. 2008; 103(3):221-35.
7. Lamas CC, Ramos RG, Lopes GQ, Santos MS, Golebiovski WF, Weksler C, et al. Bartonella and Coxiella infective endocarditis in Brazil: molecular evidence from excised valves from a cardiac surgery referral center in Rio de Janeiro, Brazil, 1998 to 2009. Int J Infect Dis. 2013; 17(1):e955-6.
8. Lemos ERS, Rozental T, Mares-Guia MA, Almeida DN, Moreira N, Silva RG, et al. Q fever as a cause of fever of unknown origin and thrombocytosis: first molecular evidence of Coxiella burnetii in Brazil. Vector Borne Zoonotic Dis. 2011; 11(1):85-7.
9. Lemos ERS, Rozental T, Siqueira BN, Júnior AAP, Joaquim TE, da Silva RG, et al. Q fever in military firefighters during cadet training in Brazil. Am J Trop Med Hygiene. 2018; 99(2):303-5.
10. Madison-Antenucci S, Kramer LD, Gebhardt LL, Kauffman E. Emerging tick-borne diseases. Clin Microbiol Rev. 2020; 33(2):e00083-18.
11. Mares-Guia MAM, Rozental T, Guterres A, Ferreira MS, Botticini RG, Terra AK, et al. Molecular identification of Q fever in patients with a suspected diagnosis of dengue in Brazil in 2013-2014. Am J Trop Med Hygiene. 2016; 94(5):1090-4.
12. Minervino AHH, Labruna MB, Dias SR, Costa FB, Martins TF, da Silva PNS, et al. Typhus group rickettsiosis, Brazilian Amazon. Emerg Infect Dis. 2020; 26(6):2294-6.
13. Okaro U, Addisu A, Casanas B, Anderson B. Bartonella species, an emerging cause of blood-culture--negative endocarditis. Clin Microbiol Rev. 2017; 30(3):709-46.
14. Parola P, Paddock CD, Socolovschi C, Labruna MB, Mediannikov O, Kernif T, et al. Update on tick-borne rickettsioses around the world: a geographic approach. Clin Microbiol Rev. 2013; 26:657-702.

36

Micoses superficiais e profundas

Marcela de Faria Ferreira

DESTAQUES

- Micoses são doenças negligenciadas causadas por fungos adquiridos de fonte endógena ou exógena, de altas morbidade e mortalidade nas formas invasivas.
- Pacientes de alto risco para micose oportunista são aqueles com neutropenia e deficiência da imunidade celular.
- As micoses endêmicas podem causar quadros graves tanto em imunossuprimidos quanto em imunocompetentes, por isso o médico deve procurar por história epidemiológica compatível para a suspeição diagnóstica.

INTRODUÇÃO

Micoses superficiais e profundas podem causar quadros graves e exigir rápida intervenção para diagnóstico e tratamento. A fonte da infecção pode ser endógena, quando o fungo faz parte da microbiota normal da pele e da mucosa do hospedeiro, ou exógena, quando é adquirida no ambiente, na maioria das vezes por via inalatória.

EPIDEMIOLOGIA

Doenças fúngicas invasivas são causadas por fungos filamentosos, leveduriformes ou dimórficos de diversos gêneros, a depender do estado de imunidade e da localização geográfica de cada indivíduo. Estima-se que, globalmente, essas doenças matem mais de 1,5 milhão de pessoas anualmente.

Deficiências no sistema imune oriundas de condições como neutropenia, internação prolongada em UTI e deficiência de imunidade celular são fatores de risco para sua ocorrência (Tabela 1).

Algumas pessoas saudáveis e sem fatores de risco também podem adquirir infeção por fungos endêmicos e, ocasionalmente, desenvolver formas graves da doença.

Tabela 1 Fatores de risco para micoses

Fusariose, aspergilose invasiva, candidíase invasiva, mucormicose	Candidemia em UTI	Micoses endêmicas disseminadas graves e pneumocistose
Leucemia mieloide aguda	Cirurgias de grande porte	PVHIV e CD4+ ≤ 200 células/mm³
Mielodisplasia	Nutrição parenteral total	Imunodeficiências primárias
Transplante alogênico de medula óssea	Hemodiálise	Transplante de órgãos sólidos
DECH	Escores APACHE elevados	Diabete
Uso prolongado de corticosteroides*	Ventilação mecânica	Uso prolongado de corticosteroides
Quimioterapia para neoplasias hematológicas	Colonização cutânea	Uso de imunossupressores para doenças autoimunes (anti-TNF), análogos de purinas

APACHE: *Acute physiology and chronic health evaluation*; DECH: doença do enxerto contra hospedeiro; PVHIV: pessoas vivendo com o vírus da imunodeficiência humana (HIV); TNF: fator de necrose tumoral; UTI: unidade de terapia intensiva.
* Prednisona ≥ 20 mg/dia ou equivalente, por mais de 4 semanas.

Deficiência de neutrófilos

Neutropenia é o principal fator de risco para doenças fúngicas invasivas não endêmicas, principalmente com contagem de neutrófilos inferior a 500 células/mm³. Os agentes mais comuns são *Fusarium* spp., *Aspergillus* spp. e *Candida* spp., seguidos de *Mucor* spp., *Rhizopus oryzae* (causadores da mucormicose) e *Trichosporon* spp. No Brasil, leucemia mieloide aguda/mielodisplasia (LMA/MDS) e transplante alogênico de medula óssea são as doenças de base mais comuns associadas às doenças fúngicas invasivas em pacientes neutropênicos, com incidência acumulada em 12 meses de aproximadamente 18 e 11%, respectivamente. Diabete descompensado é fator de risco para mucormicose, com mortalidade entre 50 e 100%.

Unidade de terapia intensiva (UTI)

Pacientes internados por tempo prolongado em UTI são expostos a condições que favorecem o desenvolvimento de candidemia, com mortalidade de cerca de 40%. A principal espécie implicada é *C. albicans*. No ano de 2020, p. ex., observou-se um grande número de casos de aspergilose pulmonar nos pacientes com infecção grave por SARS-CoV-2, conhecida como aspergilose pulmonar associada à Covid-19 (CAPA), com taxa de incidência entre os pacientes internados em UTI alcançando 30% a depender da área geográfica, com mortalidade entre 40 e 50%.

Deficiência de imunidade celular

Pacientes com deficiência da imunidade celular são suscetíveis a formas graves e disseminadas das micoses endêmicas – histoplasmose, criptococose, coccidioidomicose e paracoccidioidomicose –, além da pneumocistose.

- Histoplasmose: é causada por *H. capsulatum*, encontrada em regiões de clima tropical e temperado, mais comum no continente americano, e associada a locais com dejetos de aves e morcegos. Apresenta letalidade aproximada de 33%.

- Criptococose: tem distribuição mundial, causada por dois complexos de espécies, *C. neoformans* e *C. gattii*, associados a ocos de árvores, madeiras em decomposição e locais com excretas de aves, principalmente pombos. A letalidade das formas meníngeas é de 10 a 50%.
- Coccidioidomicose: é causada por *C. immitis* e *C. posadasii*, encontrada em áreas de clima árido e semiárido, associada à presença de tocas de tatu (*Dapsus novencinctus*). A primeira espécie é encontrada no oeste dos EUA e a última é restrita ao nordeste brasileiro, sendo o estado do Piauí a região mais prevalente, com pouquíssimos casos no Ceará, Maranhão, Pernambuco e Bahia.
- Paracoccidioidomicose: é uma micose endêmica restrita à América Latina, causada por *P. brasiliensis* e *P. lutzi*, observada em trabalhadores rurais, associada ao hábito de mascar graveto e ao tabagismo nas formas crônicas e à exposição a locais com revolvimento de terra nas formas agudas/subagudas, com apresentações clínicas distintas. A taxa de mortalidade média anual no Brasil é estimada em 1,45:1.000.000 de habitantes.
- Pneumocistose: é de distribuição mundial, causada por *Pneumocistis jiroveci* encontrado na natureza, associada à imunossupressão em pacientes com CD4+ ≤ 200 células/mm^3, principalmente pessoas vivendo com HIV (PVHIV) e outras condições de linfopenia.

FISIOPATOLOGIA

Os agentes causadores das micoses endêmicas e das oportunistas fusariose, mucormicose, aspergilose e pneumocistose são adquiridos pela inalação de conídios/esporos dispersos no ambiente. Uma vez inalados, passam pelas vias respiratórias e chegam aos alvéolos, causando doença localizada ou progredindo com disseminação hematogênica para órgãos à distância, a depender da imunidade de cada indivíduo, da carga fúngica inalada e da virulência de cada cepa.

Entre as micoses endêmicas, *Cryptococcus* spp. tem tropismo para o SNC e *Coccidioides* causa frequentemente meningite nas formas mais graves. *Histoplasma capsulatum* e *Paracoccidioides* spp. disseminam para órgãos com células do sistema fagocítico mononuclear, como baço, fígado, cadeias ganglionares e medula óssea.

Pele e mucosas podem ser o sítio primário de uma grave infecção, a partir de micoses superficiais como dermatites, onicomicose, paroníquias, balanites e vulvovaginites causadas por fungos colonizadores naturais da pele e da mucosa (*Candida* e *Trichosporon*). Decorre do rompimento das barreiras de defesa e da incapacidade dos neutrófilos de eliminar os microrganismos, predispondo a angioinvasão. Raramente, *Fusarium* spp. também pode ter a pele como porta de entrada a partir de lesões cutâneas, como intertrigo ou onicomicose.

Internações prolongadas em UTI aumentam o risco de candidemia por conta da quebra das barreiras de defesa associada ao uso de dispositivos invasivos, como cateter venoso central, cateter de diálise, nutrição parenteral total e próteses ventilatórias, e da capacidade de *Candida* spp. de formar biofilmes nesses dispositivos.

SINAIS E SINTOMAS

Os sinais e sintomas de cada etiologia variam conforme a forma clínica e são inespecíficos. As formas invasivas e disseminadas devem ser diagnosticadas e tratadas com urgência.

Deve-se investigar a presença de doenças fúngicas invasivas nas seguintes situações:

- Neutropenia febril prolongada (mais de 4 a 7 dias de febre sem resposta a antimicrobianos com neutrófilos < 500 células/mm^3) e recorrente.
- Pacientes com deficiência de imunidade celular com quadro subagudo de febre, tosse e perda de peso.
- Pacientes imunocompetentes com febre, tosse, dispneia ou quadro neurológico vindo de localidade de micoses endêmicas.

Lesões cutâneas com diversas apresentações também devem ser um alerta de fungos oportunistas na presença de neutropenia. A invasão desses agentes causa lesão em qualquer órgão com elevada mortalidade.

Imunocompetentes com micoses endêmicas podem apresentar sintomas respiratórios agudos, alguns evoluindo com dispneia progressiva, exigindo rápido diagnóstico para tratamento imediato e manejo da insuficiência respiratória. A criptococose por *C. gattii* pode evoluir com meningite aguda/subaguda e criptococomas cerebrais, pulmonares e cutâneos em pacientes previamente hígidos. A espécie oportunista *C. neoformans* causa meningite na deficiência da imunidade celular, oligossintomática no início da infecção, evoluindo para sintomas graves do SNC com elevada mortalidade. A paracoccidioidomicose de forma aguda/subaguda acomete mais crianças e jovens, com quadro de febre, perda de peso, linfonodomegalias disseminadas, lesões mucocutâneas ulcerocrostosas, hepatoesplenomegalia e queda significativa do estado geral e nutricional. A forma crônica pode complicar com insuficiência adrenal, lesões nas mucosas do trato aereodigestivo, impedindo a alimentação, e insuficiência respiratória. A coccidioidomicose de forma disseminada evolui com complicações no SNC com massas cerebrais, meningite e comprometimento ósseo, incluindo vértebras com risco de compressão medular. Histoplasmose disseminada cursa com infiltrado pulmonar difuso, insuficiência respiratória e acometimento de baço, fígado, cadeias ganglionares e medula óssea.

Na Tabela 2, são apresentados sinais e sintomas comuns a várias etiologias, de difícil reconhecimento e que podem representar complicações de formas invasivas.

EXAMES

Na suspeita de doença fúngica invasiva, devem-se solicitar hemoculturas para fungos; biópsia/aspirado de lesões cutâneas, linfonodos e tecidos; coletar amostras respiratórias (escarro, escarro induzido, lavado broncoalveolar, aspirado traqueal) para citologia e culturas; hemograma; função renal e hepática; LDH; anti-HIV; e fundo de olho.

O padrão de imagem pulmonar na pneumocistose é de vidro fosco bilateral e formação de cistos. Nas outras micoses, não existe um padrão, com lesões variando desde condensações, nódulos, infiltrado miliar, cavitações, derrame pleural e linfonodomegalias hilares ou mediastinais.

Na suspeita de sinusite fúngica invasiva, a TC de seios da face pode mostrar invasão tecidual e necrose, acometimento ósseo e trombose de carótida e seio cavernoso.

É fundamental realizar exame de imagem de crânio (TC ou RNM) na presença de sinais neurológicos, assim como punção lombar com envio de liquor para citologia, bioquímica, pesquisa de antígeno criptocócico (CrAg), exame micológico direto e cultura para fungos. Meningite fúngica pode ter citologia normal ou aumentada, predomínio de mononucleares, proteinorraquia e glicose

Tabela 2 Sinais e sintomas conforme o sítio acometido e os agentes etiológicos mais comuns

Pele e mucosas	Dermatofitoses, balanites, vaginites, mucosites, onicomicose, paroníquia no neutropênico	Microbiota local (*Candida* spp., *Trycophyton* spp., *Trichosporum* spp.) ou *Fusarium* spp.
	Lesões cutâneas maculopapulares eritematosas, necróticas, nódulos ou ectima gangrenoso na neutropenia	Disseminação hematogênica por *Candida* spp., *Aspergillus* spp., *Rhizopus/Mucor* ou *Fusarium* spp.
	Lesões molusco-like, abscessos frios, pápulas, pústulas, nódulos, massas subcutâneas, linfonodomegalias periféricas na deficiência da imunidade celular	Micoses endêmicas disseminadas: criptococose, histoplasmose, paracoccidioidomicose e coccidioidomicose
Sistema respiratório	Tosse, hipoxemia e desconforto respiratório	Aspergilose invasiva na neutropenia, histoplasmose, pneumocistose na imunossupressão celular
	Sinusites agudas invasivas: febre, ulcerações com necrose nasal, celulite facial, acometimento de globo ocular com diminuição da acuidade visual e cefaleia em pacientes diabéticos ou neutropênicos	Mucormicose, aspergilose
	Traqueobronquite	*Aspergillus* spp., *Rhizopus/Mucor* ou *Fusarium* spp.
Abdome	Hepatomegalia, esplenomegalia, linfonodomegalias intra-abdominais	Histoplasmose disseminada, paracoccidioidomicose aguda/subaguda
Olhos	Ceratites	Fusariose
	Proptose e celulite periorbital	Mucormicose
	Coriorretinite	Criptococose, histoplasmose, coccidioidomicose
Sistema cardiovascular	Endocardite	*Candida* spp., *Aspergillus* spp. e *Trichosporon* spp.
SNC	Rigidez de nuca, rebaixamento do nível de consciência, crises convulsivas, desorientação, sinais focais, turvação visual na deficiência de imunidade celular	Meningite criptocócica ou por coccidioidomicose
	Infartos cerebrais, realce meníngeo, rebaixamento de nível de consciência em neutropênicos	*Candida* spp., *Aspergillus* spp., *Rhizopus/Mucor* ou *Fusarium* spp.
Sangue	Citopenias (anemia, leucopenia, plaquetopenia)	Histoplasmose disseminada
	LDH elevada	Histoplasmose disseminada, pneumocistose
Ossos	Osteomielite, lesões líticas, abscessos, tumores	*Candida* spp., *Rhizopus/Mucor* spp., *Coccidioides* spp.

LDH: desidrogenase láctica; SNC: sistema nervoso central.

baixa. No caso de PVHIV com CD4+ abaixo de 100 células/mm^3, como o risco de meningite criptocócica é alto e essa forma clínica pode ser assintomática ou oligossintomática nas primeiras semanas ou meses, é obrigatória a pesquisa de antígeno criptocócico no soro e, caso positiva, deve-se realizar punção lombar para diagnóstico precoce nesses pacientes, mesmo sem clínica neurológica.

DIAGNÓSTICO

O diagnóstico das doenças fúngicas é dividido em provado, provável e possível, de acordo com o consenso da European Organization for Research and Treatment of Cancer e do Mycoses Study Group Education and Research Consortium, de 2020 (Tabelas 3 a 5). Os critérios de diagnóstico provado servem tanto para imunossuprimidos quanto para imunocompetentes. Critérios de diagnóstico provável são estudados apenas para pessoas imunossuprimidas e requer pelo menos um fator de risco (já discutido anteriormente), clínica compatível e uma evidência micológica. Diagnóstico possível envolve os casos que preenchem critérios de risco do hospedeiro e a apresentação clínica, mas sem evidência micológica.

DIAGNÓSTICO DIFERENCIAL

Em virtude da gama de sinais e sintomas inespecíficos, o diagnóstico diferencial de cada doença fúngica invasiva engloba todas as outras discutidas, tuberculose, pneumonias bacterianas, leishmaniose, além de etiologias não infecciosas, como neoplasias, pneumonites químicas, doenças autoimunes (p. ex., sarcoidose) e doenças granulomatosas crônicas não infecciosas.

TRATAMENTO

Nas emergências e urgências, utilizam-se preferencialmente formulações lipídicas da anfotericina B, com predileção pela lipossomal, em vez do desoxicolato (0,7 a 1 mg/kg/dia), por conta do melhor perfil de toxicidade e da melhor distribuição entre os tecidos. Casos complicados e o acompanhamento do tratamento devem ser conduzidos pelo infectologista.

- Fusariose invasiva: anfotericina B lipossomal ou complexo lipídico, 3 a 5 mg/kg/dia + voriconazol, 6 mg/kg, IV ou VO, a cada 12 horas, no primeiro dia, seguidos de 4 mg/kg a cada 12 horas nos dias subsequentes. Remover cirurgicamente todas as lesões possíveis.
  - Alternativa: anfotericina B ou voriconazol sozinhos ou posaconazol suspensão, 200 mg, VO, a cada 6 horas, no primeiro dia, seguidos de 400 mg, a cada 12 horas, até estabilização clínica.
- Mucormicose: anfotericina B lipossomal ou complexo lipídico, 5 a 10 mg/kg/dia, ou isavuconazol, 200 mg/dia, IV ou VO, a cada 8 horas, nos primeiros 2 dias, seguidos de 200 mg/dia; ou posaconazol suspensão, 200 mg, VO, a cada 6 horas, no primeiro dia, seguidos de 400 mg, a cada 12 horas. Remover cirurgicamente todas as lesões possíveis.
- Candidíase disseminada/candidemia:
  - Tratamento empírico sem identificação da espécie: caspofungina, 70 mg, IV (dose de ataque), seguidos de 50 mg/dia, IV; ou micafungina, 100 mg/dia, IV; ou anidulafungina, 200 mg, IV (dose de ataque), seguido de 100 mg/dia, IV.

Tabela 3 Diagnóstico provado das infecções fúngicas em imunocompetentes e imunossuprimidos*

Fungo	Exame microscópico	Cultura de material estéril	Sangue	Sorologia	PCR de tecido do bloco de parafina
Filamentosos (*Fusarium* spp., *Mucor/Rhizopus*, *Aspergillus* spp.)	Histopatológico, citopatológico ou micológico direto (colorações Grocott, ácido periódico de Shiffer ou calcoflúor) de material estéril coletado por punção ou biópsia com dano tecidual	Cultura de espécime clínico obtida de um sítio normalmente estéril com suspeita de doença infecciosa	Isolamento em hemocultura (excessão para Aspergillus, que quando encontrado no sangue pode significar contaminação)	Não aplicado	PCR com sequenciamento quando do diagnóstico histológico, para identificação do gênero e espécie
Leveduras oportunistas (*Candida* spp. e *Trichosporon* spp.) e das micoses endêmicas (*Cryptococcus* spp., *HIstoplasma* spp., *Coccidioides* spp. e *Paracoccidioides* spp.)	Histopatológico, citopatológico ou micológico direto (colorações pela prata, ácido periódico de Shiffer ou calcoflúor e tinta nanquim) de material estéril coletado por punção ou biópsia com dano tecidual	Cultura de espécime clínico do sítio afetado	Isolamento em hemocultura	Antígeno criptocócico positivo no liquor ou sangue faz diagnóstico de criptococose	PCR com sequenciamento quando do diagnóstico histológico, para identificação do gênero e espécie para as leveduras não endêmicas
Pneumocistis jiroveci	Imunofluorescência de tecido, lavado broncoalveolar e escarro	Não aplicado	Não aplicado	Não aplicado	Não plicado

PCR: reação em cadeia de polimerase.
* Para atender à realidade de muitos laboratórios com recursos limitados, foram incluídas as sorologias das micoses endêmicas com pesquisa de anticorpos para histoplasmose e paracoccidioidomicose, pois auxiliam junto com a clínica e a epidemiologia a suspeitar do diagnóstico, na ausência de provas microbiológicas mais concretas.
Adaptada de Donnelly et al., 2020.

Tabela 4 Diagnóstico provável de infecção por fungo filamento em pacientes imunossuprimidos*

Apresentação clínica	Aspergilose pulmonar	Pelo menos 1 das imagens: ■ Lesão densa, circunscrita, com ou sem sinal do halo ■ Sinal do ar crescente ■ Cavitação ■ Consolidação em forma de cunha segmentar ou lobar
	Pneumonia por outros fungos filamentosos	Idem à aspergilose, incluindo sinal do halo reverso
	Traqueobronquite fúngica	Ulcerações, nódulos, placas, pseudomembranas, crostas, no trajeto da broncoscopia
	Sinusite fúngica	Dor localizada aguda, ulceração nasal com crostas necróticas, extensão de acometimento dos seios paranasais para ossos e órbita
	SNC	Lesões focais ou realce meníngeo na imagem de crânio
Evidência micológica	Qualquer fungo filamentoso isolado de cultura ou visualizado em exame microscópico de material das vias respiratórias (lavado broncoalveolar, escarro, aspirado traqueal, raspado de seios da face)	
	Para aspergilose, considera-se também pesquisa de galactomanana no plasma, soro, lavado broncoalveolar ou liquor nas seguintes condições: ■ 1 amostra de soro ou plasma ≥ 1 OU ■ 1 amostra de lavado broncoalveolar ≥ 1 OU ■ 1 amostra de soro ou plasma ≥ 0,7 E lavado broncoalveolar ≥ 0,8 OU ■ 1 amostra de liquor ≥ 1	
	Para aspergilose, considerar também PCR nas seguintes condições: ■ 2 PCR consecutivas no sangue, soro ou plasma OU ■ 2 PCR no lavado broncoalveolar OU ■ 1 PCR no sangue, soro ou plasma E 1 PCR no lavado broncoalveolar	

PCR: reação em cadeia da polimerase; SNC: sistema nervoso central.

Diagnóstico provável de doença fúngica invasiva por fungos filamentosos em pacientes com pelo menos um fator de risco para imunossupressão requer pelo menos uma apresentação clínica e uma evidência micológica listada anteriormente.

Adaptada de Donnelly et al., 2020.

Tabela 5 Diagnóstico provável de outras micoses sistêmicas

Candidíase invasiva	Clínica	Pelo menos um de dois aspectos, 2 semanas após episódio de candidemia: ▪ Abscessos ou microabscessos esplênicos, hepáticos ou cerebral; ou realce meníngeo ▪ Exsudatos retinianos ou opacidades no vítreo pela fundoscopia
	Evidência micológica	(1,3)-beta-D-glucana ≥ 80 ng/L em pelo menos 2 amostras de soro, excluindo outras etiologias
Criptococose	Clínica	Meningite ou lesão radiológica sugestiva
	Evidência micológica	Isolamento da levedura de sítios não estéreis
Pneumocistose	Clínica	Apresentação radiológica compatível: vidro fosco, cistos pulmonares, infiltrados reticulares Tosse, dispneia e hipoxemia
	Evidência micológica	(1,3)-beta-D-glucana ≥ 80 ng/L em pelo menos 2 amostras de soro, excluindo outras etiologias OU PCR em amostra respiratória
Micoses endêmicas (não necessita de fator de risco)	Clínica	Clínica de acordo com o sítio acometido em indivíduo com exposição geográfica ou ocupacional a locais endêmicos
	Evidência micológica	Histoplasmose: antígeno urinário, no soro ou outro fluido corporal; e sorologia em locais com validação da técnica Coccidioidomicose: pesquisa de anticorpos no liquor ou aumento de 2 vezes do título de anticorpos no soro Paracoccidioidomicose: sorologia em locais onde há validação da técnica

PCR: reação em cadeia da polimerase.
Adaptada Donnelly et a., 2020.

  - Alternativa: anfotericina B lipossomal ou complexo lipídico, 3 a 5 mg/kg/dia.
  - Alternativa para *C. albincans*, *C. parapsilosis* e *C. tropicalis*: fluconazol, 800 mg/kg (dose de ataque), seguidos de 400 mg/dia, IV.
  - Remover todos os cateteres venosos centrais. Tratar por até 2 semanas após a última hemocultura positiva e resolução da neutropenia e/ou após resolução dos sintomas. Para comprometimento ocular, mínimo de 4 a 6 semanas.
- Aspergilose: voriconazol, 6 mg/kg, IV, a cada 12 horas, no primeiro dia, seguidos de 4 mg/kg, VO, a cada 12 horas, ou 200 a 300 mg, VO, a cada 12 horas; ou isavuconazol, 200 mg, a cada 8 horas, por 2 dias, seguidos de 200 mg/dia. Tratar até melhora clínica, que pode variar de 3 semanas a 6 meses.
  - Alternativa: anfotericina B lipossomal, 3 a 5 mg/kg/dia.
- Histoplasmose disseminada: anfotericina B lipossomal ou complexo lipídico, 3 a 5 mg/kg/dia, por 14 dias, seguidos de itraconazol, 400 mg/dia, por pelo menos 12 meses.
- Criptococose de SNC: anfotericina B lipossomal ou complexo lipídico, 3 a 5 mg/kg/dia + 5-flucitosina, 100 mg/kg/dia di-

vididos a cada 6 horas, por 14 dias. Na ausência de 5-flucitosina, usar fluconazol, 800 mg/kg/dia. O uso de corticosteroide é contraindicado na atividade de meningite criptocócica.
  - Consolidação: fluconazol, 400 mg/dia, por 8 semanas.
  - Manutenção: fluconazol, 200 mg/dia, por pelo menos 12 meses.
  - Nos casos de hipertensão intracraniana, deve-se realizar punção lombar de alívio diária, com retirada de 20 a 30 mL/dia de liquor (ou até redução de 50% da pressão inicial), até normalização da pressão de abertura.
- Paracoccidioidomicose grave e com acometimento de SNC: anfotericina B lipossomal ou complexo lipídico, 3 a 5 mg/kg/dia, até melhora clínica (média: 2 a 4 semanas) e passar para manutenção com itraconazol, 200 mg/dia, ou sulfametoxazol+trimetoprima, 800/160 mg, a cada 12 horas.
  - Alternativa: sulfametoxazol+trimetoprima 800/160 mg, IV, a cada 8 horas ou fluconazol, 600 a 800 mg/dia, IV.
- Coccidioidomicose:
  - Formas pulmonares graves e formas com comprometimento ósseo (principalmente vértebras): anfotericina B lipossomal, 3 a 5 mg/kg/dia, até melhora clínica, podendo passar para manutenção com fluconazol, 800 mg/dia, ou itraconazol, 400 mg/dia.
  - Formas com acometimento de SNC: fluconazol, 400 a 1.200 mg/dia, até melhora. Em casos refratários, deve-se aumentar a dose.
    - Alternativa: anfotericina B intratecal até melhora clínica e dos parâmetros liquóricos e passar para fluconazol, 400 mg/dia, por toda a vida.
- Pneumocistose: sulfametoxazol+trimetoprima, 15 a 20 mg/kg/dia de trimetoprima, IV, a cada 6 ou 8 horas, por 21 dias.
  - Hipoxemia grave (PaO_2 < 70 mmHg): associar prednisona, 40 mg, a cada 12 horas, por 5 dias; seguidos por 40 mg, uma vez ao dia, por 5 dias; e depois, 20 mg, uma vez ao dia, por 11 dias.
    - Alternativa: dapsona, 100 mg/dia + trimetoprima, 5 mg/kg, a cada 8 horas; ou clindamicina, 600 mg, IV, a cada 8 horas (ou 300 mg, VO, a cada 6 horas) + primaquina, 15 a 30 mg, uma vez ao dia; ou pentamidina, 4 mg/kg/dia, IV (evitar por conta dos efeitos adversos graves).

PREVENÇÃO

- Micoses endêmicas: evitar exposição a locais com possível carga fúngica elevada, como cavernas, galinheiros, locais com acúmulo de fezes de aves e morcegos e revolvimento de terra sem proteção por máscaras.
- Leucemia mieloide aguda com mielodisplasia: posaconazol solução, 300 mg, a cada 12 horas, no primeiro dia, seguidos de 200 mg, a cada 8 horas; ou fluconazol, 400 mg/dia.
  - Alternativas: itraconazol e voriconazol.
- Receptores de transplante alogênico de medula óssea:
  - Período pré-transplante: fluconazol, 400 mg/dia; ou posaconazol solução, 300 mg, a cada 12 horas, no primeiro dia, seguidos de 200 mg, a cada 8 horas; ou itraconazol solução, 2,5 mg/kg, a cada 12 horas; ou voriconazol, 200 mg, a cada 12 horas; ou micafungina, 50 mg/dia.

  - Período pós-transplante: posaconazol, itraconazol ou micafungina, nas mesmas doses pé-transplante. Não se deve usar fluconazol por causa do alto risco de infecção invasiva por fungos filamentosos.
- PVHIV com CD4+ menor que 200 células/mm³: profilaxia para pneumocistose com sulfametoxazol+trimetoprima, 800/160 mg/dia, ou em três tomadas semanais.
  - Alternativa: pentamidina inalatória, 300 mg em 6 mL de água destilada, a cada 4 semanas; dapsona, 200 mg/dia + pirimetamina, 75 mg + ácido folínico, 25 mg/dia, uma vez por semana.
- PVHIV com CD4+ abaixo de 100 células/mm³: rastreio de antígeno criptocócico no soro e realizar punção lombar caso esteja positivo. Excluindo-se a hipótese de meningite, deve-se iniciar tratamento preemptivo com fluconazol, 400 mg, a cada 12 horas, por 2 semanas, seguidos de 400 mg/dia, por 8 semanas.
- Outras situações para profilaxia de pneumocistose: usuários de corticosteroide por mais de 1 mês (prednisona ≥ 20 mg/dia ou equivalente), paciente recebendo terapia com base nos análogos de purina, transplantados de órgãos sólidos no período da imunossupressão inicial, pacientes com granulomatose de Wegener recebendo terapia com prednisona e ciclofosfamida.

BIBLIOGRAFIA

1. Almeida MA, Almeida-Silva F, Guimarães AJ, Almeida-Paes R, Zancopé-Oliveira RM. The occurrence of histoplasmosis in Brazil: a systematic review. Int J Infect Dis. 2019; 86:147-56.
2. Andes DR, Safdar N, Baddley JW, Playford G, Reboli AC, Rex JH, et al. Impact of treatment strategy on outcomes in patients with candidemia and other forms of invasive candidiasis: a patient-level quantitative review of randomized trials. Clin Infect Dis. 2012; 54(8):1110-22.
3. Bongomin F, Gago S, Oladele RO, Denning DW. Global and multi-national prevalence of fungal diseases: estimate precision. J Fungi (Basel). 2017; 3(4).
4. Cordeiro R, Moura S, Castelo-Branco D, Rocha MF, Lima-Neto R, Sidrim JJ. Coccidioidomycosis in Brazil: historical challenges of a neglected disease. J Fungi (Basel). 2021; 7(2).
5. Coutinho ZF, Silva D, Lazéra M, Petri V, Oliveira RM, Sabroza PC, et al. Paracoccidioidomycosis mortality in Brazil (1980-1995). Cad Saúde Pública. 2002; 18(5):1441-54.
6. Donnelly JP, Chen SC, Kauffman CA, Steinbach WJ, Baddley JW, Verweij PE, et al. Revision and update of the consensus definitions of invasive fungal disease from the European Organization for Research and Treatment of Cancer and the Mycoses Study Group Education and Research Consortium. Clin Infect Dis. 2020; 71(6):1367-76.
7. Maertens JA, Girmenia C, Brüggemann RJ, Duarte RF, Kibbler CC, Ljungman P, et al. European guidelines for primary antifungal prophylaxis in adult haematology patients: summary of the updated recommendations from the European Conference on Infections in Leukaemia. J Antimicrob Chemother. 2018; 73(12):3221-30.
8. Nucci M, Marr KA, Vehreschild MJGT, Souza CA, Velasco E, Cappellano P, et al. Improvement in the outcome of invasive fusariosis in the last decade. Clin Microbiol Infect. 2014; 20(6):580-5.
9. Patterson TF, Thompson GR III, Denning DW, Fishman JA, Hadley S, Herbrecht R, et al. Practice guidelines for the diagnosis and management of aspergillosis: 2016 update by the Infectious Diseases Society of America. Clin Infect Dis. 2016; 63(4):e1-60.
10. Sipsas NV, Gamaletsou MN, Anastasopoulou A, Kontoyiannis DP. Therapy of mucormycosis. J Fungi (Basel). 2018; 4(3).
11. Soares EA, Lazera MDS, Wanke B, Ferreira MF, Oliveira RVC, Oliveira AG, et al. Mortality by cryptococcosis in Brazil from 2000 to 2012: a descriptive epidemiological study. PLoS Negl Trop Dis. 2019; 13(7):e0007569.

37

Malária

José Moreira
André Machado de Siqueira

DESTAQUES

- No Brasil, os principais agentes etiológicos da malária são *Plasmodium vivax* e, em menor proporção, *Plasmodium falciparum*.
- Devem-se solicitar gota espessa e/ou teste rápido para todo individuo febril com história de viagem para área malarígena. Testes rápidos não dispensam o diagnóstico pela microscopia.
- A microscopia é o padrão de referência para o diagnóstico da malária, permitindo a quantificação da parasitemia, a identificação da espécie infectante e a avaliação da resposta parasitológica ao tratamento antimalárico.
- A cloroquina e a primaquina constituem a primeira opção para tratamento da infecção por *Plasmodium vivax* ou *Plasmodium ovale*, enquanto os derivados de artemisinina são a primeira opção para a infecção por *Plasmodium falciparum* ou nas infecções mistas. Se houver sinais de gravidade, recomendam-se internação e artesunato injetável.

INTRODUÇÃO

A malária representa um importante problema de saúde pública global e, segundo o último relatório da OMS, estima-se que em 2020 241 milhões de pessoas foram acometidas pela doença e destas 627 mil evoluíram para óbito. Isso representa um acréscimo de 14 milhões de casos e 69 mil mortes em comparação com o ano anterior. Os indivíduos em maior risco para as formas graves são aqueles com pouca ou nenhuma imunidade contra a doença, incluindo as grávidas, as crianças menores de 5 anos, e os viajantes e imigrantes de áreas sem transmissão da doença.

Os agentes da malária são protozoários do gênero *Plasmodium* (*P. vivax*, *P. falciparum*, *P. malariae*, *P. ovale* e *P. knowlesi*). No Brasil, aproximadamente 90% dos casos autóctones da doença são decorrentes da infecção por *P. vivax*, e o restante, por *P. falciparum* e/ou malária mista. Não há registro de transmissão autóctone do *P. ovale* e *P. knowlesi* no país, mas já foram notificados casos importados de *P. ovale* em viajantes oriundos de países do continente africano. A malária por *P. malariae* ocorre de forma esporádica no país, sendo tratada com o mesmo esquema esquizonticida sanguíneo para a malária vivax e praticamente desprovida de complicações.

Os mosquitos vetores da malária, popularmente conhecidos como carapanã, muriçoca, sovela, mosquito-prego e bicuda, pertencem à ordem *Diptera*, família *Culicidae*, gênero *Anopheles*. Esse gênero compreende aproximadamente 400 espécies, das quais cerca de 60 são encontradas em território nacional. A espécie *A. darlingi* é o principal vetor da malária no país. A fêmea da espécie tem um comportamento extremamente antropofílico e endofítico. Esse vetor tem hábitos de picar no interior e nas proximidades das residências e contribui para a manutenção de altos níveis de transmissão de malária, mesmo com densidades reduzidas, sendo encontrado em quase todo o Brasil, exceto em regiões de altitude elevada (mais de 1.000 m), no sertão nordestino e no estado do Rio Grande do Sul. Por essa razão, o país tem uma ampla área considerada receptiva para a malária.

EPIDEMIOLOGIA

No Brasil, segundo dados do Ministério da Saúde, cerca de 99% da transmissão da malária se concentra na região da Amazônia Legal, composta por nove estados (Acre, Amapá, Amazonas, Maranhão, Mato Grosso, Pará, Rondônia, Roraima e Tocantins) e 808 municípios. Os estados que mais notificam casos nos últimos anos são: Amazonas, Roraima, Pará e Rondônia. A região extra-amazônica, composta pelos outros 17 estados e o Distrito Federal, é responsável por apenas 1% do total de casos notificados no Brasil, a maioria em viajantes retornando de áreas de transmissão, com uma menor proporção de transmissão autóctone, geralmente em área de Mata Atlântica. Casos na região extra-amazônica possuem maior letalidade, principalmente por conta da maior proporção de malária falciparum em viajantes e do retardo no diagnóstico e no tratamento. Os estados da região extra-amazônica que mais registraram casos autóctones de malária nos últimos anos foram Espírito Santo, Minas Gerais, São Paulo, Rio de Janeiro, Bahia e Paraná.

A malária é uma doença de notificação compulsória, que deve ser realizada tanto na rede pública como na privada. A notificação deve ser feita pelo Sistema de Informações de Vigilância Epidemiológica da malária (Sivep-Malária), enquanto os casos oriundos de áreas não endêmicas são registrados no Sistema de Informação de Agravos de Notificação (Sinan). Os registros têm caráter imediato (em até 24 horas) na região extra-amazônica, enquanto a notificação dos casos suspeitos/confirmados oriundos de área endêmica deve ocorrer em até 7 dias.

QUADRO CLÍNICO

Todos os pacientes que chegam à emergência com síndrome febril aguda e que procedem de áreas malarígenas ou com história de viagem recente a áreas com circulação de malária devem ser encaminhados para a realização do exame de gota espessa (ainda é o padrão de referência para a pesquisa de plasmódio no Brasil) e/ou teste diagnóstico rápido, dependendo da disponibilidade local. Quando houver forte suspeita para malária e a lâmina for negativa, p. ex., em decorrência do uso recente de quaisquer drogas antimaláricas, é aconselhável repetir nas próximas 48 horas o esfregaço ou o teste diagnóstico rápido. O fluxograma de investigação da síndrome febril aguda é apresentado na Figura 1

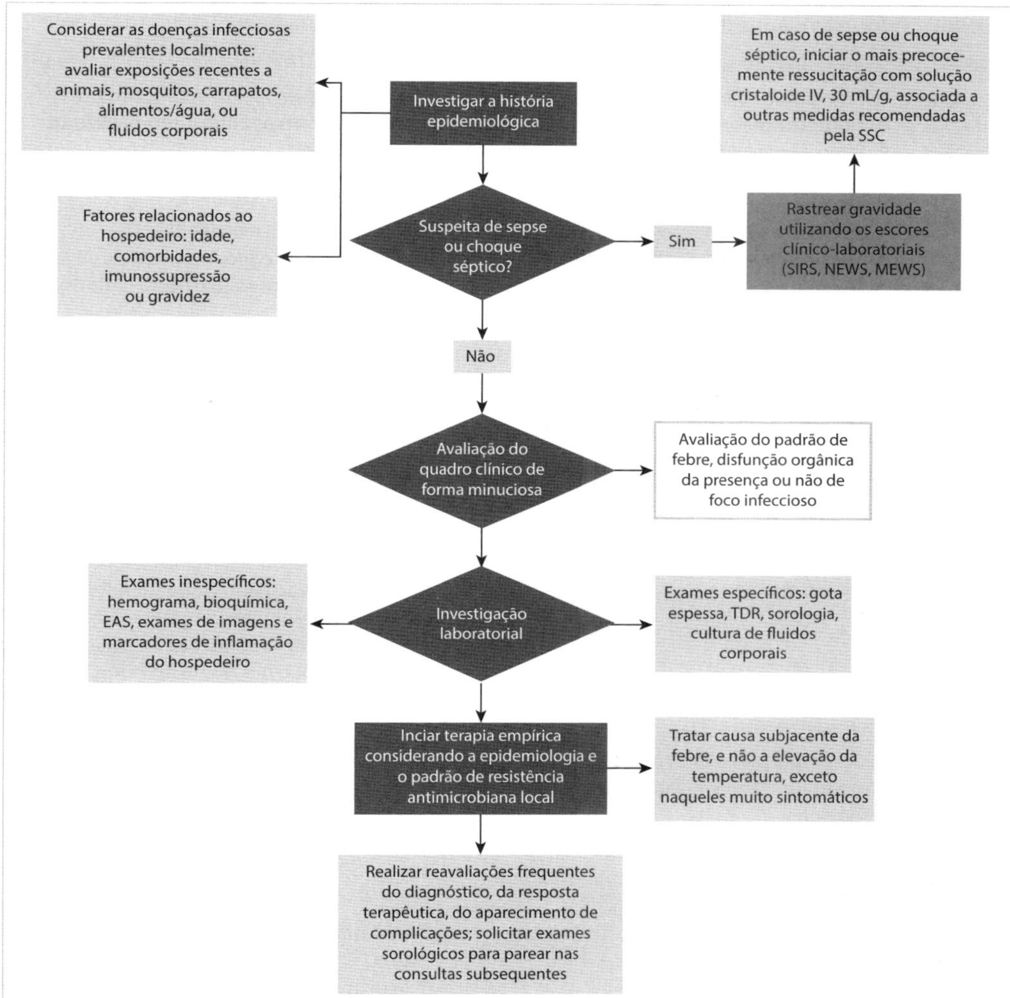

Figura 1 Abordagem integral da síndrome febril aguda (nem toda febre é malária).

EAS: elementos anormais e sedimentos; IV: via intravenosa; MEWS: *modified early warning score*; NEWS: *national early warning score*; SIRS: síndrome de resposta inflamatória sistêmica; TDR: teste diagnóstico rápido; SSC: Surviving Sepsis Campaign.

e constitui um desafio diagnóstico mesmo para os clínicos mais experientes.

Inúmeras entidades febris de origem infecciosa fazem parte do diagnóstico diferencial de malária e as principais estão descritas na Tabela 1. Uma boa história epidemiológica, exame físico detalhado e exames laboratoriais ajudam a descartar outras doenças febris. Destaca-se, ainda, que coinfecções não são infrequentes, de modo que uma abordagem sindrômica é recomendada para investigar outros agentes infecciosos prevalentes em áreas tropicais brasileiras.

Em regiões hiper-endêmicas (com risco de infecção ao longo do ano), são comuns as parasitemias assintomáticas, por isso devem-se

Tabela 1 Principais diagnósticos diferenciais da malária no contexto brasileiro

Doença	Investigação laboratorial	Achados clínicos
Dengue	NS1: útil se coletado < 5 dias de início dos sintomas, mas tem baixa sensibilidade nas infecções secundárias e na infecção por DENV-4 Sorologia: pouco útil em regiões com outros flavivírus circulantes ou em países que já iniciaram a vacinação com a Dengvaxia®; necessita parear as amostras, resultado retrospectivo e não ajuda no manejo clínico RT-PCR: padrão de referência para o diagnóstico laboratorial	▪ 80% dos casos são assintomáticos; o restante são formas oligossintomáticas até quadros graves ▪ Pode evoluir em 3 fases: febril, crítica e de recuperação ▪ Combinação de leucopenia, trombocitopenia e prova do laço positiva aumenta o valor preditivo positivo da doença
Chikungunya	IgM: sorologia positiva na fase aguda da doença associada à presença de sintomas osteoarticulares confirma o diagnóstico. A soroconversão ou o aumento dos títulos dos anticorpos necessita parear as amostras, mas quando positivo confirma o diagnóstico RT-PCR ou isolamento viral: padrão de referência para o diagnóstico laboratorial	▪ 80% dos casos são sintomáticos; o restante são paucissintomáticos ou assintomáticos (principalmente em crianças) ▪ Evolui em três fases: aguda, subaguda e crônica ▪ Apresenta febre de início abrupto, intensa e de curta duração, artralgia, mialgia, cefaleia e exantema. A artralgia pode ser debilitante e persistir por semanas a meses, com predileção para as pequenas articulações das mãos e pés, logo nas primeiras horas do dia
Zika	RT-PCR: para indivíduos com < 7 dias de doença Sorologia pareada e reação de neutralização: para indivíduos com > 7 dias de doença	▪ Manifestações clínicas ocorrem em 20-25% dos infectados ▪ Sintomas mais reportados são febre de baixo grau, erupção prurítica, artralgia, conjuntivite não purulenta, mialgia, cefaleia, astenia e linfonodomegalia
Hepatites virais agudas (HAV, HBV, HCV, HEV)	Anti-HAV IgM, HBsAg, IgM anti-HBc, anti-HCV e IgM anti-HEV RT-PCR: confirma o diagnóstico na fase aguda	▪ Quadro clássico: febre, icterícia, colúria e acolia ▪ Hepatite A: sintomas acompanhados de diarreia ▪ Leucopenia, transaminases 25-100× acima do normal, bilirrubinas 20-25× acima do normal, transaminases elevadas, fosfatase alcalina com pouca alteração, GGT cm discreta elevação
Febre amarela	Sorologia, RT-PCR, isolamento viral ou imuno-histoquímica confirmam o diagnóstico	▪ Evolução bifásica: inicialmente, apresenta febre alta, dissociação pulso-temperatura, mal-estar, cefaleia, fotofobia e mialgia com remissão em 3-4 dias; pode evoluir para cura ou formas graves (segunda fase), com diarreia, vômitos borráceos, insuficiência renal e hepática

(continua)

Tabela 1 Principais diagnósticos diferenciais da malária no contexto brasileiro *(continuação)*

Doença	Investigação laboratorial	Achados clínicos
Febre tifoide	TDR: para anticorpos ajuda na triagem, mas não descarta a infecção Widal: de baixa *performance*, não é recomendado se realizado em amostra única Cultura: amostras de sangue/medula óssea (padrão de referência)	▪ Apresenta-se com febre alta, calafrios, exantema cutâneo, dor abdominal; dissociação pulso-temperatura (algumas vezes); perfuração intestinal, choque ou alteração do SNC (casos complicados)
Leptospirose	TDR IgM ou ELISA IgM positivos: aumentam a suspeita MAT, RT-PCR e cultura: confirmatórios	▪ Quadro clínico com cefaleia, mialgia intensa, artralgia e exantema ▪ Combinação de sufusão/hemorragia conjuntival e icterícia aumenta o valor preditivo-positivo da doença
Febre maculosa	IFI (tem que parear) Imuno-histoquímica da pele ou em fragmentos de necrópsia RT-PCR: pouco sensível, mas 100% específica	▪ Apresenta-se com febre, mialgia intensa, náuseas e surgimento de exantema maculopapular e hemorragia; torpor, icterícia e convulsão (casos graves)
Covid-19	TDR: baseado em antígeno/anticorpos Sorologia RT-PCR (padrão de referência de diagnóstico)	▪ Doença multissistêmica e com vários perfis fenotípicos ▪ Pode apresentar casos assintomáticos, doença leve, moderada ou grave ▪ Em alguns indivíduos, a síndrome pós-Covid-19 desenvolve-se 3-4 semanas após o início dos sintomas, caracterizada por sintomas respiratórios, neuropsiquiátricos, cardiovasculares, renais, dermatológicos, gastrointestinais e endócrinos

DENV-4: vírus da dengue sorotipo 4; ELISA: ensaio de imunoabsorção enzimática; HAV: vírus da hepatite A; HBV: vírus da hepatite B; HCV: vírus da hepatite C; HEV: vírus da hepatite E; IFI: imunofluorescência indireta; MAT: teste de microaglutinação; NS1: proteína não estrutural tipo 1; RT-PCR: reação da transcriptase reversa seguida pela reação em cadeia da polimerase; SNC: sistema nervoso central; TDR: teste diagnóstico rápido.

investigar concomitantemente outros agentes, considerando-se a alta imunidade contra *Plasmodium* desenvolvida em indivíduos dessas regiões.

DIAGNÓSTICO LABORATORIAL

Na última década, o diagnóstico da malária sofreu uma mudança radical, migrando do diagnóstico clínico para a confirmação parasitológica. Essa mudança de paradigma foi responsável pelo aumento dos casos de malária confirmados laboratorialmente nas regiões endêmicas. A Tabela 2 mostra as principais plataformas diagnósticas disponíveis para a confirmação da malária, apresentado sua acurácia diagnóstica, vantagens e desvantagens.

Uso do teste diagnóstico rápido

O teste diagnóstico rápido é usado:

- Quando não há possibilidade de garantir outra forma de diagnóstico (gota espessa) em menos de 12 a 24 horas.
- Antes do exame da microscopia nos casos em que não é possível a realização da

Tabela 2 Diagnóstico laboratorial da infecção por *Plasmodium*

Plataforma	Comentários	Performance	Vantagens	Desvantagens
Microscopia	A coloração de Giemsa e o microscópio ótico constituem o padrão de referência por conta de sua disponibilidade e custo Microscópico fluorescente tem sido usado em algumas regiões para aumentar a sensibilidade, mas requer mais *expertise*, equipamento específico e é mais caro	O limiar para detecção no sangue é de 50 parasitas/mcL	Único método que permite avaliar a resposta parasitológica é a lâmina de verificação de cura Permite a detecção de outras infecções sanguíneas comuns em áreas endêmicas para a malária (babesiose, tripanossomíase, filariose e borreliose) Barato, acessível, quantifica a parasitemia e identifica a espécie infectante	Exige pessoal treinado e continuamente avaliado A *performance* depende da qualidade dos reagentes, de pessoal bem treinado e experiente na leitura das lâminas e permanente supervisão Parasitemias assintomáticas em pacientes oriundos de áreas hiper-endêmicas não ajudam no diagnóstico do quadro febril
Testes diagnósticos rápidos (Figura 2)	Baseiam-se na detecção imunológica dos antígenos do parasita no sangue por método imunocromatográfico Teste diagnóstico rápido baseado na HRP-2 é específico do *P. falciparum*, enquanto os baseados na aldolase são comuns ao gênero *Plasmodium* No Brasil, prioriza-se o uso dos testes diagnósticos rápidos para ampliar a capacidade diagnóstica, como nos casos de utilização nos finais de semana após o horário de expediente ou em área extra-amazônica	O limiar para detecção no sangue é de 200 parasitas/mcL (variando de 50-1.000 parasitas/mcL) Têm sensibilidade de ~95% e especificidade alta para *P. falciparum* comparados a gota espessa	Têm fácil execução e interpretação, baixo custo e dispensam o uso de microscópio e treinamento especializado, com acurácia similar a outras técnicas Podem ser alocados em nível de atenção primário de saúde	Podem permanecer positivos por longos períodos (4-6 semanas) após o tratamento Testes falso-positivos podem ocorrer por conta da presença de autoanticorpos, gametócitos ou outras infecções, como dengue, HCV, leishmaniose, esquitossomose ou toxoplasmose Testes falso-negativos podem ocorrer nas parasitemias baixas (< 100 parasitas/mcL) e altas (efeito prozona) e quando não forem seguidas as orientações dos fabricantes Impossibilidade de quantificar a parasitemia Deterioração dos *kits* em temperaturas > 35ºC Em partes da América Latina e da África, têm emergido parasitas com deleção dos genes *HRP-2*, levando a incerteza na utilização dos testes diagnósticos rápidos baseados no HRP-2 Por conta da *performance* variável dos *kits*, seu uso é recomendado apenas em casos pré-qualificados pelo programa de qualidade da OMS/FIND

(continua)

Tabela 2 Diagnóstico laboratorial da infecção por *Plasmodium* (*continuação*)

Plataforma	Comentários	Performance	Vantagens	Desvantagens
Amplificação do ácido nucleico (PCR)	Útil em estudos de avaliação do impacto da parasitemia de baixo grau em indivíduos assintomáticos Útil para se fazer o controle de qualidade da microscopia e dos testes diagnósticos rápidos	O limite para detecção é geralmente de 1-5 parasitas/mcL	Extremamente sensível e específico Pode ser usado para detectar outros alvos patogênicos na mesma amostra ou mesmo marcadores de resistência a drogas	Técnica cara, com demora na emissão do resultado (> 1 hora), que exige técnicos especializados e está disponível apenas em laboratórios de referência Não é útil para a o manejo clínico do paciente Dificuldades na interpretação dos resultados por conta da persistência do DNA do parasita após o tratamento e da detecção de gametócitos e formas assexuadas. Os gametócitos não são responsáveis pela sintomatologia, mas sim pela transmissão

FIND: *Foundation for Innovative New Diagnostics*; HCV: vírus da hepatite C; HRP-2: proteína 2 rica em histidina de *Plasmodium falciparum*; OMS: Organização Mundial da Saúde; PCR: reação em cadeia da polimerase.

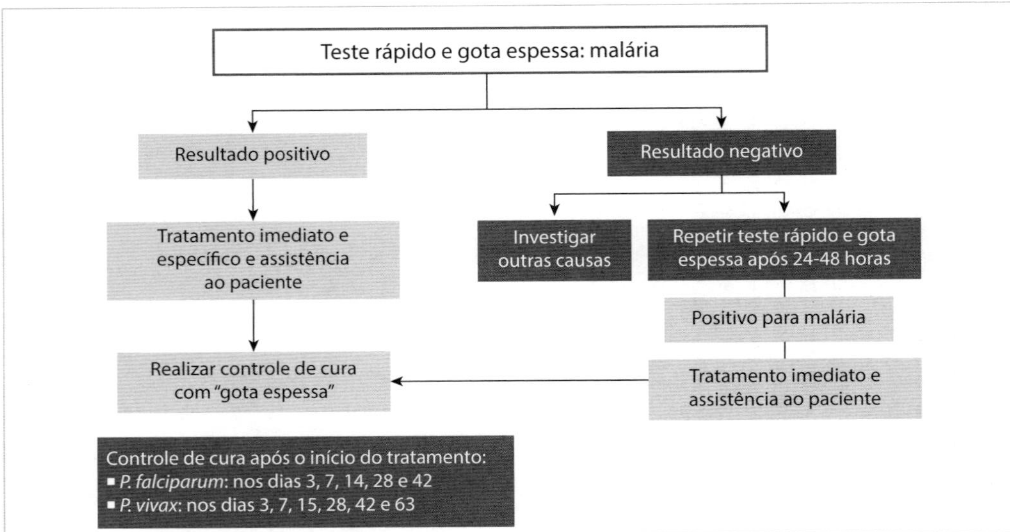

Figura 2 Algoritmo de decisão após realizar teste diagnóstico rápido e microscopia (gota espessa).

gota espessa no intervalo de 12 a 24 horas entre a coleta da amostra de sangue e o resultado do diagnóstico.

- Nos locais onde o acesso aos serviços de microscopia de qualidade é insuficiente ou inexistente.
- No atendimento após o horário de expediente, aos finais de semana e aos feriados.

TRATAMENTO

Malária não complicada

O tratamento da malária é específico e direcionado à(s) espécie(s) infectante(s) em cada episódio. Seus objetivos são:

- Atingir a cura clínica e parasitológica pela interrupção da esquizogonia sanguínea.
- Evitar ocorrência de gravidade.
- Reduzir o risco de transmissão.
- Minimizar o desenvolvimento de resistência por meio de uso racional e adequado dos medicamentos.

Nos casos de infecção por *P. vivax* ou *P. ovale*, nos quais podem ser produzidos hipnozoítos, acrescenta-se o objetivo de prevenir a ocorrência de recaídas.

Como princípio geral de tratamento, os esquizonticidas sanguíneos precisam estar na corrente sanguínea em níveis acima da concentração parasiticida mínima por ao menos quatro ciclos do parasito (ou 8 dias) para que sejam eliminados todos os parasitos da corrente sanguínea. Cloroquina e os derivados da artemisinina (artesunato, artemeter e di-hidroartemisinina) são os antimaláricos mais potentes, com altas taxas de redução parasitária. Enquanto a cloroquina e seu metabólito ativo (desetilcloroquina) permanecem em níveis parasiticidas na corrente sanguínea por cerca de 28 dias, os derivados de artemisinina são eliminados da circulação em até 12 horas. De modo a preservar a artemisinina e reduzir o tempo de tratamento com esses medicamentos, foram criadas as terapias combinadas com artemisinina, em que os derivados são dados em conjunto com outros antimaláricos de meia-vida de eliminação mais prolongada, permitindo regimes de tratamento de 3 dias e reduzindo o risco de desenvolvimento de resistência a essas drogas.

Enquanto a cura clínica pode ser documentada pela remissão dos sintomas de malária, a cura parasitológica é averiguada por meio de lâminas de verificação de cura, que podem ser realizadas de forma periódica até os dias 42 (para infecção por *P. falciparum*) ou 63 (para infecção por *P. vivax* ou mista) após o início do tratamento.

A recorrência da malária é um fenômeno comum em áreas de transmissão e de forma geral pode ser decorrente de três causas:

- Reinfecção: advinda de nova picada infectante levando a parasitemia e manifestações clínicas.
- Recrudescência: quando o tratamento esquizonticida falha e não elimina os parasitos da corrente sanguínea.
- Recaída: quando hipnozoítos são ativados e geram novo ciclo de vida e sintomas sem a necessidade de nova picada infectante (pode ocorrer com *P. vivax* ou *P. ovale*).

O Ministério da Saúde preconiza tratamentos específicos para as diferentes espécies.

Malária por *Plasmodium vivax*

O tratamento da malária por *P. vivax* incorpora a necessidade de administração de esquizonticida sanguíneo. A primeira opção é a cloroquina associada à primaquina, com o intuito de prevenir recaídas. As Tabelas 3 e 4 apresentam as duas opções de tratamento da malária por *P. vivax*.

Malária por *Plasmodium malariae*

O tratamento da malária por *P. malariae* assemelha-se ao tratamento para malária *vivax* (apenas cloroquina por 3 dias), contudo sem a necessidade de uso da primaquina.

Malária por *Plasmodium falciparum* e infecções mistas

Nos casos de malária por *P. falciparum* e infecções mistas, a primaquina deve ser administrada em dose única no primeiro dia do tratamento, na dose de 0,5 mg/kg. O uso dessa medicação juntamente com as artemisininas garante a eliminação de gametócitos maduros circulantes na periferia, bloqueando a transmissão para os vetores e interrompendo o ciclo da doença. Ainda que o gametócito não seja visto ao exame da gota espessa, a primaquina deve ser administrada, de forma sistemática, exceto em menores de 6 meses e gestantes (Tabelas 5 e 6).

Para pacientes com infecção mista por *P. falciparum* e *P. vivax* (ou *P. ovale*), o tratamento deve incluir artemeter + lumefantrina (Tabela 7) ou artesunato + mefloquina (Tabela 8), que são drogas esquizonticidas sanguíneas eficazes para todas as espécies, associando-as à primaquina por 7 dias (para o tratamento radical de *P. vivax*), nas doses especificadas nas Tabelas 3 e 4.

Em infecções mistas, gestantes em qualquer trimestre e crianças menores de 6 meses devem ser tratadas somente com terapias combinadas com artemisinina; no entanto, para prevenção de recaídas, as gestantes devem receber cloroquina profilática (5 mg/kg/dose) semanalmente até o primeiro mês da lactação, já que não podem usar primaquina por 7 dias.

Recorrência por *Plasmodium falciparum*

No caso de falha de tratamento após o uso de artemeter+lumefantrina (primeira opção) em até 28 dias após o início do tratamento, recomenda-se o uso do esquema terapêutico com artesunato+mefloquina (segunda opção).

Tabela 3 Primeira opção de tratamento da malária por *Plasmodium vivax*

	Dia 1		Dia 2		Dia 3		Dia 4	Dia 5	Dia 6	Dia 7
	☀	☾	☀	☾	☀	☾				
< 6 meses < 5 kg	●	●	●	●	●	●				
6-11 meses 5-9 kg	●	●Ⓐ	●	●Ⓐ	●	●Ⓐ	Ⓐ	Ⓐ	Ⓐ	Ⓐ
1-3 anos 10-14 kg	○	ⒶⒶ	○	ⒶⒶ	○	ⒶⒶ	ⒶⒶ	ⒶⒶ	ⒶⒶ	ⒶⒶ
4-8 anos 15-24 kg	○○	Ⓑ	○	Ⓑ	○	Ⓑ	Ⓑ	Ⓑ	Ⓑ	Ⓑ
9-11 anos 25-34 kg	○○	Ⓑ	○○	Ⓑ	○○	Ⓑ	Ⓑ	Ⓑ	Ⓑ	Ⓑ
12-14 anos 35-49 kg	○○ ○	ⒷⒷ	○○ ○	ⒷⒷ	○○ ○	ⒷⒷ	ⒷⒷ	ⒷⒷ	ⒷⒷ	ⒷⒷ
> 15 anos 50-69 kg	○○ ○○	ⒷⒷ	○○ ○	ⒷⒷ	○○ ○	ⒷⒷ	ⒷⒷ	ⒷⒷ	ⒷⒷ	ⒷⒷ
70-89 kg	○○ ○○	ⒷⒷ Ⓑ	○○ ○	ⒷⒷ Ⓑ	○○ ○	ⒷⒷ Ⓑ	ⒷⒷ Ⓑ	ⒷⒷ Ⓑ	ⒷⒷ Ⓑ	ⒷⒷ Ⓑ
90-120 kg	○○ ○○	ⒷⒷ ⒷⒷ	○○ ○	ⒷⒷ ⒷⒷ	○○ ○	ⒷⒷ ⒷⒷ	ⒷⒷ ⒷⒷ	ⒷⒷ ⒷⒷ	ⒷⒷ ⒷⒷ	ⒷⒷ ⒷⒷ

○: cloroquina 150 mg;
●: associação artemeter 20 mg + lumefantrina 120 mg;
●: primaquina de 5 mg (A) ou 15 mg (B).
Importante:
- Gestantes, puérperas até 1 mês de lactação e crianças < 6 meses não podem usar a primaquina.
- Pacientes que pesem mais de 120 kg (não contemplados) devem ter sua dose de primaquina calculada pelo peso.

Tabela 4 Segunda opção de tratamento da malária por *Plasmodum vivax*

	Dia 1 (dia)	Dia 1 (noite)	Dia 2 (dia)	Dia 2 (noite)	Dia 3 (dia)	Dia 3 (noite)	Dia 4	Dia 5	Dia 6	Dia 7
< 6 meses < 5 kg	Ⓒ		Ⓒ		Ⓒ					
6-11 meses 5-9 kg	Ⓒ	Ⓐ	Ⓒ	Ⓐ	Ⓒ	Ⓐ	Ⓐ	Ⓐ	Ⓐ	Ⓐ
1-3 anos 10-14 kg	○	ⒶⒶ	○	ⒶⒶ	○	ⒶⒶ	ⒶⒶ	ⒶⒶ	ⒶⒶ	ⒶⒶ
4-8 anos 15-24 kg	○○	Ⓑ	○	Ⓑ	○	Ⓑ	Ⓑ	Ⓑ	Ⓑ	Ⓑ
9-11 anos 25-34 kg	○○	Ⓑ	○○	Ⓑ	○○	Ⓑ	Ⓑ	Ⓑ	Ⓑ	Ⓑ
12-14 anos 35-49 kg	○○ ○	ⒷⒷ	○○ ○	ⒷⒷ	○○ ○	ⒷⒷ	ⒷⒷ	ⒷⒷ	ⒷⒷ	ⒷⒷ
> 15 anos 50-69 kg	○○ ○○	ⒷⒷ	○○ ○	ⒷⒷ	○○ ○	ⒷⒷ	ⒷⒷ	ⒷⒷ	ⒷⒷ	ⒷⒷ
70-89 kg	○○ ○○	ⒷⒷ Ⓑ	○○ ○	ⒷⒷ Ⓑ	○○ ○	ⒷⒷ Ⓑ	ⒷⒷ Ⓑ	ⒷⒷ Ⓑ	ⒷⒷ Ⓑ	ⒷⒷ Ⓑ
90-120 kg	○○ ○○	ⒷⒷ ⒷⒷ	○○ ○	ⒷⒷ ⒷⒷ	○○ ○	ⒷⒷ ⒷⒷ	ⒷⒷ ⒷⒷ	ⒷⒷ ⒷⒷ	ⒷⒷ ⒷⒷ	ⒷⒷ ⒷⒷ

○: cloroquina 150 mg;
●: associação artesunato 25 mg + mefloquina 50 mg (C);
●: primaquina de 5 mg (A) ou de 15 mg (B).
Importante:

- Gestantes, puérperas até 1 mês de lactação e crianças < 6 meses não podem usar a primaquina.
- Pacientes que pesem mais de 120 kg (não contemplados) devem ter sua dose de primaquina calculada pelo peso.

Tabela 5 Primeira opção de tratamento da malária por *Plasmodum falciparum*

	Dia 1			Dia 2		Dia 3	
	☀	☾		☀	☾	☀	☾
< 6 meses < 5 kg	●	●		●	●	●	●
6-11 meses 5-9 kg	●	●	Ⓐ	●	●	●	
1-3 anos 10-14 kg	●	●	Ⓐ	●	●	●	
4-8 anos 15-24 kg	●●	●●	Ⓑ	●●	●●	●●	●●
9-11 anos 25-34 kg	●● ●	●● ●	Ⓑ	●● ●	●● ●	●● ●	●● ●
12-14 anos 35-49 kg	●● ●●	●● ●●	ⒷⒷ	●● ●●	●● ●●	●● ●●	●● ●●
> 15 anos 50-69 kg	●● ●●	●● ●●	ⒷⒷ	●● ●●	●● ●●	●● ●●	●● ●●
70-89 kg	●● ●●	●● ●●	ⒷⒷ Ⓑ	●● ●●	●● ●●	●● ●●	●● ●●
90-120 kg	●● ●●	●● ●●	ⒷⒷ ⒷⒷ	●● ●●	●● ●●	●● ●●	●● ●●

● (cinza): associação artemeter 20 mg + lumefantrina 120 mg;
● (preto): primaquina de 5 mg (A) ou de 15 mg (B).

Importante:

- Gestantes, puérperas até 1 mês de lactação e crianças < 6 meses não podem usar a primaquina.
- Pacientes que pesem mais de 120 kg (não contemplados) devem ter sua dose de primaquina calculada pelo peso.

Tabela 6 Segunda opção de tratamento da malária por *Plasmodum falciparum*

	Dia 1		Dia 2	Dia 3
< 6 meses < 5 kg	(C)		(C)	(C)
6-11 meses 5-9 kg	(C)	(A)	(C)	(C)
1-6 anos 10-18 kg	(C)(C)	(B)	(C)(C)	(C)(C)
7-11 anos 18-29 kg	(D)	(B)	(D)	(D)
12-14 anos 30-49 kg	(D)(D)	(B)(B)	(D)(D)	(D)(D)
> 15 anos 50-69 kg	(D)(D)	(B)(B)	(D)(D)	(D)(D)
70-89 kg	(D)(D)	(B)(B) (B)	(D)(D)	(D)(D)
90-120 kg	(D)(D)	(B)(B) (B)(B)	(D)(D)	(D)(D)

●: associação artesunato 25 mg + mefloquina 50 mg (C) ou artesunato 100 mg + mefloquina 200 mg (D);
●: primaquina de 5 mg (A) ou de 15 mg (B).
Importante:
- Gestantes, puérperas até 1 mês de lactação e crianças < 6 meses não podem usar a primaquina.
- Pacientes que pesem mais de 120 kg (não contemplados) devem ter sua dose de primaquina calculada pelo peso.

Tabela 7 Primeira opção de tratamento da malária mista

	Dia 1			Dia 2			Dia 3			Dia 4	Dia 5	Dia 6	Dia 7
	☀	☾		☀	☾		☀	☾					
< 6 meses < 5 kg	●	●		●	●		●	●					
6-11 meses 5-9 kg	●	●	Ⓐ	●	●	Ⓐ	●	●	Ⓐ	Ⓐ	Ⓐ	Ⓐ	Ⓐ
1-3 anos 10-14 kg	●	●	ⒶⒶ	●	●	ⒶⒶ	●	●	ⒶⒶ	ⒶⒶ	ⒶⒶ	ⒶⒶ	ⒶⒶ
4-8 anos 15-24 kg	●●	●●	Ⓑ	●●	●●	Ⓑ	●●	●●	Ⓑ	Ⓑ	Ⓑ	Ⓑ	Ⓑ
9-11 anos 25-34 kg	●● ●	●● ●	Ⓑ	●● ●	●● ●	Ⓑ	●● ●	●● ●	Ⓑ	Ⓑ	Ⓑ	Ⓑ	Ⓑ
12-14 anos 35-49 kg	●● ●●	●● ●●	ⒷⒷ	●● ●●	●● ●●	ⒷⒷ	●● ●●	●● ●●	ⒷⒷ	ⒷⒷ	ⒷⒷ	ⒷⒷ	ⒷⒷ
> 15 anos 50-69 kg	●● ●●	●● ●●	ⒷⒷ	●● ●●	●● ●●	ⒷⒷ	●● ●●	●● ●●	ⒷⒷ	ⒷⒷ	ⒷⒷ	ⒷⒷ	ⒷⒷ
70-89 kg	●● ●●	●● ●●	ⒷⒷ Ⓑ	●● ●●	●● ●●	ⒷⒷ Ⓑ	●● ●●	●● ●●	ⒷⒷ Ⓑ	ⒷⒷ Ⓑ	ⒷⒷ Ⓑ	ⒷⒷ Ⓑ	ⒷⒷ Ⓑ
90-120 kg	●● ●●	●● ●●	ⒷⒷ ⒷⒷ	●● ●●	●● ●●	ⒷⒷ ⒷⒷ	●● ●●	●● ●●	ⒷⒷ ⒷⒷ	ⒷⒷ ⒷⒷ	ⒷⒷ ⒷⒷ	ⒷⒷ ⒷⒷ	ⒷⒷ ⒷⒷ

● (cinza): associação artemeter 20 mg + lumefantrina 120 mg;
● (preto): primaquina de 5 mg (A) ou de 15 mg (B).
Importante:
- A associação artemeter+lumefantrina deve ser administrada concomitantemente à ingesta de leite ou alimento para absorção adequada. Recomenda-se orientar os pacientes e descrever na receita sempre que possível.
- Gestantes, puérperas até 1 mês de lactação e crianças < 6 meses não podem usar a primaquina.
- Pacientes que pesem mais de 120 kg (não contemplados) devem ter sua dose de primaquina calculada pelo peso.

Em caso de falha de tratamento após o uso de artesunato+mefloquina (segunda opção) em até 42 dias após o início do tratamento, recomenda-se o uso do esquema terapêutico com artemeter+lumefantrina (primeira opção).

Malária e gravidez

Gestantes são mais suscetíveis à infecção por *Plasmodium*, particularmente durante a primeira gestação, por conta da ausência de imunidade adquirida aos parasitas que expressam a variante proteica do antígeno de superfície 2-CSA (VAR2CSA). Essa proteína é expressa nos eritrócitos infectados, facilitando a adesão ao sulfato de condroitina A (parte das proteoglicanas placentárias), levando ao sequestro de eritrócitos na placenta. O risco de malária placentária é reduzido nas multíparas de áreas endêmicas, pois geralmente apresentam anticorpos contra a VAR2CSA.

A malária placentária pode ser assintomática ou clinicamente leve, mas também pode levar a um aumento do risco de morte

Tabela 8 Segunda opção de tratamento da malária mista

	Dia 1		Dia 2		Dia 3		Dia 4	Dia 5	Dia 6	Dia 7
< 6 meses < 5 kg	C		C		C					
6-11 meses 5-9 kg	C	A	C	A	C	A	A	A	A	A
1-6 anos 10-18 kg	CC	AA	CC	AA	CC	AA	AA	AA	AA	AA
7-11 anos 18-29 kg	D	B	D	B	D	B	B	B	B	B
12-14 anos 30-49 kg	DD	BB	DD	BB	DD	BB	BB	BB	BB	BB
> 15 anos 50-69 kg	DD	BB	DD	BB	DD	BB	BB	BB	BB	BB
70-89 kg	DD	BB B	DD	BB B	DD	BB B	BB B	BB B	BB B	BB B
90-120 kg	DD	BB BB	DD	BB BB	DD	BB BB	BB BB	BB BB	BB BB	BB BB

●: associação artesunato 25 mg + mefloquina 50 mg (C) ou artesunato 100 mg + mefloquina 200 mg (D);
●: primaquina de 5 mg (A) ou de 15 mg (B).
Importante:
- Gestantes, puérperas até 1 mês de lactação e crianças < 6 meses não podem usar a primaquina.
- Pacientes que pesem mais de 120 kg (não contemplados) devem ter sua dose de primaquina calculada pelo peso.

tanto para o feto quanto para a gestante. Ela predispõe a abortamento, natimortalidade, parto prematuro e baixo peso ao nascer, impactando, assim, na qualidade de vida desses lactentes.

O tratamento da gestante infectada com *P. vivax* ou *P. ovale* deve incluir cloroquina por 3 dias e cloroquina profilática (5 mg/kg/dose, até o máximo de 2 comprimidos) semanalmente até 1 mês de aleitamento, para prevenção de recaídas. Não há dados de segurança da primaquina durante a gravidez, sendo contraindicado seu uso durante esse período. O tratamento da gestante infectada com *P. falciparum* deve incluir uma terapia combinada de artemisinina ao longo de toda a gestação, incluindo o primeiro trimestre. Recomenda-se o acompanhamento da gestante com a realização mensal de lâmina de verificação de cura e o monitoramento do lactente após o nascimento.

Malária complicada

Usualmente, a malária complicada resulta da infecção por *P. falciparum*; no entanto, infecções por *P. vivax* também podem causar doença grave e morte, seja por ruptura espontânea ou traumática do baço, complicações respiratórias ou anemia grave, lesão renal aguda e icterícia, especialmente em pacientes com doenças concomitantes, debilitados e desnutridos. Apesar da existência de tratamento antimalárico específico, a taxa de mortalidade de casos da malária complicada situa-se entre 8,5 e 30%.

A OMS define malária complicada como a presença de qualquer uma das seguintes condições clínicas/laboratoriais, na ausência de outras causas e em vigência de parasitemia assexuada:

- Alteração da consciência: escala de coma Glasgow < 11 em adultos ou escore de coma de Blantyre < 3 em crianças.
- Prostração: fraqueza generalizada impossibilitando o paciente de se sentar ou deambular sem assistência.
- Convulsões de repetição: mais do que dois episódios em 24 horas.
- Acidose: déficit de base > 8 mEq/L, bicarbonato < 15 mmol/L ou lactato sérico ≥ 5 mmol/L.
- Hipoglicemia: glicose plasmática < 40 mg/dL para indivíduos com 5 anos de idade ou mais e < 54 mg/dL para crianças com menos de 5 anos.
- Anemia grave: hemoglobina ≤ 5 g/dL, hematócrito ≤ 15% em crianças com menos de 12 anos de idade; < 7 g/dL ou < 20% em adultos associado a contagem de parasitas > 10.000/mm³.
- Disfunção renal: nível sérico de creatinina > 3 mg/dL.
- Icterícia: nível sérico de bilirrubina > 3 mg/dL associada a contagem de parasitas > 100.000/mm³.
- Edema pulmonar: evidência de infiltrado na imagem do tórax ou $SatO_2$ < 92% em ar ambiente associado a FR > 30 irpm.
- Sangramento significativo: sangramento recorrente ou prolongando pelo nariz, gengivas, sítios de venopunção, hematêmeses ou melena.
- Choque: evidência de hipotensão associado a má perfusão periférica (p. ex., aumento do tempo de preenchimento capilar, extremidades frias, pele pálida, fria e pegajosa).
- Hiperparasitemia: parasitemia por *P. falciparum* > 10%.

Abordagem prática

A malária complicada é considerada uma emergência médica. Suas recomendações de tratamento seguem as diretrizes da "Campanha sobrevindo à sepse 2021" (*Surviving Sepsis Campaign*), contendo as seguintes etapas:

- Na suspeita de malária complicada, a internação é recomendada, de preferência em leito de UTI. Todo paciente grave merece receber o protocolo MOVE, composto por monitorização cardíaca, oxigenação, acessos venosos periféricos calibrosos (dois jelcos 18 em cada membro) e exames (hemograma com diferencial, tipagem sanguínea e reserva de sangue, coagulograma, gasometria, gota espessa, bioquímica com função renal, glicemia capilar, hemocultura e cultura de outros sítios relevantes a depender do quadro clínico). Recomenda-se solicitar o teste rápido para HIV e, em mulheres em idade fértil, o beta-hCG, pois ambas as condições estão associadas a aumento do risco de disfunção orgânica e morte em pacientes com suspeita de malária.
- O atendimento se inicia com a avaliação da permeabilidade das vias aéreas e das trocas gasosas. O médico não deve hesitar em iniciar a sequência rápida de intubação em pacientes com rebaixamento da consciência e deve instituir a ventilação mecânica. O objetivo é adotar estratégias protetoras do pulmão com volume corrente de 6 mL/kg de peso predito, pressão de platô de até 30 cmH_2O e PEEP alta para melhorar a relação ventilação/perfusão e reduzir a mortalidade geral. Nos pacientes com sín-

drome respiratória aguda grave (SRAG) moderada a grave ($PaO_2/FiO_2 < 200$) induzida pela malária, recomenda-se a posição prona por períodos superiores a 12 horas diárias, pois essa estratégia reduz a mortalidade se comparada com a posição supina. É importante que a equipe esteja devidamente treinada para essa manobra, pois se realizada inadvertidamente pode gerar complicações como a perda acidental de acessos venosos, IOT e úlceras de pressão. A distinção da disfunção respiratória induzida pela malária daquela causada por um quadro de pneumonia comunitária bacteriana ou pneumonia aspirativa, em um primeiro momento, é difícil, justificando o uso de antibióticos de amplo espectro de ação de forma empírica até que se possa excluir outras causas.

- Prossegue-se, então, para abordagem do estado circulatório. A malária funciona como a sepse bacteriana, desencadeando a redistribuição do volume circulante efetivo com o objetivo de manter os órgãos vitais, como o cérebro e o coração. Nos pacientes adultos com hipoperfusão ou choque séptico, recomenda-se iniciar 30 mL/kg de solução cristaloide IV, mantida por 3 horas, com posterior reavaliação. O tempo de preenchimento capilar, o enchimento da veia cava, a diminuição do lactato arterial ou a variação da pressão de pulso podem ser marcadores úteis para guiar a ressuscitação à beira do leito. A avaliação do débito urinário sempre deve ser contemplada, pois reflete o *status* hemodinâmico (sugere-se que seja maior que 0,5 mL/kg/L). Naqueles pacientes que não respondem à fluidoterapia e mantêm hipotensão grave, indica-se iniciar o uso de vasopressores, sendo a droga de escolha a noradrenalina, na dose de 0,1 mcg/kg/min (5 a 10 mcg/min), com infusão aumentando a cada 2 a 5 minutos, a depender da resposta clínica (pressão arterial média deve ser > 65 mmHg). Nos pacientes que permanecem com níveis da pressão arterial média inadequados apesar da infusão de noradrenalina, sugere-se adicionar vasopressina (0,01 a 0,04 UI/min) em vez de escalonar as doses de noradrenalina. Se a disfunção cardíaca persistir com hipoperfusão, na vigência de pressão arterial e *status* volêmico adequados, deve-se considerar adicionar dobutamina (2 a 20 mcg/kg/min) ou usar adrenalina (2 a 20 mcg/min).
- Não se deve esquecer de avaliar o nível de glicose pela medida da glicemia capilar. A hipoglicemia deve ser tratada imediatamente, pois está associada a piores desfechos neurológicos. Sua ocorrência na malária é multifatorial, mas fatores como aumento da demanda, diminuição da produção e hiperinsulinismo relacionado ao uso do quinino são os principais. Em pacientes com alteração do nível de consciência, recomenda-se a infusão de glicose hipertônica (a 50%), 50 a 100 mL, IV, em *bolus*; seguidos de manutenção com soro glicosado a 5%, 500 mL, IV, a cada 6 horas, sempre monitorando a cada 30 a 60 minutos a glicemia capilar (por um período mínimo de 4 horas).
- Por fim, devem-se avaliar o nível de consciência e a reação das pupilas à luz. A escala de coma de Glasgow ou a de Blantyre modificada podem ser usadas em adultos e crianças, respectivamente. Naqueles pacientes com rebaixamento da consciência, a punção lombar é recomendada para descartar possível infecção bacteriana concomitante. Uma dica importante para diferenciar meningite bacteriana de malária cerebral é a presença de sinais clínicos de irritação das meninges (p. ex., rigidez

da nuca, fotofobia, sinal de Kernig, Brudzinski e Lasègue) na meningite, que raramente são positivos na malária cerebral.

Terapia antimalárica específica

Crianças com peso inferior a 20 kg devem receber maior dose parenteral de artesunato (3,0 mg/kg/dose) do que crianças com mais de 20 kg e adultos (2,4 mg/kg/dose) para garantir uma exposição equivalente ao medicamento. Assim que o paciente puder usar a medicação VO, deve-se prescrever uma terapia combinada de artemisinina por 3 dias, ainda que ao final dos 7 dias de uso de artesunato injetável. Caso um paciente tenha o diagnóstico de malária complicada e o artesunato injetável não esteja disponível na unidade para uso imediato, deve-se fazer uso de alguma terapia combinada de artemisinina disponível até que a medicação injetável seja disponibilizada. O uso de clindamicina IV é uma alternativa, apesar de sua ação esquizonticida lenta (20 mg/kg/dia, divididos em três doses, por 7 dias). Artemeter injetável e quinino também podem ser alternativas na ausência do artesunato.

PREVENÇÃO

Existem três métodos para a prevenção da malária: controle vetorial, quimioprofilaxia e vacinação. Métodos de controle vetorial incluem uso de inseticidas, uso de larvicidas, eliminação dos reservatórios férteis para o desenvolvimento das larvas e uso de mosquiteiros impregnados com inseticidas de longa duração. O uso de endetocidas (como a ivermectina) tem sido largamente estudado em países africanos, pois tem o potencial de eliminar ou reduzir a meia-vida dos mosquitos que picam os indivíduos usuários desses fármacos.

A quimioproflaxia é uma estratégia efetiva na redução da incidência da malária em vários países africanos, sendo adotada em forma de campanhas sazonais nos principais grupos de risco (mulheres grávidas e crianças com menos de 5 anos). As principais drogas usadas com essa finalidade são a combinação de sulfadozina+pirimetamina e amodiaquina + sulfadozina + pirimetamina, em um curso de 3 dias contendo alguma terapia combinada da artemisinina, como a combinação de di-hidroartemisinina+piperaquina. Também se pode oferecer a profilaxia a viajantes que se deslocam para países endêmicos. As principais drogas aprovadas para essa finalidade são atovaquona+proguanil (Malarone®), doxiciclina, cloroquina, mefloquina, primaquina e a tafenoquina (Arakoda®).

Por fim, no contexto do controle integral da malária, a vacina RTS,S/AS01® foi recomendada em outubro de 2021, pela OMS, para prevenir a malária por *P. falciparum* em crianças que vivem em regiões com transmissão moderada a alta. A vacina deve ser fornecida em um esquema de quatro doses a crianças a partir dos 5 meses de vida para a redução da malária e da carga da doença. A recomendação é baseada em resultados de um programa piloto em andamento no Quênia, Gana e Malauí, que alcançou mais de 800 mil crianças desde 2019.

No Brasil, a rede de diagnóstico e de tratamento de malária encontra-se amplamente distribuída, principalmente na região amazônica, permitindo que o viajante receba diagnóstico e tratamento oportunos. Desse modo, não se indica a quimioprofilaxia para viajantes em território nacional nem campanhas sazonais em grupos de risco.

BIBLIOGRAFIA

1. Brasil. Ministério da Saúde. Secretaria de Vigilância em Saúde. Departamento de Imunização e Doenças Transmissíveis. Guia de tratamento da malária no Brasil. Brasília: Ministério da Saúde; 2020.
2. Evans L, Rhodes A, Alhazzani W, Antonelli M, Coopersmith CM, French C, et al. Surviving sepsis campaign: international guidelines for management of sepsis and septic shock 2021. Crit Care Med. 2021; 49(11):e1063-e1143.
3. Moreira JAS. Investigação da síndrome febril aguda em serviços de saúde do município do Rio de Janeiro durante uma epidemia de chikungunya, outubro 2018 a julho 2019. Tese (Doutorado). Instituto Nacional de Infectologia Evandro Chagas, Fundação Oswaldo Cruz. Rio de Janeiro, 2021.
4. World Health Organization. WHO Guidelines for malaria, 13 July 2021. Geneva: WHO; 2021.
5. World Health Organization. World malaria report 2021. Geneva: WHO; 2021.

38

Doença de Chagas aguda

Luiz Henrique Conde Sangenis

DESTAQUES

- A transmissão oral da doença de Chagas é a forma mais comum de aquisição da infecção, especialmente na região amazônica.
- A miopericardite aguda é a complicação mais comum da doença de Chagas aguda.

INTRODUÇÃO

A doença de Chagas é uma protozoose sistêmica endêmica na América Latina, com casos do México até a Argentina. Está inserida em uma lista de vinte doenças tropicais negligenciadas pela OMS, tendo como características o fato de afetar populações empobrecidas, apresentar pouca visibilidade, ser pouco conhecida e ocupar lugar secundário nas agendas de discussão da saúde. A despeito dessa importância secundária, a doença é endêmica em 21 países da América Latina, onde 70 milhões de pessoas vivem sob risco de aquisição.

Estima-se que 6 a 7 milhões de pessoas estejam infectadas com *Trypanosoma cruzi* no mundo, registrando-se 12 mil óbitos anuais diretamente relacionados à doença de Chagas. Nas últimas décadas, o cenário epidemiológico sofreu grandes modificações geradas pelo intenso processo de urbanização ocorrido nos países endêmicos, além da expansão da doença para países não endêmicos da América do Norte, Europa, Ásia e Austrália, acompanhando o movimento migratório de latino-americanos. Medidas de controle da transmissão vetorial e transfusional adotadas por diversos países da América Latina contribuíram para a redução de novos casos; contudo, estima-se a incidência de 30 mil novos casos anuais da doença, sendo a maioria causada por transmissões vetoriais e congênitas.

A doença de Chagas apresenta duas fases clínicas (aguda e crônica), sendo a maioria dos casos assintomática. Na fase crônica, cerca de 60% dos indivíduos afetados permanecerão assintomáticos por toda a vida (forma clínica denominada indeterminada), 30%

vão apresentar formas cardíacas e 10%, formas digestivas (megaesôfago e megacólon), gerando altas morbidade e demanda para os serviços de saúde e para a previdência social dos países afetados.

Estima-se que no Brasil existam cerca de 1 milhão de pessoas infectadas por *T. cruzi*, com grande número delas residindo em áreas urbanas. Diferente de outros países endêmicos, no Brasil a transmissão vetorial é baixa, embora haja grande subnotificação e deficiências no acesso a meios diagnósticos na assistência primária. Nas últimas décadas, aumentou o número de casos agudos por transmissão oral por ingestão de alimentos contaminados, principalmente associada ao consumo de açaí preparado de forma artesanal. Esse agravo emergente no Brasil é mais observado nos estados do Pará, Amapá, Amazonas, Tocantins, Maranhão e Acre, cujas populações consomem regularmente o açaí e outros produtos da floresta amazônica como parte da dieta habitual. Além do açaí, já foram documentados casos de doença de Chagas aguda por consumo de caldo-de-cana, bacaba, água, suco de goiaba e palmito do babaçu, bem como casos esporádicos de transmissão por consumo ou manipulação de carne de caça de mamíferos silvestres hospedeiros de *T. cruzi*. A contaminação do açaí e de outros alimentos costuma se dar durante o preparo da polpa, quando o triatomíneo é batido juntamente com os frutos armazenados de forma inadequada ou por contaminação pelas fezes do inseto.

A doença de Chagas aguda associada à transmissão oral geralmente ocorre na forma de surtos familiares, mas casos isolados também já foram notificados. A identificação da causa do episódio febril nem sempre é fácil, por conta da existência de outras doenças febris endêmicas comuns, como malária, leishmaniose visceral e as arboviroses.

EPIDEMIOLOGIA

No Brasil, são registrados cerca de 380 casos/ano de doença de Chagas, com tendência de aumento nos últimos anos. A maioria dos casos está relacionada à transmissão oral que ocorre nos estados da região amazônica, principalmente Pará, Amapá e Amazonas. A transmissão vetorial é menos frequente, concentrando-se nos estados das regiões Norte e Nordeste do país.

Embora as notificações predominem nessas regiões, tanto a transmissão oral quanto a vetorial podem ocorrer em qualquer região do Brasil, tendo em vista a enorme diversidade de espécies de triatomíneos nativos encontrada no país. Apesar da certificação fornecida pela Organização Panamericana de Saúde em 2006, pela eliminação da transmissão vetorial por *Triatoma infestans*, focos residuais desse vetor ainda são encontrados na Bahia e inúmeros outros triatomíneos nativos que apresentam potencial de invasão e domiciliação estão presentes em todo o território nacional. O surto de doença de Chagas no ano de 2005 na cidade de Navegantes, em Santa Catarina, por ingestão de caldo-de-cana, e um caso agudo por transmissão vetorial em 2011, na cidade de Mangaratiba, no Rio de Janeiro, demonstram a possibilidade de ocorrência de casos mesmo em regiões consideradas não endêmicas.

Na década de 1970, chegou-se a registrar 100 mil casos anuais de transmissões relacionadas a transfusões de hemoderivados no Brasil. Atualmente, no entanto, a transmissão transfusional é um evento raro. A queda da prevalência da infecção na população mais jovem e a instituição de triagem sorológica rigorosa para doadores nos bancos de sangue contribuíram para essa queda expressiva desde o ano de 1992. Os poucos registros de casos nos últimos anos provavelmente se devem a falhas inerentes aos testes de triagem. Também são relatados casos muito raros de transmissão acidental em laboratórios de pesquisa de *T. cruzi*, em atividades de campo ou na manipulação de sangue de animais ou pacientes na fase aguda da doença.

A doença de Chagas também pode se manifestar por reativação em pacientes imunodeprimidos com doença de Chagas crônica, como nas pessoas vivendo com HIV/Aids, nos portadores de neoplasias hematológicas e nos indivíduos submetidos a transplantes de órgãos. Casos de reativação vêm sendo documentados em pacientes coinfectados *T. cruzi*-HIV, principalmente aqueles com contagem de linfócitos T CD4+ abaixo de 200 células/mm³. A doença se comporta como infecção oportunista, havendo maior proporção de formas graves (encefalite e miopericardite) e de óbitos.

Tabela 1 Fatores de risco para aquisição da doença de Chagas aguda no Brasil

Consumo de açaí ou outras bebidas preparadas de forma artesanal sem a higienização adequada
Habitação com presença de triatomíneos domiciliados (residentes ou visitantes)
Habitações em regiões de áreas florestais sujeitas a invasão ou ataque por triatomíneos silvestres (residentes ou visitantes)
Coinfecção *T. cruzi*-HIV em pacientes com estágios avançados de imunodeficiência
Após transplantes em pacientes infectados por *T. cruzi*
Após transfusão de hemoderivados com falha na triagem sorológica
Após acidente de laboratório com material biológico com formas infectantes de *T. cruzi*
Ingestão de carne de caça malpassada ou manipulação de carcaça de mamíferos silvestres hospedeiros de *T. cruzi* (tatu, gambá, paca, preá, capivara, cutia, ouriço-cacheiro, quati, preguiça, macaco etc.)

HIV: vírus da imunodeficiência humana.

FISIOPATOGENIA

As lesões teciduais da fase aguda são causadas por ação direta do parasito e pela resposta inflamatória aguda do hospedeiro. Na transmissão vetorial, formas parasitárias tripomastigotas metacíclicas infectantes presentes nas fezes do inseto vetor penetram pela pele lesada ou pelas mucosas, principalmente das conjuntivas. Edema intersticial, infiltrado inflamatório linfomonocitário, hiperemia e hiperplasia dos linfonodos regionais configuram os sinais da porta de entrada (chagoma de inoculação na pele e sinal de Romaña na conjuntiva ocular). Na transmissão oral, a penetração das formas infectantes ocorre usualmente pela mucosa intestinal, estando os sinais de porta de entrada normalmente ausentes.

Após a penetração, as formas infectantes invadem diversos tipos celulares locais, iniciando por macrófagos, fibroblastos e células epiteliais, onde se multiplicam por divisão binária. Posteriormente, rompem essas células e infectam novas células locais ou ganham a circulação linfática e sanguínea, espalhando-se por todo o organismo. Qualquer tipo celular pode ser invadido, mas há predileção por células do tecido muscular, cardiomiócitos, macrófagos e células do sistema nervoso. No SNC, o parasitismo ocorre nas células da glia e nas células de Schwann, assim como a infiltração de leucócitos mononucleares nas leptomeninges pia-máter e aracnoide. Macrófagos teciduais parasitados provocam inflamação granulomatosa no interstício e dano ao tecido adjacente, contribuindo para o estabelecimento de miocardite e meningoencefalite agudas. Modelos experimentais da infecção demonstraram uma resposta imune celular potente de macrófagos, linfócitos T CD4+ e CD8+, com produção de interferon-gama, TNF-alfa, interleucina-12 e óxido nítrico, tendo importante papel no controle do parasitismo.

DIAGNÓSTICO CLÍNICO

Vários fatores podem influir na forma de apresentação clínica da doença de Chagas aguda, como a via de transmissão, a carga parasitária do inócuo, a linhagem genotípica, a virulência do protozoário e fatores imunes do hospedeiro. O período de incubação varia de 4 a 15 dias na transmissão vetorial, 3 a 22 dias na transmissão oral e 8 a 120 dias na transmissão transfusional e pós-transplante. É assintomática na maioria dos casos de transmissão vetorial, porém, quando adquirida por via oral, a frequência de casos sintomáticos é mais expressiva (pode chegar a mais de 50% dos casos), provavelmente pela maior quantidade de parasitos infectantes nessa modalidade de transmissão.

Nos casos sintomáticos de transmissão vetorial, o sinal de Romaña é visto em 50% dos infectados e o chagoma cutâneo, em 25% (Figura 1). Nos demais casos, a porta de entrada não é identificada, assim como nos casos de transmissão por via oral. No local da invasão, são observados edema, eritema e reação de linfonodos-satélite regionais. Conjuntamente com sinais de porta de entrada, surgem sintomas gerais como febre, cefaleia, calafrios, mal-estar, mialgias, palidez e astenia. A febre geralmente é alta (39ºC) e constante, com picos no período vespertino. Esse sintoma habitualmente se prolonga por mais de 7 dias, podendo chegar a 30 dias ou mais. Os linfonodos apresentam-se discreta a moderadamente aumentados de volume, sendo não confluentes, indolores, móveis e com consistência ligeiramente aumentada. São mais facilmente palpáveis nas regiões cervicais, axilares e inguinais. Aumentos discretos a moderados do fígado e do baço também podem estar presentes de forma conjunta ou isoladamente. A hepatomegalia é mais comum, habitualmente dolorosa, com borda lisa e consistência normal.

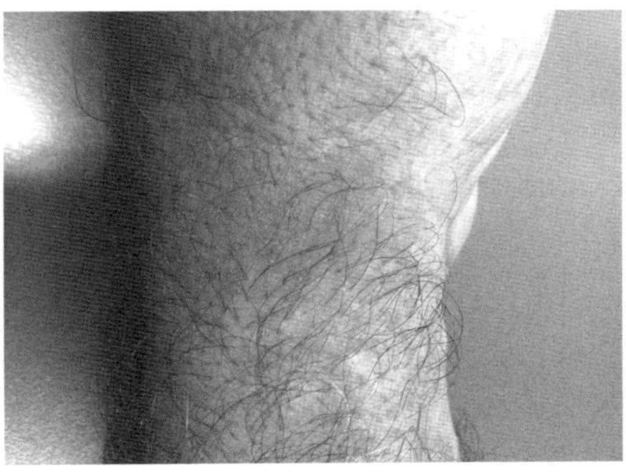

Figura 1 Chagoma de inoculação no punho.

A versão colorida desta imagem está disponível no caderno de imagens do livro.

Edema generalizado ou localizado nos membros inferiores e na face pode se instalar por volta da segunda semana de doença. Manifestações cutâneas, como exantema macular, nódulos subcutâneos e eritema nodoso, são pouco frequentes, estando mais relacionadas ao modo de transmissão oral. Manifestações digestivas como dor abdominal, vômito e diarreia são frequentes. A icterícia e o sangramento digestivo são bem menos frequentes, sendo mais observados na doença aguda por transmissão oral.

A meningoencefalite aguda é uma complicação incomum, mais observada em crianças com menos de 2 anos de idade e pacientes imunossuprimidos coinfectados *T. cruzi*-HIV que apresentam reativação. Nesses casos, a evolução costuma ser grave e apresenta alta letalidade. Os sinais e sintomas neurológicos da meningoencefalite na doença de Chagas aguda são os mesmos encontrados em outros processos infecciosos do SNC, como cefaleia, agitação, vômitos, desorientação, convulsões, rigidez de nuca e sinais radiculares de irritação meníngea. O exame liquórico demonstra aspecto claro, pleocitose discreta (< 100 células/mm^3) com predomínio de mononucleares, hipoglicorraquia e aumento discreto das proteínas. Formas tripomastigotas de *T. cruzi* podem ser observadas no liquor após centrifugação e coloração adequada.

A miopericardite aguda é a complicação mais comum da doença de Chagas aguda e está presente em cerca de 40% dos casos. Costuma se instalar na terceira semana após o início dos sintomas da fase aguda. O grau de comprometimento é variável, desde formas leves inaparentes até formas graves com derrame pericárdico, tamponamento cardíaco e fibrilação atrial. A letalidade relacionada a essa complicação pode variar de 2 a 7%. Nas formas leves e moderadas, nem sempre são observadas anormalidades em RX de tórax e eletrocardiograma. Os sintomas mais frequentes são palpitações, dispneia, astenia e dor precordial. A PA costuma estar normal ou baixa. Ao exame físico, taquicardia, sopro sistólico no foco mitral e abafamento de bulhas são os sinais mais frequentes. Extrassístoles, fibrilação atrial e insuficiência cardíaca são alterações menos comuns.

Na insuficiência cardíaca aguda, os sinais clínicos são os mesmos identificados nos processos crônicos, como dispneia, ortopneia, edema de membros inferiores, ascite, turgência jugular e a ausculta da terceira bulha. RX do tórax pode revelar aumento global da área cardíaca ou do ventrículo esquerdo e congestão pulmonar. As alterações eletrocardiográficas mais frequentes na miopericardite aguda são a taquicardia ventricular, as alterações primárias da repolarização ventricular, a baixa voltagem do complexo QRS, os bloqueios de ramos, o bloqueio atrioventricular, o desvio de eixo elétrico para a esquerda e a sobrecarga ventricular. Ao ecocardiograma, observam-se com maior frequência derrame pericárdico, discinesias das paredes cardíacas, regurgitação mitral ou tricúspide e aumento do ventrículo esquerdo.

Tabela 2 Complicações da doença de Chagas aguda

Miopericardite aguda com derrame pericárdico (dor torácica, taquicardia, dispneia, hipotensão arterial, tonturas, abafamento de bulhas), com risco de tamponamento cardíaco
Fibrilação atrial (palpitações, tonturas, dispneia)
Insuficiência cardíaca aguda (dispneia, ortopneia, edema de membros inferiores, ascite, turgência jugular)
Menigoencefalite (atenção em pacientes coinfectados com HIV), com risco de evoluir para formas mais graves e maior letalidade

HIV: vírus da imunodeficiência humana.

DIAGNÓSTICO LABORATORIAL

Exames inespecíficos

O hemograma geralmente apresenta anemia moderada, leucometria global aumentada, linfocitose e neutropenia relativa. Linfócitos atípicos podem estar presentes. VHS e proteína C reativa costumam estar moderadamente elevadas. A contagem de plaquetas geralmente não se altera, podendo estar diminuída nas formas graves da doença de Chagas aguda. A função hepática deve ser solicitada, principalmente nos casos de transmissão oral, evolução grave ou presença de icterícia, nos quais se observa aumento das aminotransferases (AST e ALT) e das bilirrubinas (total e frações).

Exames específicos

Na doença de Chagas aguda, os exames parasitológicos diretos com análise microscópica do sangue periférico são os métodos de eleição para o diagnóstico. O teste a fresco é o mais simples e de rápida execução. Testes diretos que utilizam coloração, como a gota espessa e o esfregaço sanguíneo, facilitam a identificação de formas tripomastigotas de

T. cruzi (Figura 2) e o diagnóstico diferencial com a malária. Os exames parasitológicos diretos apresentam sensibilidade de 80 a 90% e devem ser repetidos no caso de resultados negativos nas primeiras amostras coletadas.

Outros testes, como hemocultura, xenodiagnóstico indireto e PCR, também apresentam alta sensibilidade na fase aguda, porém dependem de maiores recursos laboratoriais e a obtenção dos resultados é bem mais demorada. Os testes parasitológicos diretos habitualmente apresentam positividade durante o período febril, entre a primeira e a sexta semana de doença. A partir da quarta semana, observa-se que o número de parasitos circulantes diminui como consequência da elevação dos anticorpos específicos da resposta imune humoral, podendo, nesse período, utilizar-se de métodos parasitológicos de concentração, como o micro-hematócrito ou o teste de Strout.

O teste sorológico de IFI para detecção de anticorpos da classe IgM apresenta boa sensibilidade no diagnóstico da fase aguda; entretanto, a carência de *kits* comerciais limita seu uso em larga escala. Testes sorológicos convencionais que detectam anticorpos da classe IgG anti-*T. cruzi* (IFI, ensaio imunoenzimático, teste rápido de imunocromatografia, inibição da hemaglutinação e a quimioluminescência) apresentam elevadas sensibilidade e especificidade no diagnóstico da doença de Chagas aguda. Os testes sorológicos começam a positivar entre a segunda e a terceira semanas de doença. Caso a primeira amostra apresente resultado negativo, uma nova amostra deve ser colhida 2 a 4 semanas depois.

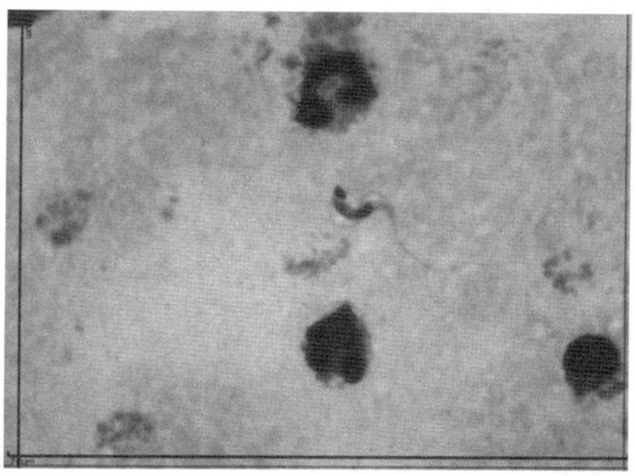

Figura 2 Forma tripomastigota de *T. cruzi* em lâmina de teste da gota espessa corada pelo Giemsa.

A versão colorida desta imagem está disponível no caderno de imagens do livro.

DIAGNÓSTICO DIFERENCIAL

A concomitância de diversas doenças febris endêmicas no Brasil é um desafio para o diagnóstico clínico da doença de Chagas aguda. História epidemiológica, envolvendo contato com triatomíneos, ingestão de alimentos suspeitos, transfusões de sangue, transplantes de órgãos e acidentes em laboratório nos últimos 90 dias, sempre deve ser investigada. Doenças febris com evolução por mais de 7 dias fazem diagnóstico diferencial com a doença de Chagas aguda, a exemplo de malária, leishmaniose visceral, febre tifoide, toxoplasmose, esquistossomose aguda e mononucleose infecciosa.

A malária e a leishmaniose visceral aguda são os principais, particularmente nas regiões Norte e Nordeste. Na primoinfecção, a malária costuma evoluir com febre diária, no entanto, em infecções subsequentes, a febre apresenta intermitência, com períodos de remissão de alguns dias. Edemas são bem menos frequentes, assim como o exantema macular costuma estar ausente. Na investigação diagnóstica, recomenda-se a pesquisa de parasitos circulantes de ambas as doenças por meio do teste direto da gota espessa corado pelo Giemsa ou esfregaço. Na leishmaniose visceral aguda, a hepatoesplenomegalia costuma ser mais pronunciada que na doença de Chagas aguda e o hemograma apresenta pancitopenia, chamando a atenção a presença de neutropenia e plaquetopenia mais intensas. Na investigação, pode-se solicitar teste rápido imunocromatográfico para leishmaniose visceral e a pesquisa de *Leishmania* no aspirado de medula óssea. A febre tifoide geralmente cursa com bradicardia e constipação, seguindo-se de diarreia sanguinolenta e surgimento de máculas avermelhadas no tronco. A hemocultura ou a mielocultura positiva para *Salmonella enterica* sorotipo *Typhi* confirmam o diagnóstico. Na esquistossomose aguda, o leucograma revela eosinofilia acentuada. Na toxoplasmose aguda e na mononucleose, os testes sorológicos específicos são fundamentais na confirmação do diagnóstico. Outras doenças febris agudas endêmicas, como dengue, chikungunya, zika e oropouche, habitualmente apresentam tempo de evolução da febre e do exantema de até 7 dias e não costumam cursar com edema de face e hepatoesplenomegalia. Na ocorrência de icterícia e hemorragias, leptospirose, febre amarela e hepatites virais devem ser incluídas na investigação diagnóstica diferencial.

TRATAMENTO

O tratamento antiparasitário é feito com benznidazol nas doses de 5 mg/kg/dia para adultos e de 10 mg/kg/dia para crianças (máximo: 300 mg/dia). O medicamento tem apresentação em comprimidos de 100 mg e deve ser administrado VO em três ou duas tomadas diárias, por 60 dias. O índice de cura da doença de Chagas aguda varia de 50 a 80% e o medicamento deve ser iniciado imediatamente após a confirmação diagnóstica. O benznidazol é fornecido aos estados pelo Ministério da Saúde e deve ser solicitado às Secretarias Estaduais. Seu uso é contraindicado em gestantes no primeiro trimestre da gestação, exceto nos casos graves, quando o benefício do uso supera o risco.

Para casos de efeitos adversos graves ao benznidazol, o nifurtimox pode ser utilizado como segunda opção terapêutica nas doses de 10 mg/kg/dia para adultos e 15 mg/kg/dia para crianças, também em apresentação oral, em comprimidos de 120 mg que devem ser administrados em três tomadas diárias. O nifurtimox não é comercializado no Brasil e seu fornecimento deverá ser solicitado à Secretaria de Vigilância em Saúde do Ministério da Saúde.

Nas complicações da miopericardite aguda, diuréticos, inibidores da enzima conversora da angiotensina ou bloqueadores do receptor da angiotensina II e os betabloqueadores não seletivos estão indicados na insuficiência cardíaca aguda. Em caso de fibrilação atrial, o tratamento deverá ser iniciado com bloqueadores do canal de cálcio (verapamil ou diltiazem), betabloqueadores ou digitálicos. Casos refratários devem ser internados em UTI para cardioversão farmacológica ou elétrica. A anticoagulação com varfarina na fibrilação atrial é recomendada para prevenir AVC isquêmico. Em caso de derrame pericárdico grave e tamponamento cardíaco, a pericardiocentese de emergência deve ser realizada. Derrames pericárdicos de pequeno e médio volume geralmente não necessitam de intervenção, regredindo com o tratamento antiparasitário.

PREVENÇÃO

A doença de Chagas aguda é de notificação compulsória. No caso de identificação da presença de triatomíneos no domicílio, a vigilância em saúde do município deve ser notificada. Medidas preventivas podem ser adotadas para reduzir o risco de invasão e colonização domiciliar por triatomíneos, como o uso de telas nas janelas, a forração dos tetos das casas, a retirada de restos de obra do entorno e o distanciamento adequado de anexos de criação de animais. Quanto à exposição a alimentos contaminados por *T. cruzi*, recomendam-se o armazenamento do açaí e de outros produtos de consumo artesanal em recipientes fechados e a higienização adequada. O método de pasteurização com fervura seguida de congelamento ou o método de branqueamento (aquecimento em água a 80ºC por 10 segundos seguido de resfriamento em temperatura ambiente) são técnicas adequadas para eliminação do protozoário. O hábito de consumo de carne de caça deve ser evitado. No laboratório, o uso adequado do EPI reduz o risco de infecção acidental. O uso de benznidazol profilático em pacientes coinfectados *T. cruzi*-HIV é controverso. Alguns estudos demonstraram benefício do uso da profilaxia secundária com benznidazol na dose de 2,5 a 5 mg/kg/dia, três vezes por semana, até o aumento da contagem de linfócitos T CD4+ acima de 200 células/mm[3].

BIBLIOGRAFIA

1. Bruneto EG, Fernandes-Silva MM, Toledo-Cornell C, Martins S, Ferreira JMB, Corrêa VR, et al. Case-fatality from orally-transmitted acute Chagas disease: a systematic review and meta-analysis. Clin Infect Dis. 2021; 72(6):1084-92.
2. Buccheri R, Kassab MJ, Freitas VL, Silva SC, Bezerra RC, Khoury Z, et al. Chagasic meningoencephalitis in an HIV infected patient with moderate immunosuppression: prolonged survival and challenges in the HAART era. Rev Inst Med Trop Sao Paulo. 2015; 57(6):531-5.
3. Dias JCP, Ramos AN Jr, Gontijo ED, Luquetti A, Shikanai-Yasuda MA, Coura JR, et al. II Consenso Brasileiro em Doença de Chagas, 2015. Epidemiol Serv Saude. 2016; 25(esp.):7-86.
4. Dias JP, Bastos C, Araújo E, Mascarenhas AV, Martins Netto E, Grassi F, et al. Acute Chagas disease outbreak associated with oral transmission. Rev Soc Bras Med Trop. 2008; 41(3):296-300.
5. Fernández ML, Marson ME, Mastrantonio GE, Corti MA, Fleitas U, Lloveras SC, et al. Benznidazole in cerebrospinal fluid: a case series of Chagas disease meningoencephalitis in HIV-positive patients. Antimicrob Agents Chemother. 2021; 65(3):e01922-20.
6. Brasil. Ministério da Saúde. Secretaria de Ciência, Tecnologia e Insumos Estratéicos. Protocolo clínico e diretrizes terapêuticas doença de Chagas. Brasília: Conitec; 2018.
7. Pereira KS, Schmidt FL, Guaraldo AM, Franco RM, Dias VL, Passos LA. Chagas' disease as a foodborne illness. J Food Prot. 2009; 72(2):441-6.
8. Pinto AY, Valente SA, Valente VC, Ferreira Junior AG, Coura JR. Fase aguda da doença de Chagas na Amazônia brasileira: estudo de 233 casos do Pará, Amapá e Maranhão observados entre 1988 e 2005. Rev Soc Bras Med Trop. 2008; 41(6):602-14.
9. Pinto AY, Valente VC, Coura JR, Valente SA, Junqueira AC, Santos LC, et al. Clinical follow-up of responses to treatment with benznidazol in Amazon: a cohort study of acute Chagas disease. PLoS One. 2013; 8(5):e64450.
10. Rassi A Jr, Rassi A, Marin-Neto JA. Chagas disease. Lancet. 2010; 375(9723):1388-402.
11. Sangenis LH, Sousa AS, Silva GMS, Xavier SS, Machado CR, Brasil P, et al. First report of acute Chagas disease by vector transmission in Rio de Janeiro state, Brazil. Rev Inst Med Trop Sao Paulo. 2015; 57(4):361-4.
12. Santos EF, Silva AAO, Leony LM, Freitas NEM, Daltro RT, Regis-Silva CG, et al. Acute Chagas disease in Brazil from 2001 to 2018: a nationwide spatiotemporal analysis. PLoS Negl Trop Dis. 2020; 14(8):e0008445.
13. Sartori AM, Ibrahim KY, Westphalen EVN, Braz LM, Oliveira OC Jr, Gakiya E, et al. Manifestations of Chagas disease (American trypanosomiasis) in patients with HIV/AIDS. Ann Trop Med Parasitol. 2007; 101(1):31-50.
14. Steindel M, Pacheco LK, Scholl D, Soares M, Moraes MH, Eger I, et al. Characterization of Trypanosoma cruzi isolated from humans, vectors, and animal reservoirs following an outbreak of acute human Chagas disease in Santa Catarina State, Brazil. Diagn Microbiol Infect Dis. 2008; 60(1):25-32.
15. World Health Organization. Chagas disease in Latin America: an epidemiological update based on 2010 estimates. Wkly Epidemiol Rec. 2015; 90(6):33-43.

39

Doenças diarreicas

Rodrigo Schrage Lins
Lessandra Michelin

DESTAQUES

- Diarreia pode causar doença grave, com mortalidade significativa nos extremos de idade e em imunodeprimidos.
- Anamnese e exame físico detalhados são fundamentais para suspeição etiológica e tratamento adequado da doença.
- A maioria dos casos é autolimitada e não precisa de tratamento antimicrobiano.
- Exames diagnósticos para *Clostridioides difficile* só devem ser solicitados em contexto de alta suspeição clínica.
- Algumas doenças diarreicas são preveníveis por vacina.

INTRODUÇÃO

Diarreia ainda é uma causa relevante de morte em crianças, com cerca de 1,5 milhão de óbitos em menores de 5 anos de idade. É uma doença extremamente comum, com nuances complexas e quadro clínico potencialmente grave nos extremos de idade e imunossuprimidos. Em adultos, é menos grave, mas contribui significativamente para o absenteísmo no trabalho e para a carga de atendimentos médicos em emergências. Por definição, diarreia é a presença de fezes líquidas ou pastosas, com aumento do número de evacuações por dia (utiliza-se como referência três evacuações ao dia).

Os agentes etiológicos que podem causar doença diarreica aguda infecciosa são vírus, bactérias (e/ou suas toxinas), protistas e outros parasitas intestinais. O período de incubação varia a depender do patógeno causador, podendo ser de 1 a 2 horas até períodos maiores, de 14 dias. Pessoas de todas as idades podem adquirir a doença, mas crianças, idosos e imunodeprimidos têm maior risco de adquirir doença grave e são mais vulneráveis a desidratação.

A transmissão acontece por via fecal-oral na grande maioria dos casos, seja por meio da ingestão de alimentos contaminados ou por transmissão pessoa a pessoa. É autolimitada e desaparece com menos de 14 dias, não sendo necessário instituir tratamento antimicrobiano.

DIAGNÓSTICO CLÍNICO

O diagnóstico é clínico e depende de uma anamnese detalhada, incluindo informações sobre idade, características das fezes (se há presença de sangue ou muco, p. ex.) e do quadro diarreico atual, associação com outros sintomas (como dor abdominal, febre e tenesmo), local de residência, contato com instituições coletivas (p. ex., lar de idosos, escola, creche etc.) e se existem outros casos entre contactantes, endemicidade da região de moradia ou trabalho, revisão de hábitos alimentares, condições sanitárias, histórico de viagens, hábitos de vida sexual, hospitalização ou uso de antimicrobianos prévios, doenças subjacentes e medicações em uso, e se há imunodeficiência, para se pensar em etiologias específicas.

A doença diarreica pode ser classificada em aguda (duração de até 14 dias), persistente (15 a 30 dias) e crônica (duração de mais de 30 dias). Os casos diarreicos agudos têm etiologia infecciosa ou alimentar na sua maioria, mas as diarreias crônicas dificilmente são de origem infecciosa.

Nos casos em que é possível identificar uma clara exposição de risco que justifique o quadro, o período de incubação pode trazer informações sobre os agentes etiológicos mais prováveis. Patógenos com período de incubação de poucas horas incluem: *Bacillus cereus*, *Staphylococcus aureus* (toxina), *Salmonella* não *typhi* e *Clostridium perfringens*.

Nas diarreias mais tardias, devem ser consideradas: *Salmonella* (8 a 48 horas), *Shigella* (24 a 72 horas), *Yersinia* (24 a 72 horas), *Campylobacter* (48 a 72 horas), *Escherichia coli* 0157:H7 (diarreia sanguinolenta e síndrome hemolítico-urêmica de 3 a 5 dias) e *Clostridioides difficile* (2 a 3 dias).

Giardíase (*Giardia lamblia*) e amebíase (*Entamoeba histolytica*) são duas parasitoses intestinais frequentes capazes de provocar diarreia aguda. Na giardíase, observa-se tempo médio de incubação de 7 dias, com possível presença de dor abdominal, náuseas, anorexia, flatulência e esteatorreia. Amebíase tem período de incubação mais longo e variável, de 2 a 4 semanas.

O rotavírus é identificado como causa de até 60% dos casos de diarreia aquosa grave em crianças, com período de incubação de 1 a 3 dias. Adenovírus também são causa comum. Norovírus causam quadro clínico semelhante ao do rotavírus e astrovírus se associam a menor gravidade que os citados anteriormente.

A presença de sangue nas fezes também é chamada de disenteria, diarreia invasiva ou inflamatória. Tem como característica inflamação com lesão da mucosa intestinal, podendo haver até mesmo perfuração/ruptura. A sintomatologia é de evacuações mais numerosas, com pouco volume, e sangue. Pode ou não ser acompanhada de febre, tenesmo e dor abdominal. Por sua natureza invasiva, acarreta presença de leucócitos nas fezes, proteína C reativa e VHS altas, além de hipoalbuminemia. Esse quadro clínico deve fazer o médico suspeitar de agentes infecciosos específicos, como:

- Vírus: citomegalovírus.
- Protozoários: *Entamoeba histolytica*.
- Bactérias:
  - Com produção de citotoxina: *E. coli* entero-hemorrágica 0157:H5, *Vibrio parahaemolyticus*, *Clostridioides difficile*.

- Com invasão de mucosa: *Shigella*, *Campylobacter*, *Salmonella*, *E. coli* enteroinvasiva, *Aeromonas*, *Plesiomonas*, *Yersinia enterocolitica*, *Chlamydia* sp., *Neisseria gonorrhaeae* e *Listeria monocytogenes*.

A diarreia aquosa é considerada não inflamatória. Costuma ser autolimitada e não requer tratamento antimicrobiano na grande maioria das vezes. Por outro lado, é digna de atenção em virtude do potencial de causar desidratação grave, especialmente em idosos. Quase todos os patógenos entéricos podem provocar o quadro, de forma que ele não é específico. Os principais causadores são *E. coli* (enteropatogênica e enterotoxigênica) e os vírus rotavírus, adenovírus entérico, astrovírus, coronavírus e calicivírus (sapovírus e norovírus). Outros agentes que podem estar envolvidos são: *Shigella*, *Campylobacter*, *Yersinia*, outras *E. coli*, *Salmonella*, *Aeromonas*, *Pleisiomonas*, *Edwardsiella*, *Clostridioides difficile* e *Bacteroides fragilis*. Patógenos relacionados a enterotoxinas (*S. aureus*, *C. perfringens* e *Vibrio cholerae*) e protozoários (*Giardia lamblia*, *Cryptosporidium* spp. e *Cyclospora cayetanensis*) também são potenciais causadores.

Diarreia nosocomial ocorre, na maioria das vezes, como efeito adverso das múltiplas medicações que compõem o tratamento dos pacientes internados mais complexos. Apesar de ser responsável pela minoria dos casos de diarreia em hospitais, o diagnóstico de *Clostridioides difficile* é um dos primeiros a aparecer no diferencial dos médicos. Muitos pacientes são colonizados com *C. difficile*, de forma que um exame positivo não confirma a doença, seja de toxina ou PCR. Por conta disso, o exame deve ser solicitado em contexto de alta suspeita clínica: diarreia intensa (mais de 3 evacuações/dia), persistente e/ou dilatação tóxica do cólon.

Em pacientes imunodeprimidos com HIV/Aids, devem-se considerar como agentes etiológicos possíveis de diarreia: *Cystoisospora belli*, *Cryptosporidium* spp., *Cyclospora cayetanensis*, microsporídeos (*Enterocytozoon bieneusi*, *Encephalitozoon intestinalis* e outros), complexo *Mycobacterium avium-intercellulare* e citomegalovírus.

DIAGNÓSTICO DIFERENCIAL

Outros agentes bacterianos, virais, fúngicos e parasitários devem ser considerados em pacientes com doença grave ou histórico de surto de doença diarreica. A seleção de agentes para teste deve ser baseada em uma combinação de fatores de risco epidemiológicos e do hospedeiro e, idealmente, em coordenação com as autoridades de saúde pública. Deve-se fazer um diagnóstico diferencial amplo em pessoas imunocomprometidas com diarreia, especialmente aquelas com deficiências imunes primárias ou secundárias moderadas e graves. Pessoas vivendo com HIV que apresentam quadro de diarreia persistente devem ser submetidas a testes adicionais para outros organismos, incluindo, mas não limitado a *Cryptosporidium* spp., *Cyclospora cayetanensis*, *Cystoisospora*, microsporídeos, complexo *Mycobacterium avium* e citomegalovírus.

A coprocultura não é recomendada na maioria dos casos de diarreia do viajante não complicada, a menos que o tratamento seja indicado. Viajantes com diarreia com duração de 14 dias ou mais devem ser avaliados com exame parasitológico de fezes (pelo menos três amostras, com exame a fresco e técnicas específicas para detecção de cistos, ovos e larvas). O teste para *C. difficile* deve ser realizado em viajantes tratados com agente(s) antimicrobiano(s) nas 8 a 12 semanas anteriores. A avaliação do quadro clínico deve ser incluída na interpretação dos resultados dos testes de amplificação de ácidos nucleicos de múltiplos patógenos, pois esses ensaios detectam DNA e não necessariamente organismos viáveis.

Devem-se considerar no diagnóstico diferencial:

- Origem medicamentosa (laxativos, antiácidos, antimicrobianos etc.).
- Alimentação com suspeita de contaminação química ou de toxinas de peixes.
- Uso de bebida alcoólica ou láctea.
- Excessos alimentares e/ou alimentação exótica.
- Doença inflamatória intestinal.
- Apendicite e diverticulite.
- Peritonite secundária a perfuração intestinal.
- Enterocolite isquêmica.

DIAGNÓSTICO LABORATORIAL

- Coprocultura: deve ser realizada em pessoas com diarreia acompanhada de febre, fezes sanguinolentas ou mucoides, cólicas abdominais graves ou sinais de sepse. Nessas situações, destacam-se as pesquisas por *Salmonella*, *Shigella*, *Campylobacter*, *Yersinia*, *C. difficile* e *Escherichia coli* produtora de toxina Shiga.
- Hemoculturas: estão indicadas para avaliação em bebês com menos de 3 meses de vida, pessoas de qualquer idade com sinais de sepse ou suspeita de febre entérica, pessoas com manifestações sistêmicas de infecção, pessoas imunocomprometidas, pessoas com condições de alto risco (p. ex., anemia hemolítica) e pessoas que viajaram ou tiveram contato com viajantes de áreas endêmicas de febre entérica com doença febril de etiologia desconhecida.
- Detecção de toxina Shiga: pacientes com quadros graves de dor abdominal seguidos de fezes com sangue, muco e apresentando febre devem ser investigados para *Escherichia coli* produtora de toxina Shiga O157 e não O157. Recomenda-se utilizar ágar Sorbitol-MacConkey ou uma alternativa de ágar cromogênico apropriado para triagem de O157:H7. A detecção da toxina Shiga é necessária para detectar outro sorotipo de *Escherichia coli* produtora de toxina Shiga.
- Teste rápido ou cultura para *Yersinia enterocolitica*: podem ser realizados em pessoas com dor abdominal persistente (especialmente crianças em idade escolar com dor no quadrante inferior direito, simulando apendicite que pode ter um quadro de adenite mesentérica) e em pessoas com febre com risco epidemiológico de yersiniose, incluindo bebês com exposição direta ou indireta a matérias-primas ou produtos suínos malcozidos.
- Detecção de antígeno ou cultura para *Vibrio cholerae*: indicadas em pessoas com grandes volumes de fezes com aspecto de água de arroz ou exposição a águas salgadas ou salobras, consumo de mariscos crus ou malcozidos, ou viagem para regiões endêmicas de cólera nos 3 dias anteriores ao início da diarreia.
- Pesquisa de *C. difficile*: deve ser realizada em pessoas com mais de 2 anos de idade que tenham histórico de diarreia após o uso de antimicrobianos e em pessoas com diarreia persistente após tratamento em assistência à saúde, sem etiologia e sem outros fatores de risco reconhecidos. Recomenda-se apenas uma amostra de fezes diarreicas para detecção de toxina, já que a mostras múltiplas não aumentam a acurácia do diagnóstico. Toxina A e/ou toxina B podem ser detectadas rapidamente em uma amostra de fezes por IFI ou ELISA, lembrando que a toxina é muito instável,

Tabela 1 Patógenos possíveis de acordo com exposição, condição ou contato

Exposição ou condição		Agentes causadores
Alimentar	Surtos em hotéis, cruzeiros, *resorts*, restaurantes e eventos	Norovírus, *Salmonella* não *typhi*, *Clostridium perfringens*, *Bacillus cereus*, *Staphylococcus aureus*, *Campylobacter* spp., *Escherichia coli* produtora de toxina Shiga e enterotoxigênica, *Listeria*, *Shigella*, *Cyclospora cayetanensis*, *Cryptosporidium* spp.
	Consumo de leite não pasteurizado ou laticínios	*Salmonella*, *Campylobacter*, *Yersinia enterocolitica*, *S. aureus* (toxina), *Cryptosporidium*, *Escherichia coli* produtora de toxina Shiga, *Listeria* com diarreia (infrequente), *Brucella*, *Mycobacterium bovis*, *Coxiella burnetii*
	Consumo de carne (ou aves) crua ou malpassada	*Escherichia coli* produtora de toxina Shiga (bovinos), *C. perfringens* (bovinos, aves), *Salmonella* (aves), *Campylobacter* (aves), *Yersinia* (suínos, miúdos), *S. aureus* (aves) e *Trichinella* spp. (suínos, carne de caça)
	Consumo de frutas ou sucos de frutas não pasteurizados, vegetais, folhas verdes, brotos	*Escherichia coli* produtora de toxina Shiga, *Salmonella* não *typhi*, *Cyclospora*, *Cryptosporidium*, norovírus, hepatite A e *Listeria monocytogenes*
	Consumo de ovos malcozidos	*Salmonella*, *Shigella* (salada de ovos)
	Consumo de marisco cru	*Vibrio* spp., norovírus, hepatite A, *Plesiomonas*
Exposição ou contato	Natação ou consumo de água fresca não tratada	*Campylobacter*, *Cryptosporidium*, *Giardia*, *Shigella*, *Salmonella*, *Escherichia coli* produtora de toxina Shiga, *Plesiomonas shigelloides*
	Natação em parque ou piscina pública com água tratada	*Cryptosporidium* e outros potenciais patógenos aquáticos quando as concentrações de produtos saneantes são inadequadas
	Cuidados de saúde, estabelecimento de longa permanência, população privada de liberdade, ou empregados nesses locais	Norovírus, *Clostridioides difficile*, *Shigella*, *Cryptosporidium*, *Giardia*, *Escherichia coli* produtora de toxina Shiga, rotavírus
	Centro de cuidado a crianças e seus empregados	Rotavírus, *Cryptosporidium*, *Giardia*, *Shigella*, *Escherichia coli* produtora de toxina Shiga
	Terapia antimicrobiana recente	*Clostridioides difficile*, *Salmonella* multidroga-resistente
	Viagem a países em desenvolvimento	*Escherichia coli* (enteroagregativa, enterotoxigênica, enteroinvasiva), *Shigella*, *Salmonella typhi* e não *typhi*, *Campylobacter*, *Vibrio cholerae*, *Entamoeba histolytica*, *Giardia*, *Blastocystis*, *Cyclospora*, *Cystoisospora*, *Cryptosporidium*
	Exposição a animais domésticos com diarreia	*Campylobacter*, *Yersinia*
	Exposição a fezes de porcos em determinados lugares do mundo	*Balantidium coli*
	Contato com aves ou répteis	*Salmonella* não *typhi*
	Visita a fazenda ou contato com animal de zoológico	*Escherichia coli* produtora de toxina Shiga, *Cryptosporidium*, *Campylobacter*

(continua)

Tabela 1 Patógenos possíveis de acordo com exposição, condição ou contato *(continuação)*

Exposição ou condição		Agentes causadores
Exposição ou condição	Grupo etário	Rotavírus (6-18 meses de idade), *Salmonella* não *typhi* (nascimento a 3 anos de idade e adultos > 50 anos com história de aterosclerose), *Shigella* (1-7 anos de idade), *Campylobacter* (adulto jovem)
	Imunossuprimidos	*Salmonella* não *typhi*, *Cryptosporidium*, *Campylobacter*, *Shigella*, *Yersinia*, *Blastocystis*, *C. difficile*, *Cyclospora*, *Cystoisospora*, citomegalovírus
	Hemocromatose ou hemoglobinopatia	*Y. enterocolitica*, *Salmonella*
	Aids, terapia imunossupressiva	*Cryptosporidium*, *Cyclospora*, *Cystoisospora*, microsporídeos, complexo *Mycobacterium avium*, citomegalovírus
	Contato anal-genital, oral-anal ou digital-anal	*Shigella*, *Salmonella*, *Campylobacter*, *E. histolytica*, *Giardia lamblia*, *Cryptosporidium* e IST

IST: infecções sexualmente transmissíveis.
Adaptada de Shane et al., 2017.

degrada à temperatura ambiente e é indetectável em 2 horas, ocorrendo muitos casos de resultados falso-negativos. A IFI tem sensibilidade baixa (63 a 73%) e especificidade moderada (91%), enquanto o teste ELISA tem sensibilidade e especificidade de 67 a 100%. Glutamato-desidrogenase (GDH) detecta rapidamente a presença de *C. difficile* nas fezes com alta sensibilidade (96 a 100%), mas não detecta a produção de toxinas (antígeno abundante e comum às cepas toxigênicas e não toxigênicas). A PCR para *C. difficile* detecta presença do gene da toxina com altas sensibilidade (90%) e especificidade (95%), mas esse gene pode ou não estar ativo.

- Testes moleculares: devem ser realizados quando um quadro clínico é específico para o patógeno, a fim de confirmar o diagnóstico, ou em casos de surtos e investigações epidemiológicas. A avaliação do quadro clínico deve ser incluída na interpretação dos resultados dos testes de amplificação de ácidos nucleicos de múltiplos patógenos, pois esses ensaios detectam DNA e não necessariamente organismos viáveis.
- Leucócitos fecais: indicam presença de processo infeccioso ou inflamatório, mas não são úteis para identificar agentes infecciosos específicos.
- Lactoferrina nas fezes: é uma glicoproteína que se liga fortemente ao ferro, tendo papel fundamental na inibição do crescimento bacteriano ao captar o ferro pela mucosa intestinal, já que esse elemento é essencial para o crescimento de bactérias patogênicas. Outra função importante da lactoferrina é impedir o acesso das bactérias e vírus à parede intestinal. Por se tratar de um peptídeo bioativo, é encontrada em monócitos, linfócitos, neutrófilos, tecido intestinal e em certas bactérias. Trata-se de um método não invasivo, o que a torna um bom marcador de inflamação intestinal, mas não há evidências de benefício de seu uso para diagnóstico de quadros diarreicos agudos.
- Exames sorológicos: não são recomendados para estabelecer uma etiologia de

diarreia infecciosa ou febre entérica, mas podem ser considerados para pessoas com síndrome hemolítico-urêmica pós-diarreica nas quais a coprocultura não foi positiva para um organismo produtor de toxina Shiga.

- Endoscopia: indicada para casos de diarreia aguda com colite clínica ou proctite e em pessoas com diarreia persistente que praticam sexo anal. O aspirado duodenal pode ser considerado em pessoas com suspeita de infecção por *Giardia*, *Strongyloides*, *Cystoisospora* ou microsporídeos.
- Exames de imagem (USG, TC ou RNM): podem ser considerados para detectar aortite, aneurismas micóticos, sinais e sintomas de peritonite, ar livre intra-abdominal, megacólon tóxico ou focos extravasculares de infecção em idosos com *Salmonella* invasiva entérica ou *Yersinia*, se houver febre sustentada ou bacteremia apesar da terapia antimicrobiana adequada, ou se o paciente tiver aterosclerose subjacente ou dor torácica, dor nas costas ou dor abdominal de início recente.

TRATAMENTO

Antibióticos

Antibióticos são indicados para quadros de diarreia mucossanguinolenta associada a febre e/ou instabilidade clínica, além de pacientes imunodeprimidos, crianças com menos de 3 meses com quadro sugestivo de etiologia bacteriana e pessoas que retornaram de viagem internacional com quadro de febre e instabilidade clínica. A indicação de uso empírico é de quinolonas (ciprofloxacino) para pacientes adultos e cefalosporinas de terceira geração (ceftriaxona, cefotaxima) para casos graves em crianças. Também se pode indicar o uso de azitromicina para adultos ou crianças, a depender da etiologia suspeita e do padrão de resistência antimicrobiana local. Tratamentos indicados para patógenos específicos podem ser observados na Tabela 2.

Terapia de suporte

- Reidratação VO: a solução de reidratação oral de osmolaridade reduzida é recomendada como terapia de primeira linha para desidratação leve a moderada em bebês, crianças e adultos com diarreia aguda de qualquer causa e em pessoas com desidratação leve a moderada associada a vômitos ou diarreia intensa.
- Sonda nasogástrica (SNG): deve ser utilizada para crianças e pessoas com alteração cognitiva em que a hidratação oral pode ser prejudicada pela ingestão inadequada.
- Hidratação IV: fluidos intravenosos isotônicos, como Ringer-lactato e solução salina, devem ser administrados quando houver desidratação, choque ou estado mental alterado e falha da reidratação VO, terapia ou íleo. Nas pessoas com cetonemia, um curso inicial de hidratação IV pode ser necessário para permitir a tolerância à reidratação VO.
- Alimentação oral: o aleitamento materno deve ser continuado em lactentes e crianças durante todo o episódio diarreico. A retomada de uma dieta habitual em crianças e adultos é recomendada durante ou imediatamente após a conclusão do processo de reidratação.
- Medicamentos sintomáticos: tratamento auxiliar com antimotilidade ou agentes antieméticos pode ser considerado caso o paciente esteja adequadamente hidratado, mas seu uso não substitui a terapia com fluidos e eletrólitos. Medicamentos antimotilidade (p. ex., loperamida e ra-

Tabela 2 Tratamento específico por patógeno

Agente infeccioso	Esquema terapêutico	Comentários
Salmonella typhi	Fluoroquinolona (ciprofloxacino ou levofloxacino) ou ceftriaxona	A duração do tratamento deve ser de 14 dias. No caso de focos metastáticos, deve ser prolongado. O uso de sulfametoxazol+trimetoprima deve ser feito após resultado de antibiograma por conta do perfil de resistência atual
Salmonella spp.	Fluoroquinolona (ciprofloxacino ou levofloxacino) ou ceftriaxona	Os casos leves e sem bacteremia não necessitam de terapia específica. A terapia pode prolongar o estado de portador e a eliminação fecal da bactéria. Nos casos em que a terapia for indicada, deve ser realizada por período de 5-7 dias
Shigella	Fluoroquinolona	Nos casos de sensibilidade, pode-se usar sulfametoxazol+trimetoprima. A duração da terapia varia entre 3 e 5 dias habitualmente
Escherichia coli	Fluoroquinolona (ciprofloxacino ou levofloxacino) ou ceftriaxona	A terapia não está indicada nos casos de diarreia sanguinolenta afebril ou confirmada por *E. coli* O157:H7
Campylobacter jejuni	Fluoroquinolona, eritromicina ou azitromicina	A terapia deve ser iniciada nos primeiros 4 dias de doença (mais precocemente possível). Após esse período, o benefício do tratamento é questionável ou desprezível. A resistência às fluoroquinolonas é uma preocupação crescente
Yersinia enterocolitica	Fluoroquinolona (ciprofloxacino ou levofloxacino) ou ceftriaxona, doxiciclina + aminoglicosídeos, ou sulfametoxazol-trimetoprima	Não há necessidade de terapia antimicrobiana nos casos leves
Vibrio cholerae	Doxiciclina, tetraciclina, ciprofloxacino, eritromicina, azitromicina	O tempo de tratamento varia de 3 a 5 dias, podendo ser realizado com dose única de 300 mg de doxiciclina ou 1 g de ciprofloxacino
Clostridioides difficile	Metronidazol 250 mg, VO, 4×/dia ou Vancominica 125 mg, VO, 4×/dia	A duração habitual do tratamento é de 10 dias. Sempre que possível, os antibióticos usados e que são suspeitos de terem causado a colite pseudomembranosa devem ser suspensos
Giardia	Metronidazol 250 mg, VO, 3×/dia ou Albendazol 400 mg, VO, 1×/dia ou Tinidazol 2 g, VO ou Secnidazol 2 g, VO ou Nitazoxanida 500 mg, VO, 2×/dia	A duração do tratamento com metronidazol ou albendazol é de 5 dias, e com dose única para tinidazol e secnidazol. A duração do tratamento com nitazoxanida é de 3 dias
Entamoeba histolytica	Metronidazol 750 mg, VO, 3×/dia, junto com iodoquinol 650 mg, VO, a cada 8 horas) ou teclozana (dose para adultos: 1,5 g, VO, em dose única)	A terapia com metronidazol deve ser realizada por 10 dias. O iodoquinol deve ser usado por 20 dias em algum momento da terapia. Essa droga, com ação direta intraluminal, visa a eliminação dos cistos e a prevenção de recorrências. A teclozana pode substituir o iodoquinol com a vantagem de poder ser usada em dose única

VO: via oral.
Adaptada do *Guia de uso de antimicrobianos na prática clínica*, 2018.

cecadotrila) não devem ser administrados a crianças com menos de 18 anos de idade com diarreia aguda. A loperamida pode ser administrada a adultos imunocompetentes com diarreia aquosa aguda, mas deve ser evitada em qualquer idade em casos suspeitos ou comprovados em que o megacólon tóxico pode resultar em diarreia inflamatória ou diarreia com febre. Antieméticos (p. ex., ondansetrona e metoclopramida) podem ser administrados para facilitar a tolerância à reidratação VO em crianças com mais de 4 anos de idade, adolescentes e adultos com gastroenterite aguda associada a vômitos.

- Suplementos probióticos e zinco: preparações probióticas podem ser oferecidas para reduzir a gravidade e a duração dos sintomas em adultos imunocompetentes. A suplementação oral de zinco reduz a duração da diarreia em crianças de 6 meses a 5 anos de idade que residem em países com alta prevalência de deficiência de zinco ou que apresentam sinais de desnutrição.

PREVENÇÃO

Medidas gerais

- Higiene das mãos: deve ser realizada após usar o banheiro, trocar fraldas, antes e depois de preparar alimentos, antes de comer, após manusear lixo ou roupas sujas e também depois de tocar em animais, suas fezes ou ambientes, especialmente em locais públicos como zoológicos. Idealmente, deve-se higienizar as mãos com água e sabão e, eventualmente, utilizar solução alcoólica a 70%.
- Controle de infecção: uso de luvas e aventais, e higiene das mãos com água e sabão ou desinfetantes à base de álcool são medidas a serem seguidas no atendimento de pessoas com diarreia. A depender da capacidade de transmissão do patógeno, medidas de isolamento também devem ser instituídas.
- Segurança alimentar: deve-se ter cuidado com a higiene das mãos para evitar a contaminação cruzada de outros alimentos ou superfícies e utensílios de cozinha durante as compras, o preparo e o armazenamento dos alimentos; além disso, deve-se garantir que os alimentos que contenham carnes e ovos sejam cozidos e mantidos em temperaturas adequadas.

Vacinas

A prevenção de quadros diarreicos graves com rotavírus é realizada com a vacinação de rotina de crianças nos primeiros 8 meses de vida. Além disso, existem vacinas para febre tifoide e cólera, mas atualmente é indicada apenas para populações de áreas endêmicas, pessoas em situação de crise humanitária, com alto risco de doença, ou durante surtos de cólera, sempre em conjunto com outras estratégias de prevenção e controle.

Rotavírus

A vacina contra o rotavírus deve ser administrada a todos os lactentes sem contraindicação conhecida. Há duas vacinas vivas atenuadas disponíveis: uma vacina monovalente (VRH1) e outra pentavalente (VRH5). A imunização é indicada para bebês imunocompetentes que não estejam em ambiente hospitalar. Não é preciso dar outra dose se o bebê golfar ou regurgitar após tomar a vacina. A idade máxima para começar a vacinação é de 3 meses e 15 dias. Se houver atraso além dessa idade, a imunização não poderá ser iniciada. Da mesma forma, a idade máxima para a última dose é de 7 meses e 29 dias.

O esquema de doses deve ser feito conforme segue:

- Vacina monovalente: para crianças a partir de 6 semanas de vida, em duas doses, com intervalo mínimo de 4 semanas entre elas. O esquema padrão é feito aos 2 e 4 meses de vida e a vacina está disponível nas redes pública e privada.
- Vacina pentavalente: para crianças a partir de 6 semanas de vida, em três doses, com intervalo mínimo de 4 semanas entre elas. O esquema padrão é feito aos 2, 4 e 6 meses de idade e a vacina está disponível apenas na rede privada.

Febre tifoide

Duas vacinas contra a febre tifoide (Ty21a e Vi Polissacarídica) são licenciadas internacionalmente pela OMS, mas não são recomendadas rotineiramente. A vacinação contra a febre tifoide é recomendada como adjuvante da higiene das mãos e como segurança alimentar para populações de alto risco, além de ser indicada para viajantes que irão para áreas onde há risco moderado a alto de exposição à *Salmonella enterica* subespécie *enterica* sorovar *typhi*, além de contactantes de pessoas com infecção documentada ou portador crônico de *Salmonella enterica* subespécie *enterica* sorovar *typhi*, e microbiologistas e outros funcionários de laboratório rotineiramente expostos a culturas dessa bactéria. As vacinas disponíveis são:

- Ty21a: vacina oral viva atenuada, licenciada para uso a partir dos 2 anos de idade na formulação líquida e dos 5 anos em cápsulas. São administradas três a quatro doses para realizar a imunização, que tem proteção descrita em literatura de 5 a 7 anos. Tem eficácia de 51% (IC 95%: 36-62%).
- Vi Polissacarídica: vacina inativada (subunidade), SC ou IM, indicada a partir dos 2 anos de idade, em dose única. Tem duração de proteção média de 3 anos. Sua eficácia é de 55% (IC 95%: 30-70%)

Cólera

Há duas vacinas inativadas disponíveis para a cólera:

- Vacina inativada Dukoral®: composta por quatro cepas (Clássica, El Tor, Inaba e Ogawa) e pela subunidade B da toxina colérica, aplicada VO em dois esquemas, um para crianças entre 2 e 5 anos de idade (três doses com intervalo de 7 dias) e outro para crianças com mais de 5 anos de idade e adultos (duas doses com intervalo de 7 dias). O início da proteção ocorre 7 dias após completar o esquema e a eficácia é de 50 a 86%, mas a cobertura imune não se restringe a essa bactéria. A presença da subunidade B da toxina produz também proteção cruzada de 67% contra a *Escherichia coli* enterotoxigênica nos primeiros 3 meses depois da imunização, sendo uma forma de proteção complementar para viajantes a áreas de risco para ambas as bactérias.
- Vacina inativada Shanchol®: composta pelos grupos O 1 e O 139, aplicada VO para crianças acima de 1 ano de idade e para adultos, em esquema composto por duas doses, com intervalo de 14 dias entre elas. Recomenda-se o reforço após 2 anos. Sua eficácia é de 50 a 80%.

BIBLIOGRAFIA

1. Brasil. Ministério da Saúde. Secretaria de Vigilância em Saúde. Departamento de Articulação Estratégica de Vigilância em Saúde. Guia de vigilância em saúde. 5. ed. Brasília: Ministério da Saúde, 2021.

2. Burke RM, Tate JE, Kirkwood CD, Steele AD, Parashar UD. Current and new rotavirus vaccines. Curr Opin Infect Dis. 2019; 32(5):435-44.
3. DuPont HL. Clinical practice. Bacterial diarrhea. N Engl J Med. 2009; 361(16):1560-9.
4. DuPont HL. Persistent diarrhea: a clinical review. JAMA. 2016; 315(24):2712-23.
5. Leung AKC, Leung AAM, Wong AHC, Hon KL. Travelers' diarrhea: a clinical review. Recent Pat Inflamm Allergy Drug Discov. 2019; 13(1):38-48.
6. Malik OAA. Role of antimicrobials in the treatment of adult patients presenting to the emergency department with acute gastroenteritis: a mini review. Pak J Med Sci. 2017; 33(2):488-92.
7. McClarren RL, Lynch B, Nyayapati N. Acute infectious diarrhea. Prim Care. 2011; 38(3):539-64; ix.
8. Pezzoli L; Oral Cholera Vaccine Working Group of the Global Task Force on Cholera Control. Global oral cholera vaccine use, 2013-2018. Vaccine. 2020; 38 Suppl 1:A132-40.
9. Riddle MS, DuPont HL, Connor BA. ACG clinical guideline: diagnosis, treatment, and prevention of acute diarrheal infections in adults. Am J Gastroenterol. 2016; 111:602-22.
10. Shane AL, Mody RK, Crump JA, Tarr PI, Steiner TS, Kotloff K, et al. 2017 Infectious Diseases Society of America clinical practice guidelines for the diagnosis and management of infectious diarrhea. Clin Infect Dis. 2017; 65(12):e45-e80.
11. Sociedade de Infectologia do Estado do Rio de Janeiro; Associação de Estudos em Controle de Infecção Hospitalar do Estado do Rio de Janeiro. Guia de uso de antimicrobianos na prática clínica. Rio de Janeiro; 2018.
12. Syed KA, Saluja T, Cho H, Hsiao A, Shaikh H, Wartel TA, et al. Review on the recent advances on typhoid vaccine development and challenges ahead. Clin Infect Dis. 2020; 71(Suppl 2):S141-150.
13. Wilkins T, Sequoia J. Probiotics for gastrointestinal conditions: a summary of the evidence. Am Fam Physician. 2017; 96(3):170-8.

40

Ectoparasitoses

Maria Clara Gutierrez Galhardo
Priscila Marques de Macedo
Fabio Francesconi do Valle

DESTAQUES

- Ectoparasitas infestam a pele, incluindo pelos e a unidade pilossebácea, e orifícios externos, em especial orelhas, narinas e órbitas.
- Escabiose, pediculose, larva *migrans* cutânea, tungíase e miíase são as principais ectoparasitoses no Brasil.
- Prurido intenso, escoriações e infecção bacteriana secundárias são manifestações comuns a elas.
- História epidemiológica e o reconhecimento das lesões cutâneas são importantes para diagnóstico e tratamento adequados.

INTRODUÇÃO

Ectoparasitas são definidos como agentes que se instalam fora do corpo do hospedeiro. No ser humano, infestam a pele, incluindo pelos e a unidade pilossebácea, e orifícios externos, em especial orelhas, narinas e órbitas.

As manifestações clínicas decorrem da resposta do hospedeiro à presença do parasita, da sua movimentação e também de substâncias liberadas por ele. Esses fatores aliados à localização e à distribuição dos agentes vão determinar os sintomas e sua intensidade.

No ectoparasistismo, o organismo invasor utiliza a energia disponível do hospedeiro para a reprodução e a manutenção de seu ciclo vital. Enquanto alguns utilizam as fontes de carbono disponíveis na superfície ou nas camadas da pele, outros acessam os capilares para o repasto sanguíneo. Nesta última situação, além do dano local, alguns constituem vetores da transmissão de outras infecções.

Os pacientes infestados por ectoparasitas podem procurar o serviço de urgência/emergência com queixas de prurido intenso, sinais agudos de inflamação (dor e febre), pela manifestação cutânea da própria dermatose ou pela presença de infecção secundária. É importante, portanto, realizar a identificação da etiologia do quadro para a conduta e o tratamento adequado. As principais ectoparasitoses do Brasil são escabiose, pediculose, larva *migrans* cutânea, tungíase e miíase.

ESCABIOSE

A escabiose é causada pelo ácaro *Sarcoptes scabiei* var. *hominis*, conhecida pelo nome popular sarna.

Epidemiologia

Afeta todas as idades e níveis socioeconômicos; entretanto, é mais prevalente em países tropicais de renda baixa e média. A transmissão se dá por contato inter-humano e por fômites. Aglomerações favorecem a transmissão. São descritos surtos em comunidades fechadas, como asilos, hospitais, quartéis, entre outros.

Acesso reduzido a sistemas de saúde, falta de moradia e imunodeficiência são fatores que predispõem à infecção.

Fisiopatologia

A fêmea acasalada penetra no estrato córneo, fazendo túneis e a ovoposição diária, geralmente à noite. Seu ciclo é autoxênico: a ovopostura dura 1 a 2 meses e a eclosão dos ovos ocorre em 3 dias, sendo que as larvas se desenvolvem por 3 dias e as ninfas, por 8 dias. As larvas emergem e amadurecem, reinfestando o mesmo hospedeiro ou novos. O período de incubação desde a infecção inicial até o desenvolvimento dos sintomas é de 3 a 6 semanas; e de 1 a 3 dias nas reinfecções, como resultado da sensibilização prévia a antígenos de ácaros.

Sinais e sintomas

O quadro se caracteriza por diminutas pápulas recobertas por crostas, localizadas preferencialmente nos espaços interdigitais, mãos e punhos, axilas, nádegas, genitália masculina e aréolas mamárias. O prurido é intenso a incapacitante, e ocorre mais à noite.

Situações especiais

- Escabiose dos idosos: manifesta poucos sinais e sintomas em decorrência de uma diminuição da resposta inflamatória, o que leva a diagnóstico tardio.
- Escabiose nodular: apresenta-se com nódulos pruriginosos na região genital masculina, região inguinal e axilas. Acomete pessoas sexualmente ativas, como homens que fazem sexo com homens e vivendo com HIV.
- Sarna crostosa (sarna norueguesa): observam-se placas hiperceratósicas, com descamação, de distribuição localizada a generalizada. Prurido pode estar ausente. Está associada à infecção por HIV, HTLV-1, outras formas de imunossupressão, doenças neurológicas e síndrome de Down, entre outras (Figura 1 e Tabela 1).

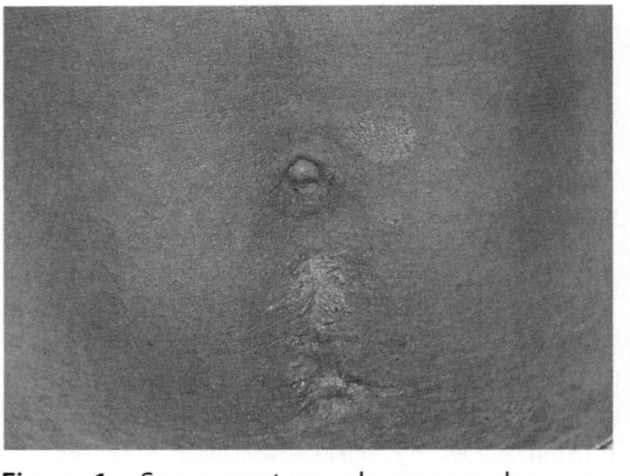

Figura 1 Sarna crostosa: placas com descamação em região periumbilical.

A versão colorida desta imagem está disponível no caderno de imagens do livro.
Imagem cedida por Antonio Carlos Francesconi do Valle.

Diagnóstico e exames

O diagnóstico da escabiose é clínico e epidemiológico, a partir de raspado de lesão com microscopia (visualiza ácaro, ovos ou suas fezes) e/ou biópsia de pele, em caso de dúvida diagnóstica. Na sarna crostosa, deve-se pesquisar imunossupressão.

Diagnóstico diferencial (principais)

O diagnóstico diferencial envolve reações a picadas de inseto, prurigo nodular, erupções medicamentosas e psoríase (esta última, em relação à sarna crostosa).

Tratamento

O tratamento preferencial é a permetrina a 5% em loção. Deve-se aplicar o medicamento do pescoço para baixo, à noite, e retirar pela manhã, e repetir entre o 8º e o 15º dias. A ivermectina VO na dose de 200 mcg/kg (ou 6 mg para cada 30 kg), em duas tomadas (no 1º dia e entre o 8º e o 15º dias), pode ser usada com boa resposta.

Na sarna crostosa, a depender da extensão, recomenda-se o uso de ivermectina em três (1º, 2º e 8º dias), cinco (1º, 2º, 8º, 9º e 15º dias) ou sete tomadas (1º, 2º, 8º, 9º, 15º, 22º e 29º dias). Ceratolíticos (ureia a 10% ou vaselina salicilada a 10%) podem acelerar a resolução das lesões.

Como tratamento alternativo, o benzoato de benzila a 25% em loção é eficaz e representa uma ótima alternativa para os contactantes sem lesão; entretanto, pode ser irritante para a pele. Deve ser aplicada por 2 dias seguidos, à noite, repetindo-se no 8º e/ou 15º dias, se necessário. O enxofre precipitado a 5 a 10% em vaselina ou pasta d'água é pouco irritante e também é eficaz. É mais usado em crianças e pacientes com pele hipersensível.

Prevenção

É importante avaliar e tratar os contactantes e aplicar medidas de higiene local e do ambiente. Lesões de sarna crostosa são muito transmissíveis, pois são ricas em ácaros. Roupas de cama e de uso pessoal devem ser lavadas e passadas a ferro.

PEDICULOSE

A pediculose é decorrente da infestação por piolhos no couro cabeludo (*Pediculus humanus capitis*), no corpo (*P. humanus corporis*) e na região pubiana (*Phthirus pubis*). Tem como nomes populares piolho (couro cabeludo) e chato (região pubiana).

Epidemiologia

Nas três formas de pediculose, a transmissão é por contato direto com a possibilidade de transmissão por fômites. A pediculose da cabeça é a mais comum das três e acomete todas as classes sociais, com maior incidência nas meninas em idade escolar. A pediculose do corpo está associada a higiene precária e baixo *status* socioeconômico, ocorrendo em pessoas sem moradia e institucionalizadas, entre outras. A pediculose pubiana é transmitida por contato na atividade sexual.

Fisiopatologia

O parasita da pediculose é obrigatório do homem. Os ovos (lêndeas) são incubados no hospedeiro, aderem ao pelo (exceto *P. humanus corporis*) e passam pelo estágio de linfas até a fase adulta (1 a 3 meses). Os piolhos adultos podem viver até 30 dias na cabeça de uma pessoa, fazendo vários repastos de sangue ao dia. Fora do hospedeiro, sobrevivem por 1 a 2 dias.

Sinais e sintomas

O prurido é comum às três formas clínicas da pediculose, cujas complicações são escoriações lineares, liquenificações e infecções bacterianas secundárias.

- Pediculose da cabeça: prurido intenso associado a eritema nas regiões parietal, occipital e pescoço. As lêndeas ficam aderidas à haste do fio de cabelo. Linfadenopatias suboccipitais e cervicais podem estar presentes. Infestações maciças e crônicas podem provocar anemia ferropriva.
- Pediculose corporal: prurido geralmente generalizado. O piolho permanece nas roupas e as lesões cutâneas se distribuem pelas áreas de contato (tronco, abdome, nádegas e membros). São manchas eritematosas ou urticas. Embora raro, o piolho do corpo pode ser vetor de *Bartonella quintana* (causa a febre das trincheiras), de *Borrelia recurrentis* (febre recorrente) e de *Rickettsia prowazekii* (tifo epidêmico).
- Pediculose púbica (ftiríase): prurido menos intenso que nas demais. *P. pubis* pode ocorrer na área dos cílios (especialmente em crianças), axilas, tronco e abdome. Máculas cerúleas (azul-acinzentadas) são típicas. O parasita pode ser encontrado no orifício do folículo, enquanto a lêndea permanece na haste do pelo. A ftiríase pode ser concomitante a IST (Tabela 1).

Diagnóstico

O diagnóstico é clínico, já que a identificação do parasita e de seus ovos pode ser feita a olho nu.

Diagnóstico diferencial (principais)

Devem ser descartadas escabiose, dermatite seborreica e, na presença de lêndeas, *casting* e piedra branca.

Tratamento

O tratamento é feito com permetrina a 1% em xampu, deixando por 10 minutos na área e lavando-se depois, ou com permetrina a 5% em creme e ivermectina VO. Podem ser utilizados alternativamente os xampus de lindano (a 1%) ou de deltametrina (a 0,02%). Pode-se recorrer à remoção mecânica dos fios parasitados com pente fino após empregar solução com vinagre e água morna (em partes iguais) ou mesmo seu corte, se for possível. Na pediculose do corpo, a troca e a lavagem das roupas são fundamentais para eliminar o agente.

Prevenção

Devem-se avaliar e tratar os contactantes e realizar medidas de higiene local e do ambiente. Sugere-se, ainda, usar cabelos presos ou curtos em ambientes fechados de convivência prolongada.

TUNGÍASE

A tungíase é causada pela pulga *Tunga penetrans* e conhecida pelo nome popular de bicho do pé.

Epidemiologia

Trata-se de doença endêmica em regiões tropicais, pois a pulga se desenvolve em solos secos e arenosos. A infestação de animais peridomicílio (cães, gatos, porcos), higiene corporal inadequada e andar descalços propiciam a infecção.

Fisiopatologia

Após o desenvolvimento do ovo no solo, pulgas machos e fêmeas procuram um hospedeiro, pois são hematófagos. Somente fêmeas grávidas conseguem penetrar na pele, alojando-se no estrato granuloso, com suas extremidades posteriores expostas ao ambiente. Seus abdomes se estendem até cerca de 1 cm, com o contínuo repasto sanguíneo. Após 2 semanas, eliminam cerca de 100 ovos, morrendo a seguir, e são expelidas pela pele do hospedeiro.

Sinais e sintomas

As lesões da tungíase são pruriginosas na fase inicial. Um eritema perilesional se desenvolve durante a evolução do quadro, acompanhado de dor. As lesões são papuloamareladas, com ponto central preto (Figura 2). Na infecção maciça, assume o aspecto de favo de mel. Os locais preferenciais são os pés, nas regiões periungueais, interdigitais e plantares. Orifícios naturais, como região genital ou ânus, podem ser acometidos. A infecção bacteriana secundária é comum. Deformidades, dificuldade de marcha, perda dos dígitos, gangrena e tétano são complicações que podem surgir (Tabela 1).

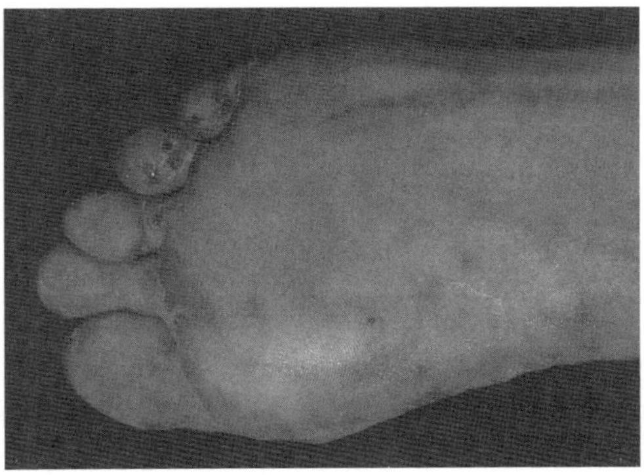

Figura 2 Tungíase: lesões papuloamareladas com ponto central preto em dedos e espaços interdigitais de pé direito.

A versão colorida desta imagem está disponível no caderno de imagens do livro.
Imagem cedida por Fabio Francesconi do Valle.

Diagnóstico

O diagnóstico da tungíase é clínico e epidemiológico.

Diagnóstico diferencial

Devem ser descartadas verrugas, granuloma piogênico, miíase e corpo estranho.

Tratamento

O tratamento é feito com a remoção cirúrgica do parasita. A eficácia de ivermectina VO é controversa. Sempre se deve conferir a vacinação conta o tétano nesses pacientes e, se for o caso, indicar o reforço.

Prevenção

As medidas de prevenção consistem em higiene local e do ambiente, uso de calçados e controle sanitário dos animais domésticos.

LARVA *MIGRANS* CUTÂNEA

A larva *migrans* cutânea é causada pelas larvas de nematódeos do gênero *Ancylostoma* (principalmente *A. braziliensis*). Também é conhecida como dermatite serpiginosa e pelo nome popular de bicho geográfico.

Epidemiologia

Acomete pessoas de qualquer idade, mas é mais comum em crianças com hábito de andar descalçadas ou se sentar em praças e praias, com predomínio em países tropicais. Praias, caixas de areia e jardins contaminados com excretas de cães e gatos infestados são favoráveis à eclosão de larvas.

Fisiopatologia

Os nematódeos são parasitas acidentais do homem. Larvas de Ancylostoma presentes em solo contaminado inoculam a pele, mas são incapazes de completar seu ciclo normal, morrendo em cerca de 4 semanas.

Sinais e sintomas

O quadro clínico consiste na presença de pápulas, vesículas e/ou bolhas eritematosas com morfologia serpiginosa decorrente da migração cutânea da larva. Esse movimento ocasiona um prurido de forte intensidade, que leva a escoriação e infecção secundária (Figura 3). É mais observada em pés, pernas, glúteos e coxas. O quadro é autolimitado.

A síndrome de Löffler (infiltrado pulmonar e eosinofilia transitórios) é uma complicação rara (Tabela 1).

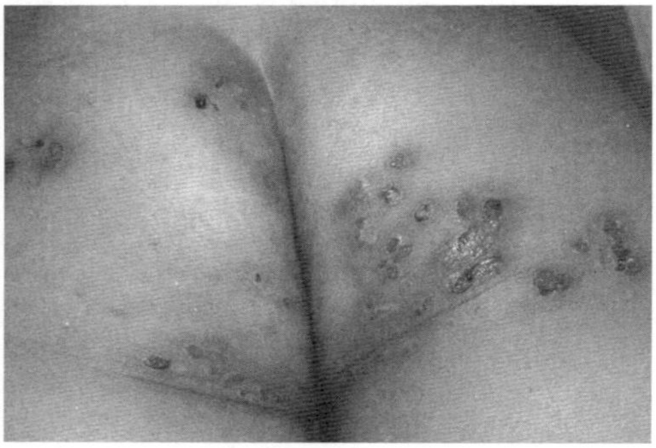

Figura 3 Larva *migrans* em glúteos com escoriação.

A versão colorida desta imagem está disponível no caderno de imagens do livro.
Imagem cedida por Antonio Carlos Francesconi do Valle.

Diagnóstico

O diagnóstico da larva *migrans* cutânea é clínico e epidemiológico.

Diagnóstico diferencial

Devem ser descartados impetigo, dermatofitose e eczema agudo.

Tratamento

O tratamento é feito com ivermectina em dose única ou albendazol a 400 mg/dia, por 3 dias. Pode-se usar como alternativa a terapia tópica com tiabendazol a 10%, duas vezes ao dia, por 7 dias, e corticosteroides em caso de processo inflamatório e prurido intensos.

MIÍASE

Qualquer infestação por larvas de moscas (dípteros) é chamada de miíase.

Epidemiologia

Trata-se de uma doença de ocorrência mundial, mas mais prevalente em países tropicais e subtropicais. Condições de pobreza, aglomerados e higiene inadequada propiciam o seu aparecimento, assim como pessoas com diminuição do autocuidado, como aquelas com mobilidade limitada, doentes mentais e deficientes. Sua incidência aumenta em desastres naturais.

Fisiopatogenia

As larvas se nutrem de tecidos viáveis ou necróticos e evoluem como parasitas no homem. A depender do agente, elas podem inocular a pele (por intermédio de vetores), depositar-se em feridas ou cavidades naturais, ou ser ingeridas a partir de alimentos ou bebidas contaminados (raro).

Sinais e sintomas

- Miíase de feridas: é a apresentação mais comum, correspondendo à infestação de uma ferida aberta após ovoposicão realizada pela mosca fêmea. Os principais agentes são *Cochliomyia hominivorax*, *Chrysomya bezziana* e *Wohlfahrtia magnifica*. Sangramento e o risco de infecção podem se elevar nesses casos.
- Miíase cutânea: apresenta-se na maioria das vezes como miíase furunculoide. É uma lesão nodular superficial com orifício central em que se identifica um fluido seroso, serossanguinolento ou, muito raramente, purulento (Figura 4). Pode estar em áreas externas da pele e no couro cabeludo. Sensação de movimento ou leve desconforto são sintomas comumente relatados. *Dermatobia hominis* é o agente mais comum no Brasil.
- Miíase cavitária: trata-se de qualquer infestação em cavidade natural do corpo, como olho, orelhas e região nasal. Os sintomas se relacionam com a mobilidade da larva e com a área acometida. Os fatores predisponentes são presença de feridas locais ou dificuldade de perceber a aproximação da mosca (Tabela 1).

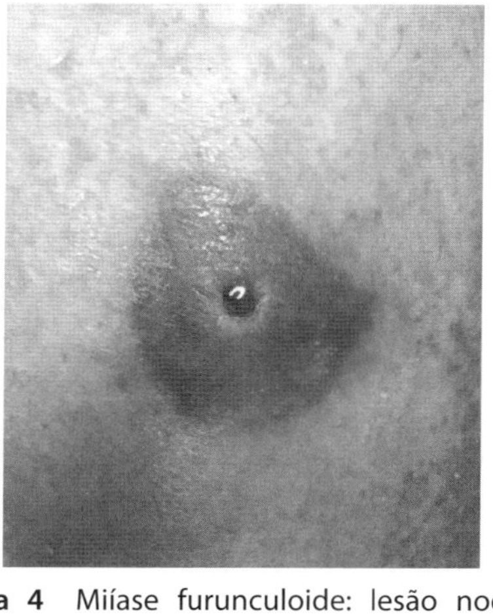

Figura 4 Miíase furunculoide: lesão nodular com orifício central com saída de fluido seroso.

A versão colorida desta imagem está disponível no caderno de imagens do livro.
Imagem cedida por Maria Clara Gutierrez Galhardo.

Diagnóstico

O diagnóstico é clínico, sendo possível identificar as larvas no local. A USG pode ajudar em casos de dúvida diagnóstica.

Diagnóstico diferencial

Devem ser descartados furúnculo e cisto epidérmico infectado.

Tratamento

O tratamento é feito com a retirada de todas as larvas e seus fragmentos. No caso da miíase de feridas e na cavitária, clorofórmio a 15% em óleo de oliva pode ser borrifado sobre o local para imobilizar as larvas e facilitar a retirada. Na miíase furunculoide, a oclusão com vaselina sólida pode ajudar a retirada da larva. A ivermectina VO pode ser usada para casos de difícil remoção.

Prevenção

As medidas de prevenção consistem em controle dos animais infestados, eliminação de carcaças para diminuir criadores de moscas, cimentação de pisos, cuidados para que as feridas não fiquem expostas e uso de roupas com repelentes.

Tabela 1 Fatores de risco, complicações e situações de difícil reconhecimento das ectoparasitoses

Doença	Fatores de risco	Complicações	Situações de difícil reconhecimento
Escabiose	Aglomerações Comunidades fechadas Moradores de rua Imunossuprimidos	Escoriações, infecção bacteriana secundária*	Escabiose no idoso Escabiose nodular Sarna crostosa
Pediculose da cabeça	Aglomerações Comunidades fechadas	Escoriações, infecção bacteriana secundária	Eczematização das lesões
Pediculose do corpo	Moradores de rua higiene precária	Escoriações, infecção bacteriana secundária	Febre das trincheiras Febre recorrente Tifo epidêmico
Pediculose púbica	Presença de IST	Escoriações, infecção bacteriana secundária	Infestação em outras áreas pilosas
Tungíase	Andar descalçado Animais infestados no ambiente	Infecção bacteriana secundária Deformidades nos pés, pernas e dígitos Tétano	Exuberância do quadro que impede o reconhecimento da condição parasitária
Larva *migrans*	Andar descalço Ambientes contaminados com excretas de cães e gatos	Infecção bacteriana secundária	Eczematização das lesões Síndrome de Loffler
Miíase	Ambientes insalubres Higiene precária	Infecção bacteriana secundária Sangramento da ferida Destruição tissular	Infecção bacteriana Miíase em orifícios naturais

IST: infecções sexualmente transmissíveis.
* Em crianças: glomerulonefrite pós-estreptocócica e febre reumática.

BIBLIOGRAFIA

1. Anstead GM. The centenary of the discovery of trench fever, an emerging infectious disease of World War 1. Lancet Infect Dis. 2016; 16(8):e164-72.
2. Cardoso AEC, Cardoso AEO, Talhari C, Santos M. Update on parasitic dermatoses. An Bras Dermatol. 2020; 95(1):1-14.
3. Diaz JH. Myiasis and tungiasis. In: Bennett JE, Dolin R, Blaser ML (eds.). Mandell, Douglas, and Bennett's principles and practice of infectious diseases. 9. ed. Elsevier; 2019.
4. Diaz JH. Scabies. In: Bennett JE, Dolin R, Blaser ML (eds.). Mandell, Douglas, and Bennett's principles and practice of infectious diseases. 9. ed. Elsevier; 2019.
5. Festa Neto C, Cucé LC, Reis VMS. Zooparasitárias. In: Manual de dermatologia. 5. ed. Barueri: Manole; 2019. p. 276-90.
6. Francesconi F, Lupi O. Myiasis. Clin Microbiol Rev. 2012; 25(1):79-105.
7. Thomas C, Coates SJ, Engelman D, Chosidow O, Chang AY. Ectoparasites: scabies. J Am Acad Dermatol. 2020; 82(3):533-48.
8. Thomas C, Coates SJ, Engelman D, Chosidow O, Chang AY. Ectoparasites: pediculosis and tungiasis. J Am Acad Dermatol. 2020; 82(3):551-69.
9. Valle ACF. Pediculose. In: Gutierrez-Galhardo MC, Valle FF, Valle, AC. Dermatologia e doenças infecciosas: fundamentos e condutas. Rio de Janeiro: Fiocruz. (no prelo)
10. Vasievich MP, Villarreal JD, Tomecki KJ. Got the travel bug? A review of common infections, infestations, bites, and stings among returning travelers. Am J Clin Dermatol. 2016; 17(5):451-62.
11. Vega-López F, Hay RJ. Parasitic worms and protozoa. In: Burns T, Breathnach S, Cox N, Griffiths C (eds.). Rook's textbook of dermatology, vol. 2. 8. ed. West Sussex: Wiley-Blackwell; 2010.

41

Hantaviroses e arenaviroses

Renata Carvalho de Oliveira
Alexandro Guterres
Jorlan Fernandes de Jesus
Elba Regina Sampaio de Lemos

DESTAQUES

- Os robovírus (do inglês *rodent borne viruses*) são um grupo de vírus RNA segmentados causadores de hantaviroses e arenaviroses.
- A síndrome pulmonar por hantavírus, também conhecida como síndrome cardiopulmonar por hantavírus, identificada pela primeira vez no Brasil em 1993, tem sido descrita principalmente nos estados das regiões Sudeste, Sul e Centro-Oeste, com letalidade de 40%.
- O Brasil abriga o maior número de espécies de arenavírus no mundo, incluindo o vírus *Sabiá*, causador da febre hemorrágica brasileira; no entanto, pouco se conhece sobre esse grupo viral como agente de doença humana no território nacional.
- A infecção congênita causada pelo vírus da coriomeningite linfocítica, um arenavírus mantido em roedores do gênero *Mus* e *Rattus*, deve ser incluída no diagnóstico diferencial com o grupo de agentes da TORCH e da síndrome da zika congênita.

INTRODUÇÃO

As infecções por hantavírus e arenavírus apresentam distribuição mundial e constituem importante problema de saúde pública em diversas regiões da África, das Américas e da Eurásia. No Brasil, desde a primeira descrição da síndrome pulmonar por hantavírus, também denominada síndrome cardiopulmonar por hantavírus, em 1993, centenas de casos têm sido identificados, com elevada letalidade, acometendo principalmente a população rural.

Embora o Brasil tenha o maior número de espécies de arenavírus identificadas em seu território, pouco se tem conhecimento sobre essa zoonose na população humana, cujo diagnóstico diferencial com febre hemorrágica causada pelos vírus da dengue e da febre amarela precisa ser considerado. Ainda no contexto do diagnóstico diferencial, convém lembrar que as alterações identificadas na síndrome da zika congênita são semelhantes às identificadas nas infecções congênitas causadas pelo vírus da coriomeningite linfocítica, uma espécie de arenavírus mantida em roedores dos gêneros *Mus* e *Rattus*.

Neste capítulo, os termos hantavírus e arenavírus são mantidos para designar os dois grupos virais que foram recentemente renomeados pelo Comitê Internacional de Taxonomia Viral como orthohantavírus e mammarenavírus, respectivamente.

EPIDEMIOLOGIA

Os hantavírus e os arenavírus são agentes zoonóticos que têm os roedores como principais reservatórios, sendo conhecidos como robovírus, do inglês *rodent borne viroses*, por conta disso. Classicamente, são incluídos nesse grupo os membros das famílias *Hantaviridae* e *Arenaviridae* (ordem *Bunyavirales*) em virtude das semelhanças morfológica e genética, entre outros aspectos. São vírus esféricos, envelopados com um genoma de RNA de fita simples, segmentados e de polaridade negativa. Os hantavírus são causadores da febre hemorrágica com síndrome renal, um importante problema de saúde pública desde a década de 1950 na Europa e na Ásia, e da síndrome pulmonar por hantavírus, de elevada letalidade, identificada pela primeira vez em 1993 nas Américas. Os arenavírus são responsáveis por causar graves doenças em humanos caracterizadas por febres hemorrágicas e meningite, com altas taxas de letalidade, em diversas regiões do mundo.

Os robovírus são mantidos na natureza pela infecção crônica dos roedores-reservatório, sendo transmitidos ao homem acidentalmente, principalmente por meio da inalação de partículas virais presentes em aerossóis formados a partir de excretas e secreções desses animais. Outras formas menos frequentes de transmissão documentadas na literatura são a mordedura de roedores infectados e o contato direto de mãos e objetos contendo partículas virais com a mucosa. Assim, de forma geral, estão sob um maior risco de infecção indivíduos cujas atividades favoreçam o contato com roedores e suas excretas, como profissionais da agricultura, guardas florestais e trabalhadores de áreas de desmatamento e de regiões de reflorestamento, e pessoas que se envolvem em atividades de lazer como turismo ecológico, pesca e acampamento.

As hantaviroses são ocasionadas por diferentes genótipos virais circulantes, com mais de 40 genótipos virais já descritos, com destaque para *Andes*, *Araraquara*, *Castelo dos Sonhos*, *Juquitiba*, *Laguna Negra* e *Sin Nombre*, associados com doença humana nas Américas. No Brasil, desde 1993, quando foi descrita pela primeira vez no município de Juquitiba, estado de São Paulo, mais de 2 mil casos da síndrome pulmonar por hantavírus já foram confirmados, principalmente nas regiões Sul, Sudeste e Centro-Oeste, com uma taxa de letalidade média de 40%. Os arenavírus, no continente americano, são associados com as febres hemorrágicas americanas e estão relacionados aos vírus *Junín* (febre hemorrágica argentina), *Machupo* e *Chapare* (febre hemorrágica boliviana), *Guanarito* (febre hemorrágica venezuelana) e *Sabiá* (febre hemorrágica brasileira). No continente americano, também já foi reportada a circulação do vírus da coriomeningite linfocítica, que possui uma distribuição mundial. No Brasil, apesar da identificação de um grande número de espécies de arenavírus, apenas três casos naturais causados pelo vírus *Sabiá* foram diagnosticados, dois deles na década de 1990, com relatos adicionais relacionados à manipulação laboratorial desses vírus. Recentemente, dois novos casos de febre hemorrágica brasileira (um em 2020 e um em 2022) foram confirmados após mais de 20 anos sem identificação de nenhum caso em território brasileiro.

FISIOPATOGENIA E APRESENTAÇÃO CLÍNICA

Hantaviroses

Os mecanismos fisiopatológicos das infecções por hantavírus que levam à síndrome pulmonar por hantavírus ou à febre hemorrágica com síndrome renal parecem se originar de uma exagerada resposta imune que resulta em alterações na permeabilidade vascular pulmonar ou renal, com consequente extravasamento de plasma, o que é reforçado pela presença de anticorpos específicos e células T logo no início do quadro clínico. Após a inalação de aerossóis contendo partículas virais presentes em excretas de roedores infectados, os hantavírus atingem os alvéolos pulmonares e, a partir de uma interação de suas glicoproteínas de superfície Gn e Gc com moléculas receptoras de integrinas (beta-3), abundantes nas células endoteliais, macrófagos e plaquetas, desencadeiam o processo infeccioso. Com a replicação viral, ocorre a ativação da resposta imune humoral e celular, especialmente por macrófagos e células T CD8, associada a mediadores inflamatórios. O período de viremia coincide com o início do quadro clínico, e a presença de altos títulos de anticorpos neutralizantes no início da infecção está associada a um bom prognóstico e à forma clínica mais branda.

Os hantavírus se replicam predominantemente em células endoteliais dos capilares de vários órgãos e, de acordo com achados anatomopatológicos, os rins, a glândula pituitária e o átrio direito são os órgãos mais acometidos na febre hemorrágica com síndrome renal, na qual as lesões mais proeminentes são a dilatação capilar, o edema intersticial, as hemorragias focais e o edema retroperitoneal. Na síndrome pulmonar por hantavírus, os achados macroscópicos mostram dilatação capilar, edema endotelial, presença de infiltrado intersticial linfocitário, edema alveolar difuso e membranas hialinas, limitando-se aos pulmões, podendo haver discretas lesões no baço, no fígado e nos nódulos linfáticos.

Em geral, a síndrome pulmonar por hantavírus se apresenta como doença febril aguda, caracterizada por grave comprometimento cardiovascular e respiratório. O curso clínico pode ser dividido em quatro fases: prodrômica, cardiopulmonar, diurética e de convalescença, com variação clínica na incidência e na gravidade (Tabela 1). Após o período de incubação médio de 15 dias (4 a 60 dias), os pacientes desenvolvem um pródromo febril com mialgia e trombocitopenia que evolui progressivamente com cefaleia, lombalgia, dor abdominal e diarreia. Após 3 a 6 dias, inicia-se a fase cardiopulmonar, caracterizada pelo início da tosse e por uma progressiva infiltração de líquido e proteínas no interstício e nos alvéolos pulmonares, levando a taquipneia, hipoxemia grave e taquicardia. Nessa fase, o paciente pode evoluir rapidamente para uma forma grave com insuficiência respiratória aguda com edema pulmonar não cardiogênico, seguida por hipotensão arterial e colapso circulatório caracterizado por acidose láctica, baixo índice cardíaco e elevada resistência do sistema vascular. Os achados radiográficos torácicos demonstram infiltrado intersticial bilateral, com padrão de pneumonia atípica, edema pulmonar e derrame pleural, caracterizando a fase cardiorrespiratória. O óbito pode ocorrer poucas horas após o início da falência respiratória, mesmo em indivíduos ventilados precocemente. Após essa fase, com a redução da permeabilidade vascular, inicia-se a fase diurética, caracterizada pela redistribuição do volume sequestrado anteriormente, embora alguns pacientes passem dias ou semanas sob ventilação mecânica. A convalescença, que pode durar meses, é um período de adinamia intensa, mas que regride progressivamente sem sequelas.

Quanto à febre hemorrágica com síndrome renal, após um período de incubação médio de 21 dias (7 a 42 dias), a evolução clínica pode se apresentar, a depender do hantavírus causador da doença, em cinco fases:

- Fase febril de início abrupto, influenza-símile: os pacientes podem apresentar hiperemia conjuntival, exantema e enantema.
- Fase hipotensiva: pode ocorrer após o quarto dia de evolução, caracterizada por hipotensão arterial, choque e hemorragia.
- Fase oligúrica: pode evoluir para insuficiência renal.
- Fase diurética.
- Fase de convalescença.

O envolvimento pulmonar e as manifestações neurológicas podem ocorrer no início do curso das infecções causadas pelo vírus *Puumala*, responsável pelos casos de nefrite epidêmica no norte da Europa. A morte usualmente decorre de complicações de insuficiência renal, choque ou hemorragia. Essas fases podem ser difíceis de distinguir, especialmente em casos menos graves.

Embora não sejam características, as alterações laboratoriais decorrentes das hantaviroses podem trazer suporte ao diagnóstico de um caso suspeito de síndrome pulmonar por hantavírus e de febre hemorrágica com síndrome renal, como a presença de hemoconcentração, leucocitose com desvio à esquerda, linfócitos atípicos, trombocitopenia, diminuição da atividade de protrombina e prolongamento do TTPa. Na Tabela 1 são apresentadas as alterações clínicas e laboratoriais observadas nas séries de casos da síndrome pulmonar por hantavírus e da febre hemorrágica com síndrome renal.

Arenaviroses

Apesar de se tratar de um grupo de agentes complexos, a maioria dos casos de febres hemorrágicas americanas apresenta manifestações clínicas semelhantes, com algumas peculiaridades (apresentadas na Tabela 1). Os mecanismos patogênicos exatos envolvidos nas infecções por arenavírus nativos americanos não foram totalmente elucidados, mas sabe-se que esses vírus se ligam à célula hospedeira por meio do receptor da transferrina 1 (Rtr1), um receptor de superfície celular amplamente expresso em diversos tipos celulares que leva à infecção de vários órgãos que se reflete em uma apresentação sistêmica da doença.

Após um período de incubação de 3 a 21 dias, ocorre uma fase prodrômica com duração de 1 a 5 dias, com febre, mal-estar, mialgia, anorexia e cefaleia. Em alguns casos, os pacientes podem apresentar tosse, dispneia e odinofagia. Ao final dessa fase, surgem náuseas, vômitos e dor abdominal, bem como conjuntivite e sangramento gengival, ocasionados pela ação direta do vírus nas células e pelos níveis elevados de citocinas pró-inflamatórias que contribuem para danos por meio de uma resposta hiper-inflamatória. A maioria dos pacientes apresenta leucopenia, trombocitopenia e proteinúria. Elevações dos níveis séricos de AST, CPK e LDH podem ser observadas, e a hiperbilirrubinemia é rara.

Durante a segunda semana de doença, desidratação, hipotensão e confusão são comuns e é nesse período que o quadro do paciente pode se agravar, com a apresentação de:

- Manifestações neurológicas como tremores, delírio, ataxia, arreflexia, diminuição do tônus muscular, convulsões e coma.
- Manifestações hemorrágicas do TGI e do trato geniturinário, incluindo equimoses,

Tabela 1 Achados clínicos e laboratoriais comuns das febres hemorrágicas causadas por arenavírus do novo mundo e hantavírus

	Características clínicas	FHAr	FHV	FHB	FHBr	SCPH	FHSR
Sinais e sintomas	Febre	+++	+++	+++	+++	+++	+++
	Cefaleia	++	++	+++	+++	++	+++
	Mialgia	++[a]	+	+++	+++	++	+++[a]
	Artralgia	++	++	–	–	+	+
	Odinofagia	–	+	–	+	+	–
	Tosse	–	+	+	–	++	+
	Dispneia	–	–	–	+	++	–
	Náusea	+	+	++	+++	++	+++
	Vômito	+	+	+	++	+	++
	Diarreia	+	+	++	+	+	++
	Dor abdominal	+	+	+++	+	++	++
	Sangramento gengival	+	++	+	+++	–	–
	Desidratação	+	+	+	+[b]	–	–
	Sintomas hemorrágicos (TGI e trato geniturinário)	+	+	++	+	+	++
	Convulsões	+	+	+	+	–	–
	Sintomas neurológicos (p. ex., confusão, letargia, tremores)	+	++	++	+	–	+
	Insuficiência respiratória ou lesão pulmonar aguda (ALI)	–	–	–	–	++	+
	Insuficiência renal ou lesão renal aguda (AKI)	–	–	–	–	+	++
Exame físico	Petéquias	++[c]	+	++	+[d]	–	++[c]
	Linfadenopatia	+++[e]	+	++	++[e]	–	–
	Hepatomegalia/esplenomegalia	+	+	–	+	–	++
	Congestão conjuntival/edema periorbital	+++	+	++	–	–	++
	Hiperemia conjuntival ou cutânea difusa	+++	+	++	–	–	++
Achados laboratoriais	Trombocitopenia < 100.000 células/mm^3	+++	+++	+++	++	+++	+++
	Leucopenia < 4.000 células/mm^3	+++	+++	+++	++	–	–
	Proteinúria > 1 g/L	+	–	++	+	+	+++
	Hematócrito > 49% ou hemoconcentração	+	+	+	+	++	++
	Leucocitose com desvio à esquerda	–	–	–	–	++	++
	Linfócitos atípicos	–	–	–	–	+	+
	Oligúria	–	–	–	–	–	++

FHAr: febre hemorrágica argentina; FHB: febre hemorrágica boliviana; FHBr: febre hemorrágica brasileira; FHSR: febre hemorrágica com síndrome renal; FHV: febre hemorrágica venezuelana; SCPH: síndrome cardiopulmonar por hantavírus; TGI: trato gastrointestinal.

[a] Dor lombar.

[b] Responsável pela falência múltipla de órgãos nos pacientes com febre hemorrágica brasileira.

[c] Presentes nas axilas, no palato mole ou nas margens da gengiva.

[d] Petéquia conjuntival.

[e] Linfadenopatia cervical.

Frequência da descrição – +: baixa; ++: média; +++: alta; –: não relatada.

Adaptada de Frank et al., 2021.

gengivorragia, hematêmese e melena, hematúria e metrorragia, que podem culminar em falência múltipla de órgãos e morte em cerca de 25 a 35% dos pacientes.

É importante destacar que no Brasil todos os quatro casos de infecção natural pelo vírus *Sabiá* resultaram em óbito, com importante comprometimento hepático, semelhante à febre amarela. Os principais achados da autópsia desses pacientes foram edema cerebral, hepatomegalia com aspecto esteatótico e hemorragia pulmonar e gastrointestinal. Nos pacientes que sobrevivem, tem início a fase de convalescença, que pode durar 12 a 18 semanas, sendo caracterizada por fadiga, irritabilidade e tontura, com presença ou não de amnésia e alopecia. A letalidade da febre hemorrágica americana em mulheres grávidas pode chegar a 50%, enquanto em crianças, apesar dos escassos registros na literatura, a doença apresenta menor gravidade.

Quanto ao vírus da coriomeningite linfocítica, embora em indivíduos imunocompetentes a infecção possa variar desde assintomática e doença autolimitada leve até meningite asséptica e, raramente, meningoencefalite, nas gestantes o vírus pode ser transmitido ao embrião ou feto por via transplacentária, levando a abortamento espontâneo, morte fetal intrauterina e malformações. Coriorretinite, cicatrizes coriorretinianas, hidrocefalia, calcificações intracranianas e microcefalia são as manifestações mais frequentemente descritas nas infecções congênitas (Tabela 2), chamando a atenção para o fato de que a ventriculomegalia é um dos sinais mais comuns de infecção por esse arenavírus no sistema nervoso à USG pré-natal. Quase todos os sobreviventes apresentam sequelas neurológicas graves e apenas cerca de 50% das gestantes apresentam algum quadro infeccioso (influenza-*like*) durante a gestação.

Tabela 2 Diagnóstico diferencial de infecção congênita pelo vírus da coriomeningite linfocítica, incluindo os agentes do grupo TORCH

Apresentação clínica	Agente responsável pela infecção durante a gestação							
	LCMV	*Toxoplasma gondii*	Vírus da rubéola	CMV	HSV	*Treponema pallidum*	Parvovírus B19	Vírus zika
Ventriculomegalia	+++	+	–	–	–	+	–	++
Hipertensão intracraniana	+	+	+	+	+	+	–	+
Calcificação	+++	++	+	+++	+	–	–	+++
Microcefalia	+++	+	+	+++	+	–	–	+++
Retinopatia	+++	+++	+	+	+	+	–	+
Deficiência auditiva	–	+	+++	+++	+	+++	+	–
Hepatoesplenomegalia	+	++	+++	+++	+	+++	+	–
Anasarca não imune	+	+	+	+	+	+	++	+
Restrição do crescimento fetal	+	+	+	+	+	+	+	++

CMV: citomegalovírus; HSV: vírus herpes simples; LCMV: vírus da coriomeningite linfocítica; TORCH: toxoplasmose, rubéola, citomegalovírus, herpes e outras doenças.
Frequência da descrição – +: baixa; ++: média; +++: alta; –: não relatada.
Adaptada de Delaine et al., 2017.

Em pacientes imunocomprometidos, como receptores de transplantes de órgãos, a infecção por vírus da coriomeningite linfocítica (LCMV) pode apresentar um curso clínico diferente que se assemelha às febres hemorrágicas americanas. Vários grupos de infecção fatal de vírus da coriomeningite linfocítica associada a transplante com falência de múltiplos órgãos são descritos na literatura.

DIAGNÓSTICO LABORATORIAL

Diagnosticar um caso de robovirose requer um alto grau de suspeita e uma anamnese detalhada, incluindo histórico de viagens e atividades do paciente. Como os sinais e sintomas iniciais são inespecíficos, essas zoonoses podem ser confundidas com uma série de doenças infecciosas, como dengue, febre amarela, hepatites virais, influenza, leptospirose, rickettsioses, pneumonias bacterianas, entre outras, além de doenças não infecciosas, como síndrome respiratória aguda grave (SRAG), doenças do colágeno, carcinoma pulmonar, doença cardíaca com edema pulmonar, entre outras. Os médicos devem considerar cuidadosamente os fatores de risco individuais dos pacientes, como exposições (lazer, trabalho, viagens) a roedores e/ou áreas endêmicas para esses agravos, em conjunto com a apresentação clínica do paciente.

Hantaviroses

Diferentes estratégias são utilizadas para diagnosticar síndrome pulmonar por hantavírus, incluindo dados clínico-epidemiológicos e laboratoriais. O diagnóstico laboratorial específico da infecção por hantavírus é baseado na detecção de anticorpos das classes IgM e IgG, a partir do segundo ao quinto dias de doença, respectivamente, por meio de testes sorológicos, como ELISA e o teste de imunofluorescência. A síndrome pulmonar por hantavírus também pode ser confirmada pela detecção do genoma do hantavírus, até o 10º dia do início do quadro clínico, geralmente em amostras de sangue ou soro, além de tecido, utilizando a técnica de RT-PCR. O isolamento do vírus em culturas de células também é usado para identificar o hantavírus; entretanto, deve ser realizado em laboratório de nível de biossegurança 3 (NB3). As técnicas de imuno-histoquímica, a partir de biópsia e/ou necrópsia de órgãos, permitem detectar antígenos virais em fragmentos de tecidos.

Arenaviroses

Diante da escassez da notificação de casos da febre hemorrágica brasileira, da falta de identificação do hospedeiro e da indefinição da área endêmica, bem como em virtude da coexistência geográfica de outras febres hemorrágicas virais, como a febre amarela e a febre hemorrágica da dengue, o desafio diagnóstico é ainda maior no Brasil. Por isso, a inclusão das febres hemorrágicas brasileiras no diagnóstico diferencial de um paciente com febre hemorrágica é fundamental.

Nas febres hemorrágicas americanas, a viremia ocorre durante todo o período febril e a presença do vírus pode ser detectada pela técnica de RT-PCR em amostras de soro, sangue ou fragmentos de tecido, considerando que o material deve ser coletado e mantido a –70ºC para conservação do RNA viral. Por se tratar de patógenos de nível de biossegurança 4 (NB4), não é possível realizar o isolamento do agente em cultivo celular. Em decorrência da imunossupressão inicial nas febres hemorrágicas americanas, técnicas sorológicas para detecção de anticorpos podem ser empregadas em estágios mais tardios da doença (a partir do 10º ao 15º dia) para avaliação do paciente. O uso de imuno-histoquímica para detecção de antígenos virais pode ser realizado em amostras de tecido preservado em parafina.

O diagnóstico de infecção por vírus da coriomeningite linfocítica pode ser realizado pelo teste sorológico ELISA ou pela RT-PCR para detecção do RNA viral em amostras de soro ou liquor. O diagnóstico diferencial de infecção congênita por vírus da coriomeningite linfocítica deve incluir testes para infecções TORCH e para a síndrome da zika congênita (Tabela 2). Um diagnóstico definitivo depende da detecção do vírus em amostras fetais (RT-PCR) e de anticorpos anti-LCMV em amostras fetais e maternas, retrospectivamente.

TRATAMENTO

Hantaviroses

Até o momento, não há um tratamento com antivirais específicos para a síndrome pulmonar por hantavírus. O manejo de casos graves é baseado em cuidados de suporte, com medidas inespecíficas de controle da insuficiência respiratória aguda com edema pulmonar não cardiogênico e do colapso circulatório. Os pacientes na fase inicial da doença devem ser acompanhados de perto, pois a evolução para a insuficiência respiratória pode ser rápida, em poucas horas, necessitando de intubação com ventilação mecânica com suporte de oxigenação. Manter o equilíbrio hídrico e eletrolítico é essencial para evitar sobrecarga de volume, pois pode precipitar o edema pulmonar. A associação de fármacos inotrópicos positivos, como noradrenalina, vasopressina e dobutamina, deve ser iniciada precocemente nos casos com hipotensão grave. Outras medidas de suporte são recomendadas, como o controle da hipoperfusão tissular, da acidose metabólica e da função renal.

Além dos cuidados de suporte, ensaios clínicos sobre os efeitos de antivirais e imunoterapias contra síndrome pulmonar por hantavírus têm sido realizados; entre eles, há dois estudos com ribavirina, droga que, embora tenha apresentado eficácia *in vitro* e *in vivo*, não impediu a progressão para a fase cardiopulmonar. O inibidor seletivo de RNA polimerase viral, favipiravir e anticorpos neutralizantes são outras promissoras alternativas no tratamento contra a síndrome pulmonar por hantavírus, mas que ainda necessitam de mais estudos.

Arenaviroses

A terapia de suporte é a base do tratamento das febres hemorrágicas americanas. Reposição adequada de líquidos, monitoramento constante dos sinais vitais, eletrólitos, monitoramento do equilíbrio ácido-básico e transfusões de hemocomponentes, quando necessário, são vitais para um bom prognóstico. Além disso, algumas intervenções terapêuticas baseadas em evidências também podem ser consideradas. A ribavirina tem sido empregada no tratamento das infecções por arenavírus em diversas regiões do mundo. O esquema terapêutico sugerido para adultos é composto por uma dose de ataque de 30 mg/kg seguida de uma dose de 15 mg/kg a cada 6 horas, durante 4 dias, e, por fim, doses de 7,5 mg/kg, três vezes ao dia, durante 6 dias. Os melhores resultados são encontrados naqueles pacientes para os quais a administração do fármaco foi realizada na primeira fase da doença, ou seja, nos primeiros 7 dias após o início dos sintomas. Esse medicamento também tem sido usado para alguns casos graves com apresentação hemorrágica pelo vírus da coriomeningite linfocítica, mas esse tratamento não é indicado para formas leves e moderadas das infecções por esse vírus, para as quais não existe um antiviral disponível.

O tratamento com soro convalescente para febres hemorrágicas americanas é empregado há décadas na Argentina, apresentando bons resultados se administrado até o 8º dia após o início do quadro clínico de febre hemorrágica argentina, enquanto o favipiravir vem sendo considerado como droga de primeira linha em receptores de transplantes infectados por vírus da coriomeningite linfocítica.

PREVENÇÃO E CONTROLE

Evitar ou reduzir a exposição e o contato com os reservatórios e suas excretas são as principais medidas de prevenção e controle das roboviroses. O controle de roedores-reservatório deve incluir:

- Remoção de fontes de alimento dentro e ao redor do domicílio.
- Medidas para evitar que roedores entrem no domicílio.
- Uso de armadilhas e remoção de possíveis locais de nidificação ao redor do domicílio.

Os cuidados devem ser intensificados nos ambientes potencialmente contaminados e que possam ser locais prováveis de infecção. Preconizam-se:

- Ventilar ambientes fechados antes de entrar.
- Não varrer o chão seco.
- Usar luvas de borracha, solução de hipoclorito, máscaras com filtro tipo P3 (PFF2 ou N95), sempre que possível, para evitar a inalação de partículas contaminadas durante a limpeza de áreas potencialmente infestadas de roedores.

Outros cuidados adicionais também são importantes nas febres hemorrágicas americanas. Algumas espécies de arenavírus podem ser transmitidas de pessoa a pessoa e por isso, durante o manejo do paciente, os profissionais de saúde devem levar em consideração o risco de transmissão secundária e as possíveis consequências para a unidade de saúde e a comunidade. O isolamento precoce é importante para a segurança dos profissionais de saúde. Diretrizes gerais de contenção e controle devem ser implementadas, incluindo o isolamento do paciente em uma sala com pressão negativa ou em um leito individual com um banheiro exclusivo, com restrição de acesso ao quarto e uso de equipamentos de proteção respiratória. O uso de perfurocortantes deve ser minimizado com instalações adequadas de descarte de materiais cortantes disponíveis dentro do quarto do paciente. Intervenções e procedimentos que gerem aerossol devem ser evitados e a manipulação de amostras biológicas do paciente deve ser realizada com cautela e de preferência em condições de biossegurança de nível 3.

Por conta da baixa incidência dessas doenças, a suspeição frequentemente é desconsiderada, podendo atrasar o diagnóstico e aumentar a exposição da equipe de saúde ao vírus. Após a identificação de um caso suspeito, deve-se realizar uma avaliação da exposição para contatos familiares e profissionais da unidade de saúde a fim de fornecer indicação de cuidados adequados e testes de diagnóstico para qualquer indivíduo que vivencie uma potencial exposição, pelo período de 21 dias.

Por último, embora ainda não exista uma vacina aprovada para prevenção da síndrome pulmonar por hantavírus, estudos realizados têm demonstrado o potencial de eficácia das vacinas em desenvolvimento. Atualmente, existem duas vacinas, ambas baseadas em vírus inativados, aprovadas para uso na China

Fatores de risco	Complicações	Situações de difícil reconhecimento
Febres hemorrágicas americanas		
▪ Manifestações hemorrágicas do trato gastrointestinal e do trato geniturinário ▪ Alterações neurológicas, como convulsões, tremores e letargia ▪ Sepse e superinfecção bacteriana ▪ Níveis elevados de TNF-alfa, IL-6, IL-8 e IL-1 ▪ Gestação ▪ Profissionais de saúde (surtos de alta letalidade)	Falência múltipla de órgãos	Falta de identificação do hospedeiro Coexistência geográfica de outras febres hemorrágicas virais (como febre amarela e febre hemorrágica da dengue)
Hantaviroses		
▪ Síndrome renal ▪ Infecções causadas pelos vírus Hantaan e Dobrava ▪ Predisposição genética do paciente associada ao tipo de HLA ▪ Níveis elevados de TNF-alfa, IL-6 e IL-10 estão associados com maior gravidade da doença	▪ Hemorragia hipofisária e consequentes hipopituitarismo e glomerulonefrite mesangiocapilar ▪ Edema pulmonar	▪ Quadro clínico leve e moderado ▪ Quadro clinico semelhante às seguintes doenças infecciosas e não infecciosas: – Leptospirose – Dengue – Influenza – Histoplasmose aguda – Febre Q – Pneumocistose – Covid-19 – Febre maculosa – Malária (com edema aguda do pulmão) – SRAG – Doenças cardíacas com edema pulmonar agudo – Pneumonite eosinofílica – Síndrome de Goodpasture

e na Coreia para proteção contra os hantavírus *Hantaan* e *Seoul*, agentes etiológicos da febre hemorrágica com síndrome renal. Para arenavirose, até o momento a única vacina produzida foi a *Candid # 1*, licenciada para uso contra o vírus *Junín* em áreas endêmicas de febre hemorrágica argentina, para indivíduos com mais de 15 anos de idade.

BIBLIOGRAFIA

1. Brocato RL, Hooper JW. Progress on the prevention and treatment of hantavirus disease. Viruses. 2019; 11(7):610.
2. Oliveira RC, Guterres A, Teixeira BR, Fernandes J, Penna Júnior JM, Oliveira Júnior RJ, et al. A fatal hantavirus pulmonary syndrome misdiagnosed as dengue: an investigation into the first reported case in Rio de Janeiro State, Brazil. Am J Trop Med Hyg. 2017; 97(1):125-9.
3. Delaine M, Weingertner AS, Nougairede A, Lepiller Q, Fafi-Kremer S, Favre R, et al. Microcephaly caused by lymphocytic choriomeningitis virus. Emerg Infect Dis. 2017; 23(9):1548-50.
4. Dzagurova TK, Tkachenko EA, Ishmukhametov AA, Balovneva MV, Klempa B, Kruger DH. Severe hantavirus disease in children. J Clin Virol. 2018; 101:66-8.
5. Ellwanger JH, Chies JA. Keeping track of hidden dangers: the short history of the Sabiá virus. Rev Soc Bras Med Trop. 2017; 50(1):3-8.
6. Ferreira MS. Hantaviroses. In: Tavares W, Marinho LAC (eds.). Rotinas de diagnóstico e tratamento das doenças infecciosas e parasitárias. 4. ed. São Paulo: Atheneu; 2015. p. 500-12.
7. Frank MG, Beitscher A, Webb CM, Raabe V; Medical Countermeasures Working Group of the National Emerging Special Pathogens Training and Education Center's (NETEC's) Special Pathogens Research Network (SPRN). South American hemorrhagic fevers: a summary for clinicians. Int J Infect Dis. 2021; 105:505-15.
8. Jonsson CB, Figueiredo LT, Vapalahti O. A global perspective on hantavirus ecology, epidemiology, and disease. Clin Microbiol Rev. 2010; 23(2):412-41.
9. Lemos, ERS, Oliveira RC, Guterres A. Hantaviroses. In: Coura JR, Pereira NG (eds.). Fundamentos das doenças infecciosas e parasitárias. Rio de Janeiro: Elsevier; 2019. p. 946-53.
10. Nastri AC, Duarte-Neto AN, Casadio LVB, Souza WM, Claro IM, Man ER, et al. Understanding Sabiá virus infections (Brazilian mammarenavirus). Travel Med Infect Dis. 2022; 48:102351.
11. Oliveira RC, Sant'ana MM, Guterres A, Fernandes J, Hillesheim NL, Lucini C, et al. Hantavirus pulmonary syndrome in a highly endemic area of Brazil. Epidemiol Infect. 2016; 144(5):1096-106.
12. Ruzek D, Singh SK (eds.). Viral hemorrhagic fevers. CRC Press; 2013.
13. Schmaljohn C, Hjelle B. Hantaviruses: a global disease problem. Emerg Infect Dis. 1997; 3(2):95-104.
14. Veliziotis I, Roman A, Martiny D, Schuldt G, Claus M, Dauby N, et al. Clinical management of Argentine hemorrhagic fever using ribavirin and favipiravir, Belgium, 2020. Emerg Infect Dis. 2020; 26(7):1562-6.

Parte III

Infecções em pacientes especiais no contexto da emergência

42

Conceitos básicos sobre a infecção pelo HIV e seu tratamento

Tânia Regina Constant Vergara
Ricardo Sobhie Diaz

DESTAQUES

- Profissionais não especialistas tendem a negligenciar aspectos fisiopatológicos da infecção pelo HIV que se correlacionam com a apresentação clínica.
- Em pessoas que vivem com HIV, ainda que a doença esteja bem controlada, há maior possibilidade de incidência de doença cardiovascular, neoplasias não relacionadas à Aids, declínio cognitivo e outras disfunções orgânicas.

PATOGÊNESE DA INFECÇÃO PELO HIV

Ativação imune e microinflamação são características da patogênese da infecção pelo HIV. Vários componentes do sistema imune estão envolvidos, mas o principal alvo da infecção viral são os linfócitos T CD4+. A entrada do vírus no linfócito CD4+ ocorre com auxílio dos receptores de quimiocinas CCR5 e CXCR4. O ataque do HIV a essas células leva a sua depleção e a consequente comprometimento da imunidade do hospedeiro.

Uma vez estabelecida a infecção nos tecidos periféricos, os mecanismos da imunidade inata são ativados. Os microrganismos e produtos que ultrapassaram as barreiras naturais são reconhecidos por células da imunidade inata por meio dos receptores de reconhecimento padrão, como os receptores *Toll-like*, que reconhecem padrões moleculares associados a patógenos. Esses padrões, por sua vez, estimulam os receptores de reconhecimento padrão, dando início a uma sequência de sinalização intracelular. Os fatores solúveis, incluindo mediadores inflamatórios, como citocinas e complemento, são liberados e auxiliam a bloquear a entrada do antígeno. Se o antígeno não for neutralizado nessa fase, a reação inflamatória se mantém e células são atraídas para o sítio da lesão.

Os antígenos virais poderão ser apresentados ao sistema imune por interação direta com a imunoglobulina específica presente na superfície do linfócito B ou por meio das células apresentadoras de antígenos. Essas expressam, em suas superfícies, os peptídeos do antígeno com a molécula do complexo principal de histocompatibilidade classe I (MHC I) ou II (MHC II). As células dendríticas mieloides capturam os antígenos que atravessaram as barreiras naturais na periferia, os processam e os levam até os linfonodos regionais, nos quais a resposta imune adaptativa é desencadeada. Para que um linfócito seja ativado pelo antígeno específico, é necessário que durante o processo de apresentação ocorra a interação com o complexo de histocompatibilidade por meio do peptídeo receptor da célula T e de algumas moléculas coestimulatórias.

Os linfócitos T ativados podem se diferenciar em células efetoras e de memória e, uma vez expostos a um antígeno que já lhes tenha sido apresentado, desencadearão uma resposta mais rápida e mais eficiente. Os linfócitos T CD4+ em contato com as células dendríticas são ativados, proliferam e se diferenciam em diversas células efetoras que exercerão diferentes funções.

Uma vez que o HIV consiga quebrar as barreiras físicas e chegar ao subepitélio, ele encontrará as células-alvo: linfócitos T CD4+, células dendríticas e macrófagos. Independentemente da via de transmissão e de qual foi o primeiro alvo celular infectado, em poucos dias a replicação viral converge para o tecido linfoide associado à mucosa intestinal (GALT).

Em 80% dos casos, a infecção por HIV é iniciada por um único vírus, designado como "vírus fundador". As células dendríticas mieloides são alvos iniciais dessa infecção. As células de memória têm o vírus em seu ge-

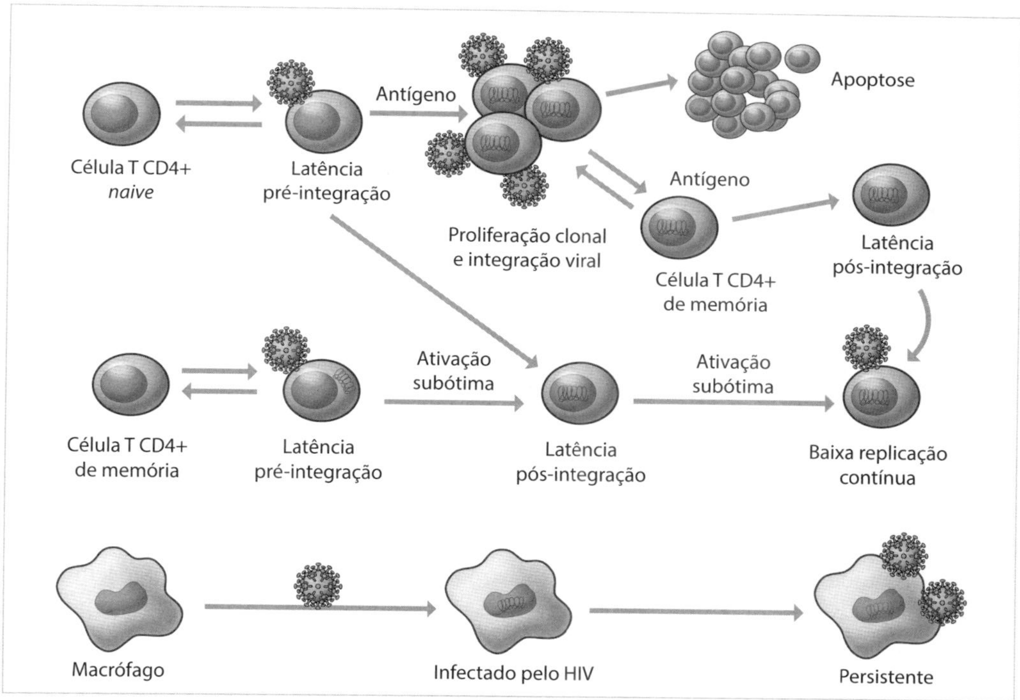

Figura 1 Estabelecimento de reservatórios do HIV em linfócitos T e macrófagos.

HIV: vírus da imunodeficiência humana.
Adaptada de Coiras et al., 2009.

noma e, toda vez que forem ativadas, produzirão novos vírions. Quando o vírus atinge os macrófagos e os infecta, o conteúdo proviral pode levar à replicação persistente. Os macrófagos são muito resistentes à infecção pelo HIV e não são destruídos facilmente por ele, o que favorece que o vírus seja produzido por períodos de tempo mais prolongados nessas células. A Figura 1 apresenta um esquema de como os reservatórios de HIV se estabelecem em linfócitos T e macrófagos.

As células T CD4+ de memória com infecção latente pelo HIV diferem das não infectadas pela presença de provírus integrado e transcricionalmente silencioso. O provírus integrado é montado em uma estrutura de cromatina alterada por estímulos indutores do complexo proteico, chamados fator nuclear kappa B (NF-kB), que facilitam a ativação de citocinas pró-inflamatórias, como o TNF e a IL-6. Complexos NF-κBp50-HDCA1 ligam-se ao *long terminal repeat* presentes nas extremidades da molécula de ácido nucleico e que são usados pelos vírus RNA de fita simples senso positivo (ssRTNA-RT), como o HIV, para inserir as sequências gênicas virais no genoma do hospedeiro. O complexo NF-κBp50-HDCA1 favorece o estado de latência celular por ligar-se ao *long terminal repeat* do HIV. Essa ligação promove a desacetilação de histonas e mudanças na estrutura da cromatina que terminam por dificultar o recrutamento da RNA polimerase II e o início da transcrição, mantendo, assim, a célula infectada com o DNA proviral em seu estado latente.

Na fase aguda da infecção, o HIV afeta de modo muito grave o TGI. Isso ocorre porque 80% das células T CD4+ de memória estão no TGI e expressam o receptor CCR5. Como a totalidade dos vírus fundadores têm tropismo pelo CCR5, isso faz com que os vírus encontrem no TGI os alvos mais adequados para a infecção produtiva. Mais de 80% do tecido linfoide situado no TGI pode ser depletado nas primeiras 3 semanas da infecção pelo HIV. Nessa fase da infecção, a viremia elevada é acompanhada de queda abrupta dos linfócitos T CD4+, que depois se recuperarão parcialmente.

A ativação da resposta imune inata provoca liberação de citocinas, ativação do contingente de células dendríticas e das células NK. Seguem-se, então, o aparecimento de anticorpos IgM, a formação de imunocomplexos e o início da resposta imune adaptativa com ativação dos linfócitos T CD8+ específicos, que vão controlar a viremia. Os anticorpos neutralizantes só aparecem tardiamente.

A infecção pelo HIV pode ser dividida em seis estágios. Esses estágios baseiam-se no aparecimento sequencial de RNA do HIV-1 no plasma. Testes laboratoriais específicos (RNA-HIV-1, antígeno p24, anticorpos específicos para proteínas recombinantes do HIV-1, detectados por testes ELISA e anticorpos que se ligam às proteínas virais, incluindo gp31 detectados por *Western blot*) indicam o tempo de eventos-chave e resposta imune, iniciando com o período de latência viral (Figura 2).

Desde o início da terapia antirretroviral (TARV) de alta potência, em 1996, houve uma melhora na qualidade de vida e melhora significativa na sobrevida dos pacientes. Por outro lado, mesmo sob supressão viral prolongada pelo uso de antirretrovirais, a ativação imune e a inflamação persistem, com impacto sobre as comorbidades não diretamente relacionadas ao HIV. Além disso, a persistência de baixos níveis de replicação viral residual pode manter a ativação imune. Outros mecanismos também podem estar relacionados à ativação imune persistente. A replicação do HIV-1, por si só, relaciona-se à ativação imune e é proporcional à carga viral.

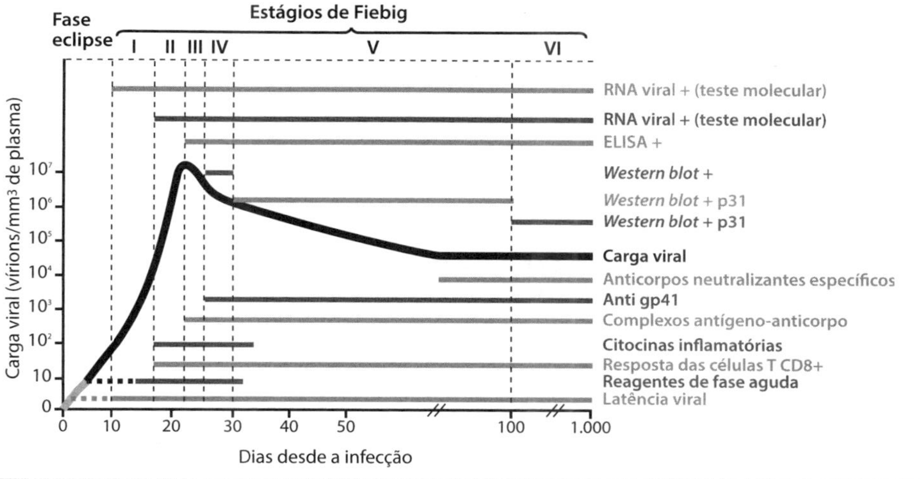

Figura 2 História natural e imunopatogênese pelo HIV. As linhas horizontais mostram o tempo dos eventos que não são medidos por testes comerciais. A resposta T CD8+ promove a seleção de HIV mutante. Imunocomplexos de anticorpos com proteínas virais, como a gp41, precedem o aparecimento de anticorpos livres contra a gp41. A cor cinza na linha que representa a carga viral indica a fase em que a carga viral é muito baixa e não pode ser detectada.

Adaptada de Fiebig et al., 2003.

Mesmo em pacientes em uso de TARV e com supressão viral sustentada, há aumento do risco de desenvolvimento de doenças cardiovasculares, distúrbios metabólicos, alterações no metabolismo ósseo, desordens cognitivas, neoplasias e imunossenescência, possivelmente em virtude do fato de que a TARV isoladamente não é capaz de abolir por completo a replicação viral residual, a ativação imune e os distúrbios inflamatórios relacionados ao HIV.

Na imunodeficiência relacionada ao HIV, não é só o vírus propriamente dito o responsável pela progressão para a Aids, mas também a ativação sistêmica do sistema imune. Altos níveis de ativação celular são fatores preditivos de rápida progressão da doença em pacientes não tratados. Além disso, a persistência da ativação celular durante o tratamento pode levar à redução de incremento de células T CD4+, independentemente dos níveis de carga viral plasmática. Embora a infecção direta e a morte das células T CD4+ pelo HIV contribuam para a perda progressiva dessas células, a ativação celular e a apoptose são reconhecidas como mecanismos adicionais pelos quais o HIV causa imunodeficiência.

Em resumo, a patogênese do HIV integra três aspectos principais: a depleção acentuada de células T CD4+, a ativação imune paradoxal e a exaustão dos recursos imunes (Figura 3).

Foi demonstrado que mesmo o HIV defeituoso (defectivo) pode produzir proteínas virais que, possivelmente, mantêm o estado de inflamação em indivíduos em supressão viral. Em pacientes em uso de TARV e com supressão viral sustentada, a ativação das células T CD4+ e T CD8+ cai dramaticamente; e em controladores de elite a ativação celular é menor do que em pacientes com a doen-

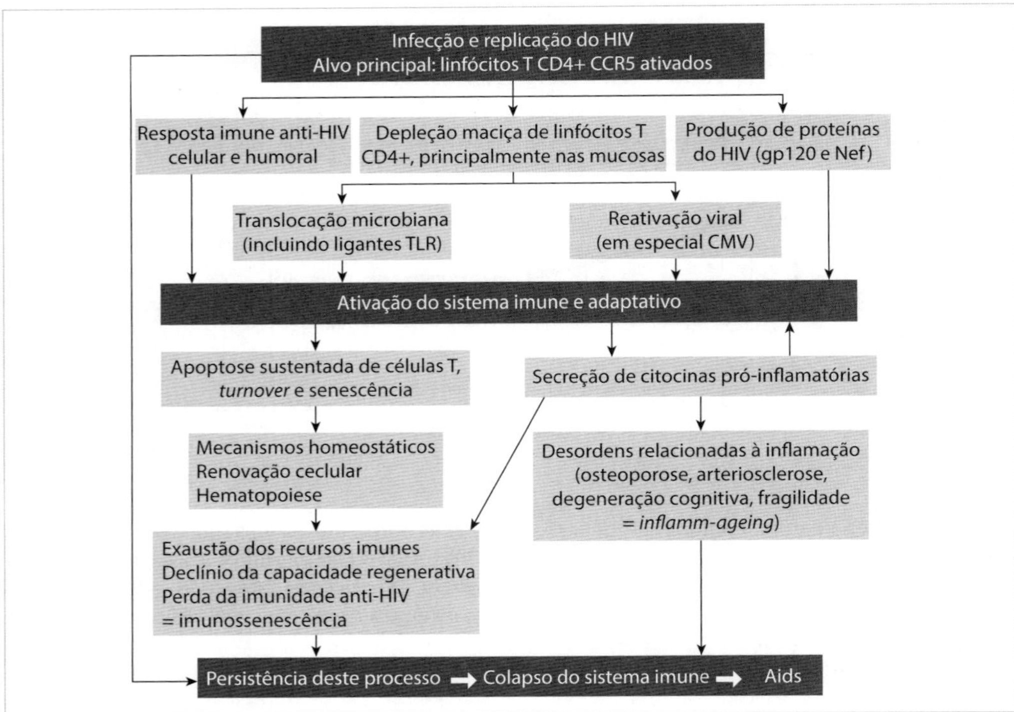

Figura 3 Patogênese da infecção pelo HIV. Causas e consequências da ativação imune estão destacadas nos quadros claros com letra escura.

CMV: citomegalovírus; HIV: vírus da imunodeficiência humana; TLR: receptores do tipo Toll.
Adaptada de Appay e Sauce, 2011.

ça em progressão. Curiosamente, a ativação celular é mais intensa entre controladores de elite infectados pelo HIV do que em indivíduos não infectados pelo HIV ou pessoas em tratamento antirretroviral com carga viral abaixo dos limites de detecção.

INFLAMAÇÃO E RESPOSTA IMUNE À INFECÇÃO PELO HIV

A inflamação crônica pode tanto levar a complicações não diretamente relacionadas ao HIV como acelerar o processo de aterosclerose. A ativação imune relacionada ao HIV é acompanhada por uma elevação rápida e persistente dos níveis de TNF, resultando em indução da adesão de moléculas e quimiocinas a partir da parede vascular, ativação das células endoteliais e aumento da adesão de leucócitos. Alterações inflamatórias associadas ao HIV também podem inibir ou alterar a função do timo, levando a imunodeficiência funcional e, talvez, falha regenerativa.

Os altos níveis de replicação viral e estimulação excessiva do sistema imune que ocorrem desde as fases mais precoces da infecção pelo HIV-1 podem levar à exaustão clonal de células T CD8+ específicas e à rápida eliminação de T CD4+ específica ao HIV.

Um estudo longitudinal, realizado durante 96 semanas com 151 pacientes na fase aguda da infecção mostrou que a introdução da TARV levou a uma redução da viremia, com consequente aumento da contagem e redução dos níveis de ativação de linfócitos T CD4+ e CD8+. Tanto a viremia plasmática do HIV-1 quanto os níveis de ativação celular de T CD8+ confirmaram-se preditivos da restituição quantitativa de células T CD4+. Essas informações são relevantes, pois mostram que se a resposta imune deflagrada nas fases iniciais da infecção pelo HIV-1 puder ser modulada, levando a um melhor controle natural da infecção, a progressão da doença pode ser retardada.

A resposta dos linfócitos T CD8+ HIV-específicos que se associam ao controle da viremia e à magnitude da carga viral basal se dá inicialmente contra as proteínas virais Env e Nef e, mais tarde, contra proteínas mais conservadas, como Gag e Pol. A presença de linfócitos T CD8+ específicos polifuncionais, ou seja, capazes de secretar uma série de citocinas contra o HIV-1, associa-se ao maior controle da viremia. A frequência de linfócitos T CD8+ correlaciona-se positivamente à carga viral na ausência de TARV, sugerindo que a quantidade elevada de linfócitos T CD8+ seja resultado de alta carga antigênica. A magnitude tanto da resposta T CD8+ quanto da T CD4+ ao HIV não é, por si só, um indicador adequado da habilidade do sistema imune de controlar a infecção pelo HIV.

Citocinas pró-inflamatórias, como TNF e IL-6, estimulam a replicação do HIV, enquanto outras, como IFN, IL-10 e IL-27, são consideradas anti-inflamatórias e capazes de reduzir a replicação viral. A produção não específica de citocinas pró-inflamatórias, como TNF, IL-1, IL-6 e outras, contribui para a ativação continuada dos linfócitos T e B, o que, por fim, leva à imunossenescência.

Adicionalmente, o fato de a carga viral do HIV-1 ser mais de 100 vezes superior nas células T CD4+ gastrointestinais do que nas do plasma sanguíneo é consistente com o conceito de que o TGI é quem sustenta os eventos precoces durante a infecção aguda. A mucosa desses órgãos se mantém em um estado de inflamação fisiológica caracterizada por elevado percentual de citocinas pró-inflamatórias. Níveis elevados de vírus no TGI parecem associados à ativação e à proliferação de linfócitos da mucosa e a um grande aumento nas células citotóxicas.

Um mecanismo proposto para o aumento da ativação celular na infecção pelo HIV-1 consiste na ruptura da barreira celular da defesa imunitária no TGI. A imensa destruição das células T CD4+ presentes na submucosa do TGI e a destruição da primeira barreira (dano endotelial) criam um ambiente propício à translocação bacteriana, evidenciada pela presença de *Escherichia coli* nesses espaços. Consequentemente, ocorre um aumento dos níveis de lipopolissacarídeos bacterianos na corrente sanguínea dos indivíduos, havendo correlação entre esses níveis e a magnitude da ativação celular.

Mesmo em pacientes em TARV supressora, a translocação bacteriana não volta aos níveis normais, sendo proporcional aos níveis de ativação imune induzida relacionada ao HIV. A proteína de ligação de ácidos graxos intestinais (IFABP), localizada no citoplasma do enterócito, cuja liberação depende do comprometimento celular, pode servir como parâmetro para avaliar o dano da mucosa intestinal. Os níveis de IFABP parecem inversamente relacionados com os de linfócitos T CD4+, o que sugere que quanto maior for o dano intestinal, menor será o número de linfócitos T CD4+.

Imunossenescência causada pelo HIV

Foi observado que há um limite de replicação celular e que ele está relacionado ao tamanho dos telômeros. Evidências sugerem que o limite se aplica às células do sistema imune, de modo que sua vida replicativa *in vivo* seja limitada. A assim chamada "senescência replicativa" está primariamente relacionada ao número de divisões celulares. Os telômeros são sequências nucleotídeas hexaméricas repetidas de DNA encontradas no final dos cromossomos. A extensão dos telômeros é reduzida a cada divisão celular, o que a torna um marcador da história replicativa do genoma humano e animal. Se houver encurtamento significativo do telômero, pode haver instabilidade cromossômica, parada do crescimento e apoptose celular. A telomerase é a enzima que mantém o telômero e, nas fases iniciais da infecção pelo HIV, após a ativação celular, a indução da atividade da telomerase pode estar diminuída. O comprimento dos telômeros em células diferenciadas (CD8+/CD28-) é significativamente menor em infectados pelo HIV em comparação com não infectados.

Os telômeros também podem se encurtar mais rapidamente pela ação dos inibidores da transcriptase reversa análogos aos nucleotídeos (ITRNt), que podem inibir a ação da telomerase, que, de fato, é uma transcriptase reversa.

TRATAMENTO ANTIRRETROVIRAL

Os sete estágios do ciclo de vida do HIV são:

- Ligação.
- Fusão.
- Transcrição reversa.
- Integração.
- Replicação.
- Montagem.
- Brotamento.

Os antirretrovirais são agrupados em diferentes classes de acordo com a fase do ciclo replicativo que inibem. Os esquemas de tratamento inicial para o HIV incluem medicamentos de, pelo menos, duas classes diferentes. Há uma clara relação entre supressão viral e sobrevida.

A expectativa de vida das pessoas infectadas pelo HIV depende do nível de linfócitos T CD4+ por ocasião do início do tratamento. Se um indivíduo com 20 anos de idade iniciar o tratamento com TARV com níveis de CD4+ inferiores a 100, sua expectativa de vida será de 32 anos. Se o início do tratamento se der com níveis de CD4+ entre 100 e 200, essa expectativa aumenta para 42 anos. Já com níveis de CD4+ superiores a 200 na ocasião do início de tratamento, a expectativa de vida se eleva para 50 anos. Os níveis mais baixos de linfócitos T CD4+ estão associados à mortalidade por Aids, doença hepática, cardiovascular ou neoplasias não relacionadas à Aids. Sabe-se também que a viremia se relaciona, de maneira independente, com processos patogênicos.

A despeito dos avanços, em pessoas tratadas e com carga viral inferior aos níveis de detecção continua havendo maior incidência de doença cardiovascular, neoplasias não relacionadas à Aids, osteopenia, fraturas ósseas, insuficiência hepática, insuficiência renal, declínio cognitivo ou lassidão. Apesar de a ativação celular diminuir entre indivíduos infectados pelo HIV sob TARV eficaz, essa ativação celular continua sendo, em média, mais elevada do que a ativação celular encontrada em pessoas não infectadas pelo HIV. Novas intervenções que visem reduzir a inflamação podem ser ferramentas importantes na resposta ao tratamento.

BIBLIOGRAFIA

1. Appay V, Sauce D. Immune activation and inflammation in HIV-1 infection: causes and consequences. J Pathol. 2008; 214(2):231-41.

2. Bellon M, Nicot C. Telomere dynamics in immune senescence and exhaustion triggered by chronic viral infection. Viruses. 2017; 9(10).
3. Brenchley J, Douek D. HIV infection and the gastrointestinal immune system. Mucosal Immunol. 2008; 1(1):23-30.
4. Cohen MS, Shaw GM, McMichael AJ, Haynes BF. Acute HIV-1 infection. N Engl J Med. 2011; 364(20):1943-54.
5. Coiras M, López-Huertas MR, Pérez-Olmeda M, Alcamí J. Understanding HIV-1 latency provides clues for the eradication of long-term reservoirs. Nat Rev Microbiol. 2009; 7(11):798-812.
6. D'Ettorre G, Paiardini M, Ceccarelli G, Silvestri G, Vullo V. HIV-associated immune activation: from bench to bedside. AIDS Res Hum Retroviruses. 2011; 27(4):355-64.
7. Douek DC, Brenchley JM, Betts MR, Ambrozak DR, Hill BJ, Okamoto Y, et al. HIV preferentially infects HIV-specific CD4+ T cells. Nature. 2002; 417(6884):95-8.
8. Haase AT. Targeting early infection to prevent HIV-1 mucosal transmission. Nature. 2010; 464(7286):217-23.
9. Hsue PY, Giri K, Erickson S, MacGregor JS, Younes N, Shergill A, et al. Clinical features of acute coronary syndromes in patients with human immunodeficiency virus infection. Circulation. 2004; 109(3):316-9.
10. Lewden C, Chêne G, Morlat P, Raffi F, Dupon M, Dellamonica P, et al. HIV-infected adults with a CD4 cell count greater than 500 cells/mm3 on long-term combination antiretroviral therapy reach same mortality rates as the general population. JAIDS J Acquir Immune Defic Syndr. 2007; 46(1):72-7.
11. Marchetti G, Tincati C, Silvestri G. Microbial translocation in the pathogenesis of HIV infection and AIDS. Clin Microbiol Rev. 2013; 26(1):2-18.
12. McCune JM. The dynamics of CD4+ T-cell depletion in HIV disease. Nature. 2001; 410(6831):974-9.
13. McManus H, O'Connor CC, Boyd M, Broom J, Russell D, Watson K, et al. Long-term survival in HIV positive patients with up to 15 years of antiretroviral therapy. PLoS ONE. 2012; 7(11).
14. Mogensen TH. Pathogen recognition and inflammatory signaling in innate immune defenses. Clin Microbiol Rev. 2009; 22(2):240-73.
15. Mu H, Chai H, Lin PH, Yao Q, Chen C. Current update on HIV-associated vascular disease and endothelial dysfunction. World J Surg. 2007; 31(4):632-43.
16. Rajasuriar R, Khoury G, Kamarulzaman A, French MA, Cameron PU, Lewin SR. Persistent immune activation in chronic HIV infection: do any interventions work? AIDS Lond Engl. 2013; 27(8):1199-208.
17. Reeves RK. Mechanisms, consequences, and treatment of chronic inflammation in HIV disease. J Antivir Antiretrovir. 2014; 6(2).
18. Reus S, Portilla J, Sánchez-Payá J, Giner L, Francés R, Such J, et al. Low-level HIV viremia is associated with microbial translocation and inflammation. JAIDS J Acquir Immune Defic Syndr. 2013; 62(2):129-34.
19. Stebbing J, Gazzard B, Douek DC. Where does HIV live? N Engl J Med. 2004; 350(18):1872-80.

43

Síndrome retroviral aguda e infecção precoce pelo HIV em adultos

Sandra Wagner Cardoso
Valdiléa Gonçalves Veloso
Beatriz Grinsztejn

DESTAQUES

- A infecção pelo HIV é caracterizada por uma fase aguda, de intensa replicação e disseminação viral para tecidos linfoides; uma fase crônica, frequentemente assintomática; e uma fase avançada (Aids).
- Aproximadamente 2 a 4 semanas depois da transmissão do vírus, a maioria das pessoas infectadas pelo HIV apresenta uma síndrome retroviral aguda "*flu-like*" com febre e linfadenopatia.
- Os casos são mais bem identificados com a utilização de um teste sorológico de quarta geração e um teste molecular, realizados concomitantemente.
- A prescrição imediata da terapia antirretroviral tem o potencial de evitar a disseminação do HIV, além de preservar o sistema imune. Todos os casos suspeitos deverão ser encaminhados a um serviço de referência o mais brevemente possível.

INTRODUÇÃO

Em 1985, Cooper et al. publicaram a descrição de uma doença "semelhante à mononucleose" associada à infecção aguda pelo HIV, com base em registros clínicos de 12 homens com soroconversão comprovada durante 6 meses. As tecnologias de diagnóstico para HIV mudaram muito desde então. O maior conhecimento do espectro clínico da infecção aguda por HIV e melhores testes diagnósticos, em particular o método molecular de PCR para detecção do RNA-HIV-1 (carga viral) e o teste combinado de antígeno/anticorpo do HIV (sorologia de quarta geração com detecção de antígeno p24), permitem uma identificação mais precisa da infecção adquirida recentemente.

Uma definição operacional popular de infecção viral aguda é a detecção de RNA do HIV ou antígeno p24 no sangue antes que os anticorpos tenham se formado e, em geral, infecção precoce é definida como aquela identificada dentro de 6 meses após a aquisição do HIV. A busca pela identificação mais rápida da infecção aguda ou precoce pelo

HIV (denominada IVA) se baseia nas recomendações que suportam o início da terapia antirretroviral (TARV) logo após o diagnóstico, estratégia conhecida como testar e tratar.

O primeiro desafio para o diagnóstico da IVA para clínicos, generalistas e profissionais de saúde que atuam em emergências é pensar em sua possibilidade. Todo indivíduo com diagnóstico de infecção crônica pelo HIV passou pelo período de infecção aguda (momento da aquisição do HIV) e soroconversão subsequente (infecção primária ou precoce); no entanto, as ferramentas diagnósticas e laboratoriais e as estratégias de vigilância ainda estão sendo aprimoradas, fator que dificulta o diagnóstico da IVA.

Conseguir realizar esse diagnóstico é importante, pois os principais eventos que acompanham o momento entre a exposição ao HIV, a ocorrência de IVA e a soroconversão acontecem de modo extremamente dinâmico e em um curto intervalo de tempo, que vai de horas a aproximadamente 2 semanas. Nos meses seguintes, a infecção se estabelece, e a maioria dos casos é identificada anos mais tarde. Portanto, do ponto de vista da dinâmica da "invasão" viral, da resposta imune, do estabelecimento dos chamados reservatórios virais ("santuários") e da identificação da presença de anticorpos específicos na avaliação sorológica, algumas horas ou dias para o diagnóstico podem fazer muita diferença.

Na IVA, altos níveis de replicação viral acontecem com carga viral plasmática na faixa de milhões de cópias por mm^3, uma fase de transmissão facilitada da infecção. Além disso, reservatórios de vírus latente se desenvolvem nesse período de replicação viral exponencial, e o sistema imune sofre danos irreparáveis. Em virtude da dificuldade de se diagnosticar a IVA, no entanto, as oportunidades de diagnóstico costumam ser perdidas durante essa fase. O início ultraprecoce da TARV, como consequência do diagnóstico precoce, pode ter impacto na magnitude dos reservatórios virais e, no futuro, facilitar estratégias visando à cura. Do ponto de vista individual, portanto, o estabelecimento desse diagnóstico pode trazer benefício significativo. Além disso, a TARV reduz rapidamente a viremia plasmática para níveis abaixo do limite de detecção, fator associado à não transmissão do vírus ("indetectável = intransmissível"), denotando uma importante vantagem da identificação e do tratamento de IVA no âmbito coletivo ao retirar a pessoa recém-infectada rapidamente da linha de transmissão.

CONCEITO DE RESERVATÓRIOS VIRAIS

A infecção pelo HIV é caracterizada por uma fase aguda de intensa replicação e disseminação viral para tecidos linfoides; uma fase crônica, frequentemente assintomática, de ativação imune sustentada e replicação viral; e uma fase avançada, de depleção marcada de células T CD4+ que leva à Aids. O uso de TARV está associado a uma marcante redução da morbidade e da mortalidade por Aids e deve ser mantido por toda a vida, porque, apesar de controlar a replicação viral, não leva à erradicação total da infecção. O HIV persiste em células T CD4+ em repouso e possivelmente em outros tipos de células. Essa persistência (latência) é o principal fator impeditivo para a cura, pois o vírus latente acoplado ao genoma da célula do hospedeiro é capaz de ressurgir com a interrupção da TARV e infectar novas células.

Até o momento, nenhuma estratégia se mostrou eficaz e segura para fazer com que o vírus "saia" da latência na vigência de TARV. Nessa linha, quanto menores os reservatórios formados durante a IVA, possivelmente serão maiores as chances de sucesso de uma estratégia visando a cura, fator que justifica a busca para diagnosticar e tratar pessoas com IVA.

EPIDEMIOLOGIA E POPULAÇÕES VULNERÁVEIS AO HIV

A epidemia de HIV na América Latina e no Brasil permanece concentrada em grandes centros urbanos e em populações vulneráveis, com impacto desproporcional em homens que fazem sexo com homens (HSH) e travestis e mulheres transexuais (TMT). Na América Latina, a prevalência do HIV supera 10% nessas populações, sem diminuição no número de novas infecções nos últimos 15 anos. No Brasil, a epidemia de HIV é concentrada em algumas populações prioritárias: 5% entre mulheres profissionais do sexo, 14% entre HSH e 31% entre TMT. No Rio de Janeiro, observaram-se taxas elevadas de incidência estimada anual com o uso de um algoritmo de testagem de infecção recente (RITA), que inclui um teste sorológico específico para infecção recente de uso populacional e um teste de carga viral, estratégia recomendada para estimar a incidência nacional de HIV entre as populações vulneráveis.

A ampliação da testagem do HIV nos mais diversos contextos clínicos, inclusive nas emergências, possibilita a inserção mais rápida e precoce em TARV das pessoas identificadas com o HIV, além de permitir o direcionamento de pessoas HIV-negativo que tenham indicação para a estratégia de profilaxia pré-exposição (PrEP) oral (uso de antirretrovirais para prevenção do HIV). Além disso, pessoas com história de exposição de risco nas últimas 72 horas podem receber a profilaxia pós-exposição (PEP), que consiste no uso de antirretrovirais por 28 dias ininterruptos para a prevenção do HIV na pessoa exposta. Uma das principais portas de entrada para a PEP são os serviços de emergência e, nesse cenário, esses serviços também precisam estar preparados para considerar o diagnóstico de IVA.

TRANSMISSÃO E ESTABELECIMENTO DA INFECÇÃO

A transmissão sexual após a exposição ao HIV livre ou associado a células no sêmen ou superfícies mucosas genitais representa a via mais comum de transmissão do HIV globalmente. Indivíduos agudamente infectados são responsáveis por 25 a 50% da transmissão do HIV.

As taxas de transmissão são acentuadamente elevadas durante os primeiros 3 meses de infecção. O risco estimado de transmissão durante a relação sexual anal receptiva com ejaculação com uma pessoa com HIV sem TARV é alto. Fatores que podem aumentar o risco de transmissão incluem IST e fase aguda ou estágio tardio da infecção pelo HIV com carga viral alta. Fatores que reduzem o risco de transmissão incluem uso da TARV com carga viral indetectável pelo parceiro com HIV e uso de PrEP. Uma conversa sobre as práticas sexuais pode contribuir para a identificação de pessoas com maior vulnerabilidade e, assim, direcionar a suspeita diagnóstica.

Novas infecções pelo HIV são mais frequentes por transmissão de vírus com tropismo por macrófagos do que vírus com tropismo por linfócitos T. Células T CD4+ parcialmente ativadas da mucosa genital são os primeiros alvos de produção e replicação viral, em menos de 1 semana após a exposição. O estabelecimento da infecção produtiva dependerá da disponibilidade de células T CD4+ que expressem receptor de quimiocina CCR5. Possivelmente, o HIV se liga e é protegido por células de Langerhans que cruzam as camadas epiteliais e formam complexos com células T CD4+ de memória que, em seguida, iniciam a replicação viral produtiva (conceito de sinapse viral).

Aproximadamente 2 a 4 semanas depois da transmissão do vírus, a maioria das pessoas infectadas pelo HIV apresenta uma síndrome retroviral aguda "*flu-like*" com febre e linfadenopatia. A gravidade dos sintomas de IVA é bem variável. Nessa fase precoce, ainda sem resposta imune, a maioria das pessoas terá teste sorológico negativo e intensa replicação viral, em que os níveis de viremia plasmática podem ser tão altos quanto 10.000.000 cópias/mm^3. Na ausência de TARV, a viremia plasmática atinge tipicamente um pico na terceira ou quarta semanas depois da exposição e, então, declina espontaneamente por vários meses antes de atingir um estado de ajuste ou equilíbrio chamado *set point* viral. Uma maior frequência de sinais e sintomas pode ser observada exatamente antes do pico de viremia acontecer, aproximadamente 2 semanas depois da detecção inicial do RNA viral.

Na IVA, ocorre também uma queda significativa de linfócitos T CD4+ no sangue periférico, que parece estar associada com a depleção maciça das células T CD4+ CCR5 no tecido linfoide associado à mucosa intestinal (GALT). A replicação precoce e acentuada do HIV no tecido linfoide associado ao intestino é seguida por sua disseminação para o tecido linfoide periférico, especialmente os linfonodos, e pelo estabelecimento de um reservatório de persistência viral. A resposta imune HIV-específica se dá primariamente pelos linfócitos T CD8+ citotóxicos. O surgimento da resposta citotóxica coincide com queda vertiginosa da carga viral plasmática e com a resolução dos sintomas da síndrome retroviral aguda. Na ausência de TARV, o estabelecimento do *set point* de viremia se dá nos primeiros 6 meses da infecção.

ESTABELECIMENTO E MANUTENÇÃO DOS RESERVATÓRIOS

A instalação e a manutenção dos reservatórios virais são os dois fatores impeditivos mais importantes para a erradicação completa do HIV. Esses reservatórios se dividem em duas categorias:

- Tecidos linfoides nos quais há abundância de células-alvo e proximidade entre elas, de modo a tornar a transmissão célula a célula mais eficiente (tecido linfoide associado ao intestino, linfonodos) e onde a penetração das medicações antirretrovirais é reduzida. O tecido linfoide associado ao intestino é o maior reservatório durante todo o curso da doença e a presença do HIV pode ser demonstrada nele mesmo após vários anos de TARV com supressão viral no sangue periférico, sugerindo que esse seja um reservatório persistente.
- Reservatórios celulares prioritariamente de células T CD4+, que são muito suscetíveis à replicação do HIV quando ativadas e podem carrear o vírus de modo latente. O nível de DNA do HIV nas células mononucleares do sangue periférico fornece uma estimativa do reservatório celular do HIV, que é estabelecido logo após a infecção inicial. Entre pacientes com diagnóstico de IVA não imediatamente tratados, esses níveis e a contagem inicial de células T CD4+ foram preditores independentes de progressão da doença.

CLASSIFICAÇÃO DE FIEBIG

A classificação de Fiebig é um sistema de estadiamento laboratorial da infecção recente pelo HIV-1, que inclui também projeções da duração de cada estágio, com base no padrão de reatividade de diferentes ensaios – RNA viral, antígeno p24, imunoensaio de terceira geração e *Western blot* – proposto por Fiebig et al., com base em um estudo retrospectivo conduzido em São Francisco (EUA). Nesse estudo, foram avaliadas as dinâmicas da viremia do HIV e da soroconversão de anticorpos em doadores de plasma.

A compreensão detalhada do tempo de curso da viremia e da soroconversão durante a infecção primária pelo HIV é pré-requisito para entender os fluxogramas diagnósticos.

Conceito de eclipse

A fase de eclipse corresponde ao período no qual a infecção não pode ser identificada pelos métodos habitualmente disponíveis, sendo definida como o tempo entre a infecção efetiva pelo HIV-1 e uma infecção diagnosticável, portanto, na fase de eclipse habitualmente não é possível fazer o diagnóstico.

Vários métodos sugerem que a infecção pelo HIV-1 normalmente ocorre em média 1 semana antes de a infecção ser detectada pelo teste de RNA do HIV-1. Após o período de eclipse, surge viremia detectável por testes moleculares. Nessa fase da IVA, os marcadores sorológicos ainda não são detectáveis e a decisão de iniciar TARV pode e deve ser discutida com o paciente e se basear inicialmente no resultado do teste molecular e nos dados clínicos e de anamnese do indivíduo. A janela de oportunidade é pequena, com rápida evolução dos marcadores diagnósticos, que incluem a sequência:

- Fiebig I: detecção de RNA de HIV.
- Fiebig II: detecção do antígeno p24.
- Fiebig III: anticorpo HIV IgM.
- Fiebig IV: *Western blot* ou ensaio de anticorpos Geenius HIV-1/2 indeterminado.
- Fiebig V: *Western blot* ou Geenius positivo com banda P31 negativa, que em geral corresponde a uma infecção adquirida há menos de 6 meses.
- Fiebig VI: infecção crônica.

Cada estágio entre I e IV de Fiebig dura cerca de 3 a 5 dias ou menos.

Na verdade, o sistema de estadiamento laboratorial proposto fornece apenas um quadro de referência para um contraponto clínico, que define se a infecção é aguda ou recente e para que seja possível saber quanto tempo esperar até que os marcadores virais se tornem reagentes durante a infecção recente pelo HIV.

DIAGNÓSTICO LABORATORIAL DA INFECÇÃO AGUDA PELO HIV

Desde o início da epidemia, o diagnóstico sorológico da infecção pelo HIV é realizado com pelo menos dois testes, um inicial e outro mais específico. Por conta da diversidade de cenários, não é possível um único fluxograma para o diagnóstico do HIV, que dependerá da fase da infecção e da infraestrutura laboratorial disponível.

O HIV é uma partícula esférica com um núcleo contendo duas cópias de RNA de cadeia simples, encapsuladas por uma camada proteica ou nucleocapsídeo, um capsídeo e um envelope externo composto por uma bicamada fosfolipídica. A resposta imune humoral contra vários antígenos virais ocorre por causa da imunogenicidade da maioria de suas proteínas, mas uma resposta de anticorpos precoce e preferencial é induzida contra as glicoproteínas do envelope, a saber, gp120 e gp141, e contra a proteína do capsídeo viral p24. Atualmente, os testes moleculares são os mais eficazes para confirmação diagnóstica, pois permitem o diagnóstico de IVA e servem

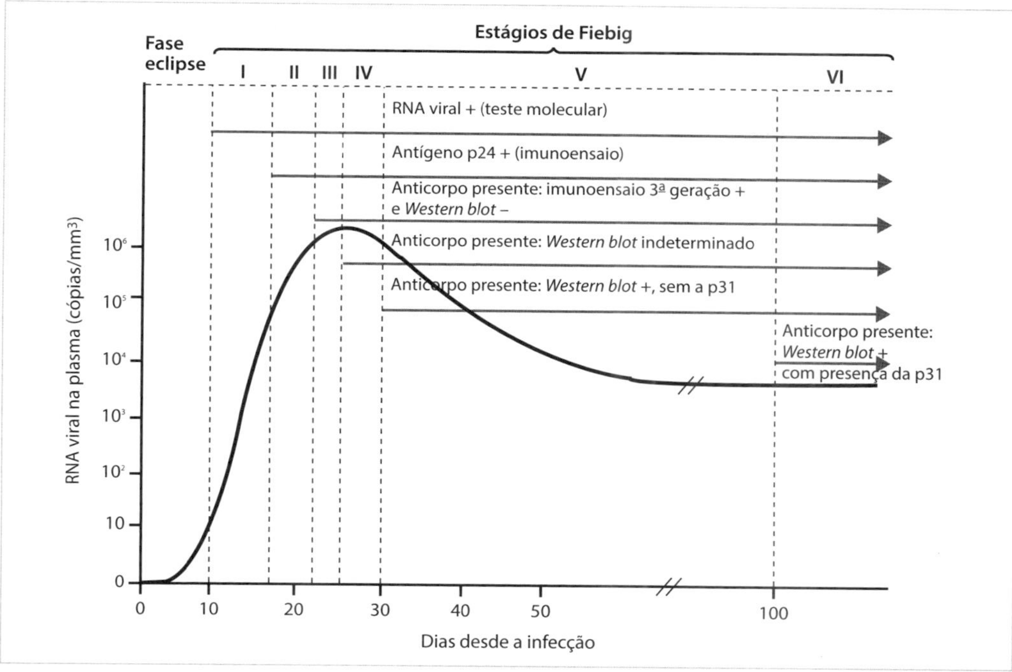

Figura 1 Estágios da classificação de Fiebig para a infecção pelo HIV.
Adaptada de Fiebig et al., 2003.

como ponto de partida de monitoramento da carga viral pós-tratamento. A infecção pelo HIV pode ser diagnosticada por meio da detecção direta de componentes do vírus, como o antígeno p24, ou com testes moleculares que detectam RNA ou DNA pró-viral. A detecção do antígeno p24 do HIV-1, de RNA ou DNA desempenha um papel importante quando a detecção de anticorpos não é possível. Esses testes são especialmente úteis para o diagnóstico da IVA em adultos.

Os casos de infecção recente serão mais bem identificados com a utilização de um teste de quarta geração como teste inicial e um teste molecular como complemento; entretanto, na suspeita de IVA, o teste molecular deve ser priorizado ou os dois devem correr paralelamente. Como a janela diagnóstica dos ensaios de quarta geração é de aproximadamente 15 dias, é preciso ter em mente que, se a janela de exposição for menor que isso, um teste PCR é o indicado para o diagnóstico da IVA. Além disso, pode ser necessária sua repetição se houver suspeita de que o indivíduo esteja na fase de eclipse, na qual a PCR e o teste de quarta geração estarão negativos. Os testes de quarta geração e os testes rápidos não foram incluídos na classificação de Fiebig, mas estudos posteriores demonstraram que esses testes podem detectar amostras dos estágios II ou III, dependendo do fabricante.

Toda busca por um serviço de saúde deve ser considerada uma oportunidade para a oferta de testagem para o HIV entre os indivíduos mais vulneráveis. A investigação de infecção recente deve ser proposta para todas as exposições com 6 meses ou menos com histórico de teste negativo. A investigação de IVA deve ser considerada para relatos de exposição ocorrida nos últimos 30 dias.

A realização de dois ou mais testes combinados formando um fluxograma aumenta o valor preditivo positivo de um resultado reagente no teste inicial na maioria das situações (p. ex., um teste de quarta geração e um teste molecular).

Testes rápidos, em geral, são realizados no local do atendimento e permitem informar o resultado no mesmo momento. São extremamente úteis no diagnóstico da infecção pelo HIV já bem estabelecida, usualmente definida como dois resultados reagentes em testes rápidos (TR1 e TR2) contendo antígenos diferentes e usados sequencialmente, seguidos por um teste molecular (carga viral) de monitoramento. Cabe destacar, no entanto, que dois testes rápidos negativos não excluem suspeita clínica de IVA, pois na fase de eclipse e no estágio I os marcadores sorológicos ainda não são detectáveis. Um teste rápido de quarta geração, que detecta antígeno p24, pode contribuir para o diagnóstico a depender da janela de exposição. A decisão de encaminhar para TARV, então, pode se basear no teste molecular e nos dados clínicos da anamnese do indivíduo, já que a prescrição imediata da TARV tem o potencial de evitar a disseminação do HIV, além de preservar o sistema imune. Em caso de suspeita de IVA, portanto, o paciente deve ser encaminhado a um serviço de referência o mais rapidamente possível para complementar o diagnóstico, se necessário, e, então, dar continuidade, suspender ou iniciar TARV na proporção em que o diagnóstico for ou não confirmado.

Interpretação dos testes moleculares

Idealmente, a avaliação do paciente e a interpretação dos resultados dos testes moleculares na suspeita de IVA devem ser feitas por um serviço de referência. O teste molecular pode apresentar os seguintes resultados:

- Igual ou superior a 5.000 cópias/mm^3: presuntivo de infecção pelo HIV. A soroconversão deverá ser confirmada em uma nova amostra.
- Inferior a 5.000 cópias/mm^3: amostra indeterminada para HIV. Se persistir a suspeita de infecção aguda, uma nova amostra deverá ser coletada.
- Inferior ao limite de detecção do teste: amostra com carga viral do HIV-1 não detectável. Caso persista a suspeita de IVA, uma nova amostra deverá ser coletada.

Os algoritmos de testagem podem atrasar o diagnóstico e o início da TARV, particularmente quando esses testes são realizados centralmente, isto é, fora do serviço ou em lotes. Atrasos de apenas 1 ou alguns dias podem permitir a progressão pelos estágios Fiebig e a expansão de reservatórios de HIV.

É necessário, portanto, melhorar as estratégias de diagnóstico atuais para IVA, observando-se cuidadosamente a presença de síndromes clínicas compatíveis e identificando-se candidatos para testes mais frequentes ou intensivos, já que essas situações geralmente requerem RNA de HIV detectável como um pré-requisito para o diagnóstico.

Anamnese

O acolhimento é diretriz da Política Nacional de Humanização. Para a pessoa exposta ao HIV, ele deve ocorrer em local adequado, garantindo o direito à privacidade, sem julgamentos morais, visando a ampliação do acesso das populações-chave (*gays* e outros HSH, TMT, trabalhadoras/es do sexo, pessoas que usam álcool e outras drogas e pessoas privadas de liberdade) e das populações prioritárias (indígenas, jovens, população negra e pessoas em situação de rua). A avaliação inicial deve incluir perguntas objetivas, que abordem prática sexual; uso de drogas lícitas e ilícitas; troca consensual de serviços, atividades ou favores sexuais por dinheiro, bens ou objetos; situação de violência; entre outras. Com relação à exposição sexual, deve-se avaliar se a pessoa tem indicação de investigação de IVA e, de modo complementar, avaliar a indicação para PEP ou PrEP e encaminhar para acompanhamento em um serviço de referência.

Durante muito tempo se teve a ideia de que a maioria das pessoas com IVA não apresentava sintomas. Essa percepção provavelmente advém do fato de que indivíduos com sintomas leves e autolimitados não buscam serviços de saúde ou, quando buscam, não têm o quadro valorizado pelos profissionais de saúde, que não seguem a investigação diagnóstica de IVA. Perde-se, assim, a oportunidade do diagnóstico, que vem a ser feito somente mais tarde, já na fase crônica, ou quando o indivíduo adoece com imunodeficiência grave (Aids).

Na verdade, a presença de sinais e sintomas entre indivíduos com IVA pode variar de 57 a 86%. A maioria das pessoas com IVA apresenta uma síndrome retroviral aguda "*flu-like*" com febre e linfadenopatia. Outros sintomas podem incluir mialgia, exantema, cefaleia, anorexia e diarreia. Diarreia pode ser uma queixa significativa e limitante. No contexto dos serviços de emergência, é preciso estar atento à história de exposição sexual, particularmente entre aqueles mais vulneráveis e que apresentam sintomas inespecíficos ou outras IST, incluindo hepatites virais, as quais podem se apresentar de modo simultâneo, uma vez que compartilham da mesma via de transmissão. No Quadro 1, é apresentado um cenário clínico de IVA. Atenção também é necessária para as apresentações atípicas da IVA, como infecções oportunistas e manifestações do SNC, incluindo encefalite pelo HIV.

Além dos sintomas habituais e inespecíficos, a IVA é comumente associada a manifestações neurológicas que, em geral, remitem durante o tratamento e podem ser mediadas por fatores virais diretos. Manifestações neurológicas mais graves parecem infrequentes, mas, na verdade, poucos são os dados relativos a casos de IVA com indicação de hospitalização em estudos de coorte. O estudo clínico A5354 (EARLIER), que incluiu 192 participantes IVA em diferentes estágios Fiebig, usando um critério que combinava carga viral detectável e uma sorologia negativa ou indeterminada, identificou que 136 (70,8%) eram assintomáticos no diagnóstico e 68 (35,4%) foram diagnosticados enquanto estavam hospitalizados. Em outro estudo, no qual se avaliou incidência, momento e gravidade de alterações neurológicas na IVA, observou-se que quase metade dos participantes apresentava sintomas no diagnóstico e antes do início de TARV na seguinte distribuição: sintomas cognitivos (33%), alterações motoras (34%) e neuropatia (11%), a maioria com remissão dentro de 1 mês de tratamento. Apenas 9% das manifestações neurológicas persistiram após 6 meses de TARV. Um paciente desenvolveu síndrome de Guillain-Barré fulminante. Destaca-se que, de maneira interessante, os pacientes com manifestações neurológicas tinham cargas virais significativamente mais elevadas no diagnóstico em comparação com aqueles sem alterações neurológicas.

Quadro 1 Cenário clínico de IVA

Paciente de 18 anos, masculino, pardo, estudante do ensino médio, avaliado no pronto atendimento com quadro de dor intensa para engolir/eritema/pus na garganta, febre intermitente, com início há 5 dias. Relata episódios de amigdalite de repetição (5×/ano nos últimos 2 anos). Veio para o atendimento com sua mãe. Há 4 dias, por conta própria, iniciou o uso de amoxicilina e linezolida e percebeu exantema cutâneo na face e no tronco, não pruriginoso, há 2 dias. Costuma usar amoxicilina quando tem amigdalite, obtendo boa resposta, e nunca apresentou alergia. O quadro atual está mais exacerbado e não consegue comer, pois não consegue engolir. Foi medicado em um posto de saúde na véspera do atendimento com uma dose de benzilpenicilina benzatina 2.400.000 UI, IM. Nega sintomas gastrointestinais, sangramento, comorbidades, internação hospitalar e alergia. Nega também história de viagem ou contactante com quadro semelhante. Relata ter tomado todas as vacinas, incluindo duas doses contra Covid-19 e vacina contra influenza, no último ano. Nega passado de dengue.
Ao exame, observam-se:

- Temperatura axilar: 36°C.
- Frequência respiratória: 28 irpm.
- Frequência cardíaca: 88 bpm.
- Pressão arterial: 120×60 mmHg sentado e deitado.
- Prova de laço: negativa.
- Sem sinais de trombose.
- Sem hipotensão postural.
- Anictérico, acianótico, com pupilas isofotorreagentes e hipo-hidratado.
- Fácies abatida.
- Exantema em tronco e membros superiores (placas de 0,5 cm bem definidas), inclusive no palato.
- Hiperemia com ulcerações de 0,5-1 cm com pouca secreção na mucosa da nasofaringe.
- Adenopatia micronodular com nódulos de 2 cm, fibroeláticos e móveis.
- Sem sinais flogísticos das cadeias cervicais posteriores, médias, anteriores e submandibular.
- Aparelho cardiovascular: ritmo cardíaco regular em dois tempos; bulhas normofonéticas, sem sopros.
- Aparelho respiratório: murmúrio vesicular audível sem ruídos adventícios.
- Abdome plano, flácido, indolor e sem visceromegalias.
- Traube ocupado não palpado (hepatoesplenomegalia).

Os resultados dos exames iniciais são:

- Radiografia de tórax normal.
- Hemograma:
  - Hematócrito: 46%.
  - Hemoglobina: 15,3 g/dL.
  - Leucócitos: 3.930/mm^3; 0/1/0/3/19 bastões/63 s; 13 linfócitos/1 monócito.
  - Plaquetas: 130.000/mm^3.
  - VHS: 6 mm.
  - Lâmina periférica revisada pela hematologia com 30% de bastões e raros linfócitos atípicos.
  - Bioquímica normal.
  - Proteína C-reativa: 1,0 mg/dL, sem sinais de toxemia ou de gravidade.
  - Leucopenia absoluta, linfopenia com desvio significativo para a esquerda.
- Teste rápido para HIV indeterminado (1º teste indeterminado e 2º teste não regente).

As hipóteses diagnósticas são: síndrome de mononucleose por vírus Epstein-Barr/citomegalovírus, infecção respiratória aguda/adenovírus, arbovirose, lues/síndrome de soroconversão por HIV.

(continua)

Quadro 1 Cenário clínico de IVA *(continuação)*

- Solicitar rotina de arboviroses/ASLO/mononucleose.
- Solicitar anti-HIV e sífilis (paciente concorda com a coleta). Relata relação sexual há muitos meses apenas (consulta com a presença da mãe).
- Suspender a amoxicilina.
- Fazer hidratação venosa (etapa rápida).
- Liberar com orientações e sintomáticos.
- Encaminhar para serviço de referência para investigação de infecção aguda pelo HIV.

Dois dias depois, o paciente foi atendido no serviço de referência, onde comparece sozinho, e as seguintes informações adicionais foram coletadas:

- Gênero/sexualidade: homem cis que faz sexo com homens, não tem parceiro fixo e teve dois parceiros eventuais nos últimos 6 meses.
- Nega IST nos últimos 6 meses.
- Nega sexo comercial.
- Relata nunca ter usado profilaxia PrEP para HIV.
- Uso de preservativo: irregular.

Na revisão detalhada das exposições sexuais, o paciente se lembrou de exposição com parceiro eventual de sorologia desconhecida e sem preservativo, 15 dias antes de iniciar os sintomas e aproximadamente 18 dias antes de procurar o serviço médico. Nesse atendimento do serviço de referência, cerca de 20 dias após a exposição, os seguintes testes foram realizados:

- Teste rápido de HIV foi não reagente, mas teste de quarta geração (combo-Ag/AC) estava reagente.
- Testes rápidos para hepatite B, C e sífilis estão não reagentes.
- Dengue NS1 Ag: não reagente.
- Dengue: IgM – não reagente, IgG – reagente.
- Citomegalovírus: IgM – não reagente, IgG: reagente.
- ASLO: 400 UI/mL (valor de referência: inferior a 200 UI/mL).
- Monoteste: não reagente e Paul Bunnel 1:28 (negativo pelo valor de referência).

Foi coletada amostra de sangue para carga viral do HIV e, em virtude da forte suspeita de IVA (teste sorológico de quarta geração positivo), iniciou-se TARV com a orientação da necessidade de confirmação do diagnóstico pelo método molecular (carga viral do HIV/PCR). O quadro de amigdalite estava leve e em resolução e o exantema cutâneo estava resolvido, assim como a febre intermitente.
O exame comprobatório de infecção recente (RNA-HIV 1 – carga viral/PCR) confirma IVA com carga viral superior a 2.000.000 cópias/mm^3.

Evolução da carga viral do HIV no diagnóstico e após TARV

Diagnóstico	5º dia	3ª semana	4ª semana	16ª semana	24ª semana
2.272.242/mm^3	204.046/mm^3	267/mm^3	Indetectável	Indetectável	Indetectável

Evolução de CD4+ e relação CD4/CD8 no diagnóstico e após TARV

5º dia	8ª semana	16ª semana	24ª semana
597/1,16	784/1,75	1.058/2,01	1.000/2,21

(continua)

Quadro 1 Cenário clínico de IVA *(continuação)*

Esse caso ilustra uma história em que é mandatória a investigação de IVA. Sua história sexual poderia ser melhor abordada em um atendimento individual sem a presença da mãe no consultório e feita de modo aberto, com acolhimento e sem julgamentos. Apesar do relato de apenas dois parceiros nos últimos 6 meses, o jovem teve exposição sexual recente (há menos de 30 dias) e apresenta sintomatologia sugestiva de doença viral aguda. Seus sintomas inicialmente poderiam ser considerados como mais um episódio de amigdalite, já que tem história de amigdalite de repetição; no entanto, apresenta um quadro atual descrito como mais exuberante do que das vezes anteriores e não apresenta melhora com o uso de antibiótico de costume. Adicionalmente, apresenta exantema cutâneo associado, outro fator de confusão em indivíduo jovem exposto a amoxicilina que pode sugerir um quadro clássico de mononucleose por vírus Epstein-Barr. Um teste rápido para HIV indeterminado reforçou a importância de encaminhamento para a referência de pesquisa de IVA. Ainda que o teste rápido resulte negativo no pronto atendimento, deve ser continuada a investigação de IVA usando método molecular (carga viral do HIV/PCR). A instituição do tratamento ultraprecoce se mostra claramente benéfica, pois a relação CD4/CD8, um importante marcador de preservação/recuperação da resposta imune, está maior que 1 no início de tratamento e é maior que 2 aos 6 meses. A evolução da queda da carga viral de modo exponencial também ilustra a importância da intervenção terapêutica individual e coletivamente, retirando a pessoa com infecção aguda da linha de transmissão. Ainda assim, apesar da vantagem do diagnóstico e tratamento precoces, esse jovem pode ser ser considerado uma oportunidade perdida do uso de PrEP. Ressalta-se, então, a importância de encaminhamento dos casos suspeitos de IVA para serviços especializados ou de pesquisa que atuem nessa área.

ASLO: anticorpos antiestreptolisina O; Covid-19: doença do coronavírus 2019; HIV: vírus da imunodeficiência humana; IM: via intramuscular; IST: infecção sexualmente transmissível; IVA: infecção aguda ou precoce por HIV; PCR: reação em cadeia da polimerase; PrEP: profilaxia pré-exposição; TARV: terapia antirretroviral; VHS: velocidade de hemossedimentação.

TRATAMENTO

A prescrição imediata da TARV tem o potencial de evitar a disseminação do HIV, além de preservar o sistema imune. Por conta disso, diante de todo caso suspeito de IVA e com testes sorológicos negativos ou com resultado indeterminado, uma metodologia molecular deve ser indicada. Embora haja forte justificativa para iniciar TARV durante a IVA, o diagnóstico precoce e o tratamento são desafiadores e limitados a ambientes de pesquisa. Cabe ao profissional de saúde que identifica um caso suspeito orientar e encaminhar adequadamente o paciente a um serviço de referência.

Em pacientes não tratados, a porcentagem de CD4+ e a relação CD4+/CD8+ são marcadores de progressão da doença, independentemente da contagem absoluta de CD4+. Durante o tratamento eficaz, a razão CD4+/CD8+ reflete o estado de ativação das células T, o tamanho do reservatório viral e o risco cardiovascular. O alvo ótimo é a obtenção de uma razão CD4+/CD8+ ≥ 1. A TARV na IVA não difere da utilizada na rotina para indivíduos cronicamente infectados vivendo com HIV. O esquema inicial atualmente proposto inclui tenofovir 300 mg e lamivudina 300 mg em comprimidos em dose única combinada associadas ao dolutegravir 50 mg em dose única diária. Para detalhes da TARV e seu monitoramento, consulte o *Protocolo Clínico e Diretrizes Terapêuticas para Manejo da Infecção pelo HIV em Adultos* do Ministério da Saúde.

CONSIDERAÇÕES FINAIS

O diagnóstico de IVA pode ser considerado de urgência pela grande importância do ponto de vista individual e epidemiológico, com impactos significativos no estabelecimento de reservatórios virais e na depleção da imunidade nos indivíduos recém-infectados, bem como com a possibilidade de interrupção da cadeia de transmissão do HIV.

No contexto atual, cabe aos profissionais dos serviços de emergência manter a IVA no rol das suspeitas diagnósticas, acolher e esclarecer potenciais casos, ampliar a testagem para o HIV conforme as possibilidades dos serviços e encaminhar para investigação conforme necessário. Apenas com a suspeição oportuna será possível identificar pessoas com IVA de maneira mais efetiva nos serviços de saúde.

BIBLIOGRAFIA

1. Brasil. Ministério da Saúde. Secretaria de Vigilância em Saúde. Departamento de Vigilância, Prevenção e Controle das Infecções Sexualmente Transmissíveis, do HIV/Aids e das Hepatites Virais. Protocolo clínico e diretrizes terapêuticas para profilaxia pré-exposição (PrEP) de risco à infecção pelo HIV. Brasília: Ministério da Saúde; 2018.
2. Brasil. Ministério da Saúde. Secretaria de Vigilância em Saúde. Departamento de DST, Aids e Hepatites Virais. Protocolo clínico e diretrizes terapêuticas para profilaxia pós-exposição (PEP) de risco à infecção pelo HIV, IST e hepatites virais. Brasília: Ministério da Saúde; 2021.
3. Brasil. Ministério da Saúde. Secretaria de Vigilância em Saúde. Departamento de Vigilância, Prevenção e Controle das Infecções Sexualmente Transmissíveis, do HIV/Aids e das Hepatites Virais. Manual técnico para o diagnóstico da infecção pelo HIV em adultos e crianças. Brasília: Ministério da Saúde; 2016.
4. Braun DL, Kouyos RD, Balmer B, Grube C, Weber R, Günthard HF. Frequency and spectrum of unexpected clinical manifestations of primary HIV-1 infection. Clin Infect Dis. 2015; 61(6):1013-21.
5. Brenner BG, Roger M, Routy JP, Moisi D, Ntemgwa M, Matte C, et al. High rates of forward transmission events after acute/early HIV-1 Infection. J Infect Dis. 2007; 195(7):951-9.
6. Chun TW, Nickle DC, Justement JS, Meyers JH, Roby G, Hallahan CW, et al. Persistence of HIV in gut associated lymphoid tissue despite long-term antiretroviral therapy. J Infect Dis. 2008; 197:714-20.
7. Cohen MS, Chen YQ, McCauley M, Gamble T, Hosseinipour MC, Kumarasamy N, et al. Prevention of HIV-1 infection with early antiretroviral therapy. New Eng J Med. 2011; 365(6):493-505.
8. Cohen MS, Gay CL, Busch MP, Hecht FM. The detection of acute HIV infection. J Infect Dis. 2010; 202(S2):S270-7.
9. Cooper DA, Maclean P, Finlayson R, Michelmore HM, Gold J, Donovan B, et al. Acute aids retrovirus infection. The Lancet. 1985; 325(8428):537-40.
10. Crowell TA, Ritz J, Coombs RW, Zheng L, Eron JJ, Mellors JW, et al. Novel criteria for diagnosing acute and early human immunodeficiency virus infection in a multinational study of early antiretroviral therapy initiation. Clin Infect Dis. 2020; 73(3):e643-51.
11. Ferreira ACG, Coelho LE, Grinsztejn E, Jesus CS, Guimarães ML, Veloso VG, et al. Transmitted drug resistance in patients with acute/recent HIV infection in Brazil. Braz J Infect Dis. 2017; 21(4):396-401.
12. Ferreira-Júnior OC, Guimarães MDC, Damacena GN, Almeida WS, Souza-Júnior PRB, Szwarcwald CL, et al. Prevalence estimates of HIV, syphilis, hepatitis B and C among female sex workers (FSW) in Brazil, 2008. Medicine (Baltimore). 2018; 97(Suppl 1):S3-S8.
13. Fiebig EW, Wright DJ, Rawal BD, Garrett PE, Schumacher RT, Peddada L, et al. Dynamics of HIV viremia and antibody seroconversion in plasma donors: implications for diagnosis and staging of primary HIV infection. AIDS. 2003; 17(13):1871-9.
14. Goujard C, Bonarek M, Meyer L, Bonnet F, Chaix ML, Deveau C, et al. CD4 cell count and HIV DNA level are independent predictors of disease progression after primary HIV type 1 infection in untreated patients. Clin Infect Dis. 2006; 42:709.
15. Hellmuth J, Fletcher JLK, Valcour V, Kroon E, Ananworanich J, Intasan J, et al. Neurologic signs and symptoms frequently manifest in acute HIV infection. Neurology. 2016; 87(2):148-54.

16. Hollingsworth T D, Anderson RM, Fraser C. HIV-1 transmission, by stage of infection. J Infect Dis. 2008; 198(5):687-93.
17. Kerr L, Kendall C, Guimarães MDC, Mota RS, Veras MA, Dourado I, et al. HIV prevalence among men who have sex with men in Brazil: results of the 2nd national survey using respondent-driven sampling. Medicine (Baltimore). 2018; 97(1S Suppl 1):S9-S15.
18. Leite TF, Delatorre E, Côrtes FH, Ferreira ACG, Cardoso SW, Grinsztejn B, et al. Reduction of HIV-1 reservoir size and diversity after 1 year of cART among brazilian individuals starting treatment during early stages of acute infection. Front Microbiol. 2019; 10:145.
19. Letizia AG, Eller LA, Bryant C, Dawson P, Nitayaphan S, Kosgei J, et al. Clinical signs and symptoms associated with acute HIV infection from an intensely monitored cohort on 2 continents. Medicine. 2022; 101(5):e28686.
20. Luz PM, Veloso VG, Grinsztejn B. The HIV epidemic in Latin America. Curr Opin HIV AIDS. 2019; 14(5):366-73.
21. Moir S, Chun TW, Fauci AS. Pathogenic mechanisms of HIV disease. Ann Rev Pathol. 2011; 6(1):223-48.
22. Muccini C, Crowell TA, Kroon E, Sacdalan C, Ramautarsing R, Seekaew P, et al. Leveraging early HIV diagnosis and treatment in Thailand to conduct HIV cure research. AIDS Res Ther. 2019; 16(1).
23. Paula HHS, Ferreira ACG, Caetano DG, Delatorre E, Teixeira SLM, Coelho LE, et al. Reduction of inflammation and T cell activation after 6 months of cART initiation during acute, but not in early chronic HIV-1 infection. Retrovirology. 2018; 15(1):76.
24. Teixeira SL, Jalil CM, Jalil EM, Nazer SC, Silva SCC, Veloso VG, et al. Evidence of an untamed HIV epidemic among MSM and TGW in Rio de Janeiro, Brazil: a 2018 to 2020 cross-sectional study using recent infection testing. J Int AIDS Soc. 2021; 24(6).

44

Doenças oportunistas relacionadas ao HIV/Aids

Luiz Antonio Alves de Lima

DESTAQUES

- Sintomas como emagrecimento, febre persistente, sudorese noturna, diarreia crônica e candidose oral indicam que já ocorreu algum grau de imunocomprometimento do paciente.
- O médico da emergência deve estar atento ao diagnóstico das doenças oportunistas que se expressam em síndromes respiratórias, neurológicas, digestivas e dermatológicas em pacientes com HIV/Aids e CD4+ < 200 células/mm³.
- A deterioração clínica, com sinais e sintomas que sugerem progressão de doença oportunista, após o início de TARV efetiva, é denominada síndrome inflamatória de reconstituição imune. Seu diagnóstico é clínico e por exclusão de outras causas que poderiam levar a quadro clínico semelhante, inclusive nova infecção oportunista e resistência microbiana.

EPIDEMIOLOGIA

A sobrevida e a qualidade de vida das pessoas vivendo com HIV (PVHIV) melhoraram significativamente desde a introdução da TARV de alta potência em 1995. A ocorrência de infecções oportunistas já havia começado a decair após a introdução de profilaxias primárias, especialmente a pneumocistose, mas foi somente com a expansão do número de drogas antirretrovirais, cada vez mais potentes, e a evolução dos esquemas terapêuticos, cada vez mais bem tolerados e de fácil adesão, que o impacto na contagem de células T CD4+ e na carga viral do HIV resultou na redução marcante da incidência de infecções e neoplasias oportunistas. As PVHIV continuam a desenvolver infecções oportunistas, pois muitos desconhecem sua condição de infectados até serem surpreendidos por uma manifestação oportunista, outros tantos não têm acesso aos cuidados de saúde e vários outros não desfrutam do benefício da TARV por não adesão aos esquemas terapêuticos. Abordar o manejo das infecções oportunistas que acometem essa população é fundamental, pois trata-se de situação ainda presente no cenário atual, que envolve diagnóstico tardio do HIV, abandono do tratamento e dificuldades de acesso rápido ao atendimento e à TARV.

FISIOPATOLOGIA

Apesar de não completamente esclarecida, a patogenia da imunodeficiência é um processo multifatorial, que consiste em ativação celular aberrante e disfunção de quase todo o sistema imune, associadas à incapacidade de regeneração de novos linfócitos T CD4+. A progressão da doença envolve mecanismos direta e indiretamente relacionados ao HIV, mas que têm como principal fenômeno a enorme multiplicação viral, levando à diminuição progressiva do número e da atividade dos linfócitos T CD4+, com comprometimento principalmente da imunidade celular.

A Aids é uma manifestação tardia e avançada desse processo, que se traduz pelo aparecimento de infecções e neoplasias oportunistas, com evolução inexorável para o óbito, se não tratada adequadamente. As intercorrências oportunistas ocorrem em virtude da progressão da imunodeficiência (em última análise, do nível de linfócitos T CD4+) e a apresentação clínica dessas intercorrências também varia em função de quão profunda foi a alteração do sistema imune do indivíduo. As infecções ditas "definidoras de Aids" raramente ocorrem com contagens de linfócitos T CD4+ acima de 200 células/mm^3. Inversamente, diante de uma pessoa vivendo com HIV com contagens de linfócitos T CD4+ persistentemente acima de 500 células/mm^3, e em TARV estável, é improvável que um evento clínico seja determinado por uma infecção oportunista. Isso ocorre porque as complicações mais tradicionalmente associadas à infecção pelo HIV podem ser evitadas com a TARV, que induz a supressão da replicação viral e reconstitui, em número e função, os linfócitos T CD4+.

SINAIS E SINTOMAS

A maioria dos indivíduos que se descobre infectada pelo HIV o faz durante a infecção crônica. Muitos desconhecem que foram infectados pelo HIV até desenvolverem as primeiras manifestações oportunistas. Os sintomas e sinais associados à infecção aguda pelo HIV raramente levam os pacientes a buscarem serviços de urgência e emergência.

Quando um paciente sabidamente infectado pelo HIV procura atendimento médico em um serviço de emergência, dados de anamnese e achados de exame físico podem ajudar a estagiá-lo na história natural da infecção pelo HIV. Sintomas como emagrecimento de grande monta (maior que 10% do peso corporal), febre persistente, sudorese noturna, diarreia crônica e sinais clínicos, como a candidose e leucoplasia pilosa orais, indicam que já ocorreu algum grau de comprometimento da imunidade do paciente. Parte significativa dos pacientes sabidamente infectados entende a fisiopatologia da infecção pelo HIV, sabe seu nível atual de CD4 (alto ou baixo), sabe sua carga viral atual (indetectável ou não) e pode fornecer a informação adequada quanto à sua adesão à TARV. Essas informações devem ser pesquisadas, pois podem ajudar na abordagem clínica pelo médico do setor de emergência. Na ausência do diagnóstico de infecção pelo HIV subjacente já estabelecido previamente, no entanto, testes diagnósticos rápidos para HIV podem ser realizados no ambiente de emergência.

As principais síndromes que determinam a busca por atendimento médico em ambientes de urgência e emergência são respiratórias, neurológicas, digestivas e dermatológicas.

Com o avanço da TARV, tornaram-se cada vez mais infrequentes os efeitos adversos das drogas antivirais (pancreatite, acidose láctica, diarreia, reações de hipersensibilidade etc.). Por outro lado, a procura dos serviços de emergência por eventos cardiovasculares tem aumentado em função do tempo prolongado de TARV e do envelhecimento das PVHIV.

SÍNDROMES RESPIRATÓRIAS

As apresentações clínicas e etiologias dos quadros respiratórios são muito variáveis, porém, em virtude da maior frequência e da dificuldade de diferenciação, a pneumocistose, a tuberculose e as infecções bacterianas devem ser sempre cogitadas. É fundamental a realização de investigação etiológica mínima antes da instituição de terapêutica específica. A agressividade dessa investigação e a pronta instituição de terapia empírica, focando as etiologias mais prováveis, dependem da gravidade do quadro. Sintomas respiratórios em um paciente não aderente aos esquemas profiláticos prescritos e/ou à TARV, frequentemente se devem a recorrências/recaídas das doenças oportunistas prévias, como pneumocistose, tuberculose ou doenças fúngicas.

Febre, tosse seca persistente, de evolução arrastada, que progride para dispneia intensa em indivíduos, na ausência de visceromegalias ou de derrame pleural, são sugestivas de pneumocistose em pacientes com imunodeficiência avançada (CD4+ < 200 células/mm^3).

As pneumonias adquiridas na comunidade (PAC) ocorrem com qualquer nível de CD4+, costumam ter uma instalação mais rápida (3 a 5 dias) e tendem a evoluir com febre, calafrios, dor torácica e tosse produtiva, quadro semelhante ao encontrado em indivíduos não infectados pelo HIV.

A apresentação clínica da tuberculose depende do grau de imunodepressão, assumindo características de doença disseminada em pacientes com imunodeficiência avançada (CD4+ < 200 células/mm^3) e de doença localizada, apical e cavitária naqueles com imunidade ainda preservada (CD4+ > 350 células/mm^3). Todos os pacientes com infecção pelo HIV e quadro pulmonar devem ser mantidos em ambientes com precauções respiratórias até que tuberculose seja excluída (RT-PCR negativa, três baciloscopias de escarro negativas ou um escarro induzido negativo).

Exames complementares

Radiografia e tomografia computadorizada de tórax

Nenhum achado radiológico pode ser considerado patognomônico de determinada etiologia. Infiltrado intersticial bilateral difuso em RX de tórax é compatível com pneumocistose; mas opacidades alveolares, infiltrados focais, pneumatoceles, pneumotórax e até mesmo RX normal podem ser achados. A TC pode mostrar precocemente opacidades em vidro fosco, com distribuição peri-hilar. A tuberculose pode se apresentar com lesões apicais cavitárias (indivíduos com imunidade preservada) ou com infiltrado intersticial retículo-nodular, com ou sem adenomegalias hilares e/ou mediastinais e derrame pleural (indivíduos com imunodeficiência). A imagem pode revelar também árvore em brotamento e nódulos centrolobulares.

As infecções bacterianas podem se apresentar com padrão de consolidação lobar, segmentar ou multifocal, mas podem evoluir com infiltrados intersticiais similares aos da pneumocistose e da tuberculose. Infiltrados pulmonares difusos com derrame pleural podem ser sugestivos de pneumonia bacteriana, tuberculose pulmonar, doença por fungos ou sarcoma de Kaposi (SK). USG pulmonar pode ajudar no diagnóstico de pneumonia.

Gasometria arterial

A gasometria arterial sempre deve ser avaliada nos indivíduos com quadros respiratórios graves, pacientes com alterações de consciência, fumantes pesados, portadores de DPOC e se a oximetria de pulso mostrar $SatO_2$ abaixo de 92%. Hipoxemia é sugestiva de pneumocistose e pode ser encontrada mesmo em indivíduos com pouco comprometimento radiológico (dissociação clínico-radiológica).

Hemograma, biomarcadores e dosagem de desidrogenase láctica

Embora na maioria das infecções o hemograma seja inespecífico, a presença de leucocitose com neutrofilia e desvio à esquerda é sugestiva de infecção bacteriana. Níveis de procalcitonina, mesmo que mais elevados nas infecções pulmonares bacterianas que nas infecções virais e fúngicas, não tiveram pontos de corte validados em PVHIV e, por falta de dados, não devem ser usados para guiar antibioticoterapia. O achado de LDH sérica elevada é muito comum na pneumocistose e, apesar de não ser diagnóstico, valores acima de 500 UI/L são indicativos de pior prognóstico, risco de progressão para ventilação mecânica e menor sobrevida.

Exames complementares específicos

Sempre que disponível, a abordagem diagnóstica deve incluir exames complementares que possam resultar em diagnóstico definitivo, seja microbiológico ou histopatológico, como exame direto de escarro (espontâneo ou induzido) com colorações para tuberculose (Ziehl-Neelsen) e bactérias comuns (Gram), RT-PCR para tuberculose (Xpert MTB/RIF®), cultura de escarro em meios específicos, hemoculturas (germes comuns, micobactérias e fungos), métodos específicos para pneumocistose (imunofluorescência ou imunoperoxidase utilizando anticorpos monoclonais, dosagem de beta-glucana), cultura e histopatológico de materiais obtidos por broncofibroscopia (lavado broncoalveolar e/ou biópsia transbrônquica), análise e cultura de líquido pleural (com ou sem biópsia pleural).

Tratamento

Em geral, a decisão de admissão hospitalar recai nos sistemas de estratificação de risco aplicados nas pneumonias adquiridas na comunidade (p. ex., CURB-65, PSI), mas a contagem de linfócitos T CD4+ < 200 células/mm^3 pode representar risco adicional. A presença de hipoxemia, em particular com PaO_2 < 70 mmHg, com RX de tórax normal ou não, obriga a instituição imediata de terapêutica para pneumocistose. Indivíduos com instabilidade hemodinâmica devem receber tratamento imediato para pneumonias comunitárias graves.

Os princípios básicos do tratamento antibiótico das PAC e da tuberculose são os mesmos em pacientes infectados e não infectados pelo HIV. Indivíduos com estabilidade hemodinâmica e sem insuficiência respiratória permitem a conclusão de investigação diagnóstica antes de introdução terapêutica empírica. Deve-se cogitar a possibilidade da existência de coinfecções, em particular nos indivíduos que não apresentam resposta clínica à terapêutica inicial.

Tabela 1 Tratamento das principais etiologias de síndromes respiratórias nas PVHIV

Infecção oportunista	Terapia preferencial	Terapia alternativa	Comentários
PAC	Antibioticoterapia empírica deve ser iniciada prontamente e seguir os guias de tratamento de PAC em pacientes não infectados pelo HIV Considerar risco de infecções oportunistas associadas (p. ex., tuberculose e pneumocistose) na terapia empírica		Duração: 5-7 dias para a maioria dos pacientes, e maior se bacteremia documentada
Tuberculose	Após coleta de material para cultura e teste molecular, iniciar tratamento empírico RHZE (2 meses) 150/75/400/275 mg (cp em doses fixas combinadas) RH (4 meses) 300/150 mg (cp em doses fixas combinadas)	Se for documentada resistência, o Ministério da Saúde indica esquemas padronizados para os perfis de resistência mais frequentemente identificados	Duração: 2 meses (fase intensiva) e 4 meses (fase de manutenção) Prolongamento da fase de manutenção pode ser considerado Número diário de comprimidos guiado pelo peso corporal Atenção para interações medicamentosas com TARV
Pneumocistose	Sulfametoxazol+trimetoprima, IV/VO, 15-20 mg/kg da trimetoprima ou 75-100 mg/kg do sulfametoxazol: a cada 6 ou 8 horas	Clindamicina 600 mg, IV/VO, a cada 8 horas + primaquina 15-30 mg/dia, VO	Duração: 21 dias. - Corticosteroide (se PaO_2 < 70 mmHg em ar ambiente) Prednisona 80 mg por 5 dias; 40 mg por 5 dias; 20 mg por 11 dias

IV: via intravenosa; PAC: pneumonia adquirida na comunidade; PaO_2: pressão parcial de oxigênio; PVHIV: pessoas vivendo com vírus da imunodeficiência humana (HIV); RH: rifampicina + isoniazida; RHZE: rifampicina + isoniazida + pirazinamida + etambutol; TARV: terapia antirretroviral; VO: via oral.

SÍNDROMES NEUROLÓGICAS

O acometimento do SNC no curso da infecção pelo HIV ocorre de maneiras distintas: infecções oportunistas, neoplasias, doença cerebrovascular e distúrbios neurocognitivos. Usualmente, as manifestações clínicas neurológicas que levam as PVHIV aos serviços de emergência incluem cefaleia grave ou persistente, febre, crises convulsivas, alteração do nível de consciência e sinais focais de localização. Deve-se suspeitar da infecção pelo HIV subjacente a partir de imagens tomográficas ou alterações liquóricas características, a fim de estabelecer o correto diagnóstico e instituir a terapia específica. Didaticamente, as síndromes neurológicas podem ser divididas em acometimento meníngeo subagudo (p. ex., neurocriptococose, meningite tuberculosa) e acometimento focal do SNC (p. ex., neurotoxoplasmose, linfoma primário de SNC e leucoencefalopatia multifocal progressiva).

Em PVHIV, a criptococose se apresenta como meningite subaguda, com febre, cefaleia e mal-estar. Sinais meníngeos clássicos ocorrem em cerca de um terço dos pacientes. Alguns pacientes experimentam letargia, alteração de consciência, mudanças de personalidade e perda de memória, resultantes do aumento da pressão intracraniana. Como a infecção é usualmente disseminada, qualquer órgão do corpo pode estar envolvido, como pele e pulmões.

Na meningite tuberculosa, sintomas constitucionais (p. ex., febre vespertina, perda ponderal significativa) e alterações de pares cranianos estão frequentemente associados.

A toxoplasmose se apresenta como encefalite focal, com cefaleia, confusão mental, paresias e febre. Sinais neurológicos focais são achados comuns do exame físico e podem progredir para convulsões, estupor, coma e morte.

Leucoencefalopatia multifocal progressiva tem progressão insidiosa de sinais neurológicos focais que acometem diferentes áreas do SNC, como regiões occipital (hemianopsia), frontal e parietal (afasia, paresias) e cerebelar (dismetria, ataxia).

Exames complementares

Tomografia computadorizada de crânio

Deve-se realizar TC de crânio com e sem a administração de contraste iodado. Idealmente, o contraste deve ser administrado em dose dupla e a visualização da segunda etapa do exame deve ser realizada depois de 1 hora. Lesões múltiplas, com efeito de massa e captação anelar do contraste, são características da neurotoxoplasmose. Exame normal, com captação de contraste negativa ou apenas realce das meninges, sugere criptococose e autoriza a realização de análise liquórica. Lesão única, com efeito de massa e captação irregular de contraste, sugere linfoma primário de SNC.

Ressonância magnética

A RNM é o exame mais sensível na investigação do comprometimento do SNC em PVHIV. Lesões de substância branca nas áreas correspondentes aos déficits clínicos, sem efeito de massa, sem captação de contraste, hiperintensas em T2 e hipodensas em T1, sugerem leucoencefalopatia multifocal progressiva. Deve ser realizada quando a TC de crânio não caracteriza as lesões na suspeita de neurotoxoplasmose ou quando é preciso localizar lesões mais acessíveis à biópsia estereotáxica.

Análise liquórica

A realização de punção lombar é contraindicada na presença de sinais de hipertensão intracraniana grave e discrasias sanguíneas. A análise liquórica é fundamental na investigação de quadros neurológicos sem sinais focais. Pressão de abertura elevada (≥ 25 cmH_2O) ocorre em 60 a 80% dos pacientes com criptococose, nos quais pleocitose mononuclear (0 a 100 células), glicorraquia normal ou baixa (50 a 70 mg/dL) e leve aumento da proteinorraquia (30 a 150 mg/dL) são esperados. Detecção de antígeno criptocócico, visualização direta de *Cryptococcus* sp. em liquor usando a tinta nanquim, ou a cultura positiva para o fungo no liquor selam o diagnóstico de doença criptocócica. Na meningite tuberculosa, a hiperproteinorraquia é comum e deve ser indício para o direcionamento diagnóstico e a realização de cultura e teste molecular (85% de sensibilidade).

Exames complementares específicos

A pesquisa de antígeno de *Cryptococcus* sp. é positiva no sangue em 95% dos casos de doença criptocócica. Cultura para fungos em meios específicos de sangue (sensibilidade: 55%) e de liquor (sensibilidade: 95%) tornam-se positivas em 7 dias. Biópsia estereotáxica cerebral deve ser realizada para estabelecer o diagnóstico de lesões expansivas que não responderam à terapêutica empírica ou para o diagnóstico de leucoencefalopatia multifocal progressiva, embora teste molecular positivo em liquor (PCR para vírus

JC) seja suficiente para a confirmação de leucoencefalopatia multifocal progressiva. Pleocitose mononuclear e VDRL positivo no liquor e no soro corroboram o diagnóstico de sífilis meningovascular, cuja apresentação clínica pode ser semelhante à de um AVC.

Tratamento

Na suspeita de neurotoxoplasmose, recomenda-se o início empírico de terapia específica, com acompanhamento da resposta terapêutica. Por conta da alta frequência

Tabela 2 Tratamento das principais etiologias de síndromes neurológicas nas PVHIV

Infecção oportunista	Terapia preferencial	Terapia alternativa	Comentários
Meningite criptocócica	▪ Indução: anfotericina B desoxicolato, lipossomal ou complexo lipídico + fluconazol 800 mg/dia, VO/IV* ▪ Consolidação: fluconazol 400-800 mg/dia ▪ Manutenção: fluconazol 200 mg/dia	▪ Indução: anfotericina B desoxicolato, lipossomal ou complexo lipídico + flucitosina 25 mg/dia, VO* ▪ Indução: fluconazol 1.200 mg/dia, VO/IV ▪ Consolidação: itraconazol 200 mg/dia (menos efetivo que fluconazol)	▪ Duração: indução por pelo menos 2 semanas, consolidação por pelo menos 8 semanas, manutenção por pelo menos 12 meses ▪ Avaliar pressão de abertura na análise liquórica e manter a pressão de abertura abaixo de 20 cmH_2O para combater hipertensão intracraniana, com punção lombar diária ▪ Uso de flucitosina é associado a esterilização liquórica mais rápida e redução do risco de recaída*
Neurotoxoplasmose	Sulfadiazina + pirimetamina + ácido folínico, VO/SNG: 4-6 g/dia de sulfadiazina a cada 6 ou 12 horas, 25-50 mg/dia de pirimetamina depois da dose de ataque	▪ Clindamicina + pirimetamina + ácido folínico, IV/VO/SNG: 600 mg de clindamicina a cada 6 horas; 25 mg/dia de pirimetamina ▪ Sulfametoxazol+trimetoprima IV/VO/SNG: 5 mg/kg da trimetoprima e 25 mg/kg do sulfametoxazol , IV/VO, a cada 12 horas	▪ Duração: 6 semanas ▪ Ácido folínico: 10-25 mg/dia, VO (exceto no uso de sulfametoxazol+trimetoprima)
Leucoencefalopatia multifocal progressiva	▪ Não há tratamento específico para o vírus JC ▪ Iniciar TARV imediatamente		▪ Risco de IRIS Corticosteroides podem ser associados à TARV

IRIS: síndrome de recuperação imune; IV: via intravenosa; PVHIV: pessoas vivendo com vírus da imunodeficiência humana (HIV); SNG: sonda nasogástrica; TARV: terapia antirretroviral; VO: via oral.
* Flucitosina não disponível no Brasil.

dessa infecção oportunista e pelas características dos achados clínicos e de imagem, é provável que o paciente melhore clínica e radiologicamente em 1 a 2 semanas. Caso isso não ocorra, investigação adicional, como a realização de biópsia estereotáxica, torna-se mandatória. O tratamento da criptococose é realizado em fases: indução, consolidação e manutenção. Não há flucitosina no Brasil, logo o tratamento da criptococose deve ser realizado com anfotericina B (desoxicolato ou formulação lipídica) associada ao fluconazol. O tratamento da meningite tuberculosa não difere daquele ministrado a indivíduos não infectados pelo HIV (2 meses de fase intensiva e 10 meses de manutenção). A adição de corticosteroides aumenta a sobrevida das PVHIV com tuberculose de SNC (prednisona 1 a 2 mg/kg/dia, por 4 semanas, ou, nos casos graves, dexametasona 0,3 a 0,4 mg/kg/dia, IV, por 4 a 8 semanas, com redução gradual da dose nas 4 semanas subsequentes).

SÍNDROMES DIGESTIVAS

As manifestações gastrointestinais associadas à infecção pelo HIV incluem diarreia, disfagia e odinofagia, náuseas, vômitos, perda ponderal, dor abdominal, doença anorretal, icterícia, hepatomegalia, sangramentos e tumores gastrointestinais (sarcoma de Kaposi e linfoma). Diarreia e dor abdominal são as principais queixas que levam as PVHIV aos serviços de emergência. O grau de imunodepressão é determinante do patógeno entérico. Infecções pelo complexo *Mycobacterium avium* (MAC) e citomegalovírus (CMV) usualmente não são observadas em pacientes com contagem de CD4+ > 100 células/mm[3].

Disfagia e odinofagia, determinadas por candidose esofágica, são manifestações precoces do quadro de imunodeficiência e sinal de alerta para o diagnóstico da infecção pelo HIV subjacente. Outras etiologias de esofagite, como citomegalovírus e vírus herpes simples, são tardias na história natural da infecção pelo HIV.

Grande variedade de protistas, vírus e bactérias são responsáveis pelos quadros diarreicos na Aids. Criptosporidiose, microsporidiose e isosporíase passaram a ser infecções raras em PVHIV em TARV estável. A apresentação mais comum é diarreia aquosa, não invasiva, associada com cólicas, anorexia, náuseas, vômitos e febre baixa. No diagnóstico diferencial de dor abdominal em PVHIV, não só infecções oportunistas e neoplasias devem ser consideradas, mas também causas comuns de dor abdominal em indivíduos imunocompetentes. A abordagem é semelhante àquela realizada no paciente não infectado pelo HIV. Perfuração intestinal é mais comum na doença por citomegalovírus, mas pode ocorrer nos linfomas e no sarcoma de Kaposi, especialmente no decurso de quimio ou radioterapia.

Obstrução é mais comum nas neoplasias. Dor intermitente ocorre nas enterites por *Cryptosporidium*, micobacteriose atípica, infecções por outros protozoários e bactérias como *Salmonella*, *Shigella* e *Campylobacter*. Essas últimas infecções entéricas bacterianas cursam como gastrenterites autolimitadas, diarreias prolongadas e graves associadas à febre, perda de peso e disenteria, ou bacteremias associadas ao envolvimento extraintestinal, com ou sem doença gastrointestinal concomitante. Outras causas de dor abdominal são: acidemia láctica decorrente de toxicidade mitocondrial induzida por drogas antirretrovirais, especialmente as antigas análogas de nucleosídeos didanosina, estavudina e zidovudina, que comumente não se apresenta como sintoma isolado (cansaço, náuseas, vômitos, mialgias, fraqueza muscular, dispneia associados), e pancreatite medicamentosa ou secundária às infecções do trato biliar (colangite esclerosante por criptosporidiose).

Exames complementares

Exames de imagem

USG, rotina de abdome agudo ou TC de abdome devem ser prontamente realizadas nos quadros de dor abdominal e na suspeita de obstrução ou perfuração. Achados não esperados como espessamento vesicular biliar, dilatação e tortuosidade de vias biliares (associadas a citomegalovírus e criptosporidiose) ou linfadenopatias intra-abdominais (*Mycobacterium avium*, sarcoma de Kaposi) não são infrequentes.

Exames protoparasitológicos e coproculturas

Pesquisa de ovos e larvas de helmintos e cistos de protozoários, coprocultura para infecções entéricas e pesquisa de oocistos de *Cryptosporidium* sp. e *Cystoisospora belli* devem ser rotineiramente realizadas na investigação de quadros diarreicos prolongados, especialmente quando a contagem de CD4+ é muito baixa ($\leq$ 200 células/mm^3).

Exames endoscópicos

Retossigmoidoscopia ou colonoscopia com biópsia devem ser realizados especialmente nas diarreias invasivas, com sangramentos, em busca de lesões sugestivas de citomegalovírus, *Mycobacterium avium*, microsporídios e sarcoma de Kaposi, ou nos casos em que a cuidadosa análise das fezes foi negativa para as etiologias mais comuns. Endoscopia digestiva alta pode visualizar candidose esofágica, úlceras esofágicas e lesões gástricas de sarcoma de Kaposi. As lesões visualizadas na endoscopia devem ser biopsiadas para avaliação histopatológica.

Exames complementares inespecíficos

Provas de função hepática devem ser solicitadas na avaliação de doença biliar e de infiltrados hepáticos. A elevação de amilase e lipase corrobora o diagnóstico de pancreatite. Dosagem de lactato sérico deve ser realizada na suspeita de acidemia láctica. Oftalmoscopia indireta pode auxiliar o diagnóstico de doença por citomegalovírus.

Exames sorológicos

O uso de sorologia para o herpevírus humano 8 (HHV-8 ou KSHV – herpesvírus associado ao sarcoma de Kaposi) não é indicado atualmente nem para diagnóstico, nem para triagem de rotina, por conta da falta de padronização e das baixas sensibilidade e especificidade dos ensaios.

Tratamento

A introdução (ou o retorno) da TARV visando a recuperação imune deve ser sempre priorizada. Como a causa mais frequente de disfagia e odinofagia em PVHIV é a candidose esofágica, o tratamento deve ser iniciado em base empírica, deixando o exame complementar para quando há refratariedade ao tratamento. Nos quadros diarreicos debilitantes, deve-se dar atenção para a correção hidroeletrolítica e, em função da indução de deficiência de lactase, evitar produtos lácteos. Na citomegalovirose e na micobacteriose, existe a possibilidade de ocorrência de síndrome inflamatória de reconstituição imune (IRIS), que deve ser tratada inicialmente com AINE seguidos de corticoterapia sistêmica por até 8 semanas, em doses equivalentes a 20 a 40 mg/dia de prednisona caso os sintomas associados à síndrome não melhorem.

Tabela 3 Tratamento das principais etiologias de síndromes digestivas nas PVHIV

Infecção oportunista	Terapia preferencial	Terapia alternativa	Comentários
Infecções bacterianas entéricas	Terapia antibiótica empírica é indicada em quadros de diarreia grave (≥ 6 episódios ou disenteria) com febre ou calafrios ▪ Se houver imunodeficiência avançada (CD4+ ≤ 200 células/mm³): ciprofloxacino 500-750 mg, VO (ou 400 mg, IV), a cada 12 horas	Ceftriaxona 1 g, IV, a cada 24 horas Cefotaxima 1 g, IV, a cada 8 horas	Duração: 7-14 dias Hidratação oral ou venosa, hospitalização se diarreia grave, acidose ou instabilidade hemodinâmica Checar suscetibilidade antibiótica e ajustar terapia
Candidose esofágica	Fluconazol 100 mg (até 400 mg), VO/IV, a cada 24 horas	▪ Itraconazol 200 mg, VO, a cada 24 horas ▪ Voriconazol 200 mg, VO/IV, a cada 12 horas ▪ Isavuconazol, caspofungina, micafungina, anfotericina B desoxicolato 0,6 mg/kg, IV, a cada 24 horas ▪ Formulação lipídica de anfotericina B 3-4 mg/kg, IV, a cada 24 horas	▪ Duração: 14-21 dias ▪ Terapia supressiva não é recomendada, a menos que haja recorrências frequentes e graves
Criptosporidiose	▪ Iniciar ou otimizar TARV para restituição imune ▪ Reidratação oral ou venosa, correção eletrolítica ▪ Tratamento sintomático da diarreia	▪ Nenhuma terapia é efetiva sem TARV associada ▪ Nitazoxanida 500-1.000 mg, VO, a cada 12 horas, por 14 dias ▪ Paromomicina 500 mg, VO, a cada 24 horas, por 14-21 dias	▪ Duração: 14-21 dias ▪ Hidratação oral ou venosa, hospitalização se diarreia grave, acidose ou instabilidade hemodinâmica
Isosporíase (cistoisosporíase)	Sulfametoxazol+trimetoprima 160/800 mg, VO/IV, a cada 12 ou 24 horas ▪ IV se má absorção possível ou documentada	▪ Pirimetamina 50-75 mg, VO, a cada 24 horas + ácido folínico 10-25 mg, VO, a cada 24 horas ▪ Ciprofloxacino 500 mg, VO, a cada 12 horas	▪ Duração: 7-10 dias; prolongar para 3-4 semanas se sintomas persistirem ▪ Hidratação oral ou venosa, hospitalização se diarreia grave, acidose ou instabilidade hemodinâmica
Citomegalovirose (esofagite ou colite)	Ganciclovir 5 mg/kg, IV, a cada 12 horas; pode ser trocado para valganciclovir 900 mg, VO, a cada 12 horas quando tolerar terapia oral	▪ Foscarnet 90 mg/kg, IV, a cada 12 horas, ou 60 mg/kg a cada 8 horas, na toxicidade ou resistência ao ganciclovir ▪ Valganciclovir 900 mg, VO, a cada 12 horas, se tolerar terapia oral	▪ Duração: 21-42 dias ou até a resolução dos sintomas ▪ Possibilidade de IRIS
Sarcoma de Kaposi (envolvimento visceral)	Quimioterapia (com apoio de oncologia) + TARV	Rituximabe (375 mg/m², semanal, por 4-8 semanas) alternativa ou adjuvante à TARV	

(continua)

Tabela 3 Tratamento das principais etiologias de síndromes digestivas nas PVHIV *(continuação)*

Infecção oportunista	Terapia preferencial	Terapia alternativa	Comentários
Doença por complexo *Mycobacterium avium* (MAC)	Ao menos duas drogas como terapia inicial para prevenir emergência de resistência ▪ Claritromicina 500 mg, VO, a cada 12 horas + etambutol 15 mg/kg, VO, a cada 24 horas	Adição de terceira ou quarta droga se alta carga micobacteriana ou na ausência de TARV efetiva Opções (a cada 24 horas): ▪ Rifabutina 300 mg, VO ▪ Moxifloxacino 400 mg ou levofloxacino 500 mg, VO ▪ Amicacina 10-15 mg/kg, IV, ou estreptomicina 1 g, IV/IM	▪ Duração: ao menos 12 meses ▪ Possibilidade de IRIS

IM: via intramuscular; IRIS: síndrome de recuperação imune; IV: via intravenosa; PVHIV: pessoas vivendo com vírus da imunodeficiência humana (HIV); TARV: terapia antirretroviral; VO: via oral.

SÍNDROMES DERMATOLÓGICAS

O acometimento do tegumento é universal na história natural da infecção pelo HIV; no entanto, raramente leva a PVHIV ao serviço de emergência. Por vezes, doenças sistêmicas graves revelam sinais cutâneos, como as lesões que lembram molusco contagioso da criptococose disseminada. Outras vezes, o envolvimento cutâneo é localmente muito agressivo, como as lesões do herpes-zóster, as úlceras cutâneas genitais e perianais causadas pelo vírus herpes simples (HSV) e o sarcoma de Kaposi. Essa neoplasia oportunista é de fácil reconhecimento, tipicamente caracterizada por lesões nodulares, pigmentadas, indolores, de tamanhos variáveis de milímetros a placas tumorais confluentes de 5 a 10 cm de diâmetro. É comum que as lesões tenham tonalidade violácea, embora possam tornar-se escuras em pacientes de pele negra ou parda. Várias áreas podem ser acometidas, sendo mais comum o envolvimento de membros, tronco, cavidade oral, regiões plantares e extremidades (ponta do nariz, pavilhão auricular, genitália).

Herpes-zóster se manifesta por lesões dolorosas, respeitando o trajeto nervoso de um ou mais dermátomos, evoluindo pelos estágios de mácula, pápula, vesículas, pústulas e crostas, mais frequentemente no tórax. Sarcoma de Kaposi é um tumor multicêntrico, e numerosas lesões podem surgir simultaneamente em várias partes do corpo. As lesões podem ser acompanhadas de linfedema, às vezes desproporcional à extensão visível do tumor. Envolvimento visceral é comum na associação com infecção pelo HIV e os principais sítios de acometimento visceral são trato gastrointestinal, pulmão, fígado e baço.

Exames complementares

Histopatologia de biópsia cutânea

O diagnóstico da maioria das lesões dermatológicas é essencialmente clínico, mas há algumas estratégias diagnósticas para as lesões cutâneas, como: exames histopatológicos (na suspeita de sarcoma de Kaposi, HPV, farmacodermias, tumorações, úlceras crônicas ou angiomatose bacilar), exame micológico direto e cultura para fungos (para dermatofitoses, criptococose ou histoplasmose), pesquisa de BAAR e cultura para micobactérias (para tuberculose cutânea), colorações e culturas especiais (para angiomatose bacilar),

Tabela 4 Tratamento da principal etiologia de síndromes cutâneas nas PVHIV

Infecção oportunista	Terapia preferencial	Terapia alternativa	Comentários
Herpes-zóster	Valaciclovir 1 g, VO, a cada 8 horas Famciclovir 500 mg, VO, a cada 8 horas Zóster disseminado: aciclovir 10 mg/kg, IV, a cada 8 horas até a melhora clínica. Passar para VO (valaciclovir, famciclovir ou aciclovir) após cessar o aparecimento de novas lesões	Aciclovir 800 mg, VO, 5×/dia	Duração: 7-10 dias ou maior, se lesões demoram a se tornarem crostosas ou no zóster disseminado (10-14 dias)

IV: via intravenosa; VO: via oral; PVHIV: pessoas vivendo com vírus da imunodeficiência humana (HIV).

exame de escamas cutâneas (pesquisa de *Sarcoptes scabiei*) e pesquisa de efeito citopático viral por Tzanck (vírus herpes simples).

SÍNDROME INFLAMATÓRIA DE RECONSTITUIÇÃO IMUNE

A reconstituição do sistema imune, consequência da supressão da replicação viral e da parada da destruição de linfócitos T CD4+ induzidas pela TARV, pode levar a reações imunopatológicas e à deterioração clínica, com sinais, sintomas e alterações de exames de imagem que sugerem progressão de doença oportunista. Esse fenômeno é denominado síndrome inflamatória de reconstituição imune (IRIS) e pode ser responsável pela procura de PVHIV por serviços de emergência. Os principais fatores de risco para o desenvolvimento de IRIS são a baixa contagem absoluta e percentual de linfócitos T CD4+ e o intervalo curto entre o início da terapia para a infecção oportunista e o começo da TARV. O início cada vez mais precoce da TARV tornará infrequente a ocorrência de infecções oportunistas e IRIS.

A maior preocupação com a IRIS é quando as infecções oportunistas envolvem o SNC, particularmente a meningite tuberculosa e a neurocriptococose, pois em ambas a instituição precoce da TARV foi correlacionada com excesso de mortalidade ou com sequelas neurológicas graves. Nesses casos, recomenda-se adiar o início da TARV por 8 a 12 semanas após começar o tratamento da infecção oportunista.

O diagnóstico de IRIS é clínico e por exclusão de outras causas que poderiam levar a quadro clínico semelhante. A abordagem terapêutica consiste em descartar diagnósticos diferenciais (nova infecção oportunista, resistência microbiana, adesão, interações etc.), orientar o paciente quanto ao significado do diagnóstico, administrar sintomáticos (antitérmicos, analgésicos) e usar corticosteroides, que parecem eficazes na tuberculose, nas uveítes e na IRIS envolvendo o SNC. Deve-se executar aspiração e drenagem de abscessos, especialmente se houver compressão extrínseca de estruturas adjacentes, como vias aéreas, e evitar a interrupção da TARV, salvo se houver risco à vida do indivíduo (hepatite ou hipertensão intracraniana não responsiva a outras modalidades terapêuticas). Talidomida, pentoxifilina ou cloroquina são alternativas terapêuticas pouco estudadas.

BIBLIOGRAFIA

1. Brasil. Ministério da Saúde. Secretaria de Vigilância em Saúde. Departamento de Vigilância, Prevenção e Controle das Infecções Sexualmente Transmissíveis, do HIV/Aids e das Hepatites Virais. Protocolo clínico e diretrizes terapêuticas para manejo da infecção pelo HIV em adultos. Brasília: Ministério da Saúde; 2018.
2. Lima LAA. Infecção pelo vírus da imunodeficiência humana (HIV) e síndrome de imunodeficiência adquirida. In: Coura JR, Pereira NG. Fundamentos das doenças infecciosas e parasitárias. Rio de Janeiro: Elsevier; 2019.
3. Müller M, Wandel S, Colebunders R, Attia S, Furrer H, Egger M, et al. Immune reconstitution inflammatory syndrome in patients starting antiretroviral therapy for HIV infection: a systematic review and meta-analysis. Lancet Infect Dis. 2010; 10:251-61.
4. Centers for Disease Control and Prevention. Guidelines for the prevention and treatment of opportunistic infections in adults and adolescents with HIV. National Institutes of Health; 2022.
5. Stevenson M. HIV-1 pathogenesis. Nat Med. 2003; 9(7):853-60.
6. World Health Organization. Consolidated guidelines on HIV prevention, testing, treatment, service delivery and monitoring: recommendations for a public health approach. Geneva: WHO; 2021.
7. World Health Organization. Guidelines for managing advanced HIV disease and rapid initiation of antiretroviral therapy. Geneva: WHO; 2017.

45

Infecções em imunossuprimidos

Guilherme Santoro-Lopes
Márcia Garnica
Márcia Halpern

DESTAQUES

- Conhecer os componentes da resposta imune é fundamental para compreender os riscos específicos de infecção nos diferentes grupos de imunossuprimidos.
- Uma ampla gama de quadros não infecciosos pode mimetizar a apresentação clínica de infecções. Usualmente, são decorrentes de eventos adversos da terapia antineoplásica ou imunossupressora que devem ser considerados já no primeiro atendimento na emergência.
- A suspeita de infecção em indivíduos neutropênicos ou anesplênicos é uma emergência médica que exige implementação célere de medidas diagnósticas e terapêuticas, incluindo coleta de culturas e início de antibioticoterapia empírica durante a primeira hora de atendimento.
- É essencial se atentar para as interações medicamentosas dos imunossupressores com os antimicrobianos.

INTRODUÇÃO

O aumento e o envelhecimento progressivos da população, somados aos expressivos progressos técnicos na detecção, no tratamento de doenças neoplásicas e no manejo de transplantes e à disponibilidade de novas drogas imunomoduladoras para o tratamento de doenças autoimunes e neoplásicas, têm produzido um aumento do contingente de indivíduos com imunodeficiências secundárias na população.

Os processos infecciosos figuram entre as principais causas de morbidade e mortalidade no hospedeiro imunocomprometido. O alto risco de complicações graves e óbito associados aos processos infecciosos, na vigência de imunossupressão, sublinha o papel relevante que as equipes que atuam nas emergências médicas desempenham na estabilização clínica e na implementação de condutas diagnósticas e terapêuticas apropriadas e tempestivas nessa população.

O espectro etiológico das deficiências imunes é amplo e abrange condições heterogêneas no que concerne à epidemiologia e à patogênese das complicações infecciosas.

Serão discutidas abordagens diagnósticas e terapêuticas em pacientes com imunodeficiências secundárias não relacionadas à infecção por HIV, com especial interesse nos pacientes portadores de neoplasias, receptores de transplantes de células-tronco hematopoiéticas, receptores de transplantes de órgãos, em tratamento para doenças autoimunes e indivíduos anesplênicos.

PATOGÊNESE E MICROBIOLOGIA

A resposta imune do hospedeiro depende de um complexo e integrado sistema. Conceitualmente, esse sistema imune é dividido em dois compartimentos (inato e adaptativo), cada um atuando em funções específicas. Conhecer esses componentes é essencial. A deficiência em alguma dessas funções leva a um aumento do risco de infecção por patógenos específicos.

A resposta inata é rápida (minutos ou horas), depende da exposição ao patógeno e não se altera por exposição frequente ou prévia ao estímulo. É composta pelas barreiras físicas e pelas células efetoras da imunidade inata. Já na resposta adaptativa os mecanismos são mais lentos (dias), sua efetividade melhora após exposições repetidas a determinados estímulos antigênicos e está baseada em linfócitos B e T. A integração desses dois compartimentos gera uma resposta imune funcional, levando à resposta inflamatória normal.

As barreiras físicas (mucosas e pele) são a primeira defesa. Elas são responsáveis pela divisão entre meio externo e o organismo. Produção de muco, surfactante, movimento ciliar, lisozimas, acidez gástrica e movimentos de peristalse participam desse complexo sistema. Defeitos nesse pilar da imunidade são frequentes, entre eles: queimaduras, feridas (cirúrgicas e não cirúrgicas), presença de dispositivos vasculares, presença de obstruções mecânicas nos sistemas gastrointestinal e geniturinário, entre outros.

As células efetoras da imunidade inata (neutrófilos, macrófagos e células NK), além do complemento, atuam após o reconhecimento do antígeno externo, induzindo a fagocitose e a destruição intracelular. Estão inseridos nesses processos os sistemas de reconhecimento (receptores *Toll-like* e MBL, p. ex.), quimiotaxia, glicoproteínas de aderência, complemento, IFN, IL e vários mediadores solúveis, como leucotrienos, tromboxano A2, entre outros.

As células responsáveis pela resposta adaptativa (linfócitos B e T), após o reconhecimento do antígeno, induzem proliferação clonal e diferenciação em células efetoras e células de memória. Essa reação aumenta a cinética e a magnitude da resposta imune em exposições futuras ao mesmo antígeno. Os linfócitos B também se diferenciam em plasmócitos, que secretam imunoglobulinas (IgM, IgG, IgA, IgE ou IgD), tendo cada uma algumas funções específicas: opsonização, neutralização de toxinas e vírus, inibição da adesão à mucosa, interação com mastócitos e eosinófilos em respostas alérgicas e antiparasitárias. Os linfócitos T, células efetoras da resposta celular, regulam tanto a resposta humoral quanto a celular. Linfócitos T CD4+ têm função imunorreguladora a partir de um estímulo para a produção de citocinas, proliferação e diferenciação de linfócitos T, ativação de monócitos (IFN-gama) e a proliferação de precursores hematopoiéticos linfoides e não linfoides.

Quando há perda de interação nesse complexo sistema imune, a resposta à agressão por agentes infecciosos fica débil, elevando o risco infeccioso e a probabilidade de quadros clínicos mais graves em comparação aos

Tabela 1 Correlação entre dano a diferentes componentes da imunidade e risco infeccioso

Componente alterado	Principais riscos infecciosos
Barreira mucosa	Infecções por agentes colonizantes de pele e mucosas: estafilococos (em alterações de pele e cateteres); estreptococos *viridans* (mucosa oral); enterobactérias e *Candida* spp. (mucosa do TGI)
Fagocitose	Sepse e infecções por agentes colonizantes das mucosas: estreptococos *viridans* (mucosa oral); enterobactérias e *Candida* spp. (mucosa do TGI); fungos filamentosos
Complemento	Sepse e outras infecções por agentes capsulados (pneumococo, *Neisseria* spp., *Haemophilus influenzae*)
Anticorpos	Infecções sinopulmonares (bactérias piogênicas, viroses) e gastrointestinais (enterovírus, giárdia)
Imunidade celular	Patógenos oportunistas: bactérias piogênicas, *Pneumocystis jirovecii*, vírus, fungos endêmicos e oportunistas, micobactérias

TGI: trato gastrointestinal.

indivíduos imunocompetentes. Na Tabela 1, estão descritas as associações mais frequentes entre dano imune e risco infeccioso.

EPIDEMIOLOGIA

Tendo em vista a variedade de formas passíveis de comprometer a resposta imune, resultando em vulnerabilidade à infecção por diferentes grupos de patógenos, é importante conhecer os fatores incidentes em cada população de hospedeiros imunocomprometidos para analisar o risco de diferentes agravos infecciosos em cada situação particular.

Pacientes oncológicos não hematológicos

As doenças oncológicas formam um grupo de doenças extremamente heterogêneo. Diferenças em relação às características do indivíduo (idade, *performance*, *status*, comorbidades), à fisiopatogenia dos diferentes tipos de câncer, ao local de acometimento, às manifestações clínicas e aos tratamentos propostos (cirúrgicos, quimioterapia, radioterapia, terapia-alvo, imunobiológicos) fazem com que não exista um padrão com relação ao risco infeccioso e à cronologia das infecções. Para o melhor manejo desse grupo, é essencial realizar uma avaliação de risco baseada em danos imunes, considerando especialmente locais de acometimento e danos à pele e à mucosa, incluindo invasões e obstruções (parciais e totais), grandes massas e comorbidades.

O fator de risco mais importante é o desenvolvimento de neutropenia. Em diversas situações, é um evento esperado e relacionado ao tratamento, principalmente após ciclos de quimioterapia. Embora a neutropenia seja definida como número absoluto de neutrófilos abaixo de 1.500 células/mm^3, uma contagem abaixo de 500 células/mm^3 no hemograma é a definição mais utilizada, pois se relaciona com significativo aumento do risco, ainda que indivíduos com taxas de neutrófilos mais altas que sofreram quimioterapia recente também possam ser considerados neutropênicos se o tempo previsto para o nadir da contagem de neutrófilos estiver próximo.

Pacientes onco-hematológicos e receptores de transplante de células-tronco hematopoiéticas

As doenças onco-hematológicas, entre elas as leucemias agudas e crônicas, linfomas e mieloma, de maneira semelhante às doenças oncológicas, pertencem a um espectro amplo e diverso, mas estão mais intensamente relacionadas à imunossupressão que a maioria dos cânceres não hematológicos. O dano imune pode estar presente desde o diagnóstico, podendo acentuar-se no decorrer do tratamento.

Como fatores de risco principais para o reconhecimento do risco infeccioso estão a neutropenia (em algumas situações intensa e prolongada), o dano a mucosas (mucosite), a necessidade de cateteres venosos e o uso de drogas imunomoduladoras ou imunossupressoras.

O risco infeccioso muitas vezes é modificado no decorrer do tratamento da doença hematológica. Pacientes em tratamento de doenças ativas (início ou falha de tratamento) ou em recaída frequentemente mantêm os riscos infecciosos do diagnóstico e podem ser tratados com esquemas ainda mais intensos, elevando o grau de imunossupressão e o risco infeccioso. O inverso também é verdadeiro. Em pacientes com doenças de base em remissão ou tratamentos menos intensos ou de manutenção, é menor a frequência de eventos infecciosos.

Uma parcela dos pacientes onco-hematológicos terá como parte de seu esquema de tratamento o transplante de células-tronco hematopoiéticas (TCTH) ou transplante de medula. Nessa modalidade terapêutica, o paciente é submetido à terapia quimioterápica e/ou imunossupressora intensa, que gera neutropenia prolongada e profunda (período entre a quimioterapia e a recuperação neutrofílica ou "pega do enxerto") e uma perda da imunidade celular B e T temporária, mas intensa. O risco de infecção varia segundo o tipo de transplante (autólogo ou alogênico), características do doador (aparentado, não aparentado, compatibilidade HLA), a fonte de células-tronco (medula óssea, sangue periférico ou do cordão umbilical) e o regime de condicionamento (esquemas contendo imunoglobulina antitimócito, alentuzumabe, ciclofosfamida etc.).

Há três diferentes fases de evolução pós-transplante em função da variação na incidência de complicações infecciosas e do seu espectro etiológico: a fase precoce (período de neutropenia); a fase pós-pega (D + 30 a D + 100) e a tardia (> D + 100). No transplante autólogo, o risco de infecção é maior na fase inicial pré-pega do enxerto e depois tende a diminuir gradativamente conforme a recuperação imune celular e humoral. No transplante alogênico, a recuperação imune é relacionada à presença ou não da doença do enxerto contra o hospedeiro (DECH) e ao seu tratamento.

Receptores de transplantes de órgãos sólidos

O estado efetivo de imunossupressão após o transplante de órgãos sólidos (TOS) é influenciado por um conjunto de fatores (listados na Tabela 2). A terapia imunossupressora utilizada para prevenir ou tratar a rejeição é certamente o fator de maior importância.

Os protocolos de imunossupressão nesses transplantes consistem na combinação de drogas com diferentes mecanismos de atuação sobre a resposta imune ao aloenxerto. As principais classes de imunossupressores usados compreendem os glicocorticoides, os inibidores da calcineurina, os inibidores da proteína mTOR e os agentes antiprolife-

Tabela 2 Fatores de risco para infecção em transplantes de órgãos sólidos

Fatores antecedentes ao transplante	Comorbidades presentes no candidato a transplante: hepatite B, hepatite C, diabete melito, bronquite crônica, uremia, desnutrição
	Uso de imunossupressores pré-transplante (incluindo a situação de retransplante)
	Infecções ativas ou latentes presentes no doador
	Soronegatividade para infecções por citomegalovírus, *Toxoplasma gondii*, vírus Epstein-Barr, varicela-zóster, herpes simples
Fatores relacionados ao transplante	Órgão transplantado
	Trauma cirúrgico: duração, quantidade de tecidos desvitalizados, quantidade de coleções não drenadas
	Transfusão de hemoderivados em grande quantidade durante o ato cirúrgico, necessidade de reoperações
	Uso de dispositivos invasivos
Imunossupressão	Esquema imunossupressor usado para prevenção e tratamento da rejeição
	Imunossupressão por infecções adquiridas ou reativadas após o transplante (citomegalovírus, vírus da hepatite C, vírus Epstein-Barr, herpesvírus humano tipos 6 e 7)
Exposição ambiental a patógenos	*Aspergillus* spp., *Legionella* spp., *Nocardia* spp., *Clostridioides difficile*, *Cryptococcus neoformans*, tuberculose, viroses respiratórias

rativos/antimetabólicos. Além dessas drogas, diferentes anticorpos que promovem seletivamente a destruição de linfócitos ou bloqueiam a ativação dos receptores para interleucina-2 (IL-2) podem ser usados para a prevenção ou o tratamento da rejeição ao enxerto.

Em virtude da cronologia dos fatores que determinam o chamado estado de imunossupressão efetiva, a epidemiologia das infecções após os transplantes de órgãos sólidos segue um padrão geral de distribuição temporal relativamente bem definido, em que variam a incidência das infecções e sua etiologia. A incidência global de infecções é máxima nos primeiros 3 meses, decrescendo até atingir um platô de menor risco (embora ainda comparativamente mais elevado que o observado na comunidade) a partir do sexto mês de pós-operatório. O principal fator que justifica a maior incidência de infecções nos primeiros meses após o transplante de órgãos sólidos é a ocorrência frequente de infecções nosocomiais relacionadas ao procedimento cirúrgico, ao uso de dispositivos invasivos (cateteres, drenos) no pós-operatório, à ocasional transmissão de infecção do doador, à maior intensidade da imunossupressão nos primeiros meses após o procedimento e, possivelmente, ao efeito imunomodulador de algumas infecções virais (particularmente a citomegalovirose), que incidem mais frequentemente nesse período.

Com relação à etiologia, pode-se dividir o pós-operatório dos transplantes de órgãos sólidos em três períodos:

- No primeiro mês de pós-operatório, predominam as infecções relacionadas a fatores decorrentes do procedimento cirúrgico. Estão incluídas nesse grupo as infecções por bactérias comumente patogênicas e as infecções por *Candida* spp. no sítio cirúrgico, no trato urinário, pulmonares, associadas a cateteres intravasculares e a colite por *Clostridioides difficile*. É também nesse período que costumam se manifestar grande parte das infecções transmitidas pelo doador. As reativações ou infecções primárias pelos vírus herpes simples 1 e 2 representam a principal infecção viral no primeiro mês de pós-operatório, concentrando-se nesse período a maioria das infecções invasivas por esses vírus, como a hepatite herpética.

- No segundo período, compreendido entre o segundo e o sexto mês de pós-operatório, diferentes fatores concorrem para aumentar a incidência de infecções oportunistas, como a pneumocistose, a citomegalovirose, a nocardiose, a aspergilose invasiva, a criptococose, a toxoplasmose, a tuberculose, entre outras. Entre esses fatores, podem ser citados: a utilização de doses ainda elevadas da terapia imunossupressora de manutenção; o desenvolvimento de rejeição por parte dos pacientes, que determina intensificação adicional da terapia imunossupressora; e a ocorrência de infecções virais com potencial ação imunomoduladora, como a própria citomegalovirose.
- Após o sexto mês de transplante, se o enxerto se mantém com boa função e livre de episódios de rejeição, o risco de infecções reduz significativamente para a maioria dos receptores de transplantes de órgãos sólidos, embora permaneça maior que o esperado na população geral, em decorrência do uso permanente de terapia imunossupressora. Crescem em importância, nesse período, as infecções comunitárias.

Por sua vez, os pacientes que necessitam de intensificação da terapia imunossupressora para o tratamento de episódios de rejeição permanecem sob risco elevado de desenvolver, mesmo tardiamente, infecções oportunistas típicas do período entre o segundo e o sexto mês. Nos pacientes que se submetem a retransplante, essa distribuição temporal das infecções se altera, podendo ocorrer já nas primeiras semanas de pós-operatório infecções oportunistas caracteristicamente observadas entre o segundo e o sexto mês. Nesses casos, o prognóstico das infecções tende a ser pior. Excetuam-se os pacientes submetidos a novo transplante renal, já que nesses casos a cirurgia tem caráter eletivo, sendo realizada, na maioria dos casos, após a suspensão da imunossupressão e o retorno ao tratamento dialítico de manutenção.

Doenças do colágeno

O risco de infecção nos indivíduos acometidos por doenças do colágeno decorre de complexa interação entre os fatores que abrangem a disfunção imune associada à fisiopatologia da própria doença de base, as intervenções farmacológicas usadas para o seu tratamento e a coexistência de outras comorbidades crônicas que podem estar ou não relacionadas à doença de base.

A associação entre a artrite reumatoide e o risco aumentado de complicações infecciosas, p. ex., foi percebida já na década de 1950, antecedendo a introdução da corticoterapia em seu tratamento. Ao atuar em diferentes mecanismos das respostas imunes inata e adaptativa, a corticoterapia promove significativo aumento da incidência e da gravidade de ampla gama de complicações infecciosas, abrangendo infecções bacterianas, virais comunitárias e, em menor proporção, causadas por variados patógenos oportunistas, entre os quais se destaca a tuberculose. Esse efeito é claramente dose-dependente. Embora não seja definido precisamente o limiar de dose da maior vulnerabilidade a essas complicações, relata-se de maneira consistente o aumento do risco de infecções com o uso prolongado já com doses acima de 7,5 mg/dia em adultos. A introdução de novas imunoterapias, com destaque para os inibidores do TNF-alfa, tornou mais complexa a avaliação individual do risco de infecção nesse grupo de pacientes. Por um lado, os inibidores de TNF-alfa aumentaram significativamente o risco de tuberculose e, possivelmente, de outras doenças infecciosas granulomatosas causadas por fungos, como a histoplasmose e a criptococose; por outro, há uma parcial compensação de seu impacto negativo sobre o sistema imune ao tornarem possível a redução da dose de corticoterapia e, eventualmente, sua retirada.

No lúpus eritematoso sistêmico (LES), a relação entre a atividade da doença e o risco de infecção é ainda mais estreita. Os mecanismos associados à disfunção do sistema imune incluem redução da atividade fagocítica da resposta inflamatória aguda, da resposta celular a aloantígenos e disfunção do sistema complemento. O uso de imunossupressores para o controle da atividade da doença incrementa a chance de complicações infecciosas. Além da corticoterapia, já mencionada, doses elevadas de ciclofosfamida têm sido utilizadas, associando-se consistentemente com aumento do risco de infecções. O uso de outros imunossupressores convencionais, como azatioprina, micofenolato de mofetila e os inibidores de calcineurina, pode contribuir para o aumento do risco individual de infecções. Da mesma forma que para a artrite reumatoide, a introdução de agentes imunobiológicos e de outras terapias direcionadas acrescentou novos componentes à avaliação do risco de complicações infecciosas nessa população. O anticorpo monoclonal anti-CD20 rituximabe tem sido consistentemente associado ao aumento do risco de infecções bacterianas, especialmente pneumonia, com maior intensidade nos primeiros 6 meses após a aplicação do medicamento, além de reativação ou progressão de hepatites virais. Além disso, o uso de três ou mais doses desse imunobiológico parece acentuar o risco dessas infecções. Por fim, comorbidades coexistentes ou decorrentes da própria doença de base (nefrite, p. ex.) constituem fatores adicionais de risco para infecção. Essa complexa interação de fatores sujeita os pacientes com LES a infecções com etiologia variada, em que predominam largamente as infecções causadas por agentes bacterianos comunitários, como pneumococo, *Staphylococcus aureus*, *Escherichia coli*, *Salmonella* spp., mas também incluem agentes oportunistas virais (citomegalovírus, herpes-zóster), micobacterioses e infecções fúngicas invasivas (p. ex., candidíase e pneumocistose).

Anesplenia/hipoesplenismo

A anesplenia é definida pela perda completa da função esplênica, podendo ser anatômica ou funcional. A anesplenia anatômica resulta da remoção cirúrgica do baço ou, mais raramente, da ausência congênita do órgão, enquanto a funcional refere-se à perda completa da função do baço ocasionada por uma doença clínica, na grande maioria das vezes anemia falciforme. Já o hipoesplenismo decorre da perda parcial da função do baço, envolvendo condições clínicas que cursam com atrofia, infarto, congestão ou infiltração do órgão.

O aumento de infecções de corrente sanguínea entre indivíduos com anesplenia e hipoesplenismo resulta da redução da capacidade de remoção de bactérias da corrente sanguínea somada à deficiência na resposta imune humoral. O baço tem papel relevante na eliminação de bactérias opsonizadas e de bactérias encapsuladas não opsonizadas por anticorpos ou complemento. Além disso, indivíduos anesplênicos apresentam redução da produção de anticorpos IgM contra antígenos polissacarídicos e diminuição nas células de memória B produtoras de anticorpos da classe IgM.

Pacientes com anesplenia devem sempre ser considerados de alto risco para o desenvolvimento de sepse grave. Já entre os pacientes com hipoesplenismo o risco é variável e depende do grau de perda da função esplênica. Essa avaliação é dificultada pelo fato de não se dispor de marcadores clínicos ou laboratoriais precisos e validados para a avaliação do grau de deficiência. A quantificação de corpúsculos de Howell-Jolly no esfregaço do sangue periférico é um método acessível de triagem que se correlaciona com o grau de disfunção esplênica, todavia, não há um ponto de corte, em termos de percentual, estabelecido para ser empregado na predição do risco de sepse em indivíduos hipoesplênicos. Outros métodos, como a quantificação de *pitting* (pequenos defeitos na membrana celular) das hemácias por microscopia de contraste de interferência e a avaliação funcional do baço por diferentes técnicas de captação de imagem por medicina nuclear, não são facilmente disponíveis, tampouco foram amplamente validados.

O aumento no risco de infecções graves resulta principalmente do incremento na incidência daquelas causadas por bactérias encapsuladas, como *Streptococcus pneumoniae*, *Haemophilus influenzae* e *Neisseria meningitidis*. Todavia, a anesplenia associa-se ao aumento da gravidade de infecções causadas por outras bactérias, como *Capnocytophaga* spp. e *Bordetella holmesii*, e parasitas como *Babesia* spp. e *Plasmodium falciparum*. Idades abaixo de 5 ou acima de 50 anos e períodos menores que 3 anos desde a remoção cirúrgica do baço têm sido associados a maior risco de infecções graves. Da mesma forma, a ocorrência de um episódio de sepse após a esplenectomia parece predizer maior probabilidade de episódios subsequentes. A coexistência de outras condições imunodepressoras, como infecção por HIV, uso de medicações imunossupressoras e doenças do colágeno, pode influenciar o risco individual de infecções.

AVALIAÇÃO CLÍNICA

A ocorrência de manifestações sugestivas de infecção sistêmica em pacientes imunocomprometidos demanda avaliação médica urgente, tendo em vista o risco elevado de agravamento e morte nesses pacientes. A abordagem na unidade de emergência deve ser multiprofissional e célere. É importante que o paciente e seus familiares tenham conhecimento dos riscos infecciosos inerentes a cada fase do seu tratamento, para que o reconhecimento do evento infeccioso e a procura por serviços de emergência sejam precoces.

As abordagens diagnósticas e terapêuticas dos grupos específicos de hospedeiros imunocomprometidos aqui enfocados apresentam elementos comuns e outros que variam de acordo com as características individuais do paciente e o subgrupo ao qual pertence. Alguns aspectos gerais, entretanto, são dignos de nota. É necessário manter elevado nível de suspeição para o diagnóstico de infecção nessa população, pois a imunodepressão abranda a resposta inflamatória, tornando menos frequente e mais tardia a ocorrência de sintomas e sinais clínicos de localização do quadro infeccioso.

Nos receptores de transplante de órgão sólido, alterações anatômicas e funcionais decorrentes da cirurgia para implantação do enxerto podem criar dificuldades adicionais para o reconhecimento das manifestações de infecção. No receptor de transplante pulmonar, p. ex., a denervação do órgão, a redução da função mucociliar e a supressão do reflexo da tosse podem mitigar as manifestações de uma pneumonia. Além de dificultarem o reconhecimento de complicações infecciosas, esses fatores podem levar à subestimação de sua gravidade. O rápido agravamento clínico pode suceder as manifestações clínicas iniciais, por vezes brandas, com elevada mortalidade. Além disso, ao elaborar um plano de investigação diagnóstica, é importante ter em mente que, frequentemente, as complicações infecciosas se apresentam com manifestações atípicas nos hospedeiros imunocomprometidos.

A avaliação diagnóstica deve ser iniciada com a realização de história clínica detalhada, a fim de caracterizar as manifestações clínicas e sua duração, bem como a presença de fatores que podem influenciar o risco de infecção, sua etiologia e potencial gravidade, como comorbidades, tempo desde o último tratamento (em casos de quimioterapia) ou desde o transplante, infecções prévias, medicamentos em uso atual, entre outros (ver "Epidemiologia"). Além disso, devem-se investigar antecedentes que possam indicar a possibilidade de exposição comunitária relevante a infecções (contato interpessoal com possível fonte, hábitos de vida, histórico de viagens recentes etc.). Em razão da crescente relevância da resistência a antimicrobianos, é importante avaliar se o paciente apresenta fatores de risco para infecções resistentes a antimicrobianos (p. ex., uso de antibióticos e hospitalizações recentes, evidência de colonização por bactéria multidroga-resistente). Alguns aspectos da avaliação clínica merecem particular atenção.

Febre

Na maioria dos casos, a febre será a única manifestação relatada pelo paciente. Por outro lado, é importante reconhecer que a ausência de febre não afasta a possibilidade de infecções em indivíduos que apresentem outras manifestações compatíveis.

A febre isolada em indivíduos oncológicos, onco-hematológicos e transplantados de medula pode ser um evento de extrema importância caso o paciente esteja com neutropenia. Neutropenia febril é uma síndrome caracterizada por febre ou qualquer outro sinal ou sintoma relacionado à infecção em indivíduo com neutropenia. Essa síndrome está relacionada a altas taxas de mortalidade se não identificada e manejada rapidamente, sendo considerada uma emergência médica. O reconhecimento da síndrome e a abordagem diagnóstica e terapêutica devem ser imediatos. No primeiro atendimento, a abordagem de um paciente oncológico ou onco-hematológico com febre deve incluir hemograma, para excluir ou confirmar a presença de neutropenia. Quando a neutropenia é identificada, a coleta de hemoculturas é essencial, pois em uma parcela significativa há infecção de corrente sanguínea associada (entre 5 a 30%). Como o rastreio de possíveis focos infecciosos pelo exame físico pode estar prejudicado pela neutropenia, exames de imagem frequentemente são necessários.

Caso o paciente tenha um cateter venoso implantado, é necessária uma avaliação do sítio do cateter em busca de sinais inflamatórios.

Pele e partes moles

Manifestações infecciosas em pele e partes moles podem caracterizar infecções locais ou manifestações de infecções sistêmicas em pacientes imunossuprimidos. O exame clínico da pele e dos fâneros é essencial para o diagnóstico. Lesões únicas ou múltiplas, invasão local, sinais de disseminação linfática ou hematogênica, presença de lesões-satélite, além da presença ou não de sintomas sistêmicos, devem ser caracterizados. A apresentação de celulites, lesões vesiculares, pápulas, placas ou nódulos contribui para a abordagem diagnóstica. Coleta de material por biópsia, aspirado ou raspado faz-se necessária, pois há uma grande distribuição de diferentes patógenos.

Trato respiratório

Infecções do trato respiratório alto e baixo são eventos frequentes em pacientes com câncer e têm etiologias diversas: virais, bacterianas e fúngicas. Deve-se verificar a presença de sintomas sugestivos de acometimento das vias aéreas superiores (dor em orofaringe, otalgia, dor na projeção dos seios da face, coriza, obstrução nasal, gotejamento pós-nasal, celulite periorbitária etc.). O exame rotineiro da cavidade oral pode confirmar a presença de sinais clínicos de faringite e, adicionalmente, revelar a existência de periodontite, gengivite ou mucosite, caracterizadas pela presença de eritema com ou sem ulceração. A observação de lesões ulceradas na mucosa nasal ou de lesão necrótica no palato pode indicar a presença de infecção fúngica invasiva, particularmente mucormicose.

As pneumonias podem se apresentar com sintomas não específicos, como febre, dispneia, dor torácica, tosse, ou mesmo de maneira pouco sintomática, em especial em neutropênicos. A apresentação, a etiologia e o prognóstico dessas infecções se relacionam com o tipo e a gravidade da imunossupressão. Cerca de 10% dos pacientes com câncer que desenvolvem pneumonia grave estão neutropênicos no momento da infecção. Fatores como linfopenia, hipogamaglobulinemia, doença pulmonar crônica, tabagismo, uso de corticosteroides e uso de imunobiológicos aumentam o risco e a gravidade dessas infecções.

Nas pneumonias bacterianas, agentes como *Streptococcus pneumoniae*, *Klebsiella pneumoniae* e *Haemophilus* spp. são os mais frequentes. Infecções causadas por bactérias Gram-negativas, incluindo as multidroga-resistentes, são mais frequentes em indivíduos imunossuprimidos, em especial aqueles com história de internação frequente e prolongada. As pneumonias virais, que, no contexto de imunossupressão, são mais graves, podem ou não se associar a sintomas respiratórios altos. A distinção entre eventos bacterianos e virais muitas vezes é difícil, e pode acontecer coinfecção.

Pneumonias fúngicas são eventos menos frequentes e se relacionam a intensa imunossupressão. Os fungos filamentosos, entre eles *Aspergillus* spp., são os agentes mais frequentes, mas estão associados a neutropenia prolongada (> 7 dias) e intensa imunossupressão (p. ex., doença enxerto contra hospedeiro). A pneumocistose é rara em indivíduos em uso de profilaxia com sulfas, mas deve ser incluída no diagnóstico diferencial em pacientes que não estejam em uso de quimioprofilaxia e apresentam condições que elevam o risco dessa complicação, como: corticoterapia por mais de 1 mês com dose equivalente a ≥ 20 mg/dia de prednisona na presença de outros fatores de imunocomprometimento (uso combinado de outros imunossupressores e algumas neoplasias hematológicas, p. ex.); tratamento atual ou recente com alentuzumabe, temozolomide e idelasilibe; receptores de transplante de células-tronco hematopoiéticas alogênico ou de transplante de órgão sólido há menos de 6 meses ou com fatores que elevem o risco mesmo fora desse período (uso de imunossupressão intensa para tratamento de doença enxerto contra hospedeiro ou rejeição ao órgão enxertado, transplante de pulmão em qualquer momento); e pacientes em tratamento para leucemia linfocítica aguda.

A tuberculose incide com frequência aumentada em condições como transplantes de órgãos sólidos, transplante de células-tronco hematopoiéticas alogênico, tratamento com inibidores de TNF-alfa ou uso prolongado de corticoterapia em dose equivalente a ≥ 20 mg/dia de prednisona por mais de 1 mês. Nesse grupo de pacientes, há grande aumento na proporção de casos com apresentações pulmonares atípicas ou formas disseminadas que podem incluir quadros pouco usuais (p. ex., doença cutânea, otite externa, abscessos hepáticos ou em outros órgãos). O risco de tuberculose aumenta nos casos não submetidos a um adequado rastreamento clínico e laboratorial para tuberculose latente ou que não tenham recebido o tratamento apropriado após esse diagnóstico.

Por fim, é importante considerar que complicações pulmonares agudas podem resultar de pneumotoxicidade induzida por drogas, como os inibidores de mTOR (sirolimo, everolimo) e de várias drogas antineoplásicas (bleomicina, clorambucil, ciclofosfamida, gencitabina, entre outras).

Aparelho digestivo

Em infecções abdominais e hepáticas, em geral, há uma combinação variável de sinais e sintomas, como dor abdominal, vômitos e alterações do trânsito intestinal (diarreia, constipação), frequentemente somada a alterações bioquímicas (alterações de enzimas hepáticas, amilase, lipase, entre outras).

Essas alterações podem estar relacionadas a uma gama de condições patológicas que abrangem: gastroenterites causadas por patógenos comumente adquiridos na comunidade (norovírus, adenovírus, rotavírus, *Escherichia coli*, *Salmonella* spp., *Shigella disenteriae*, *Entamoeba histolytica*, *Cryptosporidium parvum*); colite associada a *Clostridioides difficile* (particularmente em pacientes com tratamento antimicrobiano ou hospitalização recentes); complicações intestinais associadas a agentes oportunistas, como citomegalovírus (frequente em receptores de transplantes); listeriose; hiperinfecção/doença disseminada por *Strongyloides stercoralis* (particularmente nos usuários de corticoterapia); e colite (tiflite) neutropênica, observada em pacientes com mucosite e que desenvolvem inflamação transmural do ceco, íleo terminal e cólon ascendente, podendo evoluir para perfuração intestinal com peritonite e formação de abscesso.

A possibilidade de perfuração intestinal deve também ser considerada nos pacientes oncológicos com manifestações compatíveis que tenham sido tratados com inibidores da angiogênese, como bevacizumabe, ramucirumabe, sorafenibe e sunitinibe. Embora a perfuração intestinal associada a essas drogas ocorra nos primeiros 3 meses subsequentes a seu uso, ela pode ser esporadicamente observada em indivíduos tratados com bevacizumabe há mais de 1 ano. Colites com gravidade variável, por vezes complicando com perfuração intestinal, podem também resultar de evento adverso imunologicamente relacionado decorrente do uso de certos inibidores de ponto de controle, como os inibidores do antígeno 4 associado ao linfócito T citotóxico (CTLA-4), p. ex., ipilimumabe, e PD-L1, p. ex. nivolumabe, pembrolizumabe.

O surgimento de hepato e/ou esplenomegalia em indivíduos com deficiência da resposta imune celular pode sinalizar a ocorrência de formas disseminadas de infecções oportunistas, como a tuberculose e a histoplasmose.

A reativação ou a progressão de hepatites virais também podem ocorrer em indivíduos imunossuprimidos. Pacientes com *status* sorológico de infecção prévia pelo vírus da hepatite B (HBsAg+ ou anti-HBc+) sob quimioterapia, em tratamento de doenças autoimunes ou submetidos a transplante de células-tronco hematopoiéticas ou de órgão sólido apresentam altas frequências de reativação. Os tratamentos considerados de maior risco são aqueles envolvendo alguns anticorpos monoclonais anti-CD20 (como rituximabe), anti-TNF e altas doses de corticosteroides. A presença de anticorpo anti-HBs reduz, mas não elimina, o risco de reativação. Sua apresentação clínica pode abranger desde a reativação assintomática até uma descompensação hepática grave.

Devem-se ter em mente, ainda, as modificações anatômicas observadas em transplantes heterotópicos, como no caso do transplante renal, em que o enxerto é colocado em uma das fossas ilíacas (fora da posição anatômica do órgão). Assim, a dor associada à pielonefrite do enxerto ou a complicações cirúrgicas, como abscesso perienxerto, se localizará na fossa ilíaca correspondente e não na região lombar.

É importante considerar, na avaliação diagnóstica, que eventos não infecciosos, como a mucosite e a doença enxerto contra hospedeiro no transplante alogênico de células hematológicas, frequentemente mimetizam ou acompanham as infecções abdominais. Em alguns estudos, sugere-se que a maioria dos quadros diarreicos observados em receptores de transplantes de órgãos surja como evento adverso decorrente do uso de variadas drogas, entre as quais destacam-se imunossupressores, como o micofenolato de mofetila, os inibidores de calcineurina (tacrolimo, ciclosporina) e os inibidores de proteína mTOR (sirolimo, everolimo).

Sistema osteoarticular

A avaliação do sistema osteoarticular é particularmente relevante nos indivíduos com artrite reumatoide, nos quais há risco aumentado de ocorrência de artrite séptica, especialmente aqueles com doença articular erosiva de longa duração sob corticoterapia. Frequentemente, seu surgimento é confundido com a exacerbação da doença de base, resultando em retardo médio de 1 até 3 semanas no diagnóstico correto, elevando as chances de comprometimento articular irreversível e de óbito. Qualquer exacerbação de artrite com distribuição mono ou mesmo oligoarticular, especialmente se acompanhada de eritema sobre a junta (achado menos frequente nas exacerbações de artrite reumatoide), justifica a suspeita de complicação infecciosa.

Trato urinário

As infecções do trato urinário (ITU) em pacientes imunossuprimidos associam-se frequentemente a manifestações frustras e à ausência de piúria, fatores que dificultam seu reconhecimento. Manifestações como disúria, hematúria, polaciúria, urgência urinária, dor suprapúbica, dor lombar e/ou sobre o enxerto renal (no caso de receptores de transplante renal), quando presentes, sinalizam o acometimento do trato urinário. Especial atenção deve ser dada para identificar obstruções na drenagem do sistema urinário por cálculos, tumores, massas ou linfonodos.

Sistema nervoso central

O manejo de infecções em pacientes com doenças onco-hematológicas é um desafio, pois muitos sintomas neurológicos podem estar associados à doença de base ou a seu tratamento.

Manifestações neurológicas em pacientes imunossuprimidos (como cefaleia de surgimento recente ou intensidade maior que a habitual, rebaixamento do nível de consciência, alterações de comportamento, sinais de hipertensão intracraniana, rigidez de nuca, convulsões e déficits sensitivos ou motores) devem necessariamente ser investigadas. A resposta inflamatória diminuída pela imunossupressão pode levar a manifestações clínicas mais brandas, ou mesmo atípicas.

A etiologia das infecções de SNC é mais diversificada que a observada entre os imunocompetentes. Nas meningites agudas, há um aumento do risco de infecções por *Listeria monocytogenes* e, entre os pacientes neutropênicos, de infecções por Gram-negativos, incluindo *Pseudomonas* spp. Meningites por Gram-negativos e por *Enterococcus* spp. podem surgir como complicação em pacientes com estrongiloidíase disseminada. Nos casos de meningite com evolução subaguda/crônica, destacam-se os causados por *Cryptococcus* spp. e *M. tuberculosis*. Raramente, amebas de vida livre podem causar quadros de meningoencefalite de evolução aguda (*Naegleria fowleri*) ou subaguda (*Acanthamoeba* spp. e *Balamuthia mandrilaris*). Entre os patógenos virais associados a meningoencefalites agudas, destacam-se vários membros da família *Herpesviridae*, como vírus herpes simples 1, citomegalovírus, vírus Varicella-zoster e o herpesvírus humano 6, todavia, outros agentes, como diferentes arbovírus, enterovírus, vírus da coriomeningite linfocítica e BK-poliomavírus, têm sido descritos.

Os abscessos cerebrais em imunocomprometidos também têm etiologia mais variada, abrangendo, além dos patógenos comumente observados em imunocompetentes, doenças causadas por agentes oportunistas, como aspergilose em situações como neutropenia longa, após transplante de células-tronco hematopoiéticas ou de órgão sólido. Outras causas de abscesso cerebral em situações de dano imune celular incluem toxoplasmose, nocardiose, criptococose e micobacterioses.

Diversas condições não infecciosas devem ser consideradas no diagnóstico diferencial nos casos com manifestações de doença de SNC, como: AVC; doença neoplásica metastática ou primária de SNC (incluindo a doença linfoproliferativa pós-transplante); acometimento decorrente da própria doença de base (associados a vasculites ou ao lúpus, p. ex.); além de eventos adversos associados a diferentes drogas, incluindo os imunossupressores. Os inibidores de calcineurina, p. ex., podem causar cefaleia, confusão, tremor, convulsão, neuropatia periférica, síndromes cerebelares ou leucoencefalopatia posterior reversível.

DIAGNÓSTICO LABORATORIAL

No atendimento de emergência a pacientes imunossuprimidos com suspeita de infecção, deve-se coletar imediatamente de duas ou três amostras de sangue para cultura de bactérias aeróbias, anaeróbias e de fungos. Nos pacientes com cateter vascular implantado, uma das amostras de sangue para hemocultura deve ser coletada por meio do dispositivo, por profissional treinado, utilizando técnica asséptica. Amostras de sangue devem ser encaminhadas também para contagem completa de células sanguíneas com diferencial e avaliação bioquímica, incluindo transaminases hepáticas, bilirrubina, eletrólitos, creatinina sérica, ureia e lactato sérico.

Em receptores de transplante renal, a coleta de amostra de urina para cultura é parte obrigatória da rotina de investigação, tendo em vista que as ITU representam a mais frequente complicação infecciosa em receptores de transplante renal e que manifestações de acometimento do trato urinário estão ausentes na maioria dos casos nesse grupo específico de pacientes. Nas demais populações de pacientes, a realização de urinocultura não é indicada de modo rotineiro, mas está indicada nos casos com elementos clínicos e epidemiológicos que justifiquem a suspeita de ITU.

Usualmente, a coleta de amostras de sangue para testes sorológicos não é de utilidade para a definição de conduta no atendimento emergencial, tendo em vista que a soroconversão no paciente imunossuprimido é tardia e pode até não ocorrer.

Por outro lado, a depender da síndrome clínica exibida pelo paciente, a coleta de amostra para pesquisa direta de agentes infecciosos e cultura de outros sítios deve ser tentada, lançando-se mão de técnicas invasivas de acordo com a necessidade. No caso de biópsias de tecido, a análise histopatológica pode fornecer dados relevantes para a inferência do agente infeccioso e para a diferenciação com complicações de natureza não infecciosa (p. ex., neoplásicas). A pesquisa de antígenos de diferentes agentes infecciosos e técnicas moleculares como a PCR são técnicas suplementares importantes para aumentar o rendimento e, em muitos casos, acelerar a elucidação diagnóstica.

A depender do contexto clínico, os métodos de imagem podem fornecer elementos importantes para guiar a elucidação diagnóstica e a abordagem terapêutica. Tendo em vista o menor rendimento dos métodos radiográficos convencionais, a avaliação por imagem desses pacientes, em geral, depende da utilização de métodos mais sensíveis, como a TC. É importante ter em mente que nenhum achado de imagem é suficiente para estabelecer o diagnóstico etiológico e, por isso, não dispensa a necessidade de coleta de amostras clínicas para diagnóstico microbiológico.

Considerados esses princípios gerais, a abordagem diagnóstica deverá ser ajustada para atender às especificidades da síndrome clínica apresentada pelo paciente.

Nos casos com manifestações respiratórias, a avaliação por imagem dos seios paranasais e pulmões, preferencialmente por TC, deve ser solicitada. A depender desses resultados, a coleta de amostras respiratórias (aspirado de seios paranasais, escarro espontâneo ou induzido, lavado broncoalveolar) deve ser considerada. A composição do painel para diagnóstico microbiológico dependerá da apresentação clínica e radiológica, além da estratificação de risco baseada na imunossupressão. Com base nesses dados, deverão ser considerados a pesquisa direta e o cultivo, a pesquisa de antígenos (de influenza, SARS-CoV-2, pneumococo, *Legionella pneumophila*, galactomanana de *Aspergillus*, de *Histoplasma* etc.) e a realização de métodos moleculares para a gama de patógenos considerados relevantes para cada contexto.

Nos pacientes com manifestações sugestivas de ITU, a coleta de amostra de jato médio de urina para cultura deverá ser realizada rotineiramente. Nos pacientes com elementos clínicos sugestivos de obstrução ou que se apresentem com sepse grave, a avaliação adicional por imagem do trato urinário (USG ou, preferencialmente, TC) deve complementar o diagnóstico.

Na presença de dor abdominal aguda, deve ser considerada a avaliação por imagem do abdome e da pelve para investigar a possibilidade de complicações relacionadas a diferentes contextos de imunossupressão, como a tiflite no neutropênico grave e complicações técnicas relacionadas ao tratamento de tumores ou à realização de transplantes de órgãos abdominais. Métodos endoscópicos podem auxiliar na diferenciação entre causas infecciosas e não infecciosas de complicações situadas em diferentes segmentos do TGI, não apenas por meio da visibilização de lesão com aspecto característico (p. ex., esofagite por *Candida* spp.), mas também por possibilitar a coleta de espécimes para diagnóstico microbiológico e histopatológico (p. ex., biópsias de lesões mucosas e aspirado duodenal nos casos de possível hiperinfecção por *Strongyloides stercoralis*). Nos casos que se apresentem com diarreia aguda, deve-se indicar a coleta de amostras de fezes para a realização de coprocultura, pesquisa de parasitas por microscopia ou pesquisa de antígeno, e métodos para investigação de colite por *Clostridioides difficile*, como a pesquisa de toxinas A e B produzidas pelo patógeno, com ou sem rastreamento prévio por meio da pesquisa de glutamato desidrogenase ou PCR para *C. difficile*. Havendo disponibilidade, a realização de painel molecular para patógenos entéricos amplia o rendimento diagnóstico, especialmente virais (norovírus, p. ex.) e *Campylobacter* spp.

Os indivíduos com suspeita de infecção do SNC devem inicialmente ser investigados por imagem (TC e/ou RNM). A punção lombar deve ser consideradadepois de terem sido afastadas suas contraindicações. É fundamental a avaliação especializada neurológica concomitante. A avaliação laboratorial da amostra liquórica deve incluir, além das análises rotineiras de celularidade e parâmetros bioquímicos (glicose, proteínas, lactato), pesquisa de agentes infecciosos por exame direto microscópico corado por Gram, tinta da China e Ziehl-Neelsen; pesquisa de antígeno criptocócico; cultivo para bactérias, micobactérias e fungos; teste VDRL; e métodos moleculares para a detecção de pneumococo, meningococo, *H. influenzae*, *M. tuberculosis*, enterovírus e vírus da família *Herpesviridae*. Conforme o contexto clínico-epidemiológico, a inclusão de testes moleculares para outros patógenos (p. ex. arbovírus, vírus JC) deve ser considerada.

Em casos com suspeita de artrite séptica, está indicada, sempre que possível, a coleta de amostra de líquido sinovial para cultura antes do início da antibioticoterapia; todavia, a depender da articulação acometida (p. ex., quadril), a obtenção dessa amostra no contexto do atendimento de emergência dificilmente será factível. Nos casos em que se obtiver a amostra, devem ser solicitados exame direto pelo Gram e cultura, além de análise da celularidade e pesquisa de cristais por microscopia de luz polarizada. Em pacientes com vida sexual ativa, o uso de método molecular para detecção de gonococo eleva o rendimento diagnóstico. É importante considerar que resultados negativos do Gram (sensibilidade relatada na faixa de 30 a 50%) e das culturas de líquido sinovial (sensibilidade de 60 a 90%) e sangue (sensibilidade de 25 a 70%) não são suficientes para excluir o diagnóstico, mesmo quando a amostra é coletada antes do início de antibioticoterapia empírica. Nos casos sem detecção de microrganismos na análise do líquido sinovial ou das hemoculturas, a presença de > 50.000 leucócitos/mm^3 no líquido sinovial sugere fortemente o diagnóstico de infecção. Apesar disso, infecções podem estar presentes mesmo nos casos com contagens mais baixas, particularmente nos pacientes com maior grau de imunossupressão ou com uso prévio de antibioticoterapia. Nos casos em que não seja possível a coleta de amostra de líquido sinovial, valores de procalcitonina sérica superiores a 0,25 ng/mL são sugestivos de complicação infecciosa, mesmo que valores abaixo desse ponto de corte não afastem o diagnóstico em razão da limitada sensibilidade observada com esse biomarcador.

A depender da manifestação clínica, podem ser acrescentados a coleta de amostras para cultura de outros sítios, painéis diagnósticos laboratoriais ou exames de imagem.

DIAGNÓSTICO DIFERENCIAL COM QUADROS NÃO INFECCIOSOS

Uma ampla gama de quadros não infecciosos pode mimetizar a apresentação clínica de infecções. É importante considerá-los para adequar o direcionamento da investigação diagnóstica e também para avaliar a interrupção precoce de fármacos que podem estar relacionados às manifestações observadas (no caso, p. ex., da suspeita de pneumonia por sirolimo ou manifestações neurológicas de toxicidade por inibidores de calcineurina), enquanto aguarda-se a exclusão de outras possibilidades diagnósticas. A seguir, são mencionadas resumidamente algumas dessas condições não infecciosas relevantes para o diagnóstico diferencial, em complementação ao que já foi mencionado nos itens "Aparelho digestivo", "Trato respiratório" e "Sistema nervoso central":

- Manifestações clínicas da própria doença de base: no caso das neoplasias e doenças autoimunes.
- Complicações decorrentes dos transplantes: diferentes síndromes associadas à rejeição ao órgão transplantado e à doença do enxerto *versus* hospedeiro (nesse caso, febre, erupção cutânea, diarreia, icterícia).
- Síndromes de reconstituição imune: descritas em receptores de transplantes de órgãos durante o tratamento para tuberculose e criptococose. Caracterizam-se pelo recrudescimento das manifestações clínicas ou pelo surgimento de novos sinais e sintomas, sem evidência de falha terapêutica ou ocorrência concomitante de alguma outra condição que explique a piora do quadro clínico. Síndromes de reconstituição imune podem ser também um evento adverso imune associado a intervenções terapêuticas, como o uso de inibidores de pontos de controle (p. ex. ipilimumabe, pembrolizumabe, nivolumabe, atezolizumabe). Nesse caso, as manifestações de reconstituição imune surgem, em geral, entre a terceira e a oitava semanas após o tratamento, e podem traduzir-se em ampla variedade de manifestações, como febre, fadiga e alterações cutâneas (prurido, vitiligo, erupções maculopapulares, síndrome de Stevens-Johnson, necrólise epidérmica tóxica), gastrointestinais (náuseas, diarreia, colite, perfuração intestinal); hepáticas (icterícia, colúria, acolia, hepatomegalia, elevação de aminotransferases), endócrinas (hipopituitarismo, insuficiência adrenal, hipo ou hipertireoidismo) e hematológicas (hemólise, trombocitopenia), além de pneumonite, miocardite, nefrite e uveíte.
- Síndrome de liberação de citocinas: pode ser observada especialmente com a primeira dose de anticorpos antilinfócitos policlonais ou monoclonais anti-CD3, sendo mais frequente e intensa com os últimos. Decorre da liberação súbita de citocinas, como a IL-2, IFN-gama, IL-6 e TNF-alfa, secundária à destruição de linfócitos. Caracteriza-se por manifestações de gravidade variável, que incluem febre, calafrios, cefaleia, náuseas, vômitos e diarreia. A intensa liberação de citocinas pode ocasionar aumento da permeabilidade capilar, que pode resultar em hipo-

tensão, edema pulmonar e encefalopatia. Síndrome semelhante pode ser observada com o uso de terapias imunes introduzidas mais recentemente, como o blinatomumabe (anticorpo biespecífico ativador das células T) e a infusão de células T com receptores quiméricos de antígeno (terapia celular CAR-T).

ABORDAGEM TERAPÊUTICA NA EMERGÊNCIA

Aspectos gerais

O emergencista desempenha papel fundamental no diagnóstico urgente, na estabilização e no tratamento de indivíduos imunocomprometidos que procuram atendimento de urgência com manifestações clínicas de infecção. O início tempestivo de terapia antimicrobiana apropriadamente direcionada pelas características epidemiológicas de cada grupo de pacientes imunocomprometidos é fundamental para reduzir o risco de óbito decorrente de infecção. A consulta com especialistas em infectologia é importante para garantir uma maior probabilidade de sucesso terapêutico.

Sinais vitais devem ser constantemente rastreados diante da rápida evolução para quadros graves e sepse. O manejo da sepse em pacientes imunossuprimidos deve seguir as mesmas recomendações do manejo de sepse em indivíduos imunocompetentes.

Na avaliação de pacientes neutropênicos, é importante reconhecer fatores que predizem maior risco de progressão para a gravidade, como a presença de comorbidade importante ou instabilidade clínica, câncer não controlado ou em progressão, receptor de transplante de medula óssea alogênico, neutropenia prolongada e grave, disfunção hepática, disfunção renal, presença de pneumonia ou manifestação clínica sistêmica e mucosite graus 3 ou 4. Nessas situações, o manejo do evento deverá ser realizado com a hospitalização do paciente. Já em situações não caracterizadas como de alto risco, o manejo do paciente poderá ser realizado na emergência e a decisão sobre a necessidade ou não de hospitalização dependerá da evolução clínica, após um período de observação de 2 a 12 horas. Cerca de 30% dos atendimentos em emergência para pacientes com câncer se revertem em hospitalizações não programadas.

Na neutropenia febril, recomenda-se o início de um esquema antibiótico empírico, idealmente dentro da primeira hora de atendimento, após a coleta de espécimes para cultura. O esquema empírico tem como objetivo evitar o óbito nas primeiras 48 a 72 horas, até que os resultados das culturas estejam disponíveis. Com exceção de alguns casos de bacteremia por *Streptococcus* alfa-hemolítico, as bactérias Gram-negativas são aquelas que podem causar morte precoce. Assim, o esquema empírico deve ser voltado para a cobertura desses germes.

Os antibióticos betalactâmicos indicados para utilização em monoterapia empírica de pacientes neutropênicos são: ceftazidima, cefepima, piperacilina+tazobactam, imipeném e meropeném. A escolha da terapia empírica deve levar em consideração o histórico prévio do paciente (infecções e colonizações por agentes multidroga-resistentes), a apresentação clínica e sinais de gravidade. O uso de carbapenêmicos como opção empírica inicial, p. ex., deve ser restrito a situações de alta gravidade clínica em indivíduos com documentação prévia de colonização ou infecção por Gram-negativo multidroga-resistente, a fim de minimizar o risco de emergência de resistência a essa classe de antimicrobianos. No paciente com sinais de tiflite, p. ex., a cobertura para bactérias anaeróbias entéricas deve ser garantida no esquema empírico. Assim, nos casos em que a droga básica desse esquema for cefepima, justifica-se o acréscimo de metronidazol. Diante da suspeita de infecção de SNC, o infectologista deve participar da decisão terapêutica com os médicos assistentes. Deve-se contemplar, além da cobertura para *Pseudomonas*, outros Gram-negativos multidroga-resistentes, com antibióticos com adequada penetração no SNC (cefepima, ceftazidima, meropeném), bem como a possibilidade de Gram-positivos (incluindo *Listeria*) no caso de tratamento empírico de meningites e, para encefalites, cobertura com aciclovir em altas doses.

Em pacientes com evidência de colonização prévia por bactéria Gram-negativa multidroga-resistente (isolamento em cultura de *swab* retal de vigilância, p. ex.) ou de infecção em um episódio anterior de neutropenia febril, justifica-se que o esquema empírico seja ajustado para cobrir aquele microrganismo.

A cobertura adicional rotineira para bactérias Gram-positivas com vancomicina não é recomendada como parte da terapia empírica inicial. Algumas diretrizes admitem seu uso empírico em casos com infecção de corrente sanguínea sabidamente causada por Gram-positivo que ainda está aguardando identificação e antibiograma, pneumonia grave, infecção de pele e partes moles, suspeita de infecção relacionada a cateter vascular ou instabilidade hemodinâmica. Parte dos especialistas considera, entretanto, que o acréscimo de vancomicina só se justifica quando se confirma o diagnóstico de infecção por *Staphylococcus aureus* resistente à meticilina. Por outro lado, em pacientes com histórico de reação de hipersensibilidade à penicilina, esquemas alternativos compostos pela combinação de vancomicina mais aztreonam ou de clindamicina mais ciprofloxacino podem ser considerados. Pacientes que já estão em profilaxia com fluoroquinolona não devem receber drogas dessa classe como parte da antibioticoterapia empírica para neutropenia febril.

Para pacientes que não sejam considerados de alto risco para complicações e que reúnam condições sociais de realizar tratamento em regime ambulatorial, podem ser usados esquemas empíricos VO que combinem uma fluoroquinolona (ciprofloxacino ou levofloxacino) com amoxicilina+clavulanato (ou clindamicina nos alérgicos à penicilina). Excetuam-se aqueles pacientes que estejam em uso de profilaxia com fluoroquinolona, que tenham evidência microbiológica de colonização ou episódio prévio de infecção em pacientes colonizados por bactérias resistentes aos componentes dos esquemas empíricos VO. Em tais situações, o paciente deve ser hospitalizado e tratado empiricamente com os esquemas descritos para os casos de alto risco.

Anesplênicos

Em pacientes anesplênicos, uma evolução fulminante do quadro infeccioso pode suceder rapidamente manifestações iniciais relativamente brandas e inespecíficas, associando-se a elevada mortalidade. Por essa razão, recomenda-se iniciar imediatamente terapia antimicrobiana empírica em todos os pacientes anesplênicos febris. De preferência, amostras de sangue para cultura devem ser coletadas antes do início da terapia antimicrobiana, porém, caso não seja possível realizar essa coleta rapidamente, o início da antibioticoterapia não deve ser postergado. Tendo em vista a etiologia mais frequente das infecções nessa população, recomenda-se como preferencial o uso de esquema antimicrobiano composto por vancomicina e ceftriaxona.

Doses adequadas para o tratamento de infecções do SNC devem ser utilizadas, uma vez que é elevada a frequência de meningite em indivíduos anesplênicos. No caso de haver manifestações clínicas sugestivas de meningite, ainda que inespecíficas (p. ex., cefaleia e confusão), deve-se iniciar, antes da infusão da primeira dose de antimicrobianos, o uso de dexametasona na dose de 0,15 mg/kg, que deve ser repetida a cada 6 horas e mantida por 4 dias nos casos em que a meningite pneumocócica foi confirmada ou quando essa etiologia não pode ser descartada.

Nos pacientes com um antecedente recente de mordedura ou arranhadura por cães ou outros animais, o esquema empírico deve ser ajustado para cobrir adicionalmente *Capnocytophaga* spp. Isso pode ser feito com a associação entre vancomicina e a combinação piperacilina+tazobactam ou, nos casos com suspeita de meningite, entre vancomicina e meropeném.

O uso de altas doses de imunoglobulina humana (1 g/kg no primeiro dia, seguido de metade dessa dose nos 2 dias subsequentes) é controverso, podendo ser considerado nos casos com hipogamaglobulinemia, nos pacientes sépticos com outras causas concomitantes de imunossupressão ou nos pacientes com CIVD ou hipotensão não resolvida com a infusão de volume.

Receptores de transplante de órgão sólido e de células-tronco hematopoiéticas nas fases pós-pega precoce e tardia

Em contraste com o discutido em relação aos pacientes neutropênicos e aos anesplênicos, não há diretrizes clínicas que orientem o início rotineiro de terapia antimicrobiana empírica em receptores de transplante com infecção suspeita. Tendo em vista, no entanto, a possibilidade de rápido agravamento dos quadros de infecção, a hospitalização e o início de terapia antimicrobiana empírica devem ser criteriosamente considerados nesses casos, após a coleta de amostras para investigação microbiológica apropriada.

A escolha da composição do esquema terapêutico empírico deve considerar a apresentação clínica e os fatores epidemiológicos de risco observados em cada caso específico. Em relação à apresentação clínica, importa considerar os sinais de gravidade e as síndromes clínicas observadas. No tocante aos fatores epidemiológicos, merecem atenção: a modalidade de transplante (rim, fígado, pulmão etc.), o tempo desde sua realização, o esquema de imunossupressão básico em uso, o tratamento recente para episódios de rejeição, exposições comunitárias ou nosocomiais relevantes e a presença de cateter vascular. A prevalência de colonização por bactérias multidroga-resistentes é maior entre indivíduos transplantados e sua presença deve sempre ser considerada na escolha do esquema empírico, especialmente nos pacientes com sinais clínicos de sepse e naqueles com história de tratamento antimicrobiano ou hospitalizações nos últimos 6 meses.

A implementação precoce de intervenções para eliminação de focos, como coleções infectadas, tecidos desvitalizados, alterações anatômicas (como obstruções urinárias e biliares) e dispositivos invasivos que possam contribuir para a persistência do quadro de infecção, é de fundamental importância para o sucesso terapêutico.

O acréscimo de cobertura empírica para doenças oportunistas pode ser excepcionalmente considerado em casos graves, nos quais os dados epidemiológicos, clínicos e eventualmente de imagem sugiram a probabilidade de infecções fúngicas (como pneumocistose, candidemia, aspergilose), micobacterianas (p. ex. casos suspeitos de meningite tuberculosa), virais (incluindo tratamento com aciclovir para casos suspeitos de encefalite herpética e tratamento para influenza em pacientes com síndrome respiratória aguda grave) e parasitárias (como nos casos com apresentação compatível com neurotoxoplasmose). Nesses casos, a decisão de ampliar a cobertura antimicrobiana empírica deve levar em conta o risco implícito de maior toxicidade.

Da mesma forma, as interações medicamentosas esperadas devem ser checadas em cada caso, de maneira que seja possível monitorar seus efeitos, além de evitar o uso de combinações contraindicadas. Algumas das interações merecem atenção especial nessa população. Os níveis sanguíneos de imunossupressores comumente usados em receptores de transplantes, como os inibidores de calcineurina (ciclosporina, tacrolimo) e de mTOR (sirolimo, everolimo), elevam-se quando usados em combinação com drogas que alentecem a metabolização pelas enzimas do sistema citocromo P450 3A4, como os antifúngicos azólicos (cetoconazol, fluconazol, itraconazol, voriconazol, posaconazol, isavuconazol) e os macrolídeos. Os níveis sanguíneos desses imunossupressores devem ser monitorados durante o período de uso combinado. Além disso, recomenda-se que suas doses sejam reduzidas a 30 a 50% da dose usual, preventivamente, quando o uso combinado com derivados azólicos for iniciado. O uso da rifampicina, potente indutor das enzimas do citocromo P450 3A4, por outro lado, acelera a metabolização dos inibidores de calcineurina e de mTOR, sendo também recomendada a monitoração do nível sanguíneo ao longo do uso combinado, que deve ser precedido pelo aumento em 100% das doses usuais daqueles imunossupressores. O uso combinado de inibidores de calcineurina com aminoglicosídeos ou anfotericina B potencializa a nefrotoxicidade dessas drogas. De maneira semelhante, a mielotoxicidade do micofenolato de mofetila e da azatioprina pode ser potencializada pelo uso concomitante de ganciclovir ou da associação sulfametoxazol+trimetoprima. Os inibidores de calcineurina ainda podem potencializar o risco de prolongamento do intervalo QT que iniciem tratamento com azólicos, fluoroquinolonas e macrolídeos.

A redução ou suspensão transitória de parte dos componentes do esquema de imunossupressão nos pacientes graves como medida adjuvante no tratamento da complicação infecciosa deve ser considerada em conjunto com os especialistas da área. Essa decisão requer prudência e a consideração do risco de rejeição ao enxerto que dela poderá resultar.

Indivíduos sob tratamento imunossupressor por doença do colágeno

Assim como mencionado para os receptores de transplantes, o início de terapia antimicrobiana em ambiente hospitalar deve ser considerado em todos os pacientes dessa população que procurem atendimento na emergência com suspeita clínica de infecção. A composição do esquema antimicrobiano empírico deverá considerar a gravidade do quadro, o sítio provável da infecção e antecedentes que sugiram maior risco de infecção por bactérias multidroga-resistentes, como a exposição recente a tratamento com antibióticos ou hospitalizações, ou ainda a evidência comprovada de colonização. O acréscimo de cobertura empírica para doenças oportunistas (p. ex., antifúngicos, doses altas de cotrimoxazol, esquema tuberculostático) deve ser analisado individualmente, com base na gravidade clínica e no risco estimado de infecção pelo agente oportunista em relação ao esquema terapêutico imunossupressor em uso.

PREVENÇÃO

O atendimento a casos de complicações infecciosas em imunocomprometidos oferece oportunidade para uma revisão da adesão a medidas de prevenção de infecção que compreendem diferentes aspectos, como hábitos de vida, uso de profilaxias antimicrobianas primárias (p. ex., para pneumocistose em certos grupos de imunossuprimidos, como receptores recentes de transplantes de órgãos, indivíduos tratados com alentuzumabe, entre outros; para pneumococo em anesplênicos com menos de 5 anos de idade ou que tenham história prévia de sepse pneumocócica; profilaxia antiviral para prevenir a reativação de hepatite B em pacientes HBsAg positivos ou isoladamente soropositivos para anti-HBc tratados com imunobiológicos, como rituximabe ou alentuzumabe), tratamento de tuberculose latente em receptores de transplante ou usuários de bloqueadores de TNF-alfa que apresentam critérios para sua indicação e atualização da cobertura vacinal. Esta última medida merece atenção especial.

Vários eventos infecciosos podem ser prevenidos pela imunização; no entanto, o ajuste do melhor momento para imunizar esse paciente é necessário tanto para otimizar a resposta imune vacinal quanto pela segurança. Em pacientes oncológicos, onco-hematológicos e transplantados de medula, o calendário vacinal se adapta à fase da doença e ao tipo e à intensidade do tratamento da doença de base. A resposta vacinal pode sofrer influência da imunossupressão, levando a baixas repostas vacinais, assim como a imunossupressão pode ser um fator que contraindique determinadas vacinas pelo risco de adoecimento.

São recomendações gerais para essa população:

- Vacinas atenuadas são contraindicadas no decorrer da imunossupressão pelo risco de desenvolvimento de doença vacinal.
- Vacinas inativadas são seguras e devem ser oferecidas aos imunossuprimidos a depender do risco, porém algumas podem necessitar de esquemas vacinais diferenciados em relação à população imunocompetente (p. ex., maior número de doses ou dose dobrada).
- Início do esquema vacinal anterior à imunossupressão é ideal, porém nem sempre possível. O tempo mínimo ideal é de 30 dias prévios ao início da quimioterapia ou da imunossupressão.
- Para vacinas programadas para depois do início do tratamento imunossupressor, deve-se priorizar iniciar após 3 meses do término da quimioterapia ou da radioterapia ou após o início da imunossupressão pós-transplante de órgãos.
- Nos pacientes que serão submetidos à esplenectomia eletiva, o ideal é iniciar o programa de vacinação para microrganismos encapsulados (pneumococo, meningococo, *H. influenzae*) 10 a 12 semanas antes da cirurgia, de modo que possa ser concluído pelo menos 14 dias antes da cirurgia. Nos pacientes submetidos à esplenectomia de urgência, o esquema de imunização para aqueles patógenos deve ser iniciado ao final da segunda semana de pós-operatório, pois dados limitados sugerem que o início mais precoce da imunização se associa a menor efetividade.
- Em pacientes em uso de grande parte dos imunobiológicos, a resposta vacinal é muito reduzida, desse modo, a vacinação deve ser postergada, preferencialmente, para 6 meses após a suspensão de biológicos.
- A vacinação dos contactantes do paciente imunocomprometido é indicada para

reduzir sua exposição a patógenos circulantes. Vacinas de vírus vivo com potencial de circulação de vírus vacinal, como antirrotavírus oral e antipoliomielite atenuada (Sabin), devem ser substituídas por vacinas inativadas ou o contactante deve ser afastado do paciente imunossuprimido por 14 dias após o recebimento delas.

BIBLIOGRAFIA

1. Angarone M, Snydman DR. AST ID Community of Practice. Diagnosis and management of diarrhea in solid-organ transplant recipients: guidelines from the American Society of Transplantation Infectious Diseases Community of Practice. Clin Transplant. 2019; 33(9):e13550.
2. Azoulay E, Russell L, Van de Louw A, Metaxa V, Bauer P, Povoa P, et al. Diagnosis of severe respiratory infections in immunocompromised patients. Intensive Care Med. 2020; 46:298-314.
3. Berman S, Bucher J, Koyfman A, Long BJ. Emergent complications of rheumatoid arthritis. J Emerg Med. 2018; 55(5):647-58.
4. Caterino JM, Adler D, Durham DD, Yeung SJ, Hudson MF, Bastani A, et al. Analysis of diagnoses, symptoms, medications, and admissions among patients with cancer presenting to emergency departments. JAMA Network Open. 2019; 2(3):e190979.
5. Charshafian S, Liang SY. Rapid fire: infectious disease emergencies in patients with cancer. Emerg Med Clin North Am. 2018; 36(3):493-516.
6. Danza A, Ruiz-Irastorza G. Infection risk in systemic lupus erythematosus patients: susceptibility factors and preventive strategies. Lupus. 2013; 22(12):1286-94.
7. Dropulic LK, Lederman HM. Overview of infections in the immunocompromised host. Microbiol Spectr. 2016; 4(4).
8. Dulek DE, Mueller NJ. AST Infectious Diseases Community of Practice. Pneumonia in solid organ transplantation: guidelines from the American Society of Transplantation Infectious Diseases Community of Practice. Clin Transplant. 2019; 33(9):e13545.
9. Fishman JA, Costa SF, Alexander BD. Infection in kidney transplant recipients. In: Knechtle S, Marson L, Morris P (eds.). Kidney transplantation: principles and practice. Elsevier; 2019. p. 517.
10. Grewal K, Krzyzanowska MK, McLeod S, Borgundvaag B, Atzema CL. Outcomes after emergency department use in patients with cancer receiving chemotherapy in Ontario, Canada: a population-based cohort study. CMAJ Open. 2020; 8(3):E496-505.
11. Listing J, Gerhold K, Zink A. The risk of infections associated with rheumatoid arthritis, with its comorbidity and treatment. Rheumatology (Oxford). 2013; 52(1):53-61.
12. Lortholary O, Fernandez-Ruiz M, Baddley JW, Manuel O, Mariette X, Winthrop KL. Infectious complications of rheumatoid arthritis and psoriatic arthritis during targeted and biological therapies: a viewpoint in 2020. Ann Rheum Dis. 2020; 79(12):1532-43.
13. McCreery RJ, Florescu DF, Kalil AC. Sepsis in immunocompromised patients without human immunodeficiency virus. J Infect Dis. 2020; 222(Suppl 2):S156-65.
14. National Comprehensive Cancer Network. NCCN guideline: prevention and treatment of cancer-related infections. NCCN; 2021.
15. Parkin J, Cohen B. An overview of the immune system. Lancet. 2001; 357(9270):1777-89.
16. Pruitt AA. Central nervous system infections in immunocompromised patients. Curr Neurol Neurosci Rep. 2021; 21(7):37.
17. Rubin LG, Schaffner W. Clinical practice: care of the asplenic patient. N Engl J Med. 2014; 371(4):349-56.
18. Schmidt-Hieber M, Silling G, Schalk E, Heinz W, Panse J, Penack O, et al. CNS infections in patients with hematological disorders (including allogeneic stem-cell transplantation). Guidelines of the Infectious Diseases Working Party (AGIHO) of the German Society of Hematology and Medical Oncology (DGHO). Ann Oncol. 2016; 27(7):1207-25.
19. William BM, Corazza GR. Hyposplenism: a comprehensive review. Part I: basic concepts and causes. Hematology. 2007; 12(1):1-13.
20. Wingard JR, Hsu J, Hiemenz JW. Hematopoietic stem cell transplantation: an overview of infection risks and epidemiology. Infect Dis Clin North Am. 2010; 24(2):257-72.
21. Zhong D, Liang SY. Approach to transplant infectious diseases in the emergency department. Emerg Med Clin North Am. 2018; 36(4):811-22.

46

Infecções em idosos

Maisa Kairalla
Ana Elisa Vieira Fernandes Silva
Gabriela Oliveira Leopoldo
Jarbas de Sá Roriz Filho

DESTAQUES

- Idosos são mais suscetíveis a complicações e morte por doenças infecciosas quando comparados a adultos jovens.
- Os profissionais devem se atentar para sinais e sintomas atípicos de infecção nessa população.
- O tratamento de infecções em idosos pode ser dificultado por questões de ajuste de dose para função renal, toxicidade e interações medicamentosas.

INTRODUÇÃO

Os idosos são mais suscetíveis a ter infecções quando comparados aos adultos jovens. Em diversos estudos, propõe-se elucidar a contribuição individual e as alterações imunes fisiológicas (imunossenescência) decorrentes do processo de envelhecimento e da carga das doenças crônicas.

Além da maior suscetibilidade, o idoso está exposto a maior risco de morbidade e mortalidade na maioria dos episódios infecciosos. Estima-se que a taxa de mortalidade por causas infecciosas, no geral, seja até três vezes maior em idosos do que em pacientes mais jovens com a mesma infecção.

Essa elevação das taxas de morbidade e mortalidade provavelmente decorre de vários fatores associados, como doenças crônicas subjacentes, baixa reserva fisiológica e funcional relacionada à idade, reações adversas a medicamentos, e complicações em procedimentos diagnósticos e terapêuticos invasivos.

Um exemplo frequente da união de diversos fatores desencadeantes e de apresentações atípicas de infecções são os idosos residentes em instituições de longa permanência (ILP) para idosos. Essa população geralmente engloba idosos com mais fragilidade, altamente dependentes, com comorbidades em estágios mais avançados e em maior risco de infecções de repetição, inclusive por viverem em comunidades fechadas, fator que favorece a disseminação de infecções.

EPIDEMIOLOGIA

As infecções que acometem idosos com mais frequência são: ITU, pneumonia, diverticulite, endocardite, infecção de pele e de partes moles. A frequência de cada uma delas varia na literatura, mas sabe-se que a pneumonia chega a ser três vezes mais prevalente nos idosos que nos adultos jovens e ITU chega a ser duas vezes mais prevalente.

A pneumonia é a quinta causa de morte na população idosa no Brasil, que representa 70% de todas as vítimas dessa doença. No geral, estima-se que as pneumonias bacterianas correspondem a 60% dos casos, enquanto as virais são responsáveis pelos 40% restantes. O principal agente etiológico da pneumonia adquirida na comunidade (PAC) no idoso é *Streptococcus pneumoniae*, que causa cerca de 50% das pneumonias bacterianas. São também agentes causadores *Haemophilus influenzae* (por volta de 20%, sendo mais comum em doentes com DPOC), *Legionella* sp., outras bactérias Gram-negativas (21 a 37%) e, por último, *Staphylococcus aureus* (cerca de 14%). É importante lembrar, no entanto, que os agentes etiológicos de pneumonia raramente são identificados, e o tratamento na maioria das vezes não será guiado por cultura.

Em relação à ITU, diferentemente de adultos jovens, os patógenos mais comuns incluem não apenas *Escherichia coli*, mas também espécies dos gêneros *Proteus*, *Klebsiella*, *Enterobacter* e, ocasionalmente, *Pseudomonas*. Em idosos, a ITU é a principal causa de internação hospitalar de emergência e também a principal causa de sepse nessa faixa etária, com mortalidade estimada em 33%. Ademais, um estudo mostrou que a ITU é a segunda infecção mais subdiagnosticada na atenção primária, fato que mostra como o diagnóstico adequado no idoso ainda é pouco realizado e sua importância para evitar complicações da infecção, como necessidade de internação e óbito.

A colecistite e a apendicite têm frequência variável, porém tendem a evoluir com maior incidência de abscessos.

As meningites são menos frequentes nos idosos, porém, quando presentes, envolvem principalmente *S. pneumoniae*, com destaque também para *Listeria* sp. As meningites por meningococo e *H. influenzae* são raras nessa faixa etária.

As infecções virais por influenza, reativação de herpes-zóster e gastroenterites também são frequentes, com índices altos de morbidade e mortalidade.

Pacientes idosos são mais acometidos, ainda, por infecções relacionadas à assistência à saúde (IRAS). As mais frequentes são pneumonias, ITU, infecções de corrente sanguínea e infecções do sistema cardiovascular. As demais (como sítio cirúrgico e pele) são menos frequentes.

Em idosos que apresentaram infecção hospitalar, a média de permanência no hospital elevou-se em 15 dias, aumentando consideravelmente os custos da internação e o risco de complicações e iatrogenias. Sabe-se que o uso de dispositivos invasivos, como cateteres e drenos, aumenta a prevalência de infecções por *Staphylococcus aureus*, incluindo resistente à meticilina (MRSA). Um estudo brasileiro mostrou que as bactérias mais frequentes em infecções hospitalares foram, por ordem de prevalência: *Staphylococcus aureus*, *Pseudomonas aeruginosa*, *Klebsiella pneumoniae*, *Staphylococcus* coagulase-negativos, *Enterobacter aerogenes* e *Acinetobacter baumannii*.

A incidência de infecção em idosos residentes em ILP chega a 75%, com pelo menos um episódio de infecção por ano. As infecções mais prevalentes nesses ambientes (75 a

80% de todas as infecções) são ITU, infecções do trato respiratório inferior e infecções de pele e partes moles. Nos EUA, a incidência relatada de infecções nessas instalações aproxima-se de 10 a 20 infecções por 100 residentes por mês.

FISIOPATOLOGIA

As mudanças que ocorrem no sistema imune decorrentes do envelhecimento constituem a chamada imunossenescência. Essas mudanças geram um risco aumentado de inflamações, infecções, doenças autoimunes e malignidade. Durante o envelhecimento imune, de modo geral, há uma diminuição ou disfunção das respostas imunes inata e adaptativa.

Na imunidade inata, há menor atividade quimiotática e fagocítica dos neutrófilos, enquanto as células NK reduzem a capacidade citotóxica, apesar de aumentarem em número absoluto. Na imunidade adaptativa, há atrofia importante do timo, gerando uma redução das células *naïve* circulantes, limitando assim a geração de novas células apresentadoras de antígenos. Também ocorre um desequilíbrio entre os linfócitos T virgens e os de memória, o que dificulta a indução da resposta imune adaptativa, incluindo a produção de imunoglobulinas pelos linfócitos T.

Com o envelhecimento, há perda da expressão de CD28 em linfócitos T. Essa é uma das mudanças mais importantes dessas células, uma vez que o CD28 é o principal correceptor para ativação, proliferação e sobrevivência dos linfócitos T. Estima-se que, ao nascimento, há expressão de CD28 em quase toda a totalidade de linfócitos T. Em octogenários, por outro lado, apenas 10 a 15% das células T periféricas irão expressar essa proteína.

O encurtamento de telômeros e o estresse oxidativo também estão envolvidos na imunossenescência. Estudos apontam que o encurtamento de telômeros reduz a capacidade proliferativa celular, o que explica em parte a diminuição da eficiência imune nos idosos.

SINAIS E SINTOMAS

Indivíduos idosos comumente irão apresentar mais sinais e sintomas atípicos durante um quadro infeccioso (Tabela 1), em comparação com indivíduos mais jovens.

Tabela 1 Sinais e sintomas atípicos de infecções em idosos

Perda de funcionalidade
Piora do estado mental
Início ou intensificação de incontinência urinária e/ou fecal
Perda de peso ou dificuldade de aumentá-lo
Astenia
Fadiga
Apatia
Quedas
Dores generalizadas
Pressão arterial instável
Taquicardia e taquipneia
Febre ausente ou de valor inferior à gravidade do processo infeccioso

A avaliação criteriosa desses sinais e sintomas em idosos é essencial para evitar o atraso no diagnóstico e no tratamento corretos. Quedas, astenia, anorexia, alterações cognitivas e *delirium* são exemplos frequentes dessas manifestações atípicas e que podem ser comuns em quadros infecciosos de etiologia diversa. Esse fato explica por que há percentuais maiores de octogenários internados por pneumonia com *delirium* do que com tosse e febre.

O *delirium* é um estado confusional agudo comum em idosos acometidos por processos infecciosos, consistindo em sinal de alarme (às vezes, é o único sintoma) importante a ser buscado. Profissionais de saúde e familiares atentos à instalação do *delirium* realizam diagnóstico e tratamento mais precoces, reduzindo o risco de desfechos desfavoráveis.

A febre, que é um sinal de alerta básico em processos infecciosos, pode demorar a aparecer no paciente idoso, e quando o faz indica maior gravidade do quadro infeccioso. Durante o processo de envelhecimento, fatores como desnutrição, imobilidade, doenças neurológicas, sarcopenia e até o uso de várias medicações vão interferir na regulação da temperatura, tornando a febre um evento infrequente. Ainda, em virtude da pouca massa muscular, raramente o idoso apresentará calafrios. Deve-se também atentar para a presença de hipotermia, que geralmente indica quadro mais grave.

Os sintomas clássicos de infecções do SNC geralmente também estão ausentes. A rigidez de nuca, p. ex., pode estar prejudicada em pacientes com alterações na coluna vertebral ou síndrome do imobilismo. Nesses quadros, os exames complementares são ferramenta necessária ao diagnóstico.

Em pacientes idosos frágeis, acamados e/ou com comprometimento cognitivo grave, em que muitas vezes o paciente é incapaz de relatar seus sintomas, os sintomas atípicos são ainda mais frequentes. Nesses pacientes, a busca ativa por sítios infecciosos insidiosos é mandatória, por meio de um exame físico minucioso e, muitas vezes, exames complementares. É importante que se busquem infecções comuns nessas pessoas mais debilitadas, como celulite e erisipela, lesões por pressão infectadas, abscessos dentários ou outras infecções em cavidade oral, ITU e infecção pulmonar.

EXAMES COMPLEMENTARES

A triagem de infecção nos idosos deve ser feita de maneira proativa pelo médico, com varredura dos principais sítios infecciosos que mais acometem esses pacientes, uma vez que os sintomas declarados pelo paciente e familiares podem ser insuficientes para guiar o diagnóstico. Para o diagnóstico correto de infecções e suas complicações em idosos, podem ser necessários exames de maior complexidade, que devem ser sempre direcionados e solicitados racionalmente.

De maneira geral, o idoso que chega ao pronto-socorro com suspeita de quadro infeccioso e sem sinais claros de um foco principal se beneficia da realização, além do exame físico minucioso, de exames laboratoriais como hemograma, proteína C reativa, função renal e hepática, eletrólitos, lactato, procalcitonina, coagulograma e RX de tórax. Outros exames de imagem e laboratoriais podem ser necessários a depender do quadro clínico. O grau de suspeição de infecções atípicas e complicações deve ser mais elevado em idosos.

Sempre que possível, os idosos em tratamento de infecções devem ter o microrganismo causador isolado por meio de culturas para direcionamento do tratamento. O uso de antibioticoterapia empírica pode levar à resistência bacteriana em longo prazo e a complicações como infecções secundárias por *Clostridioides difficile*.

Em relação à realização de EAS e urocultura, é sabido que a bacteriúria assintomática é comum em idosos, levando a tratamento desnecessário e aumento da resistência bacteriana. Dessa forma, o médico sempre deve levar em consideração a presença ou não de sintomas e o risco individualizado do paciente, e não apenas esses exames, para definir a instituição de antibioticoterapia.

DIAGNÓSTICO DIFERENCIAL

No contexto de pacientes idosos atendidos em serviços de urgência e emergência, sempre deve entrar no diagnóstico diferencial de pacientes admitidos com rebaixamento do nível de consciência e *delirium* a possibilidade de quadros infecciosos. Especialmente em indivíduos com algum fator de imunossupressão, devem ser considerados outros agentes além de bactérias e vírus, como fungos e outros parasitas menos comuns.

Mesmo com a elevada prevalência de doenças infecciosas em idosos no contexto de emergência, não se deve esquecer outras doenças que também são frequentes nessa faixa etária, especialmente síndrome coronariana aguda e eventos cerebrovasculares isquêmicos e hemorrágicos. Ainda, diante de uma piora clínica aguda de um idoso, sempre devem ser investigados potenciais eventos adversos pelo uso de polifarmácia.

TRATAMENTO

O tratamento de infecções em idosos segue as mesmas recomendações utilizadas para o tratamento de adultos jovens na maioria das situações, mas alguns detalhes devem ser lembrados no momento da instituição da terapêutica.

Deve-se considerar a ampliação da cobertura antimicrobiana diante de pacientes idosos sob maior risco de infecção por germes multidroga-resistentes, como aqueles que têm a necessidade de uso de dispositivo de longa permanência, que se hospitalizaram recentemente, fizeram uso recente de antibióticos e indivíduos institucionalizados.

A dose a ser utilizada dos antibióticos deve considerar o declínio da função renal que ocorre com o envelhecimento e, dessa forma, todas as medicações devem ser ajustadas pela taxa de filtração glomerular estimada. É importante, no entanto, que os idosos não sejam subtratados, especialmente aqueles admitidos com sinais de gravidade para deterioração clínica precoce.

Outro aspecto a ser considerado na prescrição de terapias para o tratamento de infecções em idosos são as possíveis interações medicamentosas que podem ocorrer com a prescrição habitual do doente, bem como o uso de medicações potencialmente inapropriadas para idosos. Os critérios de Beers da American Geriatrics Society existem desde 2011 e são atualizados a cada 3 anos. Muitos antimicrobianos estão incluídos na lista de medicamentos potencialmente inadequados para idosos e devem ter seu uso aplicado com cautela.

Por fim, é sempre importante ponderar sobre benefícios e consequências de determinadas decisões terapêuticas. Em indivíduos idosos gravemente enfermos e com funcionalidade reduzida, deve-se considerar a existência de diretivas antecipadas de vontade e discutir as preferências com o paciente, quando possível, e com familiares próximos ou responsáveis legais sobre a abordagem e tratamentos incisivos das diversas etiologias de infecções.

PREVENÇÃO

No que diz respeito à prevenção de infecções em pacientes idosos, é importante destacar que a vacinação é uma das medidas de maior custo-efetividade para evitar doenças infecciosas nesse grupo. De modo geral, a maioria das vacinas pode ser aplicada em indivíduos idosos. A Sociedade Brasileira de Imunizações (SBIm) em conjunto com a Sociedade Brasileira de Geriatria e Gerontologia (SBGG) orientam a realização das vacinas: influenza, pneumocócica, tríplice bacteriana do tipo adulto (difteria-tétano-coqueluche), hepatites A e B, febre amarela, meningocócica, tríplice viral (sarampo-caxumba-rubéola) e herpes-zóster. Algumas dessas vacinas são disponibilizadas pelo Ministério da Saúde gratuitamente no SUS. As especificidades de cada recomendação fogem do escopo deste capítulo.

Sempre que possível, o idoso atendido em um serviço de saúde, inclusive na emergência, deve ser abordado quanto à sua situação vacinal e orientado a atualizá-la; no entanto, vale salientar que a vacinação deve ser adiada na presença de quadro febril agudo.

Em decorrência da pandemia de Covid-19, iniciada em 2020, e com o surgimento de vacinas que podem prevenir a ocorrência e a evolução para gravidade da doença, os idosos têm sido considerados no Brasil como grupo de prioridade para a realização da vacinação, uma vez que são mais vulneráveis para morbidade e mortalidade pela infecção pelo SARS-CoV-2.

Além da vacinação, podem ser consideradas medidas de prevenção para ocorrência de doenças infecciosas em idosos: controle de comorbidades e cuidados com limpeza e troca de dispositivos (p. ex., gastrostomia, sonda vesical de demora, traqueostomia).

BIBLIOGRAFIA

1. American Geriatrics Society Beers Criteria Update Expert Panel. 2019 updated AGS Beers criteria® for potentially inappropriate medication use in older adults. J Am Geriatr Soc. 2019; 67(4):674-94.
2. Caterino JM, Kline DM, Leininger R, Southerland LT, Carpenter CR, Baugh CW, et al. Nonspecific symptoms lack diagnostic accuracy for infection in older patients in the emergency department. J Am Geriatr Soc. 2019; 67(3):484-92.
3. Freitas EV, Py L, Neri AL, Cançado FAXC, Gorzoni ML, Doll J. Tratado de geriatria e gerontologia. 4.ed. São Paulo: GEN; 2016.
4. Gbinigie OA, Onakpoya IJ, Richards GC, Spencer EA, Koshiaris C, Bobrovitz N, et al. Biomarkers for diagnosing serious bacterial infections in older outpatients: a systematic review. BMC Geriatrics. 2019; 19(1):190.
5. Gbinigie OA, Ordónez-Mena J, Fanshawe TR, Plüddemann A, Heneghan C. Diagnostic value of symptoms and signs for identifying urinary tract infection in older adult outpatients: systematic review and meta-analysis. J Infect. 2018; 77(5):379-90.
6. Halter JB, Ouslander JG, Studenski S, High KP, Asthana S, Supiano MA, et al. Hazzard's geriatric medicine and gerontology. 7.ed. McGraw-Hill Professional; 2017.
7. Jump RLP, Crnich CJ, Mody L, Bradley SF, Nicolle LE, Yoshikawa TT. Infectious diseases in older adults of long-term care facilities: update on approach to diagnosis and management. J Am Geriatr Soc. 2018; 66(4):789-803.
8. Lee SH, Chan RC, Wu JY, Chen HW, Chang SS, Lee CC. Diagnostic value of procalcitonin for bacterial infection in elderly patients: a systemic review and meta-analysis. Int J Clin Pract. 2013; 67:1350-7.
9. Mody L, Riddell J, Kaye K, Chopra T. Common infections. In: Williams BA, Chang A, Ahalt C, Chen H, Conant R, Landefeld CS, et al. (eds.). Current diagnosis and treatment: geriatrics. 2.ed. McGraw-Hill Education; 2014.
10. Mody L. Approach to infection in the older adult. Schmader KE (ed.). UpToDate. Inc. Disponível em: https://www.uptodate.com.
11. Ribeiro AM, Monteiro BRCP, Bastos DKL, Nunes MAS, Souza DCP, Higino TMM, et al. Profile of intestinal parasitoses in the elderly in Brazil: a literature review in the last ten years. RSD. 2020;9(11):e68591110151.
12. Sociedade Brasileira de Imunizações; Sociedade Brasileira de Geriatria e Gerontologia. Guia de vacinação geriatria SBIm/SBGG. 3.ed. 2017.

47

Infecções relacionadas a traumas ortopédicos

Júlia Herkenhoff Carijó
Juliana Arruda de Matos
Luciana Gomes Pedro Brandão
Carolina Arana Stanis Schmaltz

DESTAQUES

- A confirmação microbiológica de uma infecção relacionada a fratura é fundamental para o estabelecimento da melhor terapia para o paciente.
- A administração rápida de antimicrobianos é crucial para a prevenção de infecção nas fraturas expostas. Deve ser realizada idealmente no máximo 3 horas após a fratura.
- O uso de antibiótico profilático de amplo espectro em dose única reduz a incidência de infecção após fixação de fraturas fechadas.

INTRODUÇÃO

As infecções são historicamente a complicação tardia mais comum em pacientes vítimas de politrauma. A osteomielite pós-traumática, ou infecção relacionada a fratura (IRF), ocorre na maioria dos casos depois de uma cirurgia de osteossíntese ou de uma fratura exposta, com taxas que variam entre 1 e 2% em cirurgias de fixação interna após fraturas fechadas, podendo chegar a 50% após fraturas expostas, aquelas nas quais o foco de fratura comunica-se diretamente com o meio externo. O termo "infecção relacionada a fratura" abrange todas as infecções que ocorrem na presença de uma fratura, incluindo infecção em torno de implantes de fratura, não uniões infectadas, infecções hematogênicas que surgem após a consolidação da fratura e infecções em fraturas sem fixação interna.

As IRF são de tratamento complexo, requerem uma abordagem multidisciplinar especializada, levam ao prolongamento da internação hospitalar, implicam por vezes múltiplas abordagens cirúrgicas e tempo prolongado de antibioticoterapia parenteral e acarretam morbidade para o paciente e custo elevado para o sistema de saúde.

FISIOPATOLOGIA E MICROBIOLOGIA

Em geral, a IRF ocorre de forma exógena, em virtude do próprio trauma. Costuma ocorrer durante a inserção do dispositivo de fixação, em casos em que a ferida evolui com problemas de cicatrização, ou por atrasos na cobertura de pele e partes moles em fratura exposta. A via hematogênica, apesar de possível, é rara.

A formação de biofilme na superfície do material de síntese é crucial na patogênese da IRF. Microrganismos em um biofilme escapam ao sistema imune e sobrevivem a concentrações de antibióticos muito maiores, quando comparados aos microrganismos em forma planctônica, portanto, a maioria dos antibióticos aplicados sistematicamente não alcança os níveis terapêuticos necessários. Por esse motivo, o sucesso no manejo de uma IRF requer uma combinação de tratamento cirúrgico e antimicrobiano.

A instabilidade do foco de fratura predispõe à instalação e à persistência da infecção. Embora o mecanismo ainda seja desconhecido, acredita-se que o aumento da irritação dos tecidos moles, dificuldade em revascularização, hematoma e espaço morto em evolução resultantes do excesso de movimento contribuam para o processo infeccioso.

Por outro lado, a estabilidade da fixação fica comprometida quando há persistência de infecção por mais de 2 semanas. Osteoclastos são hiperativados, o excesso de osso é reabsorvido de áreas infectadas adjacentes ao implante e à fratura, levando a falha mecânica, instabilidade, não união e persistência da infecção.

Os fatores de risco associados ao trauma são as fraturas expostas Gustillo-Anderson III, fraturas dos membros inferiores, especialmente as da tíbia proximal e distal, lesão grave de pele e partes moles, politrauma, lesões penetrantes, fraturas secundárias a explosão ou combate e síndrome compartimental. Já os fatores de risco relacionados ao paciente são sexo masculino, diabete melito, tabagismo, história de AVC, insuficiência cardíaca, múltiplas operações anteriores, idade avançada, uso de drogas IV e baixo nível socioeconômico.

Os microrganismos mais comumente envolvidos na etiologia das IRF são *Staphylococcus aureus* (30 a 42%), seguido por *Staphylococcus* spp. coagulase-negativo (20 a 39%), enterobactérias (14 a 27%), anaeróbios (16%) e *Streptococcus* spp. (11%). As infecções polimicrobianas são frequentes (20 a 35%), ocorrem principalmente em pacientes com fraturas expostas e se associam com pior prognóstico. Microrganismos virulentos, como *S. aureus*, predominam nas infecções precoces, enquanto os de baixa virulência, como *Staphylococcus* spp. coagulase-negativo e *Cutibacterium acnes*, são mais frequentemente encontrados em infecções intermediárias e tardias. Bactérias do TGI, como enterobactérias e enterococos, são mais frequentes em fraturas próximas ao períneo. *Clostridioides* spp., encontradas no solo, e *Aeromonas* spp., encontradas em água salobra, são organismos altamente virulentos associados a infecções necrosantes com risco de morte que requerem intervenção cirúrgica imediata.

CLASSIFICAÇÃO

As IRF são tradicionalmente classificadas em agudas e crônicas, conforme relação temporal entre início dos sintomas e data da realização da cirurgia. Nas agudas, os sinais e sintomas estão presentes em 6 semanas após o procedimento cirúrgico, enquanto as crônicas manifestam-se depois desse período. Essa classificação das osteomielites, no entanto, nem sempre é precisa. Uma infecção aguda que evolui por dias a semanas pode progredir para osteomielite crônica, caracterizada pela presença de sequestro ósseo (pedaço de tecido ósseo necrótico, sem vascularização).

Alguns autores classificam as IRF em precoces, quando presentes em até 2 semanas após a cirurgia; intermediárias, identificadas entre 3 e 10 semanas; e tardias, após 10 semanas. Essa classificação é amplamente utilizada para a tomada de decisão terapêutica, uma vez que tem correlação com a fisiopatogenia dessas infecções – infecções precoces teriam biofilmes imaturos; intermediárias, biofilme em maturação; e tardias, biofilmes maduros e osso necrótico.

As fraturas expostas são classificadas (Tabela 1) conforme seu risco de evoluir para infecção, que está relacionado ao tamanho da ferida, grau de contaminação, gravidade da fratura, extensão do acometimento de partes moles e lesão vascular.

MANIFESTAÇÕES CLÍNICAS

As manifestações clínicas das IRF são variáveis e dependem de vários fatores, como duração da infecção, tipo de microrganismo, localização anatômica, mecanismo do trauma que levou à fratura e tipo de cirurgia realizada. A duração da infecção é o parâmetro mais relevante a ser considerado na programação terapêutica.

Nas infecções precoces, que ocorrem até 2 semanas após a fixação, são comuns dor persistente e sinais flogísticos locais como eritema, edema, calor e saída de secreção da ferida operatória, podendo ou não estar associados a febre.

As infecções intermediárias (3 a 10 semanas) e tardias (> 10 semanas) são geralmente causadas por microrganismos menos virulentos, com evolução clínica mais lenta. As principais manifestações clínicas são dor persistente ou evolutiva, falha de cicatrização, pseudoartrose, afrouxamento do implante e, ocasionalmente, surgimento de fístulas. Entretanto, sinais e sintomas clínicos de infecção podem não existir.

DIAGNÓSTICO

Não há critérios uniformes para o diagnóstico de IRF. Recentemente, um consenso foi proposto por especialistas na Europa (Tabela 2) com o intuito de padronizar o diagnóstico. A presença de pelo menos um critério confirmatório define IRF, enquanto a presença de critérios sugestivos requer uma investigação mais aprofundada em busca da confirmação do diagnóstico.

Tabela 1 Sistema de classificação de Gustillo e Anderson e taxa de infecção

Tipo de fratura	Definição	Taxa de infecção associada (%)
I	Exposição < 1 cm, baixo grau de contaminação, cominuição e lesão de partes moles	0-2%
II	Exposição de 1-10 cm, contaminação, lesão de partes moles e cominuição moderadas	2-5%
IIIA	Exposição > 10 cm, alto grau de lesão de partes moles e contaminação, permite cobertura primária	5-10%
IIIB	Exposição > 10 cm, alto grau de lesão de partes moles e contaminação, cobertura primária não é possível	10-50%
IIIC	Lesão arterial que necessita de reparo	25-50%

Tabela 2 Critérios diagnósticos das infecções relacionadas a fratura

Critérios confirmatórios
Fístula
Drenagem de secreção purulenta pela ferida/ presença de pus visualizado na cirurgia
Presença de microrganismos fenotipicamente indistinguíveis em cultura de pelo menos dois espécimes de tecido profundo/implante distintos
Presença de microrganismos visualizados no exame histopatológico, usando colorações específicas, de espécimes de tecido profundo
Presença de > 5 polimorfonucleares/campo de alta resolução no exame histopatológico (nas fraturas crônicas)
Critérios sugestivos
Sinais flogísticos locais e sinais sistêmicos de infecção
Alterações radiológicas
Microrganismo patogênico identificado em cultura de um espécime de tecido profundo/ implante
Drenagem de secreção persistente, crescente ou de início recente pela ferida operatória
Derrame articular novo
Elevação de marcadores inflamatórios séricos

Critérios clínicos

A presença de fístula e/ou drenagem purulenta pela ferida e/ou a presença de pus visualizado na cirurgia são considerados sinais clínicos confirmatórios de IRF. A suspeita de que há IRF acontece pela presença de rubor, edema e calor local, febre ou drenagem de secreção persistente, crescente ou de início recente pela ferida operatória.

Marcadores inflamatórios séricos

Os marcadores séricos de inflamação mais comumente usados em cirurgia ortopédica são contagem de leucócitos, proteína C reativa e VHS. Apesar de a elevação de qualquer desses parâmetros ser sugestiva de infecção, seus valores também aumentam por outras causas de dano celular, como trauma, cirurgia recente, resposta inflamatória, doenças sistêmicas e malignidades. Nas fraturas sem infecção, os níveis de proteína C reativa usualmente aumentam até seu valor máximo no segundo dia e voltam ao normal após 2 semanas.

Uma metanálise recente mostrou que o valor diagnóstico dos três marcadores (contagem de leucócitos, proteína C reativa e VHS) individualmente é limitado. Quando os três estão elevados, a acurácia diagnóstica melhora, entretanto ainda é insuficiente para confirmar ou descartar IRF.

Imagem

Na emergência, apenas alguns exames de imagem costumam estar disponíveis, como RX e TC. Outras técnicas, como RNM e exames de medicina nuclear, podem aprofundar a investigação diagnóstica quando necessário.

Apesar de apresentar uma baixa acurácia, a RX é quase sempre solicitada quando há suspeita de IRF. É facilmente disponível, barata, realizada rapidamente e oferece baixa exposição à radiação. Fornece informações sobre a consolidação da fratura e a integridade e a estabilidade do implante ortopédico.

A TC pode ser realizada se mais detalhes forem necessários, pois é melhor para visualizar sequestro e cavidades ósseas. Há maior exposição à radiação e baixa acurácia para o diagnóstico de IRF.

Sinais sugestivos de infecção na RX e TC são: soltura do implante, lise óssea, falha de consolidação óssea (não união), sequestro e reação periosteal. A RNM é muito útil para avaliar o acometimento de partes moles e alterações ósseas morfológicas, como a presença de sequestro, cavidades e/ou abscessos subcorticais. Apesar disso, pode ser difícil distinguir se as alterações se devem à infecção, à inflamação ou apenas à cicatrização.

Microbiologia

A confirmação microbiológica de IRF é obtida quando microrganismos fenotipicamente indistinguíveis são cultivados a partir de pelo menos dois espécimes peri-implante distintos (incluindo fluido de sonicação), coletados e processados de maneira adequada. Uma única cultura positiva não é confirmatória, mas sugere infecção. A cultura permite quantificar o crescimento microbiano e avaliar a suscetibilidade dos patógenos aos antimicrobianos.

Os antibióticos devem ser evitados por pelo menos 2 semanas antes da cirurgia. O diagnóstico microbiológico preciso requer a análise de amostras representativas, não contaminadas, de tecido ou fluido da região perifratura ou peri-implante. Cinco ou mais amostras de tecido profundo ou líquido devem ser coletadas, idealmente da interface implante-osso, após desbridamento cirúrgico. As amostras devem ser coletadas com instrumentos separados para cada uma. Amostras superficiais, de pele ou de fístulas e *swabs* não devem ser coletados para evitar o crescimento de microrganismos colonizantes apenas. As amostras devem ser colocadas em frascos estéreis com SF, sendo que secreção/fluido pode ser inoculado em frascos de hemoculturas para bactérias aeróbias e anaeróbias, aumentando a sensibilidade do exame.

Existem métodos para promover o rompimento do biofilme, como a sonicação de implantes e osso cortical. Nesse caso, a amostra ou implante deve ser colocado em um frasco estéril apropriado, com SF, no centro cirúrgico, e encaminhado ao laboratório. Hemoculturas devem ser realizadas em caso de febre.

Histopatologia

O diagnóstico histopatológico de infecção depende da coleta de amostras representativas de tecido, bem como do número de biópsias. A presença de microrganismos no tecido profundo, visualizados utilizando-se técnicas de coloração específicas, confirma IRF. Um estudo sobre o valor da quantificação de células polimorfonucleares na amostra para o diagnóstico de IRF crônica mostrou que a ausência completa de polimorfonucleares tem uma correlação muito alta com a não união asséptica, enquanto a presença de mais de cinco polimorfonucleares por campo ocorreu apenas quando havia infecção. Como consequência, a presença de mais de cinco polimorfonucleares por campo em fraturas com mais de 8 semanas passou a ser considerada um critério confirmatório de IRF.

Antimicrobianos nas fraturas expostas

A administração rápida de antimicrobianos é crucial para a prevenção de infecção nas fraturas expostas. Deve ser realizada o quanto antes, assim que se consiga um acesso venoso, e em no máximo 3 horas após a fratura.

Nas fraturas do tipo I e II de Gustillo, a antibioticoterapia deve cobrir bactérias Gram-positivas, sendo a cefazolina a droga de escolha. A dose recomendada é de 2 g, IV, a cada 8 horas, que deve ser descontinuada 24 horas após o fechamento da ferida. Em pacientes alérgicos a betalactâmicos, a cefazolina deve ser substituída por clindamicina.

Nas fraturas do tipo III de Gustillo, tradicionalmente acrescenta-se cobertura para Gram-negativos, seja adicionando gentamicina 5 mg/kg, a cada 24 horas, à cefazolina ou substituindo-a por ceftrixona 2 g, IV, a cada 24 horas, embora faltem evidências de boa qualidade que validem essa prática. Nessas fraturas, os antimicrobianos devem ser utilizados por até 72 horas após a lesão e por não mais que 24 horas após o fechamento das lesões de partes moles.

Caso haja contaminação da ferida com o solo, a adição de metronidazol 500 mg, IV, a cada 8 horas, é recomendada para cobertura de *Clostridioides* spp. Nas fraturas expostas causadas por projéteis de arma de fogo de baixa velocidade, que não requeiram redução aberta e osteossíntese interna, não se recomenda antibioticoprofilaxia.

TRATAMENTO

O tratamento das IRF requer abordagem cirúrgica associada à antibioticoterapia prolongada. A identificação do agente etiológico é, portanto, de suma importância, e permite direcionar o tratamento para um esquema antimicrobiano de menor espectro, com menor toxicidade e melhor penetração no local.

É necessário realizar limpeza cirúrgica meticulosa de pele, partes moles e osso com coleta de material para culturas. O procedimento deve ser realizado preferencialmente por cirurgião experiente. O tempo de infecção, a estabilidade ou soltura/afrouxamento do implante e a consolidação da fratura são fatores que influenciam a decisão de remoção ou troca do material de síntese.

A estabilidade da fratura influencia positivamente o tratamento da infecção. Nas infecções precoces com implante estável, pode ser realizado desbridamento extenso com retenção do material associado à antibioticoterapia. Nas infecções tardias, por outro lado, a presença de biofilme maduro nos materiais de síntese reduz a chance de sucesso do tratamento, portanto, estes devem, sempre que possível, ser removidos ou substituídos (caso ainda haja instabilidade mecânica no foco de fratura). Podem ser utilizados espaçadores impregnados com antibióticos para preenchimento do espaço morto e terapia antimicrobiana adjuvante local.

Pacientes com sepse devem receber antibioticoterapia imediatamente após a coleta de hemoculturas. Os demais pacientes devem ter o início do tratamento antimicrobiano postergado até a cirurgia. Após o desbridamento cirúrgico e a coleta de material para culturas, deve ser iniciada antibioticoterapia empírica de amplo espectro que ofereça cobertura para os agentes etiológicos mais prováveis (*Staphylococcus* spp., enterobactérias). O esquema deve ser individualizado com base na epidemiologia local, nas taxas de resistência e fatores de risco e características clínicas do paciente. A Comissão de Controle de Infecção Hospitalar da instituição deve ser consultada a respeito do esquema empírico ideal. Tão logo os resultados das culturas estejam disponíveis, a antibioticoterapia deve ser direcionada (Tabela 3).

A duração da antibioticoterapia é controversa e pouco investigada. Classicamente, recomendam-se 6 semanas de antibioticoterapia parenteral quando há remoção do material de síntese, e 12 quando ele é mantido. Estudos mais recentes, no entanto, sugerem que o tempo de antibioticoterapia parenteral pode ser encurtado, desde que haja opção de antimicrobiano com boa biodisponibilidade oral (Tabela 4). Quando o material de síntese é mantido, deve-se utilizar um antimicrobiano com ação em biofilme. Nas infecções estafilocócicas, a rifampicina deve ser associada para esse fim (e nunca deve ser utilizada em monoterapia, por conta do alto risco de rápido desenvolvimento de resistência). Nas infecções por bacilos Gram-negativos, as fluoroquinolonas costumam ser empregadas por possuírem ação em biofilme desses microrganismos.

Tabla 3 Antibióticos recomendados para o tratamento dos microrganismos mais comumente envolvidos em infecções após cirurgias ortopédicas

Agentes etiológicos	Antibióticos de escolha	Antibióticos alternativos	Comentários
S. aureus e *Staphylococcus* spp. coagulase-negativo sensíveis à meticilina	Oxacilina 2 g, IV, a cada 4 horas	Cefazolina 2 g, IV, a cada 8 horas	Associar rifampicina 300 mg, VO, a cada 12 horas, na presença de implante/material de síntese a partir do 5º dia de tratamento
S. aureus e *Staphylococcus* spp. coagulase-negativo resistentes à meticilina	▪ Vancomicina 15-20 mg/kg, IV, a cada 8 ou 12 horas ▪ Teicoplanina 12 mg/kg, IV, a cada 24 horas (após 3 doses de ataque de 12 mg/kg,* IV, a cada 12 horas)	Daptomicina 8-10 mg/kg, IV, a cada 24 horas Linezolida 600 mg, IV, a cada 12 horas	Manter vancocinemia de vale entre 15-20 mg/L Associar rifampicina conforme recomendações anteriores
Enterobactérias	Ciprofloxacino 400 mg, IV, a cada 8-12 horas	Betalactâmico conforme perfil de sensibilidade	
Pseudomonas aeruginosa	▪ Cefepima 2 g, IV, a cada 8 horas ▪ Meropeném 1 g, IV, a cada 8 horas ▪ Ceftazidima 2 g, IV, a cada 8 horas	Ciprofloxacino 400 mg, IV, a cada 8 horas	

IV: via intravenosa; VO: via oral.

Tabela 4 Antibióticos recomendados para o descalonamento oral no tratamento de infecção pós cirurgia ortopédica

Agentes etiológicos	Antibióticos de escolha	Antibióticos alternativos	Comentários
S. aureus e *Staphylococcus* spp. coagulase-negativo sensíveis à meticilina	Levofloxacino 750-1.000 mg, VO, 1×/dia	▪ Linezolida 600 mg, VO, a cada 12 horas ▪ Sulfametoxazol+ trimetoprima: 10 mg/kg/dia de trimetoprima divididos em 3 ou 4 doses ▪ Doxiciclina 100 mg, a cada 12 horas ▪ Clindamicina 600 mg, VO, a cada 6 ou 8 horas	Associar rifampicina 300 mg, VO, a cada 12 horas, ou 600 mg, 1×/dia, na presença de implante/material de síntese
Bacilos Gram-negativos	Ciprofloxacino 750-1.000 mg, VO, a cada 12 horas		

VO: via oral.

PREVENÇÃO

As estratégias ideais na prevenção de IRF ainda não estão estabelecidas. A maioria das recomendações de prevenção de infecção em sítio cirúrgico foi extrapolada de pesquisas que não abordam diretamente trauma musculoesquelético. Semelhante ao tratamento da IRF, deve haver uma abordagem multidisciplinar nos cuidados pré, peri e pós-operatórios.

No pré-operatório, alguns fatores relacionados ao hospedeiro, como idade, comorbidades, desnutrição, histórico de medicamentos, tabagismo e consumo de álcool, têm se correlacionado ao risco de infecção em cirurgia ortopédica; e estratégias para eliminar ou modificá-los são recomendadas em cirurgias eletivas. No contexto de uma admissão por trauma agudo, no entanto, esses fatores não são modificáveis. Sempre que possível, protocolos de triagem e descolonização de *S. aureus* devem ser empregados, especialmente nos casos de fratura fechada, quando a cirurgia for postergada. Em todos os pacientes com trauma ortopédico, é importante verificar o *status* vacinal para o tétano e fazer atualização vacinal.

As cirurgias com implantes devem ser preferencialmente realizadas em salas operatórias dedicadas e com o menor número de pessoas circulando. A higienização das mãos de toda a equipe cirúrgica deve ser meticulosa e a utilização de luvas duplas deve ser incentivada. A retirada de pelos na cirurgia de trauma deve ser desaconselhada e a limpeza com sabão do sítio operatório reduz a carga bacteriana local. A escolha do antisséptico (clorexidina ou iodo) parece não interferir na taxa de infecção.

O uso rotineiro de antibiótico profilático de amplo espectro em dose única, como uma cefalosporina de primeira ou segunda geração, reduz a incidência de infecção após fixação de fraturas fechadas. O antibiótico deve ser administrado dentro de 15 a 60 minutos antes da incisão e uma nova dose deve ser administrada se a cirurgia exceder 2 horas e 30 minutos. A escolha do antibiótico deve levar em consideração fatores locais e do hospedeiro. Em casos de fraturas expostas, o antibiótico deve ser iniciado o mais precocemente possível após o trauma, idealmente em até 3 horas.

A recomendação de desbridamento de emergência nos casos de fratura exposta vem sendo questionada nos últimos anos, e na ausência de contaminação grosseira, sua realização em até 24 horas parece não aumentar o risco de infecção. O desbridamento de todo o tecido desvitalizado e o manejo adequado dos tecidos lesionados são essenciais na prevenção da infecção.

No pós-operatório, não existe evidência suficiente para recomendação de troca de curativo precoce (antes de 48 horas) ou tardia para inspeção. Para as fraturas expostas com perda extensa de partes moles, a abordagem precoce da cirurgia plástica para coberturas é recomendada.

BIBLIOGRAFIA

1. Carver DC, Kuehn SB, Weinlein JC. Role of systemic and local antibiotics in the treatment of open fractures. Orthop Clin North Am. 2017; 48(2):137-53.
2. Depypere M, Morgenstern M, Kuehl R, Senneville E, Moriarty TF, Obremskey WT, et al. Pathogenesis and management of fracture-related infection. Clin Microbiol Infect. 2020; 26(5):572-8.
3. Govaert GA, Ijpma FF, McNally M, McNally E, Reininga IH, Glaudemans AW. Accuracy of diagnostic imaging modalities for peripheral post-traumatic osteomyelitis: a systematic review of the recent literature. Eur J Nucl Med Mol Imaging. 2017; 44(8):1393-407.
4. Govaert GAM, Kuehl R, Atkins BL, Trampuz A, Morgenstern M, Obremskey WT, et al.; Fracture-

-Related Infection (FRI) Consensus Group. Diagnosing fracture-related infection: current concepts and recommendations. J Orthop Trauma. 2020; 34(1):8-17.

5. Hellebrekers P, Rentenaar RJ, McNally MA, Hietbrink F, Houwert RM, Leenen LPH, et al. Getting it right first time: the importance of a structured tissue sampling protocol for diagnosing fracture-related infections. Injury. 2019; 50(10):1649-55.
6. Iliadis AD, Shivji F, Debuka E, Trompeter A, Narayan B, Heidari N. Current concepts in the prevention, diagnosis and treatment of fracture-related infection (FRI). Eur J Orthop Surg Traumatol. 2021; 31(5):957-66.
7. Kortram K, Bezstarosti H, Metsemakers WJ, Raschke MJ, Van Lieshout EMM, Verhofstad MHJ. Risk factors for infectious complications after open fractures; a systematic review and meta-analysis. Int Orthop. 2017; 41(10):1965-82.
8. Lima ALLM, Oliveira PRD, Carvalho VC. Infecções ortopédicas: abordagem multidisciplinar. São Paulo: Atheneu; 2013.
9. Matos JA, Brandão LPG, Carijó JH. Antibiótico em cirurgias ortopédicas do membro inferior. In: Bijos P. Cobertura cutânea do joelho e pé. Rio de Janeiro: Di Livros; 2018. p. 29-34.
10. McNally M, Govaert G, Dudareva M, Morgenstern M, Metsemakers WJ. Definition and diagnosis of fracture-related infection. EFORT Open Rev. 2020; 5(10):614-9.
11. Metsemakers WJ, Morgenstern M, Senneville E, Borens O, Govaert GAM, Onsea J, et al.; Fracture-Related Infection (FRI) Consensus Group. General treatment principles for fracture-related infection: recommendations from an international expert group. Arch Orthop Trauma Surg. 2020; 140(8):1013-27.
12. Morgenstern M, Athanasou NA, Ferguson JY, Metsemakers WJ, Atkins BL, McNally MA. The value of quantitative histology in the diagnosis of fracture-related infection. Bone Joint J. 2018; 100-B(7):966-72.
13. Okike K, Bhattacharyya T. Trends in the management of open fractures: a critical analysis. J Bone Joint Surg Am. 2006; 88(12):2739-48.
14. Onsea J, Depypere M, Govaert G, Kuehl R, Vandendriessche T, Morgenstern M, et al. Accuracy of tissue and sonication fluid sampling for the diagnosis of fracture-related infection: a systematic review and critical appraisal. J Bone Jt Infect. 2018; 3(4):173-81.
15. Sigmund IK, Dudareva M, Watts D, Morgenstern M, Athanasou NA, McNally MA. Limited diagnostic value of serum inflammatory biomarkers in the diagnosis of fracture-related infections. Bone Joint J. 2020; 102-B(7):904-11.
16. van den Kieboom J, Bosch P, Plate JDJ, Ijpma FFA, Kuehl R, McNally MA, et al. Diagnostic accuracy of serum inflammatory markers in late fracture-related infection: a systematic review and meta-analysis. Bone Joint J. 2018; 100-B(12):1542-50.

Parte IV

Temas relacionados à vigilância em saúde

48

Cuidados de biossegurança e prevenção de infecção

Rodrigo Schrage Lins

DESTAQUES

- Os profissionais de saúde devem reconhecer as situações em que é preciso adotar precauções respiratórias no fluxo do paciente na emergência.
- As orientações de precaução da Comissão de Controle de Infecção Hospitalar ajudam os médicos a reconhecer o potencial risco das emergências como serviços de alta complexidade.

INTRODUÇÃO

O trabalho dos profissionais de saúde nos serviços de emergência e no pronto-socorro é muito desafiador. Trata-se, muitas vezes, do primeiro contato do paciente com o ambiente hospitalar em sua doença (por vezes, de alta gravidade), e é frequente que um profissional esteja responsável pela condução de diversos doentes simultaneamente, dependendo da interação com colegas de diferentes especialidades. Essa complexidade exige maiores disciplina e esforço por parte dos profissionais para que se mantenham boas práticas de biossegurança e prevenção de infecções relacionadas à assistência à saúde (IRAS).

ATENDIMENTO PRÉ-HOSPITALAR E TRANSPORTE

A equipe envolvida em atendimento pré-hospitalar e transporte deve atentar para:

- Identificar pacientes com exigências de uso de EPI e necessidade de precauções e isolamento específicos, para ter conduta adequada durante o atendimento/transporte. Isso inclui:
  - Pacientes com diagnóstico confirmado ou suspeito de doença respiratória.
  - Pacientes com infecção e/ou colonização por bactérias multidroga-resistentes.
  - Pacientes com múltiplos fatores de risco de colonização por germes resis-

tentes, como internação anterior, uso recente de antimicrobianos, idosos, múltiplas comorbidades (a critério dos protocolos de cada instituição).

- Informar às autoridades sanitárias o destino de pacientes com doenças de notificação compulsória.
- Higienizar as superfícies internas do veículo e seus equipamentos, seguindo procedimento operacional da instituição predefinido, e higienizar as mãos de toda a equipe antes do próximo atendimento/transporte. Recomenda-se que as portas e janelas das ambulâncias fiquem abertas nesse procedimento.
- Realizar treinamentos periódicos para a realização das etapas anteriores.
- Buscar ativamente as informações e manter registros.

TRIAGEM DE INFECÇÕES RESPIRATÓRIAS

A entrada do paciente na emergência e seu primeiro contato com um colaborador do hospital têm grande importância na prevenção de infecções, sejam elas comunitárias ou IRAS. Ao chegar, ele deve ter uma ideia clara sobre para onde ir para iniciar seu atendimento e receber as primeiras informações, seja por meio de sinalização ou de orientação de um colaborador. Assim:

- O paciente deverá ser questionado sobre a presença de sintomas respiratórios e, em caso afirmativo, orientado a utilizar máscara respiratória para gotículas (limpa, seca, bem ajustada na face, cobrindo queixo, boca e nariz), a fim de evitar a disseminação no ambiente de espera. Deverá ser orientado a higienizar com frequência as mãos e manter distanciamento seguro dos demais pacientes do hospital (mínimo: 1 m).
  - Se, por algum motivo, não puder usar máscara, o paciente deverá ser levado a um local isolado, para ter atendimento prioritário, sendo orientado sobre a etiqueta respiratória.
  - Os acompanhantes também devem ser orientados, observando-se que o fluxo de pessoas nos serviços de saúde deve ser sempre o menor possível.
  - Os procedimentos de triagem, além de avaliação de gravidade, devem buscar ativamente informações a respeito de doenças respiratórias e doenças de importância epidemiológica naquele momento.

PRECAUÇÕES

A Anvisa indica quatro diferentes pacotes de medidas e cuidados preventivos a serem seguidos nos hospitais e estabelecimentos de saúde:

- Precaução-padrão: deve ser seguida em qualquer atendimento, para todos os pacientes, independentemente da suspeita ou não de infecções. Devem ser somadas a outras precauções. São elas:
  - Higienização adequada das mãos com álcool 70% em gel ou glicerinado (usar água e sabão se as mãos estiverem visivelmente sujas): antes e após contato com qualquer paciente, após contato com sangue ou secreções, antes e depois de procedimentos e ao interagir com equipamentos/materiais no leito do doente.
  - Uso de luvas de procedimento quando houver risco de contato com sangue, secreções ou membranas mucosas.

Devem ser colocadas imediatamente antes e retiradas imediatamente depois, higienizando as mãos.
   - Uso de óculos, máscara e/ou avental, quando houver risco de contato com sangue ou secreções.
- Precaução de contato: em pacientes com infecção ou colonização por bactérias multidroga-resistentes, infecções de pele e tecidos moles não contidas, pediculose, escabiose, rubéola congênita e diarreia por *Clostridioides difficile*. São elas:
   - Higienização das mãos, conforme precaução-padrão.
   - Uso de luvas e avental durante toda a manipulação do paciente, de cateteres e sondas, do circuito e do equipamento ventilatório, e de outras superfícies próximas ao leito.
   - Colocação do paciente em quarto privativo. Quando não houver essa disponibilidade, a distância mínima entre dois leitos deve ser de 1 m.
   - Individualização de equipamentos como termômetro, esfigmomanômetro e estetoscópio para uso exclusivo no paciente.
- Precaução para gotículas: em pacientes com meningites bacterianas, coqueluche, difteria, caxumba, rubéola, influenza e algumas outras infecções respiratórias. São elas:
   - Higienização das mãos, conforme precaução-padrão.
   - Uso de óculos, máscara cirúrgica e avental, quando houver risco de contato com sangue ou secreções.
   - Uso de máscara cirúrgica ao prestar o atendimento.
   - Evitação do transporte, mas, quando necessário, o paciente deverá usar máscara cirúrgica durante sua permanência fora do leito.
   - Colocação do paciente em quarto privativo. Quando não houver essa disponibilidade, ele poderá ser internado com outros infectados com o mesmo microrganismo. A distância mínima entre dois leitos deve ser de 1 m.
- Precaução para aerossóis: em pacientes com tuberculose pulmonar e laríngea, sarampo, varicela, herpes-zóster disseminado ou em imunossuprimido. São elas:
   - Higienização das mãos, conforme precaução-padrão.
   - Uso de óculos, máscara cirúrgica e avental quando houver risco de contato com sangue ou secreções.
   - Uso de máscara PFF2/N95 antes de entrar no quarto.
   - Evitação do transporte, mas, quando necessário, o paciente deverá usar máscara cirúrgica durante sua permanência fora do leito.
   - Colocação do paciente em quarto privativo. Quando não houver essa disponibilidade, o paciente poderá ser internado com outros infectados com o mesmo microrganismo. A porta deverá estar SEMPRE fechada. Preferencialmente, deverá ter pressão negativa por filtro de alta eficiência de ar particulado (filtro Hepa).

Após a saída do paciente em precaução por aerossóis, o quarto deverá permanecer aberto e ventilado por 2 horas, até ser feita a limpeza terminal por profissional com máscara PFF2/N95. Se o quarto tiver filtro Hepa, deve-se manter o filtro ligado após a alta, e a limpeza poderá ser feita normalmente por profissional sem uso de máscara.

O Centers for Disease Control and Prevention (CDC) dos EUA classifica alguns procedimentos como geradores de aerossóis em doenças respiratórias com isolamento para gotículas. Esses procedimentos devem ser realizados em ambiente preparado para aerossóis, bem como os EPI dos profissionais de saúde envolvidos no procedimento e a conduta após a saída do paciente onde o procedimento foi realizado. Os procedimentos descritos pelo CDC são:

- Aspiração aberta de via aérea.
- Indução de escarro.
- Reanimação cardiopulmonar.
- Intubação/extubação endotraqueal.
- Ventilação não invasiva.
- Broncoscopia.
- Ventilação manual.
- Uso de nebulizadores.
- Administração de oxigênio em alto fluxo.

No que se refere à precaução de contato, é incomum que pacientes que estejam chegando ao hospital com infecções comunitárias sejam portadores de bactérias resistentes, sendo os fatores de risco mais importantes descritos anteriormente; contudo atenção especial deve ser dada ao fluxo inverso de pacientes na emergência. Assim, quando houver piora clínica de um paciente, sendo necessária sua internação em UTI, mas não houver disponibilidade de leito, é realizada temporariamente sua transferência para a emergência.

É importante que o paciente e os familiares sejam informados sobre a importância das precauções e como devem comportar-se no ambiente hospitalar. Em muitas emergências, não há estrutura de quartos para os pacientes em isolamento, devendo ser prevista a possibilidade de atendimento de um ou mais pacientes com necessidade de precaução por aerossóis (p. ex., suspeita de tuberculose), de modo a preservar os profissionais de saúde e outros pacientes. Como o risco difere entre os hospitais e até nos diferentes setores do mesmo hospital, é altamente recomendado que seja feito um plano de atendimento individualizado, considerando-se a estrutura física, os recursos humanos e o volume de atendimento de doenças respiratórias geradoras de aerossóis de cada unidade.

PLANEJAMENTO ESTRATÉGICO NA EMERGÊNCIA

É digno de nota que muitas emergências funcionam com alta demanda e, por vezes, acima de sua capacidade de atendimento. Além disso, existem vários ambientes de complexidades diferentes dentro da emergência, como ambulatório de pronto atendimento, sala de trauma, estrutura de leitos na forma de grandes enfermarias, e até como terapia intensiva para pacientes graves. Os profissionais de saúde transitam por esses diferentes ambientes livremente e devem atentar que os cuidados de biossegurança e prevenção de infecção podem mudar dentro da mesma emergência. É necessário que exista um documento não apenas descrevendo o fluxo de atendimento dos doentes, mas também tendo por foco a organização interna dos profissionais. Todos os funcionários do hospital devem ser treinados, pois todos podem e provavelmente vão precisar interagir e/ou exercer suas funções na emergência. A pandemia de SARS-CoV-2 e os grandes eventos de massa já mostraram que exercícios, simulações e treinamentos periódicos são ideais para que o atendimento fora das condições de rotina tenha sucesso.

É importante, portanto, o preparo para o enfrentamento de desastres, chegando até ao extremo de ameaças terroristas e eventos químicos, biológicos e radiológicos. A mentalidade do planejamento estratégico e da gestão de risco desse tipo de cenário se aplica da mesma forma a situações menos extremas, como acidentes complexos com múltiplas vítimas e situações de epidemia (p. ex., H1N1, dengue e a grande pandemia da Covid-19).

Lições da pandemia de SARS-CoV-2

Muitos hospitais transformaram sua forma de trabalhar e atender com a pandemia de Covid-19 (doença causada pelo SARS-CoV-2). Algumas características e percepções se tornaram mais evidentes nos últimos 2 anos:

- Transmissão interprofissional de infecção: biossegurança e transmissão de infecção têm na relação entre o paciente e o profissional de saúde seu aspecto mais óbvio. Muitos profissionais adquiriram Covid-19 de outros profissionais oligossintomáticos. Manter a cultura de uso de máscaras em algumas situações e conscientizar profissionais de saúde da importância de relatar sintomas leves com estratégias não punitivas certamente são boas oportunidades de melhoria para serviços de saúde em geral.
- Valorização da triagem do sintomático respiratório: a obrigatoriedade de uso de máscara pelos sintomáticos em ambientes comuns e salas de espera é hoje uma realidade. Essa recomendação não pode ser esquecida.
- Valorização da situação epidemiológica local e gestão de recursos: acompanhamento epidemiológico de doenças que podem significar escassez futura de recursos utilizados em seu atendimento, com impacto profundo na biossegurança e no controle de infecção. O maior exemplo são as máscaras PFF2/N95 durante a pandemia de Covid-19.
- Atendimento de múltiplas vítimas: muitos hospitais abriram e fecharam setores durante a pandemia, separaram a emergência e abriram novas UTI. O conhecimento desse processo deve auxiliar o planejamento para que essas transformações sejam previstas, quando houver nova necessidade, e possam ser feitas com o menor custo e a maior agilidade possíveis, não só no que diz respeito à estrutura e aos recursos financeiros, mas também à realocação de recursos humanos.
- Incentivo para imunização: a importância das vacinas nunca esteve tanto em evidência – e há boas razões para isso. Seu papel é fundamental para o controle da pandemia de Covid-19. Na emergência, há um enorme potencial para estimular a vacinação com os diversos imunizantes disponíveis no Programa Nacional de Imunizações (PNI). Essa medida diminui a porta de entrada das próprias emergências, enquanto novos casos de doenças são evitados. Essa prática não é desejável somente na emergência, mas pode e deve ser feita por todos os profissionais de saúde, inclusive para pacientes internados no momento da alta hospitalar.

BIBLIOGRAFIA

1. Brasil. Agência Nacional de Vigilância Sanitária. Orientações para serviços de saúde: medidas de prevenção e controle que devem ser adotadas durante a assistência aos casos suspeitos ou confirmados de infecção pelo novo coronavírus (SARS-CoV-2). 2020.
2. Brasil. Ministério da Saúde. Secretaria de Vigilância em Saúde. Departamento de Vigilância das Doenças Transmissíveis. Manual de recomendações para o controle da tuberculose no Brasil. Brasília: Ministério da Saúde; 2019.
3. Centers for Disease Control and Prevention. Which procedures are considered aerosol generating procedures in healthcare settings? 2021. Disponível em: https://www.cdc.gov/coronavirus/2019-ncov/hcp/faq.html.

4. Kain T, Fowler R. Preparing intensive care for the next pandemic influenza. Crit Care. 2019; 23(1):337.
5. Sasaki J, Shiino Y, Kato Y, Kudo D, Fujita M, Miyairi I, et al. Committee for Infection Control in the Emergency Department; Joint Working Group. Checklist for infection control in the emergency department. Acute Med Surg. 2020; 7(1):e540.
6. Tran K, Cimon K, Severn M, Pessoa-Silva CL, Conly J. Aerosol generating procedures and risk of transmission of acute respiratory infections to healthcare workers: a systematic review. PLoS One. 2012; 7(4):e35797.
7. World Health Organization. Regional Office Europe. Hospital emergency response checklist: an all-hazard tool for hospital administrators and emergency managers. 2011.

49

Acidentes de risco biológico

Eduardo Scarlatelli Pimenta
Alberto dos Santos de Lemos

DESTAQUES

- Os acidentes com material biológico são emergências médicas e devem ser conduzidos por qualquer médico com intervenções iniciadas logo após a exposição.
- O risco de infecção pós-exposição varia conforme o tipo de material biológico ao qual o profissional de saúde foi exposto, a presença ou não de sangue visível e o envolvimento ou não de agulha com ou sem lúmen.
- Apesar da maior preocupação com a chance de transmissão por HIV, seu risco pode ser muito baixo desde que o acidente seja conduzido corretamente, ao contrário do risco de infecção pelo vírus da hepatte B, particularmemnte alto em profissionais não vacinados ou sem soroconversão comprovada.
- O atendimento de acidente com material biológico é uma oportunidade importante para reavaliar a imunização contra o vírus da hepatite B e sua soroconversão entre os trabalhadores de saúde.

INTRODUÇÃO

As atividades profissionais da área da saúde contam com exposições ocupacionais a uma diversidade de riscos (físicos, químicos, biológicos, psicossociais, ergonômicos, mecânicos e de acidentes). Desses, uma grande variedade de agentes infecciosos pode ser transmitida para os trabalhadores, já tendo sido descritos casos de infecção ocupacional com 60 diferentes agentes e patógenos após exposição a sangue e outros materiais biológicos: 26 vírus, 18 bactérias ou rickéttsias, 13 parasitas e 3 fungos. O HIV-1, o vírus da hepatite B e o vírus da hepatite C são os agentes mais frequentemente envolvidos nessas infecções ocupacionais. As estimativas da OMS são de ocorrência mundial de 2 a 3 milhões de acidentes percutâneos com agulhas contaminadas por material biológico por ano entre trabalhadores da área da saúde, com risco de infecção pelos três vírus citados.

Os acidentes de trabalho com sangue e outros fluidos potencialmente contaminados devem ser tratados como casos de emergência médica, uma vez que, para se obter maior eficácia, as intervenções para profilaxia da infecção pelos vírus do HIV e da hepatite B, denominadas profilaxias pós-exposição (PEP), necessitam ser iniciadas logo após a ocorrência do acidente. A profilaxia pré-exposição (PrEP) não será abordada aqui, pois é um tipo de prevenção planejada. A vacinação/*status* vacinal contra o vírus da hepatite B deverá ser avaliada e abordada com o profissional acidentado na emergência.

RISCOS DE TRANSMISSÃO E MATERIAIS BIOLÓGICOS

Estudos apontam o vírus da hepatite B sobrevivendo e mantendo infectividade por mais de 7 dias em superfícies. Os dados sobre a sobrevivência ambiental do vírus da hepatite C são variados, com diferentes artigos relatando sobrevida de 16 horas, 5 dias e até 6 semanas. Para o HIV, a meia-vida foi relatada como 28 horas.

O risco de transmissão de HIV, vírus da hepatite B e vírus da hepatite C em exposições ocupacionais a depender pode variar a depender do fluido ao qual o profissional foi exposto: sangue, sêmen, fluidos vaginais, líquidos de serosas (peritoneal, pleural, pericárdico), líquido amniótico, liquor, líquido articular ou leite materno. A presença de sangue aumenta significativamente o risco de infecção do profissional acidentado.

O acidente percutâneo tem maior risco de infecção em relação ao contato de mucosas. Quanto maior for a profundidade de penetração da agulha, maior será o risco. Os acidentes que envolvem agulha com lúmen têm maior risco do que aqueles com agulhas sem lúmen. Por outro lado, alguns tipos de acidentes não vão necessitar de PEP:

- Contato da pele intacta com sangue ou fluidos corporais.
- Não rompimento da pele por um objeto cortante.
- Contato com saliva, urina, vômito ou fezes que não estavam visivelmente contaminados com sangue.
- Rompimento da pele por um objeto cortante não usado antes da lesão.

No caso do HIV, estudos prospectivos estimam que o risco médio de transmissão após exposição percutânea ao sangue é de 0,3% (IC 95%; 0,2-0,5%), e, após exposição mucosa, de 0,09% (IC 95%; 0,006-0,5%). O risco de transmissão por exposição de pele não intacta é provavelmente inferior a 0,1% e o risco de transmissão após a exposição a outros fluidos ou tecidos não foi quantificado, mas estima-se que seja consideravelmente menor do que o do contato com sangue.

A soroconversão após exposição percutânea a uma fonte de vírus da hepatite C é de 1,8% (0 a 7%). Infecção acidental por vírus da hepatite B constitui um perigo mais significativo para os trabalhadores não vacinados, a depender dos níveis de marcadores da pessoa de quem o sangue ou fluido corporal teve origem. Estudos apontam que, nos acidentes envolvendo sangue sabidamente infectado pelo vírus da hepatite B, com alta taxa de replicação viral, o risco de hepatite clínica varia entre 22 e 31%, e o de evidência sorológica de infecção, de 37 a 62%. Por outro lado, nos casos em que o paciente-fonte apresenta baixa taxa de replicação viral, o risco de hepatite clínica varia de 1 a 6%, e o de soroconversão, de 23 a 37%. Além disso, aspectos como o tipo de material perfurocortante, a profundidade, a quantidade de material e o tempo de exposição do acidente podem alterar a avaliação do risco e, consequentemente, a decisão sobre a profilaxia.

MANEJO E CONDUTAS GERAIS

Cuidados imediatos com a área de exposição

Recomenda-se como primeira conduta após exposição a material biológico a lavagem exaustiva do local exposto com água e sabão nos casos de exposições percutâneas ou cutâneas. O uso de soluções antissépticas degermantes é uma opção. Nas exposições de mucosas, deve-se lavá-las exaustivamente com água ou com SF. Estão contraindicados procedimentos que aumentem a área exposta (p. ex., cortes e injeções locais) e a utilização de soluções irritantes, como éter, hipoclorito ou glutaraldeído.

Acolhimento e notificação

O profissional acidentado deve ter acolhimento necessário para diminuir eventuais sensações de angústia e ansiedade geradas pelo acidente. Todo trabalhador acidentado deve ter notificação de acidente de trabalho, a fim de documentação e registro para fins legais.

Avaliação sorológica do acidentado

Todo profissional deve ter seu *status* sorológico investigado, de preferência com a realização de testes rápidos para HIV, vírus da hepatite B e vírus da hepatite C, a não ser que já possua diagnóstico anterior. Em caso de exame reagente para uma das condições e de esse ser um diagnóstico recente, a PEP não está indicada, pois o resultado reagente no momento do acidente indica que esse profissional já havia sido exposto anteriormente, devendo ser avaliado o tratamento da condição, e não sua prevenção.

Avaliação sorológica do paciente-fonte

Caso o paciente-fonte tenha *status* sorológico desconhecido, será necessária a realização de teste rápido para rastreio diagnóstico de HIV, vírus da hepatite B e vírus da hepatite C. Seus resultados permitirão avaliar a conduta em relação ao acidentado, além de possibilitar a descoberta de doença antes não conhecida pelo paciente-fonte. Caso o teste rápido seja não reagente, a PEP não estará indicada. No caso do HIV, o teste rápido reagente obrigatoriamente indicará a realização de um segundo teste de fabricante diferente. Apenas com os dois testes rápidos reagentes será feito o diagnóstico de HIV. Resultados discordantes entre esses testes não terão diagnóstico definido e uma nova amostra deverá ser coletada por punção venosa e encaminhada para ser testada por métodos tradicionais.

Se o acidente envolver material de paciente-fonte desconhecido, deverá ser avaliada a probabilidade de risco para infecção (p. ex., prevalência da infecção na população, local em que o material perfurante foi encontrado, procedimento ao qual ele esteve associado e presença ou não de sangue visível, realizando-se o acompanhamento clínico-laboratorial do trabalhador).

Acidentes com preservação de pele intacta e sem nenhum contato com mucosas do acidentado, além de exposição a fluidos corpóreos cujo risco de transmissão seja inexistente (saliva, urina, lágrima, suor ou fezes), não têm indicação de PEP, independentemente do *status* sorológico do paciente-fonte.

Paciente-fonte HIV-reagente

Recomenda-se PEP aos profissionais de saúde que sofreram exposição com risco significativo de transmissão do HIV. A avaliação do risco inclui: o tipo de material biológico envolvido, a gravidade, o tipo da exposição (percutânea, cutânea ou mucosa) e a identificação do paciente-fonte com sua condição de controle virológico (carga viral do HIV). Quanto maior for a gravidade do acidente, maior será a probabilidade de transmissão, e, caso seja indicada, a PEP deverá ser iniciada o mais rapidamente possível, de preferência nas primeiras 2 horas após o acidente ou no máximo em até 72 horas. Após esse período, não está mais indicada. A duração recomendada da quimioprofilaxia é de 28 dias.

Esquema antirretroviral para PEP do HIV (duração: 28 dias)

- Esquema preferencial: (tenofovir + lamivudina) 300/300 mg, VO, 1 cp, uma vez ao dia + dolutegravir 50 mg, VO, 1 cp, uma vez ao dia
- Esquemas alternativos:
  - Impossibilidade de tenofovir (renais crônicos, intolerância gástrica ou alergia): zidovudina+lamivudina 300/300 mg, VO, 1 cp, a cada 12 horas + dolutegravir 50 mg, VO, 1 cp, uma vez ao dia
  - Impossibilidade de dolutegravir (mulheres gestantes de primeiro trimestre ou em concepção/planejamento familiar com possibilidade de engravidar, uso de fenitoína, fenobarbital, oxicarbamazepina, carbamazepina, dofetilida e pilsicainida, intolerância gástrica ou alergia): tenofovir+lamivudina 300/300 mg, VO, 1 cp, uma vez ao dia + atazanavir 300 mg, VO, 1 cp, uma vez ao dia + ritonavir 100 mg, VO, 1 cp, uma vez ao dia.
  - Impossibilidade de atazanavir (uso crônico de inibidor da bomba de próton, como omeprazol ou similares, intolerância gástrica ou alergia):* tenofovir+lamivudina 300/300 mg, VO, 1 cp, uma vez ao dia + darunavir 600 mg, VO, 1 cp, a cada 12 horas + ritonavir 100 mg, VO, 1 cp, a cada 12 horas.
- Esquema preferencial em gestante: tenofovir+lamivudina 300/300 mg, VO, 1 cp, uma vez ao dia + dolutegravir 50 mg, VO, 1 cp, uma vez ao dia.
- Esquema alternativo em gestante (falta, intolerância ou alergia ao dolutegravir): tenofovir+lamivudina 300/300 mg, VO, 1 cp, uma vez ao dia + darunavir 600 mg, VO, 1 cp, a cada 12 horas + ritonavir 100 mg, VO, 1 cp, a cada 12 horas.

Profissionais de saúde lactantes

As mulheres que estiverem amamentando e sofrerem acidentes com material biológico devem seguir os mesmos critérios de avaliação de risco para iniciar ou não a PEP dos demais profissionais da saúde. Além disso, devem ser orientadas sobre os potenciais riscos de transmissão do HIV pelo leite materno. O *Protocolo clínico e diretrizes terapêuticas para profilaxia pós-exposição (PEP) de risco à infecção pelo HIV, IST e hepatites virais* recomenda a interrupção temporária da amamentação até dois testes anti-HIV negativos com intervalo de até 90 dias, e daí posterior retorno ao aleitamento (no meio-tempo, a orientação é fazer o ordenhamento e o descarte do leite por precaução). Já a diretriz norte-americana sugere avaliar cada caso e avaliar cada caso de acordo com o acidente propriamente dito e o risco de infecção da mãe acidentada, com a interrupção temporária do aleitamento para

* Até o momento da confecção deste capítulo, o Ministério da Saúde ainda não havia se posicionado sobre a PEP com o darunavir de 800 mg.

Tabela 1 Profilaxia antirretroviral pós-exposição ocupacional ao HIV

	Paciente-fonte conhecido			Paciente-fonte desconhecido
	HIV positivo	HIV negativo**	HIV desconhecido	
Exposição percutânea				
▪ Maior gravidade (lesão profunda, sangue visível no dispositivo, agulha previamente inserida na veia/artéria do paciente-fonte, agulhas com lúmen e de grosso calibre)	Indicar PEP	PEP não recomendada	Em geral, PEP não recomendada***	Em geral, PEP não recomendada****
▪ Menor gravidade (lesão superficial, ausência de sangue visível no dispositivo, agulha de sutura)	Indicar PEP	PEP não recomendada	Em geral, PEP não recomendada***	Em geral, PEP não recomendada****
Exposição em mucosas e/ou cutânea				
▪ Maior gravidade (grande quantidade de material biológico, contato prolongado)	Indicar PEP	PEP não recomendada	Em geral, PEP não recomendada***	Em geral, PEP não recomendada****
▪ Menor gravidade (pouca quantidade de material biológico, agulha de sutura)	Considerar* PEP	PEP não recomendada	Em geral, PEP não recomendada***	Em geral, PEP não recomendada****

HIV: vírus da imunodeficiência humana; PEP: profilaxia pós-exposição.

* Considerar: indica que a PEP é opcional e deve ser baseada na análise individualizada da exposição, devendo a decisão ser tomada entre o acidentado e o médico assistente.

** Sorologias negativas indicam não haver risco de transmissão do HIV. A possibilidade de soroconversão recente ("janela imunológica"), diante de sorologia negativa sem a presença de sintomas de infecção aguda, é extremamente rara, mas deve ser avaliada no atendimento ao acidentado.

*** Quando indicada, a PEP deve ser iniciada com o esquema básico de dois antirretrovirais, até que os resultados dos exames laboratoriais sejam conhecidos, acarretando modificação ou suspensão do esquema, a depender do resultado da sorologia do paciente-fonte.

**** Quando o paciente-fonte é desconhecido, o uso de PEP deve ser decidido individualmente, considerando-se o tipo de exposição e a probabilidade clínica e epidemiológica de infecção pelo HIV.

Adaptada do *Manual de acidentes: recomendações para abordagem da exposição ocupacional a materiais biológicos: HIV e hepatite B e C*, de 2010.

a criança durante a PEP e exames de avaliação de soroconversão.

O acompanhamento da pessoa acidentada exposta a paciente-fonte com HIV e submetida à PEP inclui avaliação clínica de tolerância a possíveis efeitos adversos da terapia antirretroviral (TARV), devendo ser orientada a procurar atendimento caso surjam quaisquer sinais ou sintomas que possam sugerir toxicidade medicamentosa grave. Além disso, devem ser solicitadas novas sorologias anti-HIV 30 e 90 dias após o acidente, bem como avaliação laboratorial incluindo função renal, enzimas hepáticas e hemograma, para pesquisa de eventuais efeitos adversos.

Paciente-fonte reagente ao vírus da hepatite B

O atendimento de acidente com material biológico é uma oportunidade para a reavaliação da principal medida de prevenção contra a hepatite B entre trabalhadores da saúde: a vacinação. Ela deverá ser realizada antes da admissão do trabalhador, sendo indicada a todos aqueles que podem estar expostos aos materiais biológicos durante suas atividades, inclusive aos que não trabalham diretamente na assistência ao paciente, como as equipes de serviços gerais, limpeza e apoio.

O esquema clássico tem três doses (0 – 1 – 6 meses, 1 mL cada dose); contudo, aproximadamente 10 a 20% dos indivíduos vacinados não alcançam os títulos protetores de anticorpos. Recomenda-se a realização de sorologia para avaliação da soroconversão 1 a 2 meses após a última dose da vacinação. Títulos maiores ou iguais a 10 mUI/mL de anti-HBs conferem imunidade prolongada contra a infecção, mesmo com a queda de título de anticorpos que ocorre com o passar dos anos. Geralmente, não são recomendadas doses de reforço da vacina (Tabela 2).

O conhecimento do *status* sorológico do acidentado em relação à hepatite B é importante para a decisão sobre a utilização ou não da imunoglobulina humana anti-hepatite B (IGHAHB), conforme mostrado na Tabela 3. Sua indicação também terá como critério a ser avaliado o tipo de exposição (vítimas de acidentes com material biológico infectado ou fortemente suspeito de infecção por vírus da hepatite B; imunodeprimidos após exposição de risco, mesmo que previamente vacinados). Gestantes em qualquer idade gestacional e lactantes não têm contraindicação à vacina anti-hepatite B nem à IGHAHB.

A IGHAHB deve ser administrada em dose única de 0,06 mL/kg, IM, no máximo até 7 dias após a exposição, embora se recomende, preferencialmente, seu uso nas primeiras 48 horas (70 a 90% de eficácia se realizada em até 12 a 24 horas após a exposição).

Tabela 2 Esquema vacinal contra a hepatite B

Situação do profissional	Esquema vacinal
Nunca vacinado, presumidamente suscetível	Administrar 3 doses: 0 – 1 – 6 meses (esquema habitual)
Esquema vacinal incompleto	Considerar doses administradas anteriormente e completar o esquema
Esquema vacinal completo	Realizar a sorologia anti-HBs
Sorologia anti-HBs negativa 1-2 meses após a terceira dose da 1ª série	Repetir o esquema de três doses (segunda série)
Sorologia anti-HBs negativa, 1-2 meses após a terceira dose do 2º esquema	Não repetir o esquema vacinal; considerar o indivíduo como suscetível não respondedor*
Sorologia anti-HBs negativa, decorrido muito tempo após a 3ª dose do 1º esquema	Aplicar uma dose e repetir a sorologia 1 mês depois: caso positiva, considerar o indivíduo vacinado; caso negativa, completar o esquema

* Indica-se também a investigação do HBsAg, para descartar a possibilidade de o trabalhador ser portador crônico do vírus da hepatite B.

Adaptada do *Manual de acidentes: recomendações para abordagem da exposição ocupacional a materiais biológicos: HIV e hepatite B e C*, 2010.

Tabela 3 Recomendações para profilaxia de hepatite B após exposição ocupacional a material biológico

Situação vacinal e sorologia do profissional de saúde exposto	Pessoa-fonte		
	HBsAg reagente	HBsAg não reagente	HBsAg desconhecido
Não vacinado	IGHAHB e iniciar a vacinação	Iniciar a vacinação	Iniciar a vacinação*
Vacinação incompleta	IGHAHB e completar a vacinação	Completar a vacinação	Completar a vacinação
Resposta vacinal conhecida e adequada (anti-HBs ≥ 10 UI/mL)	Nenhuma medida	Nenhuma medida	Nenhuma medida
Sem resposta vacinal após a 1ª série (3 doses)	IGHAHB e 1ª dose da vacina contra a hepatite B ou IGHAHB (2×)**	Iniciar nova série de vacina (3 doses)	Iniciar nova série de vacina (3 doses)*
Sem resposta vacinal após a 2ª série (6 doses)	IGHAHB (2×)**	Nenhuma medida específica	IGHAHB (2×)**
Com resposta vacinal desconhecida	Testar o profissional de saúde ▪ Se resposta vacinal adequada: nenhuma medida específica ▪ Se resposta vacinal inadequada: IGHAHB e 1ª dose da vacina contra a hepatite B	Testar o profissional de saúde ▪ Se resposta vacinal adequada: nenhuma medida específica ▪ Se resposta vacinal inadequada: fazer a 2ª série de vacinação	Testar o profissional de saúde ▪ Se resposta vacinal adequada: nenhuma medida específica ▪ Se resposta vacinal inadequada: fazer a 2ª série de vacinação*

IGHAHB: imunoglobulina humana anti-hepatite B.
* O uso associado de imunoglobulina hiperimune contra a hepatite B (IGHAHB) está indicado em caso de pessoa-fonte com alto risco para infecção pelo vírus, como usuários de drogas injetáveis; pacientes em programas de diálise; contatos domiciliares e sexuais de pessoas HBsAg reagentes; pessoas com vários parceiros e relações sexuais desprotegidas; história prévia de IST; pacientes provenientes de áreas geográficas de alta endemicidade para hepatite B; pacientes provenientes de prisões e de instituições de atendimento a pacientes com deficiência mental.
** IGHAHB (2×): duas doses de imunoglobulina hiperimune contra a hepatite B, com intervalo de 1 mês entre as doses. Essa opção deve ser indicada para aqueles que já fizeram duas séries de três doses da vacina, mas não apresentaram resposta vacinal, ou que tenham alergia grave à vacina.
Adaptada do *Protocolo clínico e diretrizes terapêuticas para profilaxia pós-exposição (PEP) de risco à infecção pelo HIV, IST e hepatites virais*, 2021.

Esse tratamento está disponível nos CRIE presentes em dezenas de cidades no Brasil, incluindo todas as capitais dos estados e do Distrito Federal.

Mais informações e detalhes sobre vacinação poderão ser consultados no Manual dos CRIE. Esquemas de vacinação para os profissionais de saúde e trabalhadores em geral poderão ser consultados no *site* da Sociedade Brasileira de Imunizações (SBIm).

Tabela 4 Acompanhamento da pessoa exposta quando a fonte for reagente a vírus da hepatite C

Exame	1º atendimento	4-6 semanas após exposição	3 meses após exposição	6 meses após exposição
ALT	Sim	Sim	Sim	Sim
Carga viral do vírus da hepatite C	Não	Sim	Sim	Não
Anti-HCV	Sim*	Sim	Sim	Sim

ALT: alanina-aminotransferase; HCV: vírus da hepatite C.

* Anti-HCV reagente no primeiro atendimento: pessoa previamente exposta, portanto teve contato com o vírus da hepatite C antes da exposição que motivou o atendimento. Deve ser encaminhada para confirmação laboratorial do caso e para acompanhamento clínico.

Adaptada do *Protocolo clínico e diretrizes terapêuticas para profilaxia pós-exposição (PEP) de risco à infecção pelo HIV, IST e hepatites virais*, 2021.

Paciente-fonte reagente ao vírus da hepatite C

Alguns autores debatem a possibilidade de se realizar drogas antivirais como profilaxia do vírus da hepatite C; contudo, a alta depuração viral do organismo, a resposta imune, o baixo índice de infectividade e a alta chance de cura (próxima de 100%) com o uso de drogas para o tratamento da pessoa infectada (nesse caso, a acidentada) suportam o fato de, até o momento, não haver orientação para PEP em diretrizes nacionais ou internacionais com a finalidade de evitar infecção após acidente ocupacional envolvendo hepatite C, sejam medicamentos, imunoglobulinas ou vacinas. Nesses casos, são indicadas apenas as medidas de cuidado e prevenção com material perfurocortante na assistência à saúde.

Teste rápido do paciente-fonte reagente para o vírus da hepatite C isoladamente indica apenas exposição ao vírus em algum momento da vida, podendo ser recente ou prévio. Nesses casos, há a necessidade de detecção da carga viral do vírus para a definição de um caso de infecção ativa.

Em caso de soroconversão da pessoa exposta a material biológico com carga viral de hepatite C detectável quando antes não havia evidência do vírus, avalia-se o início imediato de tratamento para o vírus em assintomáticos ou, em cerca de 12 semanas, em sintomáticos, com chances de cura em quase 100% dos casos.

CONSIDERAÇÕES FINAIS

A implementação e a organização para instituir a prevenção a acidentes perfurocortantes em saúde podem ser consultadas no *site* do Projeto Risco Biológico.

BIBLIOGRAFIA

1. Bader MS, Brooks AA, Srigley JA. Postexposure management of healthcare personnel. Hosp Pract. 2015; 43(2):107-27.
2. Bond WW, Favero MS, Petersen NJ. Survival of hepatitis B virus after drying and storage for one week. Lancet. 1981; 1(8219):550-1.
3. Brasil. Ministério da Saúde. Manual de acidentes: recomendações para abordagem da exposição ocupacional a materiais biológicos: HIV e hepatite B e C. Brasília; 2010.
4. Brasil. Ministério da Saúde. Secretaria de Vigilância em Saúde. Departamento de Doenças de Condições Crônicas e Infecções Sexualmente Transmissíveis. Coordenação Geral de Vigilância das Infecções Sexualmente Transmissíveis. Nota Informativa n. 01/2022. Brasília: Ministério da Saúde; 2022.
5. Brasil. Ministério da Saúde. Secretaria de Vigilância em Saúde. Departamento de DST, Aids e Hepa-

tites Virais. Protocolo clínico e diretrizes terapêuticas para profilaxia pós-exposição (PEP) de risco à infecção pelo HIV, IST e hepatites virais. Brasília: Ministério da Saúde; 2021.

6. Brasil. Ministério da Saúde. Secretaria de Vigilância em Saúde. Departamento de Imunização e Doenças Transmissíveis. Coordenação-geral do Programa Nacional de Imunizações. Manual dos Centros de Referência para Imunobiológicos Especiais. 5. ed. Brasília: Ministério da Saúde; 2019.
7. Centers for Disease Control and Prevention. Guidance for evaluating healthcare personnel for hepatitis B virus protection and for administering postexposure management. CDC; 2013.
8. Centers for Disease Control and Prevention. Updated US Public Health Service guidelines for the management of occupational exposures to HBV, HCV, and HIV and recommendations for postexposure prophylaxis. MMWR. 2001; 50(RR-11):1-54.
9. Doerrbecker J, Friesland M, Ciesek S. Inactivation and survival of hepatitis C virus on inanimate surfaces. J Infect Dis. 2011; 204:1830-8.
10. Ippolito G, Puro V, De Carli G; Italian Study Group on Occupational Risk of HIV infection. The risk of occupational human immunodeficiency virus infection in health care workers: Italian multicenter study. Arch Intern Med. 1993; 153(12):1451-8.
11. Kamili S, Krawczynski K, McCaustland K. Infectivity of hepatitis C virus in plasma after drying and storing at room temperature. Infect Control Hosp Epidemiol. 2007; 28:519-24.
12. Kuhar DT, Henderson DK, Struble KA, Heneine W, Thomas V, Cheever LW, et al. Updated US Public Health Service guidelines for the management of occupational exposures to human immunodeficiency virus and recommendations for postexposure prophylaxis. Infect Control Hosp Epidemiol. 2013; 34(9):875-92.
13. Naggie S, Holland DP, Sulkowski MS, Thomas DL. Hepatitis C virus postexposure prophylaxis in the healthcare worker: why direct-acting antivirals don't change a thing. Clin Infect Dis. 2017; 64(1):92-9.
14. Paintsil E, Binka M, Patel A. Hepatitis C virus maintains infectivity for weeks after drying on inanimate surfaces at room temperature: implications for risks of transmission. Infect Dis. 2014; 209:1205-11.
15. Pruss-Ustun A, Rapiti E, Hutin Y. Sharps injuries: global burden of disease from shaps injuries to healthcare workers. Environmental burden of disease series, n. 3. Geneva: World Health Organization; 2003. p. 1-39.
16. Rapparini C, Reinhardt EL. Manual de implementação: programa de prevenção de acidentes com materiais perfurocortantes em serviços de saúde. Projeto Risco Biológico. São Paulo: Fundacentro; 2010.
17. Sociedade Brasileira de Imunizações. Calendário de vacinação SBIm ocupacional. 2022.
18. Spanish Society of Occupational Health Safety at Work (SEMST), Spanish Society of Preventive Medicine Public Health Hygiene (SEMPSPH), Spanish Association of Specialists in Occupational Medicine (AEEMT), Spanish Society of Occupational Health in Public Administration (SESLAP), National Association of Occupational Medicine in Health (ANMTAS), Spanish Society of Paediatric Infectology (SEIP), et al. Executive summary of the consensus document on post-exposure prophylaxis against HIV, HBV and HCV in adults and children panel of experts from the National AIDS Plan (PNS) AIDS Study Group (GeSIDA). 2015.
19. Tarantola A, Abiteboul D, Rachline A. Infection risks following accidental exposure to blood or body fluids in health care workers: a review of pathogens transmitted in published cases. Am J Inf Control. 2006; 34(6):367-75.
20. Tjøtta E, Hungnes O, Grinde B. Survival of HIV-1 activity after disinfection, temperature and pH changes, or drying. J Med Virol. 1991; 35:223-7.
21. Van Bueren J, Simpson RA, Jacobs P. Survival of human immunodeficiency virus in suspension and dried onto surfaces. J Clin Microbiol. 1994; 32:571-4.
22. Weber DJ, Rutala WA. Occupational health update focus on preventing the acquisition of infections with pre-exposure prophylaxis and postexposure prophylaxis. Infect Dis Clin North Am. 2016; 30(3):729-57.

50

Imunizações

Isabella Ballalai

DESTAQUES

- Profissionais que atuam na emergência devem atentar para possíveis oportunidades perdidas de vacinação dos pacientes.
- Os esquemas de imunização de emergência no Brasil são bem definidos por protocolos que devem ser conhecidos pelos médicos.

INTRODUÇÃO

Uma oportunidade perdida é considerada uma importante causa da não vacinação de pessoa elegível para receber vacina, sendo a falta de recomendação um dos mais relevantes motivos disso. Toda oportunidade de orientar o paciente sobre seu calendário vacinal deve ser aproveitada, inclusive na emergência ou mesmo na alta de uma hospitalização, principalmente quando se fala de adolescentes, adultos e idosos, que raramente frequentam o serviço médico ambulatorial.

Além disso, na emergência, não raramente chegam possíveis relatos de eventos adversos pós-vacinação (EAPV), fato que justifica a importância de o médico estar familiarizado com cada vacina e seus possíveis eventos adversos, bem como os protocolos de investigação e notificação. Assim, diante de quadros não previstos, deve-se considerar fortemente uma investigação para descartar ou não a relação causal com a vacina. Os EAPV percebidos como problemas ou precauções, sem investigação adequada, levam a contraindicações inválidas e minam a confiança nas vacinas por parte da população, com graves consequências para a necessária alta cobertura vacinal no país.

Na emergência, não são raras as situações em que a imunização pós-exposição pode ser recomendada para o paciente e/ou seus contactantes próximos. Apesar de idealmente designadas para a prevenção primária de infecções, as vacinas também podem ser eficazes na profilaxia pós-exposição (PEP), a depender do tempo de incubação do patógeno, do tempo decorrido desde a exposição e do estado imunológico do indivíduo. Essa estratégia deve ser considerada para pessoas assintomáticas com história de exposição e para contactantes de indivíduos já sintomáticos. Em determinadas situações, a vacinação deverá ser associada ou substituída pelo uso de imunoglobulinas.

IMUNIZAÇÃO PÓS-EXPOSIÇÃO: PRINCIPAIS CONCEITOS ENVOLVIDOS

Imunidade passiva

Imunidade passiva é a proteção por anticorpo ou antitoxina produzida de origem animal (heteróloga) ou humana (homóloga), transferida para um indivíduo. Nessa situação, não há participação ativa do sistema imune na produção de anticorpos ou células de memória; portanto, a proteção contra determinada infeção é imediata, mas temporária, visto que os anticorpos se degradarão durante um período de semanas a meses. É recomendada nos casos em que a imunização ativa não é suficiente para impedir o adoecimento ou em situações de contraindicação para as vacinas atenuadas.

Os diferentes imunobiológicos disponíveis para imunização passiva pós-exposição são: imunoglobulinas homólogas (originárias de anticorpos de humanos) de proteção específica ou hiperimune IM ou IV, ou não específicas (padrão); e imunoglobulinas ou soros heterólogos específicos, em que o soro é obtido de anticorpos de animais hiperimunizados. A imunoglobulina homóloga é muito menos reatogênica que os soros heterólogos.

A escolha entre os diferentes tipos de imunoglobulinas dependerá de sua disponibilidade, do tipo de anticorpo necessário, da via de administração e das necessidades clínicas e individuais do paciente que as receberá. Todas as preparações são estéreis, livres de agentes infecciosos passíveis de detecção por meio dos métodos atualmente conhecidos.

A imunização passiva pode interferir na resposta a vacinas atenuadas, inativando o vírus vacinal, por isso são necessários intervalos mínimos entre a administração de produtos contendo imunoglobulinas e vacinas virais vivas injetáveis (Tabelas 1 e 2). No caso da administração de imunoglobulina após a vacina atenuada antes do período recomendado, a vacina deve ser reaplicada depois de transcorrido o período estimado de inibição imune induzido pela imunoglobulina.

Imunidade ativa

A imunização ativa, diferentemente da passiva, é capaz de induzir o sistema imune do indivíduo, ao entrar em contato com o antígeno (atenuado ou inativado), a responder produzindo anticorpos e imunidade celular, conferindo, na maioria das vezes, imunidade duradoura e capacidade de resposta secundária.

A vacinação pós-exposição é o procedimento realizado após exposição ao agente infeccioso e possível infecção do hospedeiro. Induz a formação de anticorpos específicos antes de o agente invasor se replicar e causar a doença. As vacinas contra sarampo, varicela, raiva, hepatites A e B podem ser utilizadas com esse propósito, ressaltando que são utilizadas por evitar doenças provocadas por infecções com períodos de incubação mais longos.

Para avaliar a indicação e a efetividade da imunização ativa, é preciso considerar o período de transmissibilidade da doença, o tempo decorrido desde a exposição e o tempo de incubação do patógeno.

Tabela 1 Uso simultâneo ou sequencial de vacinas e imunoglobulinas

Primeira administração	Segunda administração
Viral atenuada parenteral	Imunoglobulina: após duas semanas
Viral inativada	Imunoglobulina: qualquer intervalo
Imunoglobulina	Viral inativada: qualquer intervalo
Imunoglobulina	Viral atenuada: intervalos variáveis

Adaptada de *Manual dos Centros de Referência para Imunobiológicos Especiais*, 2019.

Tabela 2 Doses e intervalos sugeridos entre a administração de produtos contendo imunoglobulinas e vacinas virais vivas atenuadas injetáveis

Imunobiológico/produto	Dose habitual	Intervalo (meses)
Imunoglobulinas humanas específicas administradas IM		
▪ Imunoglobulina humana antitetânica	250 UI (10 mg de IgG/kg)	3
▪ Imunoglobulina humana anti-hepatite B	0,06 mL/kg (10 mg de IgG/kg)	3
▪ Imunoglobulina humana antirrábica	20 UI/kg (22 mg de IgG/kg)	4
▪ Imunoglobulina humana antivaricela-zóster	125 UI/10 kg (máximo: 625 UI)	5
Sangue e hemoderivados		
▪ Hemácias lavadas	10 mL/kg (quase sem IgG)	0
▪ Concentrado de hemácias	10 mL/kg (20-60 mg de IgG/kg)	5
▪ Sangue total	10 mL/kg (80-100 mg de IgG/kg)	6
▪ Plasma ou plaquetas	10 mL/kg (160 mg de IgG/kg)	7
▪ Imunoglobulina IV (reposição)	300-400 mg de IgG/kg	8
▪ Imunoglobulina IV (terapêutica)	1.000 mg de IgG/kg	10
▪ Imunoglobulina IV (terapêutica)	1.600-2.000 mg de IgG/kg	11
▪ Imunoglobulina IV (profilática)	0,5 mL/kg de peso	6

IM: via intramuscular; IV: via intravenosa.
Adaptada de *Manual dos Centros de Referência para Imunobiológicos Especiais*, 2019.

RECOMENDAÇÕES PARA IMUNIZAÇÃO PÓS-EXPOSIÇÃO

Raiva

Apenas os mamíferos são acometidos pelo vírus da raiva e podem transmiti-la, principalmente por meio de mordedura, arranhadura e lambedura de mucosas. O período de incubação é extremamente variável, desde dias até anos, com uma média de 45 dias no homem. Está diretamente relacionado com a localização, a extensão e a profundidade da mordedura, da arranhadura, da lambedura ou do contato com a saliva de animais infectados; com a distância entre o local do ferimento e o cérebro e os troncos nervosos; e com a concentração de partículas virais inoculadas e a cepa viral. Para cada espécie animal, o período de incubação é diferente, variando de 15 dias a 4 meses, exceto para os quirópteros, para os quais o período pode ser maior. Cães e gatos eliminam o vírus pela saliva de 2 a 5 dias antes do aparecimento dos sinais clínicos e durante toda a evolução da doença, e sua morte ocorre, em média, entre 5 e 7 dias após o início dos sintomas.

Todo caso humano suspeito de raiva é de notificação compulsória por meio do Sistema de Informação de Agravos de Notificação (Sinan), com o preenchimento e o envio da "Ficha de investigação da raiva". Todo atendimento de acidente causado por animal potencialmente transmissor da raiva deve ser notificado com a "Ficha de investigação de atendimento antirrábico" do Sinan, que deve ser devidamente preenchida e inserida no sistema independentemente de o paciente ter indicação de receber vacina ou soro.

Não há contraindicação para a PEP para o vírus da raiva, considerando-se a gravidade e a evolução fatal da doença. A indicação da profilaxia pós-exposição depende da natureza da exposição e do animal agressor. Informações mais detalhadas envolvendo a complexidade do atendimento antirrábico estão disponíveis no Capítulo 22, "Raiva".

A imunoglobulina humana antirrábica (IGHAR) é disponibilizada por meio dos Centros de Referência para Imunobiológicos Especiais (CRIE) e recomendada nas seguintes situações especiais:

- Na vigência de hipersensibilidade ao soro antirrábico.
- Na vigência de história pregressa de utilização de outros heterólogos de origem equídea.
- Na vigência de contatos frequentes com animais, principalmente equídeos, como nos casos de contato profissional (veterinários) ou por lazer.

Pessoas com reexposição ao vírus da raiva que já tenham recebido a profilaxia anteriormente devem ser submetidas a novo esquema profilático, conforme as indicações a seguir:

- Esquema vacinal completo pré e pós-exposição: até 90 dias antes do acidente – não realizar esquema profilático; há mais de 90 dias – aplicar duas doses da vacina nos dias 1 e 3.
- Esquema vacinal incompleto pré e pós-exposição: até 90 dias antes do acidente – completar o número de doses; há mais de 90 dias – fazer esquema de pós-exposição, conforme o caso.
- História de esquema anterior completo: não é necessário administrar soro antirrábico ou IGHAR; no entanto, o soro poderá ser indicado se houver dúvidas ou conforme a análise de cada caso.
- Pacientes imunodeprimidos: devem receber soro antirrábico ou IGHAR e vacina, independentemente de histórico anterior, e, nesses casos, recomenda-se avaliação sorológica 14 dias após a aplicação da última dose de vacina.
- Histórico de esquema profilático anterior completo e animal agressor (cão ou gato) passível de observação: considerar a hipótese de somente observar o animal.

Recomendações para a administração de soros antirrábicos

- Soro antirrábico: não deve ser utilizado em situação de reexposição ao vírus da raiva ou em caso de pessoas que já tenham feito uso dele anteriormente. A dose recomendada é de 40 UI/kg de peso até um máximo de 3.000 UI e pode ser dividida e administrada em diferentes músculos simultaneamente. Essa dose deve ser infiltrada nas lesões, na maior quantidade possível, sempre que o local anatômico permitir, e, para isso, no caso de lesões múltiplas, pode ser diluída (mínimo possível) em SF (até no máximo de três vezes e preferencialmente duas vezes o volume-padrão da diluição recomendada).

- IGHAR: é apresentada em frascos de 2 mL com 150 UI/mL, sendo importante sempre checar as informações do fabricante. A dose única de 20 UI/kg de peso é recomendada até a utilização da terceira dose da vacina antirrábica no esquema de pós-exposição, o que corresponde ao sétimo dia após o início do esquema. Essa dose deve ser infiltrada nas lesões, na maior quantidade possível, sempre que o local anatômico permitir, e, para isso, no caso de lesões múltiplas, pode ser diluída em SF até o dobro do volume. O restante da IGHAR deve ser aplicado IM em local anatômico distante da aplicação da vacina (nádega ou vasto lateral da coxa se for criança). A região deltoide é reservada para a aplicação da vacina. Nas crianças com idade inferior a 2 anos, a IGHAR deve ser administrada na face lateral da coxa em que não foi aplicada a vacina. Nas crianças maiores e nos adultos, o músculo deltoide deve ser poupado, ficando livre para a administração da vacina.

Tétano

A conduta para a profilaxia pós-exposição para o tétano depende do tipo de ferimento e da história de imunização prévia. Para mais detalhes sobre a doença no contexto da emergência, consulte o Capítulo 29, "Botulismo e tétano".

O soro antitetânico ainda é o mais utilizado no Brasil para a imunização passiva contra o tétano e tem meia-vida menor que 14 dias. O risco de reações anafiláticas graves após sua administração é de aproximadamente 1:40.000 e, por esse motivo, deve ser aplicado em serviços de saúde preparados para o tratamento dessa ocorrência.

A imunoglobulina humana antitetânica (IGHAT) tem meia-vida de 21 a 28 dias em indivíduos sem imunização prévia. É disponibilizada por meio dos CRIE e recomendada nos seguintes casos:

- Indivíduos que apresentaram algum tipo de hipersensibilidade quando da utilização de qualquer soro heterólogo (antitetânico, antirrábico, antidiftérico, antiofídico etc.).
- Indivíduos imunodeprimidos, nas indicações de imunoprofilaxia contra o tétano, mesmo que vacinados. Os imunodeprimidos deverão receber sempre a IGHAT no lugar do soro antitetânico, em razão da meia-vida maior dos anticorpos.
- Recém-nascidos em situação de risco para tétano cujas mães sejam desconhecidas ou não tenham sido adequadamente vacinadas.
- Recém-nascidos prematuros com lesões potencialmente tetanogênicas, independentemente da história vacinal da mãe.

Recomendações para uso de soros antitetânicos

- IGHAT: a dose para profilaxia é de 250 UI, tanto para adultos quanto para crianças, e deve ser administrada IM em grupo muscular diferente daquele no qual for aplicada a vacina que contenha o toxoide tetânico.
- Soro antitetânico: a dose é de 5.000 UI, tanto para adultos quanto para crianças. Se administrada IM, deve ocorrer em duas massas musculares diferentes; se administrada IV, diluir em soro glicosado a 5%, com gotejamento lento.

A proteção conferida pelo soro ou IGHAT é temporária e de curta duração, e a doença não confere imunidade permanente; portanto, é fundamental recomendar a continuidade do esquema após o atendimento na emergência, ou, no caso da doença, após a alta hospitalar.

Recomendações para a vacinação de não vacinados adequadamente ou sem comprovação de doses administradas

- Crianças: completar ou iniciar (a depender do histórico vacinal) o esquema de vacinação de acordo com a idade.
- Indivíduos com 7 anos ou mais: completar ou iniciar (a depender do histórico vacinal) o esquema de três doses da vacina dupla tipo adulto (dT) com intervalo de 60 dias (mínimo: 30 dias) entre elas. Uma das doses da dT pode ser substituída pela tríplice bacteriana do tipo adulto (dTpa).
- Gestantes: completar ou iniciar (a depender do histórico vacinal) o esquema de três doses de vacina antitetânica, sendo a dT pode ser aplicada em qualquer período gestacional, e a dTpa, somente a partir da 20ª semana de gestação.
- Geral: uma vez completado o esquema primário para a idade, recomendar reforço com dT ou dTpa a cada 10 anos.

Hepatite B

A vacina contra o vírus da hepatite B tem recomendação universal no Brasil e está disponível nas UBS e nas clínicas da família, independentemente da idade da pessoa. Na pós-exposição, para indivíduos suscetíveis, além da vacina, a imunoglobulina humana anti-hepatite B (IGHAHB) está disponível nas seguintes situações:

- Prevenção da infecção perinatal pelo vírus da hepatite B.
- Vítimas de acidentes com material biológico positivo ou fortemente suspeito de infecção por vírus da hepatite B.
- Comunicantes sexuais de casos agudos de hepatite B.
- Vítimas de violência sexual.
- Imunodeprimidos após exposição de risco, mesmo que previamente vacinados.

Vítimas de acidentes com material biológico positivo ou fortemente suspeito de infecção pelo vírus da hepatite B

Os profissionais, além de se vacinarem, precisam realizar sorologia (anti-HBs) 30 a 60 dias após a terceira dose. Se o resultado for inferior a 10 UI/mL, recomenda-se repetir um único novo esquema de três doses e repetir a sorologia 30 a 60 dias após a terceira dose. No caso de o anti-HBs se manter abaixo de 10 UI/mL, o acidentado será considerado não respondedor, e, no caso de acidente com material biológico, deverá seguir o protocolo para suscetíveis.

Comunicantes sexuais de casos agudos de hepatite B

É importante identificar o estado imunológico do indivíduo exposto à hepatite B. Quando isso não for possível, deve-se considerar protegido o indivíduo previamente vacinado. Se suscetível, estão indicadas a vacina contra o vírus da hepatite B e a IGHAHB, que devem ser aplicadas o mais precocemente possível e no máximo até 14 dias depois da exposição.

Vítimas de violência sexual

Se a vítima não tiver sido vacinada ou estiver com o esquema vacinal incompleto (menos de três doses da vacina), vacinar ou completar a vacinação. Não se recomenda o uso rotineiro de IGHAHB, exceto se a vítima for suscetível e se souber que o responsável pela violência é HBsAg positivo ou pertencente a grupo de risco (p. ex., usuário de droga). Quando indicada, a IGHAHB deve ser aplicada o mais precocemente possível, até no máximo 14 dias após a exposição.

Imunodeprimidos após exposição de risco, mesmo que previamente vacinados

Imunodeprimidos devem sempre receber IGHAHB após exposição de risco, pois sua resposta à vacinação pode ser inadequada. O uso da IGHAHB em pacientes infectados pelo vírus da hepatite B submetidos a transplante de fígado é regulamentado pela Portaria n. 86, de 5 de fevereiro de 2002, da Secretaria de Assistência à Saúde, e essa indicação não é de responsabilidade dos CRIE.

Hepatite A

Um estudo randomizado duplo-cego comparou a eficácia do uso da vacina contra a hepatite A com o uso da imunoglobulina humana padrão após a exposição ao vírus da hepatite A. Mil e noventa pessoas, entre 2 e 40 anos, comunicantes de casos de hepatite A e comprovadamente suscetíveis à infecção receberam vacina ou imunoglobulina humana padrão em no máximo 14 dias após exposição. Tiveram a doença 4,4% (25:568) dos indivíduos que receberam a vacina e 3,3% (17:522) daqueles que receberam a imunoglobulina humana padrão. O risco relativo foi de 1,35 (IC: 95%), caracterizando a não inferioridade da vacina em relação à imunoglobulina humana padrão.

A vacina contra a hepatite A tem eficácia e capacidade comprovadas para a prevenção pós-exposição (bloqueio) e, hoje, é a conduta para o controle de surto ou a imunização pós-exposição.

Sarampo

A imunização pós-exposição para o sarampo deve ser realizada no prazo máximo de até 72 horas após o contato com caso suspeito ou confirmado. O tipo de profilaxia recomendado varia conforme a idade da pessoa exposta e seu estado imunológico:

- Lactentes com menos de 6 meses de vida filhos de mães suscetíveis, bem como aqueles nascidos com idade gestacional de menos de 28 semanas, cujas mães não sejam suscetíveis: uma dose (0,50 mL/kg) IM de imunoglobulina-padrão (máximo: 15 mL).
- Crianças entre 6 e 12 meses de vida: aplicar dose zero da vacina tríplice viral e agendar mais duas doses aos 12 e 15 meses.
- Crianças maiores de 12 meses de vida, adolescentes e adultos, inclusive idosos: iniciar ou completar o esquema de duas doses da vacina tríplice viral.
- Pessoas imunodeprimidas e/ou grávidas e suscetíveis: não administrar a vacina, e, sim, uma dose (0,5 mL/kg) de imunoglobulina-padrão (máximo: 15 mL).
- Pessoas vivendo com HIV (PVHIV) com contagem de linfócitos T CD4+ de mais de 15%: podem ser vacinadas.

Considerando-se a alta infectividade e contagiosidade da doença, todo caso suspeito de sarampo deve ser comunicado à Secretaria Municipal de Saúde (SMS), nas primeiras 24 horas após o atendimento do paciente, e à Secretaria Estadual de Saúde (SES), para acompanhamento junto ao município. Além disso, a notificação deve ser registrada no Sinan, utilizando-se a "Ficha de notificação/investigação de doenças exantemáticas febris sarampo/rubéola". A vacinação de bloqueio é uma atividade prevista pelo Sistema de Vigilância Epidemiológica, em conjunto com a Equipe de Imunizações, sendo executada quando da ocorrência de um ou mais casos suspeitos da doença. A fim de interromper a cadeia de transmissão, a vacinação de bloqueio é realizada pelas autoridades públicas para todos a partir dos 6 meses de vida, no menor tempo possível.

Difteria

Diante de paciente com difteria, todos os contactantes devem ser orientados sobre a profilaxia medicamentosa e o período de observação. Conforme seu histórico vacinal, se necessário, deve-se iniciar ou atualizá-lo. Além disso, a notificação do caso é obrigatória e fundamental para o desencadeamento de bloqueio vacinal na área de residência, local de trabalho ou escola onde ocorreu o caso ou foram identificados portadores. O soro antidiftérico não deve ser recomendado para profilaxia.

Pertússis

Diante de paciente com coqueluche (pertússis), as recomendações de vacinação e quimioproflaxia para seus contactantes (mesmo que com antecedente de coqueluche confirmada) são:

- Crianças não vacinadas ou com esquema incompleto: iniciar a vacinação ou completar as demais doses, de acordo com a idade.
- Crianças com mais de 12 meses de vida que receberam a terceira dose há mais de 6 meses: administrar a quarta dose.
- Crianças menores de 7 anos de idade que receberam a quarta dose após os 12 meses e há mais de 3 anos, se ainda não receberam a quinta dose (dos 4 anos de idade): administrar a quinta dose.
- Adolescentes, adultos (inclusive gestantes) e idosos que receberam vacina com componente pertússis há mais de 10 anos: administrar dTpa.

O Ministério da Saúde realiza a vacinação de comunicantes, familiares e escolares menores de até 6 anos, 11 meses e 29 dias, não vacinados ou com esquema vacinal incompleto. A notificação do caso é obrigatória e fundamental para o desencadeamento de bloqueio vacinal.

Varicela

Os profissionais de saúde que trabalham na área assistencial sem história de varicela ou com história duvidosa devem receber a vacina, principalmente aqueles em contato com pacientes imunodeprimidos e os da área de pediatria.

A vacina contra a varicela é indicada para controle de surto em ambiente hospitalar, creches e escolas que atendam crianças menores de 7 anos, comunicantes suscetíveis imunocompetentes a partir de 9 meses de vida, até 120 horas (5 dias) após o contato.

A imunoglobulina humana antivaricela-zóster (IGHVZ) deve ser aplicada até 96 horas após o contato, desde que atendidas as três condições seguintes: suscetibilidade, contato significativo e condição especial de risco. As indicações para administração da IGHVZ são as seguintes:

- Comunicante suscetível:
  - Pessoas imunocompetentes e imunodeprimidas sem história bem definida da doença e/ou de vacinação anterior.

- Pessoas com imunodepressão celular grave, independentemente de história anterior de varicela.
  - Contato significativo com o vírus Varicella-zoster:
- Contato domiciliar contínuo: permanência junto ao doente durante pelo menos 1 hora em ambiente fechado.
- Contato hospitalar: pessoas internadas no mesmo quarto do doente ou que tenham mantido com ele contato direto prolongado, de pelo menos 1 hora.
  - Pessoa com risco especial de varicela grave:
- Crianças ou adultos imunodeprimidos.
- Menores de 1 ano em contato hospitalar com o vírus Varicella-zoster.
- Gestantes.
- Recém-nascidos de mães cujo início da varicela ocorreu nos últimos 5 dias de gestação ou em até 48 horas depois do parto.
- Recém-nascidos prematuros, com 28 ou mais semanas de gestação, cuja mãe nunca teve varicela.
- Recém-nascidos prematuros, com menos de 28 semanas de gestação (ou com menos de 1.000 g ao nascimento), independentemente de história materna de varicela.

BIBLIOGRAFIA

1. Brasil. Ministério da Saúde. Secretaria de Vigilância em Saúde. Departamento de Imunização e Doenças Transmissíveis. Coordenação-geral do Programa Nacional de Imunizações. Manual dos Centros de Referência para Imunobiológicos Especiais. 5. ed. Brasília: Ministério da Saúde; 2019.
2. Brasil. Ministério da Saúde. Secretaria de Vigilância em Saúde. Coordenação-Geral de Desenvolvimento da Epidemiologia em Serviços. Guia de vigilância em saúde. 3. ed. Brasília: Ministério da Saúde; 2019.
3. Sociedade Brasileira de Imunizações. Calendários de vacinação. Brasília; 2022.

51

Síndrome febril no viajante

Marcellus Dias da Costa
Danusa Ferreira Correa
Mari Tuyama

DESTAQUES

- Uma pessoa que retorna de uma viagem e apresenta febre deve ter anamnese minuciosa, explorando local do destino, tipo de viagem, exposição e período de incubação das principais doenças que fazem parte do diagnóstico diferencial.
- Um viajante que retorna com febre e erupção cutânea deve ser submetido a precauções respiratórias até que o diagnóstico seja confirmado, em virtude da possibilidade de ter contraído doença contagiosa potencialmente fatal.
- Nos casos de viajantes com febre e sintomas neurológicos, o tratamento de malária cerebral ou meningite bacteriana deve ser iniciado prontamente, antes mesmo da confirmação do diagnóstico, caso haja forte suspeição.
- A malária é responsável pela maioria dos casos de febre indiferenciada em viajantes que retornam de áreas endêmicas.

INTRODUÇÃO

No contexto da pandemia da Covid-19, abordar o tema do viajante que retorna doente torna-se cada vez mais oportuno. Atualmente, as pessoas já conseguem compreender melhor o quanto é importante a saúde do viajante para ele próprio e para toda a população. Embora uma febre possa ser um cenário clínico comum e limitado, ela também pode ser um presságio de uma infecção rapidamente progressiva e letal.

A cada ano, as pessoas viajam mais e para destinos mais variados. As viagens pelo mundo expõem os indivíduos a uma série de riscos à saúde e representam um desafio para os médicos que cuidam dos viajantes que retornam doentes para suas casas. Muitos fatores influenciam a abordagem desse indivíduo doente. A atenção inicial deve se concentrar mais urgentemente nas infecções tratáveis, transmissíveis e que podem causar sequelas graves ou morte. As características dos locais visitados e o momento do início dos sintomas afetarão a urgência e a extensão da investigação inicial. A pandemia da Covid-19 e outras recentes epidemias (síndrome respiratória do Oriente Médio – MERS, na Península Arábica; ebola, na África Ocidental; chikungunya e zika) ressaltam a necessidade de estar ciente da possível implicação de patógenos emergentes em viajantes que retornam com febre.

EPIDEMIOLOGIA

Muito do conhecimento epidemiológico atual de doenças associadas a viagens em países desenvolvidos é baseado em dados adquiridos por meio de sistemas de vigilância como o GeoSentinel (da Sociedade Internacional de Medicina de Viagem e do Centers for Disease Control and Prevention dos EUA – CDC) e o TropNet Europe (da Rede Europeia de Vigilância de Doenças Infecciosas Importadas). As clínicas afiliadas ao GeoSentinel estão localizadas nos seis continentes e coletam dados de vigilância sobre doenças associadas a viagens em mais de 30 locais. O TropNet Europe tem 68 locais-membro, que contribuem com dados de vigilância para doenças associadas a viagens na Europa.

Das mais de 80 milhões de pessoas que viajam de países industrializados para países em desenvolvimento, entre 20 e 70% relatam alguma doença associada a suas viagens. Apenas uma pequena proporção (5 a 19%) daqueles que desenvolvem uma doença associada à viagem procura atendimento médico durante ou imediatamente após a viagem. Entre 784 viajantes americanos que viajaram por 3 meses ou menos para países em desenvolvimento, 3% relataram febre não associada a outra doença não relacionada com a viagem. A mortalidade nessa população é baixa (1:100.000), mas a morbidade associada é significativa, com altas taxas de hospitalização e faltas ao trabalho em razão de um espectro amplamente evitável de doenças.

Entre os viajantes, os mochileiros e os que visitam amigos e parentes constituem um grupo de alto risco, porque são muito menos propensos do que os turistas a receber profilaxia e tendem a usar menos medidas preventivas. Consequentemente, eles têm probabilidade quase nove vezes maior do que outros grupos de viajantes de necessitar de tratamento hospitalar quando retornam com complicações febris da viagem.

ABORDAGEM DO VIAJANTE QUE RETORNA COM FEBRE

Local do destino, tipo da viagem, exposição e período de incubação

O padrão de febre e os achados clínicos para muitas infecções são semelhantes. Uma história detalhada da viagem é essencial para o desenvolvimento de uma lista de possíveis infecções com base em exposições potenciais. Devem ser avaliados locais de partida e de chegada, incluindo paradas intermediárias, como foi realizada a viagem (avião, carro, moto, navio, bicicleta etc.), suas datas e o tempo desde o retorno, atividades exercidas durante a viagem (tipos de acomodação, hábitos alimentares, exposições – inclusive exposições sexuais, a agulha e a sangue e secreções, picadas de animais e artrópodes e exposição à água), vacinações, profilaxias ou tratamentos durante ou após a viagem e períodos de incubação usuais. Exposições relevantes também podem ocorrer em trânsito (p. ex., em um avião ou navio de cruzeiro).

A importância de se obter um histórico de viagens detalhado não pode ser subestimada na avaliação do viajante febril. A determinação de possíveis exposições infecciosas e os períodos de incubação podem ser particularmente úteis para descartar as causas da febre (Tabela 1). Por exemplo, uma febre que começou mais de 3 semanas depois que um viajante voltou para casa torna improvável as hipóteses de dengue, rickettsiose ou febre hemorrágica viral. É muito mais provável que tenha sido causada por malária (particularmente, as formas desencadeadas por *Plasmodium vivax* ou *Plasmodium ovale*), se a infecção tiver sido adquirida em áreas endêmicas para malária.

Tabela 1 Período de incubação para infecções comuns e graves adquiridas durante viagens

Curto (< 10 dias)
Febre tifoide
Dengue
Rickéttsias
Meningite/encefalite
Chikungunya
Salmonelose
Febre hemorrágica viral
Influenza
Legionella
Mononucleose
Médio (11-21 dias)
Malária
Febre tifoide
Hepatite A
Esquistossomose
Abscesso amebiano
Leptospirose
Febre Q
Tripanossomíase africana
Brucelose
Febre hemorrágica viral
Rickéttsia
Soroconversão HIV
Longo (> 30 dias)
Reativação de malária
Tuberculose
Leishmaniose
Filariose
Esquistossomose
Raiva
Tripanossomíase africana
Protozoários entéricos
Helmintíase

HIV: vírus da imunodeficiência humana.
Adaptada de Kotlyar e Rice, 2013.

Durante a investigação, o clínico deve ter em mente que a febre após uma viagem exótica pode refletir a infecção por um patógeno cosmopolita comum adquirido durante a viagem ou após o retorno para casa. Ao mesmo tempo, deve-se observar que infecções desconhecidas podem ser adquiridas em países industrializados (p. ex., peste, febre maculosa das Montanhas Rochosas, tularemia, doença de Lyme, síndrome pulmonar por hantavírus na América do Norte, leishmaniose visceral, febre hemorrágica com síndrome renal e outras infecções por hantavírus e encefalite transmitida por carrapatos na Europa).

Uma revisão detalhada do curso clínico, complementada pelo exame físico e por dados laboratoriais, ajudará a determinar as causas mais prováveis e também a identificar quaisquer infecções que possam exigir intervenções urgentes. O processo envolvido na avaliação pode ser resumido nas seguintes questões:

- Quais diagnósticos são possíveis com base nas áreas geográficas visitadas?
- Quais diagnósticos são possíveis com base no tempo de viagem, levando-se em consideração os períodos de incubação?
- Quais são os diagnósticos mais prováveis com base em atividades, exposições, fatores do hospedeiro e achados clínicos e laboratoriais?
- Entre os diagnósticos possíveis, o que é tratável, transmissível ou ambos?

APRESENTAÇÃO CLÍNICA

Como a grande maioria (cerca de 80%) dos viajantes com febre procura atendimento médico dentro de 1 mês após o retorno, as apresentações que provavelmente serão vistas dentro desse período serão priorizadas. Em quase 20% dos pacientes, a febre é o único sintoma, e mais de 50% dos pacientes apresenta achados não contributivos no exame físico. Quando os sintomas associados estão presentes, eles geralmente não são localizados e tendem a representar manifestações sistêmicas não específicas (p. ex., cefaleia, fadiga, mialgia). Em algumas situações, no entanto, a febre pode aparecer com outros sinais e sintomas que podem nortear a investigação diagnóstica.

Febre e *rash*

Febre e erupção cutânea devem levar a uma avaliação urgente e preventiva, pois vários diagnósticos raros, mas potencialmente fatais, são possíveis. Os pacientes com essa combinação devem ser submetidos a precauções respiratórias (isolamento de gotículas e/ou aerossol) até que o diagnóstico seja confirmado. A Tabela 2 indica as infecções possíveis de acordo com o tipo de *rash*.

Tabela 2 Infecções que causam febre e *rash* com base no tipo de erupção

Erupção	Infecção
Purpúrica	Dengue Doença meningocócica Febre hemorrágica viral Rickettsioses Leptospirose
Maculopapular	Arboviroses Rickettsioses Febre hemorrágica viral Soroconversão pelo HIV Febre tifoide Dengue Leptospirose Brucelose Sarampo Sífilis secundária
Vesicular	Herpes simples Varicela
Ulcerativa	Tripanossomíase Antraz Leishmaniose Sífilis

HIV: vírus da imunodeficiência humana.
Adaptada de Kotlyar e Rice, 2013.

Febre e icterícia

A associação entre a síndrome febril sistêmica e a icterícia é rara após uma viagem. Sua apresentação deve levar a uma investigação cautelosa visando causas domésticas comuns, como colangite, hepatite e sepse grave. Deve-se sempre descartar obstrução de vias biliares, que pode necessitar de intervenção cirúrgica de urgência.

No contexto de patógenos que poderiam ter sido adquiridos no exterior, as hepatites virais (A a E) raramente se apresentam concomitantemente com febre e icterícia. As causas infecciosas comuns de febre e icterícia adquiridas no exterior são a malária com hemólise, a leptospirose (doença de Weil), a síndrome hemolítico-urêmica (associada a *Escherichia coli*), a febre entérica e as febres hemorrágicas virais. Atenção especial deve ser dada ao risco regional e ao período de incubação, pois pode ajudar a descartar várias das condições mencionadas. Pacientes com febre e icterícia devem ser internados no hospital com as precauções de contato apropriadas para observação e terapia apropriada, enquanto se aguarda a confirmação do diagnóstico.

Febre e sintomas neurológicos

Apresentações neurológicas são vistas em 15:1.000 viajantes doentes. Quando estão associadas a síndrome febril, são necessários tratamento e diagnóstico urgentes. As causas tratáveis mais comuns são a malária e a meningite, que devem ser descartadas ou tratadas prontamente. Todas as causas domésticas comuns de meningite devem ser consideradas, e o tratamento deve ser iniciado antes do diagnóstico de confirmação, se houver alto índice de suspeita de malária cerebral ou de meningite bacteriana. Pacientes viajando dentro do cinturão de meningite e peregrinos viajando com o Hajj para Meca devem ser tratados prontamente para doença meningocócica, que carrega alta taxa de letalidade, mesmo com tratamento antibiótico.

A encefalite não bacteriana tem amplo diagnóstico diferencial, que inclui infecções por arboviroses comuns nativas das Américas e da Ásia, e muitas vezes requer análises em laboratórios de referência para confirmação. Outras considerações incluem tuberculose, doença oportunista associada à infecção pelo HIV, leptospirose, raiva e abstinência de álcool.

Há, ainda, vários relatos de turistas que adquiriram infecções causadas pelo tripanossoma (doença do sono africana), transmitidas por picadas da mosca Tsé-tsé em parques de caça na África Oriental e Central. A doença do SNC é uma apresentação geralmente tardia dessas doenças. A suspeita de tripanossomíase africana deve levar à consulta de um especialista para diagnóstico e tratamento.

Febre e eosinofilia

A eosinofilia periférica geralmente resulta de reação alérgica aguda, malignidade ou infecção parasitária. No contexto de febre e eosinofilia no viajante que retorna, deve-se fazer um alto índice de suspeita de infecções helmínticas, nas quais os vermes migram ou residem nos tecidos. Apesar de a elevação leve na contagem de eosinófilos periféricos (351 a 1.500 células/mm^3) ser inespecífica, elevações moderadas (1.500 a 5.000 células/mm^3) a graves (acima de 5.000 células/mm^3) em indivíduos que viajam para regiões não industrializadas são altamente sugestivas de infecção helmíntica invasiva. Os diagnósticos a serem considerados em viajantes febris com eosinofilia incluem:

- Esquistossomose (febre de Katayama).
- Hiperinfestação por *Strongyloides* sp.
- Filariose linfática.
- Doença invasiva da ancilostomíase.
- Ascaris lumbricoides migratório.

A investigação inicial deve incluir análise de fezes para ovos e parasitas, sorologia para estrongiloidíase e exame de esfregaços de sangue e cortes de pele para detectar microfilárias, a depender do quadro clínico e da região visitada.

Febre indiferenciada

Pacientes febris sem sintomas localizados que se apresentam após viagens para países não industrializados foram responsáveis por 23 a 35% dos casos no GeoSentinel, com proporções semelhantes relatadas em séries menores na Europa e na Austrália. Em viajantes que retornam com febre indiferenciada, a malária (todas as espécies) foi a causa da doença em 14 a 35% dos pacientes, sendo responsável pela maior proporção dos diagnósticos. Quando a morbidade específica do destino é considerada, a proporção de febre indiferenciada diagnosticada como malária em viajantes que retornam da África subsaariana é de 32 a 62%. Assim, todos os pacientes com febre, após retornarem dos trópicos, particularmente da África subsaariana, devem ser considerados como portadores de malária até prova em contrário.

Depois da malária, as doenças transmissíveis importadas mais comuns que causam febre indiferenciada são dengue, febre entérica e doença por rickéttsias. Em pacientes que retornam da América Central ou do Sul, o vírus da dengue é o agente causador em 8 a 14%, e naqueles que retornam do Sudeste Asiático, a dengue é responsável por 13 a 32% dos casos de febre indiferenciada.

Para febre entérica, os dados agrupados demonstram *Salmonella typhi/paratyphi* em 1 a 4% dos casos de febre indiferenciada. A febre entérica deve ser fortemente considerada em viajantes que retornam do sul da Ásia, particularmente do subcontinente indiano. Viagens para regiões da África subsaariana também pode indicar risco.

Quando o diagnóstico de malária for excluído ou se o paciente apresentar erupção cutânea, um índice elevado de suspeita de infecção por rickettsiose deve ser mantido, principalmente em pacientes que retornam da África subsaariana. Nesse grupo, descobriu-se que até 5% dos pacientes com febre indiferenciada abrigavam infecção por rickéttsia (tifo do carrapato africano).

Embora a avaliação e a investigação de pacientes com febre indiferenciada após a viagem possam ser complexas e intimidantes, há espaço para simplificação e uma abordagem baseada em evidências. Como grande proporção dos diagnósticos permanecerá no escopo das "infecções cosmopolitas", uma abordagem prática é recomendada. A avaliação inicial deve incluir a investigação de causas locais comuns de febre. Nenhuma fonte será identificada em um terço dos pacientes e uma causa cosmopolita também será identificada em cerca de um terço. É o terço restante que deve ser o foco da investigação da doença importada. A grande maioria dos pacientes (mais de 95%) nos quais um agente causador é identificado terá malária, dengue, febre entérica ou doença por rickéttsias.

AVALIAÇÃO LABORATORIAL

Todos os viajantes que apresentam febre devem passar por exames laboratoriais básicos, que incluem hemograma completo com diferencial, e bioquímica com testes de função hepática, urinálise, hemocultura e cultura de urina. Radografia de tórax ou TC (quando disponível) devem ser feitas se houver sintomas respiratórios e/ou linfadenomegalias. Exame de gota espessa e esfregaços de sangue para pesquisa de malária devem ser feitos em qualquer paciente febril com histórico de viagens. Um esfregaço negativo não descarta a malária, por isso mais de um exame deve ser realizado com 12 a 24 horas de intervalo. Uma amostra de fezes deve ser enviada para pesquisa de leucócitos, cultura para patógenos entéricos, pesquisa de ovos e parasitas se houver diarreia ou quadro abdominal associado. Tubos extras de sangue devem ser preservados para o caso de ser necessário parear amostras de soro.

As anormalidades laboratoriais costumam ser inespecíficas, mas associadas à história e aos dados clínicos fornecem ferramentas valiosas para fazer um diagnóstico. Anormalidades hematológicas são comuns em doenças relacionadas com viagens. A leucocitose com neutrofilia geralmente é observada em infecções bacterianas. Leucopenia pode ser observada na febre tifoide, nas rickettsioses e em muitas doenças virais. Linfócitos atípicos são característica da mononucleose infecciosa e foram descritos na malária. Trombocitopenia é muito frequentemente observada em malária, dengue, doenças por rickéttsias, febres hemorrágicas virais, febre tifoide e outras. Anemia é muito comum, mas a hemoconcentração pode sugerir dengue. Eosinofilia indica infecção parasitária ou reação a drogas, em vez de infecção bacteriana; e eosinofilia significativa aumenta a probabilidade de infecção helmíntica. Em paciente com cefaleia, sinais meníngeos, parestesias e eosinofilia periférica e do liquor são sugestivos de meningite eosinofílica mais comumente causada por *Angiostrongylus cantonensis*. A hipoglicemia é característica da malária grave. Testes de função hepática anormais são observados em vários graus e padrões em hepatite viral, dengue, malária, febre tifoide, muitas doenças causadas por rickéttsias, doenças virais e leptospirose.

A coleta de material para a realização de exames sorológicos e de PCR é importante.

MEDIDAS DE PRECAUÇÃO PARA CONTACTANTES E EQUIPE DE SAÚDE

Até que doenças potencialmente perigosas sejam excluídas, medidas de precaução de rotina, como isolamento da fonte e isolamento respiratório (gotículas e/ou aerossol), devem ser implementadas para todos os pacientes com febre indiferenciada após viagem. As diretrizes do hospital local devem ser seguidas.

Várias infecções representam risco de infecção para a equipe do laboratório em razão do manuseio e do processamento inadequado da amostra. A faceta mais importante da vigilância em saúde pública começa em níveis regionais. Cada estado tem leis que obrigam a notificação de certas doenças. Os médicos que trabalham com viajantes que retornaram doentes devem estar familiarizados com os requisitos estaduais e nacionais no que se refere a essas infecções (doenças de notificação compulsória). A notificação e a vigilância estão no escopo da prática dos prestadores de cuidados de saúde e são essenciais para a vigilância adequada e o controle das doenças.

BIBLIOGRAFIA

1. Jiménez-Morillas F, Gil-Mosquera M, García-Lamberechts EJ. Fever in travellers returning from the tropics. Med Clin (Barc). 2019; 153(5):205-12.
2. Kotlyar S, Rice BT. Fever in the returning traveler. Emerg Med Clin North Am. 2013; 31(4):927-44.
3. Sanford CA, Fung C. Illness in the returned international traveler. Med Clin North Am. 2016; 100(2):393-409.
4. Scaggs Huang FA, Schlaudecker E. Fever in the returning traveler. Infect Dis Clin North Am. 2018; 32(1):163-88.
5. Speil C, Mushtaq A, Adamski A, Khardori N. Fever of unknown origin in the returning traveler. Infect Dis Clin North Am. 2007; 21(4):1091-113.
6. Thwaites GE, Day NP. Approach to fever in the returning traveler. N Engl J Med. 2017; 376(6):548-60.

52

Monkeypox e outras doenças infecciosas emergentes

Alberto dos Santos de Lemos

DESTAQUES

- O surgimento de doenças infecciosas emergentes e reemergentes deve ser encarado como rotina, bem como toda a mobilização para resposta às ameaças pandêmicas.
- Monkeypox é uma doença de origem zoonótica que no surto de 2022 ganhou predominância da transmissão inter-humana por contato direto.
- O tratamento da monkeypox é baseado em controle de sintomas. O antiviral de escolha é o tecovirimat, aprovado no Brasil apenas para uso compassivo em casos graves na primeira fase da epidemia.

CONCEITOS FUNDAMENTAIS

O termo "emergência" em epidemiologia não necessariamente tem relação com a ocorrência de casos graves, com necessidade de intervenção clínica imediata. São consideradas emergentes as doenças novas ou identificadas recentemente que têm impacto no ser humano por sua gravidade e cuja incidência aumentou nas últimas décadas ou tende a aumentar em um futuro próximo. Doenças reemergentes, por sua vez, são aquelas que readquirem as características de doença emergente após um período de declínio significativo ou representam ameaça em um futuro próximo pelo aumento de casos. Um dos principais efeitos das doenças emergentes nos sistemas de saúde é justamente sua sobrecarga, sendo as unidades de urgência e emergência diretamente afetadas.

Ao longo da história, as doenças infecciosas acompanham a humanidade em sucessivos ciclos de emergência, reemergência, perpetuação e controle. Estão registrados desde a Antiguidade surtos de doenças infecciosas, alguns com consequências nefastas. A "peste negra" na Idade Média, a morte de milhões de indígenas americanos pela introdução de novos patógenos trazidos por europeus e a "gripe espanhola" são exemplos clássicos. A emergência da infecção pelo HIV também teve um enorme impacto na saúde pública.

Nas duas primeiras décadas do século XXI, ocorreram alguns surtos que também representaram ameaça mundial: SARS-CoV-1, MERS-CoV, monkeypox, nipah, influenza A H5N1, influenza A H1N1, febre hemorrágica da Crimeia-Congo, febre do Vale do Rift, febre de Lassa, febre do Nilo Ocidental, zika, dengue, chikungunya, febre amarela, sarampo, poliomielite, ebola, marburg, peste, *Candida auris* e diversas bactérias resistentes a antibióticos. Além delas, uma doença que emergiu e causou grande dano à população mundial, trazendo novos paradigmas, foi a Covid-19.

Em 2022, durante o processo de edição deste livro, ocorreu a emergência da infecção por monkeypox em diversos países, inclusive no Brasil.

MONKEYPOX

O vírus monkeypox (MPXV) é um vírus de DNA do gênero *Orthopoxvirus*, família *Poxviridae* – a mesma dos vírus vaccínia, varíola, cowpox, orf, molusco contagioso, vírus Cantagalo, entre outros. É denominado classicamente em língua portuguesa como vírus da varíola símia ou varíola dos macacos, pois foi nesses animais que foi descoberto em 1958. Apesar disso, esse nome se revelou impreciso e ameaçador para animais, o que motivou o Ministério da Saúde a optar pela nomenclatura em inglês "*monkeypox*" para a doença.

Foram descritos dois clados genéticos do MPXV, denominados de acordo com sua predominância geográfica: Bacia do Congo (clado I) e África Ocidental (clado II, atualmente classificado como IIa). O primeiro tem padrão mais virulento e aparenta ter maior transmissibilidade que o segundo. Até 2002, a doença havia sido descrita em poucos países africanos. O primeiro surto fora da África aconteceu em 2003, nos EUA, causado pela transmissão a partir de animais ilegalmente importados provenientes de Gana. Em anos seguintes, pequenos surtos limitados também ocorreram no Reino Unido, Singapura e Israel, todos secundários ao adoecimento de viajantes na África. Até 2021, a dinâmica de transmissão da infecção denotava um padrão principalmente zoonótico, com transmissão de reservatórios animais para os humanos. A transmissão inter-humana subsequente se daria em um círculo limitado de contatos próximos.

Em 7 de maio de 2022, um caso de infecção humana por MPXV (hMPXV) foi confirmado no Reino Unido em um paciente com história de viagem recente à Nigéria. Ao longo do mês, houve a notificação de um grande número de indivíduos em outros países. Em 21 de maio de 2022, a OMS declarou a existência de um surto global emergente de hMPXV, com transmissão comunitária documentada entre pessoas que tiveram contato com casos sintomáticos, em países não endêmicos, caracterizando uma emergência de saúde pública de importância internacional. Em menos de 1 mês, o número de casos aumentou rapidamente para dezenas de milhares em todo o mundo, inclusive superando 4 mil casos notificados no Brasil (até 27 de agosto de 2022), a maioria nos estados de São Paulo e Rio de Janeiro. Todos os casos ocorridos fora da África foram decorrentes do clado II, que recebeu a nomenclatura de clado IIb após verificação de divergências filogenéticas do clado original da África ocidental.

A confirmação de casos em regiões distintas, sem ligação epidemiológica com países africanos, indica haver transmissão inter-humana e que esse tipo de contágio é responsável pela rápida disseminação da infecção. A transmissão se dá por meio de contato direto com lesões de pele ou fluidos corporais de uma pessoa infectada, bem como materiais contaminados, como roupas de cama e banho ou utensílios de uso comum, além da transmissão por gotículas respiratórias. Contactantes intradomiciliares, parceiros sexuais e profissionais de saúde sem uso adequado de equipamentos de proteção individual (EPI) são os grupos de maior risco. Transmissão vertical ou durante o contato próximo no pós-parto também pode ocorrer. O risco de transmissão por aerossóis só ocorre quando há realização de procedimentos geradores de aerossóis, como obtenção de amostras nasotraqueais, intubação, extubação, ventilação mecânica (manual ou não invasiva), nebulização, broncoscopia, aspiração de vias aéreas, ressuscitação cardiopulmonar, traqueostomia, fisioterapia respiratória e procedimentos de autópsia.

Nos países não endêmicos, a hMPXV tem predominado no sexo masculino. Em todo o mundo, os homens que fazem sexo com homens (HSH) constituem o grupo mais atingido, correspondendo a 96% dos casos na fase inicial da epidemia, com particularmente 41% dos acometidos sendo pessoas que vivem com HIV. No Brasil, 93% dos casos são do sexo masculino e a raça branca contribui com 45% dos casos, expressando um predomínio na população de maior renda e escolaridade. Quanto à faixa etária, 75% dos casos têm ocorrido na faixa entre 18 e 39 anos no país.

Há uma discussão sobre classificar a hMPXV como infecção sexualmente transmissível (IST), pois a transmissão por meio de contato sexual entre homens vem sendo predominante no início da epidemia. Essa discussão, no entanto, não deve desviar as condutas dos profissionais voltadas à prevenção da transmissão por qualquer tipo de contato físico, diminuir a suspeita diagnóstica em mulheres e crianças, tampouco estigmatizar grupos historicamente marginalizados, como os HSH. O futuro da epidemia é indefinido e diversos padrões poderão ocorrer.

O período de incubação é de 6 a 16 dias, eventualmente podendo chegar a 21 dias. A transmissão se inicia a partir do início dos sintomas e só termina quando todas as lesões crostosas estiverem cicatrizadas completamente, sendo substituídas por pele íntegra.

Na descrição prevalente, a doença seria caracterizada por uma fase febril seguida de erupção cutânea. No surto em andamento, esse padrão não se verificou. Existem casos que cursam com lesões cutâneas sem febre e outros nos quais só ocorre febre e eliminação do vírus na orofaringe. Os sinais e sintomas mais comuns são: *rash* cutâneo (70%), febre (67%), adenomegalias (54%), dor muscular (43%), cefaleia (42%), astenia (38%), dor nas costas (23%), sudorese (11%), dor na garganta (10%) e náusea (4%). Curiosamente, a doença se manifesta como uma lesão genital única em cerca de 3% dos casos. A proctite é um achado relativamente frequente, especialmente associada a lesões cutâneas perianais (Figura 1). Também pode haver conjuntivite, estomatite e edema peniano com parafimose.

O aspecto das lesões cutâneas é semelhante ao que era descrito na varíola, mas com menor gravidade. A maioria dos pacientes relata que as lesões são dolorosas. Classicamente, evoluem como mácula, pápula, vesícula, pústula e crosta, podendo eventualmente ulcerar antes da crostificação. Em todas as fases, as lesões são transmissíveis. Após a queda das crostas, ocorre a reepitelização, às vezes deixando cicatrizes. A maioria dos casos é diagnosticada quando há predominância de pústulas, que muitas vezes são bem circunscritas e apresentam uma característica umbilicação central (Figura 2). Podem variar em número, de uma a centenas, mas é mais frequente que os pacientes apresentem menos de 20 lesões.

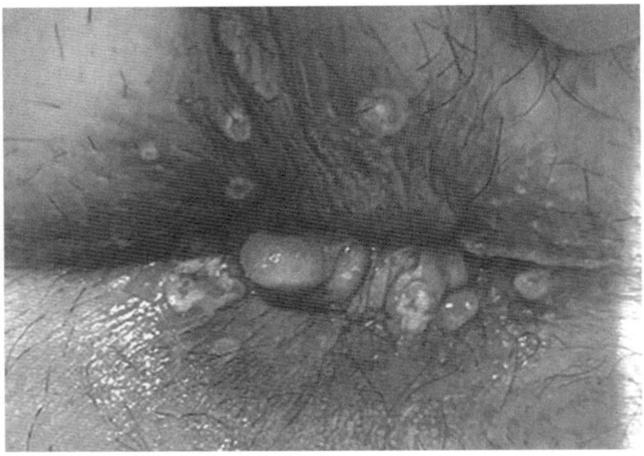

Figura 1 Lesões pustulosas e ulceradas perianais, com proctite e edema da margem anal, em caso confirmado de monkeypox.

A versão colorida desta imagem está disponível no caderno de imagens do livro.
Imagem cedida por Alberto dos Santos de Lemos.

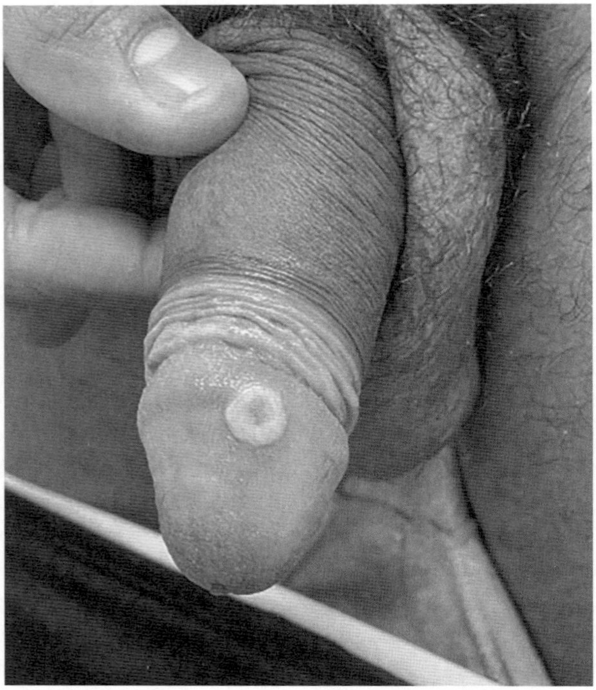

Figura 2 Lesão única pustulosa com umbilicação central no pênis em caso confirmado de monkeypox.

A versão colorida desta imagem está disponível no caderno de imagens do livro.
Imagem cedida por Alberto dos Santos de Lemos.

Quando disseminadas, sua distribuição costuma ser centrífuga (predomínio na face e membros), mas uma fração significativa dos casos manifesta lesões concentradas em um a três segmentos corporais, principalmente a região anogenital, tronco, palmas das mãos, plantas dos pés, face e orofaringe. É esperado que todas as lesões se apresentem na mesma fase evolutiva simultaneamente; contudo, o surto atual tem mostrado que essa não é uma regra absoluta (Figura 3).

Nas séries publicadas no início da epidemia, mostrou-se comum a coinfecção com IST, diagnosticadas simultaneamente. Infecções por *Chlamydia*, gonococo e sífilis são as mais relatadas.

Os sintomas duram 2 a 4 semanas e a tendência é a resolução autolimitada da infecção, mas complicações podem ocorrer. Entre 3 e 10% dos casos requerem internação, a maioria para prover analgesia IV. Outras complicações que levam à internação são pneumonite viral, pneumonia bacteriana secundária, encefalite, miocardite, desidratação, obstrução uretral, complicações oculares, infecção bacteriana secundária de pele e partes moles e quadros em que há mais de 100 lesões cutâneas identificadas (indicativo de gravidade). Eventualmente, pacientes podem ser internados apenas para isolamento, mas a tendência é essa indicação diminuir conforme o número de casos na comunidade aumenta. A evolução para óbito é infrequente e vem sendo estimada em 0,02%. São considerados grupos vulneráveis crianças, gestantes e pessoas imunodeprimidas (p. ex., infecção pelo HIV com CD4+ < 200 células/mm^3, imunossupressão terapêutica, neoplasias).

O diagnóstico diferencial mais importante é a varicela, doença na qual ocorrem

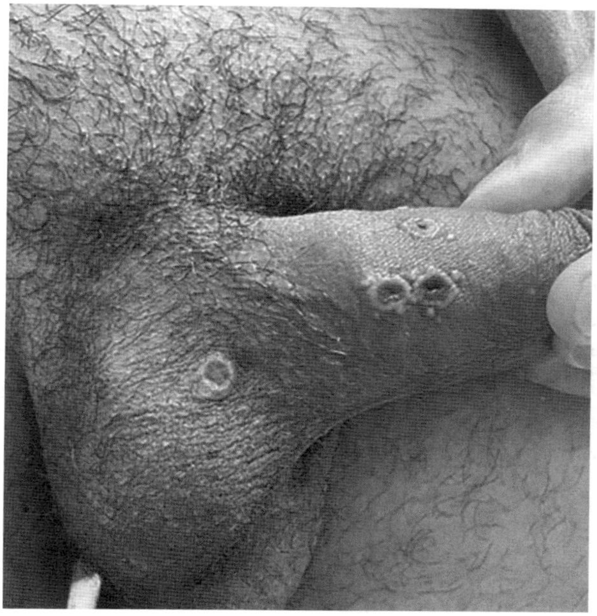

Figura 3 Lesões crostosas no corpo do pênis e lesões ulceradas no saco escrotal em caso confirmado de monkeypox.

A versão colorida desta imagem está disponível no caderno de imagens do livro.
Imagem cedida por Alberto dos Santos de Lemos.

lesões cutâneas em diferentes fases de evolução simultaneamente. Outros diagnósticos diferenciais, a depender da apresentação das lesões, são herpes simples, herpes-zóster, síndrome mão-pé-boca, sarampo, escabiose, dengue, zika, chikungunya, sífilis primária ou secundária, cancroide, linfogranuloma venéreo, granuloma inguinal, infecção gonocócica disseminada, piodermites, outras infecções por poxvírus (molusco contagioso, cowpox e outras), além de farmacodermias.

A confirmação diagnóstica se dá por biologia molecular (PCR) em amostras do paciente. A coleta de amostras e o envio aos laboratórios de referência devem seguir as recomendações dos órgãos locais de vigilância em saúde. Usualmente, são enviadas amostras coletadas por *swab* de lesões cutâneas (preferencialmente pústulas rompidas) e orofaringe, bem como fragmentos ou raspado de crostas, quando presentes. Exames para o diagnóstico diferencial estão recomendados, sendo sistematicamente realizados testes para sífilis, varicela-zóster, herpes simples e outros, a depender da epidemiologia local e do nível de suspeição clínica. Todos os espécimes devem ser armazenados em recipientes lacrados e desinfectados na parte externa até sua entrada no laboratório. Também é possível solicitar coleta de amostras e realização de PCR para monkeypox em alguns laboratórios privados.

Em agosto de 2022, no momento da redação deste capítulo, as seguintes definições são determinadas no Brasil:

- Caso suspeito: indivíduo de qualquer idade que, a partir de 15 de março de 2022, apresente início súbito de erupção cutânea aguda sugestiva de hMPXV, única ou múltipla, em qualquer parte do corpo (incluindo região genital), associada ou não a adenomegalia ou relato de febre. Considera-se "erupção cutânea aguda sugestiva de hMPXV" lesão profunda circunscrita, de 0,5 a 1 cm de diâmetro, muitas vezes com umbilicação central na fase de pústula.
- Caso confirmado: indivíduo que atende à definição de caso suspeito com PCR "detectável" para MPXV.
- Caso provável: caso suspeito, submetido a investigação clínica e epidemiológica, que evoluiu com quadro clínico compatível com hMPXV, porém sem possibilidade de confirmação laboratorial por PCR.
- Caso descartado: indivíduo que atende à definição de caso suspeito com PCR "não detectável" para MPXV ou caso suspeito em que, durante a investigação clínica, epidemiológica e laboratorial, tenha sido diagnosticada outra doença compatível com o quadro apresentado, excluindo-se as IST (sífilis, infecção gonocócica ou *Chlamydia*, linfogranuloma venéreo, herpes simples).
- Contatos de risco: exposição próxima e prolongada, incluindo profissionais de saúde sem EPI adequado (luvas, avental, proteção para os olhos e respirador); contato físico direto com a pele ou lesões cutâneas, incluindo contato sexual com ou sem preservativo; ou contato com materiais contaminados, como roupas, roupas de cama ou utensílios. Inclui indivíduos residentes no mesmo domicílio e contactantes íntimos não residentes no mesmo domicílio.

A identificação de um caso suspeito de monkeypox demanda notificação imediata, coleta de material para exames diagnósticos e fornecimento de recomendações de isolamento.

A assistência ao paciente deve seguir regras de precauções de contato e gotículas. No caso de necessidade de execução de procedimentos que gerem aerossóis (incluindo a coleta de *swab* orofaríngeo), devem ser adotadas medidas de precaução para aerossóis. Roupas, dispositivos e equipamentos utilizados na assistência aos casos suspeitos ou confirmados devem ser de uso exclusivo para o paciente. A internação deve ser em quarto individual, mas em casos de indisponibilidade de leitos pode-se recorrer a enfermarias coletivas para internação de mais de um caso confirmado.

As pessoas que preenchem critério de contato de risco (inclusive profissionais de saúde expostos) deverão ser monitoradas pelos serviços de vigilância até 21 dias após a exposição. Caso nesse período surjam sintomas, os pacientes devem ser manejados como casos suspeitos. Esses contactantes não necessitam ser afastados de suas atividades de trabalho se estiverem assintomáticos. Caso apresentem qualquer sintoma diferente de erupção cutânea, deverão ser afastados por 7 dias e o MPXV deverá ser pesquisado na orofaringe (há uma fração dos casos que não desenvolve manifestações cutâneas). Se não houver aparecimento de erupção no período e a PCR for "não detectável", esse contato poderá sair do isolamento, mas deverá continuar a ser acompanhado pela vigilância até completar 21 dias após a exposição. Caso apresentem erupção cutânea, serão considerados como casos suspeitos e deverão ter amostras coletadas para análise laboratorial.

O tratamento deve ser focado em medidas de suporte, com orientações sobre curativos, analgesia sistêmica ou tópica e outras medicações sintomáticas. Complicações devem ser tratadas de forma individualizada, bem como as coinfecções identificadas.

Em agosto de 2022, a Anvisa aprovou para uso compassivo o medicamento tecovirimat, já aprovado emergencialmente por agências nos EUA e na Europa para tratamento de casos graves de monkeypox. O antiviral existe em formulações para uso VO e IV e deve ser usado por 14 dias nas doses recomendadas em bula. Outras medicações que vêm sendo usadas em alguns países são o brincidofovir, o cidofovir e a imunoglobulina hiperimune antivaccínia. Outras drogas são consideradas experimentais.

Dados limitados sugerem que a vacinação contra varíola confere proteção cruzada para monkeypox em até 85% dos vacinados; no entanto, a vacinação contra varíola terminou após sua erradicação, não tendo sido mais disponibilizada no Brasil de forma obrigatória após 1973. As duas vacinas contra varíola disponíveis na atualidade são compostas por cepas atenuadas do vírus vaccínia. A primeira, ACAM2000, é uma vacina de vírus atenuado replicante, aplicada em dose única, com contraindicação de uso em gestantes, crianças com menos de 1 ano de idade, pessoas com imunodeficiência congênita ou adquirida, pessoas com doença cardíaca, doença ocular tratada com esteroides tópicos, pacientes que tomam medicamentos imunossupressores e aqueles com histórico de dermatite atópica ou eczema. A segunda é a MVA-BN, comercializada com os nomes Imvamune, Imvanex ou Jynneos, composta por vírus atenuado não replicante de terceira geração, segura para os grupos nos quais a ACAM2000 está contraindicada, e ocasionando menos efeitos adversos, de maneira geral. O esquema vacinal com MVA-BN é composto por duas doses.

Em agosto de 2022, o Ministério da Saúde deu início ao processo de aquisição de um número limitado de MVA-BN, que será destinado para uma primeira etapa de vacinação voltada para profissionais de saúde envolvidos no atendimento a pessoas com monkeypox e para contactantes de alto risco.

OUTRAS DOENÇAS INFECCIOSAS EMERGENTES DE 2022

A humanidade convive na atualidade com diversas ameaças pandêmicas e surtos de interesse local. Guerras, catástrofes climáticas e crises humanitárias são focos perigosos, mas a maioria dos patógenos tem origem zoonótica e alguns recebem vigilância ativa contínua.

Em 2022, até o mês de agosto, os seguintes alertas de ameaça nacional e internacional foram emitidos, além de monkeypox e Covid-19: hepatite de origem desconhecida em crianças (hipóteses: adenovírus e SARS-CoV-2), gripe do tomate (hipótese: coxsackie A16), vírus Langya (da mesma família do vírus Nipah), pneumonia bilateral grave argentina (hipótese: *Legionella*), circulação do poliovírus selvagem e derivado vacinal, sarampo, influenza, ebola, febre de Lassa, raiva, dengue, cólera, *Candida auris*, tuberculose multidroga-resistente (MDR) e diversas bactérias resistentes a antibióticos.

Os profissionais de saúde podem obter informação em tempo real sobre circulação de patógenos e ocorrência de epidemias nos sites:

- Morbidity and Mortality Weekly Report (MMWR): https://www.cdc.gov/mmwr/index.html.
- The Program for Monitoring Emerging Diseases (ProMED): https://promedmail.org.
- Nextstrain: https://nextstrain.org.

BIBLIOGRAFIA

1. Tarín-Vicente EJ, Alemany A, Agud-Dios M, Ubals M, Suñer C, Antón A, et al. Clinical presentation and virological assessment of confirmed human monkeypox virus cases in Spain: a prospective observational cohort study. Lancet. 2022;400:661-9.
2. Thornhill JP, Barkati S, Walmsley S, Rockstroh J, Antinori A, Harrison LB, et al. Monkeypox virus infection in humans across 16 countries: April-June 2022. New Engl J Med, julho, NEJMoa2207323.
3. Titanji BK, Tegomoh B, Nematollahi S, Konomos M, Kulkarni PA. Monkeypox: a contemporary review for healthcare professionals. Open Forum Infect Dis. 2022; 9(7):ofac310.
4. World Health Organization. Surveillance, case investigation and contact tracing for monkeypox: interim guidance. Genebra: WHO; 2022.
5. World Health Organization. Clinical management and infection prevention and control for monkeypox: interim rapid response guidance. Genebra: WHO; 2022.

Lista de abreviaturas

ACRV – Área com recomendação de vacinação
ADA – Adenosina deaminase
ADB – Anticorpos antidesoxirribonuclease B estreptocócica
ADE – Amplificação dependente de anticorpos (do inglês *antibody-dependent enhancement*)
ADEM – Encefalomielite disseminada aguda (do inglês *acute disseminated encephalomyelitis*)
AGH – Anaplasmose granulocítica humana
Aids – Síndrome da imunodeficiência adquirida (do inglês *acquired immune deficiency syndrome*)
AINE – Anti-inflamatórios não esteroides
AKI – Lesão renal aguda (do inglês *acute kidney injury*)
ALI – Lesão pulmonar aguda (do inglês *acute lung injury*)
ALT – Alanina-aminotransferase
Anvisa – Agência Nacional de Vigilância Sanitária
APACHE – *Acute physiology and chronic health evaluation*
ASLO – Anticorpos antiestreptolisina O
AST – Aspartato-aminotransferase
ATS – American Thoracic Society
AVC – Acidente vascular cerebral
BAAR – Bacilos álcool-ácido resistentes
BASHH – British Association for Sexual Health and HIV
BGN – Bacilos Gram-negativos
BNP – Peptídeo natriurético cerebral (do inglês *brain natriuretic peptide*)
CAEBV – Infecção ativa crônica pelo vírus Epstein-Barr (do inglês *chronic active Epstein-Barr virus infection*)
CA-MRSA – *Staphylococcus aureus* resistente à meticilina de origem comunitária (do inglês *community-associated methicillin-resistant Staphylococcus aureus*)
CAPA – Aspergilose pulmonar associada à Covid-19 (do inglês *Covid-19 associated pulmonary aspergillosis*)
CCIH – Comissão de Controle de Infecção Hospitalar
CDC – Centers for Disease Control and Prevention
CHIKV – Vírus da febre chikungunya
CIV – Comunicação interventricular
CIVD – Coagulação intravascular disseminada
CKMB – Isoenzima MB da creatinofosfoquinase
CMV – Citomegalovírus
Covid-19 – Doença do coronavírus 2019
CPK – Creatinofosfoquinase
CrAg – Antígeno criptocócico
CRIE – Centros de Referência para Imunobiológicos Especiais
CTLA-4 – Antígeno 4 associado ao linfócito T citotóxico
CVC – Cateter venoso central
CVD – Cateter vesical de demora
DECH – Doença do enxerto contra o hospedeiro
DENV – Vírus da dengue
DG – Dengue grave
DIP – Doença inflamatória pélvica

DIU	Dispositivo intrauterino
DPOC	Doença pulmonar obstrutiva crônica
DSA	Dengue com sinais de alarme
DST	Doença sexualmente transmissível
EAPV	Eventos adversos pós-vacinação
EAS	Elementos anormais e sedimentos
EASL	European Association for the Study of the Liver
EBNA	Anticorpo antiantígeno nuclear do Epstein-Barr
EBV	Vírus Epstein-Barr
ECG	Eletrocardiograma
ECMO	Membrana de circulação extracorpórea
EDTA	Ácido etilenodiamino tetra-acético
EEG	Eletroencefalograma
EI	Endocardite infecciosa
ELISA	Ensaio de imunoabsorção enzimática (do inglês *enzyme-linked immunosorbent assay*)
EMH	Erliquiose monocítica humana
EPI	Equipamentos de proteção individual
EQL	Eletroquimioluminescência
ERC	Enterobactéria produtora de carbapenemase (também conhecida como KPC)
ESBL	Enterobactérias produtoras de betalactamase de amplo espectro (do inglês *extended spectrum beta-lactamases*)
ETE	Ecocardiograma transesofágico
ETT	Ecocardiograma transtorácico
EV	Enterovírus
EWS	*Early warning score* (em português, escore de alerta precoce)
FC	Frequência cardíaca
FDA	Food and Drug Administration
FHAr	Febre hemorrágica argentina
FHB	Febre hemorrágica boliviana
FHBr	Febre hemorrágica brasileira
FHSR	Febre hemorrágica com síndrome renal
FHV	Febre hemorrágica venezuelana
FiO_2	Fração inspirada de oxigênio
FR	Frequência respiratória
FTA-Abs	Teste de anticorpos treponêmicos fluorescentes com absorção (do inglês *fluorescent treponemal antibody-absorption*)
GABA	Ácido gama-aminobutírico
GALT	Tecido linfoide associado à mucosa intestinal
Gama-GT	Gamaglutamil-transferase
GDH	Glutamato-desidrogenase
GUNA	Gengivite ulcerativa necrotizante aguda
HAV	Vírus da hepatite A
HBV	Vírus da hepatite B
HCV	Vírus da hepatite C
HDV	Vírus da hepatite D
HEV	Vírus da hepatite E
HHV	Herpesvírus humano
Hib	*Haemophilus influenzae* tipo b
HIV	Vírus da imunodeficiência humana (do inglês *human immunodeficiency virus*)
HPV	Papilomavírus humano (do inglês *human papillomavirus*)
HRP-2	Proteína 2 rica em histidina de *Plasmodium falciparum* (do inglês *histidine-rich protein-2*)
HSH	Homens que fazem sexo com homens
HSV	Vírus herpes simples (do inglês *herpes simplex virus*)
IAM	Infarto agudo do miocárdio
IC	Intervalo de confiança
ID	Via intradérmica
IDSA	Infectious Diseases Society of America
IFABP	Proteína de ligação de ácidos graxos intestinais (do inglês *intestinal fatty acid binding protein*)
IFD	Imunofluorescência direta
IFI	Imunofluorescência indireta
IFN	Interferon
IGHAHB	Imunoglobulina humana anti-hepatite B
IGHAR	Imunoglobulina humana hiperimune antirrábica
IGHAT	Imunoglobulina hiperimune antitetânica
IGHVZ	Imunoglobulina humana antivaricela-zóster
IGRA	Ensaio de liberação do interferon-gama (do inglês *interferon gamma release assay*)
IL	Interleucina
ILP	Instituição de longa permanência
ILTB	Infecção latente por tuberculose

IM Via intramuscular
IMC Índice de massa corporal
INR Relação normatizada internacional (do inglês *international normalized ratio*)
IOT Intubação orotraqueal
IRAS Infecções relacionadas à assistência à saúde
IRF Infecção relacionada a fratura
IRIS Síndrome inflamatória de reconstituição imune (do inglês *immune reconstitution inflammatory syndrome*)
IST Infecção sexualmente transmissível
ITRNt Inibidores da transcriptase reversa análogos aos nucleotídeos
ITU Infecção do trato urinário
ITUAC Infecção do trato urinário associada a cateter
IV Via intravenosa
IVA Infecção aguda ou precoce pelo HIV
KSHV Herpesvírus associado ao sarcoma de Kaposi
LACEN Laboratórios Centrais de Saúde Pública
LCMV Vírus da coriomeningite linfocítica
LCR Líquido cefalorraquidiano
LCV Variante de grandes células (do inglês *large cell variant*)
LDH Desidrogenase láctica
LES Lúpus eritematoso sistêmico
LGV Linfogranuloma venéreo
LMA Leucemia mieloide aguda
MAC Complexo *Mycobacterium avium*
MALDI-TOF Ionização e dessorção a *laser* assistida por matriz (do inglês *matrix-assisted laser desorption/ionization*)
MAT Teste de microaglutinação (do inglês *microagglutination test*)
MCP-1 Proteína-1 quimioatraente de monócitos (do inglês *monocyte chemoattractant protein-1*)
MDR Multidroga-resistente
MDS Mielodisplasia
MEWS *Modified early warning score* (em português, escore de alerta precoce modificado)
MERS Síndrome respiratória do Oriente Médio (do inglês *Middle East respiratory syndrome*)
MERS-CoV Coronavírus da síndrome respiratória do Oriente Médio (do inglês *Middle East respiratory syndrome coronavirus*)
MHC Complexo principal de histocompatibilidade (do inglês *major histocompatibility complex*)
MIC Concentração inibitória mínima (do inglês *minimal inhibitory concentration*)
MIF Fator de inibição da migração de macrófagos (do inglês *macrophage migration inhibitory factor*)
MIS-A Síndrome inflamatória multissistêmica do adulto (do inglês *multisystem inflammatory syndrome in adults*)
MIS-C Síndrome inflamatória multissistêmica da criança (do inglês *multisystem inflammatory syndrome in children*)
MPXV Vírus monkeypox
MRSA *Staphylococcus aureus* resistente à meticilina (do inglês *methicillin-resistant Staphylococcus aureus*)
MSSA *Staphylococcus aureus* sensível à meticilina (do inglês *methicillin-susceptible Staphylococcus aureus*)
NAAT Reação de amplificação de ácido nucleico (do inglês *nucleic acid amplification test*)
NB Nível de biossegurança
NEWS *National early warning score* (em português, escore de alerta precoce nacional)
NF-kB Fator nuclear kappa B
NS1 Proteína não estrutural tipo 1
NTB Neurotoxina botulínica
OMS Organização Mundial da Saúde
OR *Odds ratio*
PA Pressão arterial
PAC Pneumonia adquirida na comunidade
$PaCO_2$ Pressão parcial de dióxido de carbono
PAD Pressão arterial diastólica
PAM Pressão arterial média
PaO_2 Pressão parcial de oxigênio
PaO_2/FiO_2 Índice de capacidade pulmonar de oxigenação
PAS Pressão arterial sistólica
PBAC Pneumonia bacteriana adquirida na comunidade

PCR	Reação em cadeia da polimerase (do inglês *polymerase chain reaction*)
PEDIS	Classificação de úlceras do Consenso Internacional do Pé Diabético
PEEP	Pressão positiva ao final da expiração (do inglês *positive end-expiratory pressure*)
PEP	Profilaxia pós-exposição
PET-TC	Tomografia computadorizada por emissão de pósitrons (do inglês *positron emission tomography with computed tomography*)
PFAPA	Febre periódica, estomatite aftosa, faringite e adenite cervical
PIC	Pressão intracraniana
PNH	Primatas não humanos
PNI	Programa Nacional de Imunizações
PPD	Teste tuberculínico (do inglês *purified protein derivative*)
PrEP	Profilaxia pré-exposição
PSA	Antígeno prostático específico
PSI	Índice de gravidade da pneumonia (do inglês *pneumonia severity index*)
PTT	Púrpura trombocitopânica trombótica
PVDV	Poliovírus derivado vacinal
PVHIV	Pessoas vivendo com HIV
PVL	Leucocidina de Panton Valentine
RITA	Algoritmo de testagem de infecção recente (do inglês *recent infection testing algorithm*)
RNM	Ressonância nucler magnética
RPR	Teste rápido de reagina plasmática (do inglês *rapid plasma reagin*)
RT-PCR	Reação da transcriptase reversa seguida pela reação em cadeia da polimerase (do inglês *reverse transcription polymerase chain reaction*)
Rtr1	Receptor da transferrina 1
RX	Radiografia
SAD	Soro antidiftérico
SAR	Soro antirrábico
SARS-CoV-2	Coronavírus 2 da síndrome respiratória aguda grave
SAT	Soro antitetânico
$SatO_2$	Saturação de oxigênio
SBGG	Sociedade Brasileira de Geriatria e Gerontologia
SBIm	Sociedade Brasileira de Imunizações
SBPT	Sociedade Brasileira de Pneumologia e Tisiologia
SC	Via subcutânea
SCPH	Síndrome cardiopulmonar por hantavírus
SCN	*Staphylococcus* coagulase-negativo
SCV	Variante de células pequenas (do inglês *small cell variant*)
SES	Secretaria Estadual de Saúde
SF	Soro fisiológico
Sinan	Sistema de Informação de Agravos de Notificação
SI-PNI	Sistema de Informação do Programa Nacional de Imunizações
SIRS	Síndrome de resposta inflamatória sistêmica (do inglês *systemic inflammatory response syndrome*)
Sivep	Sistema de Informações de Vigilância Epidemiológica
SK	Sarcoma de Kaposi
SMS	Secretaria Municipal de Saúde
SNC	Sistema nervoso central
SOFA	*Sequential organ failure assessment score*
SPECT-TC	Tomografia computadorizada por emissão de fóton único (do inglês *single photon emission computed tomography*)
SPRP	*Streptoccus pneumoniae* resistente à penicilina
SRAG	Síndrome respiratória aguda grave
SUS	Sistema Único de Saúde
TARV	Terapia antirretroviral
TB	Tuberculose
TC	Tomografia computadorizada
TCTH	Transplante de células-tronco hematopoiéticas
TD	Toxina diftérica
TDR	Teste diagnóstico rápido
TGI	Trato gastrointestinal
TLR	Receptores do tipo Toll (do inglês *Toll-like receptors*)
TMT	Travestis e mulheres transexuais
TNF	Fator de necrose tumoral (do inglês *tumor necrosis factor*)
TOS	Transplante de órgãos sólidos
TP	Tempo de protombina
TPHA	Teste de hemaglutinação para *Treponema pallidum* (do inglês *Treponema pallidum haemagglutination test*)

TR	Teste rápido
TRA	Teste rápido de detecção de antígeno estreptocócico
TTPa	Tempo de tromboplastina parcial ativada
UBS	Unidades Básicas de Saúde (do SUS)
USG	Ultrassonografia
UTI	Unidade de terapia intensiva
VAR2CSA	Variante proteica do antígeno de superfície 2-CSA
VDRL	Estudo laboratorial de doenças venéreas (do inglês *venereal disease research laboratory*)
VHS	Velocidade de hemossedimentação
VIP	Vacina injetável da poliomielite
VO	Via oral
VOP	Vacina oral da poliomielite
VPC13	Vacina pneumocócica 13-valente
VPP23	Vacina pneumocócia polissacarídica 23-valente
VRH	Vacina contra o rotavírus
VZV	Vírus Varicella-zoster
XL	Liberação prolongada
ZIKV	Vírus zika

Índice remissivo

E

F

G

L

M

N

O

P

R

U

V

Z

Caderno de imagens

CAPÍTULO 5

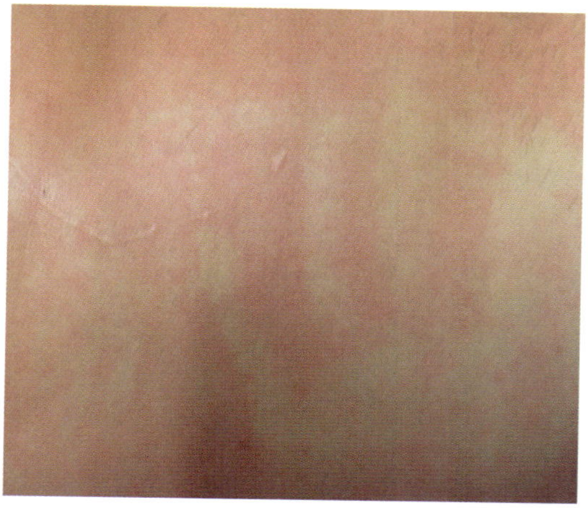

Figura 1 Detalhe de erupção em tronco em caso de dengue: eritema com ilhotas de pele sã.
Imagem cedida por Patrícia Brasil.

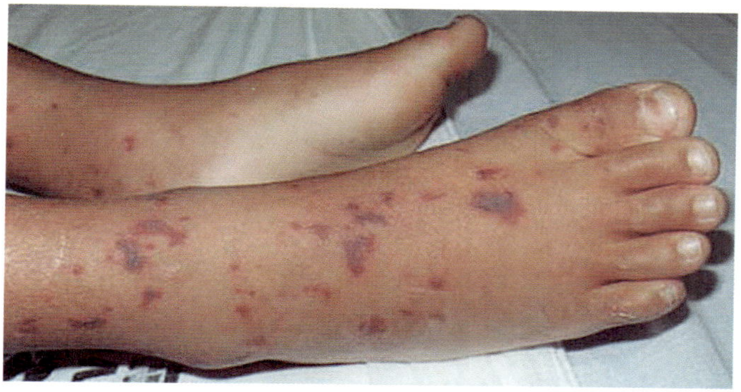

Figura 2 Erupção purpúrica disseminada em caso de meningococcemia.
Imagem cedida por Luciana Gomes Pedro Brandão.

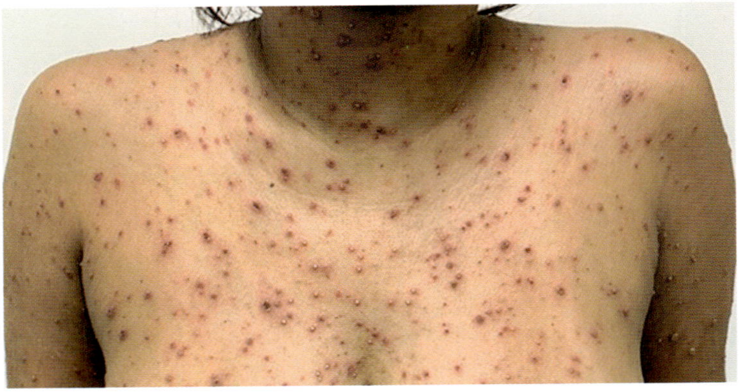

Figura 3 Lesões em diferentes estágios evolutivos em caso de varicela: vesículas, pústulas e crosta.
Imagem cedida por Ana Carolina Carvalho de Araújo Porto.

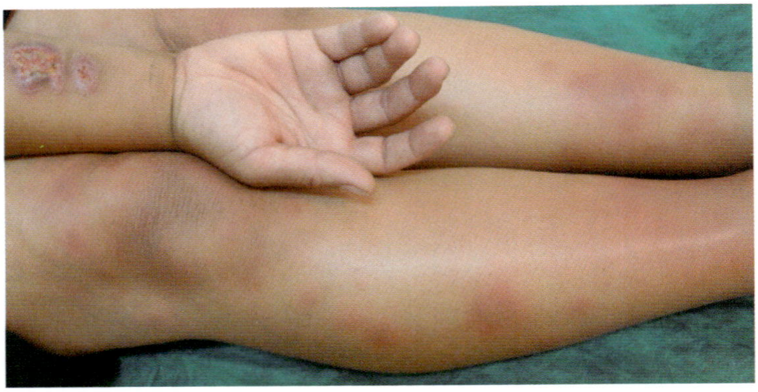

Figura 4 Eritema nodoso associado a esporotricose em punho direito: nódulos eritematosos em membros inferiores.
Imagem cedida por Antonio Carlos Francesconi do Valle.

CAPÍTULO 9

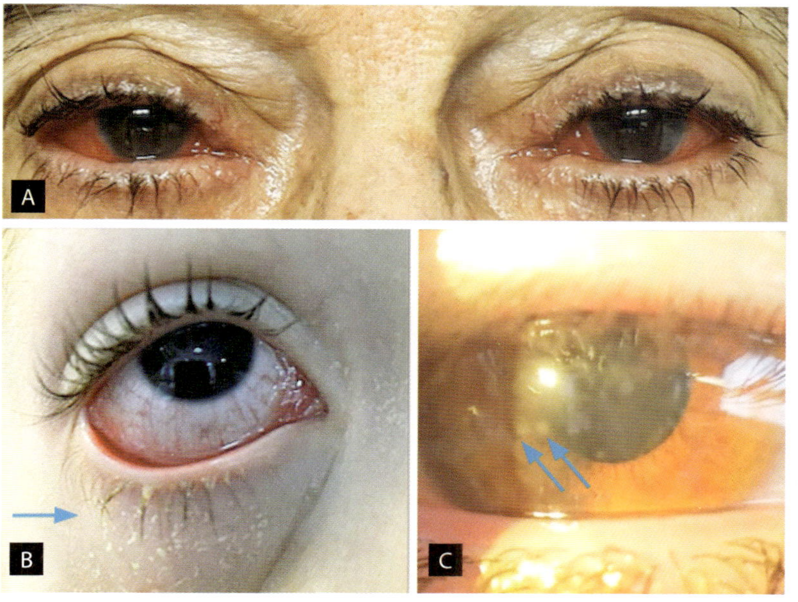

Figura 1 A: conjuntivite viral bilateral com intensa hiperemia conjuntival; B: conjuntivite bacteriana – a seta azul aponta para a secreção purulenta e a formação de crostas; C: infiltrados subepiteliais após resolução da conjuntivite viral (setas azuis).

Imagens A e C retiradas do acervo pessoal dos autores e imagem B cedida por Monick Goecking.

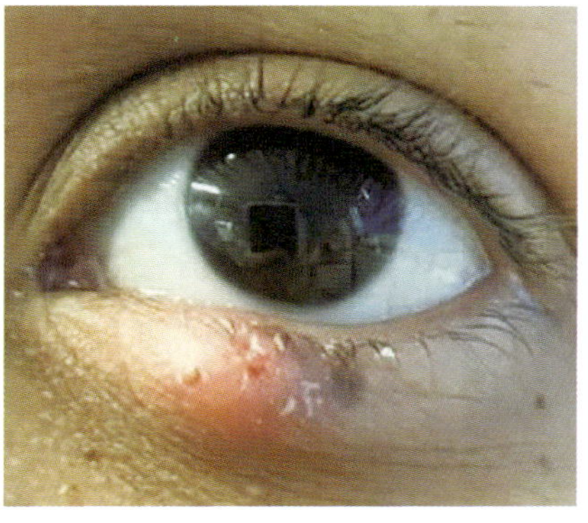

Figura 2 Hordéolo na pálpebra inferior: região elevada com hiperemia e edema.

Imagem cedida por Monick Goecking.

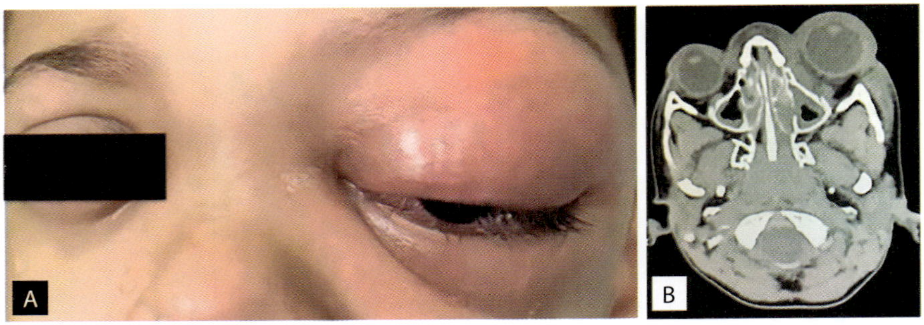

Figura 3 Celulite orbitária: edema e hiperemia palpebral com dor; observa-se proptose.

Imagem cedida por Monick Goecking.

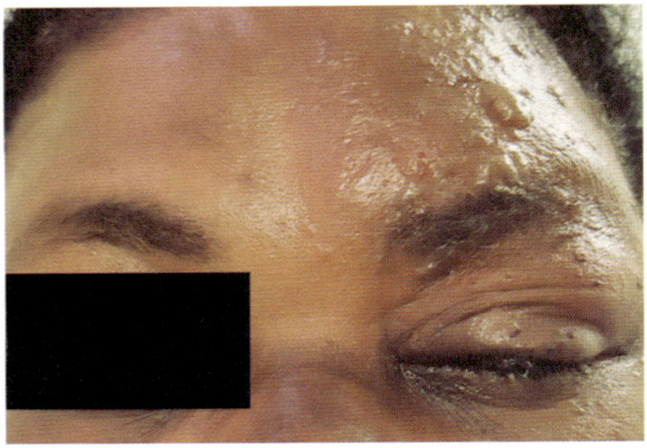

Figura 4 Zóster oftálmico: presença de vesículas e hiperemia na região do nervo trigêmeo com acometimento ocular (edema palpebral e ceratite).

Imagem retirada do acervo pessoal dos autores.

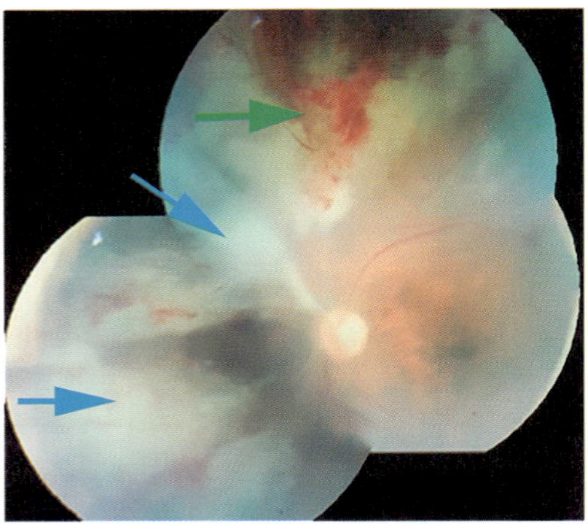

Figura 5 Necrose retiniana aguda. Setas azuis: áreas necróticas da retina; seta verde: hemorragias adjacentes à placa.

Imagem retirada do acervo pessoal dos autores.

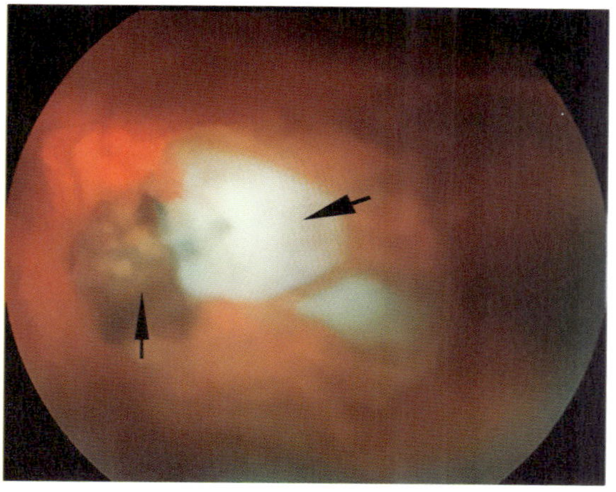

Figura 6 Toxoplasmose (padrão-ouro). Setas: lesões esbranquiçadas da retina adjacentes (chamadas "satélite") à lesão hiperpigmentada que corresponde a um episódio prévio.

Imagem retirada do acervo pessoal dos autores.

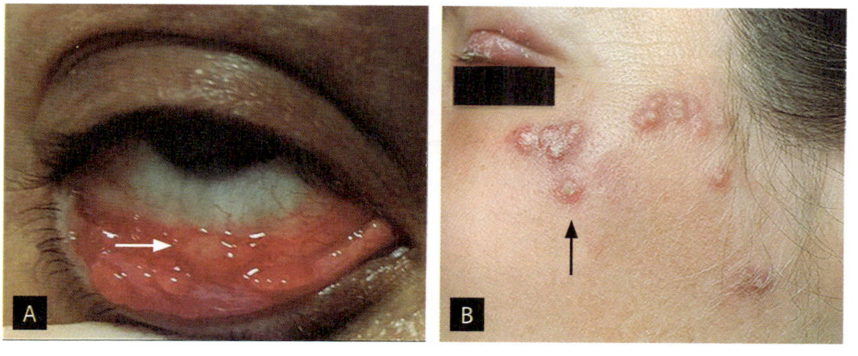

Figura 7 A: granulomas na conjuntiva inferior (seta branca); B: lesões cutâneas (seta preta) acompanhando os canais linfáticos até o linfonodo pré-auricular.

Imagens retiradas do acervo pessoal dos autores.

CAPÍTULO 14

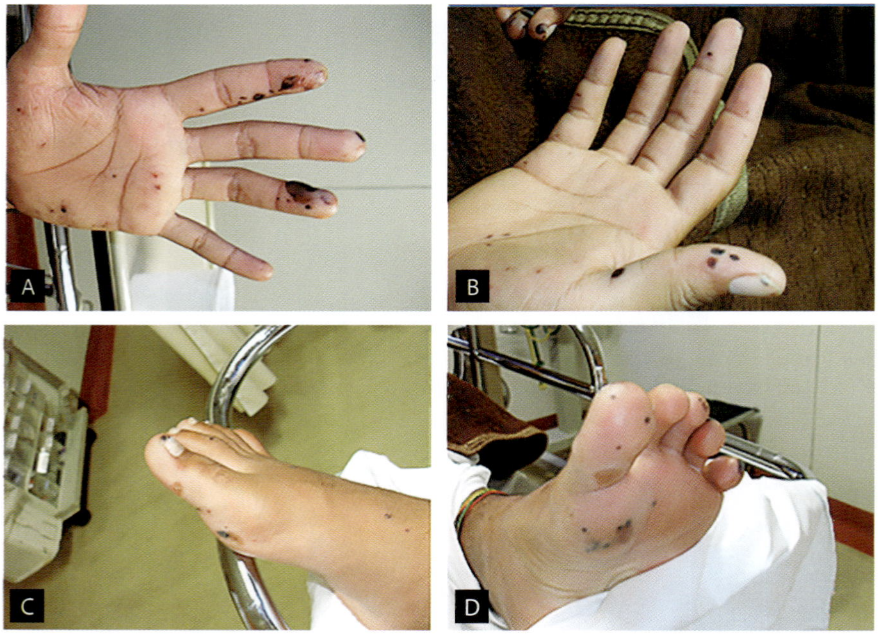

Figura 1 Aspectos de lesões embólicas periféricas em paciente com endocardite infecciosa aguda.
Imagens retiradas do Arquivo do Serviço de Doença Orovalvar, Instituto Nacional de Cardiologia.

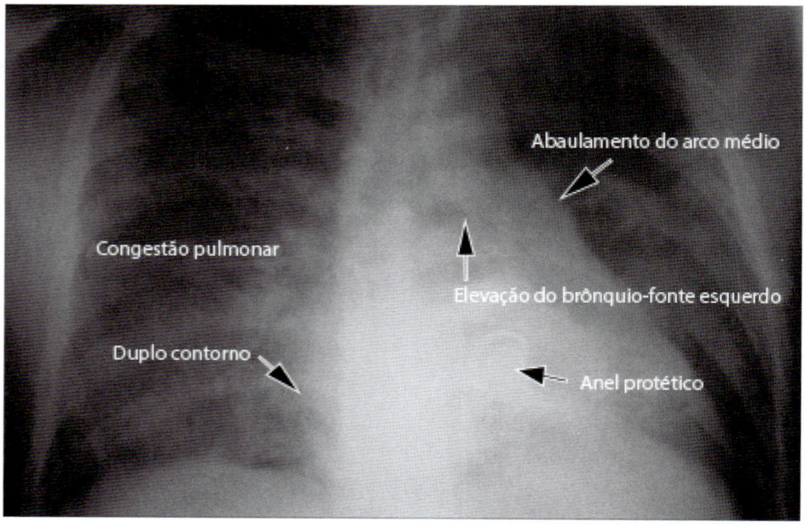

Figura 2 Radiografia de tórax em incidência anteroposterior de paciente portador de prótese mecânica mitral e endocardite infecciosa aguda.
Imagem retirada do Arquivo do Serviço de Doença Orovalvar, Instituto Nacional de Cardiologia.

CAPÍTULO 26

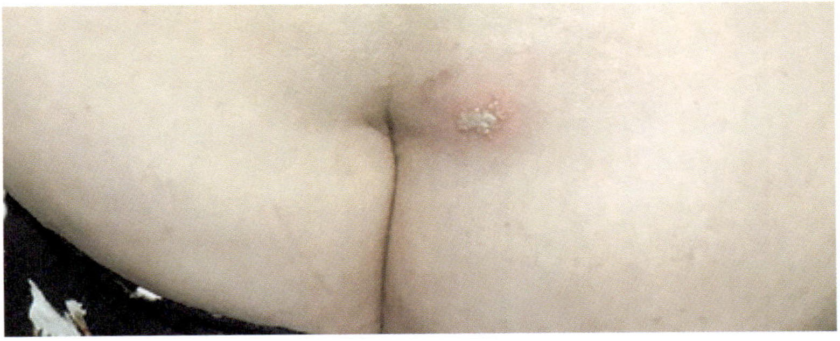

Figura 1 Herpes simples de repetição em região sacra em paciente do sexo feminino de 52 anos.

CAPÍTULO 27

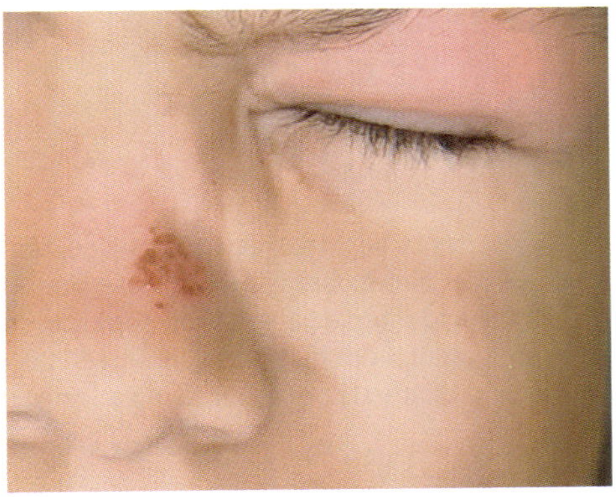

Figura 1 Criança de 4 anos do sexo feminino apresentando lesões vesiculares de herpes-zóster no nariz, o que é associado a alto risco de zóster oftálmico.

CAPÍTULO 32

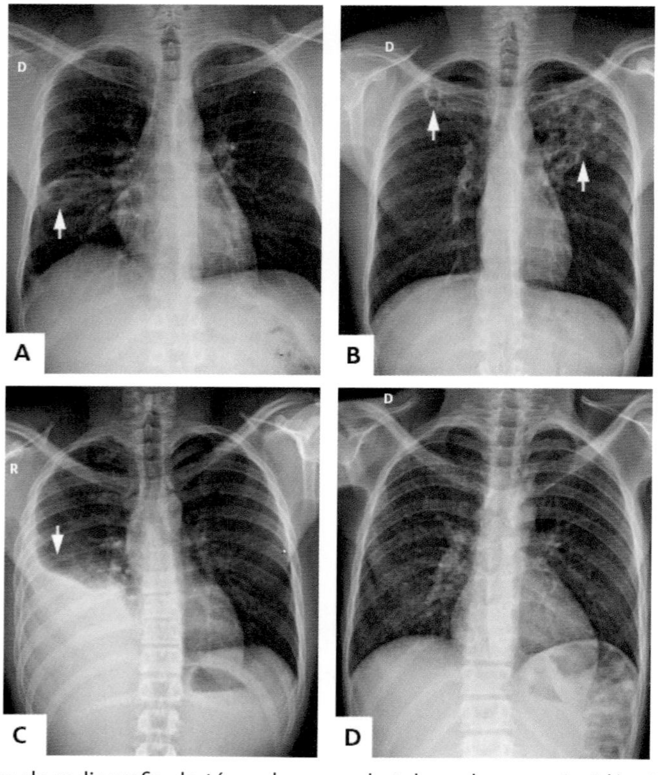

Figura 1 Imagens de radiografia de tórax de casos de tuberculose, em incidência posteroanterior. A: cavitação em lobo inferior de pulmão direito (seta), em um caso de tuberculose pulmonar; B: cavitação em lobo superior direito e infiltrado intersticial em lobo superior esquerdo (setas), em um caso de tuberculose pulmonar; C: derrame pleural em hemitórax direito (seta), em um caso de tuberculose pleural; D: infiltrado intersticial difuso e bilateral com aspecto miliar, em uma tuberculose disseminada em pessoa vivendo com HIV.

Imagens de casos atendidos no LapClin-TB, INI-Fiocruz.

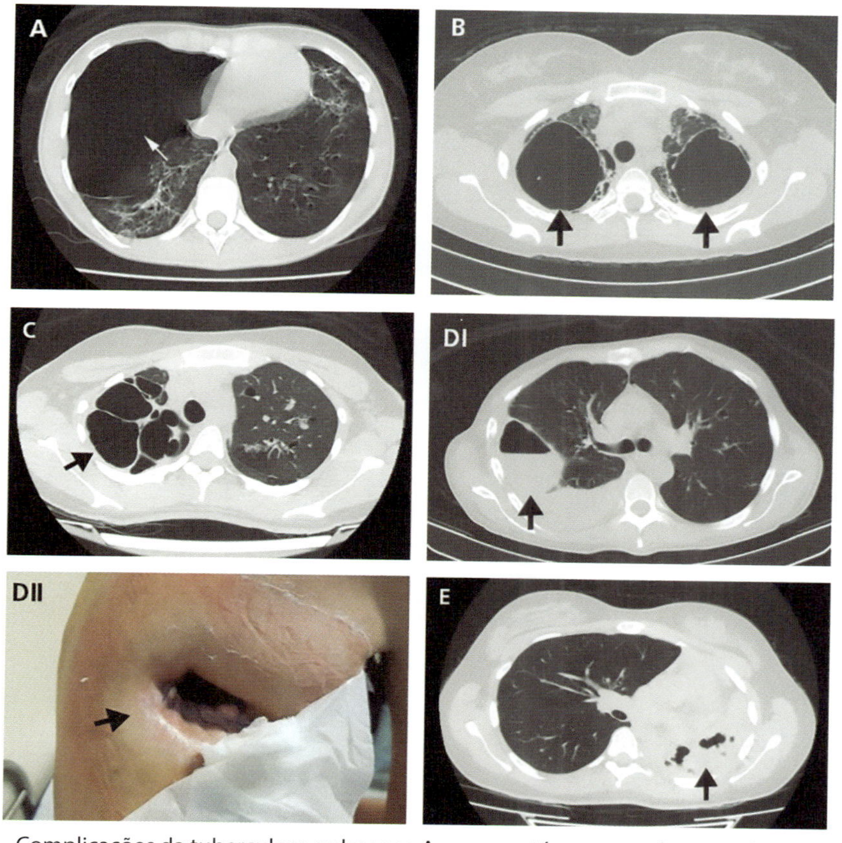

Figura 2 Complicações da tuberculose pulmonar. A: pneumotórax espontâneo em hemitórax direito (seta); B: sequela pulmonar bilateral (seta) em paciente com tuberculose multidroga-resistente curada; C: sequelas pulmonares (setas), com significativa destruição do parênquima pulmonar, em paciente com tuberculose pulmonar que apresentou Covid-19 na fase intensiva do tratamento da tuberculose. DI: cavitação com nível líquido em caso de tuberculose multidroga-resistente em pessoa vivendo com HIV, associada a consolidação e atelectasia adjacentes, com necessidade de tratamento cirúrgico. DII: toracotomia aberta do referido paciente; E: atelectasia completa de pulmão esquerdo, com desvio de mediastino e pulmão direito vicariante.

Imagens de casos atendidos e acompanhados no LapClin-TB, INI-Fiocruz.

CAPÍTULO 33

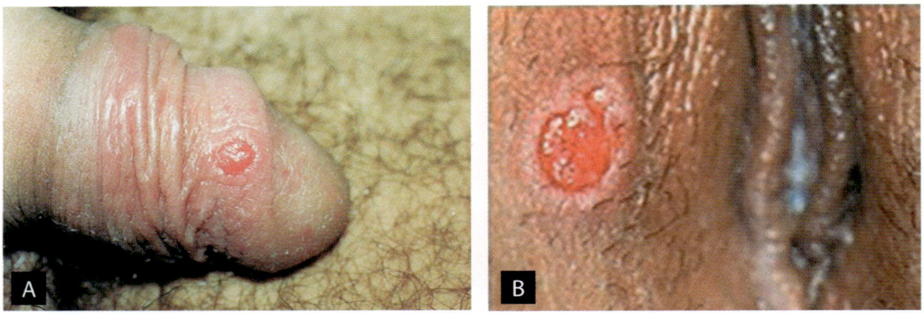

Figura 1 A e B: cancros de inoculação da sífilis.

Imagens cedidas por Mauro Romero Leal Passos.

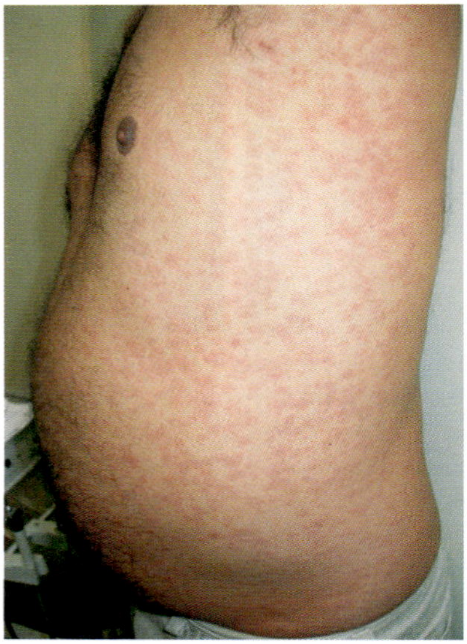

Figura 2 Roséola sifilítica.

Imagens cedidas por Mauro Romero Leal Passos.

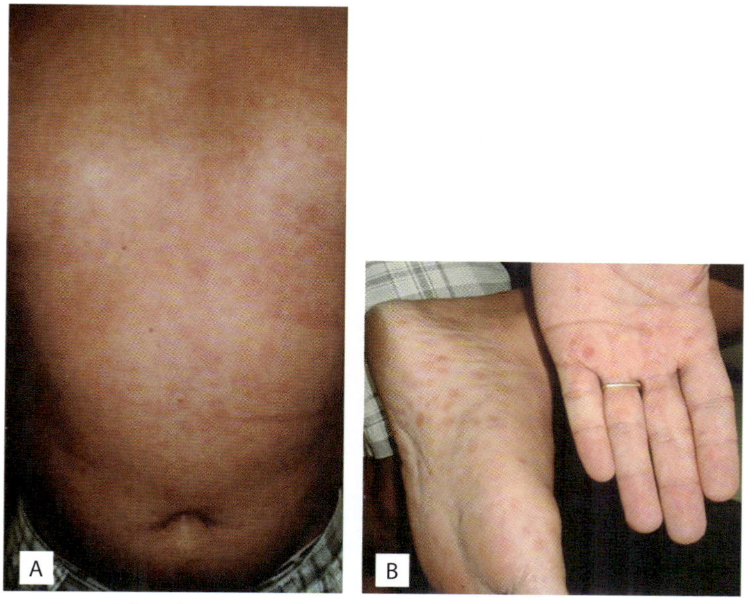

Figura 3 Paciente com roséola sifilítica (A) e eritema palmoplantar (B).

Imagens cedidas por Mauro Romero Leal Passos.

CAPÍTULO 35

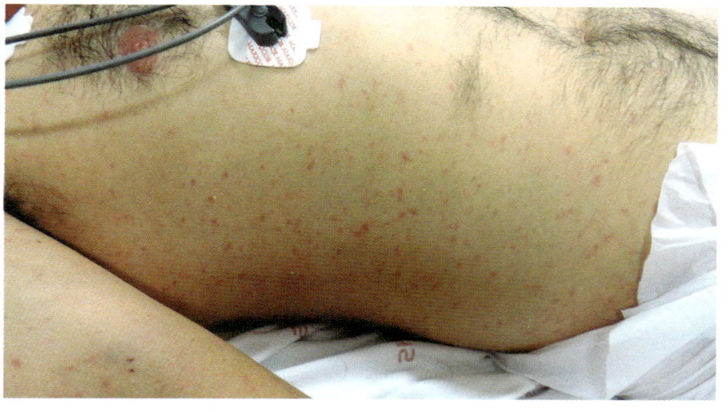

Figura 1 Febre maculosa brasileira. Paciente do sexo masculino, 34 anos, com múltiplas lesões eritematosas, maculopapulares, pequenas, de cor rosa, e outras purpúricas na face lateral direita do tórax e do abdome. No centro da imagem, observa-se a confluência de várias lesões. História de picada de carrapato durante limpeza da margem de rio, onde havia presença de capivaras, 8 dias antes do início do quadro clínico.

Imagem cedida por Marcos Vinícius Silva.

CAPÍTULO 38

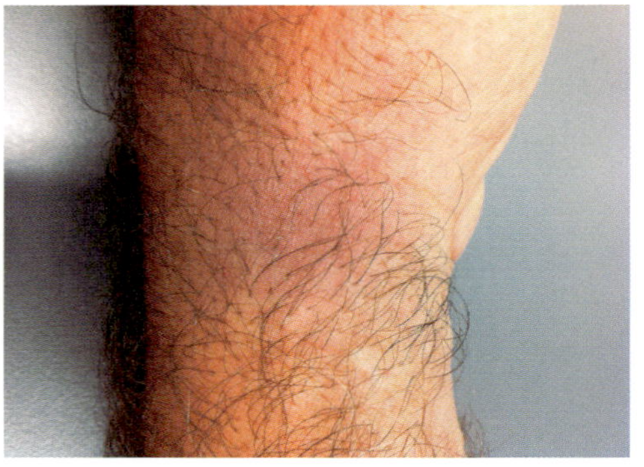

Figura 1 Chagoma de inoculação no punho.

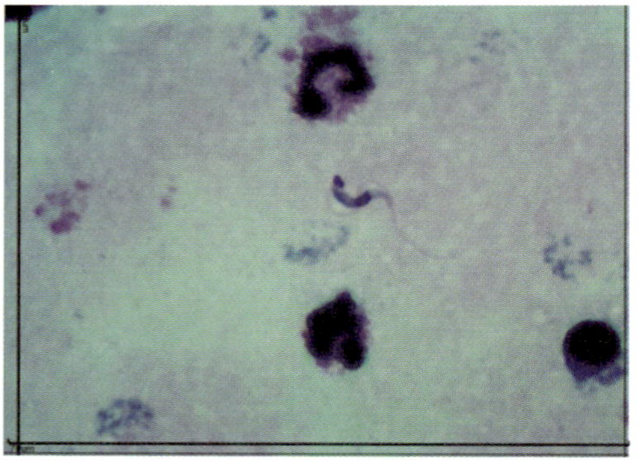

Figura 2 Forma tripomastigota de *T. cruzi* em lâmina de teste da gota espessa corada pelo Giemsa.

CAPÍTULO 40

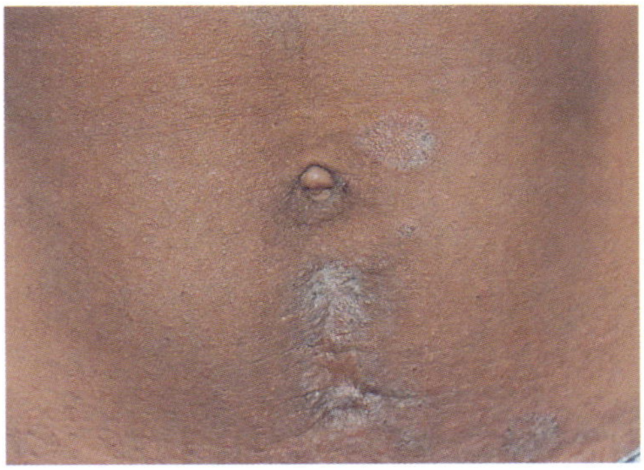

Figura 1 Sarna crostosa: placas com descamação em região periumbilical.
Imagem cedida por Antonio Carlos Francesconi do Valle.

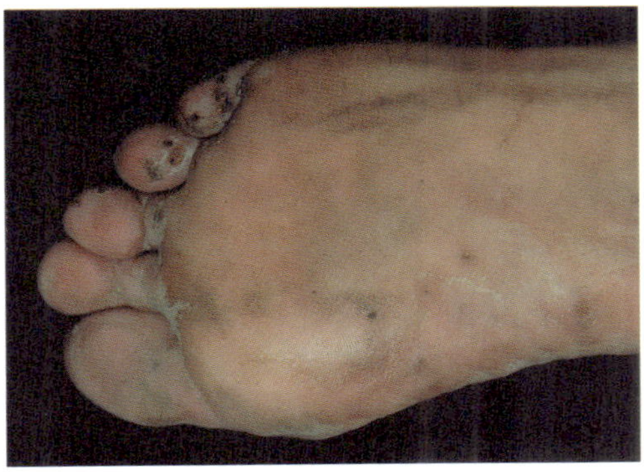

Figura 2 Tungíase: lesões papuloamareladas com ponto central negro em dedos e espaços interdigitais de pé direito.
Imagem cedida por Fabio Francesconi do Valle.

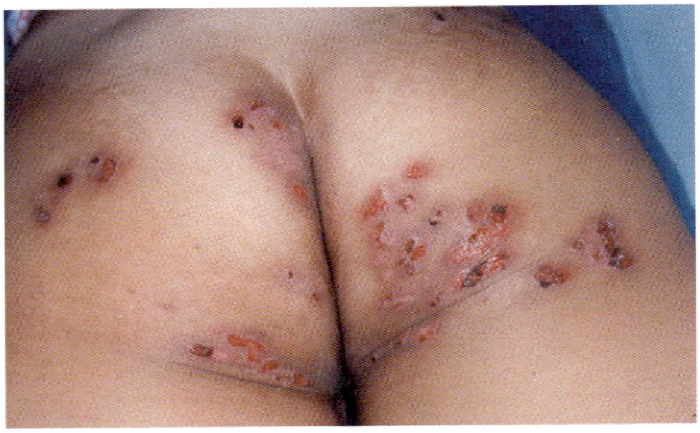

Figura 3 Larva *migrans* em glúteos com escoriação.

Imagem cedida por Antonio Carlos Francesconi do Valle.

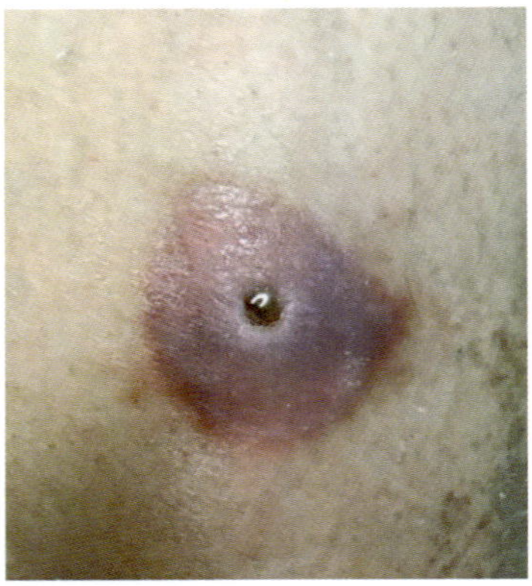

Figura 4 Miíase furunculoide: lesão nodular com orifício central com saída de fluido seroso.

Imagem cedida por Maria Clara Gutierrez Galhardo.

CAPÍTULO 52

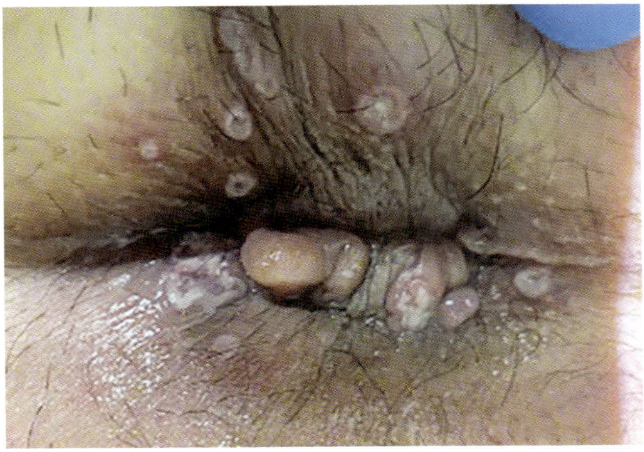

Figura 1 Lesões pustulosas e ulceradas perianais, com proctite e edema da margem anal, em caso confirmado de monkeypox.

Imagem cedida por Alberto dos Santos de Lemos.

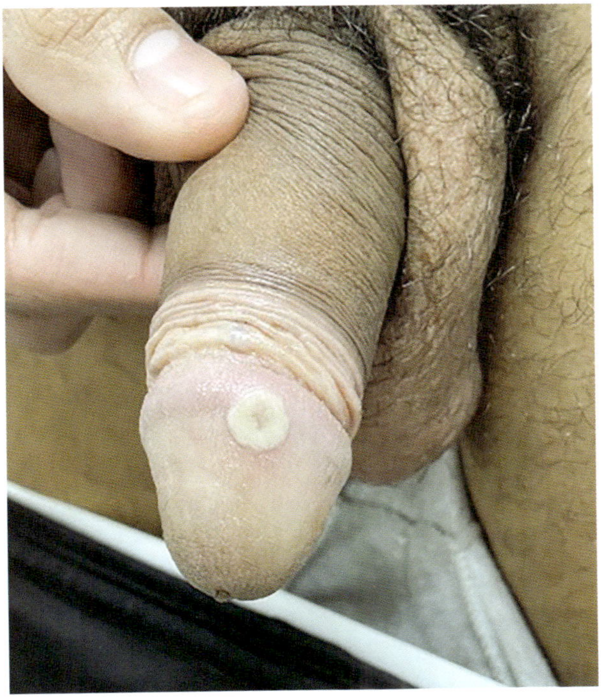

Figura 2 Lesão única pustulosa com umbilicação central no pênis em caso confirmado de monkeypox.

Imagem cedida por Alberto dos Santos de Lemos.

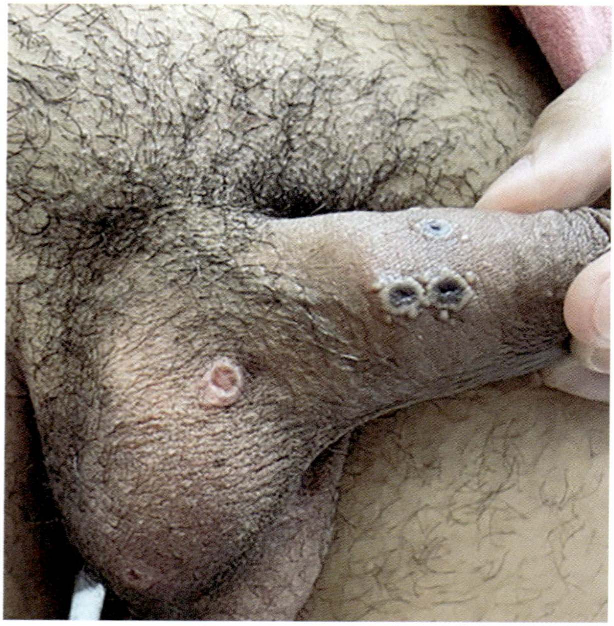

Figura 3 Lesões crostosas no corpo do pênis e lesões ulceradas no saco escrotal em caso confirmado de monkeypox.

Imagem cedida por Alberto dos Santos de Lemos.